Dr. med. Reimar Banis
Heilung durch Energiemedizin

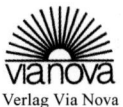
Verlag Via Nova

Dr. med. Reimar Banis

HEILUNG DURCH ENERGIEMEDIZIN

Verborgene Konflikte
erkennen und heilen

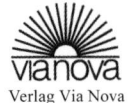

Verlag Via Nova

Vorbehaltserklärung und allgemeine Hinweise:
Bei der Psychosomatischen Energetik (PSE) handelt es sich um eine wissenschaftlich nicht anerkannte Methode der Alternativmedizin. Der Autor empfiehlt ausdrücklich, sie ergänzend zur konventionellen Medizin anzuwenden. Alle in diesem Buch dargestellten Patientenfälle sind anonymisiert und verändert, damit Personen nicht damit identifiziert werden können, sind jedoch realen Fällen und Geschehnissen nachgebildet. Aus heilmittelwerberechtlichen Gründen dürfen in Publikationen wie dem vorliegenden Buch, das sich an medizinische Laien wendet, wissenschaftliche Studien zur PSE nicht erwähnt werden. Bei derartigen Fragen gibt es entsprechende Fachbücher, die konsultiert werden können.
Die Lektüre des Buches erhebt nicht den Anspruch, eine Heilbehandlung zu ersetzen, sondern die bei der Behandlung mit der PSE auftauchenden Fragen zu beantworten sowie den seelischen Verarbeitungsprozess bei der Konfliktauflösung zu begleiten und ihn zu vertiefen. Die PSE-Behandlung sollte grundsätzlich nur durch einen fachlich versierten Therapeuten erfolgen, der die Methode der Psychosomatischen Energetik erlernt hat (zertifizierter Energietherapeut).

Urheberrecht: Einige geschützte Warennamen (Warenzeichen) werden nicht besonders kenntlich gemacht. Aus dem Fehlen eines solchen Hinweises kann also nicht geschlossen werden, dass es sich um einen freien Warennamen handelt. Das Werk, einschließlich aller seiner Teile, ist urheberrechtlich geschützt. Jede Verwertung außerhalb der engen Grenzen des Urheberrechtsgesetzes ist ohne Zustimmung des Verlages unzulässig und strafbar. Das gilt insbesondere für Vervielfältigungen, Übersetzungen, Mikroverfilmungen und die Einspeicherung und Verarbeitung in elektronischen Systemen.

Bildnachweis: © wenn nicht anders angegeben, beim Autor, bei Fiore Tartaglia, Göppingen (Zeichnungen und Graphiken) sowie bei Bildarchiv Preußischer Kulturbesitz Berlin, 2001. Einige Abbildungen gehören zu den Commons-Graphiken von Wikipedia. Abb. 6 Dr. Stylianos Atteshli, genannt „Daskalos", Foto von Inge Geissinger, Starnberg. Abb. 11 Anna Zeis-Ziegler, Sinntal Jossa. Das Foto von Piet van Lommel stammt aus dem Film „Abenteuer Anthroposophie – Rudolf Steiner und seine Wirkung" von Rüdiger Sünner. Die Photos von Stanislav Grof stellte er mir freundlicherweise selbst zur Verfügung. Das Foto von Gerda Boyesen verdanke ich Peter Bergholz. Hinweis aus arztrechtlicher Sicht: die abgebildeten Personen, die Patienten darstellen sollen, sind freiwillige Darsteller und keine Patienten.

Sprachliche und Layout-Hinweise: Kursiv gedruckte Texte geben wörtliche Aussagen wieder oder Fallbeschreibungen beziehungsweise Schilderungen authentischer Erlebnisse. Absichtlich habe ich auf jede Form einer Trennung von Geschlechtsbezeichnungen verzichtet. Begriffe wie „man", „der Mensch", „der Patient" etc. sollen deshalb Frauen automatisch einschließen.

1. Auflage 2012
Verlag Via Nova, Alte Landstr. 12, 36100 Petersberg
Telefon: (06 61) 6 29 73
Fax: (06 61) 96 79 560
E-Mail: info@verlag-vianova.de
Internet: www.verlag-vianova.de / www.transpersonale.de
Umschlaggestaltung: Guter Punkt, München
Satz: Sebastian Carl, Amerang
Lektorat: Fritz Jensch, München
Druck und Verarbeitung: Appel und Klinger, 96277 Schneckenlohe

© Alle Rechte vorbehalten

ISBN 978-3-86616-215-0

Inhaltsverzeichnis

VORWORT 7	
EINLEITUNG **9**	
Energiemedizin 9	
Energiemedizin und Glaube 10	
Seelische Evolution über mehrere Leben 11	
Seelische Abgründe und Hoffnung 12	

DIE LEBENSENERGIE **14**
Historisches zur Lebensenergie 16
Die Aura wahrnehmen 18
Die vier Aura-Ebenen 21
Vitalebene 24
Emotionalebene 26
Mentalebene 28
Kausalebene 29
Lebensenergie testen **31**
Zuverlässigkeit energetischer Testmethoden 34
Energietestung 37
Forschungen über Ch'i und verwandte Phänomene .. 40
Die sieben Energiezentren 42
Körperliche Entsprechung der Energiezentren 43
Seelische und spirituelle Dimension
der Energiezentren 45
Die Schlangenkraft 48
Yoga und Meditation 51
Lebensenergie, Sex und Glücksforschung 53
Die eigene Lebensenergie erhöhen 56
Vitalismus und der Geist in der Natur 58
Humoral- und Energiemedizin 62
Antike Säftelehre und Bindegewebe 62
Heilkräfte und Elektromagnetismus 66

GESUNDHEIT **70**
Du bist, was du isst? **74**
Ernährungsstudien und die Rolle der Vitamine 75
Hoch schwingende Nahrung und Wasser 78
**Gesund erhaltende Einflüsse
aus naturheilkundlicher Sicht** **82**
Wenn die Erde krank macht 85
Wissenschaftliche Studien zum Thema Erdstrahlen 91
Geistige Abschirmung 92
Elektrosmog, andere energetische Belastungen
und der „Kick" 92

**SEELISCHE DISHARMONIE
UND IHR AUSGLEICH** **95**
Einführung in die historische Deutung
seelischer Disharmonien 97
Kurze Historie des Unbewussten
und seiner Therapie 98
Schamanismus und Magie 100
Historische Veränderungen in der Wahrnehmung
des bösen Blicks und der biblischen Sünden 102
Neid und Frust aus moderner Sicht 104
Krank durch Sünden 105
Der Vatergott redet zu den Menschen 109
Bewusstseinsentwicklung, Kulturepochen
und psychoenergetische Evolution 111
Säkularisierung und Spiritualität 115
Gesund durch Glaube an ein sinnvolles Leben 117
Heilung durch Gebete und Wunder 120
Hypnose 122
Die Entdeckung des Unbewussten 123
Über Moral und Verantwortung 127
Psychoanalytische Komplexe und ihre Auflösung .. 130
Ein neues Menschenbild und die Rolle
der Selbstverwirklichung 132
Sich durch Sexualität befreien 134
Reichs Vegetotherapie 136
Entdeckung des Orgons 138
Konflikte in der Aura 140
**Psychosomatische Energetik –
ihre Entstehung** **144**
Elektroakupunktur und Medikamententest 146
Heilen mit positiven Schwingungen – Bach-Blüten 149
Von Bachs Blüten zum Heilen
mit negativen Schwingungen: Homöopathie 152
Psychosomatik – die Grenzen
von Körper und Seele 155
Autobiografisches und eine neue
psychoenergetische Therapie 157
Entwicklung der Emotionalmittel 159
Testung der vier Energieebenen 163
Testerfahrungen mit den vier Ebenen 167
Konfliktgröße 168
**Psychosomatische Energetik –
die Methode im Alltag** **173**
Testablauf und Therapiekonzept der PSE 174

Therapieerfahrungen ... 179
Ein typischer Praxisfall ... 180
Psychosomatische Energetik
bei seelischen Krankheiten ... 185
Psychosomatische Energetik
bei körperlichen Krankheiten ... 187
Psychosomatische Energetik
bei seelisch-körperlich bedingten Krankheiten ... 187
Psychosomatische Energetik bei spirituellen Krisen ... 189
Grenzen der Psychosomatischen Energetik ... 191
Funktionelle Heilmethoden
bei funktionellen Störungen ... 192
Passive und aktive Konflikte ... 193
Alternative Methoden
zur Psychosomatischen Energetik ... 195

ZENTRALKONFLIKT UND CHARAKTERTYP ... 199
Eine persönliche Annäherung an die Typologie ... 201
Antike Persönlichkeitslehre ... 202
Moderne Persönlichkeitslehre ... 205
Der Zentralkonflikt als Schlüssel
zum Charaktertyp ... 210
Charaktertypen und Energiezentren testen ... 211
Praktische Erfahrungen mit dem Zentralkonflikt ... 215

Die vier Charaktertypen ... 219
Der melancholische (schizoide) Charakter ... 221
Der cholerische (depressive) Charakter ... 223
Der sanguinische (hysterische) Charakter ... 225
Der phlegmatische (zwanghafte) Charakter ... 228
Das Abenteuer der Selbsterkenntnis: Wer bin ich? ... 230
Die vier Charaktertypen im Alltag ... 231
Kindererziehung ... 234
Partnerschaft und Ehe ... 236
Die Charakterreifung ... 238
Gestörte Charakterentwicklung ... 241

DIE SEELE, IHRE TRAGÖDIEN UND IHR REIFEN ... 244
Selbsterkenntnis, Spiritualität und Seele ... 246
Seelenloses Universum oder beseelte Welt ... 248
Nächtlicher Sternenhimmel
und religiöse Weltbilder ... 249
Glauben und Wissen ... 251
Seele und Gehirn ... 253
Materialismus und Geist ... 255
Hinweise für eine geistige Welt ... 256

Der Begriff Seele ... 261

Wiedergeburt ... 262
Eine persönliche Annäherung
an die Unsterblichkeit ... 263
Eine kurze Geschichte
der Reinkarnationslehre ... 266
Kinder erinnern sich an frühere Leben ... 269
Erwachsene erinnern sich an frühere Leben ... 273
Pro und Kontra und der tiefere Sinn
von Wiedergeburten ... 275
Gefahren durch die Rückführung
und falsche Fantasien ... 276

Seelische Konflikte aus früheren Leben ... 278
Uralte Konflikte aufspüren ... 280
Was das Wesen von Menschen dauerhaft festlegt:
Karma, Gene und Umwelt ... 280
Seelische Tragödien aus früheren Leben
und ihre heutige Bedeutung ... 282
Die inneren Dämonen ... 284
Übersicht über karmische Ursachen
der 28 Konfliktthemen ... 285
Die Zentralkonflikte des Melancholikers ... 287
Die Zentralkonflikte des Cholerikers ... 290
Die Zentralkonflikte des Sanguinikers ... 293
Die Zentralkonflikte des Phlegmatikers ... 296
Eine Zusammenschau ... 298

GEISTIGE WELT UND INDIVIDUELLE SEELE ... 300
Spirituelle Reifung ... 303
Wiedergeburt und Geisterwelt ... 307
Karma und Zufall ... 310
Schicksal und Krankheit ... 313
Sich der geistig-energetischen Welt öffnen ... 315
Ein neues Bewusstsein ... 317
Inspiration, Sein statt Schein und geistige Welt ... 319
Die Entdeckung der Seele als spirituelle Erfahrung ... 320
Heilung und Heil ... 322

DANKSAGUNG ... 323

ANHANG ... 324
Glossar häufig benutzter Begriffe ... 324
Rezeptur und Symptome der 28 Emotionalmittel ... 325
Bücher über die Psychosomatische Energetik ... 328
Literatur ... 329

Vorwort

In der alternativen Psychologie erkannte man vor einigen Jahrzehnten, dass seelische Verletzungen etwas mit der sogenannten feinstofflichen Energie zu tun haben. Revolutionäre neue Verfahren wie die Energy Psychology des amerikanischen Psychologen Fred Gallo und die Biodynamische Psychologie der norwegischen Körperpsychotherapeutin Gerda Boyesen haben in dieser Hinsicht Bahnbrechendes geleistet. Mit ihrer Hilfe hat sich ein neues Verständnis für das Wesen des menschlichen Bewusstseins entwickelt, das es immer mehr Menschen ermöglicht, mit ihrem Unbewussten in Kontakt zu treten und dabei ihr Energiesystem zu harmonisieren. Schamanen, chinesische Akupunkteure und indische Yogis haben zwar schon vor zweitausend Jahren etwas Ähnliches behauptet, aber man hielt ihre Aussagen für bloße Fantasie. Mittlerweile stellte sich jedoch heraus, dass die feinstoffliche Energie eine ganz zentrale Rolle im Bewusstsein spielt. Es handelt sich dabei nicht nur um bloße Theorie, sondern um etwas durch und durch Praktisches, das sich weltweit in vielen Therapeutenpraxen sehr bewährt hat und vielen Menschen hilfreich sein kann.

Mit dem vorliegenden Buch möchte ich einen Beitrag leisten, um die Zusammenhänge zwischen der feinstofflichen Energie und dem menschlichen Bewusstsein besser zu verstehen. In Anknüpfung an mein Werk *Durch Energieheilung zu neuem Leben* werden komplexe Begriffe wie Seele, Karma und Zentralkonflikt gründlicher erklärt, die dort eher offengeblieben sind, weil sie einen wesentlich umfassenderen Erklärungsansatz erfordern. Hinzu kommt, dass die individuelle Seele grundsätzlich ein regelrechtes Universum darstellt. In diesem Buch versuche ich, mit einem weiträumigen philosophischen und historischen Ansatz der Vorstellung gerecht zu werden, dass im Grunde jeder Mensch bereits ein Universum für sich darstellt. Unsere Seele umfasst weitaus mehr als das, was uns normalerweise bewusst wird. Was wir üblicherweise nach den Lehren Sigmund Freuds als Unterbewusstsein definieren, ist weitaus riesiger und vielschichtiger, als man gemeinhin glaubt.

Zahlreiche Erfahrungen der transpersonalen Psychologie und der Psychosomatischen Energetik machen deutlich, dass die menschliche Seele vielschichtiger ist, als man gemeinhin annimmt. Viele seelische Inhalte reichen über das jetzige Leben hinaus und machen wahrscheinlich, dass die Seele mehr umfasst als ein einziges Leben. An dieser Stelle begibt man sich in ein schwieriges Gebiet, bei dem ich das Wagnis eingehe, dass meine Vorstellungen möglicherweise auf manche Leser befremdlich wirken. Wenn man ehrlich und offen mit bestimmten tiefenpsychologischen Erfahrungen umgeht, erscheint es jedoch notwendig darüber nachzudenken, dass es so etwas wie frühere Leben möglicherweise geben kann. Ob man das dann tatsächlich für wahr hält, steht nochmal auf einem anderen Blatt, aber zumindest sollte man eine solche Hypothese in Erwägung ziehen.

Geht man von mehreren Leben einer unsterblichen Seele aus, was zu den Grundüberzeugungen der Wiedergeburtslehre gehört, verwandelt sich urplötzlich die Menschheitsgeschichte in eine persönliche Biografie. Um die Wandlungen der individuellen Seele besser nachzuvollziehen, muss man daher Ausflüge in kulturgeschichtliche, mythologische und religionswissenschaftliche Gefilde unternehmen. Zwar habe ich mich um eine knappe Skizzierung bemüht – was mir Fachleute der jeweiligen Gebiete nachsehen mögen –, habe aber trotzdem die Hoffnung, korrekte Beschreibungen zu liefern, die ein wissenschaftlich plausibles und inhaltlich richtiges Gesamtbild der menschlichen Seelenentwicklung vermitteln.

Ich bin von Haus aus kein Psychologe oder Analytiker, sondern als Allgemeinarzt eher zufällig auf seelische Themen gestoßen. Unzufrieden mit den erzielten Heilerfolgen als Alternativmediziner, wollte ich Mitte der Achtzigerjahre den versteckten Ursachen chronischer Krankheiten auf die Spur kommen und durchschauen, was die hartnäckigen Energiestörungen meiner Patienten hervorrief. Ich fragte mich, warum viele von ihnen dermaßen erschöpft, angespannt, unruhig und besorgt waren, obwohl es keine nachweisbare Ursache gab. Was machte sie so niedergeschlagen, nervös und unzufrieden, obwohl es objektiv gar keinen Grund dafür gab? Bald musste ich erkennen, dass dabei alte seelische Verletzungen eine Schlüsselrolle spielen und Energieblockaden hervorrufen. Diese Blockaden hemmen den Fluss der Lebensenergie, was auf Dauer seelisch und körperlich krank macht. Nachdem ich diese Prinzipien durchschaut hatte, entwickelte ich im Lauf mehrerer Jahre die Metho-

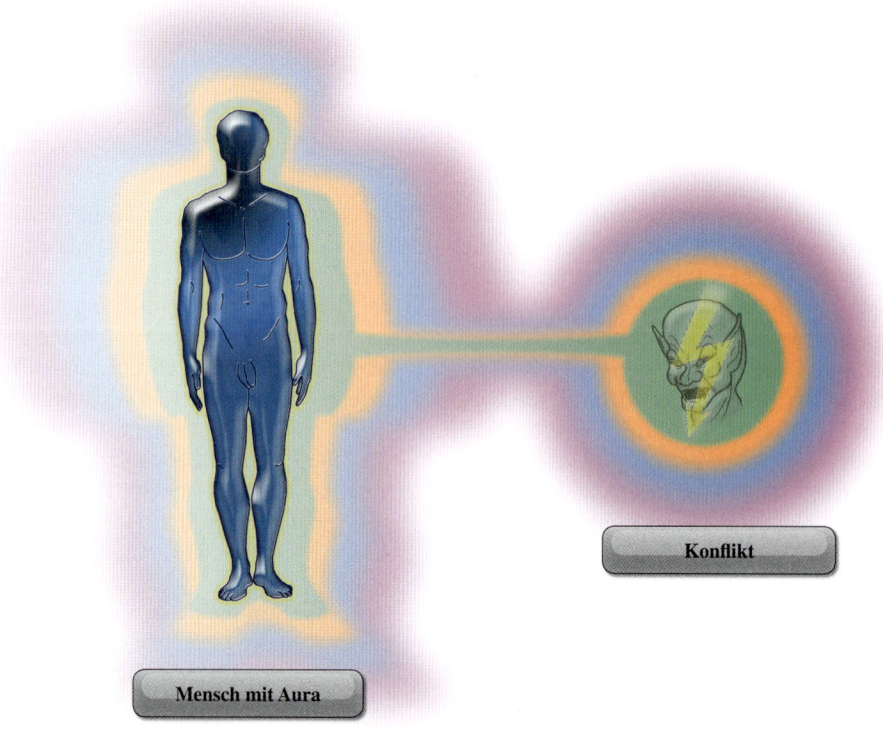

Abbildung 1: *Schematischer Aufbau eines Konflikts, der mit einer Nabelschnur energetisch vom Konfliktträger mitversorgt wird.*

de der Psychosomatischen Energetik. Bei ihr werden seelische Konflikte als Energiestörungen angesehen (siehe Abbildung 1), die mit energetischen Verfahren getestet werden können.

Wenn man sich mit inneren Blockaden beschäftigt, von denen die meisten auf uralte emotionale Verletzungen zurückgeführt werden können, taucht zuerst eine festgefügte Persönlichkeitsstruktur auf, der sogenannte Charaktertyp. Taucht man noch tiefer ins Unbewusste, erkennt man bald, dass man sich in unendlich groß erscheinenden Katakomben des Geistigen aufhält. Ein Bereich tut sich auf, der riesig wirkt und über das momentane Leben hinauszugehen scheint. Es sieht so aus, als machte die individuelle Seele durch zahlreiche Wiedergeburten hindurch Lernerfahrungen, durch die sie immer mehr reift und immer höher schwingt. Diese Evolution über zahlreiche Leben hinweg scheint ein zweiter Weg zu sein, der – neben der Darwin'schen Evolution auf materieller Ebene – eine spirituelle Evolution der Individualseele ermöglicht. Am Ende des Buches schildere ich Umrisse eines neuen Weltbildes, das alte spirituelle Traditionen, psychoenergetische Praktiken, modernes medizinisch-psychologisches Wissen und parapsychologische Erfahrungen zusammenfügt. Es begreift die Seele als Wanderer durch viele Existenzen hinweg, die durch immer neue Erfahrungen reift und dabei Selbstbewusstsein entwickelt.

Als Ausdruck meiner lebenslangen Suche nach einer größeren psychosomatischen und spirituellen Theorie handelt es sich dabei allerdings um einen noch unfertigen Entwurf, der keinen Anspruch erhebt, so etwas wie letzte Worte zu verkünden. Als erklärter Gegner starrer Denkgebäude geht es mir um ein noch offenes Modell, mit dem ich den Leser ermuntern möchte, selbst weiterzudenken und weiterzuforschen. In weiten Strecken ist dieses Buch aber auch ein psychologischer Ratgeber, der Patienten, die mit der Psychosomatischen Energetik behandelt wurden oder vorhaben, damit behandelt zu werden, die Hintergründe ihrer Konflikte verständlicher machen kann. Und nicht zuletzt möchte das Buch ein Gesundheitsratgeber sein, der über Erdstrahlen, gesunde Ernährung und energetische Harmonie im Alltag aufklärt.

Einleitung

Nichts ist so unglaubwürdig wie die Wirklichkeit.
Fjodor Michailowitsch Dostojewski, russischer Schriftsteller (1821-1881)

Zunächst möchte ich beschreiben, was ich unter Energiemedizin und feinstofflicher Energie verstehe und wie ich deren Zusammenhänge mit der Seele als Ganzes sehe.

Wenn es um die Erfahrung der eigenen Seele geht, stellt sich erfahrungsgemäß bald die Frage, was dabei als real angesehen werden kann und was nicht. Weil die Vorstellungen von der Seele davon abhängen, was man unter „Wirklichkeit" versteht, muss man sich mit der Frage beschäftigen, was Wirklichkeit überhaupt ist, und überlegen, was sie ausmacht und begrenzt, um sich seiner Seele in einer umfassenden und offenen Weise nähern zu können. Man muss die verstandesmäßig festgelegten Territorien der Wirklichkeit ideell ausweiten und gedanklich präparieren, um neue subjektive Erfahrungen überhaupt zulassen zu können. Hinzu kommt, dass Wirklichkeit auch etwas Energetisches und Feinstoffliches darstellt.

Die Erfahrung der eigenen Seele gelingt einem umso leichter, je offener und unblockierter man energetisch ist. Es handelt sich um eine wichtige Schlüsselerfahrung – die die eigentliche Grundlage des indischen Yoga und des Buddhismus bildet –, dass Seele und feinstoffliche Energie eng miteinander zusammenhängen. Ein Großteil meines Buches beschäftigt sich mit der neuen Möglichkeit, feinstoffliche Blockaden aufzulösen, die meist emotionalen Ursprungs sind und dem „Schatten" der Psychoanalyse entsprechen. Lernt man das Verdrängte kennen, kann man sich seiner Seele erfahrungsgemäß leichter und intensiver annähern. Sich selbst durch Auflösen innerer feinstofflicher Blockaden entdecken zu können, ist außerdem eine faszinierende und häufig sehr effektive Form der Psychotherapie.

Energiemedizin

Der Begriff Energiemedizin wird üblicherweise für medizinische Verfahren mit elektromagnetischer oder feinstofflich energetischer Therapie verwendet. Das amerikanische National Center for Complementary and Alternative Medicine (NCCAM; nationales Zentrum für komplementäre und alternative Medizin) in Bethesda, Maryland betrachtet die Energiemedizin als eine von fünf anerkannten Therapierichtungen. Es unterscheidet echte, das heißt physikalisch-energetische Effekte durch physikalisches Licht oder Elektromagnetismus, von mutmaßlichen Effekten durch feinstoffliche Energien, da es Letztere bis heute im naturwissenschaftlichen Verständnis nicht gibt.

Was versteht man überhaupt unter feinstofflicher Energie? Manche Forscher wie der amerikanische Biologe James Oschman postulieren biologische Strukturen (Matrix oder Bindegewebe), die feinstoffliche Energie leiten und strukturieren sollen. Andere, wie der deutsche Physiker Fritz-Albert Popp, sehen Lichtphotonen in der gleichen Rolle. Manche meinen, es seien dabei quantenphysikalische Effekte am Werk, aber Fachleute auf dem Gebiet der Quantenphysik erwidern, dass das als Erklärung nicht ausreiche. Quanteneffekte sind physikalisch extrem schwach und können vermutlich kaum reale Wirkungen auslösen, wohingegen feinstoffliche Energien sehr deutliche Effekte hervorrufen. Außerdem sind Quanten physikalisch entweder eine Welle oder ein Teilchen, was man objektiv messen kann, aber nicht das ominöse unmessbare Dritte, das aller Wahrscheinlichkeit nach die feinstoffliche Energie ausmacht. Wellen sind beispielsweise Licht und Teilchen Materie, aber feinstoffliche Energie ist nach meiner Auffassung etwas völlig anderes.

Ich vertrete bezüglich der Natur der feinstofflichen Energie die Position des demütigen Unwissenden. Ich bin zwar von ihrem Vorhandensein überzeugt, weiß aber nichts Genaues über sie und gebe das auch unumwunden zu. Allerdings habe ich durch eine mehr als dreißig Jahre während Arbeit als Naturheiler und später als Arzt, während deren ich mich schwerpunktmäßig mit feinstofflicher Energie beschäftigte, sehr viele aufschlussreiche Erfahrungen gesammelt, die ich an späterer Stelle ausführlich schildern werde.

Energiemedizin möchte ich wie folgt definieren: Jede diagnostische und therapeutische Maßnahme, die die feinstoffliche Energie diagnostiziert, einordnet und sie therapeutisch zu verändern, zu harmonisieren und zum Wohl des Patienten zu lenken versucht, ist Energiemedizin. Richtigerweise müsste es „Energetikmedizin" heißen, weil es sich bei der feinstofflichen Energie um keine physikalische Energie handelt. Manche Autoren verwenden den Begriff „Energetik" statt des physikalisch definierten Begriffs „Energie". Ich werde mich im Folgenden dieser Wortwahl teilweise bedienen, aber das nicht immer streng durchhalten können, weil beide Bezeichnungen letztlich doch das Gleiche aussagen, zumindest was die subjektive Erfahrung anbelangt. Man sollte sich trotzdem des Unterschieds bewusst sein.

Das älteste energiemedizinische Verfahren ist zweifellos das Handauflegen. Spezielle Verfahren zur energetischen Therapie sind schamanistische Techniken zur Energieharmonisierung etwa durch Räucherung, das Bestreichen des kranken Körpers mit einem Hühnerei und ähnliche Praktiken, die seit Anbeginn der Menschheit praktiziert werden. Das indische Yoga versucht die Lebensenergie durch bestimmte Atem- und Körperübungen zu lenken. Die chinesische Akupunktur verwendet Nadeln und Moxa-Kraut zur Beeinflussung der feinstofflichen Energie. Das Gleiche will die Homöopathie des deutschen Arztes und Apothekers Samuel Hahnemann durch stark verdünnte und potenzierte Arzneimittel erreichen, die durch Schwingungen die erkrankte Lebenskraft verändern und anregen sollen. Ich stelle ihr Wirkprinzip später ausführlich dar. Auch die Psychosomatische Energetik, die auf Akupunktur, Yoga und Homöopathie aufbaut, gehört zu den modernen energiemedizinischen Verfahren. Alle diese Methoden sind in meinen Augen Energiemedizin. Meine Definition geht also über die der amerikanischen NCCAM-Behörde deutlich hinaus.

Energiemedizin und Glaube

Streng naturwissenschaftlich orientierte Skeptiker halten bekanntlich alles, was mit Energiemedizin zu tun hat, für bloße Einbildung. Die wissenschaftliche Medizin weiß gleichzeitig, dass Heilung und Einbildung eng zusammenhängen. Die Gabe von Scheinmedikamenten gehört bekanntlich heute bei wissenschaftlichen Studien zum Standard. Der Patient glaubt, dass er durch ein bestimmtes Mittel geheilt wird, das nichts an Wirksubstanz enthält, und die Erwartungshaltung wirkt dann heilend. Weil Scheinmedikamente (Placebos) erstaunlicherweise dank der großen Suggestibilität des Menschen wirken, hat die Schulmedizin durchschaut, dass Glaube heilen kann.

In dem Zusammenhang werten Skeptiker alles als Placebo ab, was sie nicht verstehen oder was sie objektiv nachweisen können. Ich persönlich bin aufgrund meiner jahrzehntelangen Erfahrungen davon überzeugt, dass ich dem Kranken als Arzt deutlich mehr bieten kann als Scheinmedikamente, wenn ich feinstofflich arbeite, aber objektiv beweisen kann ich das leider nicht. Ich kann Menschen nur dadurch überzeugen, indem ich sie gesund mache nach dem Motto: Wer heilt, hat recht. Die energetische Heilung funktioniert auch bei Tieren und sehr kleinen Kindern, bei denen Placebos nicht wirken. Als Ausnahme der Regel wirken sie bei ihnen nur dann, wenn man sie vorher in eine bestimmte Erwartung versetzt, was im Falle homöopathischer Medikamente nicht der Fall ist, weil sie häufig ohne Wissen des Kindes oder Tieres gegeben werden. Deshalb funktioniert Energiemedizin höchstwahrscheinlich auch ohne einen Glauben. Die Wirkung der Energiemedizin geht deutlich über die eines Placebos hinaus und funktioniert auch dann, wenn man nicht daran glaubt. Obwohl die Energiemedizin meiner Erfahrung nach kein Placebo ist, besitzen Glaube und feinstoffliche Energie gleichwohl gewisse geheime Verbindungen, die man nicht erwartet.

Auf das übergeordnete Thema „Glaube und Heilung" gehe ich in einem späteren Kapitel näher ein (siehe Seite 120). Wenn man von Glauben spricht, denkt man üblicherweise zunächst an das Beten. Normalerweise beten Therapeuten nur, wenn sie am Ende ihres Lateins sind oder für ihr Tun und den Patienten eine zusätzliche Unterstützung geistiger Kräfte erbitten. Ich habe die Erfahrung gemacht, dass es mir als Arzt weiterhilft, in vielen Fällen vor der Konsultation ein leises Gebet zu sprechen. Wenn ich bete, funktioniert nicht nur die Heilung anschließend besser, ich kann interessanterweise auch besser diagnostisch arbeiten, weil ich das Empfinden habe, wertvolle Inspirationen zu bekommen. Ich halte Inspiration in dem Zusammenhang übrigens für einen realen Vorgang, mit der eine Verbindung mit der geistigen Welt hergestellt wird (ich gehe später näher darauf ein). Sogar streng schulmedizinisch arbeitende Herzchirurgen haben mir im persönlichen Gespräch erzählt, dass sie während der Operation beten. Offiziell traut man sich nicht, so etwas zuzugeben, weil es als unseriös und unwissenschaftlich gilt, doch viele Therapeuten spüren intuitiv, dass es etwas bewirkt.

Beim Beten geht es um ein Hoffen oder sogar eine Gewissheit, dass etwas geistig Höheres vorhanden ist, mit dem man in Verbindung treten und das einem hilfreich sein kann. Solch ein religiöser Glauben kann in gewissen Grenzen sehr wohl ein energetisches Heilmittel sein, weil Glaube eine geistige Ordnungsstruktur besitzt und Heilkräfte mobilisiert. Das scheint mir über einen bloßen Placeboeffekt deutlich hinauszugehen. Glaube bewirkt zweifellos etwas, sollte aber gleichzeitig nicht überbewertet werden, denn Wunder geschehen bekanntlich extrem selten, und Glaube kann rationales Handeln nicht ersetzen.

Statt Glauben verwendet man heute den Begriff der „Spiritualität", den ich im Folgenden synonym verwende. Testet man bei Menschen ihr feinstoffliches Energiesystem, was mit der Methode der Psychosomatischen Energetik (abgekürzt PSE) möglich ist, habe ich festgestellt, dass Energie und Spiritualität eines Menschen zusammenhängen:

1. Die Spiritualität eines Menschen scheint in weiten Teilen Ausdruck seiner feinstofflich-energetischen Gestimmtheit zu sein. Das kann man mit der PSE testen (siehe Seite 173). Wenn jemand eine harmonische Energie hat, ohne durch große Konflikte blockiert oder niedergedrückt zu sein, und wenn er zusätzlich energetisch höher schwingt, ist ein solcher Mensch viel stärker spirituell orientiert als jemand mit niedrig schwingender und blockierter Energie.

2. Wenn man dafür sorgt, dass Menschen ihre emotionalen und sonstigen Energieblockaden verlieren, die sie zuvor niedergedrückt haben, kommt es oft zu erstaunlichen Veränderungen. Sie öffnen sich wieder für ein ganzheitliches seelisches Empfinden, das ich als spirituell bezeichnen möchte. Typischerweise fühlen sie sich wieder positiv mit der gesamten Schöpfung verbunden. Gleichzeitig testet man dann bei ihnen höhere und nicht blockierte Energiewerte.

Energie und Spiritualität sind ganz pauschal gesprochen recht eng verbunden. Das gilt einmal für einen unbeeinflussten Zustand, wenn man Menschen ohne jede Intervention testet (Punkt 1). Das gilt aber offenbar auch nach therapeutischer Einflussnahme (Punkt 2), wenn man als Therapeut erleben darf, dass ein spirituelles Empfinden beim Patienten gewissermaßen energiemedizinisch hervorgebracht werden kann. Gläubig zu sein ist daher aus der Sichtweise der Energiemedizin keineswegs Ausdruck einer abergläubischen Gesinnung, wie Skeptiker gerne annehmen, sondern ganz im Gegenteil etwas Positives. Glauben als Ausdruck einer feinstofflich-seelischen Offenheit scheint mir etwas Urmenschliches zu sein, mit dem wir der Welt positiv gegenübertreten und das gleichzeitig deutlich werden lässt, dass wir uns seelisch und feinstofflich geöffnet haben.

Seelische Evolution über mehrere Leben

Nachdem ich sehr viele Menschen energiemedizinisch untersucht habe und viele unbewusste Konflikte näher analysiert habe, ist bei mir der Eindruck entstanden, dass Menschen durch positive, aber vor allem durch negative Erfahrungen seelisch wachsen und dass sich das Wachstum über sehr lange Zeiträume erstreckt, die möglicherweise sogar zahlreiche Leben umfassen. Bei der Wiedergeburt handelt es sich um eine These, die für viele westliche Menschen gewagt klingt. Für ihre Existenz führe ich am Ende dieses Buchs etliche Hinweise an, wobei es harte Beweise bei dieser Frage naturgemäß nicht geben kann, aber zahlreiche Indizien dafür sprechen. Das feinstoffliche Energiesystem spielt dabei vermutlich die Rolle eines Gedächtnisses, durch das von einer Wiedergeburt zur nächsten charakteristische individuelle Eigenschaften und das Ichgefühl weitertransportiert werden.

Am Ende dieses Buches entwerfe ich, gestützt auf eigene Forschungen und die Ergebnisse von Reinkarnationstherapeuten wie Ian Stevenson, ein Modell einer über mehrere Leben sich erstreckenden „Seelenreifung". Als spirituell bezeichne ich in dem Zusammenhang einen Wachstumsimpuls, nach dem die Seele einer verlorengegangenen Ganzheit zustrebt, die sie irgendwann einmal besessen hat. Man wird von einer dunklen Erinnerung angetrieben, wie sich diese Ganzheit angefühlt hat, möchte wieder so werden und zur alten Seelenheimat zurückfinden. Menschen scheinen dabei genauso wie Pflanzen, die zum Licht streben, einem inneren Wachstumsimpuls zu folgen. Dieser Vorgang umfasst mehr als eine individuelle Persönlichkeitsentwicklung und beinhaltet eine schwer in Worte zu fassende seelische Tiefendimension, die der Schweizer Psychiater C. G. Jung als „Selbst" bezeichnete. Die Energiemedizin kann dabei mithelfen und einen Anstoß geben, zu einer solchen Ganzheit zurückzufinden, wobei der Einzelne die entscheidenden Entwicklungsschritte natürlich selbst machen muss.

Seelische Abgründe und Hoffnung

In Wirklichkeit sieht alles anders aus, als es wirklich ist.
Stanislaw Jerzy Lec, polnischer Satiriker und Lyriker (1909–1966)

Seit Urzeiten haben Menschen gewusst, dass es unheilvolle Seiten im Mitmenschen und – sofern man ehrlich genug ist, das offen zuzugeben – auch in einem selbst gibt. Angst, Hass, Wut und Verzweiflung können innerlich giftig und krank machen, wenn man lange genug davon infiziert worden ist. Irgendwann können sich solche negativen Gemütszustände in langlebige Persönlichkeitseigenschaften umwandeln, die man dann „Charakter" nennt. Am Anfang stehen dabei negative seelische Energien, ob man diese nun altertümlich „Dämonen" und „Sünde" oder modern „Komplexe" beziehungsweise „Konflikte" nennt. Den letzteren Begriff werde ich in diesem Buch verwenden.

Seit Urzeiten wissen Menschen, dass man durch solche Konflikte gewissermaßen vom Strom des Lebendigen abgetrennt und danach bitter und deprimiert, müde und rachsüchtig, argwöhnisch und müde, angespannt und abgekämpft wird. Viele Menschen fühlen sich in sich selbst mehr oder minder unwohl, treiben sich ständig zu Leistung und Triebverzicht an. Nicht selten sind sie deshalb unbewusst neidisch und böse auf alle Mitmenschen, denen es besser geht, etwa auf die fröhliche Jugend, gemäß dem entlarvenden Spruch von Friedrich Nietzsche (siehe Abbildung 2): *„Wer mit sich unzufrieden ist, ist fortwährend bereit, sich dafür zu rächen."* Viele frustrierte Menschen entwickeln Minderwertigkeitsgefühle, weil sie ihre Schwierigkeiten als persönliches Versagen empfinden. Einige richten auch seelische Aggressionen gegen sich selbst, indem sie alle möglichen psychischen Störungen bis hin zum Suchtverhalten zeigen. Es entstehen Neurosen und manchmal geradezu barock anmutende Ausformungen krankhafter seelischer Entwicklungen.

Wer durch innere Konflikte ein emotional negatives und energetisch heruntergedrosseltes Innenleben hat, der existiert gewissermaßen in einer anderen Wirklichkeit. In der Sozialpsychologie spricht man von „Entfremdung", weil einem das eigene Selbst und dessen natürliche Impulse fremd geworden sind. Im Lauf der Zeit wird dieser Zustand zur Gewohnheit: Man kann sich an den wahren Ursprung der veränderten Wirklichkeit nicht mehr erinnern und sie nicht mehr realistisch wahrnehmen, geschweige denn erkennen, dass es sich beim eigenen Zustand um eine seelisch getrübte und emotional vergiftete Version der Wirklichkeit handelt. Das negativ gepolte Unbewusste hat die unheilvolle Tendenz, selbst an einer Rechtfertigung seiner Existenz zu basteln und sich dadurch zu tarnen, was man in der Psychologie mit Begriffen wie Abwehr, Verschiebung, Verdrängung oder Projektion beschreibt.

Wenn man sich mit Hindernissen beschäftigt, die dem eigenen Lebensglück im Wege stehen, wollen viele Menschen anfangs nicht wahrhaben, dass sie selbst das größte Hindernis darstellen. Letztlich führt die falsche innere Wirklichkeit dazu, dass sich eine falsche äußere Wirklichkeit materialisiert. Selbstredend handelt es sich dabei um kein magisches Phänomen, das wie von Zauberhand

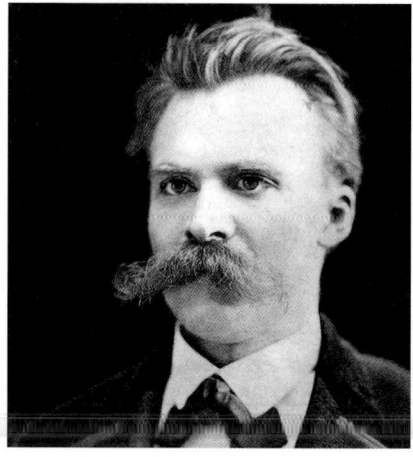

Abbildung 2: *Friedrich Nietzsche, der sich als einer der ersten Philosophen der Moderne mit den menschlichen Abgründen beschäftigt hat.*

abläuft, sondern es wird von den Betroffenen aktiv herbeigeführt, auch wenn das zunächst nicht so aussieht. Bei genauerer Analyse wird jedoch klar, dass sich solche Menschen unbemerkt immer wieder das sprichwörtliche Bein stellen, indem sie etwa ihre schlummernden Potenziale selbst boykottieren oder bestimmte Chancen nicht nutzen.

Nicht wenige Menschen verhindern ihr Lebensglück auf verborgene Weise, meist natürlich, ohne selbst etwas davon mitzubekommen. Stets sind in ihren Augen widrige Umstände, schlechte Menschen oder andere Hindernisse daran schuld, dass es in ihrem Leben nicht vorwärtsgeht. Auf tragische Weise erhalten solche Menschen irgendwann die Quittung für ihre Selbstsabotage, indem ihnen ein Spiegel vorgehalten wird, der ihnen die Negativität ihres Fühlens und Handelns vor Augen führt. An diesem Punkt besteht die Chance, hinter die eigene Verblendung zu sehen und zu erkennen, wo und wie man sich immer wieder sabotiert. Zuerst will man die schmerzhafte Wahrheit der falschen, selbst geschaffenen Wirklichkeit häufig nicht anerkennen, weil es zu wehtut und das eigene Selbstbild infrage stellt, aber bei genauerem Hinsehen bleibt einem gar nichts anderes übrig. Im Grunde geht es allen Menschen so, mal mehr oder weniger, weil niemand perfekt sein kann. Man sollte daher gnädig mit sich sein, wenn man zum Richter über sich selbst wird, aber auch nicht zu feige, um sich völlig freizusprechen. Es geht darum, die eigene Wirklichkeit schonungslos, aber gleichzeitig liebevoll und mit versöhnlicher Absicht zu erkennen und zu werten, um langfristig seelisch reifen und ehrlicher zu sich selbst stehen zu können.

In diesem Buch stelle ich eine von mir entwickelte alternativmedizinische Methode vor, die Psychosomatische Energetik, mit der solche Konflikte erkannt und anschließend aufgelöst werden können. Bei meiner Untersuchung finde ich meist mehrere sogenannte „Energieblockaden". Mit diesem Begriff möchte ich alles bezeichnen, was den freien Fluss der Lebensenergie längere Zeit behindert oder disharmonisch macht. Energieströme sind bei gesunden Menschen harmonisch und stark fließend. Bei kranken Menschen sind sie dagegen unausgeglichen und manchmal schwach wie ein Rinnsal. Man wird an einen Fluss erinnert, der längere Zeit durch eine Staumauer blockiert wird. Die wichtigsten Energieblockaden sind nach den bisherigen Erfahrungen emotionaler Natur. Meist handelt es sich um seelische Verletzungen aus der Vergangenheit, die einem häufig nicht bewusst sind und die nicht richtig verarbeitet worden sind. Der Volksmund weiß schon lange von solchen psychosomatischen Zusammenhängen, wenn etwa gesagt wird, dass sich jemand „krankgeärgert" oder „vor Kummer krank" geworden ist.

Meine Praxiserfahrung und die vieler ähnlich arbeitender Therapeuten hat gezeigt, dass man Konflikte energetisch auflösen sollte, genauso wie man ein schädliches Computerprogramm löscht. Erst dann kann sich das Energiesystem des Kranken wieder erholen. Dabei kommt es oft parallel zu seelischen Selbstheilprozessen, selbst dann, wenn man den Konflikt nicht verbalisiert und bewusst thematisiert hat. Ich nenne das „Psychotherapie mit Tropfen", da homöopathische Komplexe in Tropfenform Konflikte auflösen und dabei psychotherapeutisch wirken. Unsere feinstoffliche Energie scheint negative seelische Inhalte langlebig zu speichern, und diese gespeicherten negativen Informationen wirken negativ auf unsere Seele zurück. Nach der Harmonisierung der Energie kommen Menschen leichter in Kontakt mit ihren ureigenen Bedürfnissen. Sie können wieder ihre Kraftquellen anzapfen, die ihnen vorher verschlossen waren, bekommen mehr Lebensfreude und innere Stabilität. Sie fühlen sich lebendiger und können wieder besser wahrnehmen, was sie wirklich möchten, und entsprechend handeln.

Die Lebensenergie

Die Lebensenergie – die Kraft, die uns leben lässt – ist eine sehr wichtige, aber wissenschaftlich nahezu unerforschte Eigenschaft unseres Organismus. Vermutlich handelt es sich dabei um Felder unbekannter physikalischer Zusammensetzung mit einer charakteristischen Schwingungsintensität, die sich um biologische Organismen herum bilden. Was genau die Lebensenergie in materieller und objektivierbarer Weise tatsächlich ist, weiß man bis heute noch nicht. Es gibt jedoch viele Hinweise dafür, dass die Lebensenergie tatsächlich existiert. Im Folgenden beschränke ich mich auf die Beschreibung der konkreten Erfahrungen, die Menschen seit Tausenden von Jahren mit ihr gemacht haben, sowie auf die Erfahrungen, die ich und Kollegen bei Tausenden von Patienten mit der Testung der Lebensenergie gesammelt haben.

Hat man viel Lebensenergie, geht es einem gut, und man fühlt sich wohl und energiegeladen, hat man wenig davon, geht es einem schlecht, und man kann auf Dauer sogar krank werden. Kein anderer Faktor bestimmt vermutlich unsere Lebensqualität, aber auch unsere Wünsche, Neigungen und unser gesamtes Gefühlsleben stärker als die Lebensenergie. Das haben bereits die Inder und Chinesen vor über zweitausend Jahren gewusst. Als gedankliches Modell erscheint mir die Lebensenergie ebenso unverzichtbar zu sein wie die Vorstellung einer Kraft im Universum, die wir Liebe nennen. Gibt es die Liebe tatsächlich, oder handelt es sich bloß um eine Art romantischer Luftspiegelung, hinter der sich ein raffinierter Trick unserer Gene verbirgt, damit Lebewesen sich fortpflanzen? Zwitschern Vögel nur, weil sie damit ihr Revier verteidigen, oder weil das Zwitschern auch ein Ausdruck purer Lebensfreude ist? Das Phänomen der Liebe als Scheinmanöver der Gene zu deuten greift meiner Ansicht nach zu kurz. Die Liebe stellt wohl wesentlich mehr dar als bloß einen evolutionären Antrieb. Genauso kann man die Lebensenergie als ein zwar unsichtbares, jedoch über Biochemie und Physik hinausgehendes Merkmal ansehen, das dem Geheimnis des Lebendigen zugrunde liegt.

Egal welche Weltbilder wir bemühen: Vieles im menschlichen Leben lässt sich erst richtig begreifen, wenn man von der Existenz zwar unsichtbarer, gleichwohl realer Phänomene ausgeht. Das gilt in besonderer Weise für das Phänomen der Liebe, aber auch für die Lebensenergie. Man benötigt sie als theoretisches Modell, um viele Erscheinungen richtig benennen und verstehen zu können. Und als Lebewesen kann man auf praktische Weise lernen, die eigene Lebensenergie und diejenige anderer Menschen als Realität wahrzunehmen und sie zu steigern. Als Therapeut kann man zusätzlich einen Apparat zu Hilfe nehmen, beispielsweise das Reba®-Testgerät, das ich später genauer vorstelle. Mit solchen Geräten kann man die Lebensenergie seines Patienten quantitativ und qualitativ testen (siehe Seite 163). Mit etwas Anleitung kann man außerdem lernen, mit der eigenen Lebensenergie achtsam umzugehen.

Bis auf den heutigen Tag werden für die Lebensenergie die unterschiedlichsten Bezeichnungen geprägt – eine sprachliche Auswirkung ihrer schwer fasslichen Wesensnatur. Alte Begriffe dafür sind Prana in Indien, Ch'i in China, Ki in Japan, Lung in Tibet, Pneuma in der alten abendländischen Medizin (Galen), Archaeus (Paracelsus), Fluidum (Mesmer) oder Od (Karl Freiherr von Reichenbach). Oft ist auch von Spiritus oder Vitalität die Rede. Modernere Begriffe für die Lebensenergie (oder synonym Lebenskraft) sind Wilhelm Reichs Orgon und – mit nicht so universalistischem Anspruch – Sigmund Freuds Libido. Zu den neueren Sprachschöpfungen gehören Bioplasma, Psi-Feld, Tachyonen-Energie und Nullpunktenergie. Bei all diesen Bezeichnungen schwingt immer noch das Mysteriöse und Magische mit, das die Beschäftigung mit der Lebensenergie seit jeher begleitet hat.

Im angloamerikanischen Sprachraum hat sich der Begriff „subtle energy" eingebürgert. Er ist unglücklich gewählt, weil er unterstellt, es handle sich um etwas zwar Subtiles, aber doch Stoffliches und damit materiell Greifbares. Die Lebenskraft hat in Wirklichkeit eine völlig stofflose, als geistartig zu bezeichnende Natur. Das zeigt sich auch darin, dass sie physikalisch bislang unmessbar geblieben ist, egal, mit welcher Apparatur man es auch versucht hat. Optimistische Naturen behaupten zwar, dass sich das in absehbarer Zeit bald ändern werde und der Nachweis der Lebensenergie kurz bevorstehe. Ich bleibe jedoch weiterhin skeptisch, weil das schon seit Jahrzehnten behauptet wird und die Verfeinerung der Apparate nichts an dem Umstand geändert hat, dass die

Lebensenergie weiterhin nicht gemessen und damit nicht objektiviert werden kann.

Für den Laien mag das nicht schlimm sein, aber für die offizielle Wissenschaft hat es weitreichende Konsequenzen. Was nämlich nicht messbar ist, existiert im naturwissenschaftlichen Weltbild nicht, und an dieser Einstellung wird sich wohl auch so schnell nichts ändern. Viele theoretische Physiker glauben jedoch, dass es Bestandteile des Kosmos geben muss, die bis heute nicht nachgewiesen werden können. Ob es sich bei diesen Bestandteilen um die Lebensenergie handelt, ist völlig unklar. Mir kommt das relativ unwahrscheinlich vor, weil die Lebensenergie erfahrungsgemäß an Lebewesen gebunden ist, die es in den interstellaren Sphären unseres riesigen Kosmos, in denen man die fremden Energien vermutet, höchstwahrscheinlich nicht gibt, aber hypothetisch erscheint es natürlich trotzdem vorstellbar.

Wie schon an früherer Stelle gesagt, würde ich lieber von „Energetik" sprechen, wenn die Lebensenergie gemeint ist, im Unterschied zum naturwissenschaftlich festgelegten Begriff der Energie. Natürlich lässt es sich nicht immer durchhalten, beide Begriffe sauber zu trennen, nur sollte der Leser zumindest wissen, dass es diese Trennung streng genommen gibt und dass sie sinnvoll ist. C. G. Jung benutzte erstmals den Begriff Energetik, um die harmonisierenden Eigenschaften der Psyche zum Ausdruck zu bringen. In der auf Wilhelm Reich zurückgehenden Therapieform der Bioenergetik, die der Amerikaner Alexander Lowen entwickelte (dazu später mehr), taucht die Bezeichnung ebenfalls auf, und außerdem in John Pierrakos' Core Energetics. Im Lauf der Zeit hat sich der Begriff Energetik für alle Energieformen eingebürgert, die nicht physikalischen Ursprungs sind.

Da man Seele und Energie im westlichen Kulturkreis nicht im Zusammenhang gesehen hat, vor allem aber auch kaum jemals von der Lebensenergie spricht, benötigt man für die enge Verbindung von Seele und Lebensenergie, die zusammen ein eigenartiges Zwitterwesen bilden, einen neuen Begriff. Im Fernen Osten wiederum spricht man viel von Ch'i und Prana – also Lebensenergie –, kennt aber wiederum dort keinen Begriff, der der wissenschaftlich nüchternen Bezeichnung Psyche im westlichen Sinn entspricht. Ich möchte die Verbindung zwischen Seele und Energie im Folgenden „**Psychoenergie**" nennen. Dieser unverbrauchte Begriff ist frisch, voller Dynamik und trotzdem präzise. Er ist seit einigen Jahrzehnten im Rahmen der humanistischen Körperpsychotherapie gebräuchlich, wobei seine Urheberschaft nicht namentlich einem einzelnen Menschen zugeordnet werden kann.

Mit dem Begriff Psychoenergie wird ein individuelles Feld von seelischer Energie bezeichnet, das einer bestimmten Person zugeordnet werden kann, aber teilweise über diese hinausreicht. Dieses merkwürdige „Hinausreichen" erklärt wiederum manche parapsychologischen Phänomene wie Telepathie. Es macht auch die bereits mehrfach erwähnte Beobachtung verständlich, dass tiefgreifende energetische Therapieverfahren wie etwa intensive Massagen, mit denen Körperenergien in Bewegung gesetzt werden, enorme seelische Auswirkungen haben können. Die Psychoenergie besitzt etliche Eigenschaften, die uns von der Umwelt als Individuum unterscheidbar machen, aber uns gleichzeitig untrennbar mit ihr verbinden. Sie zeigt eine eigenartige Doppelnatur von Ich und Umwelt, die es immer wieder neu zu bestimmen und festzulegen gilt. Die Grenze verläuft mitten durch uns hindurch und keineswegs dort, wo unser Körper zu enden scheint. Durch unsere Lebensenergie sind wir nicht vollständig ein Ich, sondern auch Teil unserer Umwelt. Die Psychoenergie ist deshalb ein zwitterhafter Schauplatz, in dem unser Ich mit der Welt um uns herum teilweise verschmilzt.

Historisches zur Lebensenergie

Schon seit Urzeiten haben einige besonders dazu befähigte Menschen eine unsichtbare Lebensenergie wahrgenommen. Das Leben war nach den Beobachtungen von Schamanen und Sehern an eine bestimmte Energie gebunden. Lebendig zu sein bedeutet, von dieser Lebensenergie durchströmt zu sein. Bald bemerkten jene hellsichtigen Heilpriester, dass ein Mensch umso gesünder und auch umso zufriedener war, je mehr er von dieser Energie durchströmt wurde. Die Lebensenergie selbst gilt seit jeher als Quelle von Gesundheit und Wohlbefinden. Bei besonders stark fließender Lebensenergie steigert sich das Lebendigsein zu großem Wohl- und Lustgefühl. Schon früh in der Menschheitsgeschichte wurde folglich eine Beziehung zwischen Lebensenergie und Eros hergestellt.

Man wusste intuitiv, dass Leben und Sexualität eng miteinander verbunden sind. Es lag daher nahe, die Lebensenergie in Fruchtbarkeitskulten zum Götzen zu erheben und mehr davon zu erbitten. Fruchtbare Ernten ermöglichten in den frühen Ackerbaugesellschaften zunächst einmal das Überleben. Gute Ernten konnte man darüber hinaus im Kornspeicher aufbewahren und gegen andere Waren tauschen, was mit der Zeit zum Phänomen gesellschaftlicher Macht führte. Es entstand eine archetypische Gleichsetzung, die im Denken und Fühlen der meisten Menschen heute noch dazu führt, Fruchtbarkeit und Reichtum oder synonym Lust und Macht mit der Lebensenergie gleichzusetzen.

Heute umschreiben wir die Lebensenergie mit Begriffen wie Fitness und Vitalität, denken aber dabei an das Gleiche wie die alten Ägypter. Macht und Sexualität sind weiterhin Ausdruck der Lebensenergie. Sexuell attraktive und gesellschaftlich einflussreiche Menschen werden in der Werbung als jugendlich und vital dargestellt, wie umgekehrt ein hohes Maß an Vitalität dafür sorgt, dass die eigenen gesellschaftlichen und erotischen Erfolgschancen erhöht werden. Die persönliche Vitalität als Maß der Lebensenergie, die jemand zur Verfügung hat, gilt auch heute noch als Schlüssel für ein glückliches und erfolgreiches Leben. Jeder möchte „fit und gut drauf sein", und wer von diesen Qualitäten genug zur Verfügung hat, führt demzufolge ein erfolgreiches und glückliches Leben.

Die alten Ägypter verehrten die Sonne als Gott Aton (siehe Abbildung 3). Ihre überirdisch strahlende, unentwegt Lebensenergie spendende Kraft wurde mit dem Göttlichen gleichgesetzt. Alles Gute und Lebensspendende kam daher aus einer einzigen göttlichen Quelle.

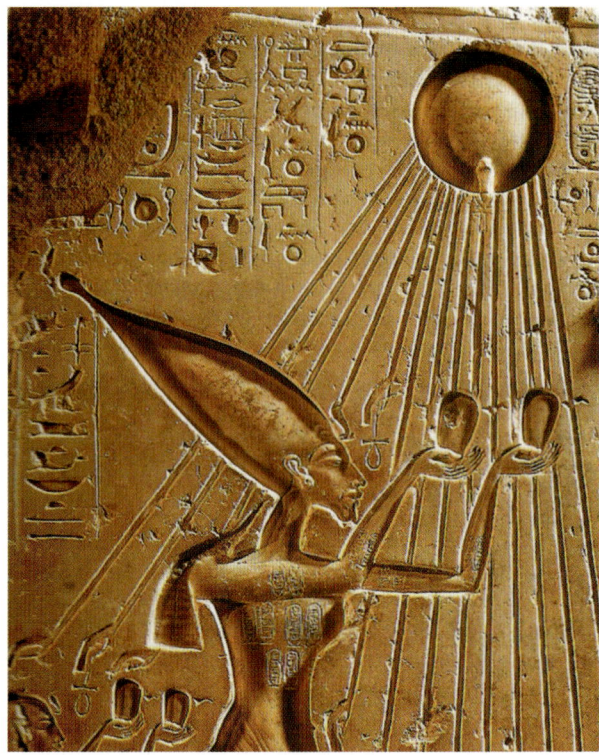

Abbildung 3: *Verehrung der Sonne als Gott Aton im alten Ägypten.*

Mit dem Entstehen des Monotheismus änderte sich diese Auffassung und wurde deutlich differenzierter. Gott und Lebensenergie wurden mehr und mehr als getrennte Wesenheiten begriffen. Gemäß den Anschauungen der monotheistischen Religionen wie Judentum und Christentum spendet Gott zwar nach wie vor die Lebensenergie, ist damit jedoch nicht länger identisch. Am ehesten entspricht das Phänomen des „Odems" der Lebenskraft: *„Und Gott hauchte dem Menschen den Odem des Lebens in die Nase, so wurde der Mensch zu einem lebendigen Wesen"* (1. Moses, 2, 7). Auch der Begriff Seele, wie er in der Bibel im Dreiklang von „Körper, Seele, Geist" benutzt wird, hat eine enge Beziehung zur Lebensenergie. Körper meint dagegen die Materie und Geist das formlose Bewusstsein. In moderner Computersprache könnte man den Körper mit der Hardware vergleichen, die Lebensenergie mit der Elektrizität und die Intelligenz (Geist) mit der Software.

Wenn man sich historisch mit dem menschlichen Energiesystem beschäftigt, tauchen Beschreibungen der Lebensenergie als Erstes im alten Indien auf. Die altindischen Texte sprechen von der Aura, das heißt von Hüllen, die um den materiellen menschlichen Körper wie unsichtbare Schleier angeordnet sind und verschieden hoch schwingende Aggregatzustände der Lebensenergie enthalten. Daneben nennen die Quellen rotierende Energiezentren (Chakras), die als segmental angeordnete Verdichtungsareale der Lebensenergie angesehen werden. Das heutige Wissen der Energiemedizin schöpft deshalb zuallererst aus altindischen Quellen, die bis heute im Yogaschrifttum erhalten geblieben sind. Das altindische Wissen hat sich später über die Seidenstraße und andere Wege bis nach China verbreitet (als TCM, Traditionelle Chinesische Medizin).

Hellsichtige weise Männer (sogenannte Rishis) im Indien um 2000 v. Chr. konnten vier verschiedene Aura-Ebenen unterscheiden, die sich als zart schimmernde, unterschiedlich farbige Hüllen um den materiellen Körper zeigten. Diese Aura-Hüllen dehnen sich umso mehr aus und zeigen eine Schichtung, vergleichbar übereinandergetragenen Kleidern, je höher die jeweilige Hülle oder Aura-Ebene schwingt. Der grobstoffliche (materielle) Körper wurde dabei früher als Aura-Ebene dazugezählt, so dass es zu jener Zeit insgesamt fünf Aggregatzustände gab. Heute zählt man den materiellen Körper nicht mehr zu den Aura-Hüllen, sondern versteht unter Aura ausschließlich feinstoffliche, normalerweise unsichtbare Körperhüllen.

Bei den vier Hüllen der Aura handelt es sich um die Vital-, Emotional-, Mental- und Kausalebene (Beschreibung siehe Seite 21). Im Pranayama-Yoga wird mithilfe von Atemübungen und anderen yogischen Praktiken versucht, die Lebensenergie (Prana) zu lenken, sich ihrer bewusst zu werden, sie zu harmonisieren und zu vermehren. Über Jahrhunderte hinweg entwickelte sich im Fernen Osten eine Systematik feinstofflicher Beschreibungen, die auf der Übereinkunft zahlloser, meist namenloser Yogameister der hinduistischen Glaubensrichtung beruht. Später kamen die Schilderungen von meditationserfahrenen Buddhisten hinzu. Von den Theosophen um die Engländer Charles W. Leadbeater (siehe Abbildung 4) und Annie Besant wurde das fernöstliche Wissen um die Wende des 19. zum 20. Jahrhundert nach Europa und Nordamerika gebracht. Die nachfolgende Beschreibung der Aura und Chakren folgt weitgehend Leadbeaters Standardwerk *Der sichtbare und der unsichtbare Mensch*. Seine Beschreibung entspricht inhaltlich dem, was heute als allgemein akzeptierter Standard gelten kann.

Natürlich gibt es bei den Beschreibungen einige Variationen, etwa bei der Lokalisation der Energiezentren, wenn der normalerweise mittig angeordnete Solarplexus von einigen Autoren seitlich zur Milz hin verschoben wurde. Abgesehen von solchen Abweichungen, klingen die Beschreibungen, die in alten Texten gefunden werden, immer noch zuverlässig und glaubwürdig, weil sie untereinander weitgehend übereinstimmen. Das spricht nach meiner Einschätzung für einen gewissen Realitätsgehalt. Natürlich wurde manches kopiert und abgeschrieben, was Gemeinsamkeiten auf einfache Weise erklärt, aber vieles stammt auch aus unterschiedlichen Schulen und Regionen. Beispielsweise gibt es Schilderungen moderner Hellseher wie der Amerikanerin Lea Sanders, die die Aura bereits als Kind sehen konnte. Sie beschrieb ihre kindliche Wahrnehmung, die sich mit den Beschreibungen alter Yogameister deckt, vermutlich ohne damals die Yogaschriften gekannt zu haben. In meiner ärztlichen Praxis schilderten während einer Gruppenmeditation einfach strukturierte Patientinnen, bei denen man von keinerlei Vorwissen ausgehen konnte, Energiezentren in genau der gleichen Weise, wie sie überall in der Literatur beschrieben werden. Diese Übereinstimmungen sprechen meines Erachtens für eine objektive Realität derartiger feinstofflicher Phänomene, ebenso wie moderne energiemedizinische Testungen, die zu ganz ähnlichen Schlussfolgerungen gelangen.

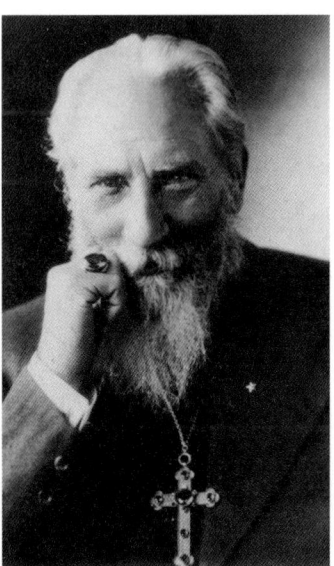

Abbildung 4: *Charles W. Leadbeater, englischer Geistlicher und Theosoph (1847–1934).*

Die Aura wahrnehmen

Der Begriff „Aura"[1] steht heute umgangssprachlich für Ausstrahlung und Prestige. Eine charismatische Persönlichkeit besitzt eine „Aura", das heißt, sie strahlt in den Augen ihrer Mitmenschen etwas Eigenartiges und Faszinierendes aus. Nach meinen Erfahrungen verfügen besonders vitale, mit viel Lebensenergie ausgestattete Menschen tatsächlich oftmals über eine starke Ausstrahlung und werden manchmal berühmt, weil sie andere berührt und fasziniert haben. Diese Verwendung des Begriffs drückt daher etwas richtig Wahrgenommenes aus, selbst wenn die eigentliche Bedeutung von Aura vielen Menschen unbekannt sein dürfte.

Wenn Menschen die Aura sehen können, spricht man von Hellsichtigkeit, um auszudrücken, dass es sich um paranormale Fähigkeiten der Wahrnehmung handelt. Man hat es mit sogenannten außersinnlichen Fähigkeiten zu tun, die gewöhnlichen Menschen nicht zur Verfügung stehen. Normalerweise ist die Aura für die allermeisten Menschen unsichtbar, was leider auch für mich gilt. Ich habe Menschen immer beneidet, die die Aura sehen können. Mir selbst war das immer nur kurzfristig in seltenen speziellen Zuständen der Versenkung möglich.[2] Nach der Einnahme bewusstseinserweiternder Drogen berichten zahlreiche Menschen von der Wahrnehmung leuchtender Nebel, die um Lebewesen herum angeordnet zu sein scheinen und höchstwahrscheinlich der Aura entsprechen. Man könnte die Aura als bloße Halluzination abtun, aber bestimmte Gesetzmäßigkeiten und Phänomene sprechen dafür, sie für real zu halten:

- Die Aura wurde über Jahrhunderte hindurch von vielen Menschen in den unterschiedlichsten Kulturen ähnlich beschrieben, und das oft über Distanzen hinweg, die eine Kommunikation und Abstimmung darüber für ausgeschlossen halten lassen.

- Man kann die Aura relativ objektiv testen. Darauf komme ich später bei der Beschreibung des Reba®-Testgerätes und der Testung des Reaktionsabstandes zurück (siehe Seite 167).

- Bestimmte Methoden der humanistischen Körperpsychotherapie, vor allem die Biodynamische Psychologie von Gerda Boyesen oder Core Energetics von John Pierrakos, arbeiten im unsichtbaren Energiefeld, und das mit großem Erfolg.

- Zahlreiche Hinweise durch hellsichtige Menschen, aber auch durch Tiere, die von parapsychologischen Autoren erwähnt werden, sprechen ebenfalls für die Existenz eines feinstofflichen Energiefeldes.

Dem nicht hellsichtigen Durchschnittsmenschen zeigt sich die Lebensenergie praktisch nur auf indirektem Wege, das heißt durch die Wirkung, die sie auf den Organismus ausübt. So macht die Lebensenergie vital und fit, gut gelaunt, sie regt die Durchblutung an und stimuliert alle Körperfunktionen. Wer sich wohl und unternehmungslustig fühlt und wer körperlich vital ist, hat daher meist genug Lebensenergie. Sensible Menschen nehmen die Lebensenergie oft direkt wahr und beschreiben ihren Fluss als wohliges Strömen, lustvolles Vibrieren und warmes Pulsieren. Wenn die Lebensenergie unbehindert und stark fließt, geht dieser Maximalzustand mit Empfindungen einher, wie man sie typischerweise im Stadium der Verliebtheit erlebt, aber auch während oder nach dem sexuellen Verkehr. Viele Menschen neigen deshalb dazu, Lebensenergie, Eros und Sexualität gleichzusetzen, was aber nicht richtig ist, denn die Lebensenergie umfasst wesentlich mehr. Sie fließt bei kleinen Kindern meist noch ungehindert und stark, während das beim zivilisierten Erwachsenen mit seiner erhöhten muskulären Verkrampfung und nervlichen Daueranspannung eher selten der Fall sein dürfte.

Ein kleiner Kreis hellsichtiger Menschen behauptet von sich, die Aura sehen zu können. Ihrer Erfahrung nach soll man die Aura am besten vor dunklem Hintergrund in einem entspannten Zustand des „Vorbeisehens" und Nicht-Fixierens wahrnehmen können. Diese Anweisung ist erstmals in den Schriften Karl Freiherr von Reichenbachs (siehe Abbildung 5) nachzulesen, eines deutschen Physikers und Forschers, der sich in seiner Schrift über das Od von 1852 intensiv mit Hellsichtigen beschäftigte. Reichenbach beschreibt, dass diese vor einem dunklen Hintergrund bläulich-rötliche Lichterscheinungen (genannt Od, abgeleitet vom germanischen Sagengott Odin)

---

[1] In der Medizin bedeutet der Begriff „Aura" etwas völlig anderes. Der Arzt versteht darunter unwillkürliche Muskelzuckungen und ähnliche Vorboten eines epileptischen Anfalls oder ein unbestimmtes Vorgefühl oder eine Sinnestäuschung wie etwa Blitze-Sehen bei einer drohenden Migräne.

[2] Siehe dazu mein Buch „Durch Energieheilung zu neuem Leben". Dort schildere ich, wie ich durch Steigerung der Wahrnehmungsfähigkeit zeitweise die Aura von Bäumen, Tieren und Menschen wahrnehmen konnte. Vielen Menschen war das zu allen Zeiten möglich, sei es durch eine besondere Begabung, meditative Versenkung, Trancezustände oder durch psychedelische Drogen.

um Lebewesen herum wahrnehmen können. Sogenannte Sensitive, also besonders feinfühlige und energetisch offene Menschen, würden nach seiner Erfahrung häufig solche paranormalen Wahrnehmungen haben und die Aura sehen.

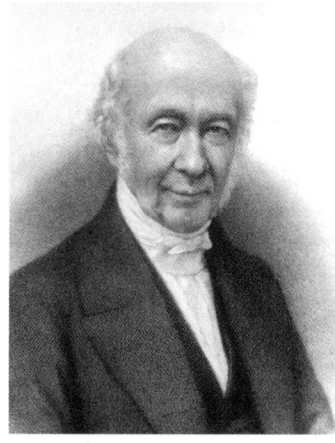

Abbildung 5: Karl Freiherr von Reichenbach, deutscher Gelehrter, Entdecker des Paraffins.

Die Aura als das Energiefeld unserer Lebensenergie lässt sich in verschiedene Schichten mit unterschiedlichen Schwingungsstufen aufteilen. Abhängig von ihrer Schwingung sollen die Schichten oder Hüllen verschiedene Farben haben. Hellsichtige beschreiben normalerweise vier Aura-Hüllen:

- die erste Hülle als bläulich-grünlich schimmernd und farblos (Vitalebene),

- die nächsthöhere Hülle als rötlich (Emotionalebene),

- die noch höher schwingende Hülle als bläulich (Mentalebene) und

- die am höchsten schwingende Hülle als violett oder weiß (Kausalebene).

Um zu überprüfen, ob Aura-Sichtige stets das Gleiche wahrnehmen, habe ich in meiner Arztpraxis einmal zwei Frauen und einen Mann, die sich als hellsichtig bezeichneten, gebeten, die Aura zweier Versuchspersonen zu beschreiben. Zu meiner Enttäuschung wichen alle drei Beschreibungen erheblich voneinander ab. Wo der eine Hellseher ein zartes Rosa sah, war es für den anderen ein dunkles Grün, wo der eine die Aura als fleckig und zu dünn beschrieb, war sie für den anderen dort dick und kompakt. Natürlich sagt ein einziges Experiment wenig aus, so dass man daraus keine weitreichenden Rückschlüsse ziehen sollte. Später habe ich das Experiment wiederholt und zwischen den Hellsichtigen teilweise Übereinstimmungen festgestellt. Meine Folgerung daraus lautet, dass manche Hellseher eine eindeutige Übereinstimmung erzielen, was für den Realitätsgehalt der Aura-Wahrnehmung sprechen kann, aber man darf sich nicht allein darauf verlassen, was sie im Einzelfall an Wahrnehmungen beschreiben. Daneben gibt es auch noch andere Gütekriterien, etwa wenn Phänomene der Aura mit bestimmten nachprüfbaren Fakten übereinstimmen. Wird beispielsweise eine schwache Aura bei einem körperlich sehr kranken Menschen gefunden, dem man seine Krankheit nicht ansieht, spricht das für eine objektive Wahrnehmung. Man sollte dabei fordern, dass es sich um reproduzierbare Fähigkeiten handelt, was bei einigen Hellsehern tatsächlich der Fall ist.

Das enttäuschend verlaufende erste Experiment hat mir klargemacht, dass die Beschreibungen Hellsichtiger teilweise stark voneinander abweichen können. Warum das so ist, erscheint unklar, denn eine feststehende, als objektiv zu bezeichnende Realität sollte prinzipiell gleich wahrgenommen werden. Zur Erklärung der Unterschiede zwischen zwei Hellsehern mag man anführen, dass die Aura durch unsere modernen Zivilisationsgehirne als Antennen möglicherweise nicht mehr fein genug oder auf verzerrte Weise wahrgenommen wird.[3] Möglicherweise hat das bei den erwähnten Rishis im alten Indien noch besser funktioniert. Um Aura-Sehen wissenschaftlich zu untersuchen und vergleichbar zu machen, müsste man Aura-Sichtige grundsätzlich intensiver prüfen und von Anfang an besonders Begabte herausfischen, die ihre Eindrücke unverfälscht wiedergeben. Nach wie vor bin ich überzeugt, dass eine Standardisierung des Hellsehens möglich ist, die vielleicht durch intensives Training geschult werden kann.

---

3 In ganz ähnlicher Weise äußert sich der englische Biologe und Entdecker des morphogenetischen Feldes Rupert Sheldrake, wenn es um die Frage der Vorausahnung und Telepathie bei Naturvölkern im Vergleich zu zivilisierten Menschen geht: *„Ein junger Europäer namens Sinel, der bei einem Stamm im südlichen Sudan gelebt hatte, bemerkte, dass ‚Telepathie' hier ständig auftritt. Die Stammesleute hätten immer gewusst, wo er sich befunden und was er gerade getan habe, selbst wenn er weit weg gewesen sei. Als er sich einmal verirrt hatte, kamen Männer zu ihm, um ihn zurückzubringen, als ob sie seine Notlage gespürt hätten. Ein andermal, als er eine gefundene Pfeilspitze eingesteckt und mitgebracht hatte, traten zwei Stammesangehörige an ihn heran und fragten, ob sie sie untersuchen dürften. Ähnliche Geschichten habe ich in Indien gehört. Wahrscheinlich sind solche Fähigkeiten in traditionellen Gesellschaften besser entwickelt als in den modernen Industriestaaten"* (Sheldrake 1985).
Der deutsche Rutengänger Hans Schröter hatte ähnliche Erlebnisse. Er berichtete mir, dass er sich bei seiner Brunnensuche in Namibia immer gewundert hatte, dass die Buschmänner das Essen genau zu seiner Ankunftszeit zubereitet hatten. Sie hatten kein Handy und auch keine andere Möglichkeit, sich vorab zu informieren, und erklärten ihm auf seine Nachfrage, dass sie einfach genau wüssten, wann er von seinen Exkursionen zurückkomme, und das geschah jeweils zu völlig unterschiedlichen Zeiten.

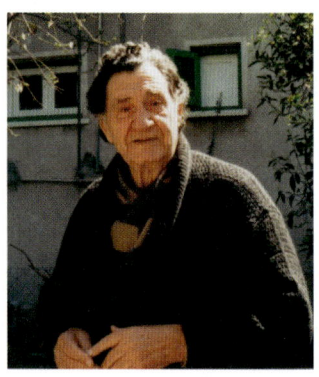

Abbildung 6: *Stylianos Atteshlis, zypriotischer Weisheitslehrer, genannt „Daskalos". Seine Vorstellung dauerhaft-schädlicher Wesenheiten in der Aura, die er „Elementale" nennt, hat bei der Entwicklung der Psychosomatischen Energetik eine maßgebliche Rolle gespielt.*

Spirituelle Führer wie der Zypriote Stylianos Attheshlis („Daskalos", siehe Abbildung 6) behaupten, dass Tiere grundsätzlich hellsichtig sind. Hunde würden beispielsweise nachts manchmal bellen, wenn sich ihnen Geister nähern. Die C.-G.-Jung-Schülerin Aniela Jaffé berichtet Folgendes: *„Es war in St. Petersburg um 1880, als wir noch in der Puschkarstraße wohnten. Meine Mutter befand sich mit ihren fünf Kindern im Salon. Plötzlich hörte die lustige Balgerei der Kinder auf, alle wurden auf unseren Hund ‚Moustache' aufmerksam, der sich wütend bellend zum Ofen wandte. Wir sahen einen kleinen fünfjährigen Jungen, nur mit einem Hemd bekleidet. Wir erkannten ihn: es war André, der Sohn unserer Milchfrau, welcher oft mit uns zu spielen pflegte. Die Erscheinung verließ den Ofen und verschwand. Der Hund hörte die ganze Zeit nicht auf zu bellen. Am selben Tag erzählte uns die Milchfrau, dass ihr Söhnchen André vorhin gestorben sei"* (Jaffé 1996).

Auch die Menschen der Frühzeit sollen in viel größerem Umfang hellseherische Fähigkeiten besessen haben, als das beim modernen Menschen der Fall ist. Kinder berichten manchmal spontan davon, farbige und durchsichtige Schleier um Lebewesen herum wahrzunehmen. Im Lauf der Zivilisation scheint aber die natürliche Hellsichtigkeit bei den meisten Menschen verlorengegangen zu sein. Irgendwann konnte die Mehrzahl der Menschen die Aura vermutlich nur noch bei Sonderfällen erkennen, wenn etwa die Aura eines Heiligen besonders intensiv leuchtete. Möglicherweise war das auch bei dem gerade verstorbenen Kind der Fall, von dem Aniela Jaffé schreibt, so dass nicht nur der Hund, sondern alle Anwesenden das stark leuchtende Geistwesen wahrnehmen konnten, das offenbar aus dem toten Kind herausgefahren war und nun herumwanderte. Vielleicht hätten die Anwesenden die Seele des Knaben auch nicht bemerkt, wenn der Hund nicht gebellt hätte, was eine erhöhte Aufmerksamkeit zur Folge hatte. Etliche Hellsichtige haben behauptet, dass Tiere sofort Alarm auslösen, sobald sie ein Geistwesen erblicken. Das haben wohl auch die Menschen der Urzeit gewusst, die bekanntlich eine besonders große Geisterfurcht besaßen und sich daher durch das Halten von Haustieren nicht nur vor Wildtieren und Dieben, sondern auch vor Geistern schützen konnten.

Das Phänomen eines unsichtbaren Energiefeldes wurde im christlichen Abendland erstaunlicherweise nicht weiter zur Kenntnis genommen. Niemand scheint es sonderlich interessiert zu haben, was da am Kopf des Heiligen leuchtete, ganz im Gegensatz zum indischen Kulturkreis, in dem man sich seit jeher intensiv damit beschäftigt hat, und das vor allem in Form der meditativen Schau. Bei leuchtendem Ganzkörper heiliger Personen spricht man von der Aureole, beim leuchtenden Kopf von der Gloriole. Im Lateinischen wird der Heiligenschein auch als Nimbus bezeichnet. Er gilt als Synonym für spirituelle, aber auch für weltliche Macht. Im Altertum bedeuteten religiöse und weltliche Macht über lange Zeit das Gleiche, weshalb nicht nur ausgewiesene Heilige, sondern auch der Kaiser und andere weltliche Persönlichkeiten mit einem Heiligenschein abgebildet wurden. Noch heute spricht man vom Nimbus einer Person, wenn diese in den Augen anderer Menschen ein besonderes Ansehen genießt, ohne dabei noch an Übersinnliches zu denken.

Nicht wenige Menschen halten solche Phänomene für pure Einbildung, also für nichts anderes als eine Sinnestäuschung gläubiger Menschen, die in ihren religiösen Ekstasen Fantasie und Wirklichkeit durcheinanderbringen. Doch es gibt zahlreiche Hinweise aus der Literatur, dass es sich um ernst zu nehmende Phänomene handelt, die auch nicht religiösen Menschen im Alltag begegnen. Meiner Meinung nach sollte man sie deshalb keinesfalls vorschnell als Fantasieprodukte abtun. Die Psychoanalytikerin Aniela Jaffé zitiert in dem Zusammenhang aus dem Brief einer Patientin: *„Es war im Jahr 1911, ich war damals 16 Jahre alt. Wir waren 8 Geschwister; ein Bruder von uns war von Geburt an ein Krüppel. Mein Bruder las viel in der Bibel, war sehr fromm und wusste sich mit großer Geduld mit seinem Schicksal abzufinden. Damals betrieben meine Eltern einen Gasthof. Einmal war bei uns eine fahrende Theatertruppe abgestiegen. Am letzten Abend ihres Aufenthaltes wurde Abschied gefeiert. Sie wurden einig, meinem Bruder, der als früher Bettgänger schon lange schlief, auch noch einen Abschiedstrunk zu kredenzen. So stiegen die vier Männer der Theatertruppe die Treppe hinauf und traten in das Zimmer meines Bruders. Zu diesem nächtlichen Besuch gesellten sich auch eine Schwester von mir und eben ich auch. Was geschah? Die Theaterleute waren bei Ansicht meines Bruders verstummt und schlichen leise wieder aus dem Zimmer. Mein Bruder schlief ruhig in seinem Bett, aber sein Kopf war in einem hellen Schein, strahlte so intensiv, wir gingen alle still davon. Die Theaterleute meinten, wir hätten einen Heiligen im Haus"* (Jaffé 1996).

Zahlreiche vergleichbare Literaturstellen hat der amerikanische Psychologe Michael Murphy in seinem Grundlagenbuch *Der Quanten-Mensch* zusammengetragen. Murphy ist der Mitbegründer des kalifornischen Esalen-Instituts, eines bekannten Versammlungs- und Seminarorts an der Küste, von dem die sogenannte Human-Potential-Bewegung[4] ihren Ausgang genommen hat. Murphy weist darauf hin, dass die kulturübergreifenden Schilderungen dafür sprechen, dass es sich bei übersinnlichen Wahrnehmungen wie etwa der Aura um reale Erscheinungen handelt. In seinem Buch führt er vor allem Beobachtungen mit Heiligen an. In der katholischen Kirche werden Phänomene wie Heiligenschein um den Kopf, leuchtende Ganzkörperaura, das Leuchten vom Heiligen berührter Gegenstände usw. als charismatische Phänomene bezeichnet. Die Helligkeit soll nach Augenzeugenberichten, die Murphy zitiert, teilweise so stark gewesen sein, dass der Schein des Heiligen nächtliche Räume komplett ausgeleuchtet hat.

Die vier Aura-Ebenen

Im alten Indien wurden die vier Energiekörper erstmals beschrieben (s. Abbildung 7). Man rechnete damals den materiellen Körper als niedrigste schwingende und gröbste Energieform dazu. Yogis empfanden die Aura-Ebenen als abgestufte Formen eines irdischen Gefängnisses, bei dem die individuelle Seele (Atman) in der niedrigsten Ebene am stärksten eingesperrt und von der Weltseele (Brahman) am stärksten getrennt ist. Im materiellen Körper hat man nach Auffassung der Yogis die geringste seelische Freiheit zur Verfügung, während die Freiheit in der höchstschwingenden Ebene sehr viel größer sein soll. Natürlich weiß so etwas nicht nur ein Yogi, sondern auch der gesunde Menschenverstand betrachtet den Körper zumindest zeitweise als Gefängnis, spätestens wenn man Zahnschmerzen hat.

In der materiellen Realität ist vieles einfach nicht machbar, was in der Fantasie leicht vorstellbar erscheint. Doch im Unterschied zum westlichen Denken, wo Fantasien als Schall und Rauch gelten, ist die geistige Ebene für den Yogi kein Phantom, sondern ebenfalls eine Form der Realität, die er als wesentlich freier in ihren Möglichkeiten empfindet. Vor diesem Hintergrund wird verständlich, was asiatische spirituelle Übungen als Endziel bezwecken: die Befreiung vom „Joch" (wie bei einem an den Pflug gespannten Ochsen) der niedrigen Ebenen, speziell von der materiellen Ebene sowie der emotionalen Sphäre mit ihren fordernden Trieben und ihren einengenden Leidenschaften. Der Name Yoga geht folgerichtig auf das Sanskritwort „yuga", „Joch", zurück.

---

4   Die Human-Potential-Bewegung (Human Potential Movement, HPM) entstand in den 60er-Jahren des vorigen Jahrhunderts speziell in Kalifornien. Grundlage war die Vorstellung, dass verborgene menschliche Potenziale mit speziellen Therapieverfahren erweckt werden können (Bioenergetik, Gestalt, NLP, künstlerische Therapien, Trancetechniken) und Menschen zu einer verbesserten Lebensqualität, zu mehr Lebensfreude und Erfüllung verhelfen können. Wenn sich die Bewegung stärker innerhalb der Gesellschaft ausbreitet, sollen sich allgemein positive soziale Auswirkungen zeigen.

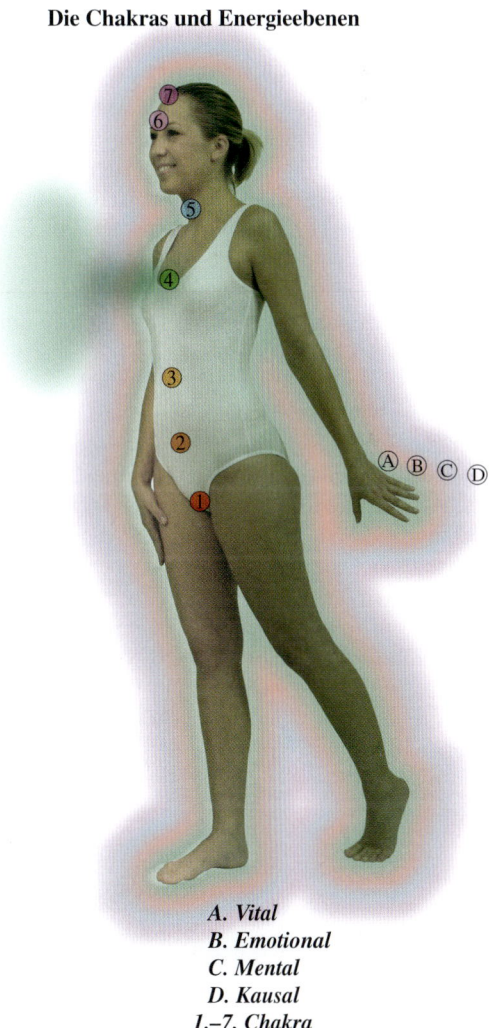

Die Chakras und Energieebenen

A. Vital
B. Emotional
C. Mental
D. Kausal
1.–7. Chakra

Abbildung 7: *Die vier Aura-Hüllen und die sieben Energiezentren (Chakras).*

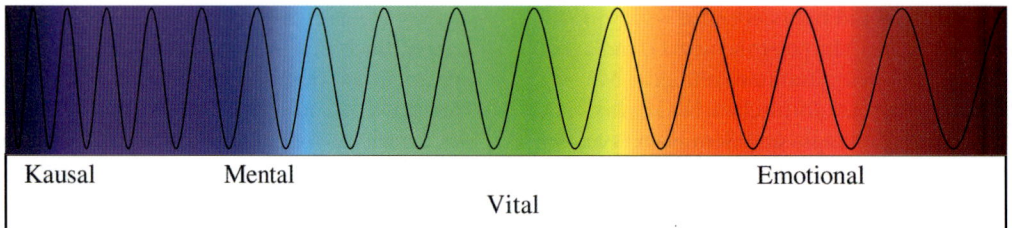

Abbildung 8: *Farbspektrum und zugehörige Energieebenen. Die Vital- und Emotionalenergie überschneiden sich in ihrer Wirkung und entsprechen dem gesamten grün-roten Bereich. Die Emotionalenergie wird traditionell der niedrig schwingenden roten Farbe zugeordnet, während die niedriger schwingende Vitalenergie üblicherweise mit grün (der Pflanzenfarbe) assoziiert wird, einer Farbe im mittleren Schwingungsbereich.*

Heute orientiert man sich bei der feinstofflichen Struktur an der Unsichtbarkeit der Aura, so dass man mittlerweile nur noch von vier Aura-Hüllen spricht und die materielle Ebene nicht mehr dazurechnet. Die heute üblichen vier Aura-Ebenen sind in Abbildung 7 als pastellfarbene Schichten dargestellt, die die Person wie zarte Schleier umhüllen. Manche spirituelle Autoren erwähnen deutlich mehr Aura-Hüllen. Diese über der Kausalebene angesiedelten Aura-Schichten sollen sich als besonders hoch schwingende Formen in einer außerweltlichen Ebene des Transzendenten befinden. Ich habe diese „Super-Auras" absichtlich nicht in mein Schema aufgenommen, da die Beschäftigung damit erfahrungsgemäß keinerlei praktischen Wert besitzt.

Die Farbe der vier Aura-Ebenen beruht auf den Aussagen hellsichtiger Menschen. Weil diese Zuordnung außerdem in allen Kulturkreisen, Kunstformen und theologischen Traditionen verbreitet ist und daher vermutlich dem Grundempfinden vieler Menschen entspricht, habe ich sie beibehalten. Niedrig schwingende Ebenen sind umgekehrt zur Wellenlänge des Farbspektrums rot und orange dargestellt, während höher schwingende Aura-Ebenen blaue und violette Farbtöne haben. Rot ist symbolisch den erotischen Leidenschaften und tierischen Instinktenergien zugeordnet. Blau entspricht der kühlen Klarheit des Verstandes. Grün als Farbe der Natur steht dazwischen und verbindet höhere mit niederen Schwingungsebenen (siehe Abbildung 8).

Man findet diese Farbzuordnung aber nicht nur bei den Schilderungen hellsichtiger Menschen, sondern überall in der Realität. Beispielsweise ist das Bordell in Rotlicht getaucht, was der niedrigsten Ebene des Farbspektrums entspricht, während der spirituell hochstehende Bischof einen Umhang in Violett trägt, das eine höhere Frequenz im Farbspektrum besitzt. Grün als Farbe der Natur wirkt allgemein ausgleichend und erscheint „mittig" und harmonisch, genauso wie das im Farbspektrum der Fall ist. Schwarz entspricht dem niedrigsten Spektrum und Weiß der höchsten Schwingungsebene, so dass etwa bei der Abbildung von Heiligen manchmal Violett durch Weiß ersetzt wird. Der Heilige ist ganz in Weiß gehüllt, während der Teufel in dunklen Sphären lebt.

Die vier Energieebenen sind bei Pflanze, Tier und Mensch in unterschiedlicher Weise vorhanden (siehe Abbildung 9). Man kann in der Anordnung der Energieebenen ein evolutionäres Prinzip erkennen, da biologisch komplexere Organismen höher schwingen und mehr Energieebenen haben. Das Modell endet beim Menschen als am höchsten schwingendem Lebewesen. Beim Tier sind die Emotionen überwiegend als Instinkte ausgeprägt, während sie beim Menschen teilweise oder völlig

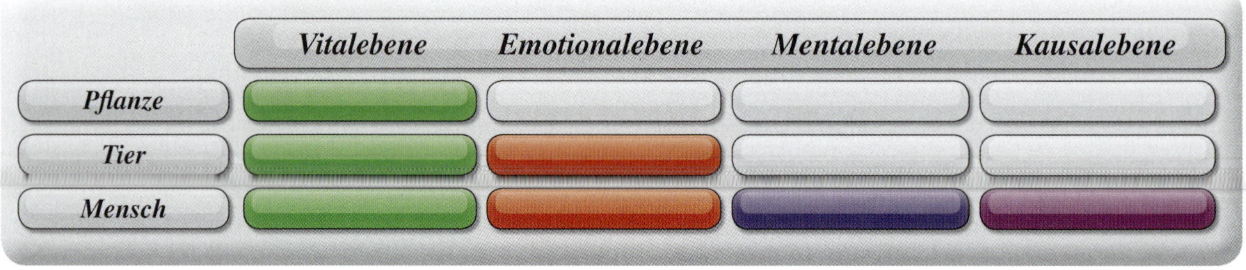

	Vitalebene	*Emotionalebene*	*Mentalebene*	*Kausalebene*
Pflanze	🟩			
Tier	🟩	🟧		
Mensch	🟩	🟧	🟪	🟫

Abbildung 9: *Die vier Energieebenen bei Pflanze, Tier und Mensch.*

unabhängig von Instinktschemata ablaufen. Der Mensch reagiert dadurch unvorhergesehener als ein Tier, hat dafür wiederum den Vorteil der Selbststeuerung und individuellen Variationsfähigkeit von Gefühlen. Einerseits bewundern wir Tiere für die Unschuld ihres Gefühlslebens, andererseits gilt es als Schimpfwort, sich „wie ein Tier" zu benehmen. Die Tiernatur hat also sowohl betörende als auch abstoßende Qualitäten.

Grundsätzlich gilt das Gesetz: Je höher eine Ebene schwingt, desto feinere, weniger erdgebundene und geistige Qualitäten besitzt sie. Man kann das auch als Ausdruck von geistiger Freiheit ansehen, so dass ein höheres Schwingen generell mehr Freiheit in der geistigen Entfaltung bedeutet. Ich erwähnte bereits den Yogi, der sich durch Versenkung und yogische Übungen vom Joch des Irdischen befreien und zum Göttlichen aufschwingen möchte. Traditionell wird das energetische Höherschwingen mit der Erleuchtung und dem Freiwerden vom Rad der Wiedergeburten gleichgesetzt. Profaner ist diese Gesetzmäßigkeit ebenfalls einleuchtend, weil beispielsweise höher schwingende Menschen im Unterschied zu „groben" Durchschnittsmenschen ein größeres Maß an geistiger Beweglichkeit und Freiheit aufweisen (siehe dazu Kapitel S. 238).

Traditionell werden, wie erwähnt, der Körper sowie vier Aura-Schichten voneinander unterschieden (siehe Abbildung 10). Je höher die Aura-Schichten schwingen, umso feiner vibrieren sie energetisch. Je höher ihre Schwingung ist, umso weiter dehnen sie sich um den materiellen Körper herum aus. Beim Vitalkörper soll die Ausdehnung wenige Zentimeter, beim Emotionalkörper einen halben Meter (was dem Höflichkeitsabstand entspricht) und bei den höheren Ebenen teilweise mehrere Meter betragen. Beim sogenannten Reaktionsabstand komme ich darauf zurück (siehe Seite 37). Je höher außerdem eine Ebene schwingt, umso komplexere Funktionen sind ihr zugeordnet. Die intellektuellen Fähigkeiten werden daher dem hoch schwingenden Mentalkörper und die höheren spirituellen und kreativ-intuitiven Ebenen dem höchstschwingenden Kausalkörper zugeordnet.

Die nachfolgenden Beschreibungen gehen davon aus, dass diese vier Schichten tatsächlich existieren, sie also nicht nur der Fantasie einiger altindischer Yogis in grauer Vorzeit entspringen, sondern etwas mit der Realität zu tun haben. Für diese Annahme konnten mit bestimmten energiemedizinischen Testungen mittlerweile zahlreiche stichhaltige Belege gesammelt werden. Bei der Untersuchung mit der Methode der Psychosomatischen Energetik kann man die vier Energieebenen in ihrer „Ladung" testen, vergleichbar dem Füllzustand einer Batterie. Eine normale Energieebene ist voll „aufgeladen", niedrige Werte bedeuten dagegen einen schlechten Allgemeinzustand. Dabei decken sich die gefundenen Energiewerte häufig mit der Selbstwahrnehmung von Patienten. Wenn jemand beispielsweise davon erzählt, sich erschöpft und energielos zu fühlen, findet der Therapeut bei ihm niedrige Vitalwerte. Wenn jemand depressiv ist, hat er niedrige Emotionalwerte. Wenn jemand sehr intuitiv und kreativ ist, hat er häufig hohe Kausalwerte. Die nachfolgenden Darstellungen beruhen also auch auf den Untersuchungsergebnissen und Erfahrungen, die zahlreiche PSE-Therapeuten über mehr als ein Jahrzehnt an Tausenden von Menschen unterschiedlichen Alters und Geschlechts gesammelt haben.

Die 5 Körper (Koshas) nach der indischen Weisheitslehre

1. Annamaya-Kosha	der physische Körper
2. Pranamaya-Kosha	der Vitalkörper
3. Manomaya-Kosha	der Emotionalkörper
4. Vijnamaya-Kosha	der Mentalkörper
5. Ananadamaya-Kosha	der Kausalkörper

* Mit freundl. Genehmigung von Dr. phil. Christian Fuchs, Indologe und Yogalehrer (Bad Boll)

Abbildung 10: *Die 5 Körper (Koshas) nach der indischen Weisheitslehre. Die materielle Ebene (Annamaya-Kosha) wird heute nicht mehr zu den Energieebenen gerechnet.*

Vitalebene

Die Vitalenergie ist die ursprüngliche Form der Lebensenergie, die am häufigsten und prozentual stärksten in Lebewesen vorkommt. Hellseher beschreiben sie meist als bläulich-grünlich oder rötlich-bläulich schimmernd. Die Vitalenergie entspricht der allgemeinen Vitalität eines Menschen sowie seiner Lebensfreude und Lebenskraft. Als Aura-Ebene liegt sie als „Energiekleid" am dichtesten am Körper an und besitzt von den vier Ebenen die niedrigste Schwingung. Vom Farbspektrum her entspricht sie eigentlich der Farbe Dunkelrot, wird aber auch oft mit Grün angegeben (siehe Abbildung 11). Grün als dominierende Farbe der Natur und der Vegetation wird symbolisch als Farbe des Lebens schlechthin angesehen. Da die Vitalenergie alle anderen Energieebenen zumindest latent enthält und Grün die Mitte des Farbspektrums ausmacht (siehe Abbildung 8), erscheint eine solche Zuordnung in mehrerlei Hinsicht durchaus stimmig und sinnvoll.

Im menschlichen Körper verdichtet sich eine besonders hohe Menge an Vitalenergie in Organen mit überwiegend endokriner (hormoneller) und nervaler Aktivität (Nervenplexus, hormonelle Drüsen, Gehirn). Laut den Yogaschriften soll die höchste Aktivität der Vitalenergie im Becken konzentriert sein, und zwar in Form der sogenannten Kundalini-Energie. Diese „Schlangenkraft", wo die Lebensenergie – einer Schlange vergleichbar – im Becken zusammengerollt liegen soll, wird laut den Yogischriften normalerweise als schlafend bezeichnet. Durch bestimmte Übungen soll die Kundalini erweckt werden können.

Sieht man die im Becken lokalisierte Sexualenergie als bedeutendste Kraft der gesamten lebendigen Schöpfung an, wie das Dichter und Liebende seit jeher tun, teilweise aber auch Evolutionsbiologen, erhält die yogische Sichtweise durchaus ihre Berechtigung. Yogis denken dabei üblicherweise nicht an erotische Erlebnisse, sieht man vom selten praktizierten Tantra-Yoga ab, wo das Ausüben der Sexualität erlaubt war, sondern sie streben ihre Erleuchtung an. Trotzdem ergibt sich unleugbar eine Verwandtschaft der Sichtweisen, die es nahelegt, Kundalini und Sexualität gleichzusetzen. Der Orgasmus als Verschmelzung mit dem geliebten Partner und die Erleuchtung als Einheitserfahrung mit dem Kosmos beruhen vor dem Hintergrund der Vitalenergie vermutlich auf ähnlichen Vorgängen. Ich komme später auf dieses Thema zurück (siehe Seite 111).

Wegen der engen Verbindung zu Hormonen und Nerven wirkt eine Therapie der Vitalebene erfahrungsgemäß förderlich auf sämtliche hormonell-endokrinen und nervalen Funktionen (siehe dazu Abbildung 11). Wenn die Ladung der Vitalenergie im Krankheitsfall ansteigt, bessern sich hormonelle Regelkreise, ohne dass man Hormone künstlich stimulieren oder zuführen muss, ebenso wie die allgemeine nervliche Belastbarkeit zunimmt, ohne dass Medikamente oder andere Hilfsmittel dazu eingesetzt werden müssten. Die normale Vitalenergie reguliert das alles üblicherweise von alleine.

Menschen mit einem großen Vorrat an Vitalenergie sehen frisch und gesund aus, besitzen viel körperliche und seelische Fitness, strahlen Lebendigkeit und Kraft aus, sind unternehmungslustig und befinden sich in einer ausgeglichenen Stimmung. Im besten Fall führt ein hoher und unbehinderter Fluss an Lebensenergie zu einem „Strahlen" oder „Leuchten" und bezaubert die Mitmenschen regelrecht. Die Vitalenergie beeinflusst deutlich die geistigen und körperlichen Fähigkeiten, wie man bei der Behandlung von Schülern sehen kann, deren Lern- und Konzentrationsfähigkeit deutlich zunimmt, wenn ihre Vitalenergie ansteigt. Bei körperlich Arbeitenden und Sportlern zeigt sich eine Verbesserung der Vitalenergie durch eine größere körperliche Kraft, Elastizität

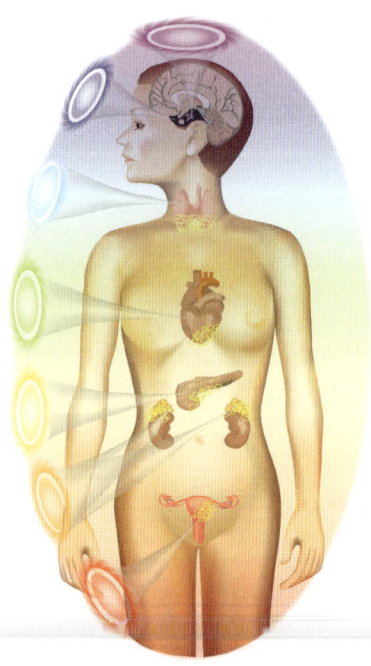

Abbildung 11: *Hormone und Nervengeflechte in Beziehung zu den sieben Energiezentren (Chakren).*

und Ausdauer. Bei Spitzensportlern wurde durch Erhöhung der Vitalenergie ein deutlicher Leistungszuwachs nachgewiesen, ohne dass andere Faktoren wie etwa vermehrtes Training daran beteiligt waren.

Als primäre Form der Lebensenergie ruft die Vitalenergie aber nicht nur körperliche, sondern auch geistige Wirkungen hervor. Das scheint mir vor allem darauf zurückzuführen zu sein, dass die Lebensenergie selbst eine Art von eigenständigem Bewusstsein besitzt. Ich erwähnte bereits, dass Lebensenergie und Geist eine enge Verwandtschaft besitzen. Vermutlich durch diese Beziehung verfügt alles, was lebt, über eine gewisse Form von Intelligenz, die sich beispielsweise im Überlebenswillen zeigt: Schon die hirnlose Amöbe zeigt bei Bedrohung gewisse Reaktionen. Ein Mensch, der mit genug Vitalenergie versorgt wird, verhält sich dabei selbstverständlich noch wesentlich intelligenter als ein Einzeller.

Auch das Gehirn scheint direkt von Vitalenergie abhängig zu sein, um normal zu funktionieren. Wenn es mit zu wenig davon versorgt wird, kann jemand in trostlose Zustände verfallen. Beispielsweise kann der Betroffene nicht mehr klar denken, empfindet „ein Brett vor dem Kopf", klagt darüber, sein Kopf sei leer, und er wird im Extremfall womöglich schwermütig. Als Therapeut hört man solche Klagen bei Patienten, die schweren Erdstrahlbelastungen im Kopfbereich ausgesetzt sind oder die Energieblockaden durch seelische Konflikte haben, die sich im Kopfbereich auswirken und die Versorgung des Hirns mit Vitalenergie deutlich beeinträchtigen.

Diese Erfahrungen zeigen, dass das menschliche Gehirn nicht nur als eine neuronale Maschinerie betrachtet werden kann, sondern darüber hinaus von einem Mindestmaß an Vitalenergie abhängig ist. Entscheidend ist dabei selbstverständlich das Ausmaß der energetischen Blockade. Eine geringfügige Belastung wird oft verkraftet und führt kaum zu Symptomen, aber starke Verringerungen der Vitalenergie machen das Gehirn in vielen Fällen krank. Oft findet der hinzugezogene Facharzt keine objektivierbaren Befunde oder diagnostiziert typischerweise eine endogene Depression. Bei der Behandlung therapieresistenter depressiver und anderer Hirnleistungsstörungen habe ich oft festgestellt, dass Energiestörungen dahinterstecken. Im Kapitel S. 185 komme ich auf dieses wichtige Thema zurück.

Grundsätzlich kann man bei der Vitalenergie zwei gegensätzlich wirkende (antagonistische) Kräfte unterscheiden, die mit dem autonomen Nervensystem (Vegetativum) in direkter Beziehung stehen: Der Sympathikus (Yang, Tagesaktivität) und der Parasympathikus oder Vagus (Yin, Nachtaktivität) steuern den Körper auf autonome (unabhängige) Weise, ohne dass man bewusst daran denken muss. Deshalb spricht man auch vom unbewussten oder unwillentlichen Nervensystem. Gaspedal und Bremse im Automobil vergleichbar, regeln Sympathikus und Parasympathikus Körperfunktionen wie Verdauung, Hauttemperatur oder Herzschlag.

Grundsätzlich ist eine ausgewogene Mischung beider Komponenten, des bremsenden und des anregenden Pols, elementar wichtig für das Wohlbefinden. Der Organismus strebt ein Optimum an Harmonie an, bei dem er am ökonomischsten arbeitet und man sich gleichzeitig am besten fühlt. Das eigene Wohlgefühl kann deshalb als ein verlässlicher Indikator für die normale Funktionsweise des Vegetativums angesehen werden. Weil das Vegetativum wiederum eng an die Vitalenergie gekoppelt ist, weist ein gutes Befinden in der Regel auf ein normales Energiesystem hin. Es gilt die Regel: Wohlbefinden = normales Energiesystem.

Hinweisen möchte ich darauf, dass man bei der Anwendung dieser Regel erfahrungsgemäß zwei Einschränkungen beachten sollte. Einmal kann man sich durch jahrzehntelange Störungen an ein geschwächtes Energiesystem gewöhnen, indem man schlicht verlernt hat wahrzunehmen, was energetische Qualitäten wie normal, harmonisch und gesund überhaupt bedeuten. Solche Menschen können häufig erst dann wieder normal wahrnehmen, wenn sich ihr Zustand dauerhaft gebessert hat. Die zweite Ausnahme betrifft Menschen, die zwar genug Energie haben (getestet mit dem Reba®-Gerät mit Werten von 90–100 %), sich dennoch unwohl fühlen, weil ihr Energiesystem qualitativ gestört ist. Solche Menschen besitzen zwar ausreichend Energie, aber diese Energie ist disharmonisch, etwa durch psychoenergetische Konflikte. Erst wenn man diese Konflikte auflöst, geht es solchen Menschen wieder besser.

Emotionalebene

Leidenschaften werden symbolisch durch die Farbe Rot repräsentiert, so dass diese traditionell für den Emotionalkörper steht. Freudenhäuser sind ebenso in ein rotes Licht getaucht, wie Wut und Zorn als besonders heftige Aggregatzustände emotionaler Energie von Malern rot dargestellt und in volkstümlichen Redensarten mit dieser Farbe beschrieben werden (s. Abbildung 12). Man sagt beispielsweise, jemand sei „rot vor Zorn". Von der Organzuordnung her sind Hormone und Nerven am engsten mit dem Emotionalkörper verbunden. Sie können mehr emotionale Lebensenergie speichern als andere Körperteile. Die Emotionalenergie steht dabei eher mit komplexen Organen wie dem zentralen Nervensystem (ZNS, Großhirn) sowie dem Immunsystem in direkter Verbindung, während der Vitalkörper entwicklungsgeschichtlich eher einfache Funktionen beeinflusst, wozu vor allem das periphere neurohormonelle System gehört (endokrine Drüsen und peripherer Nervenplexus).

Wenn man Pflanzen energetisch untersucht, zeigt sich, dass sie noch nicht über einen Emotionalkörper verfügen und überwiegend mit Vitalenergie leben. Evolutionär begegnet einem der Emotionalkörper erstmals bei den Tieren (siehe Abbildung 9). Während Pflanzen stumm wachsen und gewissermaßen still vor sich hin blühen, wobei sie sich untereinander höchstens durch Botenstoffe wie Pheromone verständigen, hat die Emotionalenergie mit direkt kommunizierten Gefühlen zu tun, die Lebewesen im sozialen Verkehr austauschen. Das führt – tendenziell – zu intensiven Emotionen, die wesentlich mehr Leidenschaft erfordern als das passive Aussenden von Pheromonen. Diese Gefühle findet man noch nicht bei Pflanzen, aber sehr wohl bei Tieren und natürlich beim Menschen.

Die emotionale Energie drückt sich durch Gefühle und Instinkte aus. Als menschliches Gefühl kann man die Gemütszustände bezeichnen, die vom starren Instinktablauf der Tiere teilweise oder nahezu ganz abgekoppelt sind. Trotzdem sind Gefühl und Instinkt weiterhin eng verbunden. Auch bei Tieren dürften Instinkte mit Gefühlen gekoppelt sein, und Tiere fühlen vermutlich ebenso emotional wie der Mensch. Im Unterschied zum Menschen ist das Tier aber dabei weitgehend festgelegt. Beim Menschen ist die Instinktabkopplung demgegenüber Segen und Fluch zugleich: Ein Segen sind zum Beispiel alle Formen kulturell verfeinerten Liebeswerbens, doch es handelt sich um einen Fluch, sobald destruktive Gemütszustände wie Hass und Neid im Mittelpunkt stehen.

Weil Gefühlszustände unterschwellig auf wesentliche Weise das menschliche Verhalten steuern und die Interessenlage unmittelbar beeinflussen, haben Emotionen einen maßgeblichen Einfluss auf das Verhalten sowie die Ziele, die man verfolgt. Die Instinktabkopplung gegenüber dem Tier sorgt dafür, dass der Mensch emotional leichter gestört oder sogar krankhaft reagiert, er aber gleichzeitig auch freier und damit selbstverantwortlicher handeln kann. Beispielsweise steigt der Mensch trotz sexueller Erregung normalerweise nicht mit dem Nächstbesten ins Bett. Ein Tier ist dagegen seinem Trieb wehrlos ausgeliefert und muss den einmal gestarteten Ablauf, einem Computer- oder Waschmaschinenprogramm vergleichbar, vollständig abspulen lassen. Erziehung und Kulturentwicklung sorgen dafür, dass der Mensch gemeinhin zivilisiert reagiert, und wir erwarten, dass sich sein Emotionalsystem trotz der Instinktabkopplung gesund und kontrolliert verhält.

Manche sozialkritischen und sehr pessimistischen Autoren sehen im Menschen evolutionär ein moralisch „ver-

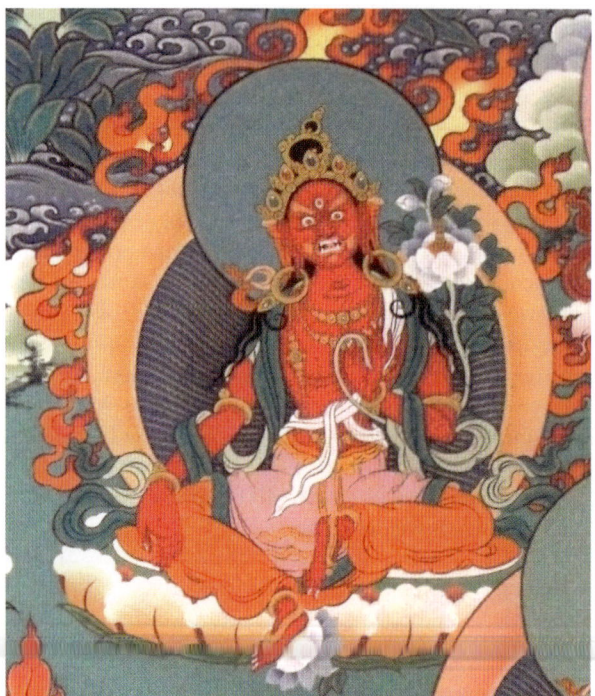

Abbildung 12: *Zornige rote Gottheit in einem buddhistischen Tempel.*

korkstes" Geschöpf, von dem letztlich nur Unheil ausgehe. In derart vernichtenden Urteilen vermute ich eher eine Projektion der eigenen seelischen Abgründe und Depressionen, vielleicht auch eine Resignation durch zu viel Leid und Enttäuschung, die solche Menschen damit ausdrücken. Die hinter dem Sozialpessimismus verborgene Kernfrage lautet: „Ist der Mensch von Haus aus gut?" Ich behaupte aufgrund meiner Praxiserfahrungen, dass der Mensch im Normalfall eher zum Guten tendiert, ohne mich deswegen als naiv zu bezeichnen. Selbstverständlich ist der Mensch als latent böse einzustufen, aber das Gute scheint im Normalfall doch zu überwiegen.

Beispielsweise teste ich bei verhaltensgestörten Kindern meist relativ niedrige Emotionalwerte von 10–20 % (als normal gilt 100 %). Normalisiert man die niedrige Energie durch Auflösen seelischer Konflikte, die sich bei solchen Kindern nahezu ausnahmslos zeigen, werden sie nach einigen Monaten der Behandlung wieder erziehbar und reagieren sozial empathisch und normal. Ein „böser Mensch" ist daher in energiemedizinischer Hinsicht höchstwahrscheinlich ein emotional gestörter Mensch, während Gutsein eher einem Normalzustand entspricht. Hinzufügen möchte ich, dass energetische Harmonie trotzdem in gewisser Weise bedroht ist und man sich beim Menschen nie ganz sicher sein kann, so dass energetisch gute Werte nicht zwangsläufig mit moralischem Gutsein einhergehen müssen, aber die Wahrscheinlichkeit dafür wesentlich erhöht wird.

Ein normales Emotionalsystem verleiht dem Leben Farbe und Bedeutung. Ohne den Emotionalkörper wäre unser Leben letztlich sinnlos und hätte keine Tiefenschärfe und vor allem keinen Sinnzusammenhang. Insofern sind die Emotionen etwas Entscheidendes, das ganz direkt mit Sinnhaftigkeit und „stereoskopischer Lebenstiefe" zu tun hat. Da der Kausalkörper, den ich später vorstelle, eine ähnliche Auswirkung auf das menschliche Erleben besitzt – höhere Kausalenergiewerte führen zu einem Empfinden größerer Sinnhaftigkeit –, überschneiden sich Emotionalenergie und Kausalenergie in gewisser Weise, doch die Emotionen erscheinen unverzichtbar, um bestimmte Erfahrungen zu machen und gesund zu reagieren. Emotional- und Vitalkörper können dabei nicht säuberlich voneinander getrennt werden und besitzen einige Gemeinsamkeiten: Wer beispielsweise emotional niedergedrückt ist, fühlt sich oft genauso erschöpft und leer wie derjenige, der eine geringe Vitalenergie hat.

Ich möchte an dieser Stelle betonen, dass ein gesundes Emotionalsystem nicht ausschließlich mit positiven Gefühlen gleichgesetzt werden darf. Wenn ein Emotionalsystem als normal bezeichnet wird, bedeutet das bloß, dass das gesamte Spektrum aller Gefühle wahrgenommen werden kann, aber nicht, stets gut gelaunt zu sein. Bei normaler Emotionalenergie kann man sich daher sowohl zeitweise traurig ebenso wie positiv gestimmt oder sogar glücklich fühlen. Geht es einem emotional schlecht, kommt es – im Unterschied zur Depression – jedoch nach einiger Zeit von selbst wieder zu einem positiven Zustand. Das heißt, jemand mit einem normalen Emotionalsystem erholt sich relativ bald. Ein weiteres Unterscheidungskriterium zur echten Depression besteht außerdem in der Empfindung von Gefühlen. Depressive Menschen beklagen sich darüber, überhaupt nichts mehr wahrzunehmen und alles als gleich leer und bedeutungslos zu empfinden. Sie fühlen sich eigentlich gar nicht traurig, sondern spüren im Grunde gar nichts, was meiner Meinung nach häufig als eine direkte Auswirkung des blockierten Emotionalsystems angesehen werden kann.

Die Emotionalebene bestimmt ganz wesentlich, wie man sich fühlt und wie die allgemeine Stimmungslage ist. Sie hat mit der emotionalen Belastbarkeit, im weitesten Sinn mit den sozialen Interessen sowie mit der Empathie und allgemeinen Konzentrationsfähigkeit zu tun. Generell ist der Emotionalkörper ein guter Gradmesser unserer allgemeinen Zufriedenheit und im optimalen Fall ein energetischer Vermittler unseres Lebensglücks. Aufgrund zahlreicher Praxiserfahrungen bin ich davon überzeugt, dass der Emotionalkörper eng mit den Neurotransmittern und deren Konzentration verbunden ist. Vermutlich hat ein Mensch mit einem gesunden Emotionalkörper automatisch einen hohen Spiegel an sogenannten Glückshormonen. Die Emotionalebene verfügt darüber hinaus über eine enge Verbindung zum Abwehrsystem: Menschen mit häufigen Infekten haben oft ein geschwächtes Emotionalsystem, und erholt sich das Emotionalsystem, verschwindet meist auch die Abwehrschwäche.

Gleiches gilt für das Gedächtnis, das bei Störungen des Emotionalsystems ebenfalls beeinträchtigt ist. Weil Kinder noch mehr in ihren Gefühlswelten leben, sind sie stärker als Erwachsene von einem gesunden Emotionalkörper abhängig. Bei Störungen des Emotionalkörpers reagieren sie oft mit schlechten Schulleistungen, weil sie nichts behalten und sich nicht konzentrieren können. Sie antworten mit Verhaltensstörungen oder sogar mit Gewalttätigkeit, weil sie ihr inneres Unbehagen auf Mitmenschen projizieren und ihre Enttäuschung mit der Außenwelt ausfechten. Oft spüren sie sich selbst nicht mehr richtig und haben dann auch keine Empathie mehr für andere. Kinder sind dabei aber noch tendenziell „normal" und potenziell empathisch, so dass ihre emotionalen Störungen oft noch nicht so schwerwiegend sind wie bei Erwachsenen, die bei gravierenden Emotionalstörungen als Soziopathen in Erscheinung treten können.

Starke negative emotionale Energien können umkippen und das Verhalten und Fühlen auf paradoxe Weise infizieren. Steigern sich der innere Hass und die gestauten Aggressionen, kann es zu Rachegelüsten gegenüber anderen kommen, deren Abreagieren dann ein widernatürliches Wohlbefinden erzeugt. Man befindet sich im Bereich des „Bösen", einer manchmal geradezu barock anmutenden Sphäre von Reaktionen und Folgereaktionen, die um das „verletzte innere Kind" herum aufgebaut wird. Im Extrem führen moralisch böse Folgereaktionen zu immer weiteren negativen seelischen Zuspitzungen und pathologischen emotionalen Ausformungen. Dabei besteht immer ein stark herabgesenkter emotionaler Zustand, der im Energietest nachgewiesen werden kann, zusammen mit einer großen Menge an Konflikten, die das Ganze aufrechterhalten und zementieren. Da dieses Böse in einigen späteren Kapiteln Thema ist, möchte ich es hier nicht weiter vertiefen.

Mentalebene

Nach der Meinung von spirituellen Autoren wie Leadbeater findet man bei Tieren keine Mental- und Kausalebene, weil diese beiden alleine dem Menschen vorbehalten seien. Ich kann allerdings nicht mit Sicherheit behaupten, dass das immer zutrifft, denn möglicherweise gibt es Tiere mit einem dem Menschen vergleichbaren großen Großhirn, wie Delfine, die ebenfalls über einen Mentalkörper verfügen. Ob das zutrifft, müssten energiemedizinische Untersuchungen zeigen, die noch nicht durchgeführt worden sind. Die Haustiere jedoch, die ich bisher getestet habe, besitzen keinen dem Menschen vergleichbaren Mentalkörper.

Die Mentalebene ist der Sitz des Alltagsbewusstseins und des Ichgefühls, aber auch des Gedächtnisses. Letzteres ist teilweise auch mit dem Emotionalkörper verbunden, worauf ich bereits hingewiesen habe. Entsprechend der Überschneidung von Vital- und Emotionalkörper gibt es auch eine gewisse Überschneidung von Emotional- und Mentalkörper. Von der Farbzuordnung her wird die Mentalebene traditionell mit der Farbe Blau assoziiert (siehe Abbildung 8), die die kühle und objektlose Klarheit des Himmels repräsentiert. Die Mentalebene hat einen unmittelbaren Bezug zur Großhirnrinde.

Die Mentalebene scheint vom Intelligenzquotienten kaum beeinflusst zu werden, höchstens bei deutlicher Minderbegabung. Besonders intelligente Menschen haben keine höheren Mentalwerte als diejenigen mit normaler Intelligenz. Stärkere Schädigungen der Großhirnrinde zeigen sich meist in niedrigeren Werten der Mentalenergie, wenn man Patienten mit Hirnschäden untersucht. Allerdings ist die Plastizität des Hirns erstaunlich, so dass viele Hirnverletzte nach einiger Zeit wieder völlig normale Mentalwerte zeigen. Auch bei schweren energetischen Blockaden des Kopfbereichs findet man manchmal erniedrigte Mentalwerte. Solche Patienten klagen dann, sie könnten nicht mehr richtig denken, und wissen oft nicht mehr, wer sie eigentlich sind, das heißt, das natürliche Empfinden für das eigene Ich schwindet in solchen Extremfällen. Allgemein aber beobachtet man so etwas selten, denn von allen Energieebenen ist die Mentalebene diejenige, die am wenigsten durch irgendwelche Einflüsse oder Krankheiten beeinträchtigt wird. Über 98 % aller Menschen haben daher bei meiner Testung Energiewerte von über 90 %, und meist liegen sie bei 100 %. Die häufigste Absenkung der Mentalwerte findet man bei Persönlichkeitsstörungen wie der Schizophrenie, wo die Werte oft bei 10–20 % liegen können. Bessert sich der Mentalwert, ist meist auch die Psychose auf dem Weg der klinischen Besserung.

Kausalebene

Tiere haben höchstwahrscheinlich keinen Mental- und vor allem keinen Kausalkörper (siehe Abbildung 9). Als am höchsten schwingende Ebene entspricht die Kausalebene komplexen und anspruchsvollen geistigen Fähigkeiten wie Intuition, Kreativität, „komplexer" und sogenannter fluider Intelligenz, die sich an geänderte Gegebenheiten schnell anpassen kann und sich in einer schnellen Auffassungsgabe zeigt. Zu den Eigenschaften des Kausalkörpers gehören auch Feinfühligkeit und Empathie. Von den Organen her kann die Kausalenergie – wie die Mentalebene – der Großhirnrinde zugeordnet werden. Möglicherweise gibt es eine Beziehung zu den Spiegelneuronen, die nach jüngsten Ergebnissen der Hirnforschung für Empathie verantwortlich sein sollen. Spiegelneuronen sind Nervenzellen, die unabhängig davon, ob ein Vorgang aktiv getan oder bloß passiv betrachtet wird, die gleichen nervlichen Potenziale auslösen. Von den Symbolfarben her stehen Weiß oder Violett für die Kausalebene. Es handelt sich um Farben, die entweder – wie Weiß – alle Farben latent enthalten oder vom Spektrum her der höchsten Schwingungsfrequenz entsprechen.

Die Kausalebene kann den höheren Ebenen des Unbewussten zugeordnet werden. Sie befindet sich zwar – von der EEG-Frequenz her und psychoenergetisch – über der Mentalebene, enthält aber rätselhafterweise trotzdem meist unbewusste Inhalte. Das Bewusstsein erscheint vom Frequenzspektrum her oben und unten vom Unbewussten regelrecht eingerahmt, wobei nach unten das Freud'sche Unbewusste im Sinn der Emotionalebene und nach oben hin die Kausalebene positioniert sind. Tiefenpsychologisch wird die Kausalebene mit dem sogenannten tiefen Unbewussten identifiziert, das von C. G. Jung dem kollektiven Unbewussten gleichgesetzt wird. Ich komme am Ende meines Buchs darauf zurück, wenn ich die Beziehungen der energetischen Frequenzen zu den Bewusstseinsebenen näher analysiere (siehe Seite 316).

Der Kausalwert hat für die alltägliche Diagnose und Therapie normalerweise nur untergeordnete Bedeutung, weil man ihn kaum verändern kann und er bei Krankheiten auch nur wenig oder gar nicht reagiert. Trotzdem ist es sinnvoll, seinen Kausalwert zu kennen, weil man dadurch etwas Entscheidendes über sich selbst erfährt. Der durchschnittliche Kausalwert liegt bei 40–50 %, wenn Menschen mit der Psychosomatischen Energetik getestet werden. Menschen mit Werten über 70–80 % bezeichne ich als höher schwingend. Höhere Werte zeichnen besonders intelligente, kreative, dynamisch-durchsetzungsfähige, altruistische und in vielfacher Weise herausragende Menschen aus. Professoren beispielsweise oder leitende Manager, aber auch meditierende und kreative Menschen besitzen fast durchweg Kausalwerte von 80 % oder mehr. Aufgrund der Messung an Tausenden von Menschen schätze ich ihren Anteil auf rund 5 bis 10 Prozent der Bevölkerung, wobei sich solche Höherschwingenden in energiemedizinischen Praxen proportional häufiger finden. Wer höher schwingend ist, verspürt oft ein Bedürfnis nach energiemedizinischer Harmonisierung und ahnt, dass „da etwas dran ist".

Menschen mit sehr hohen Kausalwerten von 100 % sind in der Bevölkerung relativ selten. Meist handelt es sich um Menschen mit einer besonders großen Empathie. Manche von ihnen haben eine hohe Intuition, die teilweise wunderbar anmutet, etwa in Form von treffsicheren Vorahnungen. Durch ihre große energetische Offenheit spüren solche „Höchstschwingenden" mehr als andere, was um sie herum vorgeht, und das oft auf fast schmerz-

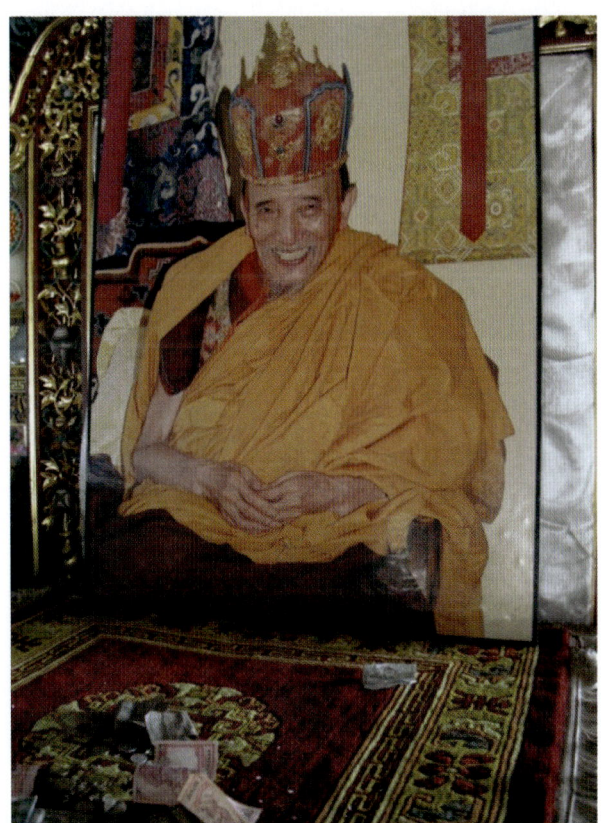

Abbildung 13: *Ein buddhistischer Meditationsmeister, der die Qualitäten des hohen Kausalkörpers gut ausstrahlt.*

hafte und sehr direkte Weise. Vermutlich sind sie mit den „Sensitiven" Reichenbachs identisch, von denen bereits die Rede war.

Empathische und gefühlsmäßig besonders offene Menschen haben oft sehr hohe Kausalwerte. Bestimmte buddhistische Meditationspraktiken zielen ebenfalls auf Empathie und Mitgefühl ab, wenn der Schüler etwa darüber meditieren soll, mit anderen Menschen Mitleid zu empfinden, und das selbst dann noch ehrlich zu spüren, wenn andere ihm schaden wollen (siehe Abbildung 13). Man darf aus der Sicht der Energiemedizin vermuten, dass solche fast christlich anmutenden Praktiken zu einer Erhöhung der Kausalwerte führen, was wiederum indirekt das allgemeine Energieniveau erhöht, welches nach energiemedizinischen Testerfahrungen von der Höhe des Kausalwertes abhängt.

Mitleid zu empfinden stellt eine Haltung dar, die zunächst einmal dem Mitleidigen selbst zugutekommt und ihm weiterhilft. Das deckt sich mit Ergebnissen der modernen Hirnforschung, wonach solche Menschen extrem hohe Spiegel an Glückshormonen aufweisen (Ricard 2009). Auch energiemedizinisch lässt sich das bestätigen, weil Menschen mit hohen Kausalwerten einen emotional ausgeglichenen und zufriedenen, aber auch energiegeladenen Eindruck vermitteln. Empathie wirkt sich aber auch auf die Menschen positiv aus, die mit einer hoch schwingenden, empathisch fühlenden Person zu tun haben, weil diese freundlicher mit ihnen umgeht und sie durch ihren Enthusiasmus und ihre Vitalität ansteckt und stimuliert. Hohe Kausalwerte sind daher immer etwas Gutes, und letztlich profitieren alle davon.

Menschen werden umso kreativer, intuitiver und empathischer, je höher ihr Kausalwert ist. Obwohl jede Hierarchie in diesem Bereich den unangenehmen Geruch des Standesdenkens altindischer Brahmanen verströmt, geht es nicht um Übermenschentum, sondern um einen offenbar von selbst ablaufenden Prozess tieferer Bewusstseinsebenen, für den vermutlich niemand im Sinne eines persönlichen Verdienstes etwas kann. In gewisser Weise entsteht darüber hinaus bei „Höchstschwingenden" eine Form von Selbstkorrektur, weil sich solche Menschen häufig besonders altruistisch verhalten. Wer einen besonders hohen Kausalwert hat, wird kaum darauf stolz sein wollen, weil er das nicht als Auszeichnung gegenüber anderen empfindet. Solche Menschen haben daher oft nur ein verhältnismäßig kleines Ego, wobei das eine vermutlich etwas mit dem anderen zu tun hat.

Menschen mit höheren Kausalwerten öffnen sich nach meiner Erfahrung stärker spirituellen Ebenen. Viele von ihnen halten beispielsweise eine Wiedergeburt für möglich. Anscheinend sind solche Menschen offener für ihre höheren geistigen Ebenen, in denen uraltes Wissen lagert, das sie durch ihre psychoenergetische Offenheit anzapfen können. Ihr größeres inneres Gewahrwerden sorgt dafür, dass sie ihre vergangenen Erdenleben wahrnehmen oder zumindest erahnen können.

Lebensenergie testen

*Ein lebendig existierendes Ding kann durch nichts gemessen werden,
was außer ihm ist, sondern wenn es ja geschehen sollte,
müsste es den Maßstab selbst dazu hergeben;
dieser aber ist höchst geistig und kann durch die Sinne nicht gefunden werden.*

Johann Wolfgang von Goethe, deutscher Dichter (1749–1832)

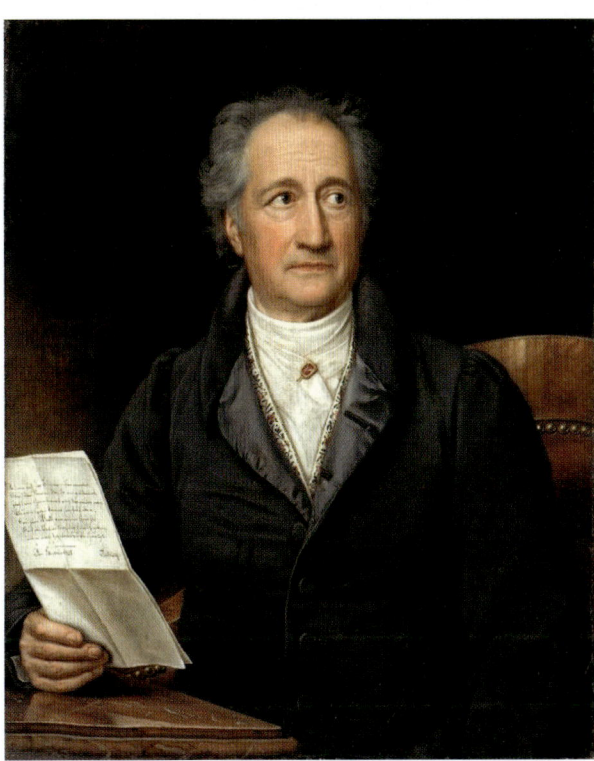

Abbildung 14: *Der deutsche Dichter Johann Wolfgang von Goethe.*

Wenn man wissen möchte, wie es um die Lebensenergie eines Menschen bestellt ist, muss man diese testen. Die Kapitelüberschrift „Lebensenergie testen" klingt wie ein Widerspruch, wenn man erfährt, dass die Lebensenergie bis heute mit den üblichen naturwissenschaftlichen Maßstäben nicht objektiv nachgewiesen werden konnte. Wie will man etwas testen, was es gar nicht gibt? Bei der Lebensenergie handelt es sich um eine physikalisch unbekannte Kraft, die eher geistartiger Natur zu sein scheint. Da man diese Energie bis heute nicht direkt messen kann, sollte ihr Nachweis strenggenommen ein Ding der Unmöglichkeit sein. Gleichwohl kann man die Lebensenergie relativ objektiv testen.

Wenn man die Lebensenergie eines anderen Lebewesens nicht durch empathische Wahrnehmung spüren, sondern relativ genau testen will, muss man Hilfsmittel einsetzen, weil sich ein bloßes Einschätzen als zu ungenau erweist. Ich spreche hier absichtlich von „testen" und verwende nicht den Begriff Messung, den man für physikalisch definierte Werte reservieren sollte und dem in der Technik eine genaue Definition zugrunde liegt. Doch es erweist sich, dass gute Tester an die Qualitätskriterien, die man mit einer objektiven Messung verbindet, nahe herankommen. Kritiker werden diese Aussage bezweifeln, doch die tägliche Erfahrung bestätigt immer wieder aufs Neue, dass man bei Testungen zwischen verschiedenen Testern bemerkenswerte Übereinstimmungen beobachtet.

Traditionelle Hilfsmittel zur Testung der Aura sind:

1. Wünschelrute oder Pendel.

2. Der Engländer David Tansley und andere benutzen zusätzlich Messapparate, die einem Radio nachempfunden sind (siehe Abbildung 15), weshalb man diese Methode Radionik nennt. In der ursprünglichen Form handelt es sich um Geräte, deren Lämpchen blinken und die mit Strom betrieben werden. Bei radionischen Messungen arbeiten sie aber erstaunlicherweise auch völlig ausgeschaltet. Im Prinzip könnte man den Apparat sogar auf ein Blatt Papier zeichnen, und er wird immer noch funktionieren, weil es sich letztlich um ein technisches Hilfsmittel handelt, das Pendler zur gedanklichen Unterstützung einsetzen, um klarere und mit anderen Testern besser vergleichbare Aussagen zu erhalten – man denke etwa an einen Tachometer im Auto. Mithilfe solcher Geräte ermittelt der Radioniker an gestuften elektrischen Widerständen und anderen virtuellen Skalen, etwa einer Tachometerscheibe mit verschiedenen eingezeichneten Werten, ab wann die Probe eines Patienten (Blutstropfen, Haarlocke usw.) eine Reaktion zeigt, also beispielsweise ein Pendel ausschlägt.

3. Auf Esoterikmessen kann man futuristisch und auf den ersten Blick objektiv anmutende Aura-Kameras bestaunen. Sie messen jedoch nicht die Aura, sondern verwenden den Hautwiderstand und ähnliche Phänomene, die durch später ins Porträt künstlich hineingeblendete verschiedenfarbige Schleier eine Aura simulieren.

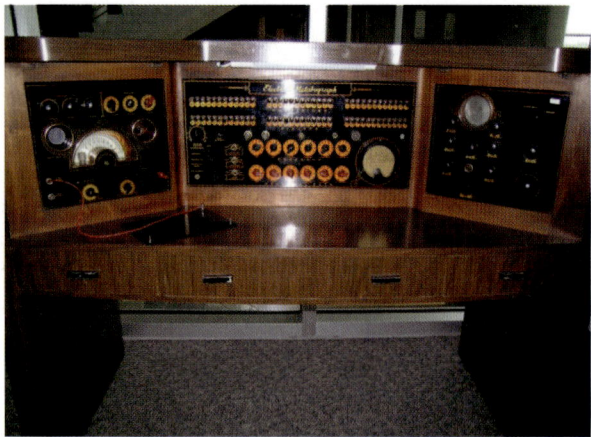

Abbildung 15: Radionik-Apparatur. Das Ergebnis wird in der Regel mit der Schwingung eines Pendels ermittelt oder durch rutschende Bewegung der Finger über einer gummierten Testmatte erzielt, was sich entweder „flüssig" oder „stoppend" anfühlt.

4. Kirlian-Apparaturen bilden angeblich ebenfalls die Aura ab (siehe Abbildung 16), was jedoch nicht zutrifft. Bei der nach dem Ukrainer Semjon Kirlian benannten Kirlian-Fotografie wird ein hochfrequentes elektrisches Feld durch den Körper geleitet und danach das Ganze fotografiert und ausgewertet. Es handelt sich bei den dabei erkennbaren Funken und Strahlen, die man an Händen und Füßen erblicken kann, keineswegs um die Aura, sondern um physikochemisch auf normale Weise erklärbare Phänomene. Dass damit trotzdem auf indirekte Weise bestimmte Phänomene der Aura wiedergegeben werden, darf man vermuten. Der russische Physikprofessor Konstantin Korotkow behauptet, die Aura mit einer von ihm entwickelten Apparatur namens Gasentladungs-Visualisationstechnik (Gas Discharge Visualization, GDV) objektiv messen zu können. Weil ich damit keinerlei Erfahrungen habe, kann ich das nicht beurteilen. Es wäre möglicherweise lohnend, seine Methode mit der Psychosomatischen Energetik zu vergleichen.

5. Auch mit der von mir entwickelten Psychosomatischen Energetik kann die Aura indirekt getestet werden (dazu später mehr).

Dieses ganze Gebiet nennt man Radiästhesie (von lateinisch „radius" = „Strahl"), weil Qualitäten unsichtbarer Strahlen mittels bestimmter Verstärker sichtbar gemacht werden sollen. Statt von Strahlen kann man auch von Schwingungen sprechen. Strahlen oder Schwingungen können für den Radiästheten ein Hinweis auf Wasseradern sein, aber auch auf verborgene Schätze im Erdreich oder auf verborgene Krankheiten. Letztlich gibt es nichts, was man nicht radiästhetisch ermitteln kann, auch die Qualität von Wasser und Lebensmitteln und sogar den Aufenthaltsort vermisster Personen.

Aufgrund historischer Zeugnisse kann man vermuten, dass Wünschelruten, Pendel und ihre Vorformen zum festen Wissensschatz von Baumeistern und Bergleuten vergangener Zeiten gehört haben. Wasserführende Schichten konnten vermutlich erst durch solche Künste entdeckt werden; anschließend konnte man dort graben, wo die Rute ausgeschlagen hatte. Vermutlich wurden mithilfe des „magischen Reis", einer gabelförmigen Weidenrute, Erz und Kohle sowie kostbare Edelmetalle gefunden (siehe Abbildung 17 in der Hand der Rutengänger, die mit A gekennzeichnet sind). Manche Pendler verwendeten Proben des gesuchten Metalls bei ihrer Arbeit, wodurch sie die Fundstätten vorselektieren woll-

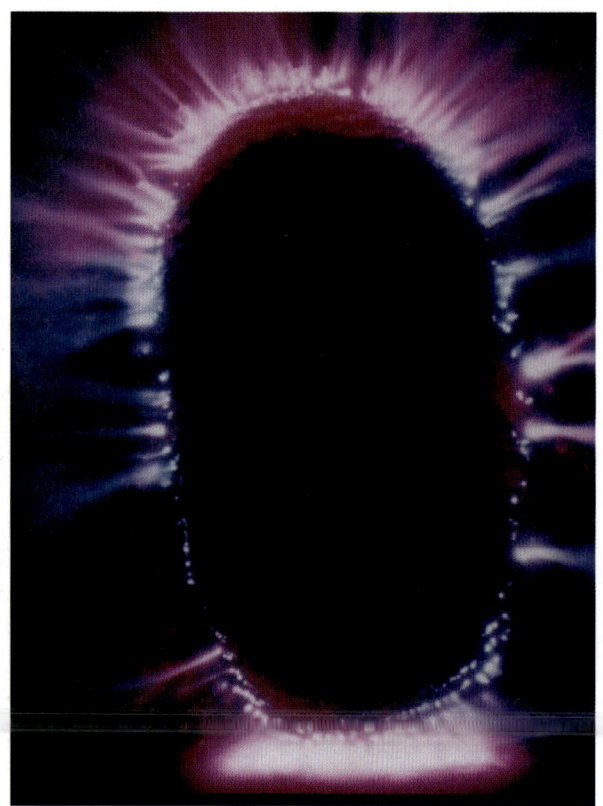

Abbildung 16: Kirlian-Fotografie einer Fingerspitze.

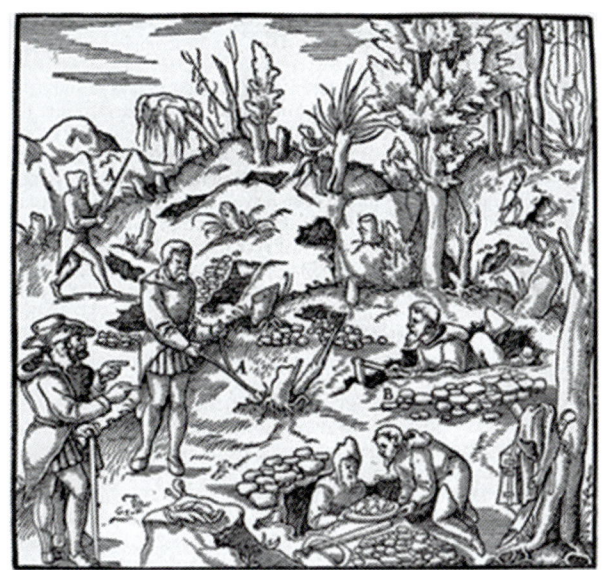

Abbildung 17: Der Kupferstich zeigt zwei Wünschelrutensucher (mit „A" gekennzeichnet). Abbildung aus: Georgius Agricola, De re metallica („Das Buch von der Metallkunde") von 1556, das wichtigste Buch über den Bergbau im Mittelalter.

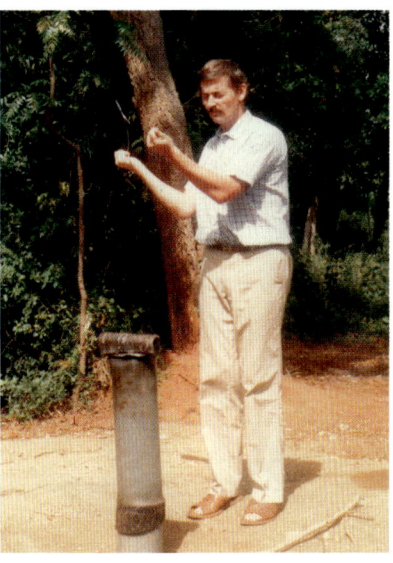

Abbildung 18: Diplom-Hydrogeologe Hans Schröter bei der Wassersuche mit einer Gabelrute.

ten. Genaueres wissen wir leider nicht, da das Wissen um die Rutenkünste wegen der Kostbarkeit der gefundenen Schätze seit jeher streng geheim gehalten worden ist. Da es beispielsweise kriegsentscheidend sein konnte, Erze zum Schmieden von Waffen zu haben, war es klug, die Methode ihres Auffindens zu einem Staatsgeheimnis zu machen. Und die Geheimniskrämerei hält bis heute an: So verwenden Ölfirmen diskret Rutengänger bei der Suche nach neuen Lagerstätten, wobei moderne geologische Explorationen die Suche begleiten.

Einen Eindruck von den außergewöhnlichen Fähigkeiten bestimmter Wassersucher bekam ich durch Gespräche mit einigen von ihnen. Unabhängig voneinander haben sie mir berichtet, dass sie exakt angeben können, in welcher Tiefe mit wie viel Wasser zu rechnen ist. Sie erzielen eine Trefferquote von durchschnittlich 70 Prozent und mehr richtigen Vorhersagen, das heißt, von vier Brunnenbohrungen fallen im Durchschnitt drei erfolgreich aus. Der deutsche Diplom-Hydrogeologe Hans Schröter (siehe Abbildung 18) berichtete mir, dass er sogar eine Trefferquote von über 90 Prozent erreicht, und das nachweisbar über viele Jahre hinweg in unterschiedlichsten Regionen der Erde, von der Wüste bis hin zu gemäßigten und tropischen Zonen. Seine Kollegen erzielen dagegen auf konventionellem Weg, also ohne Rute und mit den üblichen wissenschaftlichen Methoden, bei der Wassersuche eine Trefferquote von nur 30 bis 40 Prozent. Schröter kann sowohl die Bohrtiefe in Metern wie die Ausbeute der Brunnen in Liter pro Minute exakt vorhersagen, was seine Kollegen immer wieder in Erstaunen versetzt. Die Wassersuche gelingt ihm selbst in außergewöhnlich schwierigen Gegenden wie den sehr trockenen Wüsten Namibias. Dort gibt es unterirdische Wasserläufe, die die dort lebenden Wüstenelefanten, die man als hervorragende Wassersucher ansehen kann, mit ihren Instinkten sicher erspüren. Die Wünschelrute stellt also beim geschulten Rutengänger so etwas wie einen Instinkt-Ersatz dar, der sehr schwache Körperreaktionen verstärkt und dadurch sichtbar macht.

Hans Schröter führt seine hohe Trefferquote auch darauf zurück, dass er als wissenschaftlich ausgebildeter Hydrogeologe schon im Voraus weiß, womit aufgrund bestimmter Bodenbeschaffenheiten zu rechnen ist. In Abwandlung gilt das gleiche Prinzip übrigens in der Medizin: Beim energetischen Testen kommen mir meine Vorkenntnisse als Arzt zu Hilfe und wirken als eine Art von „Wissens-Filter". Das bedeutet, dass professionelles Wissen sich als sehr nützlich erweist, um eine höhere Trefferquote beim Energietesten zu erzielen. Vergleichbar wie der bereits erwähnte Goldklumpen, den der Pendler als Filter bei der Suche nach unterirdischen Goldadern verwendet, funktioniert das antrainierte Wissen zusammen mit der Berufserfahrung ebenso als ein Filter, mit dem bessere Ergebnisse erzielt werden. Am Ende meines Buches komme ich erneut darauf zu sprechen, die Empfehlung auszusprechen, dass akademisch ausgebildete Personen radiästhetische und intuitive Werkzeuge benutzen können, um bei ihrer Arbeit weiterzukommen. Man kann darin eine faszinierende Möglichkeit erkennen, die Grenzen des herkömmlichen Wissens auszuweiten, höheres Wissen anzuzapfen und „postrational" zu arbeiten, das heißt, die Limitierungen des Verstandes (Ratio) teilweise aufzuheben, ohne gleichzeitig die solide Basis des Verstands in Frage zu stellen.

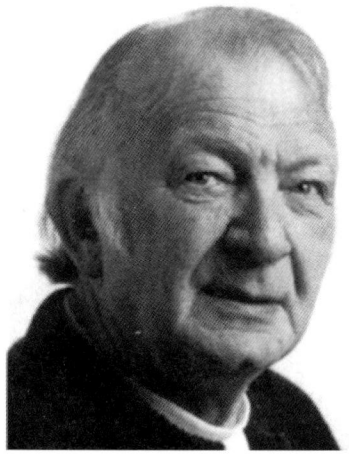

Abbildung 19: Der Allgemeinarzt Dr. med. Ernst Hartmann, der herausragende Pionier der Erdstrahlforschung (1915- 1992).

Bei vielen antiken Baudenkmälern finden Radiästheten charakteristische geomantische Zonen. Das gilt auch für mittelalterliche Kirchen, die meist auf heidnischen Kultstätten errichtet wurden. Vermutlich waren Rutengänger in grauer Vorzeit bei der Festlegung der Kultstätte beteiligt gewesen, denn anders lässt sich die exakte Platzierung etwa der Predigerkanzel im Zentrum von geomantischen Kraftlinien nicht erklären. Der Erdstrahlpionier und Allgemeinarzt Ernst Hartmann fand bei seinen Forschungen, dass Personen, die sich auf einer starken geomantischen Zone befinden und dort beispielsweise predigen, den gesamten Raum psychoenergetisch beeinflussen können. Möglicherweise wurde solches Wissen von mittelalterlichen Baumeistern ausgenutzt, um die Zuhörerschaft in Kirchen energetisch stärker zu beeindrucken. Rutengänger waren vermutlich bereits bei archäologisch sehr alten Bauwerken aus der Steinzeit wie dem über 5000 Jahre alten Stonehenge beteiligt, denn die berühmten Menhire sind exakt auf auffälligen geomantischen Zonen platziert worden.

Zuverlässigkeit energetischer Testmethoden

Wenn man vom Rutengehen spricht, denken viele Menschen pauschal an unwissenschaftliche Praktiken, was jedoch ein Vorurteil ist. Man sollte das Thema differenziert betrachten und gute von schlechten Praktiken unterscheiden, aber auch begabte von unbegabten Testern trennen und dazu bestimmte Rahmenbedingungen beachten. Bereits der berühmte mittelalterliche Arzt Paracelsus kannte das Rutengehen. Er rechnet es zu den unsicheren Künsten („ars incerta") und warnt davor, weil es eine hohe Fehlerquote aufweise. Dieser Rat gilt unvermindert auch heute. Das Testen entspricht – bildlich gesprochen – einem Jonglieren mit mehreren Bällen, während man auf einem schwankenden Seil balanciert. Nur Tester mit großem Talent – vermutlich eine angeborene Fähigkeit – fallen dann nicht vom besagten Seil und produzieren gute Ergebnisse. Darüber hinaus spielt die mentale Einstellung eine ganz wesentliche Rolle. Bereits beim deutschen Namen „Wünschelrute" wird das Problem des hineinfunkenden Unterbewusstseins erkennbar, das beim Rutengehen als Quertreiber wirkt. Um gut mit der Wünschelrute zu arbeiten, sollte man sich kein Ergebnis „wünschen", und das auch nicht heimlich, sondern in jeder Hinsicht unvoreingenommen bleiben. Das ist jedoch leichter gesagt als getan und verlangt vom Rutengeher ein hohes Maß an Klarheit und Selbstdisziplin.

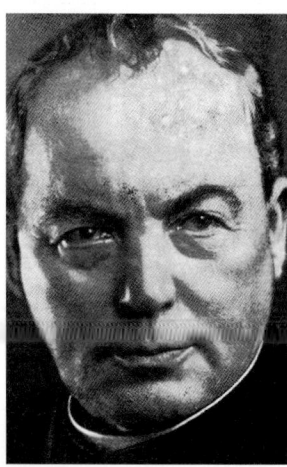

Abbildung 20: Abbé Mermet, katholischer Priester und zu seiner Zeit der weltweit berühmteste Pendler (Radiästhet).

Es verwundert vor diesem Hintergrund nicht, dass man unter guten Testern überdurchschnittlich viele charakterstarke und disziplinierte Menschen findet. Beispielsweise gehörte von den französischen Pendlern im vergangenen Jahrhundert, die wegen ihrer herausragenden Ergebnisse einen ausgezeichneten Ruf genossen, eine große Zahl dem Militär an, oder sie waren Priester. Beides sind Berufsgruppen mit idealerweise disziplinierten Menschen. Faszinierende Fallbeispiele von beeindruckenden Pendlerkünsten können etwa in den Schriften des Abbé Mermet nachgelesen werden (siehe Abbildung 20). Grundsätzlich bleibt aber unbestritten, dass sämtliche energetischen

Testmethoden einen großen Unsicherheitsfaktor aufweisen. Kann man die Ergebnisse auf andere Weise zuverlässig erreichen, sollte man daher keine Energietestungen verwenden. Sie sind als ein Notbehelf anzusehen, wenn man nichts Besseres zur Verfügung hat.

Die Meinungen der Befürworter und Skeptiker, was die Einschätzung der Zuverlässigkeit radiästhetischer Fähigkeiten angeht, klaffen bis heute weit auseinander. Skeptiker halten reinweg alles für Scharlatanerie, womit sie meist viel zu weit gehen. Befürworter wiederum sind oft zu blauäugig. Im Folgenden fasse ich einige Erfahrungen zusammen, die ich während meiner jahrzehntelangen Beschäftigung mit solchen Verfahren sammeln konnte. Viel habe ich dadurch gelernt, dass ich geopathisch (griech. „ge" = „Erde", „pathos" = „Leiden") belasteten Patienten die Testung ihres Schlafplatzes durch einen Rutengänger empfohlen habe. Dazu habe ich viele namhafte Radiästheten persönlich kennengelernt, von denen ich ebenfalls profitieren konnte. Außerdem habe ich bei mehreren wissenschaftlichen Untersuchungen mitgewirkt, bei denen es darum ging, solche Testungen zu objektivieren.

Wenn man mit solchen Methoden arbeitet, sollte man eine mentale von einer physikalischen Radiästhesie unterscheiden. Bei der mentalen Radiästhesie verwendet der Pendler gedankliche Vorstellungen, um ein Problem zu lösen. Beispielsweise fragt er sich, ob jemand krank ist und wo der Krankheitsherd sitzt. Als Antwortgeber benutzt er die Wünschelrute, das Pendel oder kinesiologische Muskeltests. Dreht das schwingende und rotierende Pendel plötzlich anders als vorher, nimmt er das als Antwort auf seine Frage. Welche Pendelreaktion dabei konkret was bedeutet, wird vorher festgelegt, etwa indem rechtsherum „Ja" und linksherum „Nein" aussagen soll. Bei diesem mentalen Testen habe ich die Erfahrung gemacht, dass damit nur wenige Menschen (etwa 1-2 % oder weniger) mit einer besonders hohen Begabung und Selbstdisziplin zuverlässige Ergebnisse erzielen können. Die Mehrzahl aller Tester, die auf diese Weise arbeiten, erzielen dagegen bei Kontrollen nur Ergebnisse im Zufallsbereich.

Bei der physikalischen Radiästhesie werden dagegen nicht Gedanken, sondern reale Gegenstände oder Lebewesen als Proben benutzt. Sucht ein Radiästhet beispielsweise eine wasserführende Schicht, um dort einen Brunnen zu bohren, ist das Wasser dabei real vorhanden und wird durch die Rute erspürt. Auch sämtliche Energietestungen, die ich in diesem Buch beschreibe, zählen zur physikalischen Radiästhesie, da sie mit real anwesenden Menschen durchgeführt werden. Physikalische Testverfahren weisen für den, der darin trainiert ist, eine deutlich geringere Fehlerquote auf als mentale Tests. Allerdings spielt auch dabei ein subjektives Element hinein, weil man seinen Kopf nicht vollkommen ausschalten kann.

Weiter sollte man bedenken, dass sämtliche Energietests extrem störanfällig auf jedweden Psychostress reagieren (siehe dazu auch das Kapitel S. 37). Das gilt auch für unterschwelligen Stress, etwa wenn der Tester gar nicht merken soll, dass er selbst getestet wird, weil sogar diese Situation stressend wirkt. Man darf sich daher nicht wundern, dass fast alle entsprechenden wissenschaftlichen Studien niederschmetternde Ergebnisse zeigen, weil fast jede Form der Überprüfung mit irgendeiner Form von Stress einhergeht – vor allem wenn der Prüfer eine skeptische Haltung hat. Das führt dazu, dass sich die Ergebnisse von Studien zur Überprüfung des Rutengehens, der Kinesiologie oder des Pendelns meist im schwach signifikanten Bereich oder sogar in der Höhe einer bloßen Ratewahrscheinlichkeit bewegen. Derartige Studienergebnisse erwecken den Eindruck, als könnte man genauso gut würfeln, anstatt großspurig ein Pendel oder eine Wünschelrute zu benutzen. Der Energietester erscheint als eingebildeter Blender, der seine Mitmenschen wissentlich oder unwissentlich an der Nase herumgeführt hat. Studien mit solchen für die Verfechter dieser Methoden ernüchternden Ergebnissen findet man bei Wikipedia nach Eingabe der Suchworte „Radiästhesie" oder „Kinesiologie".Sie werden von eingefleischten Skeptikern als Beweis dafür angeführt, dass es sich bei Energietests um bloße Scharlatanerie handelt. Selbstverständlich untergräbt so etwas die Reputation dieser Verfahren, aber deren Anhänger können leider kaum etwas dagegen unternehmen. Die Zahl negativer Studien ist leider zu groß und die Gruppe der Gegner noch zu stark.

Meine Erfahrungen zeigen, dass die energetischen Tests funktionieren, sobald der skeptische Wissenschaftler von der Bildfläche verschwunden ist: Am Vortag erzielt ein Rutengänger in einer wissenschaftlichen Studie nur Zufallsresultate, am Folgetag kann er in entspannter Atmosphäre – ohne jedes Vorwissen über die Krankheit eines Patienten – die geopathische Maximalzone bestimmen, die genau mit dem Sitz des Primärtumors bei einer Krebserkrankung übereinstimmt, und das bei mehr als 98 Prozent aller Fälle über Jahre hinweg mit auffallender Präzision. Würde der Rutengänger das gleiche Phänomen in einer Studie reproduzieren können, wäre das eine wissenschaftliche Sensation ersten Ranges. Leider ist das bisher nicht gelungen, weil die meisten Tester wegen des unterschwelligen Stresses einer Überprüfung nicht mehr korrekt arbeiten können.

Man kann erkennen, dass Energietests ein vertrauensvolles Umfeld voraussetzen. Verhält man sich gegenüber den Testern wohlwollend und positiv, zeigen sich gute

Übereinstimmungen zwischen verschiedenen Rutengängern, und das bei hoher Zuverlässigkeit. Ein entsprechendes Beispiel möchte ich ausführlich schildern, weil es die typischen Mechanismen deutlich werden lässt und demonstriert, dass Rutengehen sehr wohl eine ernst zu nehmende Tätigkeit darstellt:

Bei der Einrichtung meiner ehemaligen Arztpraxis wollte ich einen Rutengänger hinzuziehen und außerdem den Testplatz, auf dem ich später energiemedizinisch arbeiten wollte, auf Erdstrahlen untersuchen lassen. Das hat sich in einer neuen Praxis sehr bewährt, da Energietestungen auf gestörten Plätzen deutlich schlechtere, weil unzuverlässige Ergebnisse erzielen. Ich bekam von vier Rutengängern Angebote. Zuerst wollte ich ihr radiästhetisches Können überprüfen und mich darüber hinaus ihrer charakterlichen Seriosität vergewissern, damit ich sie später meinen Patienten guten Gewissens empfehlen konnte. Aus Zeitgründen prüfte ich alle vier Rutengänger am gleichen Tag und ließ sie im Einstundentakt durch meine Praxis Probe laufen. Um sie nicht zu beeinflussen, habe ich den Männern nicht verraten, was ihre jeweiligen Vorgänger gefunden hatten. Außerdem habe ich sie die Räume alleine untersuchen lassen, um sie nicht durch unbewusste Signale meinerseits zu beeinflussen.

Meine grundsätzlich positive Einstellung zum Rutengehen war allen vieren bekannt, und sie wussten von vornherein, dass ich sie später meinen Patienten empfehlen wollte. Natürlich war ich etwas misstrauisch, was das Resultat anging. Umso überraschter war ich, als mir die vier Herren einer nach dem anderen ihr Ergebnis präsentierten: In allen Räumen stimmten drei Rutengänger völlig überein. Besonders beeindruckte mich, dass sie eine Störung im Kopfbereich meiner Untersuchungsliege auf den Zentimeter genau gleich einschätzten und mir unabhängig voneinander empfahlen, die Position der Liege etwas zu verschieben, womit das Problem beseitigt sei. Im Wartezimmer bestimmten sie einhellig eine kleine Zone als schädlich, was sich später bewahrheitete: In diese Zone setzte sich später kaum ein Patient hin, obwohl es ein attraktiver Platz direkt am Fenster war, es sei denn, das Wartezimmer war so voll, dass kein alternativer Sitzplatz übrig blieb.

Das Ergebnis des vierten Rutengängers wich vollkommen von denen der anderen drei ab. Fairerweise habe ich ihm trotzdem Patienten geschickt, die in seiner Nähe wohnten. Der negative Eindruck, den er bei seiner Premiere in meiner Praxis hinterlassen hatte, hat sich später bestätigt. Er hat fast immer versagt, so dass ich ihn bald nicht mehr weiterempfohlen habe. Die drei Rutengänger mit den übereinstimmenden Ergebnissen erwiesen sich dagegen später auch in der Praxis als sehr kompetent. Ohne dass sie von den Patienten über deren Diagnose informiert worden waren, stimmte ihre Beurteilung des Schlafplatzes praktisch immer mit den jeweiligen Beschwerden und Krankheiten desjenigen überein, dessen Bett sie untersuchten. Über Jahrzehnte hinweg haben mir alle meine Patienten bestätigt – und das waren viele Hunderte –, dass der jeweilige hinzugezogene Rutengänger ohne Vorwissen genau die maximalen Störzonen lokalisieren konnte. Das belegt folgende Begebenheit, die sich bei der Bettplatzuntersuchung durch den mittlerweile verstorbenen Rutengänger Hans Schreyek zutrug: Bei einer Brustkrebspatientin lokalisierte er die maximale Störung genau auf der falschen Brustseite. Nach einigem Nachdenken stellte sich heraus, dass die Patientin die Angewohnheit hatte, immer auf dem Bauch zu schlafen, was das ungewöhnliche Ergebnis erklärte.

Da Untersuchungen zum Thema Energietestung durchgehend von kritischen Wissenschaftlern durchgeführt werden, die den Methoden von vornherein kein Vertrauen schenken, ist das negative Resultat vorhersehbar. Die wenigen Untersuchungen, die von wohlmeinenden Forschern durchgeführt wurden, haben dagegen meist ein positives Resultat gebracht. So zeigte eine österreichische Studie, dass man mithilfe des kinesiologischen Muskeltests den Therapieeffekt einer Maßnahme zuverlässig abschätzen kann. Das Ergebnis kann übrigens auch als überzeugendes Argument für die Psychosomatische Energetik benutzt werden, bei der dieser Muskeltest ebenfalls verwendet wird.[5]

Nicht nur skeptische Wissenschaftler blockieren Energietests, sondern auch allzu skeptische Patienten. Bei Menschen, die meine alternativmedizinische Vorgehensweise vehement ablehnen, habe ich meist keinen Erfolg. Vermutlich kommt deshalb nichts Vernünftiges dabei heraus, weil ich in der Gegenwart sehr großer Skeptiker nicht mehr richtig teste. Normalerweise verirren sich solche Patienten aber äußerst selten in meine Praxis. Trotzdem kommt es manchmal vor, etwa wenn die Ehefrau den Ehemann zur Untersuchung drängt. Man könnte das Ganze als Placebo abtun, nach dem Motto: „Wer daran glaubt, bei dem funktioniert es allein durch Glauben." Dagegen spricht aber, dass ich relativ viele Patienten behandle, die zu Anfang der Therapie ein wenig misstrauisch sind, mir aber doch eine Chance geben. Dieses „normale" Misstrauen kann ich letztlich abbauen und werde dadurch auch nicht gehemmt. Wenn nämlich der erste Behandlungserfolg einsetzt, werden diese Patienten meist überzeugt und sagen mir, sie seien positiv überrascht. Ihr Misstrauen hat daher nicht ausgereicht, um meine Testung in dem Maße zu blockieren, wie das bei den extremen Ablehnern der Fall sein dürfte.

---

5   Waxenegger et al. 2007.

Energietestung

Bei der Energietestung werden die feinen Signale der Aura durch die radiästhetischen Instrumente quasi verstärkt – seien es Pendel, Wünschelrute, Lecher-Antenne, aurikulokardialer Reflex nach Paul Nogier oder Kinesiologie. Manche energiemedizinischen Verfahren verwenden technische Geräte, wozu die Elektroakupunktur nach Voll (EAV), Vegatest, NBT- Test nach Schramm (s. Abbildung 21), Mora, Bioresonanz und Reba®-Testgerät zählen. Bei allen diesen Tests werden unbewusste Muskelspannungen deutlich verstärkt und sichtbar gemacht, die sich beim Tester während des Testablaufs innerhalb weniger Millisekunden unwillkürlich verändern, das heißt, ohne dass der Tester das bewusst beabsichtigt.

Skeptiker behaupten, dass die Rutenreaktion ebenso wie das Pendeln allein auf „ideomotorischen" Bewegungen beruhe (Carpenter-Effekt). Sobald man an eine Bewegung denke, würde das Gehirn bereits die vorgestellte Bewegung einleiten und dadurch wesentlich erleichtern. Der Rutengänger glaube dann, die Rute habe unwillkürlich ausgeschlagen, sei aber durch einen geheimen Mechanismus seines Hirns gewissermaßen hinters Licht geführt worden. Ich kann mit Überzeugung sagen, dass dieser Einwand nicht zutrifft. Möglicherweise spielt der ideomotorische Effekt bei ungeübten Testern mit hinein, dürfte aber bei guten Testern keine Bedeutung haben. Diese beabsichtigen nichts und machen sich frei von allen unbewussten Erwartungen, so dass der besagte Effekt bei ihnen gar nicht auftritt.

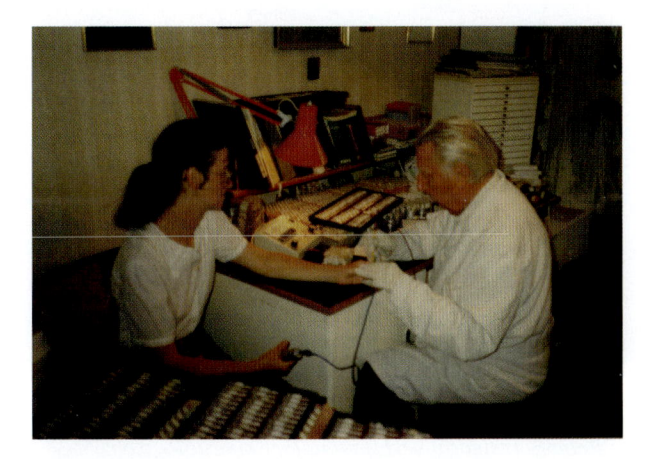

Abbildung 21: Der Wiener Elektroakupunktur-Arzt Dr.med. Erwin Schramm bei einer NBT-Testung. Ihm verdanke ich viele Anregungen.

Erst mit der Verstärkung durch Apparaturen oder Testverfahren gelingt es vielen Menschen, die Aura überhaupt erst wahrzunehmen, vergleichbar einem Radio, das die feinen Signale einer Sendestation empfängt. Manche Tester verwenden zur Verstärkung ihrer Sinne nichts anderes als die Handflächen, mit denen sie die Aura-Hülle als Kribbeln, Kältehauch oder Gefühl von hauchendem Wind wahrnehmen. Gerade von hochsensiblen Menschen hört man manchmal, dass sie so vorgehen und damit Erfolg haben. Hochsensible Menschen werden wie erwähnt als „Sensitive" bezeichnet. Der Naturforscher und Entdecker des Paraffins Karl Freiherr von Reichenbach prägte den Begriff und verstand darunter von Geburt an besonders sensible Menschen, die eine erhöhte allgemeine Empfindlichkeit und Wahrnehmungsfähigkeit besitzen.

Rutengänger benutzen normalerweise nicht ihre Handflächen, sondern Pendel oder Wünschelrute, um das Energiefeld eines Menschen zu testen. Das einfachste Pendel ist ein Ring, der an einem Faden hängt. Bei der Wünschelrute handelt es sich im simpelsten Fall um einen in V-Form gebogenen Schweißdraht oder eine elastische Astgabel von einem Weidenbaum („magisches Reis"). Bei der Lecher-Antenne sind – im Unterschied zur Wünschelrute – Schieberegler zwischen den beiden Griffrohren angebracht, die wie beim Radio eine Feinabstimmung ermöglichen sollen. Zeigen solche Instrumente eine Reaktion, etwa wenn ein Pendel ausschlägt oder eine Wünschelrute ausdreht, spricht man von einer positiven Testreaktion.

Bei der Größenbestimmung der Aura mittels radiästhetischer Instrumente spielt auch der sogenannte Reaktionsabstand eine Rolle, weil die Wünschelrute in gewissem Abstand von einem Lebewesen einen Ausschlag (= eine Reaktion) zeigt. Das Aura-Feld scheint ungefähr 50 Zentimeter um den Körper herum angeordnet zu sein und entspricht der körperlichen Distanz, die man höflicherweise in Gesellschaften einhält, wenn man einem Fremden zum ersten Mal die Hand schüttelt. Der Reaktionsabstand kann bei Krankheiten, aber auch durch zahlreiche andere Einflüsse entweder deutlich verkürzt oder verlängert sein. Bei Krebs und anderen chronischen Krankheiten beobachtet man normalerweise ein auf ein bis zwei Meter vergrößertes Feld, während es bei Entzündungen auf unter zwanzig Zentimeter oder weniger verkürzt sein kann.

Der Reaktionsabstand reagiert blitzschnell mit starken Veränderungen auf noch so kleine Einflüsse, seien sie seelischer oder energetischer Natur, so dass man nur durch viele Messungen und das Bestimmen eines Mittelwerts einen einigermaßen zuverlässigen Eindruck erhält. Wegen seiner extremen Labilität ist er sehr unzuverlässig. Mir ist niemand unter den seriösen Naturheilkollegen bekannt, der aufgrund des Reaktionsabstandes medizinische oder sonstige Diagnosen stellt. Das verwundert nicht, weil der Wert einfach zu stark schwankt, um ihn als diagnostisches Instrument zu gebrauchen. Im Unterschied dazu ermöglicht die Ladung des Energiefeldes zuverlässige und langfristig stabile Messwerte, weil die Ladung nicht der räumlichen Ausdehnung entspricht, die ständig schnell und oft sehr heftig schwankt, sondern – wie bei einer Batterie – dem Füllungszustand. Letzterer scheint sich nur über längere Zeiträume zu verändern und sehr stabil zu sein.

Man kann die Ladung der Aura mit dem Reba®-Testgerät testen, sofern bestimmte Grundregeln beachtet werden:

1. Man sollte sein eigenes Energiefeld vorher gründlich harmonisieren und reinigen, um nicht eigene Blockaden und Störungen auf den Patienten zu projizieren.

2. Man sollte eine gründliche Schulung der Testabläufe mit konsequentem Einüben und regelrechtem „subkortikalem Einschleifen" der richtigen Muskelbewegungen absolviert haben. Ein Feedback durch geübte Tester ist sehr nützlich.

3. Man sollte ein bestimmtes Gerät (das Reba®-Testgerät) zwischen sich und den Patienten schalten, wodurch vom Gerät objektive Testsignale ausgesandt werden und das Energiefeld des Patienten in genau dosierter Weise belastet wird.

Bei der Testung nach den Regeln der Psychosomatischen Energetik wird das Reba®-Testgerät verwendet (siehe Abbildung 22 rechts). Es belastet das Energiefeld des Patienten in ansteigender Weise – bei 0 beginnend – mit einem genau definierten Frequenzspektrum schwacher elektromagnetischer Strahlen, die das Energiefeld beider Personen in Resonanz („Mitschwingung") gehen lassen. Je geringer die Ladung der Lebensenergie aktuell ist, umso eher zeigt der Patient eine Stressreaktion, sobald er während der Messung zu stark belastet worden ist. Diese Belastungsreaktion kann man als Aussage des Organismus interpretieren: „Ich bin zu schwach, ab dem gerade eingestellten Testwert kann ich nicht mehr dagegenhalten und reagiere gestresst." Bei der kinesiologischen Testung der Muskelspannung beider Arme (kinesiologischer Armlängentest) ergibt sich ab einem bestimmten Wert auf einmal ein Unterschied von 1–2 cm oder mehr (siehe Abbildung 17 rechts), sobald man die für den jeweiligen Patienten genau passende Frequenzmischung testet, die ihn überlastet. Die Werte des Reba®-Testgerätes in Prozentangaben erlauben es dadurch, energetisch gesunde Menschen mit Werten von beispielsweise 90–100 % von energetisch Gestörten, die niedrigere Werte von beispielsweise 20–40 % haben, deutlich zu unterscheiden. Die Testung ist bei genügend Training und einem gewissen Talent des Testers gut reproduzierbar, wobei geübte Tester bei den erzielten Werten mit maximal 5 bis 10 Prozent auseinanderliegen, was sich in der Praxis als ein vernachlässigbarer Unterschied erweist, da es letztlich nur auf einen grob ermittelten Wert ankommt.

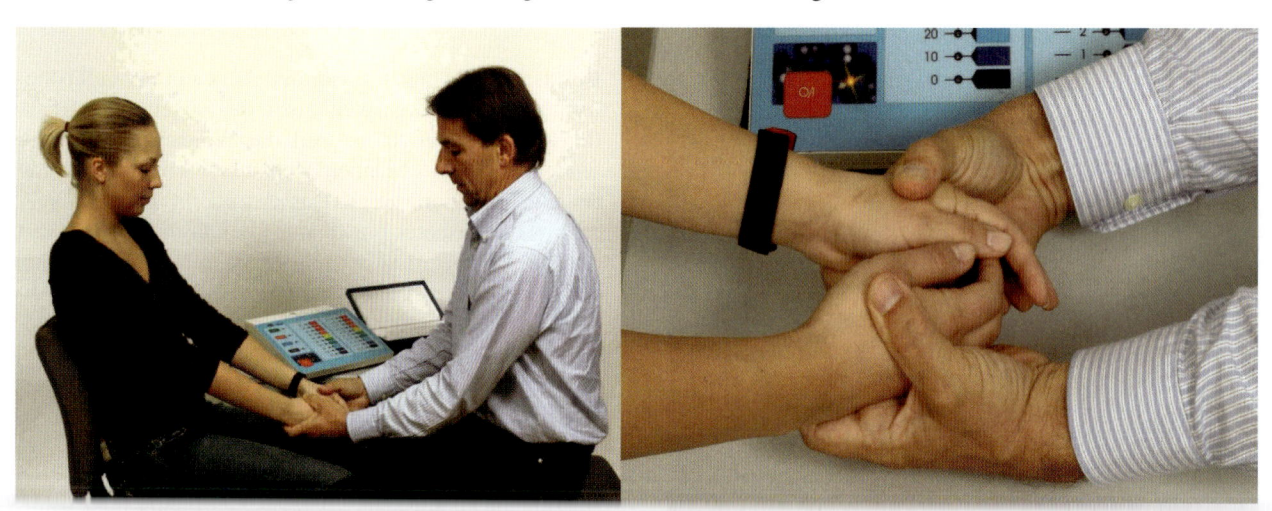

Abbildung 22: Die Patientin ist mittels einer Manschette mit dem Reba®-Testgerät verbunden. Der kinesiologische Armlängentest wird vom Autor demonstriert, rechts im Bild positive Testreaktion. Die Armlänge ist bei einer bestimmten Stellung des Testgerätes auf einmal unterschiedlich (nicht mehr parallel), was anhand unterschiedlicher Daumenlängen erkennbar wird.

Die Testung führt zu verlässlichen Werten, die mit dem Beschwerdebild des Patienten und dessen Befinden übereinstimmen. Aber auch bestimmte psychiatrische Diagnosen lassen sich damit überprüfen. So haben Menschen mit einer Depression überdurchschnittlich niedrige Emotionalwerte oder Menschen mit einer Psychose niedrige Mentalwerte. Besonders überzeugend wirkt es auf alle Beteiligten, wenn sich bestimmte Verdachtsdiagnosen nach dem Test durch Nachfragen bestätigen lassen. Normalerweise erfährt man als Arzt durch ein ausführliches Vorgespräch, welche Vorerkrankungen ein Patient hat, doch manchmal verschweigen Patienten bestimmte Tatsachen. Sonderbare Testergebnisse der PSE haben mich in einigen Fällen misstrauisch gemacht, so dass ich gezielt nachgefragt habe, etwa bei einer Patientin mit einem niedrigen Mentalwert (von 10 %) nach einem Besuch beim Psychiater. Peinlich berührt holte sie ein Antipsychotikum aus der Handtasche (ein Medikament gegen Schizophrenie). Die Patientin wollte mir das verschweigen, nach dem Motto: „Das merkt der sowieso nicht." Erst die Energietestung führte mich auf die richtige Spur.

Bei der Untersuchung mit dem Reba®-Testgerät handelt es sich um einen Stress- oder Belastungstest der menschlichen Aura, bei dem die Lebensenergie auf indirekte Weise gemessen wird. Weil es sich um ein genormtes und mit präzisen, definierten Frequenzen arbeitendes Verfahren handelt, kommt man – im Unterschied zu anderen Verfahren wie etwa der Aura-Fotografie – zu reproduzierbaren und recht aussagekräftigen Testaussagen. Das vom Gerät ausgesandte Frequenzgemisch geht in Resonanz mit den vier bekannten Bereichen der Hirnwellen (EEG) des Patienten, den

- Delta-(Tiefschlaf-),
- Theta-(Traum-),
- Alpha-(Wach-) und
- Beta-(Stress-)Frequenzen.

In derselben Anordnung entsprechen diese vier EEG-Bereiche den vier aus der Yogatradition bekannten Bereichen der Aura:

- Vitalfeld (Delta),
- Emotionalfeld (Theta),
- Mentalfeld (Alpha) und
- Kausalfeld (Beta).

Empirisch hat sich herausgestellt, dass ein Patient als umso gesünder und „geladener" auf dem zugehörigen Aura-Feld angesehen werden kann, je mehr er von einem bestimmten Frequenzgemisch aushält, bevor er mittels einer kinesiologischen Testreaktion Zeichen von energetischem Stress zeigt. Hält der Patient beispielsweise das gesamte Delta-Frequenzspektrum aus (Reba®-Testwert = 100 % vital), bevor eine energetische Testreaktion ausgelöst wird, verfügt er über eine starke Vitalenergie, das heißt, er ist voller Lebenskraft und fühlt sich bei Nachfragen in der Regel gut und fit. Lösen dagegen bereits geringe Deltafrequenzen eine Stressreaktion aus (Reba®-Testwert = 10–20 % vital), so wird der Patient auf Rückfrage bestätigen, dass er sich energielos, müde und erschöpft fühlt.

Später werde ich das Testverfahren noch detaillierter schildern und Praxisfälle vorstellen, die das Vorgehen im Alltag anschaulich werden lassen. Im Unterschied zum stark schwankenden Reaktionsabstand und anderen, ähnlich unsicheren Testverfahren der Aura scheint es die Testung der Aura-Ladung erstmals zu erlauben, relativ präzise und reproduzierbare Aussagen über das feinstoffliche Energiefeld zu machen. Nachdem in über einem Jahrzehnt etliche Tausend Menschen mit der Psychosomatischen Energetik untersucht worden sind, hat sich ein großes Erfahrungswissen angesammelt, das recht genaue Aussagen darüber ermöglicht, welche Bedeutung der feinstofflichen Energie im Rahmen von Gesunderhaltung und Krankheitsentstehung zukommt.

Forschungen über Ch'i und verwandte Phänomene

Der Gelbe Kaiser Huang Di (siehe Abbildung 23), der um 2600 v. Chr. in China geherrscht haben soll, schenkte seinem Volk ein Medizinlehrbuch namens *Nei Jing*. In Gesprächen mit seinem Leibarzt Qi-Po geht es darin um ein Leben in Harmonie mit sich selbst, der Gesellschaft und der Natur. Dem Gelben Kaiser verdanken die Chinesen darüber hinaus auch ein neues Heilsystem: die Akupunktur mit dem Wissen um die Meridiane und um die Polarität von Yin und Yang (dem weiblichen und männlichen Prinzip der Lebensenergie). Das chinesische System hat im Vergleich zum indischen Yogasystem keinen spirituellen Ansatz, dafür jedoch eindeutig einen größeren praktischen Nutzen für die Heilkunst. Beide Systeme, das indische wie das chinesische, haben zwei Gemeinsamkeiten: Sie werden heute noch praktiziert, und sie beschäftigen sich ganz zentral mit der Rolle der Lebensenergie.

In der tibetischen Medizin vermischt sich interessanterweise indisches Yogawissen mit der chinesischen Akupunkturlehre. So findet man dort Verweise auf die Chakras, die Kundalini und andere indische Erkenntnisse. Auf dem Weg von Indien nach China wurde von den damaligen Reisenden möglicherweise etliches vom altindischen Energetikwissen schlicht vergessen und gelangte nur bis Tibet. Daher weiß man in der Traditionellen Chinesischen Medizin (TCM) kaum etwas von Aura-Hüllen, Chakras und der Kundalini-Energie des hinduistischen Yogasystems.

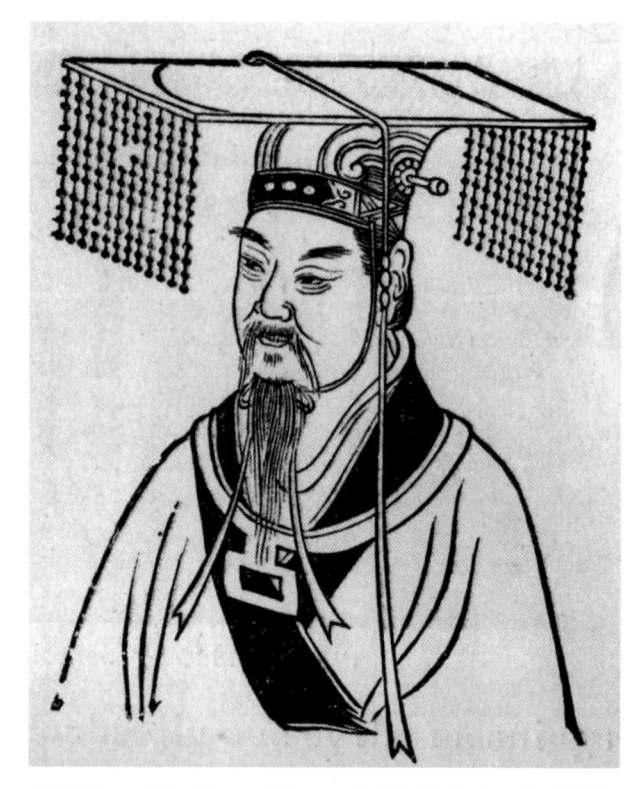

Abbildung 23: Huang Di, angeblich Erfinder der Seide und der Schrift, wurde der Legende nach 100 Jahre alt.

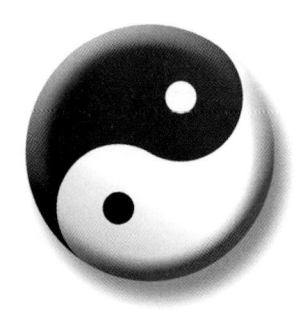

Abbildung 24: Yin-Yang-Monade.

In China bildet die Lebensenergie, das Ch'i, den wesentlichen Bestandteil einer äußerst komplexen Naturphilosophie, die lange vor dem indischen Hindusystem entwickelt wurde. Ihre geschichtlichen Ursprünge reichen bis ins dritte Jahrtausend v. Chr. zurück. Daher ist es auch möglich, dass, als indisches Wissen ins Reich der Mitte überbracht wurde, das chinesische System bereits so starr verfestigt war, dass die wertvollen Impulse schlicht ignoriert wurden. In China wird die Lebensenergie nicht in Untergruppen diverser Aura-Ebenen differenziert, wie das im Yoga der Fall ist und auch in diesem Buch geschieht. Wenn man in China über die Lebensenergie spricht, bezeichnet man damit vor allem die Vitalebene.

Es waren chinesische Heiler, denen erstmals bewusst wurde, dass die Lebensenergie erst durch ihre polar entgegengesetzte Dynamik wirkt (siehe Abbildung 24). In der westlichen Medizin kennen wir etwas Vergleichbares durch die Antagonisten des autonomen Nervensystems: Die Gegenspieler Sympathikus und Parasympathikus steuern bestimmte lebenswichtige Funktionen wie Herzschlag, Atmung, Verdauung, Durchblutung und sexuelle Funktion. Tagsüber ist normalerweise der Sympathikus aktiv, als dessen Trägerhormone Adrenalin und Noradrenalin gelten. Nachts verfällt der Körper in eine Ruhe- und Regenerationsphase, die durch den Parasympathikus gesteuert und durch das Hormon Acetylcholin vermittelt wird. Das chinesische weibliche Yin kann als das energetische Äquivalent des Parasympathikus gelten, während das männliche Yang durch den Sympathikus repräsentiert wird.

In der Traditionellen Chinesischen Medizin werden der Puls am Handgelenk, daneben auch die Beschaffenheit der Zunge und andere Merkmale wie Hautverfärbungen zur Energiediagnose verwendet. Die Pulsdiagnose gilt als schwierig zu erlernen: Der chinesische Arzt fühlt am rechten und linken Handgelenk seines Patienten an drei nebeneinanderliegenden Stellen den Puls der daumenseitig gelegenen Arterie (Radialispuls) und ordnet diese Stellen danach bestimmten Akupunkturmeridianen zu. Beispielsweise soll die Region an der vorderen linken Pulsstelle Aussagen über den Akupunkturmeridian des Herzens, rechts über den der Lunge ermöglichen. Die Chinesen erkannten bald, dass die feinstoffliche Energie eines Menschen verändert werden kann:

- durch das Stechen von Nadeln in Akupunkturpunkte, um Energie zu harmonisieren,
- durch das Abbrennen von Moxa-Kraut, um Energie zuzuführen,
- oder durch Aderlass und andere Ableitungsverfahren, um Energie abzuführen.

Mit der Pulsdiagnose konnte zudem die energetische Diagnostik erstmals annähernd standardisiert und damit objektiviert werden, wodurch sie innerhalb eines Lehrer-Schüler-Verhältnisses weitergegeben werden konnte. Es liegen vereinzelte Beobachtungen von Therapeuten vor, die die chinesische Pulsdiagnose beherrschen und gleichzeitig die Testung mit der Psychosomatischen Energetik durchgeführt haben. Erfreulicherweise haben beide Methoden die gleichen Resultate erbracht. Natürlich sagen Einzelergebnisse wenig, so dass diese Resultate weiter erforscht werden müssten.

Man sollte sich Folgendes aber nochmals grundsätzlich klarmachen: Wenn Testungen der Lebensenergie gemacht werden, so handelt es sich bis heute ausschließlich um indirekte Testungen mittels elektrischer, thermischer und anderer Körperphänomene, die mit der Lebensenergie in Verbindung gebracht werden, Zwei Verfahren zur Messung der Lebensenergie möchte ich besonders erwähnen, weil das eine einen betont wissenschaftlichen Ansatz hat, das andere weitreichende Auswirkungen auf die gesamte Energiemedizin ausübt:

- AMI (Apparat zur Meridian-Identifizierung) vom japanischen Forscher Hiroshi Motoyama. Mit diesem Apparat werden schwache Stromimpulse durch die Endpunkte der Meridiane geschickt, die sich neben den Finger- und Fußnägeln befinden, und ihr Verhalten mit den jeweiligen Meridianen in Verbindung gesetzt. Motoyama fand eine Korrelation zur Pulsdiagnose und zusätzlich signifikante Unterschiede zwischen den Messwerten bei Gesunden und Kranken.

- Elektroakupunktur nach Reinhard Voll (EAV) sowie die daraus weiterentwickelten Methoden Bioelektronische Funktionsdiagnostik (BFD), NBT (siehe Abbildung 21), Vegatest (VT; Anwendung siehe Abbildung 25) und Prognos. Hierbei entsprechen die Ergebnisse weitgehend denen von Motoyama.

Betrachtet man all diese Forschungen, erkennt man die gemeinsame Bemühung, moderne technische Apparaturen mit der traditionellen chinesischen Diagnostik zu verbinden. Während man früher mittels der Pulsdiagnose direkt mit den menschlichen Sinnen arbeitete, soll nun eine apparative Testung der elektrischen Phänomene an Meridianen zu objektiveren Ergebnissen führen. Bis jetzt konnte der technische Ansatz jedoch nicht so verfeinert werden, dass traditionelle Akupunkturärzte zum Umschwenken auf moderne Technik bewegt werden können. Man kann hoffen, dass eine Verbesserung der Testmethoden zusammen mit einer Computerisierung langfristig zu einer Objektivierung der Ch'i-Messung führen wird.

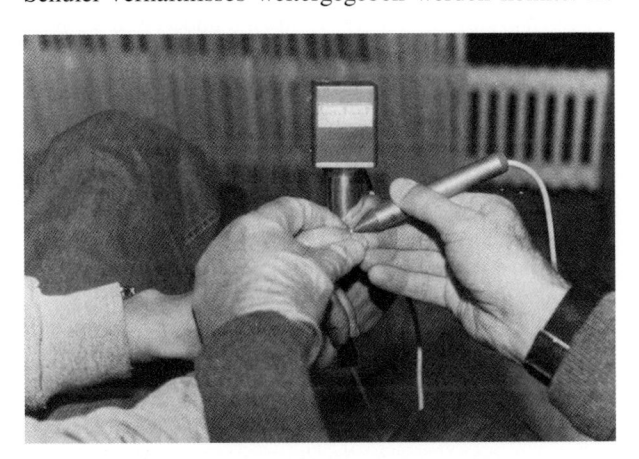

Abbildung 25: *Vegatest-Methode (Testung des kapazitativen Hautwiderstandes an Akupunkturpunkten der Fingerenden), eine Methode, die ich über ein Jahrzehnt sehr intensiv angewandt habe. Die Psychosomatische Energetik stellt ihre Weiterentwicklung dar.*

Die sieben Energiezentren

Die Chakren sind für uns eine so wertvolle Wegbegleitung in das dunkle Gebiet der Seele, weil der Osten – und speziell Indien – immer versucht hat, das Ganze der Psyche zu verstehen.

C. G. Jung, Schweizer Psychiater (1875–1961)

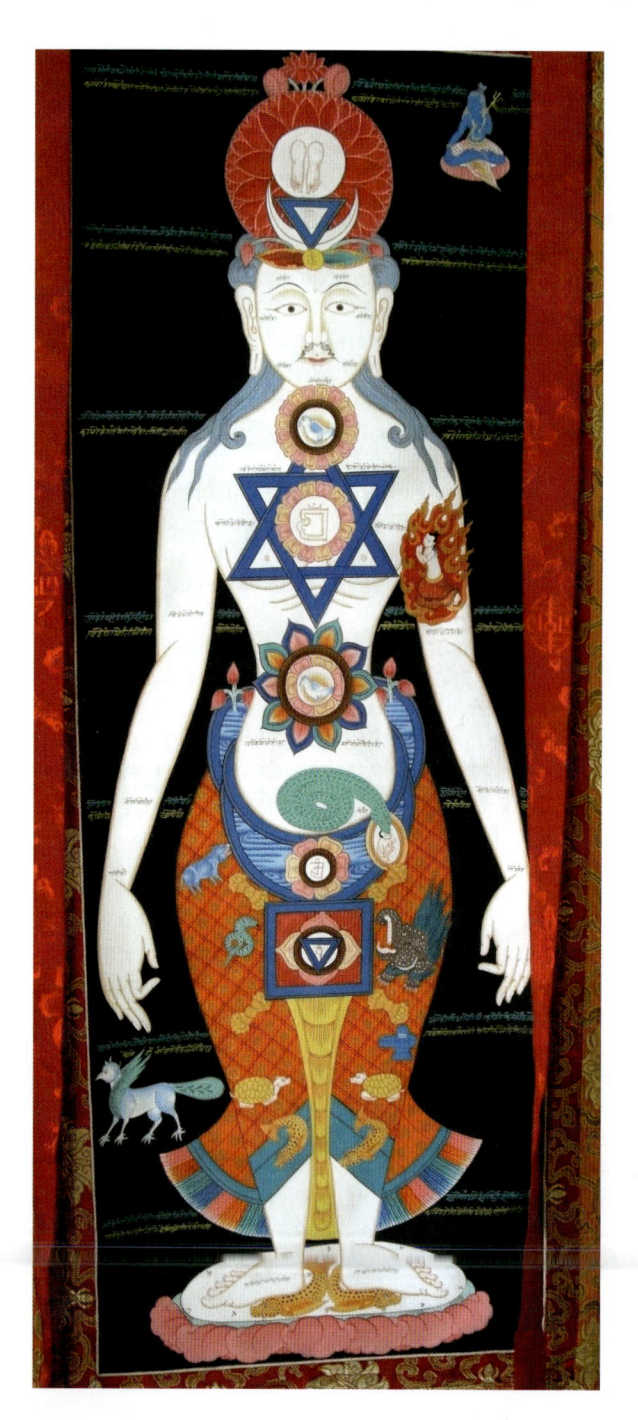

Wenn man beginnt, sich mit der Lebensenergie zu beschäftigen, stößt man unweigerlich auf die sieben Energiezentren namens Chakren (von Sanskrit „çakra" = „Rad"). Es handelt sich dabei um rätselhafte Wirbel im Energiefeld. Hellsichtige Yogis im alten Indien sollen diese Zentren erstmals entdeckt und beschrieben haben. Sie sind vertikal zur Wirbelsäule angeordnet und drehen sich normalerweise im Uhrzeigersinn. Manche Hellseher behaupten, aus einer verkehrten Drehrichtung der Chakren auf bestimmte Gesundheitsstörungen rückschließen zu können, aber ich habe damit bis heute wenig Erfahrung sammeln können.

Die Größe und Rotation der Chakren soll von der psychoenergetischen Entwicklung abhängig sein: Höher schwingende Menschen sollen größere und schneller rotierende Chakras haben, wodurch sie mehr Lebensenergie aufnehmen können. Möglicherweise erkannten die Yogis des alten Indien, dass große und schnell rotierende Chakren irgendwann zu leuchten beginnen, so dass ein Heiligenschein vermutlich aus nichts anderem als einem schnell rotierenden Kopf-Chakra besteht.

Bei den Chakren gilt – ebenso wie bei den Aura-Hüllen – das aufsteigende Prinzip, so dass, vom Becken her gesehen, höher angeordnete Chakras auch höher schwingen. Allgemein werden im indischen Yoga sieben Chakren beschrieben, es gibt aber auch Systeme mit fünf oder neun Energiezentren, was für eine gewisse subjektive Komponente spricht. Die Chakras kann man sich als Kraft- oder Verteilerstationen vorstellen, durch die die Lebensenergie aufgenommen, gespeichert und in unterschiedlicher Weise gesteuert wird. Wie das genau geschieht, ist bis heute wenig erforscht.

Abbildung 26: *Nepalesisches Rollbild (Thanka) mit den sieben Chakren. Symbolisch werden wichtige Beziehungen der Energiezentren dargestellt – etwa durch das Symbol der Füße im Kopf-Chakra (Beziehung von erstem und siebtem Chakra) – oder Akupunkturlehren wiedergegeben, beispielsweise durch die Darmschlingen im Brustbereich (Beziehung der Akupunkturmeridiane von Lunge und Dickdarm oder Herz und Dünndarm).*

Körperliche Entsprechung der Energiezentren

Die Chakren liegen dort, wo sich die Wirbelsäule samt Schädel mit den entsprechenden Nervensträngen befindet. Diese Übereinstimmung ist kein Zufall, denn man kann die Chakren in energetischer Sicht größtenteils mit Hirn und Rückenmark gleichsetzen. Zusätzlich unterhalten sie Verbindungen zu wichtigen Hormondrüsen und peripheren Nervengeflechten, die vermutlich ebenfalls in Form der Chakren psychoenergetisch repräsentiert werden (siehe Abbildung 7). Sucht man nach einem gemeinsamen Nenner dieser Beziehungen, fällt auf, dass Nerven und Hormone im materiellen Organismus für eine übergeordnete Steuerung notwendig sind, genauso wie die Chakren im Unsichtbaren des Energetischen eine wichtige Steuerungsfunktion ausüben (siehe Abbildung 11). Es handelt sich bei solchen Beziehungen daher sowohl um eine direkte psychoenergetische Entsprechung, vergleichbar einem feinstofflichen Lichtprojektor, dessen ausstrahlende Quelle gewissermaßen die materiellen Organe sind, als auch um eine funktionale Übereinstimmung, die im Sinne einer übergeordneten Steuerfunktion wirksam wird.

Auf einer viel früheren Stufe als derjenigen der Nerven und Hormone begegnen einem entwicklungsgeschichtlich pluripotente Stammzellen. Sie steuern den wachsenden Organismus im Mutterleib. Die moderne Medizin setzt bekanntlich große Hoffnung in diese embryonalen Zellformen, weil sie eine allgemein verjüngende und regenerierende Wirkung ausüben können. Stammzellen als Vorläufer der hoch spezialisierten Körperzellen sind noch nicht festgelegt in ihrer Differenzierung. Sie bilden daher so etwas wie ein den Körperzellen übergeordnetes universelles „Wachstumskapital". Nach Forschungen des Harvard-Wissenschaftlers Charles Shang, eines chinesischstämmigen Biochemikers, Biologen und Mediziners, bilden Stammzellen ein archaisches Wachstumssystem, dessen regulierendes Verhalten ebenso wie seine Verteilung im Organismus sowohl mit dem Akupunk-

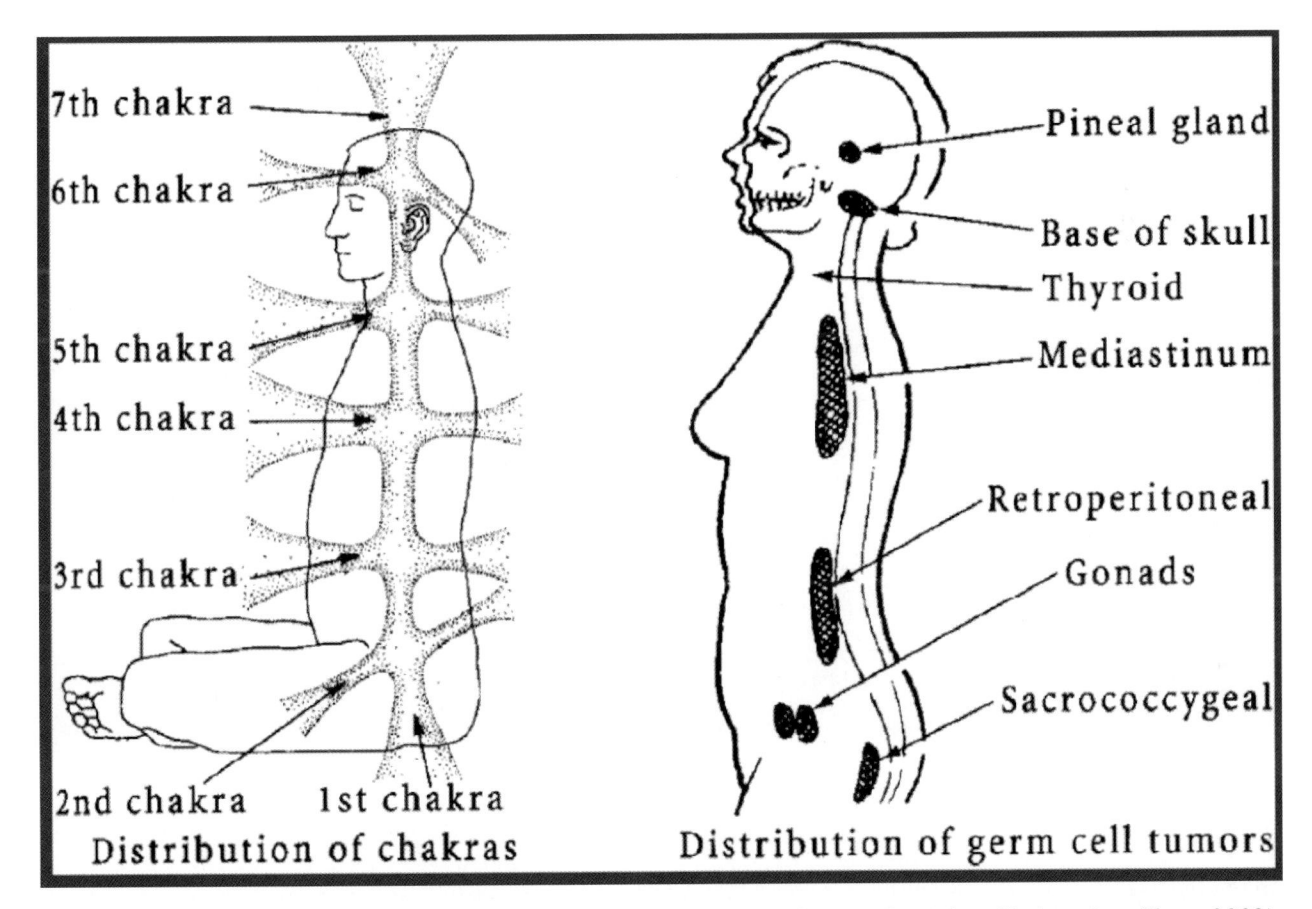

Abbildung 27: Die Verteilung von Keimzelltumoren entspricht der Lokalisation der sieben Chakren (aus Shang 2009).

tursystem wie mit den Chakren übereinstimmt.[6] Nach Shang soll das kein Zufall sein, sondern ist vermutlich der Ausdruck eines allgemeinen Ordnungssystems. Seiner Meinung nach sitzen Keimzelltumoren aus diesem Grund typischerweise genau dort, wo traditionell die Chakren lokalisiert werden (siehe Abbildung 27).

Die Chakra-Lehre fügt sich auch in anderer Hinsicht nahtlos in das moderne anatomisch-physiologische Wissen ein. Beispielsweise können wichtige vegetative Zentren wie der Solarplexus oder Hormondrüsen wie das Pankreas dem dritten Chakra zugeordnet werden (siehe Abbildung 28). Wie bei den Stammzellen wird eine archaische Ordnungsstruktur erkennbar, die nicht nur grobstoffliche Organe, sondern auch Übergeordnetes wie Emotionen und geistige Funktionsprinzipien einschließt. Als Energiezentrum der Ernährung und Verdauung hat das dritte Chakra vordergründig die Funktion, Nahrung zu verarbeiten, „verdaut" aber in psychoenergetischer und emotionaler Hinsicht auch geistige Entitäten, etwa in Form gestauter Aggressionen und Frustrationen. Aus psychosomatischer Sicht weist ein gestörtes drittes Chakra daher auf seelische Probleme mit gestauter Wut und heruntergeschlucktem Ärger hin, aber ebenso auch auf körperliche Verdauungsstörungen. Viele Redensarten drücken solche psychosomatischen Zusammenhänge aus, die segmental mit bestimmten Chakren zu tun haben:

- Die „Wut im Bauch" entspricht dem dritten Chakra im Oberbauch.

- Das „Auf den eigenen Füßen stehen" hat eine Beziehung zum Urvertrauen des ersten Chakra im Becken (das psychoenergetisch auch die Beine beinhaltet).

- Die Erregung, die „einem den Hals zuschnürt" und zu einem „Kloß im Hals" führt, gehört zum fünften Chakra im Halsbereich.

Die Chakren besitzen übergeordnete psychosomatische Qualitäten, indem sie Energetisches, Seelisches und Körperliches zu einem Ganzen verbinden. Später werde ich ausführlicher darauf eingehen und insbesondere die seelischen Konflikte näher vorstellen, die sich an den Energiezentren andocken und sich dort einem schlafenden Virus vergleichbar jahrelang festsetzen können (siehe Seite 140).

---

6 Shang 2009.

Chakra	Nervengewebe	Hormondrüse	Übergeordnete Funktion	Negative Emotion	Redensarten
1. Chakra	Plexus pelvinus	Ovar/Testes	Fortpflanzungssystem	Hilflosigkeit	„Herz in die Hose gefallen"
2. Chakra	Plexus lumbalis	Glandula suprarenalis	„Negatives Ernährungssystem"	Unterlegen fühlen	„Aus Angst den Schwanz einziehen"
3. Chakra	Plexus coeliacus	Pankreas	„Positives Ernährungssystem"	Wut, Ärger, Aggression	„Seine Wut herunterschlucken"
4. Chakra	Plexus cardiacus	Thymus	Kreislaufsystem	Angst	„Angst klopft bis zum Hals"
5. Chakra	Ganglion cervicale	Thyreoidea	Atmungssystem	Unruhe, Gefühlsabwehr	„Kloß im Hals, dicker Hals"
6. Chakra	Hypothalamus	Hypophyse	Unwillkürliches Nervensystem	Emotionale Spannungen, Sorgen	„Als ob der Kopf zerspringen könnte"
7. Chakra	Cerebrum	Epiphyse	Willkürliches Nervensystem	Nervosität, chaotisch	„Als ob man verrückt werden könnte"

(In Anlehnung an Banis 1986)

Abbildung 28: Chakren mit den zugehörigen Nervengeflechten und Nerventeilen, Hormonen, übergeordneten Funktionen und Emotionen (siehe dazu auch die Abbildung 11, in der Hormondrüsen und Plexus bildlich dargestellt sind).

Seelische und spirituelle Dimension der Energiezentren

Eine Stupa war ursprünglich ein zu Ehren Buddhas errichteter Grabhügel, der später zu mehrstufigen – häufig siebenstufigen – Gebäuden weiterentwickelt wurde (siehe Abbildung 29). Eine solche Pagode bildet letztlich den menschlichen Rumpf samt Kopf ab beziehungsweise symbolisiert dessen psychoenergetische Entsprechungen. Die Analogie zu den sieben Chakren liegt auf der Hand. Ebenso wie man innerhalb einer Pagode von Etage zu Etage höher hinaufsteigt, entwickelt sich der Mensch im Lauf seines Lebens weiter. Das betrifft die Lebensalter, aber auch die seelische Entwicklung. Entsprechend stellen die sieben Abschnitte der Chakren hierarchische Reifungsstufen dar, die mit der Biografie eines Menschen in Verbindung gebracht werden können. Die Stupa ist damit so etwas wie eine Art Reifungspyramide.

Der Schweizer Psychiater C. G. Jung hat sich intensiv mit den Chakren beschäftigt und beschreibt sie in seinem Buch *Die Psychologie des Kundalini-Yoga* als Stufen von zunächst ungeformtem, später immer höher entwickeltem Bewusstsein. Seiner Auffassung nach lassen die Chakren eine qualitative Höherordnung erkennen, deren Entwicklungsstufen jeder Mensch ebenso wie die Menschheit als Ganzes durchläuft. Jung vergleicht die Chakren mit einem Initiationsritus, durch den der Mensch mit jeder höheren Stufe in zuvor unbekannte Räume seines Bewusstseins gelangt.

Setzt man die Chakren zum Alter in Beziehung, geht es um geistig-energetische Kräfte, die in jeder Lebensphase auf unterschiedliche Weise tätig sind: Die Umwelt regt jeweils von außen bestimmte Schritte an, wodurch innere seelische Inhalte zur Resonanz und damit zur Bewusstwerdung und Reifung gebracht werden. Man kann von einer lebenslangen Entdeckungsreise sprechen, die den Menschen durch seine Energiezentren und in sein Unbewusstes führt, während er gleichzeitig in der äußeren Welt Erfahrungen sammelt. Man findet damit in den Chakren eine tiefgründige Symbolisierung des „Wie innen, so außen"-Denkens:

- Kleinkinder entdecken zuerst ihre Lebensenergie und beginnen, sie auf elementare Weise auszuleben. Währenddessen entwickeln sich die ersten drei Chakren. Kleinkinder stehen erstmals auf eigenen Beinen und entwickeln Urvertrauen (erstes Chakra), grenzen sich später kämpferisch von ihrer Umwelt ab (Trotzalter, zweites Chakra) und „verleiben" sich als größere Kinder die Welt schließlich seelisch und emotional „ein" (drittes Chakra).

- Der Jugendliche entwickelt Liebesbeziehungen. Romantik und Liebesgefühle sollen mit dem Herz-Chakra (viertes Chakra) in Verbindung stehen.

- Als Erwachsener und reifer Mensch lebt man in der Gesellschaft anderer Menschen, in der die eigene Persönlichkeit und die der anderen eine entscheidende Rolle spielen. Man kommuniziert durch die Stimme (fünftes Chakra). Die zentralen Fragen des Erwachsenen, die vor allem mit dem sechsten Chakra zu tun haben und etwas Dialektisches, Mühsames und immer wieder Herausforderndes enthalten, lauten: Was präge ich, und was prägt mich?

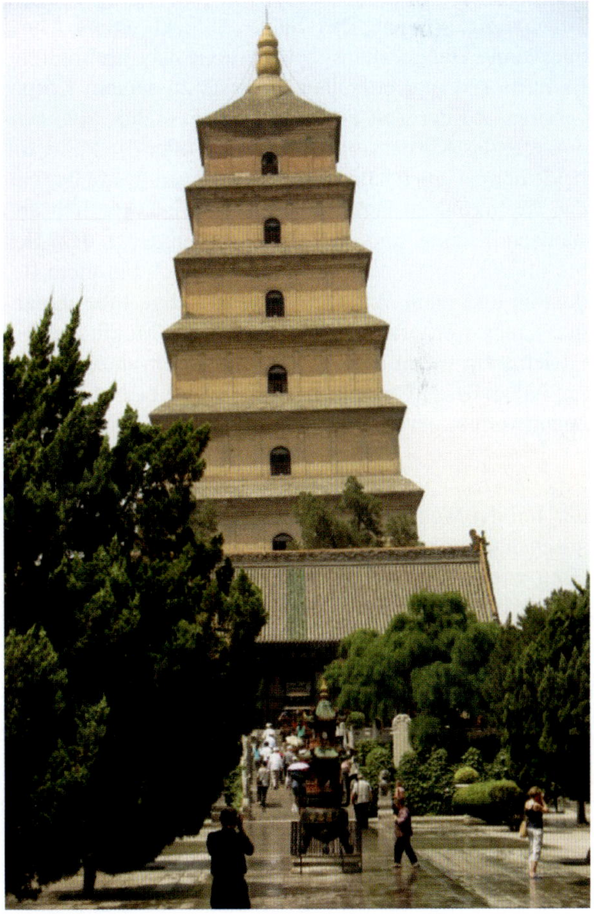

Abbildung 29: *Die große Wildgans-Pagode in der alten chinesischen Kaiserstadt Xian. Man erkennt sieben Stockwerke, die vermutlich symbolisch den sieben Chakren entsprechen (das unterste Stockwerk ist verdeckt).*

- Als alter Mensch wird man zuletzt mit der Endlichkeit seines individuellen Lebens konfrontiert, aber auch mit der Möglichkeit einer größeren geistigen Welt, die über das jetzige Leben hinausreicht. Energetisch lebt der alte Mensch im siebten Chakra. Die zentralen Fragen heißen: Was bringt es mir am Ende überhaupt? Wozu ist das alles überhaupt gut? Kann ich dem Kosmos vertrauen?

Diese soeben nur kurz gestreifte Entwicklung möchte ich nun etwas ausführlicher darstellen.

Vom krabbelnden Säugling, der Erdung finden und Urvertrauen aufbauen muss, verläuft die Entwicklung hin zum Erwachsenen, der mit komplexen Problemen und höheren Chakren zu tun hat. Psychoenergetisch kann man das, was entwicklungsgeschichtlich beim Kind abläuft, mit den ersten drei Energiezentren des Körpers in Verbindung bringen. Das Baby entdeckt seinen Mund oder seine Hände, die es vor dem Gesicht herumdreht. Es muss erst mal begreifen, dass sie zu seinem Körper gehören. Zu der Zeit entdeckt es auch andere spannende Teile des Körpers, etwa den After oder die Füße, die beide dem ersten Chakra zugehören. Irgendwann beginnt das Kleinkind zu laufen und entwickelt körperlich und seelisch Erdung und Vertrauen. Es entdeckt das „Ich bin mein Körper", aber vor allem das „Ich bin mein Bedürfnis und mein Wille" als eigenständige Inbesitznahme seines Körpers und seiner geistigen Möglichkeiten. Gleichzeitig trennt es sich von einer ambivalenten inneren und äußeren Umwelt ab, die teilweise bedrohlich und negativ erlebt wird, teilweise verführerisch und lustvoll.

Eine lebenslange Schlüsselfrage läuft darauf hinaus, wo der Teil der Welt, den man als „Eigenes, Gutes, Sicheres" ansehen kann, überhaupt beginnt. Normalerweise assoziieren wir das Innere mit diesem sicheren Teil, aber das stimmt nur teilweise. Innere Welten können in Form von Albträumen bedrohlich werden. Ebenso können äußere Dinge der Wirklichkeit beruhigen und Sicherheit vermitteln. Das Gute ist zwar häufig in uns und das Böse draußen, aber schwere Krankheiten können in unserem Innern entstehen, und die Rettung durch das Skalpell des Chirurgen erfolgt von außen. Innenwelt und Außenwelt sind also beide keine verlässlichen Orte des Rückzugs. Vielmehr ist die Welt von Anfang an ein zwielichtiger und merkwürdiger Ort, dem man niemals vollständig trauen kann. Vor diesem Hintergrund begreift man, dass es eine gehörige Portion an Vertrauen braucht, damit sich im Kleinkind eine stabile Persönlichkeit entwickeln kann.

Wenn das Kind heranwächst, entwickelt es sich auch energetisch, und zwar in einer Aufwärtsbewegung vom Becken in Richtung Kopf. Thematisch kann man zu den einzelnen Energiezentren folgende Zuordnungen treffen:

- *Ich bin ich (eigenständig), ich besitze (Kot/Geld), ich verschmelze (voller Lust)* – Chakra 1 ist als energetisches Zentrum der Bereich der emotionalen Erdung, auch der Beine sowie des gesamten Unterkörpers. Zu diesem Energiezentrum gehören emotional positiv besetzte Körperteile wie die erogenen Zonen des Genitals, aber auch „schmutzige" Bereiche wie Urin und Kot. Die männlichen und weiblichen Keimdrüsen gehören ebenfalls zum ersten Chakra.

- *Ich setze mich durch, ich bin anders* – Chakra 2 als energetisches Zentrum der durchgestreckten Lendenwirbelsäule, des Aufrecht-stehen-Könnens im Sinne von Durchsetzung und Ichgefühl, darüber hinaus auch als Zentrum von Auseinandersetzung und Kampf mit der Umwelt in Form einer kindlichen Trotzphase. Biografisch befindet man sich in der Kindergartenzeit. Das zweite Chakra wird der Nebenniere mit ihrer Kortison- und Adrenalinausschüttung zugeordnet, hat also mit Angriffs- und Fluchthormonen zu tun.

- *Mir gehört ein Teil der Welt, und darum kämpfe ich* – Chakra 3 gilt als energetisches Zentrum des Oberbauchs. Das Kind erlebt erstmals Zorn und persönliche Kraft. Das dritte Chakra steht auch für jede Form von Einverleibung und Verdauung, ob in materieller oder seelischer Hinsicht. Die Bauchspeicheldrüse, deren Aufgaben die Aufspaltung der Nahrung sowie das Versorgen der einzelnen Körperzellen durch die Zuckereinschleusung mittels Insulin sind, gehört zum dritten Chakra. Die Außenwelt wird körperlich und seelisch assimiliert, und man zieht Kraft daraus. Die Galle gehört als emotionaler Wutrepräsentant ebenso zum dritten Chakra, mit dem man kämpft und sein Revier absteckt, wie die Leber als große Chemiefabrik des Organismus, die stellvertretend für persönliche Kraft steht.

- *Ich liebe dich, ich will mich ausdehnen* – im Chakra 4 als energetischem Zentrum des Herzens (Herz-Chakra) entwickeln sich romantische Sehnsuchts- und Verschmelzungsgefühle mit Liebespartnern. Das Herz-Chakra enthält die größten seelischen Kräfte und Energien des gesamten Organismus. Emotional steht das Herz für größte Innerlichkeit wie für größte Sehnsucht. Biografisch kann man das Herz-Chakra dem Jugend- und jungen Erwachsenenalter zuordnen. Von den Organen her gehört es zum Thymus, jener Abwehrdrüse, die den Immunzellen hilft, zwischen ich und fremd zu unterscheiden.

- *Lass uns miteinander sprechen, ich versuche auszudrücken, was ich meine, ich versuche, dich zu verstehen* – Chakra 5 als energetisches Zentrum des Halses (Hals-Chakra) entspricht nicht nur dem anatomischen Korrelat des Sprechvorgangs, also den Stimmlippen und dem Mundraum, sondern gilt ganz generell als das übergeordnete Zentrum der menschlichen Kommunikation. Hier begegnet einem auf energetischer Ebene das vernunftbegabte Ichempfinden im Sinne des abwägenden, auf Eigeninteressen beruhenden Verstandes. Die Schilddrüse als hormonelles Steuerorgan für den inneren Gesamtstoffwechsel hat eine ähnliche übergeordnete Funktion wie das Hals-Chakra im äußeren Bereich der sozialen Gruppe.

- *Meine Bedürfnisse und die anderer Menschen ins Lot bringen* – Chakra 6 (Stirn-Chakra) als Energiezentrum der übergeordneten Steuerung hat – wie Chakra 5 – mit Austausch zu tun, aber darüber hinaus auch mit einem Ausgleich, der einer höheren Logik folgt. Sie berücksichtigt Einzelinteressen im Sinne eines höheren Ganzen, vergleichbar einem Dirigenten, der ein Orchester leitet. Im Stirn-Chakra, dem „dritten Auge" der Inder, befindet sich ein systemisches Zentrum, das komplexe Ordnungen in Harmonie bringt. Genauso macht das auf materieller Ebene der Hypothalamus, der das gesamte hormonelle „Konzert" des Körpers leitet.

- *Mein zeitliches Ich mit dem höheren Ganzen verbinden* – Chakra 7 als Energiezentrum des Großhirns stellt in Analogie zum ersten Chakra eine Art Erdung zur himmlischen Sphäre dar, das heißt eine spirituelle Verbindung des Einzelwesens mit dem Kosmos. Chakra 7 hat mit Ordnung, Schönheit und Komplexität zu tun. Es darf als höchste Steuerungszentrale des Organismus und als Zentrum der geistigen Persönlichkeit im Sinne des Egos angesehen werden. Die Epiphyse als Hormondrüse hat eine enge Beziehung zum Melatonin und damit zum kosmisch gesteuerten Tag-Nacht-Rhythmus, der das Individuum mit der Leben spendenden Kraft der Sonne und mit den Rhythmen des Weltalls verbindet.

Am Ende seiner Lebensreise denkt der Mensch über sich und die Welt nach (siebtes Chakra). Es kommt zu einer Gesamtschau, die alle vorherigen Chakren und deren Themen einschließt und sie zu einem größeren Ganzen integriert. Man bilanziert sein Leben und kommt entweder zu einer versöhnlichen Schlussfolgerung –*„Im Rückblick gibt alles einen Sinn, alles war gut"* – oder im Gegenteil zur erschütternden Bilanz: *„Mein Leben war im Grunde sinnlos, alles war schlecht und sinnlos."* Dazu tauchen letzte Fragen auf, etwa: *„Wo gehe ich hin? Liebt mich das Universum (der große Geist dahinter), obwohl ich sterben muss?"* (Liebesaspekt der Schöpfung, durch Shiva oder Jesus repräsentiert.) Oder anklagend: *„Wie kann mich Gott überhaupt lieben, wenn er mich sterben lässt!"* (Zerstörerischer „Kali"-Aspekt der Schöpfung.)

Die sieben Chakren lassen eine tiefe Weisheit der Schöpfung erahnen, die die äußere Form des Menschen zum Abbild seiner seelischen Entwicklung gemacht hat. Das Ganze kulminiert irgendwann als metaphysische Offenbarung, wenn das Großhirn (siebtes Chakra) lotusförmig zum Ort der Erleuchtung wird, ebenso wie das Herz im Christentum als Mittelpunkt des Menschen gesehen wird (viertes Chakra). Hinter der Ordnung der Chakren taucht das Bild einer Schöpfung auf, bei der Äußeres und Inneres miteinander verschmelzen. Visionäre wie Hildegard von Bingen sahen in einer großen mystischen Schau den „kosmischen Menschen", der das gesamte Weltall ausfüllt (siehe Abbildung 30).

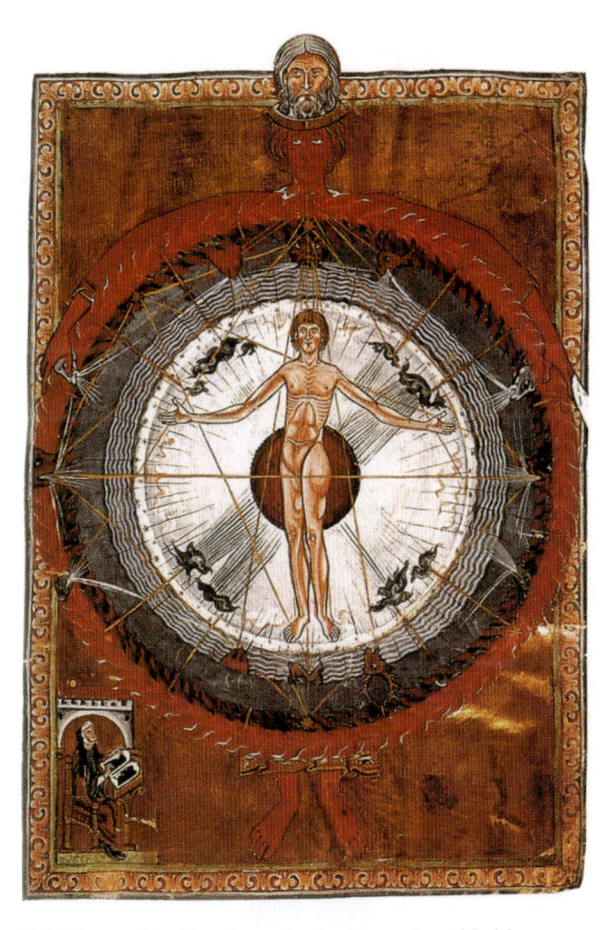

Abbildung 30: Der kosmische Mensch. Abbildung aus der frühmittelalterlichen Handschrift Liber divinorum operum der Mystikerin Hildegard von Bingen (um 1163).

Der „kosmische Mensch" spielt in der Mystik der jüdischen Kabbala ebenso eine bedeutende Rolle wie in vielen anderen religiösen Systemen, etwa dem Buddhismus und dem Hinduismus. Wenn Realität im Geistigen einem demokratischen Prinzip folgt, das regionale und kulturelle Grenzen überschreitet, indem es sich in Archetypen ausdrückt, kann man vermutlich auch das mystische Bild des „kosmischen Menschen" als etwas Reales ansehen, denn es taucht in der Menschheitsgeschichte immer wieder auf.

Die Schlangenkraft

Eine wichtige Entdeckung im alten Indien war – neben den Chakren – die sogenannte Schlangenkraft (Kundalini), eine zusammengeballte Form von Lebensenergie im Becken, die energetisch dem ersten Chakra zugeordnet wird. Sie wurde von den Yogis, die sie in ihrer meditativen Schau zuerst gesehen haben, mit einer schlafenden Schlange verglichen. Bei der Kundalini-Energie handelt es sich um einen universell gültigen Archetyp, der weit über den indischen Subkontinent hinaus bekannt ist und sich in zahlreichen Mythen wiederfindet. Die Botschaft der schlafenden Schlange verspricht demjenigen, der sie zum Leben erweckt und danach zähmt, überirdische Macht und vor allem große Heilkräfte. Die sich häutende Schlange gilt darüber hinaus als Symbol der Verjüngung und des ewigen Lebens.

Das Schlangensymbol findet sich in der mexikanischen Federschlange Quetzalcoatl. Im indischen Gilgamesch-Epos entwendet ein Gott einer Schlange ein Zauberkraut, das Leben spendende Kräfte haben soll. Am bekanntesten ist das Schlangensymbol heute in Form des Äskulapstabs (siehe Abbildung 31). Der griechische Gott der Heilkunde, Äskulap, soll mit einem Stab, der von einer sich herumrollenden Natter geschmückt wurde, auf Krankenvisite gegangen sein. Manche sehen in der Schlange allerdings einen Medina-Wurm. Dabei handelt es sich um einen im Orient verbreiteten fadenförmigen Parasiten, der sich unter der Haut befindet und Juckreiz erzeugt. Ein geschickter Heiler kann den Wurm mittels eines Stabs aufdrehen und dann entfernen. Aufgrund dieses beeindruckenden Vorgangs könnte der Medina-Wurm zum Symbol der Heilkunst schlechthin avanciert sein.

Mittlerweile gilt die zusammengerollte Schlange weltweit als Symbol der Medizin und Pharmazie, das von Ärzten in Briefköpfen, Stempeln und Hausschildern benutzt wird. Nach meinem Verständnis drückt der Äskulapstab archetypisch die Beherrschung der Lebenskraft durch den Heilkundigen aus. Die ineinander verflochtenen Schlangen kennt man auch aus den altindischen Yogaschriften, wonach zwei gegeneinander gewundene Schlangen vom Becken aus, der Wirbelsäule folgend,

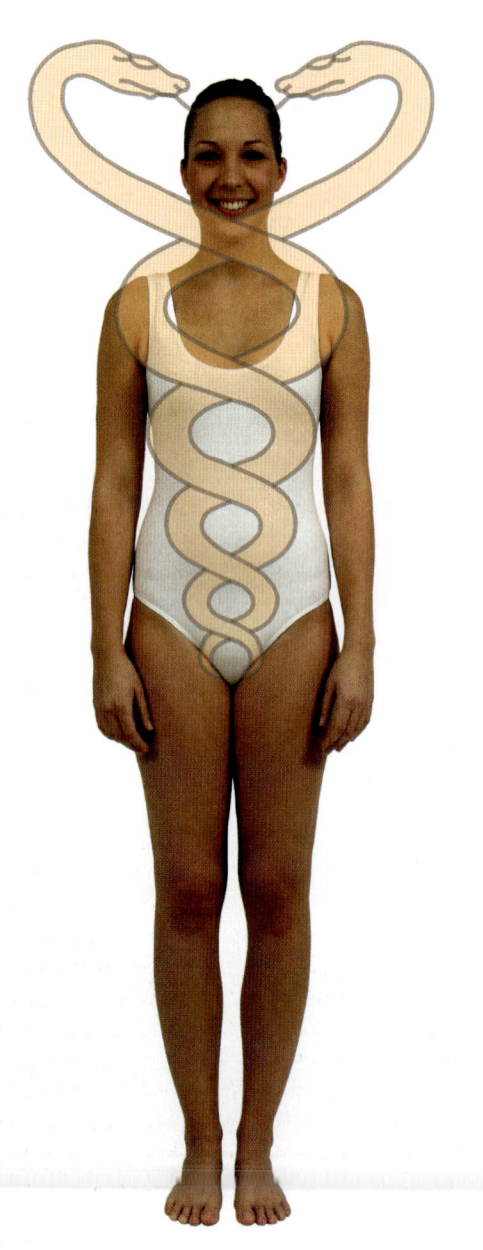

Abbildung 31: Die sieben Energiezentren, als Äskulapstab dargestellt (nach einer Idee des Autors).

nach oben zum Kopf streben. Ihre Schnittpunkte entsprechen dabei den sieben Chakren. Man darf also annehmen, dass man es hier mit einer universell gültigen seelischen Symbolsprache zu tun hat: Vermutlich trägt jeder Mensch tief in seinem archaischen Unterbewusstsein den Archetyp der Schlangenkraft in sich, weshalb jeder die Botschaft des Schlangenstabes versteht.

Nach den Erfahrungen des Kundalini-Yoga kann die Schlangenkraft durch bestimmte Meditationsübungen zum Leben erweckt werden. Sobald das geschehen ist und sie nach oben zum Großhirn hochschießt – vergleichbar einem Geysir –, spricht man von Erleuchtung. Wird die Kundalini zu früh erweckt, das heißt bei Menschen mit niedrigem seelischem Entwicklungsniveau oder bei einer anderen unpassenden inneren und äußeren Situation, soll es zu Wahnkrankheiten (Psychosen), Depressionen und körperlichen Missempfindungen mit lang anhaltenden Kopf- und Nackenschmerzen kommen. Der indische Lehrer Gopi Krishna hatte nach längerer Meditationszeit solch einen verfrühten Erleuchtungszustand durchlebt, an dessen Folgen er sehr lange laborierte. Er hat darüber in den 30er-Jahren ein viel beachtetes Buch geschrieben, das der Weltöffentlichkeit erstmals klarmachte, dass Erleuchtung auch etwas Bedrohliches und Schlechtes sein kann (ich komme im Kapitel S. 189 darauf zurück).

Bekanntlich hat alles, was wirkt, auch potenzielle Nebenwirkungen. Zu den unerwünschten Nebenwirkungen von Erleuchtungszuständen gehören anscheinend Wahnkrankheiten (Psychosen). Daran leidende Menschen gelten im traditionellen Indien grundsätzlich als erleuchtet und sollen einen direkten Kontakt zu den Göttern haben. Wer manche Aussagen von Wahnkranken unter spirituellen Gesichtspunkten betrachtet, wird überrascht sein, wie oft sich darin wertvolle Aussagen verstecken. Natürlich sollte man das Ganze nicht übertreiben und im Fall der Psychose alles Pathologische zu etwas Erhabenem aufwerten. Dennoch darf man vermuten, dass Wahn und Erleuchtungszustände gewisse Überschneidungen aufweisen und manche an Psychose Leidende eher unter dem Aspekt der Erleuchtung als dem einer psychiatrischen Krankheit eingeordnet und behandelt werden sollten. Entscheidend ist dabei wohl die Integrität der Ichfunktionen, die bei einem Erleuchteten erhalten geblieben sind, während der Wahnkranke zum hilflosen Opfer seiner Visionen geworden ist.

Aus der Sicht des buddhistischen Tantrismus bestehen enge Beziehungen zwischen sexuellem Orgasmus und Erleuchtung. Ebenso wie der Orgasmus soll der Zustand der Erleuchtung – nach der Aussage von Menschen, die ihn erlebt haben – sehr lustvoll sein und mit der Aktivierung einer Fülle von Lebensenergie einhergehen.

Als Grenzzustände, die das normale Alltagsbewusstsein sprengen, katapultieren beide den Menschen in tiefe Regionen seines Unbewussten. Nicht zufällig wird der Orgasmus manchmal als „kleiner Tod" bezeichnet, ebenso wie die Erleuchtung aus buddhistischer Sicht als Vorwegnahme des Sterbevorgangs und der geistigen Zustände nach dem Tod interpretiert wird. Beide Phänomene unterscheiden sich jedoch vor allem durch den Grad der Bewusstheit: Während die Erleuchtung angeblich ein Prozess ist, der in vollem Bewusstsein erlebt wird, kann der Orgasmus als weitgehend oder vollständig unbewusster Vorgang bezeichnet werden.

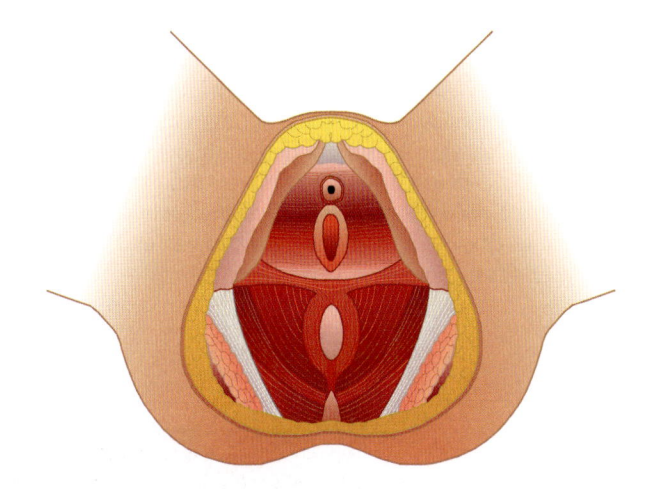

Abbildung 32. Der Schambein-Steißbein-Muskel (dunkelrot gefärbt) hat energetische Beziehungen zum Großhirn.

Hirn und Becken unterhalten enge energetische Beziehungen, was die moderne westliche Forschung bestätigt hat. Untersuchungen des österreichischen Biologen und Biofeedbackforschers Gerhard Eggetsberger haben gezeigt, dass lustvolle Anspannungen des Schambein-Steißbein-Muskels (Musculus pubococcygeus; siehe Abbildung 32) zu einer ungewöhnlich starken Aktivität in den Hirnstrombildern führen. Eine solche Aktivität hat er bei keinem anderen Körpermuskel beobachten können.[7] Eggetsberger wertet das als starken Hinweis darauf, dass der Beckenbodenmuskel als der eigentliche materielle Sitz der Kundalini-Energie angesehen werden kann. Für seine These spricht auch, dass sich die Versuchspersonen nach Aktivierung des Muskels deutlich energiegeladener fühlten. Sie sprechen allgemein von Inspiration

---

[7] „Spannt man den Pc-Muskel an, beginnt Energie durch den Rückenmarkskanal zu fließen … und eine immer stärker werdende Auflandung des Gehirns wird gemessen. … Das richtige Anspannen des ‚Beckenbodenmuskels' hat sich sozusagen als ‚Energiegenerator' herausgestellt" (Eggetsberger 1996).

und Kreativität im Sinne einer umfassenden seelisch-energetischen Wirkung, die über ein reines Muskeltraining weit hinausgeht. Man kann daher vermuten, dass bei solchen Übungen ein wenig von der schlafenden Kundalini-Energie erweckt wurde.

Die norwegische Körperpsychotherapeutin Gerda Boyesen hat diesen Beckenbodenmuskel ebenfalls als Sitz von ungewöhnlich starker Lebensenergie gesehen. Da es in der körperpsychotherapeutischen Szene kaum jemanden gibt, der eine vergleichbare Erfahrung wie Gerda Boyesen besitzt, speziell wenn es um die Zuordnung von Muskeln zu Emotionen geht, kommt ihrer Meinung eine besondere Bedeutung zu. Auch in der ganzheitlichen Gymnastik von Joseph Hubert Pilates spielt dieser Muskel eine wichtige Rolle, genauso wie bei modernen Beckenbodenübungen zur Verbesserung der Orgasmusfähigkeit. Das alles entspricht den erwähnten indischen Traditionen, wonach die Schlangenkraft bei der Erleuchtung zum Kopf aufsteigen soll, bestätigt aber auch die Erfahrung der Energiemedizin, dass erstes und siebtes Energiezentrum eine enge Verbindung haben.

Die Bezeichnung „Erleuchtung" verweist auf heftige Lichterscheinungen, die dabei erlebt werden sollen, und das gilt sowohl für den Erleuchteten selbst als teilweise auch für die Umstehenden. Ich habe darauf bereits im Zusammenhang mit dem Begriff „Nimbus" hingewiesen (siehe Seite 20). Zusätzlich bedeutet Erleuchtung ein Empfinden, mit allen Geschöpfen im Kosmos vereint zu sein. Dieses Gefühl, lateinisch als „unio mystica" bezeichnet, wird von Mystikern zu allen Zeiten und in allen Kulturen auf sehr ähnliche Weise beschrieben. Diese Einheitlichkeit ihrer Erzählungen spricht für ein identisches Erleben, dem vermutlich eine seelische Realität zugrunde liegt. Erleuchtung wird daneben als Einsicht in höhere Welten verstanden. Die Aktivierung des siebten Chakras, die mit der Erleuchtung gleichgesetzt werden kann, wird im Buddhismus durch die Entfaltung des tausendblättrigen Lotus symbolisiert (siehe Abbildung 33). Offenbar „entfaltet" sich hier ein vorher „zusammengelegtes" Wissen, das wie bei einer Entpackersoftware etwas Mannigfaltiges, zuvor Gespeichertes und Komprimiertes offenlegt, dessen Inhalte dem Erleuchteten wie eine blitzartige Einsicht erscheinen.

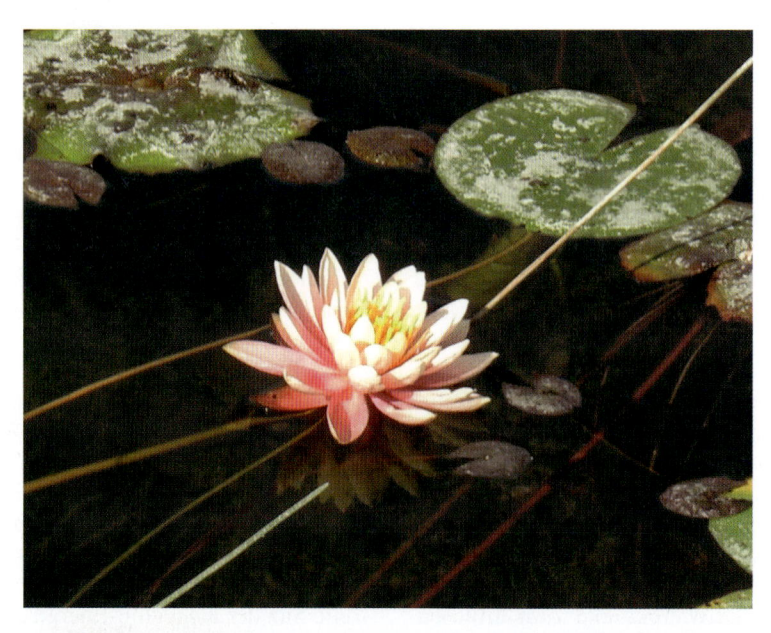

Abbildung 33: Lotus als Symbol der Erleuchtung, bei der sich das spirituelle Wissen auf ähnliche Weise über dem Dunkel des Unbewussten entfaltet, wie eine helle Lotusblume aus einem dunklen Teich aufsteigt.

Yoga und Meditation

Was wir Glück nennen, ist nur das Wesen des Selbst.
Ramana Maharshi, indischer Weisheitslehrer (1879–1950)

Die älteste religiöse Praxis, um sich seiner Lebensenergie bewusst zu werden, sie zu harmonisieren und zu steigern, ist die Lehre des Yoga (vom Sanskrit-Wort „yuga" = „Joch" abgeleitet). Der Begriff bedeutet sinngemäß, den Körper einer bestimmten Disziplin zu unterwerfen – ihn wie ein Tier ins Joch zu spannen –, wozu in erster Linie Atem- und Meditationsübungen gehören. Um 700 v. Chr. wurde Yoga erstmals in den Upanischaden erwähnt, einer Sammlung philosophischer Schriften, die zu den wichtigsten Texten des Hinduismus gehört. Ziel war die Vereinigung mit der Weltseele (Brahman), um immerwährende Liebe und ständiges Glück zu empfinden, aber auch, um weise und erleuchtet zu werden.

Die ersten Yogis im alten Indien haben vor über 2000 Jahren durchschaut, dass die Lebensenergie der Aufmerksamkeit folgt. Es handelt sich um ein Phänomen, das vermutlich mit der geistartigen Beschaffenheit der Lebensenergie zu tun hat: Weil sie teilweise aus Geist besteht, kann sie mit dem Bewusstsein gelenkt werden. Natürlich hat Yoga nicht nur im Sinn, die Lebensenergie zu dirigieren, vielmehr geht es auf dem Weg zur Erleuchtung vor allem um die Schulung der geistigen Disziplin und um das Ruhigwerden. Abgelenkter Verstand und Lebensenergie werden dabei als sich gegenseitig störend angesehen, so dass die Meditation darauf abzielt, die Anhaftung an ständig auftauchende Gedanken abzulegen, um die Lebensenergie anschließend frei fließen zu lassen.

Die Lebensenergie reguliert bestimmte wichtige Körperfunktionen, darunter vor allem das vegetative Nervensystem, welches Herz und Kreislauf, Verdauung, Hautdurchblutung und Temperaturregelung steuert, ohne dass dazu willentlich eingegriffen werden muss. Diese Steuerung kann mit einer Klimaanlage verglichen werden, die entweder kühlt oder wärmt. Meist arbeitet das Vegetativum unbemerkt und wird erst dann spürbar, wenn seine Steuerung durcheinandergerät. Da es eng mit der Lebensenergie gekoppelt ist, führen vegetative Störungen praktisch immer zu erheblichen Verminderungen der Lebensenergie. Wer unter zu großem Stress leidet und dadurch auf Dauer eine Störung des vegetativen Nervensystems entwickelt, was sich durch zahlreiche Symptome wie Müdigkeit, kalte Extremitäten, Verstopfung, verminderte Sexuallust (Libido) und ähnliche Symptome zeigen kann, leidet erfahrungsgemäß an einer Schwächung seiner Lebensenergie. Ist diese geschwächt, kommt es wiederum leichter zu Infekten, und man wird schneller organisch krank. Man befindet sich also bald in einem Teufelskreis, dessen Anfang „nur" eine Energiestörung gewesen war.

Die meisten vegetativen Funktionen kann man nur indirekt steuern, etwa durch Biofeedbacktraining: Beispielsweise kann man die Herzfrequenz beeinflussen, indem man sie auf einem Computermonitor wahrnimmt. Das Gleiche gilt für Muskelspannungen etwa bei Migräne und Spannungskopfschmerzen, die man ebenfalls sicht- und hörbar machen kann. Die einzige vegetative Funktion, die willentlich direkt beeinflusst werden kann, ist die Atmung. Wenn wir nicht willentlich atmen könnten, könnten wir nicht sprechen, wären also einer ganz zentralen menschlichen Fähigkeit beraubt. Könnten wir nicht willentlich atmen, wäre das darüber hinaus beängstigend und unnatürlich, wie jeder bestätigen wird, der maschinell beatmet und dadurch dem Diktat der Fremdatmung unterworfen wird.

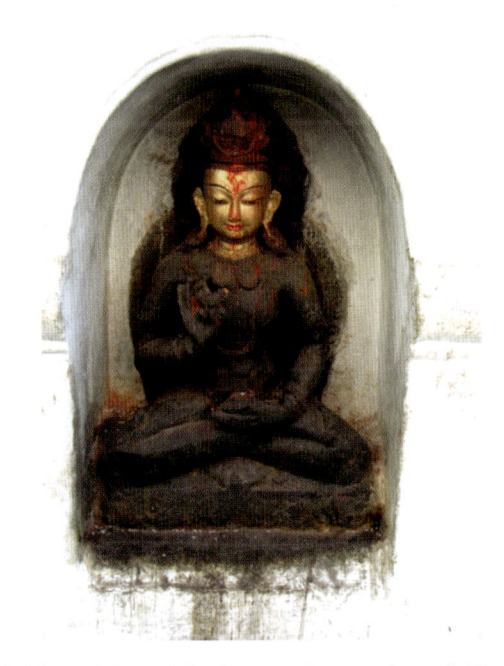

Abbildung 34: *Buddhafigur im Swayambunath-Tempel in Katmandu, Nepal.*

Die Sonderrolle der Atmung erkannten bereits die Yogis im indischen Altertum. Mithilfe seiner Atmung kann der Yogaschüler die Lebensenergie nicht nur mittels seiner Aufmerksamkeit beeinflussen und sogar umprogrammieren, das heißt mit seinem Geist oder Bewusstsein, sondern auf eine direkte und mechanische Weise. Deshalb bildet die Atemkontrolle eine der tragenden Säulen des Yoga. Für die Mehrzahl aller Yogaschüler, die nicht wie ihre Meister große geistige Kräfte und eine übermenschliche Fähigkeit zur strengen Selbstkontrolle zu Verfügung hatten, hat das sicherlich einen großen Fortschritt dargestellt. Durch eine ruhige Atmung können die Meditationsschüler sowohl ihren flatterhaften Geist beruhigen wie auch ihre Lebensenergie steuern. Im Westen entwickelte der Nervenarzt Johannes Heinrich Schultz 1927 aus Yoga und Hypnose ein vergleichbares Entspannungssystem namens autogenes Training, bei dem selbsthypnotische Befehle eine wichtige Rolle spielen, etwa: „Mein Atem geht ruhig und gleichmäßig." Auch beim autogenen Training wird die Kontrolle der Atmung als zentrales Mittel zur geistig-vegetativen Entspannung eingesetzt.

Durch Meditation gelingt es Yogis, nahezu an Wunder grenzende Fähigkeiten zu erlangen, wie die, den eigenen Herzschlag fast zum Verschwinden zu bringen und den Stoffwechsel so stark zu verlangsamen, dass sie sich tagelang lebendig begraben lassen können. Untersuchungen haben nachgewiesen, dass sie solche Kasteiungen unbeschadet überstehen. Eine Sammlung erstaunlicher Fähigkeiten (sogenannter Siddhis) von Yogis findet sich in Michael Murphys Buch *Der Quanten-Mensch*. So wird von einem Yogi namens Haridas berichtet, der sich 1837 sechs Wochen lang lebendig begraben ließ und danach wieder normale Körperfunktionen zeigte. Zu den Siddhis wird unter anderem gerechnet, die Gedanken und Gefühle anderer Wesen erkennen zu können, Meister über Hunger und Durst und andere Körperfunktionen zu werden, Gravitation und Zeit zu beherrschen, und vieles mehr. Manche Yogis, darunter solche aus dem westlichen Kulturkreis, sollen Lebensenergie direkt in Nahrung und Flüssigkeit umsetzen können. Auch von einigen katholischen Heiligen wird das berichtet. Angeblich können sie jahrelang nichts essen und trinken (Lichtnahrung), ohne irgendwelche Schäden zu zeigen. Wie das geschieht, ist bis heute völlig unklar.

Weil Yoga behauptet, die seelischen Selbstheilkräfte zu stärken, stellt sich die Frage, ob Yoga Menschen generell seelisch gesünder macht. Verschiedene Studien konnten nachweisen, dass Yoga zu mehr innerer Ruhe und einer erhöhten Stresstoleranz führt. Es ist allerdings unklar, wie tief die seelische Selbstheilung bei Yoga tatsächlich wirkt beziehungsweise ob Probleme nur zugedeckt werden. Ich fand bei vielen Yogapraktizierenden, die ich mit der Psychosomatischen Energetik untersucht habe, große Energieblockaden in Form seelischer Konflikte – selbst bei langjährigen Yogaschülern und sogar bei ausgewiesenen Yogaexperten. Weil diese Blockaden normalerweise deutlich wahrnehmbare Missempfindungen hervorrufen, entstand bei mir der Verdacht, dass Yoga womöglich für manche Menschen ein Hilfsmittel darstellt, um mit den eigenen psychoenergetischen Blockaden besser umgehen zu können. Diese Menschen praktizieren möglicherweise Yoga, weil sie sich sonst deutlich schlechter fühlen würden, werden aber durch Yoga nicht wirklich von ihren Problemen befreit.

Die Körperpsychotherapeutin Gerda Boyesen hat bei intensiv Yoga- und Zen-Meditation Praktizierenden gelegentlich sogar eine stärkere Muskelpanzerung gefunden, als normalerweise zu erwarten gewesen wäre. Sie schreibt: *„So kontrolliert, wie Yoga in unseren Breiten betrieben wird, kann es den Panzer verstärken. Viele dieser sogenannten Spirituellen haben sich ein neues Über-Ich aufgebaut. Sie sind nicht in Kontakt mit ihren Energien und Gefühlen. Alles kommt bei ihnen vom Kopf her. Sie empfinden kein wirkliches Mitgefühl."*[8] Der amerikanische Philosoph Ken Wilber sieht das Problem ähnlich und meint, dass bestimmte spirituelle Disziplinen zur Verdrängung und Leugnung von seelischen Schattenseiten beitragen sollen. Yoga wäre in solchen Fällen ein Hilfsmittel, um innere Schwierigkeiten und Energiedefizite auszugleichen, ohne sie bewusstzumachen.

---

8 Boyesen 1995.

Lebensenergie, Sex und Glücksforschung

Jemanden glücklich machen, ist das höchste Glück.
Theodor Fontane, deutscher Schriftsteller (1819–1898)

Die Beschäftigung mit der Lebensenergie hat seit jeher vor allem einen Nützlichkeitsaspekt gehabt. Für die Mehrzahl der Menschen geht es nämlich um Glück und Lebensfreude und weniger – wie bei den Mönchen und Yogis, die von der Schlangenkraft gesprochen haben – um etwas so Erhabenes und Lebensfremdes wie Erleuchtung (siehe Abbildung 35). Menschen haben sich seit jeher durch Drogen, ekstatische Tänze und Sex in Stimmung gebracht, womit sie ihre Lebensenergie angeregt haben, und dadurch den Versuch unternommen, dem grauen Alltag zu entfliehen. Man will sich zumindest zeitweise fröhlich, entspannt und im besten Fall ekstatisch fühlen. Es geht beim geselligen Trinken um ein fröhliches Gruppenerlebnis, bei dem man sich seinen Mitmenschen leichter öffnen kann, beim Tanzen um kurzweiliges Glück im Mitschwingen mit den Rhythmen, um Körpervergessenheit und seliges Schweben, beim Sex um Vertraulichkeit, Wärme, Sinnlichkeit und zuletzt um die ekstatische Selbstvergessenheit des Orgasmus.

Menschen folgen aber schon immer auch einem zweiten Impuls, um dauerhaft Glück und seelische Harmonie zu

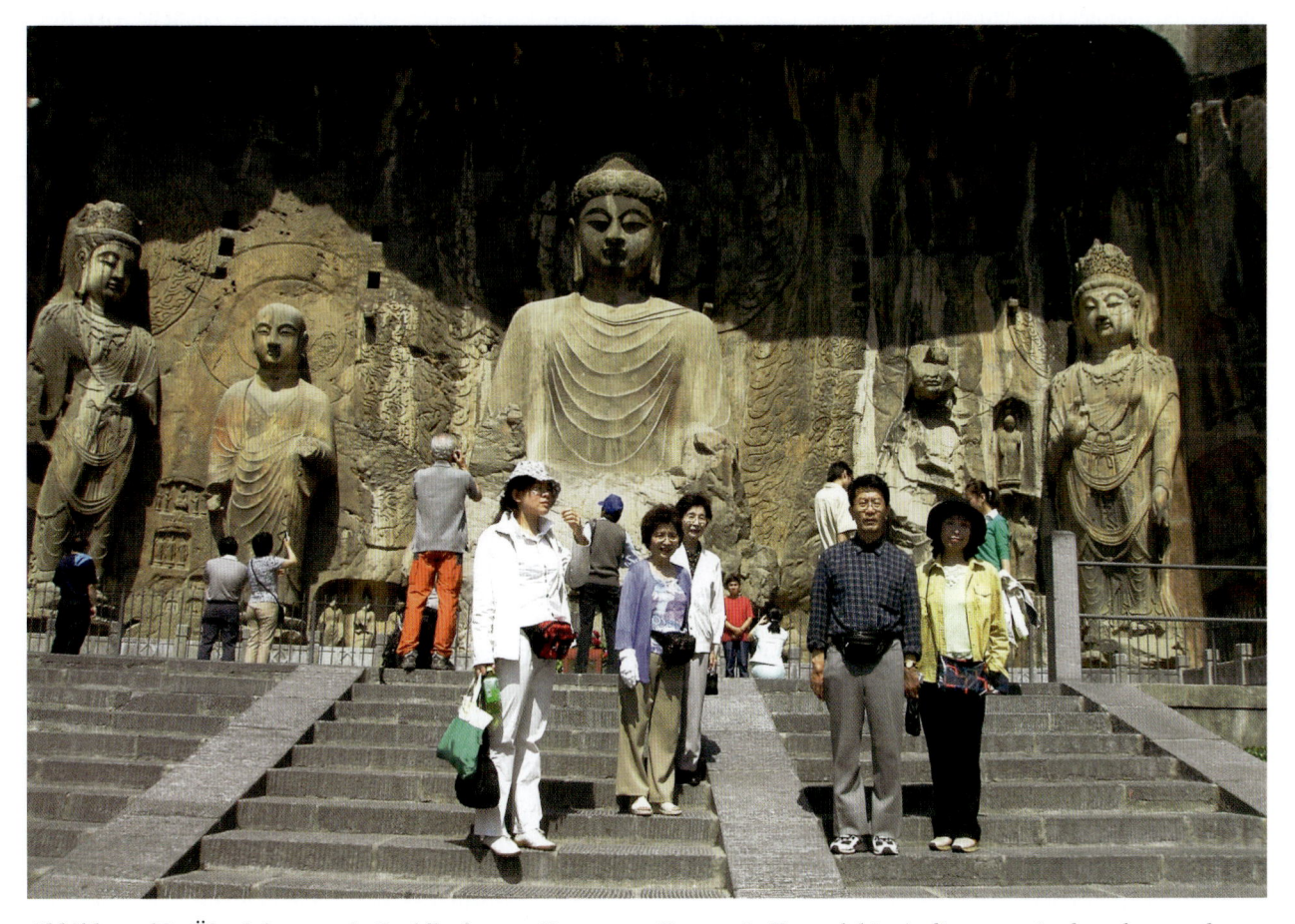

Abbildung 35: *Überlebensgroße Buddhafiguren (Longmen-Grotten in Zentralchina), die man seit alters her verehrt. Dabei sollte man einräumen, dass nur die wenigsten tatsächlich ein Buddha werden wollen. Jeder hätte aber gerne etwas vom großen Glücksempfinden und der inneren Ausgeglichenheit, die Buddhas auszeichnet. Die Figur des Buddhas symbolisiert deshalb für die Majorität der Menschen den Archetyp des „dauerhaften Glücks".*

erreichen. Traditionell benutzt man dazu spirituelle Disziplinen wie Askese, Beten und Meditation. In diesem Zusammenhang spielt die Beherrschung der Lebensenergie eine ganz zentrale Rolle, weil dadurch dauerhafte Glückszustände und emotionale Zufriedenheit erreicht werden sollen. Buddha lebte demzufolge in einem Himmel der Glückseligkeit. Spirituelle und weltliche Wege zum Glück bilden seit jeher starke Gegensätze, die als unvereinbar gelten, weshalb ein sexuell aktiver oder betrunkener Mönch überall und zu allen Zeiten als anstößig angesehen wurde.

Wenn beim Glück von Religionen die Rede ist, denkt man gleich an Weltflucht und Askese. Man hat Bilder vom Eremiten vor Augen, der das Diesseits als große Täuschung („Maya") ansieht. Es gibt aber auch Mönche, die in ihrem spirituellen Wirken die scheinbar unvereinbaren Gegensätze von Diesseits und Jenseits radikal zusammenbringen. Der indische Tantrismus als Sonderform des Hinduismus betrachtet beide als gleichwertige Welten. Die weisen Männer (sogenannte Saddhus) der tantrischen Vamachara-Sekte nehmen Marihuana und sogar den in Indien verpönten Wein zu sich und praktizieren ekstatische Tänze sowie einen ritualisierten Sexualakt mit Prostituierten, um die Vereinigung mit dem Göttlichen zu erreichen. Innerhalb der Millionen indischer Yogis, die mit ihren Bettelschalen durch das Riesenland wandern, ist diese exzentrische Gruppe aber bis heute unbedeutend geblieben. Eine verweltlichte Form des Tantrismus wurde durch den indischen Philosophieprofessor Bhagwan Sri Rajneesh populär, hat aber im Yoga bis heute kaum eine ernst zu nehmende Bedeutung erlangt.

Durch Sex, Drugs and Rock 'n' Roll erlebt man zwar eine kurze Verzückung, die aber irgendwann ihr natürliches Ende findet. Danach kippt das Ganze oft in einen gegenteiligen Zustand. Schon im alten Rom wusste man um die Folgen, die man sich mit solchen Freuden einhandelt: „Post coitum omne animal triste est, sive gallus et mulier."(„Nach dem Beischlaf ist jedes Tier traurig, außer dem Hahn und den Frauen.") Auch wenn man über den unverhohlenen Spott gegenüber dem weiblichen Geschlecht lächeln mag: Hier wird eine uralte menschliche Enttäuschung ausgedrückt, die mit der Endlichkeit schöner Erfahrungen zu tun hat.

Die Lebensenergie kann in den asiatischen Kampfkünsten als eine Form von Schutzschild und als Kraftverstärker eingesetzt werden. Wie das genau geschieht, ist bis heute größtenteils unerforscht. Vermutlich kann Ch'i die eigene Muskelkraft wesentlich verstärken und die des Gegners reduzieren, indem dessen Muskeln schwach werden, wenn er in das feindliche Kraftfeld gerät. Neben der körperlichen Kraft wird seit jeher das Blut mit der Lebensenergie in Verbindung gebracht, und tatsächlich wirkt sie direkt auf die Durchblutung ein. Deshalb können Yogis unbeschadet stundenlang im Schnee des Himalaja sitzen: Sie benutzen ihre Lebensenergie als eine Art Wärmeisolation und steigern dadurch gleichzeitig die lokale Durchblutung. Viele Menschen, die ihre Energieblockaden durch die Psychosomatische Energetik verloren haben, berichten mir danach, seit Längerem zum ersten Mal wieder warme Gliedmaßen zu haben und nicht mehr so viel zu frieren. Am stärksten zeigt sich die Beziehung von Blut und Lebensenergie bei der Sexualität: Wenn bei sexueller Lust mehr Lebensenergie fließt, steigert sich auch die lokale Durchblutung, was zur Erektion und zum Anschwellen der Schamlippen führt.

Beim Geschlechtsakt wirkt daneben die Polarität als wichtiges Ordnungsprinzip der Lebensenergie. Yin und Yang sind elementare Trennungsprinzipien der Vitalenergie – also des niedrig schwingenden Anteils der Lebensenergie –, die dazu führen, dass aus der gegenseitigen Attraktion eine große Dynamik entsteht. Der Reiz der Sexualität hat deshalb auch ganz entscheidend etwas mit der energetischen Polarität zu tun. Grundsätzlich kann man die Sexualität als eine Inszenierung der Natur ansehen, mit der der Mensch ebenso wie das Tier zum Produzieren von Nachkommen verlockt wird. Sexualität führt zu einer starken psychoenergetischen Aufladung und ruft Glückszustände hervor, die in Form einer erhöhten Endorphinausschüttung nachgewiesen werden können. Wäre die Sexualität nicht mit Lust verbunden, wäre die Menschheit vermutlich längst ausgestorben.

Im Vorgriff auf das Kapitel S. 236 möchte ich hier festhalten, dass Menschen unabhängig von ihrem biologischen Geschlecht zusätzlich eine charaktertypische Polarität besitzen, die sie entweder eher yin- oder eher yang-gepolt macht. Menschen mit gleicher charaktertypischer Polarität, beispielsweise zwei yin-gepolte Sanguiniker, zeigen in der Partnerschaft auf Dauer eher Zeichen sexuellen Desinteresses als gegenpolare Charaktere.

Alle spielerische Tätigkeiten und schönen Fantasien sind eine weitere wichtige Quelle für Lebensfreude. Zwar weiß das jedes Kind, doch als Erwachsener vergisst man es allzu leicht. Deshalb führt alles, was Spaß und Freude bereitet, zu höheren Emotionalwerten und dadurch zu mehr Lebensenergie. Der Karneval kann als Paradebeispiel dafür dienen, und die Lachtherapie des indischen Arztes Madan Kataria hat deshalb so großen Erfolg, weil Humor und Lachen universelle Lebensopen der sind. Auch die Traumphasen während des Schlafes haben eine wichtige, psychoenergetisch regenerierende Funktion. Das gemeinsame Element von Lachen, Sexualität und Spaß ist aus energetischer Perspektive der angeregte Emotionalkörper. Seine Aufladung trägt dazu bei, dass man sich nach befriedigendem Sex ebenso wie nach einer großen Freude energetisch lebendig und erfrischt fühlt.

Auch im alten Griechenland beschäftigten sich die Philosophen mit der urmenschlichen Frage, wie dauerhaftes Glück erreicht werden kann. Zwei Schulen standen sich in ihren Auffassungen diametral gegenüber. Die Epikureer vertraten eine hedonistische, materialistische und rationale Einstellung. Sie entspricht in ihren Grundzügen dem Lebensstil und der Weltanschauung des heutigen Menschen der Postmoderne. Epikur sagt kurz und bündig: *„Der Tod geht uns nichts an. Solange wir leben, ist der Tod nicht da. Wenn der Tod aber da ist, sind wir nicht mehr vorhanden."* Epikur empfiehlt angesichts solcher Überlegungen, die sinnlose Furcht vor den Göttern und dem Tod zu verlieren. Man solle stattdessen ein ausgeglichenes und beschauliches Leben genießen und sich einen heiteren Gemütszustand bewahren.

Die gegenteilige Position wird von den Stoikern eingenommen. Sie sind pflichterfüllte Vernunftmenschen, deren Ziel es ist, leidenschaftslos die vom „Logos" (Weltgeist) auferlegte Pflicht zu tun. Der römische Kaiser Marc Aurel drückt es so aus: *„Arbeite! Aber nicht wie ein Unglücklicher oder wie einer, der bemitleidet oder bewundert werden will. Arbeite oder ruhe, wie es das Beste für die Gemeinschaft ist."* Die moderne Glücksforschung hat mittlerweile bestätigen können, dass eine solche Einstellung sinnvoll ist, denn Glück wird besonders dann empfunden, wenn Menschen eine sinnstiftende Gemeinschaftsaufgabe erledigen. Insofern scheint der alte Gegensatz von Epikureern und Stoikern zumindest in diesem Punkt künstlich zu sein.

Ich persönlich glaube ohnehin, dass Gegensätze wie die zwischen den altgriechischen Schulen konstruiert sind und deshalb an der Realität vorbeigehen. Trotzdem waren diese philosophischen Schulen wichtig, weil sie bestimmte Grundhaltungen späterer Zeiten vorwegnehmen, etwa den sinnenfrohen Materialisten und den sittenstrengen Calvinisten. Und vermutlich sind die extremen Positionen der beiden Richtungen für bestimmte Charaktertypen maßgeschneidert: Die Lehre der Epikureer wird sich wohl hauptsächlich an Sanguiniker wenden, während der Stoiker zweifellos den Melancholiker ansprechen dürfte. Eine ähnliche Vermutung haben unter anderem auch schon Friedrich Schiller und C. G. Jung geäussert. Beide meinen, dass die Art der Philosophie, die jemand wählt, letztlich eine Frage seiner Persönlichkeit ist.

Seit Anbeginn der menschlichen Kulturentwicklung vor rund 3000 Jahren haben sich Philosophen und Weisheitslehrer mit der Ausgeglichenheit des Gemüts, der anhaltenden Zufriedenheit und dem dauerhaften Glück beschäftigt. Sie haben dabei Hilfsmittel jedweder Art zum Erreichen des Glücks strikt abgelehnt, seien das Drogen oder Sexualpartner. Nur wer aus sich selbst heraus glücklich und erleuchtet werden konnte oder das zumindest mithilfe der Gnade Gottes erreichte, gilt als spirituell seriös und akzeptabel. Im Osten des Buddha und der Yogis geht es in diesem Zusammenhang um Bedürfnislosigkeit, Nichthaften an der Welt und das Erreichen eines ausgeglichenen Gemütes, im Westen um die Vereinigung mit dem Christusbewusstsein („unio mystica"), das heißt um die Seligkeiten des Glaubens.

Der moderne Mensch ist angesichts solcher theologischen Ratschläge orientierungslos. Er sucht wie alle Menschen, die jemals gelebt haben, dauerhaftes Glück und Zufriedenheit, will das aber nicht länger mit einem bestimmten religiösen Glauben erkaufen. Der moderne Mensch sucht Sinn in seinem Leben, will das aber mit keiner Ideologie verknüpfen. Der einzig gangbare Weg besteht für immer mehr Menschen ins eigene Innere. Es geht dabei zuerst um mehr körperlich-seelische Gesundheit und um die Harmonisierung der Lebensenergie, um sich seelisch und energetisch zu öffnen. Es geht im nächsten Schritt um einen Weg zu sich selbst und zu seinen verschütteten inneren Ressourcen, um zufriedener und ausgeglichener zu werden und womöglich das vorher verschüttete Lebensglück und den verborgenen Lebenssinn wiederzufinden. Davon handeln die folgenden Kapitel.

Die eigene Lebensenergie erhöhen

Die alten chinesischen Ärzte wussten, dass ein Teil der Lebensenergie vererbt wird und nicht willentlich gesteigert werden kann. Man spricht vom tiefen Ch'i oder der Erbenergie, die konstitutionell ist und auf die Eltern zurückgeht.[9] Jeder kennt Menschen, die unter gleichen Belastungen viel mehr durchhalten als andere. Es gibt regelrechte Kraftpakete, die einen scheinbar unbegrenzten Energievorrat zu haben scheinen, und es gibt Menschen, die schon bei kleinsten Anstrengungen überfordert sind. All das liegt überwiegend an der Erbenergie. Zweitens durchschauten die alten chinesischen Ärzte das Prinzip, dass jede physikochemische Energiezufuhr, sei es durch Nahrung, Sauerstoff oder Wärme, automatisch zu mehr Lebensenergie führt. Über die energetische Rolle der Atmung hatte ich bereits gesprochen. Wer tiefer und ruhiger atmet, wird nicht nur seelisch entspannter, sondern erhält dadurch auch mehr Lebensenergie. Wärme in einer gewissen Dosierung wirkt ebenso wie die Sonne als Spender feinstofflicher Energie. Eine weitere Energiezufuhr erfolgt durch die Nahrung. Wer mehr Lebensenergie haben will, sollte also mehr essen, was viele energieschwache Menschen ohnehin instinktiv tun. Natürlich hat man dann irgendwann lästiges Übergewicht, weshalb die Bekämpfung eines Energiemangels durch Messer und Gabel keine gute Lösung darstellt.

Viele alltägliche Beschäftigungen verbessern die Stimmung und erhöhen den Pegel der Lebensenergie. Die Kunst besteht darin, herauszufinden, was einem wirklich auf Dauer guttut und was nicht. Teilweise geht es dabei um ein Gewahrsein, um gute von schädlichen Einflüssen unterscheiden zu können, teilweise handelt es sich um individuelle Unterschiede. Deshalb kann man keine allgemeingültigen Ratschläge geben, aber dennoch einige Regeln aufstellen.

Ein wichtiger Schlüssel zu psychoenergetischer Harmonie beruht auf zwei Faktoren: Natürlichkeit und Wohlbefinden.

Wild lebende Tiere besitzen noch eine natürliche Instinktsicherheit im Verhalten. Dies scheint der Grund für teilweise unglaubliche Leistungen zu sein, wozu etwa die Tausende Kilometer langen Vogelwanderungen gehören. Die Tiere verfügen über enorm große energetische Leistungsreserven, ihre Lebensenergie kann fast ungehindert fließen, und sie werden kaum ernsthaft krank: Krebs scheint bei wild lebenden Tieren deutlich seltener vorzukommen als bei Haustieren. Und sie kennen offenbar keinerlei Gemütskrankheiten. Haustiere dagegen können durchaus neurotisch werden, wobei sie vermutlich durch ihre seelisch gestörten Besitzer angesteckt werden.

Vor diesem Hintergrund erscheint es naheliegend, das spirituelle Lebensziel im Wiedererlangen der verloren gegangenen Natürlichkeit zu suchen. Im alten China nannte man die Natürlichkeit Tao. Das *Tao-Te-King,* ein Buch des Weisen Laotse, der im 6. Jahrhundert v. Chr. gelebt haben soll, beschreibt Natürlichkeit als einen Zustand, den der weise Mensch anstreben sollte. Laotse verwendet dabei eine paradoxe, das Rationale transzendierende Sprache, weil das wahre Tao nicht ausgedrückt werden könne, und dasjenige, das man ausdrücken könne, nicht das wahre Tao sei. Hat man die Natürlichkeit einmal verloren, gewinne man sie nicht durch direkte Anstrengungen zurück, sondern nur durch Absichtslosigkeit. Das Problem liegt dabei allerdings darin, dass absichtliche Absichtslosigkeit bereits Unnatürlichkeit zur Folge hat. Man muss sich der Lösung daher auf Schleichwegen nähern.

Laotse geht es bei der Haltung der Absichtslosigkeit nicht um eine Fitnessübung, sondern um eine Form von fließender und geschehen lassender Spontaneität, die die verloren gegangene Natürlichkeit zurückbringt. Dadurch schenkt sie dem Weisen wieder den natürlichen seelischen und energetischen Frieden und die Kraft, die bei Wildtieren noch selbstverständlich sind. In den asiatischen Kampfkünsten ist die Natürlichkeit ebenfalls ein zentrales Ziel: Man legt es nicht primär darauf an, sich besser verteidigen zu können, sondern ist dann dazu fähig, sobald man seine Natürlichkeit wiedererlangt hat. In den asiatischen Kampfkünsten ist die Natürlichkeit ebenfalls ein zentrales Ziel: Man legt es nicht primär darauf an, sich besser verteidigen zu können, sondern bekommt das als kostenlose Dreingabe, sobald man seine Natürlichkeit wiedererlangt hat.

Der zweite Faktor zur Wiedererlangung der psychoenergetischen Harmonie ist das Wohlbefinden. Viele Menschen erleben Wohlbefinden nach körperlicher Anstrengung, doch es kommt bekanntlich auf die Dosis an. Einige berühmte Fitnesspäpste sind schwer krank geworden oder sogar gestorben, weil sie zu exzessiv trainiert

---

[9] Mit Testampullen (der PSE) kann das tiefe Ch'i gemessen werden. Es entspricht regenerationsmäßig dem Schwefelstoffwechsel (Sulfur). Schwefel steuert wichtige oxidative Stoffwechselvorgänge (Redoxvorgänge) und ist an der Entgiftung der Zellen maßgeblich beteiligt (Glutathionsystem). Bei schweren Krankheiten sinkt das Ch'i ab und kann durch bestimmte Naturheilmittel, aber auch durch Sauerstofftherapie u. Ä. erhöht werden.

hatten. Wenn sie ehrlich mit sich gewesen wären, hätten sie vermutlich rechtzeitig gespürt, dass es sich bei ihrem Sport nicht mehr um echtes Wohlbefinden, sondern um ein Übermaß an Stress gehandelt hat. Studien an Absolventen amerikanischer Universitäten zeigen, dass diejenigen die längste Lebenserwartung haben und am gesündesten sind, die mäßig, aber regelmäßig Sport treiben. Der beste Indikator, um das optimale Maß an Bewegung zu ermitteln, scheint dabei das subjektive Wohlgefühl zu sein. Echtes Wohlgefühl ist ein direkter Spiegel der fließenden Lebensenergie. Kommt es dagegen bei exzessivem Sport zu einer endogenen Endorphin- Ausschüttung, wird ein falsches Wohlgefühl vorgetäuscht (das „runner's high"), so dass eine derartige Übertreibung die Lebensenergie schwächt. Echtes von falschem Wohlgefühl zu unterscheiden ist daher von großer Wichtigkeit, aber zugegebenermaßen nicht immer einfach.[10]

Was kann man sich konkret unter echtem Wohlgefühl vorstellen? Eine schnurrende, sich wohlig rekelnde Katze vermittelt davon ein perfektes Bild. Fragt man Menschen, wie sie sich in einem vergleichbaren Zustand fühlen, berichten sie von einem sanft strömenden, lustvoll ziehenden und angenehmen körperlichen Empfinden. Viele kennen derartige Gefühle ausschließlich nach sexuellen Erfahrungen, doch sie können genauso mit Naturerlebnissen, Stimmungen und sogar intellektuellen Erlebnissen verbunden sein. Gerda Boyesen hat das Wohlgefühl, um das es hierbei geht, „es kuschelig haben" oder schlicht „Lust" genannt. Lachen, Spielen, Sich-Verlieben, Sexualität – kurz gesagt alles, was Spaß macht, aktiviert anhaltende Zustände echten Wohlgefühls.

Im persönlichen Gespräch hat mir Frau Boyesen berichtet, dass viele Menschen überhaupt nicht mehr wüssten, was echtes Wohlbefinden ausmache. Sie verbänden damit meist ausschließlich sexuelle Aktivitäten, und viele hätten solche zarten, wohligen und schönen Gefühle zuletzt gespürt, als sie kleine Kinder waren. Menschen verlieren nach Auffassung der Körperpsychotherapie – auf die ich später zu sprechen komme (siehe Seite 140) – leider oft die natürliche Fähigkeit, Wohlbefinden zu erleben, weil sie den spontanen Fluss ihrer Lebensenergie zu stark abgeblockt haben und durch übergroße innere Anspannung sich selbst nicht mehr richtig spüren. Weil diese Vorgänge unbewusst ablaufen, verlieren sie immer mehr das Gefühl dafür und leiden zuletzt an den Folgen, anstatt die eigentliche Ursache wahrzunehmen, die in ihnen selbst liegt.

Nach den Erfahrungen der Körperpsychotherapie sind die besagten inneren Anspannungen auf verdrängte Gefühle und Empfindungen zurückzuführen. Werden die unterdrückten Gefühle wieder entdeckt und ausgedrückt, beginnen Menschen sich selbst wieder stärker wahrzunehmen. Oft können sie überhaupt erst dann erkennen, wie heruntergedrosselt ihre Selbstwahrnehmung gewesen war. Vom körperlich empfundenen Wohlgefühl, das vom freien und intensiven Strömen des Vital- und Emotionalkörpers herrührt, ist der Flow-Begriff des amerikanischen Psychologen und Glücksforschers Mihály Csikszentmihalyi zu unterscheiden. Er nennt einen glückhaft empfundenen ständigen Gefühlsfluss Flow und versteht darunter einen Zustand des selbstvergessenen Aufgehens in einer Aufgabe, die man gut beherrscht. Meines Erachtens handelt es sich bei diesem Zustand überwiegend um das Erleben einer höheren Seins- Ebene (Kausalkörper-Erfahrung). In einem späteren Kapitel komme ich darauf zurück (siehe Seite 315).

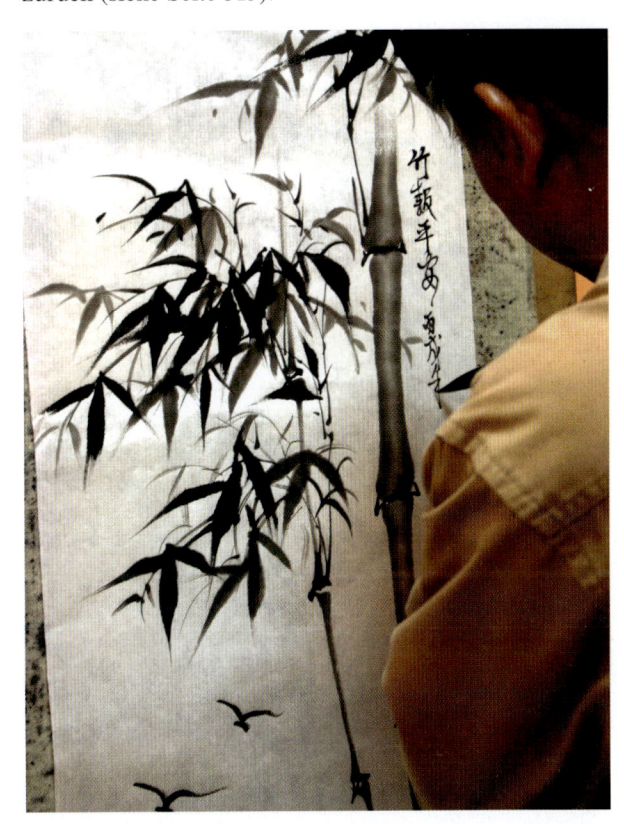

Abbildung 36: Tuschemalerei als Versuch, Natürlichkeit und Spontaneität während des Malvorgangs künstlerisch auszudrücken.

---

10 Die Harmonisierung der Lebensenergie wirkt sich fördernd auf die körperliche Leistungsfähigkeit aus. Man erlebt das auch bei der Behandlung mit der Psychosomatischen Energetik. Eine Erhöhung der Vital- und Emotionalenergie hat nach Aussagen eines Schweizer Trainers, der Spitzensportler betreut, zu einem Zuwachs an Leistung um 10 Prozent geführt. Das ist nach seinen Worten sensationell und normalerweise nur nach monatelangem hartem Training erreichbar, aber es geschah hierbei ohne zusätzliches Training und in kurzer Zeit, indem die feinstoffliche Energie durch Konfliktlöschung erhöht wurde.

Vitalismus und der Geist in der Natur

*Wir können bei der Betrachtung des Weltgebäudes, in seiner weitesten Ausdehnung,
uns der Vorstellung nicht erwehren, dass dem Ganzen eine Idee zum Grunde liege,
wonach Gott in der Natur, die Natur in Gott,
von Ewigkeit zu Ewigkeit, schaffen und wirken möge.*

Johann Wolfgang von Goethe, deutscher Dichter (1749–1832)

Wie wir gesehen haben, spielt die Lebensenergie in den asiatischen Traditionen eine ganz dominierende Rolle – in China als Fundament einer weit differenzierten Naturphilosophie, in Indien mit stärker religiösen Absichten (Erleuchtung). Im Abendland war die Spekulation über das Lebendige dagegen eher ein Randphänomen. Der antike Philosoph Aristoteles erwähnt eine „Entelechie" als Ordnungskraft, die in allem Lebendigen als gedankliche Kraft wirken soll, und damit war das Thema weitgehend abgehandelt. Später wird die Lebensenergie mit dem Begriff des Äthers gleichgesetzt. Immanuel Kant, der bedeutende Philosoph des 18. Jahrhunderts, schreibt darüber: *„Es ist eine, im ganzen Weltraum als ein Kontinuum verbreitete, alle Körper gleichförmig durchdringend erfüllende (mithin keiner Ortsveränderung unterworfene) Materie."*

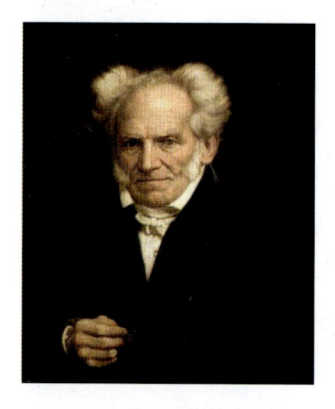

*Abbildung 37:
Der Philosoph
Artur Schopenhauer
(1788–1860).*

Eine Generation später sieht Artur Schopenhauer in der Lebensenergie einen urwüchsigen Überlebenswillen am Werk, der den ganzen Kosmos als Urkraft durchdringt. Schopenhauer macht die Idee eines übergeordneten Lebenswillens zum Mittelpunkt seiner Weltsicht, wobei er sich ausdrücklich auf buddhistische und hinduistische Quellen beruft, die damals in gelehrten Kreisen eine beliebte Lektüre darstellen. Schopenhauer betitelt sein 1819 erschienenes Hauptwerk *Die Welt als Wille und Vorstellung*, wobei er dem Willen im Unterschied zu den Ideen (Vorstellungen) eine Führungsrolle zuweist. Schopenhauers Lebenswille wird von vielen als Vorläufer von Charles Darwins Evolutionstheorie, aber auch von Sigmund Freuds Unbewusstem gedeutet, der fast ein Jahrhundert später die Psychoanalyse entwickelte.

Schopenhauer durchschaut erstmals, dass Menschen statt vom Verstand weitgehend von unbewussten Antrieben gesteuert werden. Dazu gehört vor allem der Eros als Sonderform des Lebenswillens, dem ganz besondere Verführungskräfte innewohnen. Schopenhauer begreift, dass Menschen nicht immer das tun, was sie wollen oder was sie tun sollten, sondern oft auch das tun, was ihnen schadet und was einem fremden, unbekannten Willen zu entspringen scheint, eben dem besagten Lebenswillen. Dieser oft im Verborgenen wirkende Wille verfolgt kein festes Ziel und besitzt keine bewusste Absicht, sondern kann als eine alles durchdringende Lebenskraft begriffen werden, die unterschwellig vorantreibt.

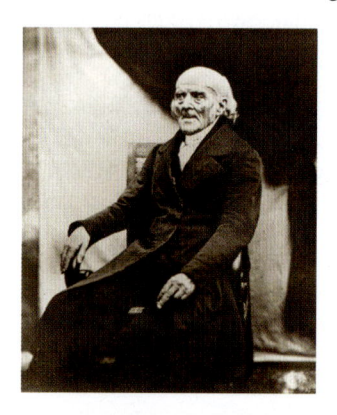

*Abbildung 38: Der Arzt
und Apotheker Samuel
Hahnemann (1755–1843).*

Für den Erfinder der Homöopathie, Samuel Hahnemann, einen deutschen Arzt und Apotheker, steht eine immaterielle Veränderung der Lebensenergie am Anfang jeder Krankheit und bildet zugleich den wichtigsten Schlüssel zu ihrer Heilung. Krankheiten entstehen laut Hahnemann durch eine „Verstimmung der Lebensenergie". Hahnemann erscheint an diesem Punkt keineswegs besonders originell, denn er teilt die Auffassung der damaligen Medizin. Die Lehre des schottischen Arztes John Brown war zu jener Zeit in akademischen Kreisen populär, und Hahnemann wird stark von ihm beeinflusst.

Browns Lehre (Brownianismus) beruht auf der simplen Grundannahme, dass zu wenige Reize die Lebensenergie erlahmen lassen, während zu starke Reize erschöpfend wirken. Durch zu viel oder zu wenig Reize sollen Krankheiten entstehen, während Gesundheit eine Ausgewogenheit zwischen den Extremen bedeutet. Aufgabe des Arztes sei es, mäßigend, ausgleichend und im besten Fall harmonisierend zu wirken. Nach Ansicht von Goethes Leibarzt Christoph Wilhelm Hufeland wird eine Störung der Lebensenergie zur elementaren Grundvoraussetzung für jede Krankheit. In seinem mehrbändigen Werk *Makrobiotik oder die Kunst, das menschliche Leben zu verlängern* finden sich bereits alle Elemente der modernen Naturheilbewegung.

Die Lehre von der Lebensenergie gehörte demnach vor zweihundert Jahren noch zum guten wissenschaftlichen Ton, denn sie war ein anerkanntes Element der offiziellen Medizin. Doch Kritiker äußern bereits erste grundsätzliche Bedenken: Sie empfinden es als störend, dass es sich bei der Lebensenergie um einen naturwissenschaftlich nicht objektivierbaren Begriff handelt. Dieser Charakter der Lebensenergie stand der naturwissenschaftlichen Orientierung im Weg, die damals um sich greift.

Zwischen Anhängern der Lebensenergie, den sogenannten Vitalisten, und den Materialisten toben regelrechte Schlachten an den Universitäten. Beim Vitalismus handelt es sich um eine mittlerweile verschwundene Richtung der Biologie, deren Leitidee lautete, dass der gesamten Natur, vor allem aber dem Leben selbst eine Art von gemeinsamer Intelligenz zugrunde liege. Das Ergebnis der Auseinandersetzungen zwischen Vitalisten und Materialisten erscheint rückblickend vorhersehbar, denn mit dem Vordringen der Naturwissenschaft gilt bekanntlich bald nur noch dasjenige als real, das wäg- und messbar ist. Alles andere wird als subjektiv eingestuft und damit letztlich als irrational und sogar als nicht existent verdammt. Für die Lehre von der Lebensenergie ist bald kein Platz mehr. Einer der letzten Vertreter des Vitalismus in Forschung und Lehre war der an der Universität Leipzig wirkende Biologe und Philosoph Hans Driesch, der 1941 starb.

Leider ist seitdem kaum mehr wissenschaftlich über dieses Thema geforscht worden. Wie es die Lebensenergie im Detail schafft und welche Mechanismen beteiligt daran sind, auf körperliche wie auf seelische Zustände einzuwirken, ist bis heute ein Rätsel. Die wesentlichen Erfahrungen stammen daher überwiegend von nichtwissenschaftlich tätigen Personen, also von Praktikern wie Alternativmedizinern, Rutengängern, Reiki-Lehrern und so fort. Daneben gibt es einige Forschungen von Außenseiterwissenschaftlern, die Hypothesen zu den Wirkzusammenhängen aufgestellt haben. Es handelt sich jedoch um umstrittene Theorien, bei denen die Lebensenergie mit neu geprägten Begriffen wie Tachyonen, Orgon oder freie Energie benannt wird. Überwiegend kann man derartige Theorien aus Sicht der seriösen Naturwissenschaft ins Reich der Fantasien verweisen. Sie stellen zwar mutige Versuche dar, die gängige Naturwissenschaft mit den Modellen der Lebensenergie zu versöhnen, doch da weiterhin die Objektivierbarkeit fehlt, sind sie zum Scheitern verurteilt.

Zu allen Zeiten haben Menschen über das Wunder des Lebens gestaunt. Betrachtet man die Lebensenergie rein mechanisch als Kraft, die materielle Dinge auf die gleiche Art lebendig macht, wie Benzin einen Motor antreibt, kommt einem dieses Staunen zunächst unverständlich vor. Doch die Lebensenergie beinhaltet weitaus mehr Eigenschaften, als bloße Kraftquelle zu sein. Seit jeher haben Menschen intuitiv gespürt, dass die Lebensenergie etwas Mysteriöses hat und so etwas wie Bewusstseinseigenschaften besitzt. Lebensenergie und Geist scheinen eng verwandt zu sein, und dieser Bewusstseinsanteil der Lebensenergie ist mit einer Intelligenz und Ordnung gleichsam „aufgeladen", die wiederum auf das Geschaffene zurückwirken. Aus dieser Perspektive stellt sich Bewusstsein als etwas dar, das nicht notwendigerweise an Gehirn oder Nerven gebunden ist, sondern als Grundeigenschaft von allem, was lebendig ist. Das erkennt man daran, dass alle Lebewesen vom Einzeller bis zum Menschen eine intelligente Eigensteuerung besitzen, die mehr umfasst als bloß ein Gehirn. In diesem Sinn ist auch eine Amöbe mit Geist beseelt.

Das reduktionistische Denken, das alles immer weiter zerteilt, hat sich heute weitgehend durchgesetzt. Es handelt sich um eine auf bloße Materie reduzierte Weltsicht, die so etwas wie Bewusstsein als Epiphänomene („Ausschwitzungen") von materiellen Prozessen deutet. Mittlerweile haben viele Naturwissenschaftler diesen Denkstil, der nicht nur Tiere (siehe Abbildung 39), sondern letztlich die gesamte Welt als Maschine ansieht, die vom Schöpfergott zu Beginn der Schöpfung wie eine Uhr zum Laufen gebracht worden sein soll, auf eine derartig umfassende Weise verinnerlicht, dass ihnen abweichendes Denken geradezu absurd und antiquiert erscheint.

Vor diesem Hintergrund gilt Naturwissenschaftlern heutzutage die Vorstellung als äußerst suspekt, dass es neben der Materie noch etwas anderes geben soll, beispielsweise so etwas Mysteriöses wie ein dem Leben innewohnendes „Bewusstsein". Sie argwöhnen, man würde mit einem solchen Denken ins finstere Mittelalter zurückkehren. Ihre scheinbar rational klingenden Befürchtungen beruhen letztlich jedoch auf einer emotiona-

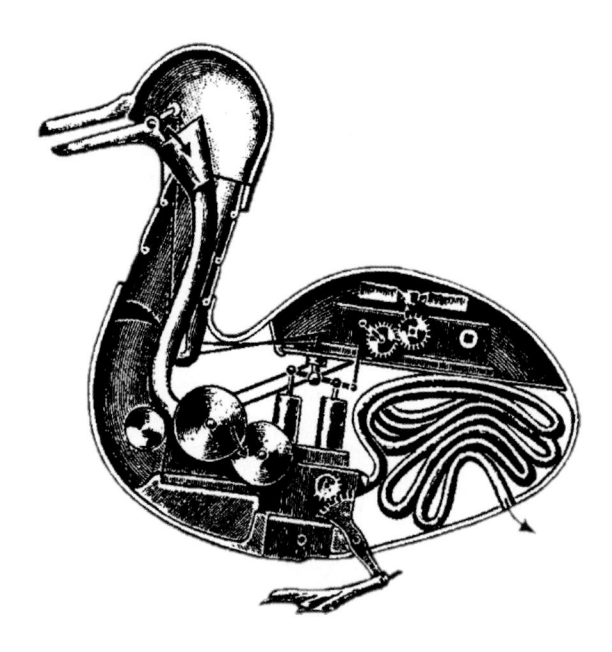

Abbildung 39: *Mechanische Ente. Tiere werden hier als rein mechanische Apparate gezeigt. Zeichnung von Jacques de Vaucanson 1738.*

len Abwehr, mit der alles allzu Revolutionäre als negativ empfunden wird, weil es die Fundamente des Existierenden bedroht. Die übertriebene Ablehnung alles Geistigen innerhalb der modernen Naturwissenschaft kann dabei mit einiger Berechtigung als Tabu bezeichnet werden, da es rationalen Argumenten nicht zugänglich ist und weitgehend auf Vorurteilen beruht.

Eine rein materialistische Betrachtung der Evolution greift aber höchstwahrscheinlich zu kurz. Man darf vermuten, dass die geistige Welt einen gewissen Rückkopplungseffekt auf die materielle Schöpfung hat – etwa im Sinn von Rupert Sheldrakes morphogenetischen Feldern – und psychische Phänomene wie das Verhalten oder Emotionen außerdem auf die Erbsubstanz zurückwirken (Epigenetik). Es gibt bis heute keine hundertprozentigen Beweise dafür, dass der Kosmos ausschließlich aus Materie besteht. Beobachtungen der modernen Parapsychologie deuten zum Beispiel darauf hin, dass nichtlokales Bewusstsein höchstwahrscheinlich existiert, menschliches Bewusstsein also Materie über Distanzen hinweg beeinflusst.[11] Wissenschaftler wie die Physiker Amit Goswami und Ervin László halten ein Modell für sinnvoll und notwendig, das von einem geistartigen Kosmos ausgeht, um bestimmte physikalische Phänomene vernünftig zu erklären.

In der modernen Systemtheorie beschäftigt man sich mit dem Prinzip der Selbstorganisation, das auch der unbelebten Natur zugrunde liegt. Biologische Systeme wie etwa Ameisen- oder Bienenstaaten, aber auch Mineralien, die zu Kristallen heranwachsen, fügen sich aus unerklärlichen Gründen zu höheren Ordnungen zusammen. Warum sie das tun, ist ein Rätsel. Auf den Webseiten des renommierten deutschen Max-Planck-Instituts für Dynamik und Selbstorganisation findet sich in dem Zusammenhang folgender bezeichnende Satz, der die Ratlosigkeit der Wissenschaft gegenüber derartigen Phänomenen zum Ausdruck bringt: *„Besonders faszinierend sind dabei die strukturbildenden Systeme, nach deren allgemeinen Prinzipien noch immer gesucht wird."*[12]

Unterstellt man von vornherein ein ordnendes Bewusstsein, das als gestaltende Kraft wirkt, erscheint es dagegen verständlich, dass die Natur aus mehr besteht als einem zufälligen Puzzle. Auch der menschliche Organismus darf aus dieser Perspektive als anschauliches Beispiel einer intelligenten Selbstorganisation bezeichnet werden, in dem ein Milliardenheer von Zellen eine höhere Ordnung bildet. Der menschliche Körper besteht aus über 100 Billionen Zellen und lässt pro Sekunde zehn Millionen neue entstehen. Aus dem Blickwinkel einer einzelnen Zelle erscheint der Gesamtkörper als gigantisches, geradezu unüberschaubares Universum. Man fragt sich, was dafür sorgt, dass das alles so perfekt zusammenwirkt, etwa bei der Wundheilung, oder wie es möglich ist, dass Organzellen genau an dem Platz sind, an den sie gehören. Im Grunde genommen kann nur ein höheres ordnendes Bewusstsein, beispielsweise in Form psychoenergetischer Felder, die zum Prinzip der Selbstorganisation befähigt sind (vergleichbar der Software bei einem Computer), in der Lage sein, solche großartigen Wunder überhaupt erst hervorzubringen.

Betrachtet man das menschliche Leben aus einer höheren Perspektive, waren es nicht in erster Linie die Naturwissenschaftler, sondern vor allem Künstler – und natürlich Liebende –, die etwas von der geheimnisvollen Seite der Schöpfung geahnt haben. Etwa der Lyriker Joseph von Eichendorff: *„Schläft ein Lied in allen Dingen, die da träumen fort und fort, und die Welt hebt an zu singen, triffst du nur das Zauberwort."* Wenn wir mit offenen Sinnen eine Frühlingswiese erblicken, so begegnen uns unzählige Wunder, von der kleinsten Ameise

---

11 Radin 1997. Dieses Buch enthält eine brillante Zusammenfassung des aktuellen Standes der Parapsychologie sowie Ansätze zu einem neuen Weltbild, das Bewusstsein als Teil der Schöpfung ansieht.

12 Zitiert nach einem Vortragsskript von Prof. Dr. Ing. Norbert Hartung beim Expertentreffen der Psychosomatischen Energetik in Konstanz, Juni 2009.

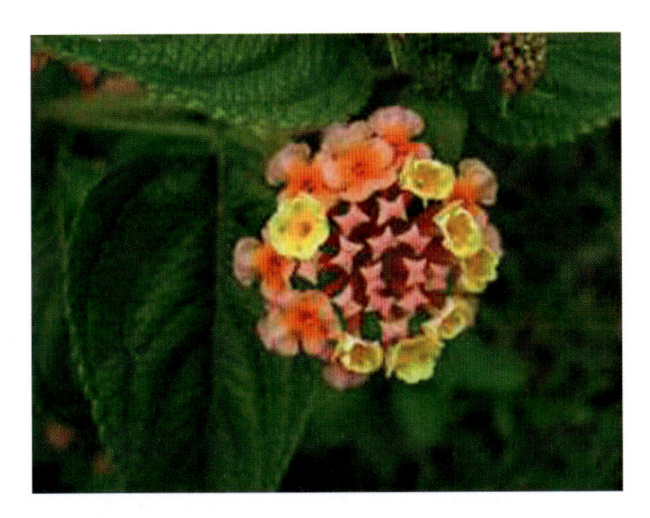

Abbildung 40: *Blüte als Sinnbild der geometrischen Intelligenz, die der Natur innewohnt.*

bis hin zur Schönheit der Blumen sowie zum Wunder der Umwandlung von Licht durch das Chlorophyll. Man begegnet dem Wunder, dass alle Lebewesen im Grunde in Harmonie miteinander leben, trotz aller Kämpfe, die sie untereinander führen. Unser menschlicher Hochmut sollte klein werden angesichts der Tatsache, dass wir es trotz allen technischen Fortschritts immer noch nicht hinbekommen, selbst bei größter Anstrengung etwas so scheinbar Banales wie eine Stubenfliege künstlich herzustellen. Mittlerweile gibt es zwar künstliche Flugkörper, die annähernd die Größe eines Kolibris haben und einen Flügelschlag von 30 Schlägen pro Minute erzeugen, aber das ist von der Komplexität und dem Grad der Miniaturisierung, die eine Stubenfliege besitzt, immer noch meilenweit entfernt. Arthur Schopenhauer sprach Mitte des 19. Jahrhunderts etwas aus, was heute noch Gültigkeit hat: „*Jeder dumme Junge kann einen Käfer zertreten. Aber alle Professoren der Welt können keinen herstellen.*"

Ein weiteres Beispiel für die intelligente Ordnung, die sich hinter dem Lebendigen verbirgt, sind geometrische Formen. Die antiken Griechen versuchten mit dem Prinzip des Goldenen Schnitts, für das sich in der Natur eine Fülle von Beispielen findet, etwa bei Pflanzenblättern und Blüten (siehe Abbildung 40), dem Geheimnis der Natur und Schönheit näher zu kommen. Der Astronom Johannes Kepler betrachtete bereits 1596 die harmonikale Ordnung der Gestirne als Offenbarung Gottes. Musiker wie Hans Kayser oder Hans Cousto nehmen Analogien zwischen den Ordnungsmustern, die der Musik zugrunde liegen, und denen der Natur wahr. Der amerikanische Mathematiker Michael S. Schneider sieht die gesamte Schöpfung aus harmonikalen Prinzipien zusammengesetzt und beruft sich auf antike Geistesgrößen wie Pythagoras, Plato und Plotin, wenn er behauptet, dass die kosmische Geometrie ein durchgängiges Ordnungsmuster erkennen lässt.[13]

---

13 Siehe die Webseite http://www.constructingtheuniverse.com

Humoral- und Energiemedizin

*Was ihr den Geist der Zeiten heißt, das ist im Grund der Herren eigner Geist,
in dem die Zeiten sich bespiegeln.*

Johann Wolfgang von Goethe, deutscher Dichter (1749–1832)

Nach den geisteswissenschaftlichen Ansätzen, die als Methoden der Psychologie, Philosophie, Theologie und als Yoga feinstoffliche Energie zum Positiven verändern wollen, möchte ich auf zwei wesentliche medizinische Behandlungsformen von Energie- und „Säfte"-Störungen zu sprechen kommen:

1. auf die Säftemedizin, die indirekt energetisch wirkt, sowie
2. auf die Energiezufuhr durch direkt einwirkende physikalische oder feinstoffliche Energien.

Menschen haben seit jeher Heilkundige aufgesucht, um sich innerlich zu reinigen und ihr Energiesystem zu harmonisieren. Heute kennen wir Akupunktur und Heilfasten als Therapieprinzipien, die das erreichen möchten, aber das Gebiet umfasst wesentlich mehr. Weil die wesentlichen Inhalte der alten Säfte- und Energiemedizin nach wie vor Gültigkeit haben und daher nicht nur für Heilkundige, sondern für jedermann interessant sind, will ich mich eingehender mit ihnen beschäftigen. Es geht um ein umfassendes Gesundheitsverständnis, das für jeden Menschen wichtig ist.

Da die Medizin heute zu den naturwissenschaftlichen Fächern gerechnet wird, handelt es sich sozusagen um ein naturwissenschaftliches oder, korrekter, um ein komplementärmedizinisches Finale dieses Kapitels, das sich mit der Lebensenergie befasst. In späteren Kapiteln gehe ich dann auf spezielle energiemedizinische Verfahren wie Elektroakupunktur und Homöopathie ein. Ich betrachte diesen Abschnitt als Brücke, um das Nachfolgende besser zu verstehen, aber auch, um das eigentliche Wesen der Lebensenergie noch klarer begreifbar zu machen.

Zunächst möchte ich dazu anregen, sich intensiver mit der griechischen Säftelehre zu beschäftigen, die gewissermaßen das europäische Gegenstück zum indischen Ayurveda darstellt, aber heutzutage leider noch kaum erforscht und angewandt wird. Die abendländische Säftemedizin enthält den Erfahrungsschatz ungezählter Therapeuten, der sich in einem Zeitraum von nahezu zweitausend Jahren angesammelt hat. Sie gilt medizinhistorisch als Vorläufer der modernen Schulmedizin und befasst sich mit vier ominösen Körpersäften namens gelbe Galle, schwarze Galle, Schleim und Blut.

Die vier Säfte dienten den Heilkundigen bis weit in die Neuzeit hinein dazu, ein gestörtes Bindegewebe zu reinigen und den Organismus zu entschlacken. Solche Verfahren, vom Aderlass bis zu Darmreinigung und Schwitzen, spielen in den Naturheilpraktiken von West und Ost bekanntlich eine bedeutende Rolle. Wegen der Komplexität der dabei beteiligten Faktoren und der teilweise schweren Nachweisbarkeit – da sich vieles in einem submateriellen, teilweise feinstofflichen Mikrobereich der Körperzellen abspielt – tut sich die naturwissenschaftliche Medizin jedoch noch sehr schwer damit, solche Phänomene wissenschaftlich zu erforschen.

Antike Säftelehre und Bindegewebe

Die Säftelehre konnte im Unterschied zum Schamanismus und anderen individualistischen Heilverfahren an Schüler weitergegeben werden. Zürnende Götter zu besänftigen oder Dämonen auszutreiben wurde damit erstmals unwichtig, und die Geburtsstunde der lehrbaren Medizin war gekommen. Der Arzt sollte das jeweils Richtige, Zweckmäßige und Sinnvolle tun, anstatt sich auf die Götter zu verlassen. Zum Richtigen gehörte auch, Prognosen zu stellen und manchmal klugerweise nichts zu tun, sofern die Lage hoffnungslos war.

Zwei heilkundige Ärzte, die diesen pragmatischen Ansatz vertreten und die abendländische Medizin ganz wesentlich geprägt haben, stehen dabei im Vordergrund: der im 5. Jahrhundert v. Chr. lebende griechische Arzt Hippokrates sowie der im 2. Jahrhundert n. Chr. lebende griechisch-römische Arzt Galen. Hippokrates lehrte unter freiem Himmel auf der Insel Kos, wobei sich der Hörsaal unter einer großen, schattigen Platane befand. Ich habe diesen Baum einmal besucht. Das war einst sicher ein lauschiger Platz für Vorträge, denn zu Hippokrates' Zeiten gab es dort noch keine Touristenhorden und keine lärmenden Autos.

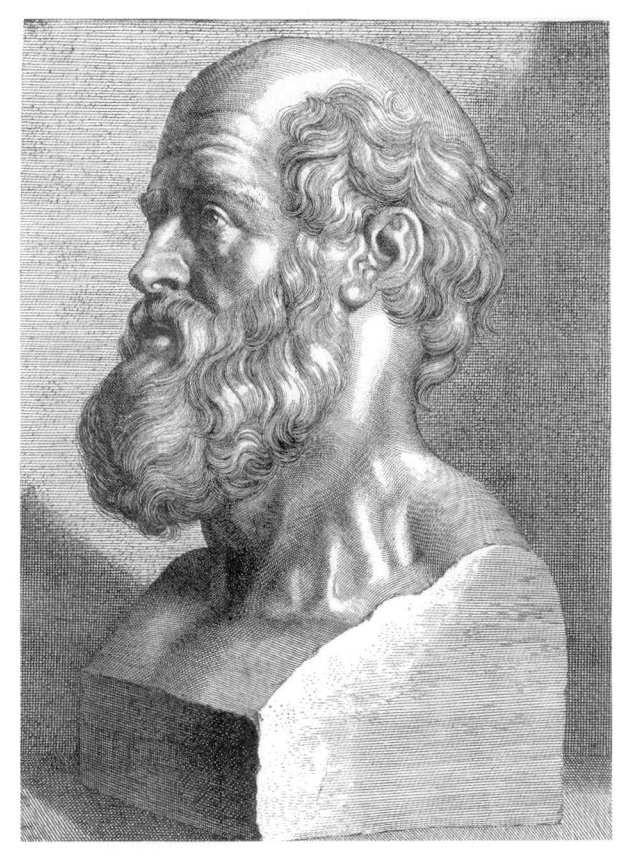

Abbildung 41: *Der Vater der abendländischen Heilkunde: Hippokrates.*

Studenten und angehende Ärzte lernten im Abendland über Jahrtausende anhand der Schriften von Galen und Hippokrates, was als wissenschaftlich seriös galt. Im Mittelpunkt steht dabei die Vier-Säfte-Lehre (Humoralpathologie; abgeleitet vom lateinischen Wort „humor" = „Flüssigkeit"). Hippokrates und Galen unterscheiden vier Charaktertypen, bei denen die Säfte Blut, Schleim und Galle im Ungleichgewicht sein sollen:

- Melancholiker (der Typ, bei dem schwarze Galle überwiegt und der dadurch zu Schwermut neigt),

- Sanguiniker (der Typ, bei dem das Blut als Element zu stark im Vordergrund steht und der dadurch zu Blut- und Gemütsaufwallungen neigt),

- Choleriker (der Typ, bei dem die gelbe Galle zu stark wirkt, wodurch er leicht reizbar wird),

- Phlegmatiker (der Typ, bei dem der Schleim zu stark wirkt und der dadurch zu Schwerfälligkeit neigt).

Ergänzt wurde Hippokrates' System von der Lehre der vier Elemente – Feuer, Erde, Wasser und Luft –, die damals die Basis der gesamten Naturphilosophie bildete. Auf die altgriechische Elementenlehre möchte ich an dieser Stelle nicht weiter eingehen, weil sie im Abendland praktisch keinerlei Bedeutung mehr hat. In meinem Buch *Durch Energieheilung zu neuem Leben* komme ich jedoch ausführlich auf die chinesische Fünf-Elementen-Lehre zu sprechen, die in der Traditionellen Chinesischen Medizin immer noch praktiziert wird. Sie weist gewisse Parallelen zum altgriechischen System auf.

Um die Zusammenhänge zwischen feinstofflicher Energie, Bindegewebe und Körperzellen zu verdeutlichen, sollte man sich den menschlichen Organismus als mehrfach geschichtetes Gebilde vorstellen, vergleichbar der russischen Matroschka (siehe Abbildung 42). Nur der oberste Teil des gedachten Puppenmodells bleibt dabei sichtbar und ist objektivierbar, wie die Spitze eines Eisbergs. Es handelt sich um den Teil unseres Organismus, der von den relativ groben Apparaten der Naturwissenschaftler zerschnitten, gewogen und gemessen werden kann und deshalb fälschlicherweise allein als real gilt. Und weil nur dieser Teil bis heute messbar ist, steht er dominierend im Mittelpunkt der konventionellen Medizin.

Viele herkömmlich arbeitende Mediziner sind der Ansicht, dass es keinen anderen Bereich als denjenigen geben soll, den sie aus ihren Forschungen kennen und der für sie sichtbar ist. Dabei kann schon der materielle Teil unseres Körpers als höchst wunderbares Mysterium gelten. Er setzt sich aus der unvorstellbar großen Anzahl von rund 10 Billionen Körperzellen zusammen. In jeder dieser Zellen laufen pro Sekunde Abertausende von komplizierten Stoffwechselvorgängen ab. Bereits dieser biochemische Ablauf innerhalb der einzelnen Zelle ist für die Naturwissenschaft nicht mehr richtig und vollständig messbar, zumindest nicht in Echtzeit und in seiner ganzen wundersamen Komplexität. Jede noch so moderne Chemiefabrik wäre geradezu primitiv und banal, verglichen damit, was sich ständig an hochkomplizierten chemischen Abläufen in jeder einzelnen Körperzelle abspielt.

Zum unsichtbaren Bereich gehört vor allem das Bindegewebe, das sogenannte Mesenchym, ein Begriff, der aus dem Griechischen kommt und wörtlich „dazwischen Gegossenes" bedeutet. Es handelt sich beim Mesenchym

Materie (objektiv messbar)

Mesenchym (nur eingeschränkt objektiv messbar)

Feinstoffliche Energie (objektiv nicht messbar)

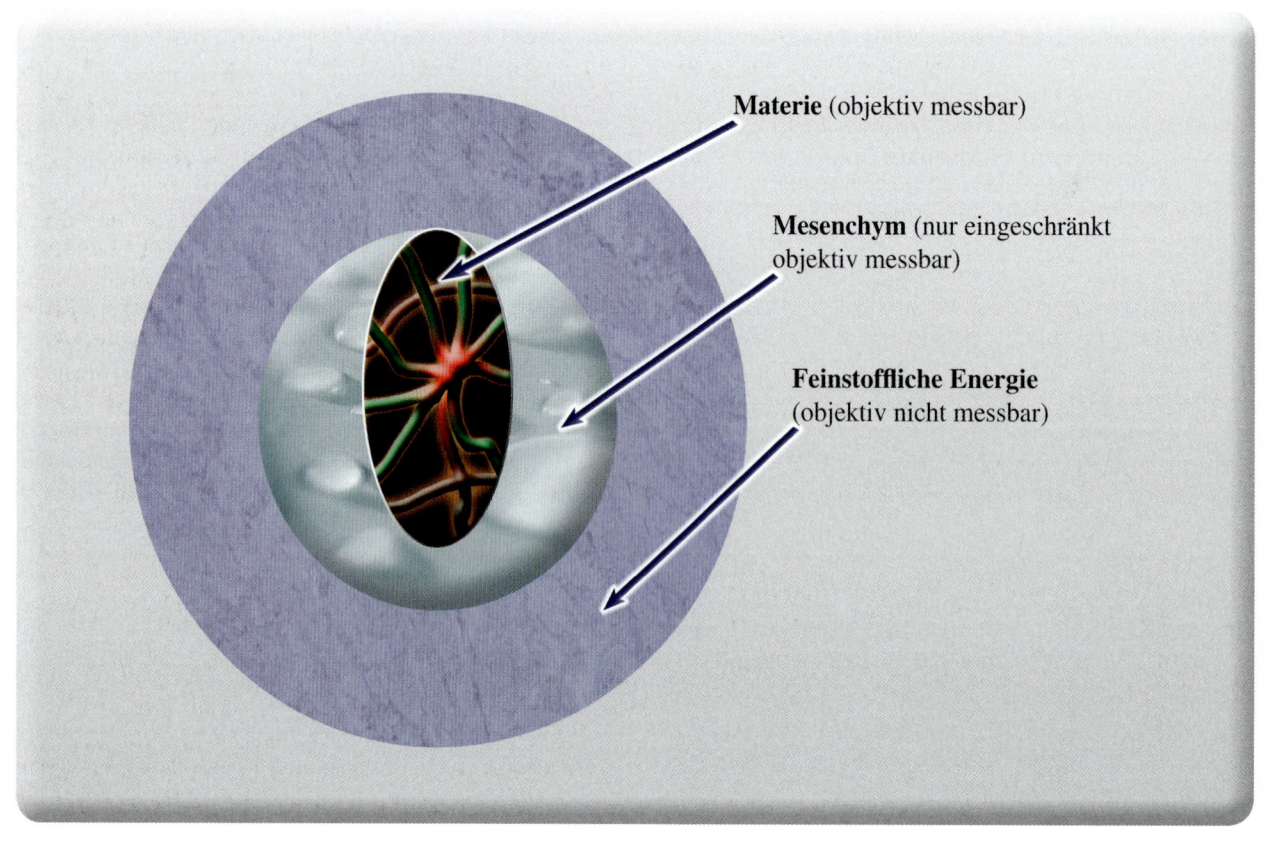

Abbildung 42: Modell zur Beziehung von Zelle, Mesenchym und feinstofflicher Energie, bezogen jeweils auf die objektive naturwissenschaftliche Messbarkeit.

um ein überall im Organismus vorhandenes Gewebe von geleeartiger bis wässriger Konsistenz. Manche modernen Forscher wie Hartmut Heine sprechen auch von der „extrazellulären Matrix". Man kann sich dieses System als Bindeglied zwischen Materiellem und Immateriellem denken. Funktional stellt es den Rest einer Art von leicht salzigem „Urmeer" dar, in dem die Körperzellen herumschwimmen und lebenswichtige Austausch- und Regulationsvorgänge ablaufen, die wissenschaftlich noch wenig erforscht, jedoch in der Alternativmedizin von großer Bedeutung sind. Anatomisch handelt es sich um Regionen, die zwischen Zellen und Gefäßen liegen und durch die Nährstoffe und Schlacken von den Gefäßen zu den Zellen hindurchwandern. Man spricht deshalb auch von einer Transitstrecke.

Ich erwähnte bereits, dass der amerikanische Biologe James Oschman im Bindegewebe die eigentliche Wirkstätte feinstofflicher Energien sieht. Ich teile mit Oschman die Auffassung, dass das Bindegewebe der bevorzugte Transmitter feinstofflicher Energien ist, glaube aber nicht, dass es damit gleichgesetzt werden kann. Wegen der engen Verflechtung von Bindegewebe und feinstofflicher Energie führt eine Therapie des Bindegewebes dazu,

dass damit auch die feinstoffliche Energie behandelt wird. Umgekehrt gilt das Gleiche, so dass eine gute energiemedizinische Behandlung auch auf das Bindegewebe zurückwirkt, aber auf eine souveräne Art und Weise. Meiner Erfahrung nach ist deshalb eine energiemedizinische Behandlung der Säftemedizin überlegen.

In der Medizin der Antike spielt das Bindegewebe eine außerordentlich wichtige Rolle. Hippokrates spricht von gestörten Energien und Säften, denn der Arzt muss immer wieder erleben, dass bei Krankheiten Säfte in Erscheinung treten, etwa dass Menschen Durchfälle haben, dass sie schwitzen oder übel riechende Ekzeme entstehen. Der Heilkundige folgert daraus, dass der kranke Organismus überschüssige Säfte ausleiten will. Mit bestimmten Techniken wie Abführen, Schwitzkuren, Aderlässen und durch Juckstoffe (Pustulantien), die die Hautausscheidung anregen sollen, möchte der Arzt die Weisheit der Natur gewissermaßen nachahmen und ihr bei den Heilbemühungen zu Hilfe kommen. Damit sind die Uranfänge der hippokratischen Säftemedizin skizziert, die auch ihre Grenzen deutlich machen: Sie setzt erst ab dem Moment ein, wo die Selbstheilkräfte des Organismus überfordert sind.

Harmonie erzeugender Aspekt

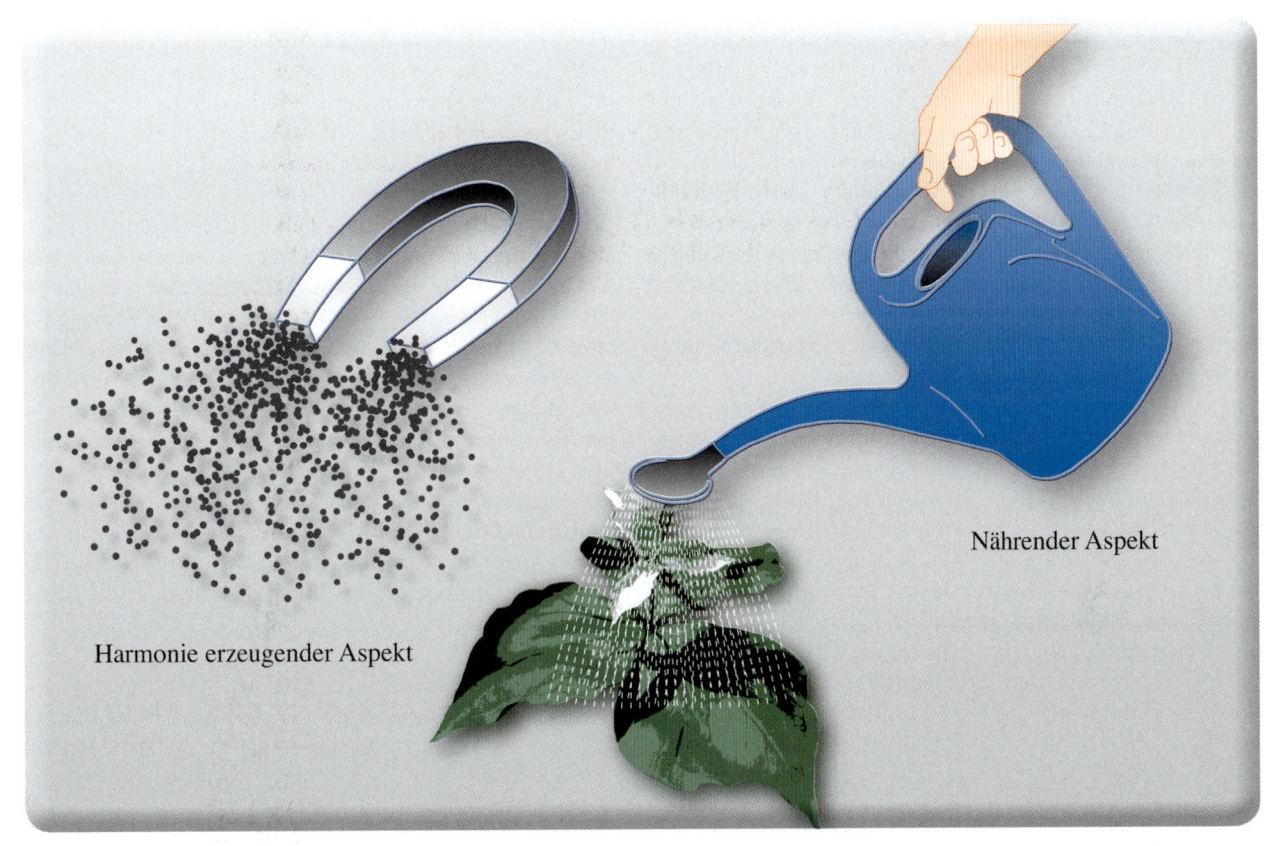

Nährender Aspekt

Abbildung 43: Ordnung und Regeneration als Eigenschaften der Lebensenergie, die man mit einem ordnenden Magneten und einer Leben spendenden, die Regeneration anregenden Gießkanne vergleichen kann.

Weil sich Störungen der Säfteebene weitgehend im Unsichtbaren abspielen, bleiben sie so gut wie immer unbemerkt. Laien sprechen von Verschlackung und Übersäuerung, worüber viele orthodox denkende Mediziner milde lächeln, als handle es sich dabei um puren Aberglauben ungebildeter Laien, aber das ist beileibe nicht der Fall. Erfahrene Fastenärzte berichten immer wieder davon, dass bei Ex-Rauchern, die jahrelang nicht mehr geraucht haben, das ganze Zimmer nach Zigarettenrauch stinken kann, wenn sie intensiv fasten. Das bedeutet, dass der Organismus solche giftigen Schlacken gespeichert hatte und sie durch bestimmte Techniken ausgeschwemmt werden können. Man darf annehmen, dass ähnliche Phänomene für andere, durch Geruch nicht wahrnehmbare Schadstoffe ebenso gelten und den Körper innerlich belasten. Mittlerweile gibt es ernst zu nehmende Forschungsergebnisse auf diesem Gebiet, die es verdienen, unter Medizinexperten mehr Anerkennung zu finden, bisher aber leider nur einem kleinen Kreis Eingeweihter bekannt geworden sind.

Jahrzehntelang habe ich Störungen dieser Ebene bei meinen Patienten mit Erfolg behandelt und daraus Empfehlungen abgeleitet, die ich in Kapitel S. 180 vorstellen werde. Ich sollte hinzufügen, dass man die mesenchymale Ebene heutzutage mit einer speziellen Mikroskopiertechnik, der Dunkelfeldmikroskopie eines frisch entnommenen kleinen kapillaren Blutstropfens, indirekt sichtbar machen kann. Ich habe häufig mit dieser Methode gearbeitet und dadurch einiges über die Störungen der Säfteebene gelernt. Viele Naturheilkundler behandeln diese Ebene sehr erfolgreich mit den Methoden der sogenannten Konstitutionstherapie und mit Ableitungsverfahren (Blutegel, Aderlass und anderes), was ich ebenfalls jahrzehntelang praktiziert habe. Man versteht die oft durchschlagenden Therapieerfolge solcher Ableitungen kranker und gestauter Säfte, wenn man sich die übergeordnete Stellung des Mesenchyms vergegenwärtigt. Nach der der Säftemedizin zugrunde liegenden einfachen therapeutischen Logik, die da lautet: „Mesenchym gut, Körperzelle gut", heilen viele chronische Krankheiten, sobald man die mesenchymale Säfteebene harmonisiert hat.

Unterhalb der Säfte existiert eine weitere Funktionsebene, die noch unsichtbarer und nicht mehr objektiv nachweisbar ist (siehe Abbildung 42). Es handelt sich um den Bereich der feinstofflichen Energie. Auch damit habe ich viele Jahrzehnte lang praktische Erfahrungen gesammelt, etwa als Anwender der Elektroakupunktur (dazu später mehr). Noch mehr als die mesenchymale Ebene besitzt die feinstoffliche Ebene einen weitreichenden Einfluss auf den gesamten Organismus, das heißt sowohl auf die Körperzellen als auch auf das Mesenchym. Diese Ebene wirkt sozusagen als der allem übergeordnete Dirigent des Gesamtorganismus nach einer therapeutischen Logik, der auch das Wirkprinzip der Akupunktur und vieler anderer energetischer Verfahren unterliegt und die die Säftemedizin mit einschließt, getreu dem Motto: „Feinstoffliche Energie gut, Mesenchym gut, Körperzellen gut."

Sieht man in einem auf solchen Erfahrungen aufbauenden Modell die feinstoffliche Energie als übergeordnetes Wirkprinzip, begreift man überhaupt erst, warum in der Traditionellen Chinesischen Medizin ableitende Verfahren wie das Schröpfen oder Hautreizungsverfahren wie die Moxibustion gleichwertig neben feinstofflichen Methoden wie der Akupunktur-Nadelung existieren dürfen. Beide haben vor dem Hintergrund der Staffelung der Heilebenen ihre Berechtigung. Geht es mit den Ableitungsverfahren nicht weiter, greift der Akupunkteur zur Nadel. Wegen ihrer Überlegenheit verwende ich in meiner Arztpraxis heutzutage fast ausschließlich feinstoffliche Heilverfahren etwa in Form der Psychosomatischen Energetik, anstatt durch andere Verfahren Zeit zu verlieren. Vor diesem Hintergrund versteht man, warum die feinstoffliche Harmonisierung häufig entschlackend und reinigend wirkt. Beseitigt man beispielsweise Erdstrahlbelastungen und seelische Konflikte, die das Energiefeld blockieren, entgiftet der Organismus von selbst.

Der Therapeut sieht danach eine deutlich geringere Verschlackung in der Dunkelfeldmikroskopie. Durch die feinstoffliche Harmonisierung wird, angeregt durch ihre übergeordnete Steuerungsfunktion, indirekt auch das Mesenchym harmonisiert und geheilt.

Die feinstoffliche Energie stimuliert, nährt und dirigiert den gesamten Organismus auf ganz universelle, tief wirkende Weise, und das sowohl auf seelischer wie materieller Ebene, weshalb man die feinstoffliche Energie als das eigentliche Bindeglied zwischen Körper und Seele ansehen kann. Will man sich ein Bild von der Wirkung der Lebensenergie machen, die alle Körperzellen zur Selbstheilung anregt und alle Körperfunktionen stimuliert, fallen mir zwei Bilder ein: die Gießkanne, aus der die Pflanzen vom Gärtner Leben spendendes Wasser erhalten, und die Eisenfeilspäne mit einem Magneten, wodurch die ordnende, Harmonie und Struktur erzeugende Kraft der Lebensenergie verdeutlicht werden soll (siehe Abbildung 43).

Die feinstoffliche Energie ernährt den Organismus genauso, wie es das Wasser mittels Gießkanne bei der Pflanze tut. Wie eine frisch gegossene Pflanze „blühen" Patienten regelrecht „auf", sobald ihre Lebensenergie wieder harmonisch zu fließen beginnt. Darüber hinaus kommt es oft zu unerwarteten Heilreaktionen bei körperlichen Krankheiten. Wie ein Magnet, der Harmonie erzeugt, regeneriert und heilt die Lebensenergie, hält jung, vital und sorgt für Wohlbefinden. Ich erwähnte schon die besonders rüstigen, gut gelaunten Senioren, bei denen ich gute und harmonische Werte der Lebensenergie testen kann.

Heilkräfte und Elektromagnetismus

Im Folgenden soll es um menschliche Heilkräfte gehen, die durch Berührung wirken. Beginnen möchte ich mit dem Handauflegen, das als Heiltechnik bereits in der Bibel erwähnt wird. Mediziner haben bei dem Thema Vorbehalte, selbst wenn sie mit solchen Vorstellungen grundsätzlich sympathisieren und sie prinzipiell für möglich halten. Sie bevorzugen aber standardisier- und lehrbare Heileffekte, die mit objektivierbaren Eigenschaften einhergehen. Derartige Kräfte dürften in den Augen der Mediziner nicht an eine spezielle Person gebunden sein, der Heilkräfte entströmen, sondern sollten – wie bei Operationen – von jedermann ausgeübt werden können, der ihre korrekte Anwendung gelernt hat. Oder sie müssten – wie Medikamente – auf messbare Weise wirken. Das ist bei Heilkräften eindeutig nicht der Fall, die grundsätzlich unkalkulierbare und daher höchst individuelle Eigenschaften besitzen. Trotzdem gibt es vereinzelt sogar Mediziner, die ihre Patienten mit Handauflegen behandeln. Dazu gehört Mehmet Oz, ein amerikanischer Herzchirurg, der das Handauflegen bei seinen Patienten vor, während und nach Herzoperationen selbst praktiziert und behauptet, dass er damit bessere Heilerfolge erziele.

In Amerika wurde in den 70er-Jahren durch die Hellsichtige und Heilerin Dora Kunz und die Krankenpflegerausbilderin Dolores Krieger eine Heilmethode namens Therapeutic Touch entwickelt. Sie gehört mittlerweile an vielen amerikanischen Krankenpflegeschulen zum festen Ausbildungsprogramm. Ihre Wirksamkeit wurde durch zahlreiche wissenschaftliche Untersuchungen gut dokumentiert. Inzwischen gibt es erste Forschungsergebnisse zum Handauflegen, die zeigen, dass dabei mehr passiert als eine bloße Scheinheilung. Offenbar fließen wirklich Energien, und es geschieht etwas, über dessen Natur wir leider noch viel zu wenig wissen.

Als Heilmethode war das Handauflegen bereits bei Naturvölkern und in der Antike bekannt. Stets glaubte man, dass die Lebensenergie oder göttliche Kräfte vom Heiler auf den Kranken fließen und dessen Selbstheilkräfte anregen. Bei Reiki (zusammengesetzt aus den japanischen Wörtern „rei" = „Kosmos" und „ki" = „Lebensenergie) handelt es sich um eine neuere Version, die Anfang des 20. Jahrhunderts vom japanischen Mönch Mikao Usui entwickelt wurde (s. Abbildung 44), nachdem er eine blutende Fusswunde durch Auflegen seiner Hände stoppen konnte. Kurz danach erkannte Usui darin eine grundlegende Methodik des Heilens und sah als göttliche Bestätigung, dass er auf dem richtigen Weg war, eine helle Lichterscheinung am Himmel, die ihn einhüllte. Am gleichen Tag konnte er die Zahnschmerzen einer Frau vertreiben, womit ihm angeblich klar wurde, dass die Methode nicht nur bei ihm selbst wirkte. Damit begann der Siegeszug des Reiki. Durch Schulung in Form von Einweihungen können mehrere Grade bis zum Meistertitel erworben werden.

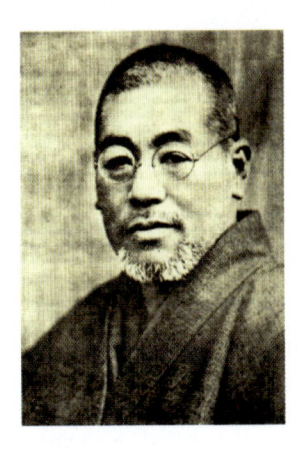

Abbildung 44: Der japanische Mönch Mikao Usui, Begründer des Reiki (1865–1926).

Mit Lebensenergie zu heilen bedeutet zunächst nichts anderes, als dass sich der Kranke der Lebensenergie eines anderen Menschen auf völlig passive Weise aussetzt. Seit jeher ist es in vielen traditionellen Kulturen üblich, Kranken über Nacht gesunde junge Menschen ins Bett zu legen. Es gehört zum alten Volkswissen, dass die Lebensenergie eines Menschen auf einen anderen übertragen werden kann, insbesondere wenn der Empfänger weniger Energie zur Verfügung hat. Bei Menschen mit starker Aura soll schon das Berühren eines Kleidungsstücks ausreichen, um Heilenergie zu übertragen. Bekannt ist die Bibelstelle (Markus 5, 25–34), nach der Jesus in einem Menschengedränge ausruft: „*Wer hat mein Gewand berührt?*" Abbildung 45 zeigt Reste der Gassen, in denen Jesus Wunder gewirkt hat.

In den Pfingstgemeinden und den am Urchristentum orientierten Kirchen Nordamerikas wird bis heute daran geglaubt, dass Jesus' einzigartige Heilkraft nach seiner Himmelfahrt auf alle Gläubigen übertragen wurde. Seitdem soll es ausreichen, Jesus bloß anzurufen, und schon würden seine Heilkräfte bei den Stellvertretern zu fließen beginnen. Im Unterschied zum Handauflegen, das manchmal zusätzlich angewandt wird, spricht man bei dieser Form der Behandlung von Geistheilung. Konkret spielt sich das heute so ab, dass der Prediger Kranken die Hand auflegt und dadurch den sogenannten Heilsegen erteilt. Dabei kommt es oft zu konvulsivischen Körperbewegungen und Schreien des Kranken. Wie bei einer solch emotional aufgeladenen Stimmung nicht anders zu erwarten, ist die Quote von Scheinheilungen relativ hoch (Placeboeffekt). Allerdings werden auch Krankheiten geheilt, bei denen man das nicht erwarten würde.

Als Tourist besuchte ich einmal eine karibische Kirche, angelockt durch die leidenschaftlichen Chorgesänge der Gemeinde. Dort berichtete ein amerikanischer Geistlicher, dass ein zuvor jahrelang schwer Sehbehinderter nach der Heilbehandlung wieder habe sehen können. Dem später hinzugezogenen Augenarzt sei das vollkommen unerklärlich gewesen. Das beeindruckende Erlebnis hatte sich kurz vor der Abreise des Geistlichen in dessen eigener Methodistenkirche zugetragen und war aus diesem Grund frisch in seiner Erinnerung.

Als gelernter Mediziner begann ich das Ergebnis natürlich kritisch zu hinterfragen. Einmal abgesehen von der relativ seltenen psychogenen Blindheit, die eine seelisch bedingte Krankheitsform darstellt, handelt es sich beim Sehvorgang um einen komplexen, teilweise seelisch modifizierten Wahrnehmungsprozess, der sich normalerweise aus körperlichen und seelischen Teilen zusammensetzt. Daher findet man auch bei scheinbar ausschließlich körperlich begründeten Augenkrankheiten ein gewisses subjektives Element bei der Krankheitsentstehung. Derartige psychosomatische Zusammenhänge sind selbstverständlich auch bei vielen anderen Krankheiten gültig, besonders aber bei Sinneswahrnehmungen. Aufgrund der geschilderten Zusammenhänge scheint es vorstellbar, dass durch „spirituelle" Sehschulen die Hilfe von Brillen unnötig wird (Stichworte „bewusstes Sehen" oder „Augentraining"). Derartige Phänomene sind durchaus theoretisch vorstellbar, wenn auch bisher nur unzureichend erforscht.

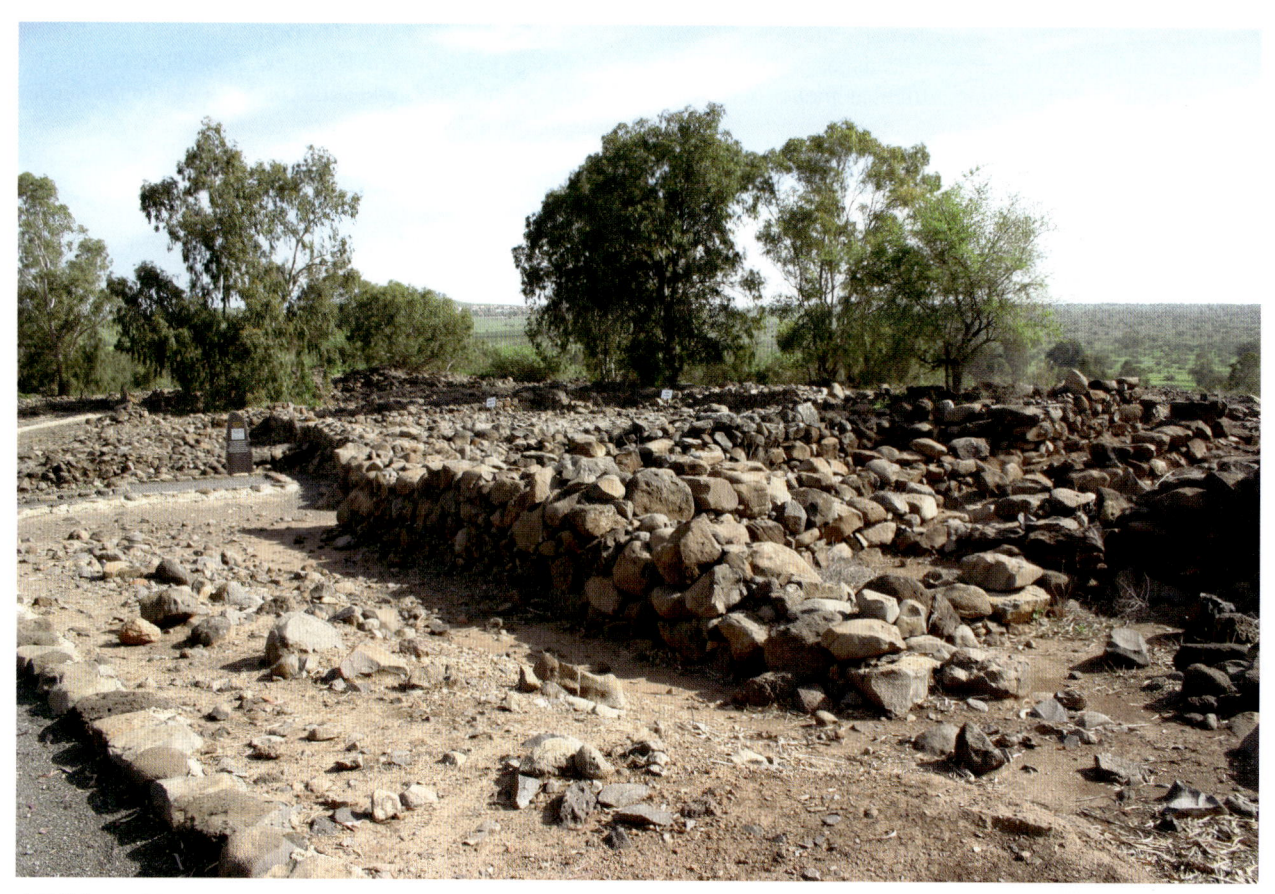

Abbildung 45: *Gasse des antiken Dorfes Bethesda am Ufer des Jordan, durch die Jesus Christus gegangen sein soll, als er seine Wunder wirkte (heute archäologische Ausgrabungsstätte).*

Einer der berühmtesten europäischen Heiler war der deutsche Arzt Franz Anton Mesmer, der Entdecker der Hypnose. „To mesmerize" bedeutet im Englischen bis heute „jemanden hypnotisieren", aber auch – im übertragenen Sinne –, ihn zu faszinieren und zu beeindrucken. Mesmer war ein überragendes charismatisches Heiltalent und hypnotisierte nicht nur, sondern benutzte weitere Heilverfahren. Was er jedoch tatsächlich mit seinen Patienten gemacht hat – und das offenbar außerordentlich erfolgreich –, ist leider unbekannt geblieben. Angeblich bot ihm die französische Regierung eine hohe Geldsumme für seine Therapiegeheimnisse, was er jedoch ablehnte.

Eine Zeitlang war Mesmer die Sensation in den gehobenen Pariser Kreisen des 18. Jahrhunderts. Zu seinem Behandlungsrepertoire gehörte vor allem das Handauflegen. Vermutlich konnte Mesmer eine überdurchschnittliche Aura-Ladung auf andere übertragen und begriff bald, dass alleine schon seine Berührung bei anderen Menschen eine Heilwirkung ausübte. Mesmer wandte sogenannte Streichungen mit seinen Händen an, um Lebensenergie auf den Kranken zu übertragen. Später benutzte er Magnete, um effektiver zu arbeiten und mehr Menschen behandeln zu können.[14] Er nannte die Lebensenergie tierischen Magnetismus, weil er durch Versuche erkannt hatte, dass Magnetismus und Lebensenergie eine enge Beziehung haben.

Seit der Erfindung von Hufmagneten war beobachtet worden, dass Magnete heilen. Ich vermute, dass man mit der Magnetkraft die Strömungsrichtung der Lebensenergie manipulieren und die Menge der örtlich vorhandenen Lebensenergie erhöhen kann. Eine länger dauernde Magnetanwendung wirkt sich jedoch erfahrungsgemäß nahezu immer ungünstig aus, weil man vermutlich irgendwann den optimalen Punkt verpasst, an dem man hätte aufhören sollen. So naheliegend ihre Anwendung zur Manipulation der Lebensenergie auch sein mag, bei der längerfristigen Anwendung von Magneten sollte man

---

[14] Mesmer legte 1766 an der Wiener Universität eine medizinische Dissertation vor, die sich mit dem Einfluss der Gestirne auf den Menschen beschäftigte. Mesmer hielt zuerst Anziehungskräfte der Gestirne untereinander für fähig, das menschliche Nervensystem zu beeinflussen. Später ersetzte er den Sternen-Einfluss durch denjenigen der Magnete.

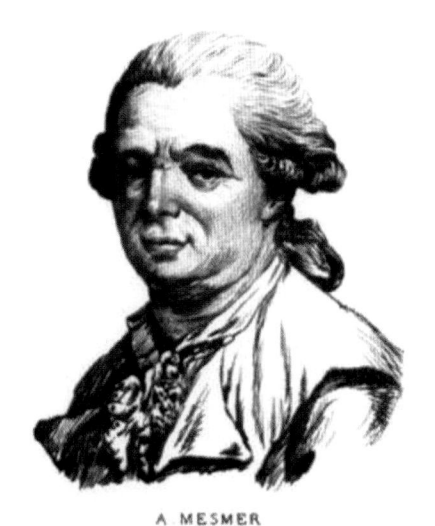

Abbildung 46: *Der Arzt und Begründer von Hypnose und Heilmagnetismus: Franz Anton Mesmer (1734–1815).*

vorsichtig sein. Stärkere Magnete sollte man nicht länger an sich tragen oder auf ihnen liegen oder stehen, weil es sonst zu einer regelrechten Vergewaltigung der Lebensenergie kommt.

Es war ein weiterer deutscher Arzt, Dieter Aschoff, der über 250 Jahre nach Mesmer ein wichtiges Prinzip der Lebensenergie entdeckte. Aschoff erkannte durch Messungen mittels der Elektroakupunktur, dass Menschen im gesunden Fall eher magnetisch, im kranken Fall dagegen eher elektrisch gepolt sind. Mit seinem Elektromagnetischen Bluttest (EMB) konnte Aschoff erkennen, ob ein Kranker mit einem auf ein Stück Papier aufgebrachten Blutstropfen elektrisch oder magnetisch reagiert. Gesunde reagieren magnetisch, während die elektrische Reaktion meist bei Kranken und insbesondere auch bei Erdstrahlbelasteten beobachtet wird. Im Verlauf der Gesundung reagieren die Patienten wieder zunehmend magnetisch.

Aus Aschoffs Versuchen kann man etwas Grundlegendes über die Lebensenergie und ihr Verhältnis zur Elektrizität ableiten. Elektrizität besitzt sowohl elektrische wie magnetische Eigenschaften, die höchstwahrscheinlich völlig unterschiedliche, teilweise geradezu entgegengesetzte Effekte auf die Lebensenergie haben:

1. Der elektrische Anteil wirkt sich dauerhaft schädlich auf die Lebensenergie aus. Das gilt eingeschränkt für Gleichstrom, insbesondere aber für Wechselstrom, wobei man sich nicht daran gewöhnt und ihn nur kurzfristig tolerieren kann.

2. Die magnetische Kraft wirkt kurz- bis mittelfristig fördernd auf die Lebensenergie. Bei Dauereinwirkung überwiegen die negativen Folgen, das heißt, auch hier findet auf längere Sicht keine Gewöhnung hat.

Meines Erachtens bedeutet die Eigenschaft „elektrisch" in energetischer Sicht nichts anderes als einen chaotischen Zustand, während im Gegensatz dazu „magnetisch" mit einem Ordnungszustand verbunden ist. Etwas Vergleichbares kann man in einem grundlegenden Experiment der Physik erleben. Jeder Schüler weiß, was passiert, wenn man Eisenfeilspäne einem elektrischen oder magnetischen Feld aussetzt: Beim elektrischen Feld verhalten sie sich chaotisch, beim magnetischen Feld dagegen geordnet. Die magnetischen Feldlinien gelten seit jeher als Ausdruck einer ordnenden Kraft. Vor diesem Hintergrund verwundert es nicht, dass viele Hellsichtige die Aura grafisch so darstellen, als handle es sich um Eisenfeilspäne, die den Kraftlinien eines Magneten ausgesetzt gewesen sind (siehe Abbildung 47). Die Lebensenergie kann demnach als eine dem Magnetismus vergleichbare höhere Ordnungskraft angesehen werden. Sie ordnet sich in Form von Feldern an, die eine der Magnetkraft vergleichbare Ordnungsstruktur haben. Der Organismus bevorzugt offenbar das ordnende, dem Magnetismus ähnelnde Prinzip, während ihn das Chaos des elektrischen Feldes auf Dauer krank macht. Vermutlich ist die Lebensenergie deshalb so universell wirksam, weil sie natürlichen Ordnungsprinzipien unterliegt.

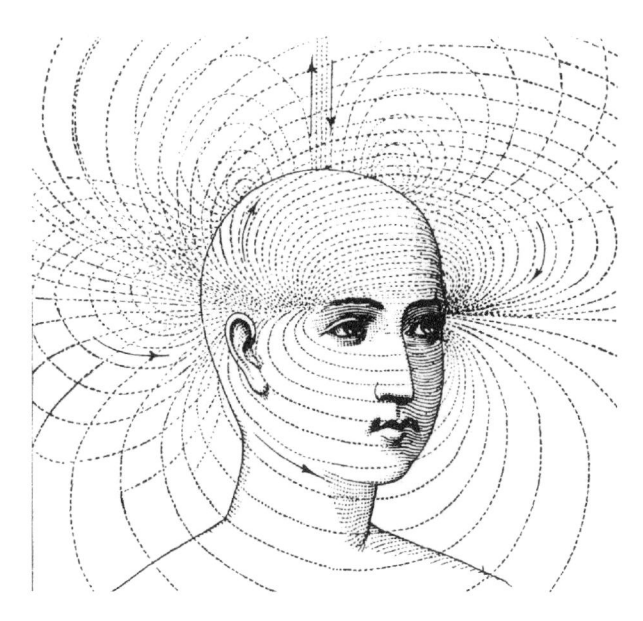

Abbildung 47: *Kraftlinien des psychomagnetischen Feldes. Abbildung in Anlehnung an eine Zeichnung von Edwin B. Babitt in Principles of Light and Color (Citadel Press, Secaucus, NJ, 1967).*

Gesundheit

*Was bringt den Doktor um sein Brot? a) die Gesundheit, b) der Tod.
Drum hält der Arzt, auf dass er lebe, uns zwischen beiden in der Schwebe.*

Eugen Roth, deutscher Dichter (1895–1976)

Ärzte beschäftigen sich vor allem mit Krankheiten, aber kaum mit dem Thema Gesundheit. Das sehen auch die Patienten so, denn sie wollen von ihrem Doktor praktisch nie wissen, wie sie gesund bleiben können. Ich jedenfalls kann mich nicht erinnern, jemals direkt danach gefragt worden zu sein, und das bei den unzähligen Konsultationen, die ich als Allgemeinarzt geführt habe. Gesundheit scheint eher das Thema besorgter Mütter zu sein, die ihren Kindern zu gesunder Kost, einem warmen Pullover und frühem Schlafengehen raten. Gesundheit ist darüber hinaus das Anliegen unzähliger Fitnesspäpste, Ernährungs- und Lebensberater.

Schon Goethe reimt über die herausragende Stellung der Gesundheit: *„Was nützte mir der ganzen Erde Geld? Kein kranker Mensch genießt die Welt."* In Umfragen wird Gesundheit allgemein als das höchste Gut angegeben, weit vor materiellem Wohlstand und anderen erstrebenswerten Zielen. Betrachtet man die Frage der Gesundheit aus einer größeren Perspektive, hat man es zuerst mit einem demografischen Problem der westlichen Welt zu tun: Weil die Menschen dort immer älter werden, nehmen Krankheiten zwangsläufig zu, denn ältere Menschen sind häufiger krank als junge. Gleichzeitig entsteht ein verständliches Bedürfnis, lange fit und gesund zu bleiben und den Alterungs- und Krankheitsprozess möglichst weit hinauszuschieben.

Fast reflexartig beansprucht die naturwissenschaftliche Medizin das Verdienst, für die starke Verbesserung des Gesundheitsniveaus in den zivilisierten Staaten verantwortlich zu sein. Doch das stimmt in weit geringerem Maß, als allgemein geglaubt wird. Beispielsweise sank die Tuberkuloserate lange vor Einführung der Tuberkuloseimpfung, weil es sich um eine Krankheit der Armen handelt, die durch gute Ernährung und einen besseren hygienischen Standard stärker eingedämmt wird als durch Impfungen oder Antibiotika (s. Abbildung 48). Trotz solcher Einschränkungen darf man nicht die großen Errungenschaften der Schulmedizin vergessen, etwa die Impfungen gegen Kinderlähmung und Masern und die Verbesserung der Lebensqualität durch eine künstliche Hüfte. Gleichwohl sollte man begreifen, dass die Schulmedizin nur zu einem kleinen Teil direkt zur Gesundheit der Bevölkerung beiträgt.

Wenn ich mich jetzt mit dem Thema Gesundheit auseinandersetze, tue ich es aus einem bestimmten Grund: Gesund zu sein und psychoenergetisch in Harmonie zu leben bedeutet weitgehend das Gleiche, eine Faustregel, die sich aufgrund der Behandlung Tausender von Menschen ergeben hat. Zunächst klingt das banal, ist es aber streng genommen keineswegs. Es bedeutet nämlich, dass der Nachweis energetischer Harmonie meist auf körperlich-seelische Gesundheit rückschließen lässt. Da das nicht immer hundertprozentig zutrifft, empfehle ich meinen Patienten, trotzdem normale Untersuchungen durchführen zu lassen, um wirklich ganz sicher zu sein. Trotz dieser Einschränkung trifft die Regel im Normalfall zu. Deshalb erlaubt sie mir als Alternativmediziner auch, meinen Patienten Empfehlungen für psychoenergetische Harmonie zu geben. Und die Regel bedeutet natürlich auch, dass es Gesundheit tatsächlich gibt und dass sie mehr beinhaltet als die Abwesenheit von Krankheit oder normale Laborbefunde.

In einem Grundlagenbuch über biologische Medizin und Spiritualität sollte es ein zentrales Thema sein, ausführlicher darzulegen, wie man gesund und damit psychoenergetisch harmonisch leben kann. Selbst wenn die naturwissenschaftlich orientierte Medizin das Thema stiefmütterlich behandelt, weil sie vermutlich bis heute nicht richtig weiß, was Gesundheit wirklich bedeutet, handelt es sich aus der Sicht einer ganzheitlichen Heilkunde um ein elementares Anliegen. Es geht dabei nicht um bloße Theorie, sondern um grundlegende Fragen:

- Wie kann man eine bessere Lebensqualität bekommen und diese aufrechterhalten?
- Wie kann man sich wohl und glücklich fühlen?
- Wie kann man einen leistungsfähigen und gesunden Körper bekommen und diesen Zustand aufrechterhalten?
- Wie kann man in psychoenergetischer Harmonie leben?

Sobald man sich über das Thema Gesundheit Gedanken macht, stellt sich zuerst die Frage der genauen Definition, und da fangen die Probleme bereits an. Gesundheit ist weitaus mehr als die Abwesenheit von Krankheit, aber was soll man unter diesem „mehr" genau verstehen? Die

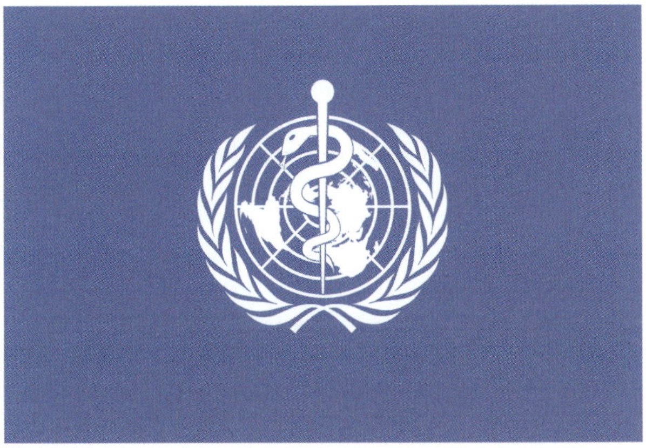

Abbildung 48: WHO-Flagge. Die Ähren symbolisieren die wichtige Erkenntnis, dass Krankheit oft als ein Ausdruck von Hunger und Armut angesehen werden muss.

Weltgesundheitsorganisation (WHO) bezeichnet in einer Deklaration von 1948 als gesund, wer sich in einem „*Zustand des völligen körperlichen, geistigen und sozialen Wohlergehens*" befindet. Des weiteren fordert sie, dass Gesundheit „*nicht nur das Fehlen von Krankheit oder Gebrechen*" bedeutet.

Prinzipiell halte ich die WHO-Definition für richtig, selbst wenn sie Kritikern als zu idealistisch und utopisch erscheint. Die Messlatte liegt bei der WHO-Definition zweifellos sehr hoch – für viele Menschen auf geradezu unerreichbarer Höhe. Ich erwähnte bereits, dass psychoenergetische Harmonie, die man mit Wohlbefinden gleichsetzen kann, für eine umfassende Gesundheit sehr wichtig ist. Denn nur wer sich wohlfühlt, ist beispielsweise überhaupt motiviert, etwas für seine Gesundheit zu tun, sich gesund zu ernähren und Sport zu treiben. Nur wer sich wohlfühlt, spürt deutlich, was ihm guttut und was nicht. Wohlfühlen wiederum hat etwas mit der Psychoenergie zu tun. Nur wer sich psychoenergetisch in Harmonie befindet, wird sich wohlfühlen und sich demzufolge gesundheitsbewusst verhalten. Eine gute psychoenergetische Harmonie zu erreichen erfordert wiederum eigene Anstrengungen. Dieser wichtige Aspekt des Sich-Abmühens kommt in der WHO-Definition überhaupt nicht zur Sprache.

Man kann die WHO-Definition noch aus anderen Gründen kritisieren. Wie viele Menschen empfinde ich sie teilweise als regelrecht nötigend. Nach der WHO-Definition können Menschen bereits als Kranke abgestempelt werden, obwohl sie sich nur unwohl fühlen, etwa weil sie ihren Arbeitsplatz verloren haben oder wegen anderer persönlicher Probleme emotional durcheinander sind. Man kann sich daher fragen, ob Krisen nicht zu einem realen und authentischen Leben schlicht dazugehören. Man kann sich auch fragen, ob man bei jeder persönlichen Krise gleich einen professionellen Helfer benötigt. Man kann genauso fordern, dass Menschen weitgehend selbst für ihre Gesundheit und ihr Wohlergehen verantwortlich sein sollten und nicht schon bei banalen Alltagsproblemen Gesundheitsexperten benötigen.

Der englische Soziologe Frank Furedi schreibt in seinem Buch *Therapy Culture,* das den modernen Therapiewahn zum Thema hat: „*Wir leben in einer Zeit, in der Therapie zum Suchtfaktor wird und die Menschen verlernen, ihre Probleme selbst zu lösen. Stattdessen werfen sie sich in ihrer Ohnmacht vermeintlichen Experten an den Hals*" (Furedi 2003). Ähnlich äußert sich die israelische Soziologin Eva Illouz in ihrem Buch *Die Errettung der modernen Seele:* „*Der Publikumserfolg der Psychologie hängt damit zusammen, dass alle Menschen plötzlich als krank ausgerufen werden, die nicht sie selbst sind oder sich nicht verwirklichen können*" (Illouz 2009). Laut Illouz hat die Psychoanalyse zu Beginn des 21. Jahrhunderts sogar regelrecht Züge einer „Volkserlösungs-Religion" angenommen.

Die WHO-Definition bereitet aber noch weitere Probleme. Gesundheit bedeutet demgemäß einen Zustand, bei dem das Fieberthermometer normale Werte anzeigt und sämtliche Labor-, Röntgen- und Ultraschallbefunde völlig unauffällig sind. Um gesund zu sein, darf einfach keinerlei Abweichung vorliegen. Das klingt oberflächlich betrachtet zunächst einleuchtend, ist es aber angesichts der Fortschritte der Medizin längst nicht mehr. Kritiker haben zu Recht beanstandet, dass bei Untersuchungen mit modernsten Apparaten, führt man das nur lange und gründlich genug durch, kaum mehr jemand als vollständig gesund bezeichnet werden kann, getreu dem Bonmot: „Gesund ist, wer nicht gründlich genug untersucht worden ist."

Gerade bei Hypochondern ist die Verführung durch das riesige Untersuchungsarsenal der modernen Medizin ein heikles Problem. Gemäß den Gesetzen der Statistik gilt nämlich, dass derjenige, der sehr viele Daten erhebt, notwendigerweise irgendwann – aufgrund normaler Variationen – Abweichungen finden wird, die dann oftmals zu teuren Folgeuntersuchungen verleiten, welche mit dem Risiko weiterer diagnostischer Irrtümer einhergehen. Letztlich kann bei einer zu strikten Auslegung der WHO-Definition niemand mehr als gesund gelten, sobald man ihn nur gründlich genug untersucht, und die ganze Gesundheitsdefinition ist nichts mehr wert.

Man kann den Spieß aber auch mühelos umdrehen und aus der WHO-Definition überzogene Patientenforderungen ableiten. Wenn jemand vom Arztbesuch zurückkommt und sich freudig als gesund erklärt, wird er vielleicht von einem Freund besorgt gefragt: „Bist du sicher, dass sie recht haben? Ist wirklich alles gründlich bei dir untersucht worden? Weißt du genau, dass sie nichts übersehen haben?" Jeder weiß vom tragischen Fall eines Menschen zu berichten, dem angeblich nichts fehlte und der bereits kurz nach Verlassen des Krankenhauses tot zusammenbrach. Es geht nicht nur um ideale Ansprüche der WHO oder solche des gesunden Menschenverstandes, sondern um weit mehr, denn über allem ärztlichen Handeln schwebt mittlerweile das Damoklesschwert der Versicherungsklage, zum Beispiel wegen eines Kunstfehlers.

Gemäß der WHO muss es einem also extrem gut gehen, damit man überhaupt als gesund gelten darf. Diese Gesundheitsdefinition räumt Experten, die über gesund und krank zu befinden haben, eine geradezu gottgleiche Entscheidungsgewalt ein. Meiner Einschätzung nach will die Mehrzahl aller Menschen jedoch niemanden, der ihnen ihr Wohlergehen vorschreibt. Außerdem verlangt die WHO-Definition, dass man keine wirtschaftlichen Sorgen haben und in einer sozial sicheren Gesellschaft mit intaktem Umfeld leben sollte. Gesundheit wird damit auch als eine Aufgabe der Wirtschaft und der sozialen Sicherheitssysteme angesehen, etwa in Form einer Krankenversicherung und Sozialhilfe für alle Bürger. Das bedeutet, dass das ganze System sehr teuer wird. Hinzu kommt, dass die WHO-Definition eine Art Trojanisches Pferd gewesen ist, indem sie ein überdimensionales gesundheitliches Weltbild konstruierte, aus dem Legionen von Gesundheitsexperten, Psychologen, Sozialarbeitern, Beamten und Politikern eine rationale Begründung für ihre Existenz herleiten konnten.

Aus dem Ideal einer Rundumversorgung wurde ein immerwährender öffentlich finanzierter Honigtopf, der den Steuerzahler in den modernen Wohlfahrtsstaaten extrem teuer zu stehen kommt. Ich möchte an dieser Stelle betonen, dass ich weder ein extremer Impfgegner bin noch jemand, der Arme krank sterben lassen will, weil sie nicht das Geld fürs Hospital aufbringen. Aber zwischen einer Minimalversorgung, die gesundheitlich einen geringen Standard aufrechterhält, und den großen Erwartungen, die die WHO-Definition notgedrungen weckt und fordert, liegen Welten. Es geht in letzter Konsequenz um nichts anderes als persönliche Freiheit, aber auch um Machbarkeit, ein Reduzieren überzogener Ansprüche und schließlich um nichts anderes als den gesunden Menschenverstand.

Der Roman *1984* des britischen Schriftstellers George Orwell entwirft das Furcht einflößende Bild eines totalitären Überwachungsstaates, der alle Details im Leben seiner Bürger überwacht und festlegt. Genau das war sicherlich nicht im Sinn der Idealisten, die die WHO-Definition vor dem Hintergrund zweier schrecklicher Weltkriege formuliert haben. Leider haben ideale Entwürfe die unselige Tendenz, irgendwann in Tyrannei umzuschlagen. Damit meine ich konkret, dass die WHO-Definition zwar die Messlatte für die Gesundheitsvorsorge möglichst hoch ansetzen wollte, um die jeweiligen Regierungen zu Höchstleistungen anzuspornen, aber im Zuge dieser Forderungen den Gesundheitsexperten selbst einen viel zu hohen Stellenwert eingeräumt hat. Ich habe bereits die riesigen, geradezu übermächtigen Heerscharen an Gesundheits- und Sozialberufen erwähnt, die einen immer stärker werdenden Einfluss innerhalb der Gesellschaft ausüben, mal ganz abgesehen von der Pharmaindustrie, die in einer immer älter werdenden Gesellschaft einen enorm wichtigen Wirtschaftszweig repräsentiert.

Als Allgemeinarzt habe ich ganz praktisch mit dem Problem zu kämpfen, wen ich als gesund bezeichne und wen nicht. Am augenfälligsten erlebe ich das bei der Behandlung von Hypochondern, deren Zahl glücklicherweise sehr niedrig liegt, deren Behandlung aber vergleichsweise viel Zeit und Energie kostet. Hypochonder befürchten – und berichten davon in angstgetriebenem Ton –, eine schwere Krankheit sei von den Ärzten übersehen worden, obwohl sie schon mehrfach gründlich untersucht worden sind. In Wirklichkeit leiden solche Menschen an einer Angsterkrankung, die nichts mit der Angst vor Spinnen oder Prüfungen zu tun hat, sondern bei ihnen um die zwanghafte Vorstellung kreist, unheilbar erkrankt zu sein.

Außerdem gibt es immer mehr Menschen, die durch ihre Krankheit soziale Vergünstigungen erhalten möchten, etwa in Form einer Rente. Auch sie sind nur schwer gesund zu machen, weil sie es insgeheim nicht wollen. Auf der anderen Seite der Skala findet man das Gegenteil der Hypochonder und Rentenneurotiker, die sogenannten Dissimulierer und Kämpfernaturen, die zwar an so etwas wie einer schweren Bandscheibenerkrankung mit Dauerschmerzen und teilgelähmtem Bein leiden, sich aber tapfer zur Arbeitsstelle schleppen, weil sie bei Krankschreibung den Verlust ihres Arbeitsplatzes befürchten.

Diese Beispiele mögen ausreichen, um zu zeigen, dass man mit dem Reden über Gesundheit ein riesiges, kaum überschaubares Gebiet mit zahlreichen gesellschaftspolitischen, standespolitischen, psychologischen und wirtschaftlichen Aspekten betritt.

Wenn ich im Folgenden von Gesundheit spreche, habe ich ausschließlich eine persönlich durchgeführte Gesundheitsvorbeugung im Sinn, um

- psychoenergetisch besser in Harmonie zu bleiben, was in der Regel mit allgemeinem Wohlbefinden und guter Fitness deckungsgleich sein wird,
- darüber hinaus ein langes Leben zu erreichen und die größtmögliche Chance auf körperliche Gesundheit zu haben, insbesondere was die Vorbeugung der häufigsten Todesarten – Herz-Kreislauf- und Krebserkrankungen – angeht, wobei ich mich weitgehend auf naturheilkundliche Ratschläge beschränke.

Aus der Sicht der Allgemeinmedizin, die ich mein Leben lang praktiziert habe, ist die wissenschaftlich fundierte Heilkunde nur zu weniger als zehn Prozent bedeutsam. Die moderne naturwissenschaftlich orientierte Medizin – die man auch Schulmedizin nennt, weil sie an den Hochschulen gelehrt wird – kann zur Mehrzahl der Gesundheits- und Befindlichkeitstörungen, mit denen der Allgemeinmediziner ständig zu tun hat, wenig oder gar nichts beitragen, seien das Müdigkeit, Schlafstörungen, Kreuzschmerzen oder Kopfweh, und das gilt sowohl in diagnostischer wie therapeutischer Hinsicht.

Darüber hinaus sind auch die Ratschläge zur Gesundheitsvorsorge, die dem Denken der Schulmedizin entstammen, oft viel zu kurzsichtig und daher wenig effektiv. Die Schulmedizin hat bis heute versäumt, wirklich wichtige Faktoren in die Gesundheitsvorsorge einzubeziehen – etwa eine gestörte Darmflora, unterdrückte negative Emotionen oder geopathische Belastungen –, die der Naturheilkunde, Psychosomatik und Ganzheitsmedizin schon lange bekannt sind.

Du bist, was du isst?

Gesundheit beginnt bekanntlich nicht zuerst im Seelischen, sondern zuallererst beim alltäglichen Lebenswandel. Diese Lektion musste bereits Gautama Buddha lernen, als sich bei ihm nach siebenjährigem, entbehrungsreichem Fasten partout keine Erleuchtung einstellen wollte. Als er jedoch wieder normal zu essen begann, erlebte er um 528 v. Chr. endlich das Ersehnte. Buddha soll laut der Überlieferung während der Erleuchtung im Yogasitz unter einem großen Pappelfeigenbaum gesessen haben. Welche Art der Nahrung ihm allerdings zur Erleuchtung verhalf, schien den Chronisten weniger wichtig zu sein. Eigentlich wäre das doch die entscheidende Frage, welche Nahrung leichter zur Erleuchtung verhilft. Man kann aber davon ausgehen, dass es vegetarische Nahrung war, die schon vor über 2500 Jahren unter indischen Yogis bevorzugt wurde. Aber irgendwas musste noch dazukommen, was bis heute nicht bekannt ist, unterstellt man, dass es sich bei der die Erleuchtung auslösenden Sache überhaupt um etwas Essbares gehandelt hat.

Wie im Buddhismus wird auch im indischen Yoga der Nahrung seit jeher große Aufmerksamkeit geschenkt. Man weiß aufgrund der Erfahrung, dass zwischen der Menge der Nahrung sowie ihrer Zusammensetzung und dem psychoenergetischen Zustand Zusammenhänge bestehen. Welche das jedoch im Einzelnen sind, weiß man bis heute nicht genau. Wenn eine Meinung dazu geäußert wird, dann gibt sie nur wieder, was irgendein Religionsführer oder Yogameister persönlich dazu sagt, welche Gewürze und Obstsorten er empfiehlt oder welcher ayurvedische Stoffwechseltyp welche Substanzen essen soll, aber ob das tatsächlich wissenschaftlich fundiert belegt werden kann, ist bis heute kaum überprüft worden. Es ist natürlich auch die Frage, wie man das konkret überprüfen soll, denn die feinstofflichen Effekte der Nahrung sind normalerweise minimal.

In vielen Weltreligionen werden Ernährung und Lebensweise streng geregelt, denkt man an das Schweinefleisch- und Alkoholverbot im Islam oder die koscheren Speisen im Judentum. Ein statistisch erkennbarer Unterschied der Gesundheit von Bevölkerungsgruppen, die sich koscher oder schweinefleischfrei ernähren, gegenüber anderen, die das nicht tun, ist meines Wissens nicht bekannt. Alle derartigen religiös definierten Gebote und Tabus sind emotional sehr aufgeladen. Bis heute kommt es etwa in Jerusalem zu schweren Ausschreitungen mit orthodoxen Juden, wenn Speiseverbote des Sabbats nicht allgemein beachtet werden. Wer sich im Besitz letzter Wahrheiten wähnt, lässt nicht mit sich diskutieren, denn er handelt in seinen Augen stellvertretend für die höchste göttliche Instanz.

Religion und Nahrung bilden seit jeher ein spannungsreiches Paar, das durch Askese, Weltflucht und Lustfeindlichkeit charakterisiert ist. Man kann daher von Gurus und Predigern keine Hilfe erwarten, wenn man sich beim Thema Ernährung nach Inspiration für die Verbesserung der eigenen Gesundheit umschaut. Die Regel „Du bist, was du isst" gilt nämlich nicht in religiöser Hinsicht: Erleuchtete und spirituell ernsthaft Interessierte werden dazu angehalten, eher wenig und karg zu essen, damit sie erst gar nicht auf weltliche, sprich dumme Gedanken kommen. Der Prinzensohn Gautama Buddha kam vermutlich auch nicht nach einer reichhaltigen Mahlzeit ins Stadium der Erleuchtung, sondern weil er gerade genug zu sich genommen hatte, um einigermaßen bei Kräften zu sein.

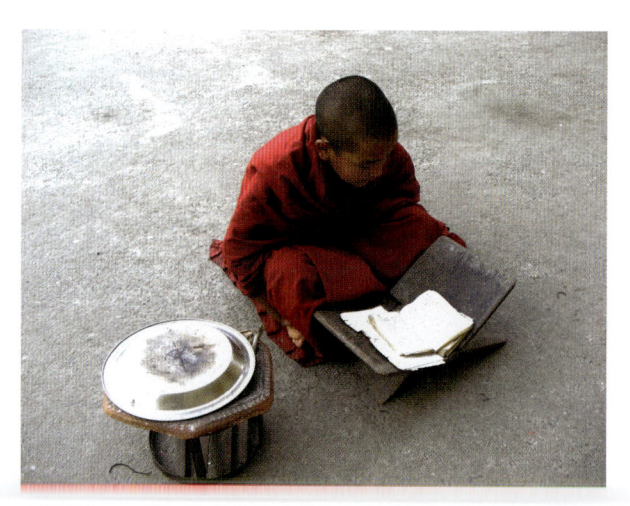

Abbildung 49: Buddhistischer Mönch in einem Kloster in Nepal mit neben dem Lernpult stehendem Topf und Essensschale.

Ernährungsstudien und die Rolle der Vitamine

Landläufig wird angenommen, dass die Ernährung für die Gesundheit eine große Rolle spielt, doch wie stark der Zusammenhang tatsächlich ist, wurde wissenschaftlich noch kaum erforscht. Ganz im Gegensatz zur gängigen Meinung sind etliche Ernährungsstudien enttäuschend ausgefallen. Vermutlich ist das herrschende naturwissenschaftliche Weltbild der Schulmedizin schuld daran, weil die Nahrung nur nach den Prinzipien der Physik und Chemie bewertet wird. Ein Beispiel ist die größte Studie, die bis heute weltweit durchgeführt wurde, die „Women's Health Study". Sie wurde Anfang der 90er-Jahre in den USA begonnen. Die Initiative dafür entsprang ursprünglich der Beobachtung, dass Frauen seltener an klinischen Studien teilnehmen als Männer. Mit einem beachtlichen Aufwand von 415 Millionen Dollar, einem Riesenheer an Forschern und Mitarbeitern und Tausenden von Versuchspersonen unternahm man es, diesen Mangel in einem Gewaltakt zu beheben. Die Studie bestand aus drei Teilen, wobei die bisher bekannt gewordenen zwei Teile sich zu einem regelrechten Fiasko für die Schulmedizin entwickelt haben.

Teil eins dieser Studie war die Hormonersatztherapie nach der Menopause, die zur großen Enttäuschung der beteiligten Forscher bereits frühzeitig im Studienverlauf deutlich machte, dass sie mehr Nach- als Vorteile für die beteiligten Frauen mit sich brachte. So stieg die Brustkrebsrate bei Hormongabe um alarmierende 26 Prozent. Die Beerdigung der einst so gläubig angebeteten Hormonersatztheorie verlief erstaunlich lautlos. Man sollte sich dabei vor Augen halten, mit welcher Schadenfreude viele Schulmediziner die Alternativmedizin zu

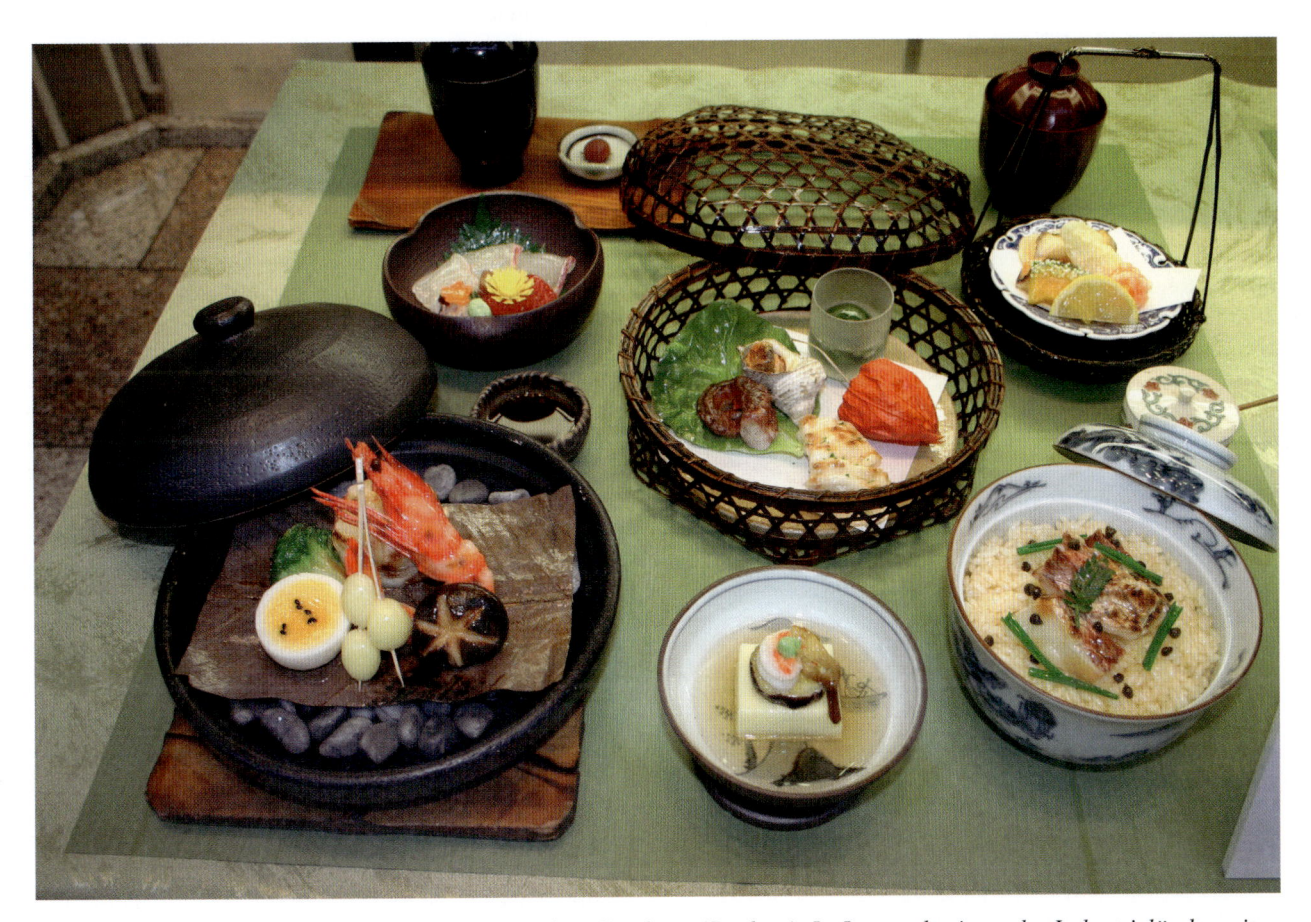

Abbildung 50: *Abendmahlzeit in einem japanischen Gasthaus (Ryokan). In Japan als einem der Industrieländer mit der höchsten Lebenserwartung wird häufig eine kalorienarme, jod- und Omega-3-Fettsäuren-reiche Kost gegessen. Japaner, die dagegen westliche Ernährungsgewohnheiten übernehmen, leiden bald an den gleichen Zivilisationskrankheiten wie der westliche Mensch (mit Übergewicht, Bluthochdruck, Arterienverkalkung).*

bedenken pflegen, wenn beispielsweise irgendeine jahrhundertelang benutzte Pflanze plötzlich im Tierversuch bei extremer Hochdosierung Krebs hervorruft oder sich Elektroakupunkteure schwer tun, ihre Testung zu beweisen. Mir geht es hier nicht um Gehässigkeiten oder gar eine Revanche, sondern nur um den Hinweis auf die gelegentliche Einäugigkeit der Schulmedizin. Dabei möchte ich betonen, dass es letztlich unser aller Ziel sein sollte, kranken Menschen zu helfen.

Teil zwei der Studie wurde Anfang 2006 veröffentlicht und von vielen Kritikern als schockartig wirkendes Jahrhundertereignis gewürdigt. Denn mit der gleichen Unerbittlichkeit wie beim ersten Teil der Studie fegte es ein weiteres Paradigma der Schulmedizin vom Tisch. 48835 Frauen in der Postmenopause wurden in der Verumgruppe[15] auf eine fettarme, an Gemüse und Obst reiche Kost gesetzt. Zusätzlich animierte man die Frauen zu mehr Bewegung. Es konnte mittels Blutproben, Gewichtsmessungen und anderen Tests ein eindeutiger Unterschied zwischen Verum- und Placebogruppe ermittelt werden. Doch der klinische Effekt war praktisch gleich null, was die Vorbeugung von Herz-Kreislauf-Erkrankungen oder Krebs anbelangt. Die Brustkrebsrate war in der Verumgruppe um 9 Prozent geringer, allerdings statistisch nicht signifikant.

Wer durch einen amerikanischen Supermarkt geht und überall die „low fat"- und „low cholesterol"-Produkte in den Regalen sieht, kann ermessen, welchen ökonomischen Schaden diese Studie hervorrufen wird, sobald sich ihre Ergebnisse herumsprechen. Kritiker bemängeln zwar, man hätte weit vor dem 50. Lebensjahr mit der Untersuchung beginnen müssen, hätte dazu Bewegungsmangel, die Art der zugeführten Fette und vieles andere berücksichtigen müssen, doch entkräftet das nicht das niederschmetternde Ergebnis dieser Studie. Denn damit ist einer der zentralen Glaubenssätze der Schulmedizin ins Wanken geraten, dass nämlich eine Senkung der Fette sowie die vermehrte Zufuhr von Obst und Gemüse tatsächlich etwas bewirken.

Wenn man die Blutspiegel gesunder Menschen untersucht, zeigt sich trotz dieses enttäuschenden Studienergebnisses sehr wohl ein Zusammenhang zwischen dem Blutspiegel bestimmter Vitamine und Mineralstoffe und dem allgemeinen Krankheitsrisiko. Letztlich kann man an den besseren Blutwerten ablesen, wer sich tatsächlich gesund ernährt und dass sich eine hochwertige Ernährung langfristig auszahlt. Daraus wurde nun die naheliegende These abgeleitet, hohe Blutspiegel an Vitaminen und Spurenelementen würden zu Gesundheit führen, während niedrige Spiegel Krankheiten hervorrufen. Das führt zu der Frage, ob Menschen gesünder werden, wenn man nicht die Nahrung als Ganzes ändert, sondern ihnen selektiv Vitamine und Mineralstoffe in genügendem Maß zuführt.

Bekanntlich leben große Zweige der Pharmaindustrie überwiegend oder ganz von dieser Idee. Doch nach den enttäuschenden Studienresultaten mit Nahrungsergänzung, das heißt mit künstlich hergestellten Vitaminen und Mineralstoffen, kann man folgern, dass eine solche Hypothese nicht richtig ist. Augenscheinlich sind die in der normalen Nahrung natürlich vorkommenden Vitamine und Spurenelemente deutlich bekömmlicher. Man kann vermuten, dass sie in ihrer komplexen Verbindung mit anderen Nahrungsstoffen für den Organismus besser verwertbar und daher gesünder sind, während chemisch synthetisierte Nahrungsergänzungen sich oft als wertlos erweisen, teilweise sogar schädliche Auswirkungen haben.

Meine energetischen Testungen an Patienten, die solche Stoffe zu sich nehmen, bestätigen die Studienergebnisse: Die Wirkung industriell hergestellter Nahrungsergänzungsmittel erschöpft sich nach einiger Zeit, und im Energietest ist kein Effekt mehr nachweisbar. Pharmakologische Tests haben auf breiter Front bestätigt, dass eine Zufuhr von Nahrungsergänzungen unnötig ist, so dass die Deutsche Gesellschaft für Ernährung davon abrät. Das Unsinnige sieht man auch daran, dass eine länger dauernde Vitaminzufuhr oder Mineralgabe mit Urin oder Stuhl ausgeschieden wird. Gelegentlich kann das so weit gehen, dass die Einnahme beispielsweise von hoch dosiertem Magnesium zu Magnesiummangel führt. Deshalb empfehle ich normalerweise eine zeitweilige Einnahme von Vitaminen und Spurenelementen mit längeren Pausen dazwischen, um Gewöhnungseffekte zu vermeiden, also etwa drei Wochen Einnahme, dann vier Wochen Pause und so fort.

Eine Ausnahme von dieser Regel scheint die sehr flüchtige Folsäure zu sein. Schätzungsweise zwei Drittel aller Menschen in Mitteleuropa zeigen einen leichten bis mittelschweren Folsäuremangel. Da man diesen mit Arteriosklerose, Alzheimer und vielen anderen chronischen Krankheiten in Zusammenhang bringt, erscheint eine optimale Versorgung von 400 µg/Tag sinnvoll zu sein, wobei die durchschnittliche Zufuhr halb so hoch liegt.

---

15 In der medizinischen Statistik werden Blindversuche durchgeführt. Man unterscheidet Blindversuche, bei denen der Patient unwissend (blind) dafür ist, ob er behandelt wird, von Doppelblindversuchen, wo weder Therapeut noch Patient wissen, was tatsächlich passiert. In der Regel teilt man Patienten durch Losverfahren in zwei Gruppen (Randomisierung): Die Verumgruppe („wahre Gruppe") bekommt die echte Therapie, die Placebogruppe („Scheingruppe") keine oder eine vorgetäuschte Therapie.

Große Folsäuremengen findet man in Bierhefe, Weizenkeimen, Bohnen und Erbsen sowie Melonen. Mittlerweile wird Folsäure in einigen Ländern wie der Schweiz oder Kanada Nahrungsmitteln künstlich zugesetzt. Im Unterschied zu anderen Vitaminen scheint künstliche Folsäure vom Körper vollständig aufgenommen zu werden und gesundheitlich mehr Vorteile zu haben. Auch bei Vitamin D scheint sich die künstliche Zufuhr möglicherweise als allgemein günstig herauszustellen, aber daran wird noch geforscht.

Wichtig erscheint es, das Augenmerk auf noch unbeachtete Risikofaktoren zu lenken. So hat der Frankfurter Professor für innere Medizin Lothar Wendt darauf hingewiesen, dass vor und nach dem Krieg der Fett- und Kohlenhydratkonsum in Europa gleich geblieben waren, während einzig die konsumierte Eiweißmenge anstieg. Diese Erhöhung verläuft statistisch genau parallel zum Anstieg der Herz-Kreislauf-Krankheiten. Immer mehr Naturheilkundler raten deshalb zu einer Einschränkung der Eiweiße, insbesondere wenn der Patient an Krebs und immunologischen Störungen leidet. Der amerikanische Kardiologe Robert Atkins vertrat allerdings eine gegenteilige Auffassung und empfahl ausdrücklich Eiweiß und Fett. Eine ähnliche Meinung vertritt der österreichische Internist Wolfgang Lutz, der behauptet, dass sich der Mensch seit der Steinzeit noch nicht an die Zivilisationskost gewöhnt habe und eigentlich immer noch ein Fleischesser sei („Leben ohne Brot"). Doch unabhängig davon, welche Ernährungsumstellung propagiert wird, keine hat sich bis jetzt auf breiter Front durchsetzen können.

Einige Kollegen oder Ernährungsspezialisten geben ihren Patienten präzise Vorschriften für den Speisezettel mit. Mir selbst fehlt schlicht der Glaube, denn ich schätze eine liberale und kosmopolitische Haltung, wenn es ums Essen geht. Schon als Kind mochte ich es nicht, wenn ich zum Essen von Spinat gezwungen wurde, den ich nur unter erheblichem Würgereiz herunterbringen konnte. Wie konnte einem etwas guttun, das dermaßen scheußlich schmeckte? Wie vielen als Kind Gequälten war es auch mir eine späte Genugtuung, als sich herausstellte, dass die Legende vom eisenhaltigen Spinat nichts als ein Rechenfehler war. Man darf daher vermuten, dass weitere anerkannte Ernährungsvorschriften auch teilweise oder ganz auf Mythen beruhen.

Weil nichts beweiskräftiger ist als eine jahrhundertelange Erprobung, orientiere ich mich bei meinen Ernährungsratschlägen an jenen Völkern, die besonders lange und besonders gesund leben, zum Beispiel an den Franzosen. Unter dem „französischen Paradox" versteht man den 1819 erstmals vom irischen Arzt Samuel Black entdeckten Widerspruch, dass Franzosen trotz eines relativ hohen Verbrauchs an gesättigten tierischen Fetten und des Vorhandenseins anderer Risikofaktoren wie Zigarettenrauchen eine auffallend niedrige Sterblichkeit etwa an koronarer Herzkrankheit haben. Mittlerweile konnte eine eindeutige Dosis-Wirkungs-Beziehung zwischen der Sterblichkeit in bestimmten französischen Regionen und dem Gehalt an Rotwein-Gerbstoffen (gefäßschützende Procyanide, Polyphenole und Resveratrol) nachgewiesen werden.

In der Mongolei und im Kaukasus sollen bestimmte Bergvölker durch milchsäurehaltige Getränke wie vergorene Stutenmilch (Kumys oder Ayrag), Ayran und Kefir („Getränk der Hundertjährigen") uralt werden. Aus dem asiatischen Kulturkreis sollte man sich die japanische Landbevölkerung zum Vorbild nehmen, weil sie weltweit die höchste Lebenserwartung aufweist. Ich rate meinen Patienten, sich wie diese Menschen zu ernähren, die eine ausgewogene Mischkost mit viel Meeresfisch und Gemüse zu sich nehmen und viel grünen Tee trinken (s. Abbildung 50). Insbesondere scheinen alle Kohlsorten, Lauch, Brokkoli, Rote Beete, Knoblauch und Zwiebeln krebshemmend zu wirken[16], die Darmflora anzuregen, das Hormonsystem zu stimulieren und als Ganzes sehr wertvoll zu sein.

Ich gebe offen zu, über die gemachten Vorschläge hinaus als Arzt relativ ratlos zu sein, was bestimmte Ernährungsempfehlungen anbelangt. Das beruht auf meinen jahrzehntelangen Erfahrungen mit einer großen Zahl von Patienten. Einmal sind bei unterschiedlichen Arten der Ernährung energetisch kaum Abweichungen festzustellen. Und man erlebt in der Praxis sowohl schwerkranke Vegetarier als auch pudelgesunde Fleischesser. Natürlich gibt es Empfehlungen, die aus Beobachtungen an zahlreichen Menschen abgeleitet werden können, wo sich etwa gezeigt hat, dass Vegetarier einen Gesundheitsvorteil haben, aber das sagt trotzdem wenig über den Einzelfall. Die heute allgemein akzeptierte Empfehlung, mehr frisches Obst und Gemüse zu essen, halte ich jedenfalls für einen Allgemeinplatz und plädiere dafür, dass jeder selbst herausfinden sollte, was ihm am besten bekommt.

---

16 Vgl. Servan-Schreiber 2008.

Hoch schwingende Nahrung und Wasser

Patienten sprechen mich gelegentlich auf die energetische Eigenschwingung von Nahrung und Getränken an, insbesondere von Trinkwasser, und wollen wissen, was ich davon halte. Auch hier gilt das liberale Statement, dass jeder selbst sehen muss, was für ihn am besten ist. Bei Wasser ist die Ausgangslage dabei anders als bei Lebensmitteln, weil der Organismus zum Großteil aus Wasser besteht. Energiesystem und Wasser besitzen eine sehr enge Verbindung, so dass Wasser sehr wichtig ist. Es sollte energetisch möglichst neutral oder, besser, höher schwingend sein. Zur Bestimmung der energetischen Qualität kann man sich zwar an Geschmack, Aussehen und der chemischen Zusammensetzung orientieren, aber in ihrer Feinheit ist sie letztlich nur durch Testverfahren beurteilbar. Um zu einer gewissen Vergleichbarkeit und einem Ordnungsrahmen zu kommen, wird traditionell auf Pendelskalen zurückgegriffen. In der Regel benutzt der Radiästhet zur Bestimmung der feinstofflichen Energiewerte ein sogenanntes Biometer oder Bovismeter (siehe Abbildung 51).

Das Bovimeter geht auf Pendeltestungen des französischen Radiästheten André Bovis (1871–1947) zurück. Bovis maß die Ausstrahlung von Lebensmitteln, indem er sich mit seinem Pendel davon entfernte und in einem gewissen Abstand eine Reaktion erhielt. Die Länge dieses Abstands bestimmte er mit einem Meterstab. Je weiter die Entfernung, so die Meinung von Bovis, umso höher sei die energetische Qualität eines Lebensmittels. Gesundes Obst hat gemäß Bovis deutlich höhere Werte als verdorbenes. Beispielsweise konnte er bei einem Apfel, dem man die Fäulnis von außen nicht ansehen konnte, niedrige Werte feststellen, wie er in seinen Aufzeichnungen triumphierend berichtet. Bovis' Messmethode hat sich mittlerweile auf breiter Front durchgesetzt: Kinesiologisch, mit dem Pendel oder mittels Einhandrute bestimmt man die Lebensmittelwerte und nennt die Messergebnisse zu Ehren des Erfinders Boviswerte.

Während Bovis noch Werte von 0 bis 100 (cm) benutzte, erweiterte der Arzt Oscar Brunler (1894–1952) die Skala in den Tausenderbereich.[17] Heute verwendet man extrem hohe Boviswerte von 10000 und mehr. Unabhängig davon, welche Maßeinheit und welche Werte man zugrunde legt, handelt es sich ohnehin um fiktive Werte im Sinne einer imaginierten Skala. Der Radiästhet stellt sich die Werte anhand der abgebildeten Skala im Geiste vor, während er ein bestimmtes Lebensmittel, eine Wasserprobe, einen beliebigen Stoff oder sogar ein Lebewesen untersucht. Die Messung beginnt bei null und geht schrittweise nach oben. Dabei fragt sich der Radiästhet mithilfe des Pendels und der Skala, die als Vorstellungshilfe dient, welcher Wert vorliegt. Schlägt sein Pendel bei einer bestimmten Probe beispielsweise bei 8000 Einheiten aus, soll das der gesuchte Wert sein.

Als Faustregel gilt, dass hohe Werte förderlich und niedrige Werte eher schlecht sind. Als normal und der Ge-

---

17 Brunler erpendelte anhand von künstlerischen Werken deren Boviswerte (Näheres findet sich in den Büchern von Max Freedom Long über die hawaiianische Huna-Lehre). Die Werte des Durchschnittsmenschen liegen bei 200 bis 250 Bovis, die der meisten Künstler und Wissenschaftler bei 300 bis 400. Von allen Künstlern soll Leonardo da Vinci mit 720 Boviseinheiten die höchsten Werte gehabt haben. Brunler benutzte allerdings noch die alten Boviseinheiten, die auf der Zentimeterskala beruhen. Heute liegt dieser Wert anhand der Spreizung der Boviswerte bei über 20000 Einheiten.

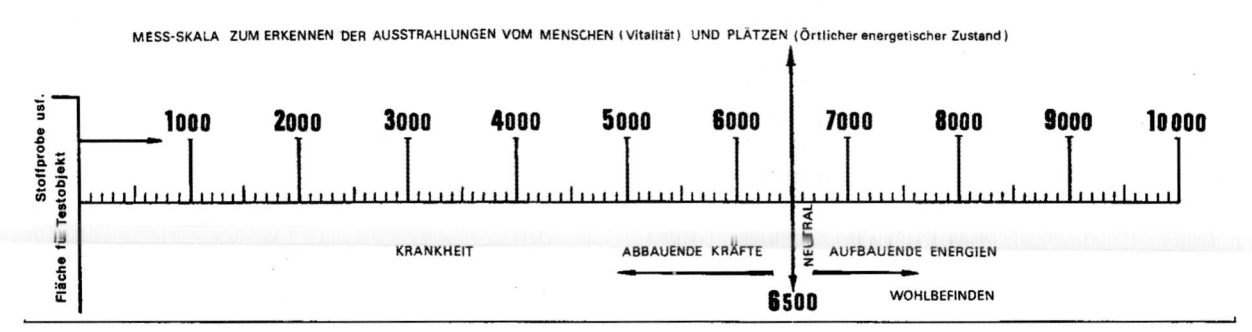

Abbildung 51: Biometer nach Bovis.

sundheit förderlich werden Werte von 7000 bis 8000 Boviseinheiten angesehen. Sehr hohe Werte werden von manchen Radiästheten als ungünstig gewertet, etwa wenn man an „Kraftorten" dauerhaft wohnt, die bei längerer Exposition vermutlich eine energetische Überreizung hervorrufen können. Sehr hoch schwingendes Quellwasser mit 20000 Boviseinheiten wird im Unterschied dazu als gesund und förderlich eingestuft. Daraus kann man folgern, dass ein kurzfristiger Impuls etwa in Form eines getrunkenen Glases Wasser etwas anderes ist als eine hohe Dauerbestrahlung, der man ständig und unausweichlich ausgesetzt wäre. Das erinnert an die bekannte Arndt-Schulz-Regel[18] der Physiologie, nach der kleine Reize anregen, mittlere fördern und starke hemmen, während stärkste Reize die Wirkung völlig aufheben.

Grundsätzlich stellt sich die Frage, als wie zuverlässig solche Testergebnisse angesehen werden können. Bei Energietests, während deren sich der Radiästhet das Ergebnis gedanklich vorstellt, spricht man von mentalem Testen, im Unterschied zum physikalischen Testen, bei dem man mit echten Proben arbeitet, die man ins Energiefeld einer Person hält und deren Wirkung man anschließend überprüft. Die letztere Testform empfehle ich als deutlich zuverlässigere und habe sie bereits vorgestellt. Angesichts der starken subjektiven Komponente werden Mentaltester bei den Boviseinheiten stärker voneinander abweichen. Nur wenige hochbegabte Radiästheten – sicherlich deutlich weniger als 5 Prozent von allen, die sich dafür halten – sind nach meiner Erfahrung überhaupt in der Lage, die Boviswerte zuverlässig zu messen und unabhängig voneinander zu übereinstimmenden Ergebnissen zu kommen.

Ein zentrales Thema ist die feinstoffliche Schwingung von Nahrung. Zuerst bleibt festzuhalten, dass sich die Boviswerte weitgehend mit objektiven Qualitäten decken: Überhitzte und stark denaturierte Produkte (Junkfood, etliche Fertigprodukte) senken auf Dauer das Energieniveau. Was die Schwingung angeht, sind außerdem tierische Produkte deutlich problematischer als vegetarische Kost. Aller Wahrscheinlichkeit nach ist Schweinefleisch energetisch und biologisch besonders heikel. Der homöopathische Arzt Heinrich Reckeweg, Erfinder der Homotoxikologie (Heel®-Arzneimittel), sieht in den Giften des Schweinefleischs, den sogenannten Sutoxinen, einen der wesentlichen Gründe, warum Menschen chronisch krank werden. Er verweist auf die hartnäckigen Geschwüre an den Unterschenkeln der Soldaten im Feldlager Erwin Rommels während des Zweiten Weltkriegs in Afrika. Sie waren bei den schweinefleischfrei lebenden Einheimischen angeblich völlig unbekannt und verschwanden laut Reckeweg, als das Schweinefleisch von der Speisekarte der Soldaten gestrichen wurde. Während des Krieges gab es generell kaum Schweinefleisch und deshalb nach Reckewegs Ansicht auch kaum Krebserkrankungen. Mir kommt diese Ansicht übertrieben vor, und sie ist wissenschaftlich nicht beweisbar, ich rate jedoch ebenfalls zu Zurückhaltung beim Konsum von Schweinefleisch.

Abgesehen von Sutoxinen kann man vermuten, dass sich Stresshormone von Tieren – die sich beim oft quälenden Transport zur Schlachtung bilden – materiell, vor allem aber auch psychoenergetisch auf den Fleischkonsumenten übertragen können. Vegetariern kann man vorhalten, dass Pflanzen – nach den Forschungen des amerikanischen Lügendetektorspezialisten Cleve Backster – ebenfalls Emotionen zeigen. Deren Stress könnte bei der Ernte freigesetzt werden und sich ungünstig auf den Salatesser übertragen. Man darf aber davon ausgehen, dass Stresshormone bei Pflanzen nur eine geringfügige Rolle spielen. Bedenklich erscheinen dagegen unbekömmliche Nahrungsbestandteile wie Gluten und Phytin, die in der Pflanze als natürliche Schutzmittel wirken und in größeren Mengen schädlich sein sollen, weshalb manche Ernährungsspezialisten Weißbrot für gesünder als dunkles Brot halten (speziell bei Weizen), weil es weniger dieser Stoffe enthält. Roggen bildet eine Ausnahme, weil er kaum solche Substanzen enthält und daher bekömmlicher sein soll.

Vielen Menschen kommt es so vor, dass Tiere aus Heimschlachtungen und Pflanzen aus eigenen Gärten besser schmecken. Vielleicht liegt es daran, dass solche Tiere bereitwilliger sterben und sich womöglich für den Besitzer regelrecht opfern. Das behaupten jedenfalls Indianer von den Jagdtieren, wobei sie den Tieren dann in Zeremonien für ihren Opfertod danken. Pflanzen scheinen die lokalen geopathischen Energien aufzunehmen. Bezeichnenderweise haben Japaner, die viel Gemüse aus dem eigenen Garten essen, die weltweit längste Lebenserwartung. Forscher vermuten, dass die kurzen Transportwege des Salats aus dem eigenen Garten der Grund dafür sind. Ein wichtiger Faktor ist dabei jedenfalls der geringe Vitaminverlust (siehe auch das Thema Folsäure, auf das ich bereits zu sprechen kam). Meines Erachtens spielt aber zusätzlich der geografische Faktor eine wichtige Rolle: Bereits der Erdstrahlenforscher und Allgemeinarzt Ernst Hartmann riet dazu, vor allem heimisches Obst und Gemüse zu verzehren, weil es den gleichen energetischen Umweltfaktoren ausgesetzt sei.

---

18 Diese Regel ist in der Naturheilkunde eine der grundlegendsten Gesetzmäßigkeiten. Sie wurde vom Pharmakologen Schulz und dem Psychiater Arndt um 1899 aufgestellt. Beispielsweise führen physikalische Reize wie kurzfristige Kälte beim Saunabesuch zur Stimulierung des Organismus, während eine Kälte-„Überdosis" zur Erkältung und im Extrem zur Erfrierung führt.

Ein weiteres heikles Thema ist die künstliche Erhöhung der Bovisstrahlung. Mittels aller möglichen Apparaturen wie Tesla-Platten, Pyramiden und dergleichen wird versucht, möglichst hohe Boviswerte zu erreichen, die dann heilend und fördernd sein sollen. Mittlerweile gibt es etwa auf Esoterikmessen ein geradezu unüberschaubares Arsenal an energetisch hoch schwingenden Hilfsmitteln, angefangen von bestimmten Symbolen bis hin zu Edelsteinen, Licht- und elektromagnetischen Frequenzgeneratoren. Wie beim Thema Vitamine nehme ich auch hier eine vorsichtige, eher ablehnende Haltung ein, weil ich natürliche Quellen der Energiezufuhr im Allgemeinen für verträglicher und wirksamer halte, etwa einen Spaziergang in unberührter Natur bei Sonnenschein – die Sonne stellt nämlich einen der stärksten natürlichen Energiespender dar, wobei auch hier Dosisabhängigkeit besteht: Während kleine Reize anfachen, sind große Reize schädlich.

Hohe Boviswerte kann man nicht nur bei Lebewesen und Nahrungsmitteln, sondern auch bei bestimmen Gebäuden und an speziellen Orten messen. Besondere „Kraftorte" wie der Ottilienberg im Elsass sollen heilend und energetisierend wirken. Angeblich findet man in der Königskammer der Cheopspyramide die höchsten Boviswerte (um 25000 Boviseinheiten s. Abbildung 52), was nach Ansicht mancher Autoren dafür spricht, dass die Pyramiden energetisch hochwirksame Gebilde sind. Ihre Erbauer sollen mehr über feinstoffliche Gesetzmäßigkeiten gewusst haben als wir heutzutage. Ich verweise auf Paul Bruntons lesenswerten Klassiker *Geheimnisvolles Ägypten*. Er schildert darin seine mystischen Erlebnisse in der Cheopspyramide, in die er sich nachts von den Wärtern einschließen ließ, um zu meditieren. Brunton spürte bald eine starke Energie. Doch entgegen seinen Erwartungen, weil er mit durchweg positiven Energien gerechnet hatte, begegnete er überraschenderweise in

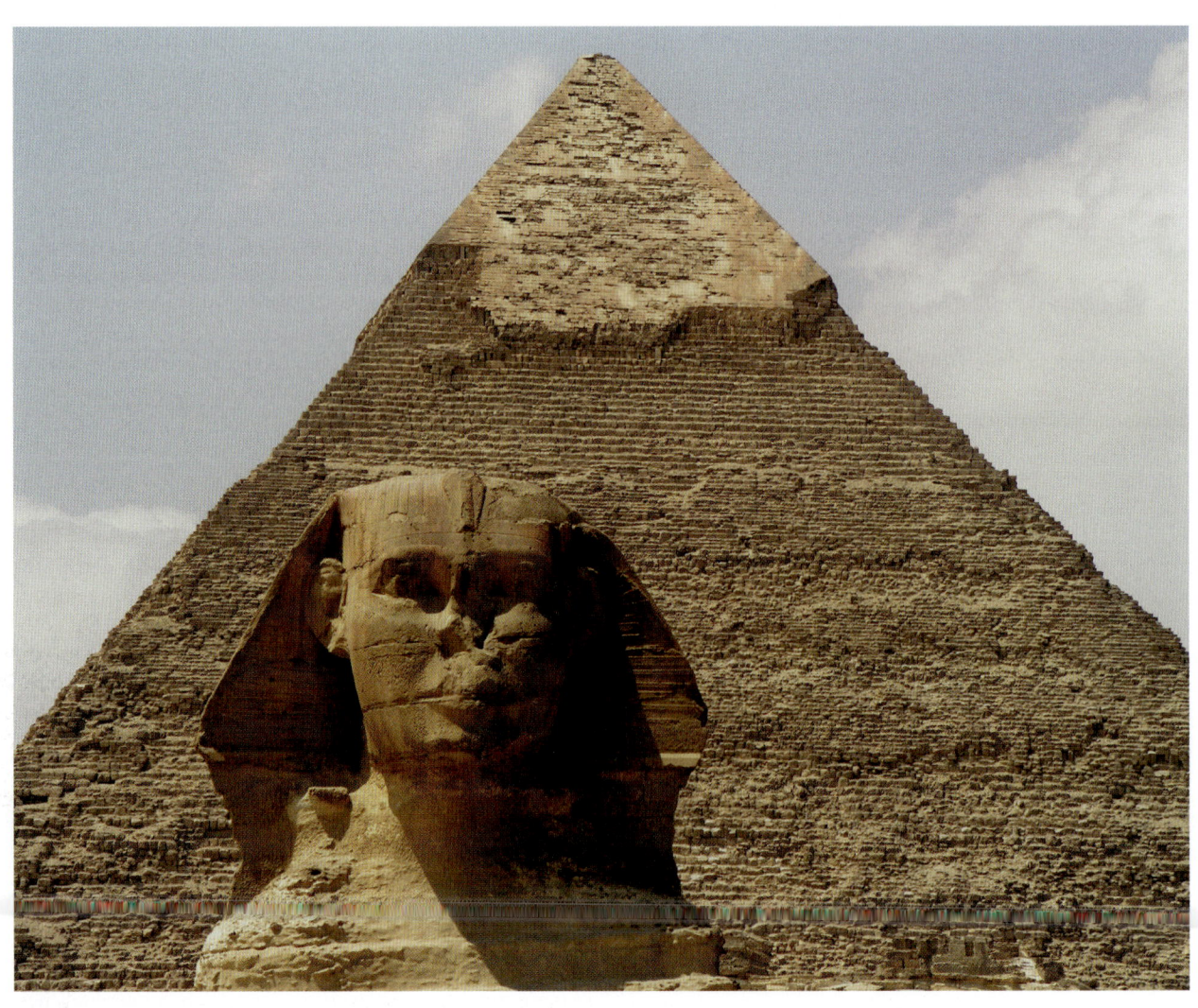

Abbildung 52: *Cheops-Pyramide und Sphinx.*

seinen Visionen Heerscharen von Geistern verzweifelter Arbeiter und Priester. Brunton vermutete, dass sie nach dem Bau der Pyramide im Gebäude eingesperrt worden waren, um das Geheimnis des Zugangs mit ins Grab zu nehmen (auf die negative Aufladung bestimmter Orte durch Verstorbene komme ich anschließend zu sprechen).

Unbestritten verhilft sauberes, möglichst hoch schwingendes Trinkwasser zu einer besseren Gesundheit. In genügender Menge[19] getrunkenes sauberes Wasser trägt dazu bei, dass unsere Energiewerte gut sind und unser körperlicher Zustand stabil bleibt. Man erkennt das auch an den instinktiven Neigungen energetisch offener und hoch schwingender Menschen, möglichst naturbelassenes Quellwasser zu trinken, das in der Regel energetisch hoch schwingt. Interessanterweise spielen Wirbelbildungen der Strömung, womit Quellwasser energetisch aufgeladen wird, dabei eine wichtige Rolle. Es handelt sich bei der Verwirbelung um ein grundlegendes feinstoffliches Aufladungsphänomen, das möglicherweise auch bei der Herstellung homöopathischer Medikamente in Form der Verschüttelung wirksam wird (dazu später mehr). Zahlreiche technische Verfahren verwenden heutzutage die Verwirbelung nach dem Österreicher Viktor Schauberger, der hierbei als Pionier wirkte, um Wasser energetisch aufzuladen und bekömmlicher zu machen.

Welchen Einfluss haben also biologisch angebaute Lebensmittel und gutes Wasser auf unser Energieniveau? Letztlich kann ich diese Frage nur eingeschränkt beantworten, da ich kaum Patienten kenne, die ausschließlich einen drastischen Wechsel ihrer Ernährungs- und Trinkgewohnheiten hinter sich haben, ansonsten aber nichts in ihrem Leben verändert haben. Der Einfluss dieser zwei Faktoren ist also nachträglich nicht eindeutig zu erkennen. Teste ich biologische Nahrungsmittel oder gutes Quellwasser energetisch auf ihre Effekte bei Patienten, etwa mittels der Elektroakupunktur, sind diese im Vergleich zu Medikamenten meist außerordentlich gering oder kaum messbar. Vermutlich haben sie nur bei langjährigem Einfluss eine Wirkung.

Hoch schwingende Nahrungsmittel erhöhen das eigene Energieniveau zwar nicht wesentlich, aber sie sorgen umgekehrt dafür, dass das allgemeine Energieniveau auf einer guten Höhe bleibt. Letztlich hat man es mit einem Resonanzphänomen zu tun, denn wer hoch schwingt, fühlt sich vermutlich durch niedriger schwingende Nahrung negativ beeinflusst. Er reagiert wohl empfindlicher auf niedrige Schwingungen als weniger sensible Menschen. Diese können höchstwahrscheinlich nicht so deutlich spüren, was die Qualität hoch schwingender Nahrung überhaupt ausmacht, weil sie energetisch „dumpf" sind – wenn man das so nennen möchte. Höher schwingende Menschen jedoch können den Unterschied wahrnehmen und empfinden daher höher schwingende Nahrung als subjektiv wohltuend.

---

19 Die gelegentlich in Alternativmedizinkreisen geäußerte Ansicht, man müsse viel mehr als üblicherweise empfohlen trinken, gilt unter Fachleuten als überzogen. Allgemein wird heute von Gesundheitsexperten eine Trinkmenge von 1,5 bis 2 Litern empfohlen, was für die Mehrzahl der Erwachsenen unbedenklich und sinnvoll sein dürfte. Als Richtschnur kann beim gesunden, normal lebenden Erwachsenen die Farbe des tagsüber (nicht morgens) ausgeschiedenen Urins dienen, die bei ausreichender Trinkmenge und normaler körperlicher Betätigung wie Apfelschorle aussehen sollte. Zu stark gefärbter Urin spricht für Flüssigkeitsmangel, zu heller Urin dagegen für eine zu große Trinkmenge.

Gesund erhaltende Einflüsse aus naturheilkundlicher Sicht

Die einzige Methode, gesund zu bleiben, besteht darin, zu essen, was man nicht mag, zu trinken, was man verabscheut, und zu tun, was man lieber nicht täte.

Mark Twain, amerikanischer Schriftsteller (1835–1910)

Wenn man als Arzt von krank machenden Eigenschaften redet, meint man die sogenannten Risikofaktoren. Dazu gehören in erster Linie Rauchen, Übergewicht inklusive des überschüssigen Bauchfetts, Bluthochdruck und Bewegungsmangel. Sie erhöhen wissenschaftlich nachgewiesen das Risiko, die häufigsten Zivilisationskrankheiten zu bekommen, das heißt Zuckerkrankheit, Arterienverkalkung, Schlaganfall und Herzinfarkt. Zunächst glauben die meisten, sie wären davon nicht betroffen – eine menschlich verständliche Haltung. Die Wahrscheinlichkeit spricht allerdings dagegen, weil ungefähr jeder zweite bis dritte Mensch an diesen Krankheiten leiden und sogar daran sterben wird. Das Thema ist daher von größter Wichtigkeit, insbesondere bei einer immer älter werdenden Bevölkerung und dem Nahrungsüberangebot der modernen Welt.

An dieser Stelle will ich keine Allerweltsempfehlungen wiederholen, die heutzutage sowieso jeder kennt. Man sollte eher fragen, warum sich vernünftige Menschen überhaupt so selbstschädigend verhalten. Fachleute rätseln, warum die guten Vorsätze vieler Menschen meist so kurzlebig sind und sich kaum einer nach den gut gemeinten Empfehlungen der Experten richtet, das heißt, weniger und gesünder zu essen, mehr Sport zu treiben und so fort. Ich glaube, dass die Positionen der von mir vertretenen Außenseitermedizin und der humanistischen Psychologie hier hilfreich sein können.

Bei der Psychosomatischen Energetik, die ich in meiner ärztlichen Praxis schwerpunktmäßig anwende, findet man häufig emotionale und energetische Blockaden bei Menschen, die mit Risikofaktoren zu kämpfen haben. Zusammen mit Darmflorastörungen und anderen Stoffwechselungleichgewichten, die den Organismus zusätzlich belasten, scheinen diese oft der eigentliche Auslöser der genannten Risikofaktoren zu sein. Hat jemand ständig unterschwellig emotionalen Frust, tröstet er sich erfahrungsgemäß oft mit Nahrung, Rauchen, Alkohol und anderen Drogen. Der Frust stellt ein unbewusstes Problem dar, das leider oft übersehen und daher nicht ausreichend behandelt wird, obwohl es eigentlich für jedermann offensichtlich ist.

Im Folgenden konzentriere ich mich auf das Thema Ernährung, aber das Gesagte trifft auf viele andere offen oder latent selbstschädigenden Verhaltensweisen zu, die mit kurzfristigem Spaßfaktor und erheblichem Risikopotenzial einhergehen und als Sucht bezeichnet werden können: Neben Drogen betrifft das auch Hochrisiko- und Extremsportarten mit ihrer Ausschüttung körpereigener Opiate (Endorphine) und dem psychischen Nervenkitzel. Angesichts der weiten Verbreitung von Arbeitssucht mit dem Endstadium des Ausgebranntseins („Burn-out"), von Sex- und Spielsucht und vielem anderen haben manche Fachleute davon gesprochen, dass wir in einer Suchtgesellschaft leben. Das ist zwar teilweise übertrieben, besitzt aber trotzdem einen Wahrheitsgehalt. Bedenkt man beispielsweise, dass mittlerweile jeder zweite bis dritte US-Amerikaner als übergewichtig gilt, erkennt man die gewaltigen Ausmaße des Suchtproblems.

Materielle Nahrung führt feinstoffliche Energie zu, worauf ich bereits hingewiesen habe, so dass sich energiearme Menschen nach dem Essen auch in energetischer Hinsicht wohler fühlen, zumindest kurzfristig. Leider führt dieses Verhalten in eine Sackgasse: Die Betroffenen essen schlicht zu viel, was ihnen aber oft selbst entgeht und meist heftig geleugnet wird, ein vertracktes Phänomen der Selbsttäuschung, das die eigentliche Stärke der unbewussten Verdrängung deutlich werden lässt. An dieser Stelle wäre es sinnvoller, an die eigentliche Ursache der Risikofaktoren heranzugehen und diese zu beseitigen, anstatt den Folgen ständig „hinterherzurennen", als Therapeut den Patienten pausenlos und auf nervtötende Weise zu ermahnen, mit ihm ständig neue frustrierende Diätschlachten zu schlagen, die er letztlich doch verliert, weil am seelischen Kernproblem des Frusts nichts geändert wurde.

Als praktisch tätiger Arzt habe ich eine gewisse Abneigung gegen Theorien und verlasse mich mehr auf die Realität, das heißt auf das, was ich konkret bei meinen Patienten beobachte. Wenn ich mir wirklich gesunde Patienten ansehe, die bis ins hohe Alter überdurchschnittlich rüstig geblieben sind, fallen mir bestimmte Merkmale auf.

Sie haben überzufällig häufig

- keinerlei Erdstrahlbelastung, dafür
- eine gute Darmflora,
- ein normales (oder nur leicht erhöhtes) Körpergewicht bei regelmäßiger Bewegung und
- eine ausgeglichene, optimistische Lebenshaltung.

Man kann diese vier Merkmale umkehren, weil sie im Negativen genauso gültig bleiben. All jene Patienten, die bereits im mittleren Lebensalter ernsthaft krank werden oder sich zumindest subjektiv längere Zeit nicht wohlfühlen, haben überzufällig häufig

- eine Erdstrahlbelastung,
- eine schlechte Darmflora,
- ein deutlich erhöhtes oder ein stark erniedrigtes Körpergewicht bei wenig oder extremer Bewegung und
- eine pessimistische Lebenshaltung.

Natürlich besteht zwischen diesen vier Punkten eine innere Beziehung. Seelisch missgestimmte und frustrierte Menschen nehmen beispielsweise häufig kompensatorisch mehr Nahrung auf, als sie benötigen. Sie neigen vermehrt zu Suchtverhalten, bekommen leichter eine schlechte Darmflora und werden körperlich träge. Oft verlieren sie mehr und mehr ihre natürlichen Instinkte und spüren irgendwann nicht mehr richtig, was ihnen guttut. Sie schlafen daher überzufällig oft nachts in Betten, die durch schädliche Erdstrahlen und Elektrosmog belastet sind. Dabei will ich nicht abstreiten, dass ein Teil dieser Probleme schichtabhängig ist, etwa was Bewegungsmangel und die Qualität der Nahrung angeht. Menschen mit einer höheren Bildung sind energetisch häufig wachsamer und leben allgemein bewusster und disziplinierter. Doch nicht nur der Bildungsstand und die wirtschaftliche Lage, sondern auch die private und die soziale Situation haben einen Einfluss auf die Lebenserwartung, das heißt, ob jemand in einer funktionierenden Partnerschaft lebt oder ob er lange Zeit arbeitslos ist. Diese Faktoren kann ein Therapeut oder Arzt leider nicht verändern, weil niemand per Rezept gebildet, wohlhabend oder glücklich verheiratet gemacht werden kann.

Es gibt jedoch leicht änderbare Faktoren, die nach meinen Erfahrungen als Komplementärmediziner einen erheblichen Einfluss auf die Gesundheit und das Allgemeinbefinden haben. Beginnen möchte ich mit dem Darm, denn sein Zustand ist von zentraler Bedeutung für die Gesundheit, gemäß der Redensart: „Darm gut, alles gut." In der naturheilkundlichen Medizin spielt die Darmflora eine herausragende Rolle. Der Naturheilkundler versucht durch Zufuhr guter Bakterien (Symbioselenkung) ebenso wie durch Ernährungsratschläge, Einläufe, Darmwäsche (Colonhydrotherapie) sowie durch bestimmte pflanzliche Stoffe die Darmflora günstig zu beeinflussen. In der Volksmedizin wird auch fein gemahlene Erde (Lehm) bei Darmstörungen als heilsam angesehen (darmkranke Tiere etwa fressen instinktiv Erde).

Die Darmflora setzt sich aus guten und schlechten Bakterien zusammen. Überwiegen die guten Erreger, spricht man von der Eubiose, im krankhaften Fall von einer Dysbiose. Die hundert Billionen von Darmbakterien übersteigen die Zahl der Körperzellen bei Weitem, so dass Menschen zehnmal mehr fremde Zellen in ihrem Darm beherbergen, als sie eigene Körperzellen besitzen. Zusammen mit dem körpereigenen Immunsystem der Peyer-Plaques[20], die gewichtsmäßig den größten Teil des menschlichen Abwehrsystems bilden, kann die Darmflora als ein gigantisches Ökosystem angesehen werden, das für Verdauung, Vitaminproduktion und Abwehrsystem eine ganz zentrale, aber noch wenig erforschte Bedeutung hat.

Zahlreiche Faktoren wie etwa das Immunsystem, psychische Vorgänge und Ernährung besitzen einen Einfluss auf die Darmflora. Aber auch die familiäre Herkunft spielt eine große Rolle, denn die Darmflora gleicht einem Fingerabdruck, der in eng zusammenlebenden sozialen Gruppen in seiner Zusammensetzung häufig sehr ähnlich aussieht (ein Phänomen, das für die Kriminalistik nicht uninteressant ist). Der Grund liegt darin, dass gute und schädliche Bakterien von Mutter, Vater und anderen Familienangehörigen auf das Neugeborene übertragen werden, so dass sich die Zusammensetzung der Darmbakterien zeitlebens nur geringfügig ändert. Impft man Neugeborene bereits rechtzeitig mit guten Darmbakterien, hat sich das in Studien als segensreich herausgestellt, weil das Immunsystem danach besser arbeitet.[21]

Viele glauben, durch Vollwertkost vor einer schlechten Darmflora geschützt zu sein. So pauschal trifft das aber nicht zu. Im Gegenteil kann man mit zu viel Rohkost den Darm durch Gärung überlasten. Der österreichische Arzt und Begründer der Milch-Semmel-Diät Franz Xaver Mayr stellte bereits vor annähernd hundert Jahren bei denjenigen seiner Patienten Darmbelastungen fest, die sich überwiegend von Rohkost ernährten. Seiner

---

20 Die Peyer-Plaques sind Teil des MALT-Systems (Mucosa Associated Lymphoid Tissue; engl. für schleimhautassoziiertes lymphatisches Gewebe) sowie des GALT-Systems (Gut Associated Lymphoid Tissue; engl. für darmassoziiertes lymphatisches Gewebe). Sie spielen eine bedeutende Rolle bei der Infektionsabwehr im Darm und bei der Weiterverbreitung immunologischer Informationen.

21 Mutaflor®, Paidoflor®, Eu-cell Probiot® und ähnliche Produkte enthalten probiotische Kulturen.

Auffassung nach ist der empfindliche Darm des Hochzivilisierten nicht mehr an rohe Nahrung angepasst. Für diese Ansicht spricht auch die Beobachtung, dass ich bei strengen Vegetariern oftmals eine besonders ausgeprägte Darmflorastörung gefunden habe.

Generell scheint gedünstete vegetarische Kost deutlich bekömmlicher zu sein als Rohkost. Milchsauer vergorene Produkte – etwa Kefir – besitzen durch die desinfizierende Wirkung der Milchsäurebakterien eine wichtige Schutzfunktion für die guten Anteile der Darmflora. Knoblauch und Gewürze wie Kümmel (Kumin), Farbstoffe wie Gelbwurz (in Curry) sowie Faserstoffe, die insbesondere in der asiatischen Küche verwendet werden, sind ebenfalls wichtig für die Darmflora. In der ärztlichen Praxis haben sich darüber hinaus zahlreiche Symbiosemittel bewährt. Die besten Ergebnisse habe ich immer dann erzielen können, wenn genug körperliche Bewegung dazukommt und vor allem die psychische Komponente mit berücksichtigt wird.

Die bereits mehrfach erwähnte norwegische Körpertherapeutin Gerda Boyesen hörte eines Nachts zufällig laute Darmgeräusche ihres Ehemannes. Sie überlegte, ob diese etwas mit seelischer Verdauung zu tun haben könnten. Als sie am nächsten Tag ihre psychisch gestörten Klienten mit dem Stethoskop abhörte, stellte sie fest, dass keine Darmgeräusche vorhanden waren. Nach einigen Monaten der Behandlung setzten die Darmgeräusche der Patienten wieder ein – für Gerda Boyesen ein untrügliches Zeichen der zunehmenden seelischen Gesundung. Boyesen erkannte darin mit der Zeit ein allgemeines Gesetz und spricht von „Psychoperistaltik". Alle Formen der lustvoll erlebten Entspannung fördern die Eigenbeweglichkeit des Darms. Durch einfache Entspannungstechniken und Visualisierungen gelingt es meist, sich selbst nach Stress psychovegetativ zu „regulieren", so dass der Bauch wieder „knurrt". Mit dem Ingangsetzen der Psychoperistaltik fördert man übrigens sowohl die Qualität seiner Darmflora als auch die gesamte psychische Autoregulation.

Der zweite wichtige Gesundheitsfaktor stellt das Vermeiden einer geopathischen Belastung dar (Ausführliches dazu folgt). Leider sind Erdstrahlen bis heute allgemein umstritten und werden oft geringschätzig als Aberglaube abgetan. Die ärztliche Erfahrung zeigt jedoch, dass Menschen auf Erdstrahlen leichter krank werden (siehe Abbildung 53). Patienten können erfahrungsgemäß ohne Beseitigung einer Geopathie auf Dauer nicht gesund werden. Die einzige Hilfe stellt dabei das Verstellen des Bettes auf einen ungestörten Platz dar, da sämtliche Abschirmmaßnahmen auf längere Sicht wirkungslos sind. Durch dieses Verstellen kommt es für einige Tage zu einer „Ortswechselreaktion", die man durch Einreibungen mit Ameisensäure oder das Trinken von Mistel- oder Brennnesseltee abdämpfen kann. Eine Geopathie kann mit bestimmten Testampullen kinesiologisch oder mittels anderer Energietests erkannt werden. Bei erfolgreicher Sanierung sprechen die Indikatorampullen nach vier Wochen nicht mehr an.

Die psychische Situation hat ebenfalls enormen Einfluss auf die Gesundheit. Seelische Konflikte, die im feinstofflichen Energiefeld abgelagert worden sind, spielen bei zahlreichen Verhaltensstörungen, Missbefindlichkeiten und chronischen Krankheiten eine große Rolle. Weil die Körperzellen vermutlich ein harmonisches und normales Energiefeld benötigen, das durch Blockaden durcheinandergerät, können sie die Belastung ab einem bestimmten Punkt nicht mehr kompensieren, und es entstehen körperliche Krankheiten. Am Anfang stehen oft Unwohlsein, Verkrampfungen, Schmerzen und Durchblutungsstörungen, später kommt es zu seelischen Folgewirkungen, die sich in vielfältiger Form äußern können. Weil unbewusster Stress über eine Ausschüttung von Kortisol und Katecholaminen eine Kette von Folgereaktionen in Gang setzt, ist es am sinnvollsten, an der ei-

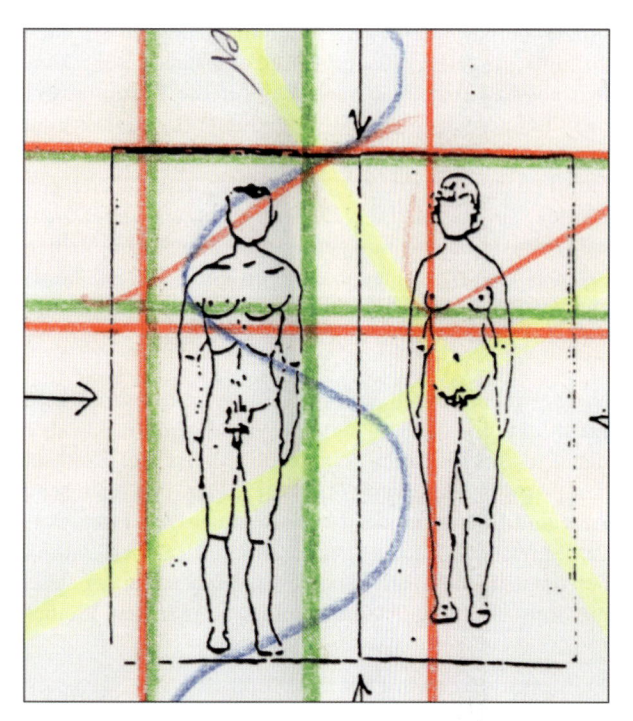

Abbildung 53: *Bettplatzskizze eines Ehepaares, Frau mit Brustkrebs und Mann mit Herzrhythmusstörungen. Die blaue, rote und grüne Linie entsprechen bestimmten gestörten Erdstrahlungen (Wasserader, Verwerfungen), deren Schnittstellen sich mit dem Ort bestimmter Krankheiten decken.*

gentlichen Ursache von Stress anzusetzen, anstatt nur die Folgen zu bekämpfen.

Gesundheit kommt zusammengefasst viel mehr von innen, als durch äußere Faktoren, wie eine bloße Ernährungsumstellung, erreicht werden kann. Das ist wahrscheinlich auch der Hauptgrund, warum Studien wie die „Women's Health Study" so enttäuschende Ergebnisse erbrachten. Es reicht eben nicht, im Supermarktregal zu Low-Fat-Produkten sowie Obst und Gemüse zu greifen, um gesünder zu werden. Es braucht mehr, das heißt aus ganzheitlicher Sicht eine Verbesserung des kompletten Stoffwechselmilieus durch:

1. eine gesunde Darmflora,
2. einen erholsamen Schlafplatz, der wirkliche Regeneration erlaubt, sowie
3. eine psychovegetative Entkrampfung und Lösung von unbewusstem Stress (insbesondere in Form der Konflikttherapie mittels der Psychosomatischen Energetik).

Wenn die Erde krank macht

Erdstrahlen haben wie bereits erwähnt eine große Bedeutung bei der Gesunderhaltung. Sämtliche Versuche, Erdstrahlen physikalisch nachzuweisen, sind bis dato gescheitert. Insofern haben die Erdstrahlen und die Lebensenergie zumindest eine Gemeinsamkeit. Erdstrahlen sind krank machende Frequenzmuster und Informationen, die vermutlich bei allen möglichen natürlichen und technischen Strahlungsarten vorkommen und ihnen als Trägerwelle aufmoduliert sind. Sie beeinflussen genauso das menschliche Energiefeld, wie dies beispielsweise homöopathische Medikamente tun. Im Gegensatz zu Erdstrahlen tun Homöopathika jedoch etwas Gutes, indem sie heilen und kranke Schwingungsmuster durch das Ähnlichkeitsprinzip auflösen. Erdstrahlen machen dagegen krank und wirken direkt schädigend auf das menschliche Energiefeld ein.

Beim zivilisierten Menschen ist die Fähigkeit, Erdstrahlen oder auch Wasseradern bewusst wahrzunehmen, zwar verkümmert – im Gegensatz etwa zu den Buschmännern in der afrikanischen Kalahariwüste oder zu den australischen Aborigines –, aber die Erfahrung beispielsweise bei der Ausbildung von Rutengängern oder bei Pendelkursen zeigt, dass diese Fähigkeit bei über 90 Prozent aller Menschen vorhanden ist. Mit einiger Übung kann man seine Sensibilität dafür trainieren, am Arbeitsplatz, in der Schule oder Universität, bei Restaurantbesuchen oder auch zu Hause geopathogene Zonen zu spüren.

Erfahrene Geobiologen sind der Ansicht, dass jedes Lebewesen in irgendeiner Form auf gestörte Zonen reagiert. Typischerweise fühlen sich Menschen an schlechten Plätzen bereits nach wenigen Minuten unruhig, verkrampft und unwohl. Sie werden dann oftmals nach einer halben Stunde zunehmend müde und unkonzentriert. Schüler wirken an solchen Plätzen unaufmerksam, und ihre Ge-

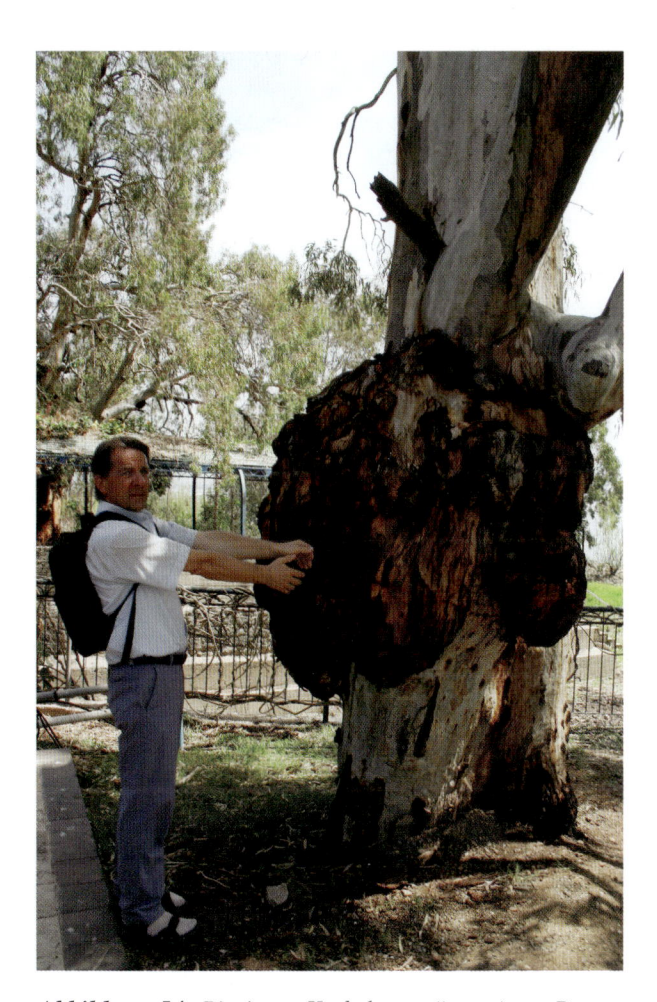

Abbildung 54: *Riesiger „Krebsknoten" an einem Baum in der Oase En Gedi (Israel). Die extrem abweichende Daumenstellung beim kinesiologischen Armlängentest zeigt die enorme Stärke der krank machenden Erdstrahlung.*

danken schweifen ab. Manche Menschen bekommen eine blasse Gesichtsfarbe und spüren im Extremfall Schwindel, Kreislaufschwäche und Übelkeit. Migränekranke bekommen dort häufiger ihre Anfälle, und Herzkranke gehen das Risiko ein, dort einen Herzinfarkt zu erleiden. Wie ich aus der Erfahrung mit geopathogen gestörten Menschen gelernt habe, neigen praktisch alle dazu, ihre schlechte Befindlichkeit an einem gestörten Platz durch alle möglichen anderen Erklärungen zu „rationalisieren", das heißt, sie führen eine rätselhafte Empfindung auf eine rational erklärbare Ursache zurück. Die Betroffenen behaupten, sie seien ohnehin übermüdet, hätten vorher zu viel gearbeitet und so fort. Dass das nur Scheinerklärungen sind, erkennt man daran, dass eine Ortsveränderung die Beschwerden schlagartig verschwinden lässt.

Im Restaurant versuche ich den Sitzplatz zu wechseln, wenn ich mich nach einigen Minuten unwohl, nervös und angespannt fühle. Weil ich auf einer Zone mit störenden Erdstrahlen gesessen habe, verschwindet das Gefühl innerhalb kurzer Zeit, sobald ich wieder auf einem neutralen Platz sitze. Meist gebe ich gegenüber dem Personal vor, es würde ziehen, oder benutze andere Erklärungen, um mir die Peinlichkeit zu ersparen, etwas von Erdstrahlen zu sagen, womit ich das Risiko eingehe, für überspannt, abergläubisch und so fort gehalten zu werden. Muss man an einem bestimmten Platz ohne Ausweichmöglichkeit sitzen, etwa als Teilnehmer eines Familienfestes, rate ich zu präventivem Vorgehen. Den einfachen kinesiologischen Armlängentest (siehe Abbildung 54), kann man nach einiger Übung relativ unauffällig durchführen. Man führt beide Arme entspannt zusammen, ohne dabei an etwas zu denken. Anschließend spreizt man sie wieder und wiederholt das Zusammenführen, wobei man auf die parallel stehenden Daumen achtet. Auf diese Weise bewegt man sich schrittweise um cirka 20-30 cm vor. Weichen die Armlängen auf einmal deutlich voneinander ab, befindet man sich auf einer geopathogenen Zone. Man sollte dann den Platz wechseln, indem man irgendeine plausibel klingende Ausrede verwendet, zum Beispiel, dass man unbedingt neben einem anderen Familienmitglied sitzen möchte.

Meine erste Begegnung mit der Geopathie hatte ich als Medizinstudent. Damals war ich ein schulmedizinischer Hardliner und nur von dem überzeugt, was eindeutig gemessen und objektiv festgestellt werden kann. Erscheinungen wie Erdstrahlen hielt ich damals für reine Fantasiegebilde. Aus Neugier besuchte ich aber ein Rutengängerseminar für Anfänger. Da es von einem Arzt namens Dr. med. Ernst Hartmann geleitet wurde, wirkte es seriös, und ich war immerhin gespannt, was er uns bieten würde. Während des Seminars stellte ich erstaunt fest, dass ich mit der Wünschelrute umgehen konnte, etwas, das – wie erwähnt – bei mehr als 90 Prozent der Menschen der Fall ist. Dass sich die Wünschelrute bewegte, bedeutete für mich jedoch noch längst nicht, dass ich von der dahinterstehenden Theorie überzeugt worden wäre, beispielsweise an die Existenz von Erdstrahlen zu glauben. Immerhin war ich neugierig geworden, wollte weiterexperimentieren und meine neu erlernten Künste zu Hause ausprobieren.

Meine Tochter schrie als Baby nachts des Öfteren längere Zeit, was junge Eltern mit der Zeit an den Rand der Verzweiflung bringt. Das gilt besonders dann, wenn sie am nächsten Tag nicht vor sich hin dösen dürfen, sondern aufmerksam Medizin studieren müssen. Um herauszufinden, ob das Babygeschrei etwas mit einem gestörten Schlafplatz zu tun hatte, untersuchte ich mit meiner Wünschelrute den Platz, an dem die Babywiege stand. Der starke Rutenausschlag war ein Hinweis darauf, dass die Wiege auf einer gestörten Zone stand. Nachdem sie auf einen neutralen Platz gestellt worden war, herrschte zu meiner Verblüffung nachts dauerhaft Ruhe. Besonders überzeugend war, dass der Effekt reproduzierbar war, denn einige Wochen später stand die Wiege versehentlich wieder auf dem schlechten Platz, und die nächtliche Schreierei ging von vorne los. Nach dem erneuten Verstellen der Wiege war die märchenhafte Nachtruhe wiederhergestellt. Dieses Erlebnis machte mich nachdenklich und sorgte dafür, dass ich mich mit dem umstrittenen Thema Erdstrahlen intensiver beschäftigt habe.

Erdstrahlen wurden dann zu einem ganz wichtigen Element meiner ärztlichen Beratungstätigkeit. Mittlerweile habe ich als naturheilkundlicher Arzt viel praktische Erfahrung damit gesammelt und arbeitete jahrzehntelang mit zahlreichen renommierten Baubiologen, Rutengängern und Wassersuchern zusammen. Wenn heute bei einem Patienten der Verdacht auf eine Erdstrahlbelastung besteht, untersuchen Fachleute auf meine Empfehlung hin dessen Wohnung oder Haus. Dabei habe ich wie viele andere ärztliche Kollegen den Eindruck gewonnen, dass Erdstrahlen oftmals eine große Bedeutung bei chronischen Krankheiten haben. Das gilt auch für manche unklaren Störungen des Allgemeinbefindens, etwa wenn Patienten schlecht schlafen, dauerhaft müde sind und dergleichen.

Bei Erdstrahlen handelt es sich um ortsfeste Strahlen unbekannter physikalischer Zusammensetzung. Durch intensive wissenschaftliche Untersuchungen weiß man heute, dass es einige geophysikalische Anomalien an Erdstrahlplätzen gibt, etwa in Form stärkerer Schwankungen im Erdmagnetfeld, aber diese Abweichungen sind kein Beweis, weil sie auch an ungestörten Plätzen vorkommen. Man kann daher vermuten, dass sich Erd-

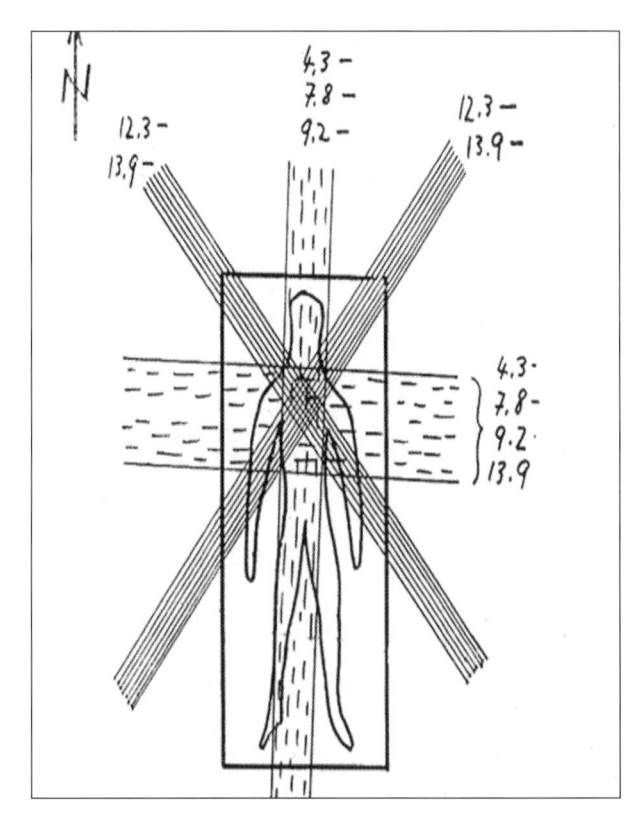

Abbildung 55: Bettplatzskizze eines Patienten mit einem Schilddrüsentumor. Die gepunktete Fläche entspricht einer sogenannten „Wasserader", die gestrichelten Linien sogenannten „Gittern" (aus Schweizer, P: Radiästhetische Untersuchungen zum Problem Geopathie und chronische Krankheiten. Resch Verlag Innsbruck, Kosmopathie 1981).

strahlplätze durch unbekannte Phänomene von neutralen Plätzen unterscheiden, die mit heutigen physikalischen Apparaten noch nicht nachgewiesen werden können. Meine Vermutung geht dahin, dass es sich um krank machende Frequenzmuster im Sinne schädigender Informationen handelt, die das menschliche Energiefeld stören. Die Fehlinformationen der Erdstrahlen wirken wie ein nicht pausierender Störsender auf das Energiefeld ein und können Lebewesen auf Dauer schädigen.

Besonders nachts reagiert der menschliche Körper auf solche Störungen empfindlich, während am Tage einwirkende Erdstrahlen, etwa am Arbeitsplatz, deutlich besser verkraftet werden. Trotzdem wäre es natürlich vorteilhaft, auch am Arbeitsplatz oder während des Schulunterrichts an einem ungestörten Platz zu sein, weil man sich dann besser fühlt und normalerweise mehr leisten kann. Bei Erdstrahlen spielt aber nicht nur die Tageszeit, sondern auch die Dauer der Einwirkung eine wesentliche Rolle. Bei extrem starken Erdstrahlplätzen und sensiblen oder vorgeschwächten Menschen kann die schädigende Wirkung sehr bald einsetzen. In der Regel dauert es aber drei bis vier Wochen, bis die Erdstrahlen dauerhaft im Organismus gespeichert sind. Nach dieser Einwirkungszeit scheinen die krankhaften Strahlen den Organismus auf vergleichbare Weise zu „imprägnieren", wie etwa eine Fotoplatte durch Licht geschwärzt wird. Beseitigt man eine Erdstrahlbelastung, dauert es umgekehrt ebenfalls einige Wochen, bis die damit zusammenhängenden Beschwerden langsam abklingen.

Bei Dauerexposition schädigen Erdstrahlen den gesamten Organismus, und zwar tun sie das segmental besonders dort, wo sie im Schlaf am häufigsten und längsten auf den Körper treffen. Erfahrene Rutengänger können deshalb aus der Stelle der größten Erdstrahlbelastung sowie der beteiligten Strahlensorte (Wasserader, Verwerfung usw.) mit erstaunlicher Sicherheit auf die jeweiligen Gesundheitsstörungen schließen, über die der Patient klagt, in der Regel, ohne vorher vom Patienten oder sonst jemandem über die jeweilige Krankheit informiert worden zu sein (siehe Bettplatzskizze eines Rutengängers in Abbildung 55). Grundsätzlich können durch Erdstrahlen viele Krankheiten und Gesundheitsstörungen hervorgerufen werden. Selbstverständlich werden nicht alle Menschen krank, deren Bett auf einer Erdstrahlung steht. Die individuelle Ansprechbarkeit hängt von der jeweiligen Konstitution und Widerstandskraft ab, aber energetisch kommt es irgendwann auf jeden Fall zu Störungen. Erfahrungsgemäß sind Frauen empfindlicher als Männer, und Kinder ebenso wie Tiere reagieren viel sensibler als erwachsene Menschen.

Zu den typischen Symptomen der Erdstrahlbelastung gehören morgendliches Unausgeschlafensein, anhaltende Müdigkeit, Muskelkater, Gelenkbeschwerden, Verspannungen und – ganz besonders typisch – das morgendliche Zerschlagenheitsgefühl, „als habe einen ein Lkw überrollt". Weiter finden sich abnorme Ermüdbarkeit, Schlafstörungen, Albträume, Bettnässen bei Kindern, rheumatische Beschwerden, Schmerzen ohne organische Ursache, abnormes Schwitzen oder Frieren, Herzrhythmusstörungen, Migräne, Spannungskopfschmerz, Muskelkrämpfe, Hormonstörungen, Lernstörungen, Konzentrationsstörungen, unklare Missempfindungen, sogenannte eingebildete Leiden sowie anhaltende oder wiederkehrende Beschwerden trotz Therapie. Bei ungefähr jedem dritten bis vierten Patienten mit einer chronischen Krankheit finden sich Erdstrahlen, deren Beseitigung das Beschwerdebild in der Regel deutlich verbessert. Auch Kinderlosigkeit und Fehlgeburten werden manchmal mit einer Erdstrahlbelastung in Zusammenhang gebracht.

Bei sehr vielen Krebskranken habe ich eine starke Erdstrahlbelastung gefunden, und zwar besonders dort, wo der Tumor seinen Hauptsitz hat (s. Abbildung 55). Daraus abzuleiten, dass Erdstrahlen Krebs erzeugen, ist jedoch unzulässig, weil es eine zu weitgehende Schlussfolgerung wäre. Das Gegenbeispiel sind robuste Naturen, die bei starker Belastung trotzdem gesund bleiben und selbst nach Jahrzehnten der Exposition keine Krankheitszeichen zeigen. Der Wiener Internist Otto Bergsmann spricht daher korrekterweise von Risikofaktoren, die die Wahrscheinlichkeit, an Krebs zu erkranken, genauso unspezifisch erhöhen sollen wie Genussgifte, Überernährung und andere Belastungen.[22] Erst die Summe aller schädigenden Faktoren bestimmt letztendlich das individuelle Risiko.

Allerdings scheinen bestimmte geopathogene Zonen eine Ausnahme von der Regel zu bilden. Erfahrene Rutengänger halten einige besonders starke Störzonen für derartig schädigend, dass dort das Risiko einer Krankheit überdurchschnittlich erhöht zu sein scheint. Sie sprechen bei solch einer – allerdings nicht allzu häufigen Konstellation – von einem „Krebsbett" (würde man seinen Schlafplatz an die Stelle des Baumes in Abbildung 54 stellen und dort länger schlafen, hätte man es vermutlich mit solch einem „Krebsbett" zu tun). Es geht mir nicht um Panikmache, sondern um die Bewusstmachung aufgrund jahrzehntelanger ärztlicher Erfahrung, dass Erdstrahlen in einigen Fällen ähnlich gesundheitsschädlich sein dürften wie starkes Rauchen.

Das folgende Beispiel soll deutlich machen, dass man bestimmte Gesetzmäßigkeiten im Bereich der Lebensenergie nicht verletzen darf, genauso wie das bei Naturgesetzen der Fall ist:

Eine jung verheiratete Bäuerin bekam kurz nach der Geburt ihres ersten Kindes Brustkrebs und sucht meine naturheilkundliche Allgemeinarztpraxis auf, um etwas zusätzlich zur konventionellen Therapie zu unternehmen. Sie wird bereits röntgenologisch bestrahlt, nimmt Chemotherapeutika und ist operiert worden. Bei der Untersuchung stelle ich bei ihr mit der damals von mir ausgeübten Vegatest-Methode (siehe Seite 146) eine schwere Erdstrahlbelastung fest. Auf die Frage, wie sie schlafe, antwortet sie, ihre Schlafqualität sei seit jeher nicht so gut, da sie früh aufstehen müsse und durch das kleine Kind ohnehin oft geweckt werde. Allgemein fühle sie sich normal, obwohl ich bei ihr relativ schlechte Energiewerte teste. Vermutlich hat sie sich an die Werte im Lauf der Jahre gewöhnt. Schließlich führt sie als Bäuerin und Mutter eines kleinen Kindes ein hartes und arbeitsreiches Leben, das ihr nach meiner Einschätzung zu wenig Zeit für ihre Selbstwahrnehmung lässt.

Als sie einige Wochen später zur Kontrolluntersuchung kommt, reden wir über das Ergebnis des Rutengängers, der in der Zwischenzeit auf meine Empfehlung hin ihr Bett untersucht hat. Ohne dass sie dem Rutengänger von ihrer Krankheit erzählt habe, habe der diejenige Stelle im Bett exakt lokalisieren können, wo sie mit ihrer erkrankten Brust nachts zu liegen kommt. Das hat sie beeindruckt, nachdem sie anfangs recht skeptisch war. Als sie mit ihrem Mann darüber gesprochen hat, ist dem mit großem Erschrecken eingefallen, dass seine Mutter im gleichen Bett gelegen hat, in dem jetzt seine Frau liegt. Und die Mutter hatte an der gleichen Stelle Brustkrebs. Die Mutter ist mittlerweile verstorben, und der Sohn hat den Hof vom Vater übernommen, der im Altersheim lebt. Die Jungbauern hatten das Schlafzimmer der Eltern benutzt, die Erkrankung der Mutter aber nicht mit der Bettstelle in Verbindung gebracht.

Ich habe in meiner Praxis zahlreiche ähnliche Fälle erlebt, und auch von Kollegen immer wieder von vergleichbaren Schicksalen gehört. So legte sich beispielsweise eine Witwe aus einem verständlichen Gefühl nächtlicher Einsamkeit und Sehnsucht heraus in das Bett des kurz vorher an Krebs verstorbenen Gatten. Ich testete bei ihr eine schwere Erdstrahlbelastung, die – als Energieblockade – vermutlich erheblich zum Tod ihres Mannes beigetragen hat und auch sie wahrscheinlich krank machen würde, wäre sie ihr länger ausgesetzt. Es geht mir hier beileibe nicht um Panikmache, und ich möchte klarstellen, dass natürlich nicht alle Erdstrahlen dermaßen stark stören. Außerdem hängt es von vielen Faktoren ab, ob man durch sie krank wird und in welcher Stärke das passiert.

Die beste Empfehlung für jeden Krebskranken gab schon der Chirurg Ferdinand Sauerbruch um 1900. Er riet seinen Patienten, sich nach der Operation zu Hause unbedingt in ein anderes Bett zu legen als dasjenige, in dem sie krank geworden sind. Sauerbruch war mit diesem uralten Volkswissen vertraut, weil er auf dem Land aufgewachsen war und Erdstrahlen als Krankheitsfaktor kannte. Sauerbruchs guter Rat gilt natürlich weiterhin und hat sich sehr bewährt, außer bei weit fortgeschrittenen Tumoren, wo ein Bettwechsel wegen der gelegentlich recht heftigen Ortswechselreaktion eher vermieden werden sollte.

Ein geobiologisch neutraler Platz bietet aus naturheilkundlicher Sicht bei jeder Krankheit grundsätzlich die beste Garantie für schnelle und gute Rekonvaleszenz.

---

22 Bergsmann 1990.

Das gilt selbstverständlich auch, wenn man eine Operation vor sich hat. Ein guter Platz bietet darüber hinaus den besten Schutz, um dauerhaft gesund zu bleiben. Babys schreien nachts seltener, und Kinder und Jugendliche schlafen auf geobiologisch ungestörten Plätzen erholsamer und lernen tagsüber leichter. Das gilt besonders, wenn Schüler auch während der Unterrichtszeit auf geobiologisch neutralen Plätzen sitzen dürfen. Erwachsene haben nachts ebenfalls einen tieferen und deutlich besseren Schlaf. Hat man Hinweise auf eine Geopathie und wird von einem guten Rutengänger darin bestärkt, lautet der einzige gute Rat: sofortiger Bettwechsel. Natürlich ist beim Bettverstellen nicht das Bett selbst entscheidend, sondern dessen Stelle im Schlafraum.

Abschirmungen sind in der Regel zwecklos[23] und auf Dauer eher schädlich. Manche Menschen glauben, sei es aus Bequemlichkeit oder weil sie den Anpreisungen von Herstellern Glauben schenken, auf das Bettverstellen verzichten zu können. Dieses ist zwar nicht selten mit umständlichen und teilweise aufwendigen Umbaumaßnahmen verbunden, doch man kommt nicht darum herum, denn bis heute ist keine dauerhaft wirksame Abschirmmethode bekannt geworden. Das gilt übrigens auch für „geistige" Abschirmungen, bei denen besonders begabte Menschen mit ihren Heilkräften ein künstliches gutes Kraftfeld schaffen (siehe Seite 92). Auch das kann keine dauerhafte Lösung sein, sondern höchstens einige Monate oder Jahre wirken. Genauso wie Hustensaft wenig hilft, wenn ein Raucherhusten geheilt werden soll, wirken auch Abschirmungen als reine Augenwischerei, mit der Symptome nur zugedeckt, aber das eigentliche Problem nicht beseitigt wird. Besonders heimtückisch ist dabei jedoch der Umstand, dass Abschirmmethoden oft das subjektive Schlafempfinden maskieren und dadurch einen guten Schlafplatz vortäuschen. Nicht selten habe ich Krebspatienten in meiner Praxis, die seit Jahrzehnten in einem abgeschirmten Bett schlafen und sich dadurch in Sicherheit wiegen. Ausnahmslos jeder Organismus beginnt trotz der Abschirmung nach kürzerer oder längerer Zeit wieder unter der Geopathie zu leiden, selbst wenn das der Betreffende nicht mehr an Schlafstörungen oder sonstigen Beschwerden merkt.

Bei einem älteren Arztkollegen teste ich eine schwere Geopathie. Er erzählt im anschließenden Gespräch, dass er beim Einzug in sein Haus anfangs schlecht geschlafen und damals selbst mit einer Rute herausgefunden habe, dass quer durch sein Bett eine starke Erdstrahlzone verläuft. Er benutze seitdem zur Sicherheit gleich mehrere Abschirmmethoden, weil er das Bett nicht verschieben wolle, denn der Ausblick vom Bett auf eine Wiese sei so schön. Er habe eine abschirmende Pyramide aufgestellt, dazu einen Kupferdraht um das Bett gewickelt und das Ganze geerdet. Zusätzlich schlafe er auf einer abschirmenden Folie, die sehr teuer gewesen sei. Ich empfehle ihm einen erfahrenen und sehr zuverlässigen Rutengänger, der eine starke geopathische Zone im Beckenbereich findet.

Leider lässt sich der Kollege nicht dazu überreden, das Bett zu verstellen, da der Schlafraum mit seinen eingebauten Möbeln dazu zu klein sei. Im Gästebett will er nicht schlafen und lässt alles so, wie es ist. Einige Jahre später erfahre ich, dass der Kollege an einem unheilbaren Unterleibstumor erkrankt und kurze Zeit später verstorben ist. Wenige Monate später höre ich, dass ein weiterer Naturheilarzt, der mir in einem persönlichen Gespräch von seinem abgeschirmten Bett erzählt hatte, es aber nicht umstellen wollte, ebenfalls an einem unheilbaren Tumor gestorben ist.

Statistisch gesehen steht ungefähr jedes dritte bis fünfte Bett auf einer starken Geopathiezone. Von allen Erdstrahlbetten dürfte sich wiederum jedes zweite bis dritte auf einer sehr starken, besonders gefährlichen Zone befinden. Man kann daher ungefähr einen bis maximal drei von zehn Erdstrahlbelasteten zu denen zählen, die das höchste Risiko einer späteren Erkrankung tragen. Die starken Variationen von einem zu drei Fällen kommen dadurch zustande, dass es Regionen mit besonders hohem Risiko und solche mit normalem oder sogar geringem Risiko gibt. Zu den Hochrisikogebieten gehören nördlicher gelegene, polnahe Gebiete mit Gebirge, zu den gering belasteten Regionen solche in Äquatornähe mit Lehm- oder Sandboden.

Betrachtet man die Verteilung der Krebsfälle auf einer Weltkarte (siehe Abbildung 56), bekommt man eine Vorstellung von diesen Zusammenhängen: Offenbar ist das Krebsrisiko in äquatornahen Gebieten deutlich geringer als in der Nähe der beiden Erdpole. Dort kommt aber vermutlich hinzu, dass die geringere Sonneneinstrahlung und eventueller Vitaminmangel sowie sozioökonomische Faktoren eine Rolle spielen – man denke an das Problem des Übergewichts in Mitteleuropa und Nordamerika. Relativ gesund ist auch das Schlafen auf Wasser wie etwa in den Pfahlbaustädten Venedig oder Amsterdam. Ebenso weisen auf Hausbooten lebende Menschen weniger Erdstrahlbelastungen auf.

---

23 Kurzfristig können Seide (Schlafanzug, Bettwäsche), Kork als Bodenbelag sowie Stroh als Matratzenfüllung hilfreich sein. Innerlich sind Brennnesseltee, Misteltee, Geovita®-Tropfen sowie Polyxan®-Tropfen energetisch harmonisierend. Äußerlich sollen Ameisensäureabreibungen helfen. Mistelinjektionen bei Krebs wirken energetisch teilweise geopathisch ausgleichend, aber sollten zusätzlich unbedingt durch eine Bettverstellung auf einen neutralen Platz ergänzt werden.

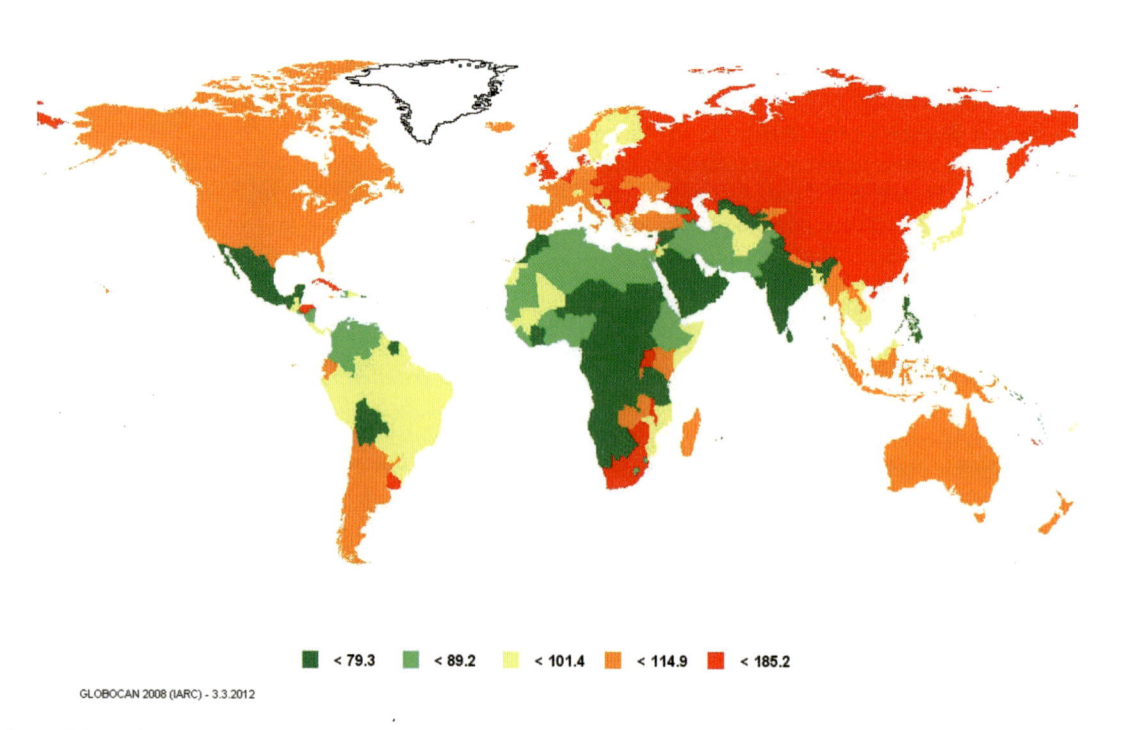

Estimated age-standardised mortality rate per 100,000
All cancers excl. non-melanoma skin cancer: both sexes, all ages

■ < 79.3   ■ < 89.2   ■ < 101.4   ■ < 114.9   ■ < 185.2

GLOBOCAN 2008 (IARC) - 3.3.2012

Abbildung 56: *Weltweite Krebshäufigkeit 2002 gemäß einer UNO-Statistik (Quelle http://www.iarc.fr/). Deutlich ist die polnahe Häufung zu erkennen (orange und rot) sowie die relativ schwache Rate (grün und dunkelgrün) um den Äquator.*

In Deutschland gibt es relativ eng beieinander liegende Regionen mit sehr unterschiedlicher Erdstrahlbelastung: Im Schwarzwald etwa mit seinen Abhängen und Tälern fallen die Erdstrahlen deutlich stärker ins Gewicht als in benachbarten Gegenden wie Rheintal oder Saarland. Grundsätzlich sollten Menschen, die in nördlicher gelegenen und insbesondere gebirgigen Gegenden wohnen, sich über ihr vergleichsweise größeres Erdstrahlrisiko bewusst sein und vorsichtiger zu Werke gehen, wenn sie ein Schlafzimmer beziehen. Ein größeres Risiko besteht außerdem in der Nähe von Bächen, Flussläufen, moorigen Berghängen, bei starken tektonischen Verwerfungen sowie nahe und über Bergwerken.

Die Behebung des Erdstrahlproblems ist normalerweise einfach, wie das Beispiel meiner kleinen Tochter gezeigt hat. Eine heikle Angelegenheit ist dabei allerdings die Qualität der Rutengänger. Nur jeder zweite – manche behaupten, es seien noch viel weniger – ist in der Lage, Erdstrahlen wirklich verlässlich festzustellen. Gute Rutengänger sind in meinen Augen solche, die die Zonen der maximalen Krankheitsbelastung festlegen können,

ohne vorher von den zugrunde liegenden Krankheiten etwas zu wissen. Gute Rutengänger schirmen außerdem nicht ab und sind fähig, neutrale unbelastete Zonen für das Bettumstellen zu finden. Hat man einen solchen Experten jedoch nicht zur Hand, kann man sein Bett auch auf gut Glück an eine andere Stelle verschieben. Damit hat man statistisch eine siebzig- bis achtzigprozentige Chance, einen erdstrahlenfreien Platz zu erhalten.

Man kann sich aber auch weitgehend auf sein subjektives Schlafgefühl verlassen: Stellt man das Bett um und schläft dort nach einigen Wochen deutlich besser, ist der neue Platz häufig ungestört. Zur Suche nach einer geopathogen neutralen Schlafstelle kann man außerdem den kinesiologischen Armlängentest (siehe Seite 85) durchführen. Dieser Selbsttest kann manchmal problematisch sein, weil man bei längerer Erdstrahlexposition auf einem gestörten Schlafplatz energetisch „blind" werden kann. In so einem Fall müsste man einen unbelasteten Tester bitten, den Test durchzuführen. Manchmal können auch Haustiere weiterhelfen: Legt sich ein strahlensensibles Haustier wie der Hund längere Zeit auf eine

Stelle, ohne dazu durch Befehle seines Herrchens oder eine dort platzierte Matte animiert worden zu sein, ist solch ein Ruheplatz in der Regel ungestört. Katzen dagegen bevorzugen pathogene Zonen.

Folgende Vorsorgemaßnahmen haben sich ebenfalls bewährt: Metallbetten sollten möglichst vermieden werden, ebenso wie solche mit einem metallenen Rahmen um den Lattenrost. Federkernmatratzen enthalten oft metallene Federn, die sich negativ auswirken. Elektromotoren in Betten ebenso wie elektrische Heizungen in Wasserbetten wirken meist nachteilig. Fußbodenheizungen mit Metallrohren sind ebenfalls eher negativ. Spiegel wirken im Schlafzimmer oft als Verstärker geopathischer Strahlung. Elektrischer Strom kann Erdstrahlzonen ebenfalls enorm verstärken und sollte im Schlafzimmer nachts möglichst vollkommen ausgeschaltet sein (Netzfreischalter).

Wissenschaftliche Studien zum Thema Erdstrahlen

Leider gibt es derzeit wenig wissenschaftlich fundierte Untersuchungen zum Thema Erdstrahlen, die der Bedeutung des Themas gerecht werden und es nicht von vornherein als unwissenschaftlich abtun. Eine derartige Studie möchte ich kurz vorstellen. Mit Unterstützung der österreichischen Regierung konnte der Internist Otto Bergsmann 1990 eine umfassende Untersuchung zum Thema Erdstrahlen durchführen (Bergsmann 1990). 985 Versuchspersonen wurden dabei anhand von 24 biologischen Parametern getestet. Bergsmann konnte nachweisen, dass Erdstrahlen mit großer Wahrscheinlichkeit existieren. Insbesondere war die Blutkörperchen-Senkungsgeschwindigkeit auf Reizzonen hochsignifikant verändert, laut Bergsmann ein Zeichen dafür, dass Reizzonen die Oberflächenspannung von Flüssigkeiten verändern. Da der Mensch zum Großteil aus Wasser besteht, verändert eine Erdstrahlenzone das körpereigene Wasser. Dadurch würde verständlich, warum Reizzonen den ganzen Körper schädigen können, obwohl jemand nur mit den Füßen in einer Zone liegt, denn dabei wäre das ganze Körperwasser betroffen.

Bergsmann konnte zeigen, dass der Serotoninspiegel bei den erdstrahlbelasteten Versuchspersonen deutlich erniedrigt war. Serotonin gilt als „Glückshormon", beeinflusst die Schlafqualität und wirkt außerdem bei bestimmten parasympathischen Stresszuständen mit, die besonders nachts wirksam sind, also dann, wenn man einer geopathogenen Zone stärker ausgesetzt ist. Da diese Zonen Stress hervorrufen, könnte das einen erhöhten Serotoninverbrauch zur Folge haben. Bergsmann stellte darüber hinaus in umfangreichen Versuchsreihen fest, dass sich Erdstrahlen umso schädlicher auswirken, je komplexer ein Wesen ist: Zwischen dem Pilzwachstum auf ungestörten und gestörten Plätzen ist kaum ein Unterschied feststellbar. Dagegen zeigen kompliziertere Strukturen wie Pflanzen bereits deutliche Wachstumsstörungen. Am empfindlichsten reagieren jedoch Tiere und insbesondere der Mensch. Beim menschlichen Organismus kann man weiterhin eine Empfindlichkeit in Abhängigkeit davon beobachten, wie biologisch vielschichtig eine Körperregion aufgebaut ist: Das menschliche Gehirn reagiert deshalb am stärksten auf Erdstrahlbelastungen. Menschen mit einer Geopathie im Kopfbereich leiden oft an schweren, therapieresistenten Erschöpfungszuständen und Depressionen.

Geistige Abschirmung

Bestimmte Heiler- Persönlichkeiten zeigen die erstaunliche Fähigkeit, allein durch geistige Kraft eine geopathische Stelle für längere Zeiträume abzuschirmen. Beispielsweise habe ich von einem medial veranlagten Schweizer Bauern gehört, der gestörte Plätze in einem Kuhstall durch seine Geisteskraft harmonisiert, sodass die dort stehende Kuh nicht mehr kränkelt und wieder die normale Menge Milch gibt. Die Rutengängerin Käthe Bachler berichtet davon, dass eine Nonne durch Gebetskraft ein geopathisch belastetes Haus für einige Zeit komplett entstören konnte (Bachler 2000). Offenbar kann das menschliche Bewusstsein auf bestimmte Orte anhaltende und bis heute unerklärliche Kräfte ausüben.

Umgekehrt können sich schreckliche Ereignisse einem Ort einprägen und beklommen und sprachlos machen. Sensible Menschen empfinden etwa im Konzentrationslager Auschwitz oder am Ort des Anschlags vom 11. September 2001 (siehe Abbildung 57) Lähmung, Starre, Kälte oder Trauer. Mediale Menschen berichten darüber hinaus von ruhelosen Seelen Verstorbener, die an solchen Orten herumirren. Ich erinnere mich, dass ich am Ort der Völkerschlacht von Leipzig, die 1813 stattfand und 115.000 Tote forderte, noch knapp zweihundert Jahre später große Beklemmung verspürte. Der zypriotische Weisheitslehrer Daskalos spricht von sogenannten Elementalen, die das menschliche Bewusstsein als geistiges Feld erschaffen kann. Solche Elementalen scheinen mit einiger Ortsfestigkeit eine gewisse Zeit existieren zu können. Dadurch wäre zum Beispiel erklärbar, warum geistige Abschirmung überhaupt möglich ist.

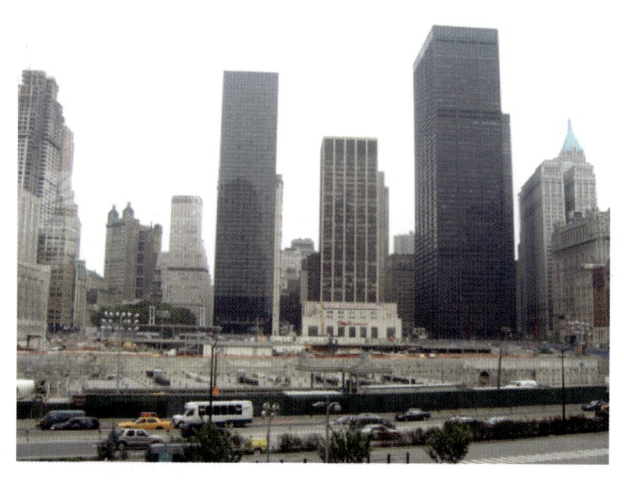

Abbildung 57: Baustelle am Ort des Terroranschlags vom 11. September 2001 in Manhattan.

Elektrosmog, andere energetische Belastungen und der „Kick"

Neben Erdstrahlen spielt der Elektrosmog nach meinen Erfahrungen eine vergleichsweise untergeordnete Rolle, wenn es um die Auslösung von Krankheiten geht. Er beeinträchtigt zwar das subjektive Wohlbefinden, macht aber selten richtig krank. Das ist einerseits beruhigend zu wissen, weil wir einem gewissen Maß an Elektrosmog in der modernen Welt kaum entkommen können, andererseits kann ein beeinträchtigtes Wohlbefinden indirekt krank machen. Man sollte also unbedingt Vorsicht walten lassen, vor allem auch, weil Langzeitrisiken beim Elektrosmog objektiv noch nicht absehbar sind, was besonders für Kinder und Jugendliche gilt.

Zu den größten Quellen von Elektrosmog gehören Handymasten. Viele Menschen spüren instinktiv, dass diese die Ursache für vielfache Formen von Unwohlsein sein können, weshalb Antennenmasten von ihren Erbauern manchmal raffiniert getarnt werden (siehe Abbildung 58). Wo Handymasten stehen, sinken meist die Immobilienpreise. Fast jeder will heute zwar ein Handy benutzen, aber auf keinen Fall die Strahlung eines Handymastes vor der eigenen Haustür ertragen müssen.

Als unbemerkt ein Handymast in der Nähe meines Schlafzimmers errichtet worden war, hatte ich vor einigen Jahren die unerfreulichen Auswirkungen in Form quälender Schlafstörungen, ständiger Anspannung und nervöser Unruhe erleben müssen – als hätte ich pausenlos literweise Kaffee getrunken und wäre völlig überarbeitet. Ich fühlte mich unwohl, innerlich gehetzt und energetisch ausgelaugt. All diese Beschwerden traten auf, ohne dass ich von dem Handymast wusste. Ich entdeckte ihn durch Zufall, nachdem ich bereits gefürchtet hatte, innerlich durchzudrehen. Nachdem ich den Mast nicht hinnehmen wollte, Debatten mit der zuständigen Stadtverwaltung jedoch nichts fruchteten, blieb nur der

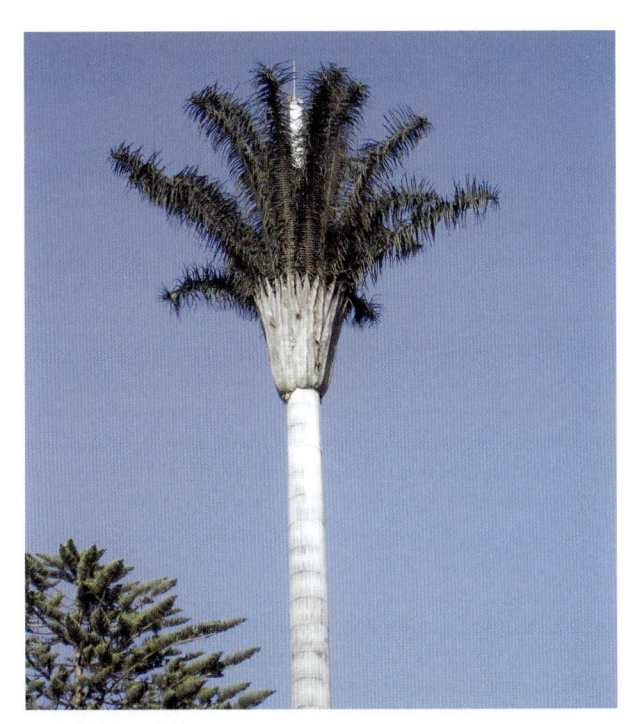

Abbildung 58: Als Palme getarnter Handymast in Swakopmund, Namibia.

Umzug. Viele energetisch offene Menschen – zu denen ich mich zähle – können starke elektromagnetische Strahlungen auf Dauer kaum ertragen. Fachleute empfehlen Elektrosmog abschirmende Baldachine mit eingewobenen Metallfäden und Tapetenwandfarbe mit abschirmenden Partikeln[24], was sich aber leider auch nur bedingt als hilfreich erweist.

Leider werden die Beschwerden der Betroffenen von Elektrosmog-Experten meist als harmlose Elektrosensibilität abgetan, vermutlich weil keiner der Experten selbst zum Kreis solcher Menschen zählt. Wie viele elektrosensible Menschen benutze ich selten ein Handy und habe nur eins für den Notfall im Handschuhfach meines Pkw. Das ist eine privilegierte Position, die sich viele Menschen nicht leisten können, die aus beruflichen und sonstigen Gründen auf ein Handy angewiesen sind. Allgemein raten kritische Fachleute dazu, Handys und schnurlose Telefone so wenig wie möglich zu benutzen. Außerdem sollte man Geräte mit geringer Sendestärke bevorzugen und mit externen Mikrofonen und über eine Freisprecheinrichtung telefonieren, damit sich das Handy weiter weg vom Körper befindet. Das Handy ist in wenigen Jahren leider zu einem zentralen Bestandteil des modernen Lebens geworden, und sein Verlust gilt in Umfragen unter Jugendlichen als eine der größten denkbaren Katastrophen.

---

24 Siehe http://www.biologa.de u. http://www.gigahertz-solutions.de/

Moderne Handys mit ihrer stark gesenkten Sendeleistung haben eine zwar schwache, aber trotzdem spürbare Auswirkung auf das Energiefeld, was bei längerem Gebrauch zu Unwohlsein und Unruhe führen kann (Handys älterer Bauart waren sehr viel schädlicher). Viele Handybenutzer haben Angst vor den unsichtbaren Auswirkungen der Geräte, so dass Apparaturen zur Energieharmonisierung angeboten werden. Meist wird dazu ein sogenannter Entstörchip am Handy angebracht. Wenn von Anwendern über wohltuende Effekte berichtet wird, handelt es sich meines Erachtens aber eher um Autosuggestion als um eine wirkliche psychoenergetische Harmonisierung. Energietestungen zeigen, dass Entstörchips feinstofflich wirken, aber meist nur relativ schwach. Beispielsweise senkt ein eingeschaltetes Handy im Gesprächsbetrieb die Vitalwerte eines Menschen von 100 auf 70 %, wenn man ihn mit der Psychosomatischen Energetik testet, mit dem Entstörchip am Handy betragen die Werte immerhin noch 85 %. Man sieht, dass es deutlich gesünder wäre, das Handy erst gar nicht zu benutzen, weil die Hälfte der entstehenden Energieschwäche vom Entstörchip nicht kompensiert werden kann. Physikalische Messungen bei Entstörchips zeigen meist völlige Wirkungslosigkeit. Trotzdem wirken sie energetisch harmonisierend, aber nicht auf elektromagnetischer Ebene, sondern nur im feinstofflichen Bereich, was sich einem objektiven Nachweis entzieht.

Starke elektromagnetische und magnetische Felder stören das feinstoffliche Energiefeld. Zu stärkeren elektromagnetischen Quellen zählen Netztrafos, Dimmer, Nachttischlampen mit Trafos und dergleichen. Zu ihnen sollte man aus energetischer Sicht einen Abstand von mindestens einem halben Meter einhalten. Diese Regel ist deshalb sinnvoll, weil die menschliche Aura normalerweise einen Radius von ungefähr einem halben Meter um den Körper herum bildet und die Felder störender Stromquellen so weit reichen können. Bei Starkstromquellen gelten natürlich größere Abstände, weil sie stärker strahlen und daher auf größere Entfernung hin schädlich sein können. Zum schädlichen Eisenbahnstrom empfehlen Experten beispielsweise mindestens 50 bis 100 Meter Abstand zu halten, ebenso zu Hochspannungsmasten und Starkstromleitungen. Besonders nachts sollte man möglichst wenig oder keinem Elektrosmog ausgesetzt sein, damit sich der Organismus vollständig regenerieren kann. Daher sollten im Schlafzimmer keine Fernseher, Computer und ähnliche technische Geräte stehen.

Auch metallische Armreife sowie metallische Uhrbänder können in einigen Fällen das Energiefeld beeinträchtigen. In feinstofflicher Hinsicht können die Akupunkturmeridiane, die dort entlangfließen, laut Experten der chinesischen Medizin regelrecht „kurzgeschlossen" werden, was zunächst oft energetisch harmonisiert, langfristig aber ungünstige Auswirkungen haben soll. Viele Menschen loben kupferne, magnetische und edelsteinbesetzte Armreife gegen rheumatische Beschwerden, aber man sollte so etwas nicht ständig tragen und im Verdachtsfall testen, ob negative Effekte da sind. Ich empfehle meinen Patienten weiterhin, alle Arten von Magneten nicht dauerhaft in Körpernähe zu tragen.

Ein weiteres Problem ist die starke Zunahme von WLAN und DECT-Telefon-Sendestationen, die man mittlerweile in fast jedem Haushalt findet. Von hundert Menschen rechnet man, wie erwähnt, zehn bis zwanzig unter die besonders elektrosensiblen Personen, zu denen häufig Kinder und Heranwachsende mit ihrem noch offenen Energiesystem sowie hoch schwingende Erwachsene gehören. Sie klagen nach meinen Erfahrungen oft über Unruhe, Unkonzentriertheit, alle Arten von Missempfindungen und Verspannungen, wenn sie den Strahlungen solcher Sendestationen ausgesetzt sind. Eine Lösung kann manchmal das nächtliche Ausschalten solcher Stationen sein. Weil man ihnen aber bei der heutigen dichten Bebauung kaum mehr ausweichen kann – etwa wenn der Nachbar pausenlos sendet –, nimmt der hausgemachte Elektrosmog leider immer mehr zu. Man kann vermuten, dass zukünftig der Bedarf an einer elektrosmogarmen Umgebung stark steigen wird, weil es immer mehr elektrosensible und hoch schwingende Menschen gibt.

Tattoos und Piercings haben zwar nicht direkt mit Elektrosmog zu tun, belasten aber oftmals auch das Energiefeld, weshalb ich sie hier erwähne. Sie sind natürlich erst einmal eine Modeerscheinung, psychologisch betrachtet aber manchmal auch Ausdruck einer gewissen Lust an der Selbstverstümmelung. Natürlich trifft das nicht auf alle Tattoo- Liebhaber und Gepiercten zu, aber manche zeigen in meinen Augen Tendenzen in diese Richtung. Möglicherweise will man auch zeigen, wie wenig es einem ausmacht, was andere von einem denken, und wie mutig, frei und wild man im Grunde seiner Seele sein möchte. Zur schädlichen Auswirkung von Piercings, Tattoos und dergleichen verweise ich auf mein Buch *Durch Energieheilung zu neuem Leben,* in dem ich ausführlich auf solche potenziellen energetischen Störquellen eingegangen bin. Nach meinen Erfahrungen reagieren hoch schwingende Menschen besonders sensibel auf derartige Belastungen und lehnen sie meist instinktiv ab.

Häufig wenig beachtete Quellen energetischer Belastungen sind der übergroße Lärm und die Reizüberflutung in der modernen Zivilisation. Dazu gehören auch die moderne Informationsflut sowie insbesondere der „Informationsmüll" des Fernsehens sowie der Unterhaltungsindustrie. Ein Teil dieser Belastungen ist „hausgemacht" und könnte bei gutem Willen und besserer Eigenwahrnehmung stark reduziert werden.

Man fragt sich, warum sich viele Menschen überhaupt dem aussetzen und beispielsweise Gefallen daran finden, stundenlang Heavy-Metal-Musik zu hören. Als Erster hat der australische Arzt und Begründer von Applied Kinesiology, John Diamond, festgestellt, dass Menschen durch schrille Musik „kinesiologisch schwach" werden. Beispielsweise lässt sich der seitlich gehaltene Arm nach dem Hören solcher Musik leichter herunterdrücken, was in der Kinesiologie als Zeichen einer energetischen Belastung gewertet wird. Die Frage für Diamond war, warum Menschen sich so etwas freiwillig antun, obwohl es mit einer deutlichen Schwächung ihrer Lebensenergie einhergeht. Er stellte fest, dass Personen mit einem gestörten Energiesystem durch schrille Musik in Resonanz gehen: Gewissermaßen ist ihr Energiesystem genauso schrill und dissonant („schräg drauf") wie die Musik, die sie bevorzugen. Daher kann man beobachten, dass Menschen in schwierigen Lebensphasen, das heißt, wenn sie „schräg drauf" sind, dazu tendieren, besonders aggressive und dissonante Rockmusik zu hören. Hinzu kommt, dass Heavy-Metal-Musik eine Form von innerem Aufruhr vermittelt. Man spricht von einem Kick, der vermutlich in ähnlicher Form auch bei anderen energetisch niedrig schwingenden, manchmal sogar abstoßenden und brutalen Phänomenen vorkommt, seien es Horrorvideos oder Gewaltpornos. Dieser „Kick" ist leider noch wenig erforscht, ruft aber vermutlich durch Aktivierung von körpereigenen Stresshormonen eine als wohltuend empfundene Stimulierung bei den Zuhörern hervor.[25] Begreiflicherweise kann man dieses Szenario nur dadurch grundlegend ändern, indem man die negative und niedrig schwingende Energie der Betroffenen zum Guten hin ändert. Harmonisiert man das Energiesystem solcher Menschen, verändern sich oft ihre Vorlieben, und sie wenden sich wieder energetisch positiven Einflüssen zu.

---

25 Unterstellt man, dass praktisch alle Menschen tief in ihrem Unbewussten traumatische Erlebnisse gespeichert haben, von denen möglicherweise viele aus früheren Leben stammen, zeigen Erfahrungen bei Reinkarnationstherapien ebenso wie die Forschungen des Psychiaters Ian Stevenson, dass solche Traumen tendenziell wieder inszeniert werden. Es scheint denkbar, dass etliche Menschen eine lustvolle Faszination dadurch erleben, die Gefühle solcher Traumen wieder lebendig werden zu lassen. Sie gehen dabei psychoenergetisch mit sogenannten karmischen Konflikten (dazu später mehr) in Resonanz, sobald sie die Schrecken einer Tragödie oder Katastrophe in Buch, Film oder Theater wiedererleben. Möglicherweise sind auch im Hinblick auf kriminelle Taten viele Ursachen in früheren Leben zu suchen, die durch Wiederholung bei den Tätern einen negativen „Kick" auslösen. Wenn man die Dinge so betrachtet, kann die wirklich umfassende und dauerhafte Heilung eigentlich nur darin bestehen, die negativen Konflikte aufzulösen, damit kein Grund mehr besteht, sie wiederholen zu wollen.

Seelische Disharmonie und ihr Ausgleich

Unsichtbare Harmonie ist stärker als sichtbare.
Heraklit, griechischer Philosoph (um 500 v. Chr.)

Ein Mensch, der für längere Zeit aus seinem seelischen Gleichgewicht geraten ist beziehungsweise nicht ohne weiteres in seine innere Mitte zurückkann, befindet sich in seelischer Disharmonie. Einerseits können solche Zustände auf äußere Einflüsse zurückgeführt werden, andrerseits auch grundlos auftreten. Man fühlt sich unzufrieden, reizbar, unwohl oder angespannt und klagt gegenüber anderen, „schlechte Tage" zu haben. Seelische Harmonie kann man im weitesten Sinn mit Glück und Liebe verbinden, Disharmonie mit Unglück und Ungeliebtsein, aber auch mit Angst und Niedergedrücktsein. Jeder ist mal unglücklich oder fühlt sich ungeliebt, aber erst, wenn das länger anhält, kann man von seelischer Disharmonie sprechen. Die Welt wird dann ein unerfreulicher Ort.

Es gibt keinen medizinischen Begriff für derartige Zustände, weil sie wegen ihrer wenig fassbaren Ausprägung in kein Diagnoseraster passen. Es handelt sich um harmlose Verstimmungen und alltägliche Formen von schlechter Laune („Ich bin schlecht drauf"), die aus der Sicht der Medizin und Psychologie keinen Krankheitswert besitzen. Trotzdem sollte man sich um solche Zustände kümmern, weil man sich selbst oder anderen das Leben damit schwer macht. Dabei gibt es kulturspezifisch interessante Abwandlungen. In den USA etwa, wo gute Laune zum guten Ton gehört, können sich nach meinen Beobachtungen seelische Disharmonien hinter verkörperlichten Formen von Unwohlsein wie etwa Kopfschmerzen verstecken. Sie können sich auch dort in gestörtem Verhalten zeigen, etwa einer überstarken Konsumlust, weil das gesellschaftlich mehr akzeptiert wird, als emotional schlechtgelaunt zu sein.

Das Spektrum seelischer Disharmonie reicht von harmlosen Zuständen inneren Unwohlseins bis zu anhaltenden Formen von Gemütsverstimmungen, kann sich aber auch in Verhaltensweisen zeigen, die für den Einzelnen letztlich als unvorteilhaft und daher als korrigierungsbedürftig gelten müssen. Seelisch disharmonische Menschen leiden meist selbst unter ihrem Zustand und realisieren ihn auch. Doch es gibt Betroffene, die keine Eigenwahrnehmung für ihre Situation mehr haben, weil es vielen um sie herum ähnlich ergeht oder weil sie ihren Zustand aus anderen Gründen verdrängen und nicht sehen wollen. Lebt man zum Beispiel in einer seelisch gestörten sozialen Gemeinschaft, etwa einer Diktatur oder einer durch Despotie geprägten Familienstruktur, werden fast alle Menschen seelisch disharmonisch. Wird dieser Zustand aber durch Gewohnheit zu einem festen Bestandteil der eigenen Persönlichkeit, nimmt man ihn irgendwann nicht mehr als solchen wahr. Dann braucht man einen seelisch Normalen, um den Kontrast überhaupt noch zu sehen.

In der Psychiatrie gibt es einen markanten Merksatz: „Der Neurotiker leidet an sich selbst, während am Psychotiker andere leiden." Unter einer Neurose versteht man eine länger anhaltende seelisch bedingte Verhaltensstörung leichteren Ausmaßes, bei der keine organische Ursache nachgewiesen werden kann. Als Psychose werden dagegen schwere seelische Störungen etwa im Rahmen einer Schizophrenie verstanden, die mit einer gestörten Realitätswahrnehmung einhergehen. Psychosen gelten als nicht mehr zugänglich für eine Psychotherapie, weil sie lebensgeschichtlich meist nicht ohne weiteres hergeleitet werden können. Ein Neurotiker besitzt meist ein Gefühl für seine eigene seelische Disharmonie und leidet häufig darunter, weil er noch über eine Erinnerung an seelische Normalität verfügt. Ein Psychotiker dagegen hat die Wahrnehmung für seine eigene seelische Disharmonie größtenteils verloren und ein extremes Endstadium des völligen Vergessens erreicht, was die Existenz seines seelischen Unheils angeht. Psychotiker und Psychopathen spüren nicht mehr, wie gestört sie in Wirklichkeit sind. Weil die menschliche Seele jedoch die unheilvolle Tendenz hat, sich selbst als Mittelpunkt des Universums wahrzunehmen, werden dann alle anderen zu Kranken und Gestörten.

In gewisser Weise kann man alle Menschen als ein wenig neurotisch einstufen, denn der moderne Mensch, der in einer Hochzivilisation „domestiziert" worden ist, ist im Vergleich zum ursprünglich lebenden Steinzeitmenschen durchweg seelisch disharmonisch. Man denkt dabei an die biblische Geschichte von der Vertreibung aus dem Paradies, die in allegorischer Form die seelische Lebensgeschichte des modernen Menschen darstellt (s. Abbildung 59). (In meinem Buch *Durch Energieheilung zu neuem Leben* habe ich den Paradiesmythos näher untersucht.) In der kulturkritischen Soziologie spricht

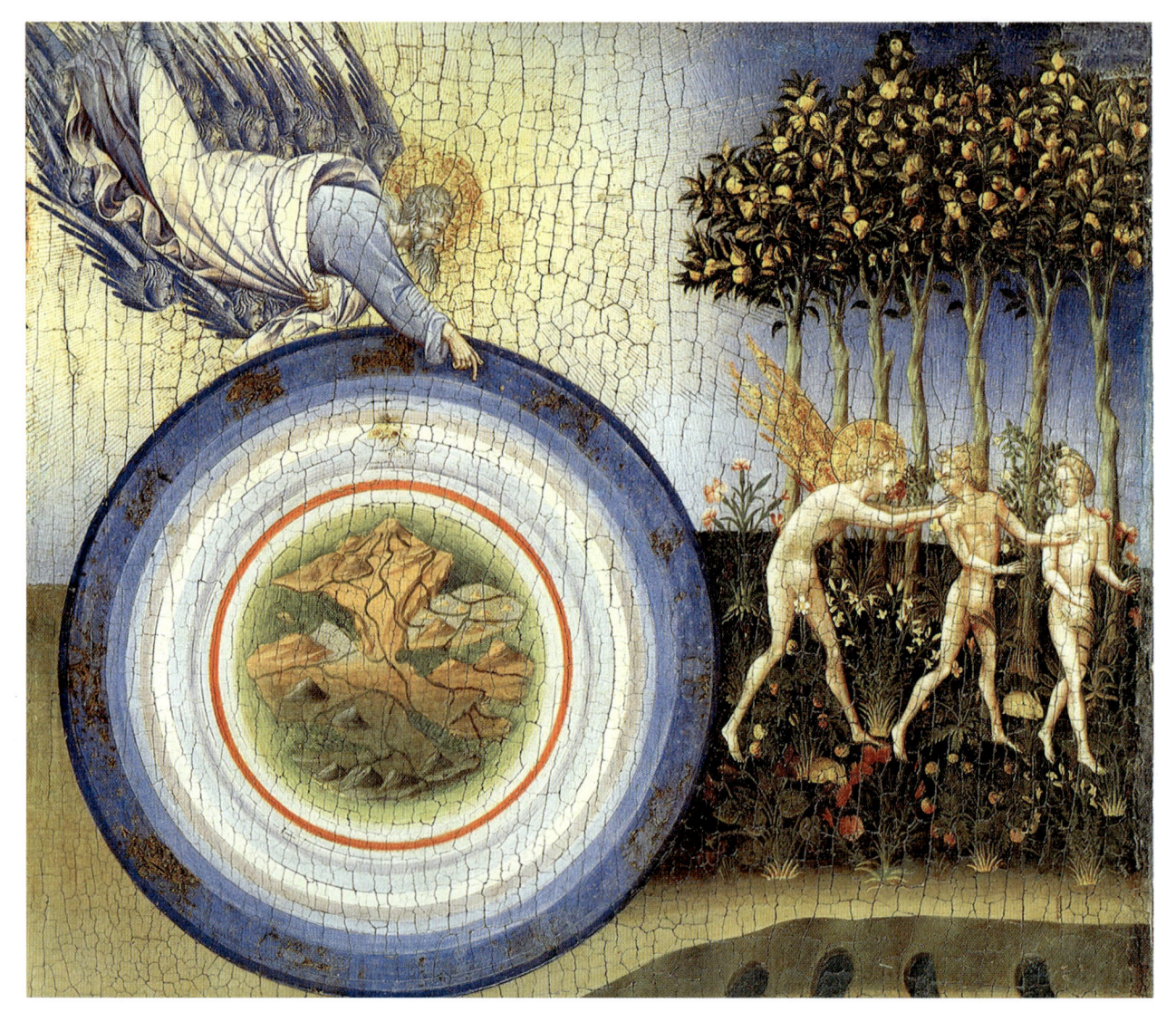

Abbildung 59: *Vertreibung aus dem Paradies. Der Kreis versinnbildlicht die göttliche Einheit und die vollkommene Zentrierung in sich selbst, die gemäß der asiatischen Literatur der wahren Buddha-Natur entsprechen soll. In der Mystik spricht man von der Einheit in Gott („unio mystica"), die nach alter Überlieferung das Paradies darstellt. Der Kreis steht in der Sprache des Unbewussten für das Vollkommene und in sich Abgeschlossene. Gemälde von Giovanni di Paolo (1445).*

man in dem Zusammenhang von Entfremdung: Wer aus dem Paradies vertrieben worden ist, lebt danach ständig in der Fremde, was der Existenz eine gewisse Tragik verleiht. Wie der Neurotiker typischerweise ein Gefühl dafür besitzt, wie herrlich das „normale" Leben sein könnte, trägt jeder moderne Mensch in seinem Innern ein Wunschbild mit sich herum, wie das paradiesische Leben irgendwann einmal ausgesehen haben könnte. Man sucht nach dem goldenen Topf am Ende des Regenbogens, sehnt sich nach der großen erlösenden Liebe oder möchte auf eine „paradiesische" Südseeinsel auswandern.

Jeder Mensch verfügt auch über eine gewisse Menge an psychotischen Eigenschaften in Form von Verrücktheit und Paranoia. Man denke etwa an merkwürdige Abneigungen oder Schrullen, die auf Außenstehende bizarr und uneinfühlbar wirken. Manche Kulturpessimisten sehen das Ganze vollkommen verdüstert und hoffnungslos. Nach ihrer Meinung ist die Welt überwiegend von bösen und seelisch kranken Menschen bevölkert. Doch das ist ein Zerrbild, das vermutlich mehr über den Verfechter solcher Vorstellungen verrät als über die Realität. Selbstverständlich gibt es in der zivilisierten Welt weiterhin das

Normale, Gute und Harmonische. Die Welt wird zwar zu einem gewissen Teil von seelisch Gestörten, Unglücklichen und Gefährlichen bewohnt, auch von ihnen gestört und in ihrer Sicherheit bedroht. Dem steht aber eine größere Mehrheit von seelisch weitgehend Gesunden gegenüber, die das Ganze mehr als ausgleichen und das Gesunde, Positive und Menschenfreundliche überwiegen lassen.

Fachleute vermuten, dass bei einem geschätzten Drittel bis Viertel aller Menschen ernst zu nehmende seelische Störungen anzutreffen sind. Man kann das aus großen Studien ableiten, in denen man die Gesundheit der Bevölkerung Deutschlands, eines typischen westlichen Industrielandes, stichprobenartig gemessen hat. Andrerseits gilt auch für die Mehrzahl der Gesunden, dass sie oft charakteristische Unvollkommenheiten und emotionale Disharmonien mit sich herumtragen, die ihnen und anderen nicht guttun und an denen sie gelegentlich arbeiten sollten. Insofern ist seelische Gesundheit eine stets hoch liegende Messlatte: Es bedarf einer gewissen Anstrengung, um sie als Status quo aufrechtzuerhalten, aber auch, um sie zu verbessern.[26]

Einführung in die historische Deutung seelischer Disharmonien

Seelische Disharmonien existieren nicht losgelöst von der Gesellschaft, in der man lebt. Sie sind in gewisser Weise Ausdruck des herrschenden Zeitgeistes, auch wenn sie etwas höchst Individuelles darstellen. Wenn man an seelischen Disharmonien leidet, ob als Betroffener oder als Mensch, der mit ihm zu tun hat, geht es darum, sich eine Erklärung dafür zurechtzulegen, wie solche Störungen entstanden sind und was sie in ihrer Substanz ausmachen, um sie anschließend angemessen zu behandeln und zu heilen. Das Verständnis seelischer Disharmonien war dabei erstaunlicherweise in früheren historischen Epochen völlig anders als heute. Unterstellt man, dass zu allen Zeiten bestimmte richtige Gesichtspunkte erkannt und behandelt wurden, die später leider in Vergessenheit gerieten – ein Standpunkt, den ich später ausführlich begründe –, lohnt es sich, die Vorgänge historisch genauer unter die Lupe zu nehmen. Das gilt insbesondere auch deshalb, weil es sich um urmenschliche Probleme handelt, denen niemand aus dem Weg gehen kann.

In der Menschheitsgeschichte können drei Perioden der Deutung seelischer Disharmonien unterschieden werden, die gleichzeitig Zeiten völlig unterschiedlicher Weltbilder sind. Ich gebe sie an dieser Stelle zunächst extrem grob verkürzt wieder, werde sie aber später ausführlich beschreiben.

1. Frühzeit (Medizinmann/magische Welt): Seelisch disharmonische Menschen wirken auf andere gelegentlich, als würden sie von feindlichen fremden Kräften gesteuert. Schamanen erzählen von Dämonen, die sie während Trancezuständen im Energiefeld von Kranken erblicken. Diese vampirähnlichen Wesen sollen ursprünglich von neidischen Nachbarn oder missgünstigen Verstorbenen stammen, das heißt, der Kranke ist nur ein Opfer.

2. Mittelalter (Priester/monotheistische Welt): Später wurde das Schlechte und Disharmonische als Zwist mit der gesamten Schöpfung gedeutet. Nach dem Auftauchen des Monotheismus begreift man die Welt als Ganzes, und Gott erscheint als die große gedankliche Klammer, die alles ideell zusammenhält. Wer Schlechtes tut, versündigt sich gegen die göttlichen Harmoniegesetze, die sich in den Zehn Geboten wiederfinden. Der Sünder zahlt für seine Unfolgsamkeit einen hohen Preis, die ihn im schlimmsten Fall die ewige Seligkeit kostet.

3. Neuzeit (Psychoanalytiker/materialistische Welt): Psychoanalytiker als Vertreter der Moderne nennen die innere Dysbalance Komplexe oder Konflikte. Unter dem dominierenden Einfluss der Psychoanalyse werden seelische Ungleichgewichte heute als Folgen einer unglücklichen Kindheit gesehen. Sozialpsychologen sehen sie als Konsequenzen eines ungünstigen Milieus, Verhaltensbiologen teilweise als Auswirkungen schlechter Gene. Der Einzelne mit seinem Seelenproblem wird als Opfer widriger Umstände gesehen, für die er letztlich nichts kann.

Wie man an der Auflistung sieht, ist die Deutung seelischer Disharmonien nichts Objektives, sondern Ausdruck eines bestimmten Weltbildes. Medizinmänner sehen schädigende Dämonen wirken, weil ihre Zeitgenossen wie sie selbst noch in einem magischen Weltbild leben. In späteren Epochen braucht der Geistliche eine gläubige Gemeinde mit einem monotheistischen Weltbild, um mit seinen Ideen von Sünde und Vergebung ernst genommen zu werden. Der Psychoanalytiker wiederum verlangt nach einem Publikum, das materialistisch, säkular und

---

26 RKI 2009.

monokausal denkt, um seine Interpretation zu teilen. Jeder Heiler repräsentiert also die herrschende Weltanschauung, die wiederum einem bestimmten kollektiven Bewusstseinszustand entspricht. Die unterschiedlichen Sichtweisen des Medizinmannes, des Geistlichen oder des Psychoanalytikers sind dabei untereinander vollkommen unvereinbar. Ich werde sie in einem Folgekapitel (siehe Seite 111) aufeinanderprallen lassen und dabei nachweisen, wie stark und geradezu dramatisch sich ihre Sichtweisen komplett ausschließen. Das kann Menschen, die zwischen zwei Weltbildern schwanken, innerlich zerreißen, etwa einen mit magischem Denken aufgewachsenen Indianer, der zum Christentum konvertiert.

Jede der unterschiedlichen Sichtweisen entspricht einem bestimmten seelischen Entwicklungs- oder Reifungsstadium innerhalb der Menschheitsgeschichte. Im Rahmen des betreffenden Stadiums kann die jeweilige Weltanschauung als völlig richtig bezeichnet werden, aber eben nur dort. Solange man die entsprechende historische Gruppe nicht verlässt, ist alles gut, denn der Heiler verkörpert die allen gemeinsame Weltsicht. Dabei kann man nicht so weit gehen zu behaupten, dass der eine Standpunkt besser sei als der andere, weil das niemand mit Sicherheit sagen kann. Es handelt sich um unterschiedliche Sichtweisen ein und desselben Problems, wobei die Sichtweise Teil der Diagnose, aber natürlich auch Teil einer entsprechenden Therapie ist. Es geht immer um die Frage, woher Probleme rühren und wie man sie „richtig" behandelt.

Jede der genannten Weltanschauungen hat Richtiges erkannt, weist aber auch blinde Flecke und Tabus auf, wodurch wichtige Aspekte des seelischen Gestörtseins ausgeblendet werden. Was man nicht wahrnimmt, wird natürlich auch nicht angemessen behandelt. Wenn man etwa die energetische Komponente außer acht lässt, die sich in den Dämonen offenbart, übersieht man das Feinstoffliche und das Magische, das der Psychoenergie naturgemäß innewohnt. Vernachlässigt man die moralische Dimension mitsamt der Menschenwürde des Einzelnen, die sich im Wertekanon der Zehn Gebote findet, reduziert man das Individuum auf eine stumpfsinnige Opferrolle und beraubt es seiner Würde und Verantwortung. Die psychoanalytische und materialistische Betrachtungsweise wiederum, die den Einzelnen zum Opfer sozialer Umstände oder „fehlerhafter" materieller Strukturen in ihm selbst macht, ignoriert das moralische Prinzip der Eigenverantwortung, aber auch wichtige Aspekte wie das Feinstoffliche.

Kurze Historie des Unbewussten und seiner Therapie

Die moderne Hirnforschung hat nachgewiesen – und inzwischen gehört das schon fast zum Allgemeinwissen –, dass nur ein geringer Teil der Hirnaktivität bewusst abläuft. Manche behaupten, dass neunzig Prozent unbewusst geschehen, während andere solche hohen Prozentzahlen für weit übertrieben halten. Doch egal, wie hoch man den Prozentsatz ansetzt: Ein Teil der Hirnaktivität ist aller Wahrscheinlichkeit nach unbewusst. Rechnet man den unbewussten Teil mit einem Federstrich nicht zum eigentlichen Bewusstsein, kann man die ganze Diskussion natürlich für unsinnig erklären. Doch so einfach geht das nicht, weil die unbewusste Hirnaktivität unser Denken, Fühlen und Tun auf ganz maßgebliche Weise beeinflusst.

Zu wissen, dass sich ein Teil von einem selbst der Kontrolle entzieht, verletzt die menschliche Eitelkeit. Bereits der Begründer der Psychoanalyse, Sigmund Freud, spricht von der Kränkung des Ichs, nicht der eigentliche Lenker seines Schicksals zu sein. Freud hatte noch keine modernen neurologischen Diagnoseapparaturen wie Kernspintomografie und Mehrkanal-EEG zur Verfügung, um das zu überprüfen, erkannte aber intuitiv, dass Menschen nicht wirklich *„Herr im eigenen Haus"* sind, wie er sich ausdrückte. Freud sieht die Rolle des Unbewussten als ständiges Versteckspiel, indem sich verdrängte und tabuisierte Wünsche, insbesondere sexueller

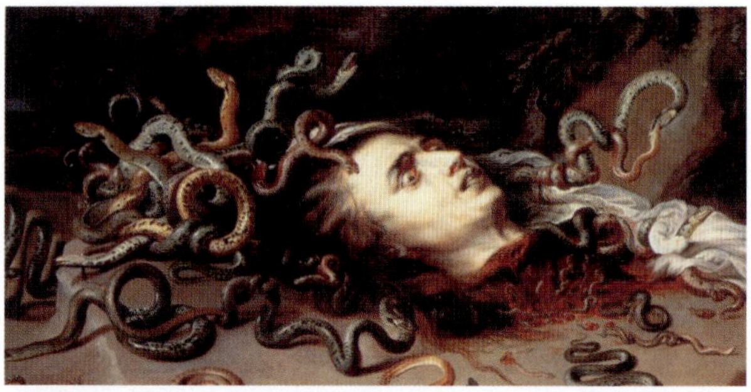

Abbildung 60: Medusenhaupt, ein Sinnbild der verschlingenden Kräfte des Unbewussten, die den Verstand regelrecht entthronen und damit der vollständigen Selbstkontrolle entziehen, in seelischen Extremzuständen den Verstand sogar förmlich „enthaupten" (allegorisches Gemälde von Peter Paul Rubens, 1617).

Art, immer wieder in Form von Versprechern, Erröten und nächtlichen Trauminhalten zu Wort melden. Unbewusstes und Rationales, Unerlaubtes und Erlaubtes, Lust und Realitätsprinzip liegen nach Freud in einem ständigen Kampf, und das verdrängte Unbewusste mit seiner irrationalen Lust drängt immer wieder an die Oberfläche

Die Entdeckung des Unbewussten setzt eine Änderung des kollektiven menschlichen Bewusstseins und des damit zusammenhängenden Weltbildes während des Zivilisationsprozesses voraus. In der magischen Welt des frühen Menschen verschmelzen laut dem Psychoanalytiker Erich Neumann Ober- und Unterwelt noch zu einem Ganzen, das Neumann das „Ur-Ei der Schöpfung" (Uroboros)[27] nennt. Das zugehörige Weltempfinden wird durch eine Schlange repräsentiert, die sich in den Schwanz beißt (siehe Abbildung 61). Letztlich ist alles eins, und alles bleibt immer gleich. In der magischen Welt bilden alle Teile der Schöpfung eine Einheit, und natürlich sind auch Traum und Wirklichkeit nicht voneinander zu trennen. Im Grunde gibt es auch keine Zeitvorstellung, weil alles als sich ständig wiederholend erlebt wird. In dieser Epoche wird kein Unbewusstes wahrgenommen, weil sich der steinzeitliche Jäger und Sammler als untrennbaren Teil einer ganzen Schöpfung empfindet.

Mit der Sesshaftigkeit und der Entstehung von Städten wird der Mensch zum Kulturwesen, das in eng begrenzten Territorien mit anderen zusammenleben muss. Ein Zeitempfinden entsteht mit dem Grundgefühl, Geschehnisse seien einzigartig und nicht länger immer gleich. Menschen beginnen, die Welt als historischen Ablauf wahrzunehmen, der unwiederholbar scheint. Wildes und Zivilisiertes werden willkürlich durch Erziehung und Kultur getrennt. Exzesse wie plötzliche Gewaltausbrüche und heftige sexuelle Triebabfuhr werden tabuisiert und verboten, und der domestizierte Mensch erlebt nur noch in Fantasien seine dunklen Seelenseiten. Bewusstes und Unbewusstes haben sich aufgespalten. Ein steinzeitlicher Mensch hätte die Aufforderung, sich einmal „gehen zu lassen", vermutlich gar nicht verstanden. Am Ende der Entwicklung steht ein einsames und „nomadisierendes" Ich, dessen innerlich gehemmter und verdrängter Seelenkern sich wieder auf die Suche nach sich selbst macht. Der Nomade braucht noch keine Seelenfahrt, weil sich seine Seele in den Weiten der Steppe verliert. Erst der zivilisierte Mensch muss sich auf Selbstsuche begeben, weil er wichtige Teile seiner Seele „irgendwo da draußen" verloren hat.

---

27 Der Psychoanalytiker Erich Neumann (1905–1960) hat wesentliche Konzepte der geistigen Bewusstseinsentwicklung von Kulturen beschrieben. Neumann gilt als bedeutendster Schüler C. G. Jungs und war als dessen Nachfolger auserkoren, bevor er unerwartet verstarb.

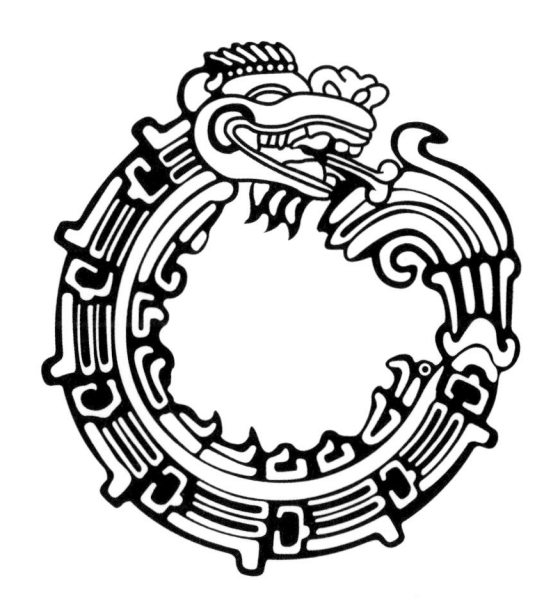

Abbildung 61: *Uroboros in einer aztekischen Darstellung als Schlange Quetzalcoatl, die sich in den Schwanz beißt.*

Das Unbewusste steht heutzutage ständig im Zentrum des alltäglichen Lebens, von Emotionen im Familienleben über den Arbeitsplatz bis hin zum Kinobesuch. Das moderne Individuum empfindet dabei eine große Kluft zwischen seinen rationalen und irrationalen Wesensteilen, was bedeutet, dass Gefühl und Verstand normalerweise weit auseinanderliegen. Durch die Seele des modernen Menschen zieht sich gewissermaßen ein unüberwindlicher Graben, der durch die Erziehung antrainiert wird und sich im Erwachsenenleben in alle Bereiche auswirkt. Der zivilisierte Mensch empfindet sich als zu dressiert und domestiziert, verspürt ein nagendes Unbehagen, durch Erziehung und Selbstdisziplin von seinem emotionalen Ursprung und seinen vitalen Impulsen abgeschnitten zu sein. Er möchte seine Hemmungen wieder loswerden, seine Gefühle befreien und sie ausleben („sich gehen lassen").

In den folgenden Abschnitten schildere ich skizzenhaft die Entdeckung des Unbewussten und beschäftige mich im weitesten Sinn mit seelischer Disharmonie, weil man beide Themen nicht trennen kann. Die bisher nur gestreiften Therapieversuche seelischer Disharmonien werde ich nun ausgiebig Revue passieren lassen. Meine Auswahl genügt keinen enzyklopädischen Kriterien, sondern beschränkt sich auf eine subjektive Auswahl derjenigen Systeme, die Pate bei meiner eigenen energiemedizinischen Arbeitsweise gestanden haben und mir darüber hinaus zum generellen Verständnis der „Therapie der Seele" wichtig erscheinen.

Schamanismus und Magie

Als ältestes Heilsystem der Menschheit gilt der Schamanismus. Schamanen verfügen aufgrund tradierten Wissens über einen teilweise hocheffektiven Arzneimittelschatz, der die umgebende Natur zu einer einzigen Apotheke macht. Zu den schamanistischen Heilmitteln gehören neben magischen Heilzeremonien, Amuletten und dergleichen vor allem Grenzerfahrungen in Form ekstatischer Zustände (Trance). Unter Trance (von lateinisch „transire" = „hinübergehen") versteht man einen Zustand der Entrückung und Bewusstseinserweiterung, den der Schamane durch entfesseltes Trommeln, hypnotische Musik, rhythmischen Tanz, Hyperventilation und halluzinogene Drogen erreicht. Er reist dadurch in die Innenwelten, um dort verborgenes Wissen über die Krankheitsentstehung zu erlangen, aber auch etwas über die Zukunft eines Stammesmitglieds zu erfahren.

Dem modernen Menschen erscheint das Tamtam des Schamanen als eine rein suggestive „Placebo-Show", doch damit wird das sehr viel tiefer reichende Wirkprinzip ausgeblendet und vor allem die psychoenergetische Bedeutung des Schamanismus vollkommen missverstanden. Dabei sollten westliche Ärzte nicht hochmütig auf den Schamanen hinunterschauen, denn beide verwenden ähnliche Symbole, um den Kranken zu beeindrucken. Der Rezeptblock des Arztes verrät die Herrschaft über die Schrift, wobei es sich in magischer Deutung um einen Spruchzauber handelt. Der Kugelschreiber als Penissymbol gilt als Zeichen der Macht, vergleichbar dem Leopardenfell des Medizinmannes oder dem penisartig geformten Schlägel seiner Trommel. Das Stethoskop stellt in der Symbolsprache des Unbewussten eine Schlange dar, die seit jeher als Weisheitstier gilt. Das Telefon auf dem Schreibtisch des Arztes dient der Kommunikation mit „höheren wissenschaftlichen Geistern", vergleichbar der Rassel, Trommel (siehe Abbildung 62) oder Glocke des Schamanen, die bei ihm der Anrufung der Hilfsgeister dienen.[28]

Der Schamane und sein Patient leben in einem magisch-animistischen Universum. Dort hat eine Trennung von Unbewusstem und Ich im modernen individualistischen Sinn noch nicht stattgefunden. In jeder Kathedrale Südamerikas, in die noch indianische Ureinwohner zum Gottesdienst kommen, kann man den Unterschied der beiden Weltbilder hautnah erleben. Indios sind der Auffassung,

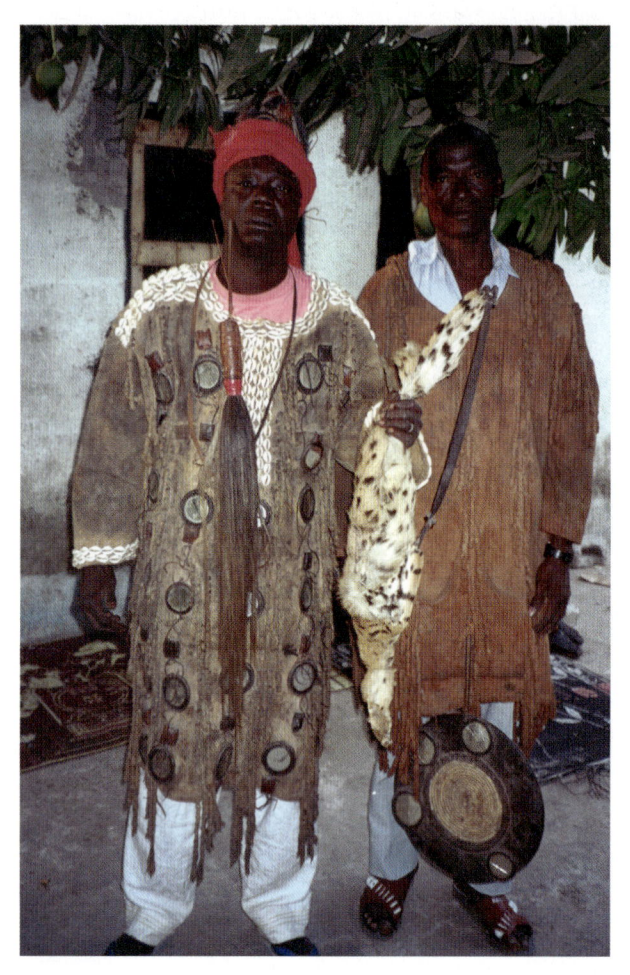

Abbildung 62: *Medizinmann mit seinem Assistenten in Westafrika. Die Spiegel an der Kleidung dienen zur Abwehr böser Geister. Die Kaurimuscheln im Gewand des Heilers sollen magische Wirkungen entfalten. Der wenige Sekunden vor der Aufnahme durch die Wange gebohrte Metallspieß soll dem Zuschauer die übernatürlichen Kräfte des Heilers zeigen.*

Kinder der Erdmutter Pachamama zu sein (siehe Abbildung 64). „Pacha" ist in der Quechua-Sprache das Wort für „Erde", „Mama" bedeutet „Mutter". Wie bei einem Kind, das die Mutter um etwas bittet und sie gnädig stimmen will, besteht der Sinn von Opfergaben darin, Pachamama um gute Ernten zu bitten. Der Mensch und die größeren, unüberschaubaren göttlichen Kräfte, aber auch viele niedere geistige Wesenheiten sowie die verstorbenen Seelen der Ahnen befinden sich in einem gemeinsamen Universum. Alles wird als beseelt angesehen, selbst jeder

---

28 Die amüsanten und gleichzeitig entlarvenden Vergleiche, die hinter die Fassade der modernen Medizin blicken lassen, verdanke ich dem Hypnosefachmann Werner J. Meinhold und seinem Werk *Das große Handbuch der Hypnose*.

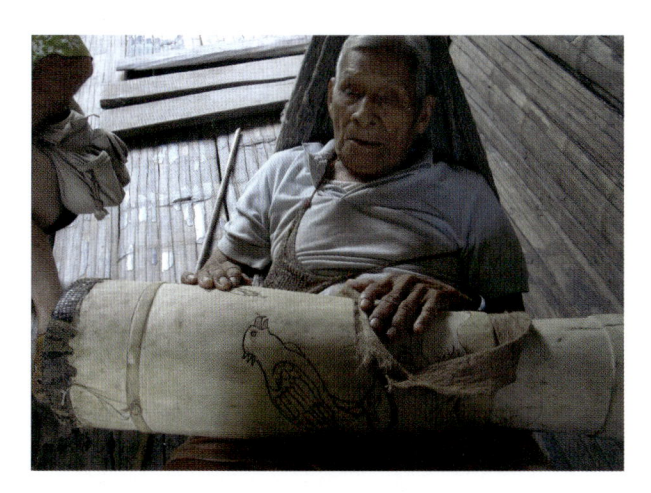

Abbildung 63: Ein angeblich hundertzehn Jahre alter Schamane der Bribri-Indianer (Costa Rica). Der Raubvogel auf der Trommel gilt als Symbol des Kontakts mit der Geisterwelt. Tranceartige Gesänge bringen den Schamanen in Kontakt mit den Geistern.

Stein. Es handelt sich um eine uralte, bei manchen eingeborenen Völkern noch heute lebendige Weltanschauung.

Den modernen westlichen Menschen mutet sie seltsam fremd und teilweise kindisch an. Er fragt sich kritisch, warum da draußen auf den hohen Andengipfeln eine persönlich ansprechbare Gottheit sitzen soll, die Ernten beeinflussen kann. Das magische Weltbild der Indios erschien den spanischen Padres und Jesuiten im Mittelalter als gotteslästerlicher Aberglaube. Eine Lösung, bei der beide Seiten das Gesicht wahren konnten, bestand schließlich darin, die christliche Gottesmutter Maria mit den Zügen der indianischen Muttergottheit Pachamama auszustatten. Maria wird seitdem in Kathedralen als Erdmutter dargestellt. Man erkennt sie an ihrem Gewand, das die Form eines Vulkans besitzt, eines von Schnee bedeckten unzugänglichen Orts, wo Pachamamas Heimat vermutet wird. Betet der Indio in einer solchen Kirche zu Maria, beleidigt er nicht mehr die Gesetze der katholischen Kirche, darf aber gleichzeitig seinem ursprünglichen Glauben frönen.

Doch trotz der vermeintlichen Annäherung trennt das magische und moderne Weltbild ein unüberbrückbarer Graben. Während der Vulkan in den Augen der Spanier eine Schöpfung Gottes ist, gibt es „den" Gott im magischen Universum gar nicht. Dort ist alles beseelt und daher auf magische Weise miteinander verbunden. Man neigt dazu, ein solches Denken als kindisch abzutun, übersieht dabei aber wertvolle und erhaltenswerte Eigenschaften des magischen Weltbildes. In der modernen Ökologiebewegung etwa hat man die Ganzheitlichkeit des magischen Denkens als Vorbild gewählt, um eine neue globale Verantwortlichkeit zu propagieren, die aber dort – wenn man genauer hinsieht – nicht einer kollektiven Verschmelzung und Wiedergutmachung des unversöhnlichen Kampfes von Mensch und Natur, sondern letztendlich einem gigantischen Egoismus entspricht. Der moderne Mensch handelt ökologisch, nicht weil er in erster Linie die Natur liebt, sondern weil er befürchtet, sich sonst selbst zu schaden. Der „Primitive" empfindet aber völlig anders. Er legt gegenüber der Natur eine kindliche Unschuld an den Tag, die noch keine derartigen Kausalketten wahrnimmt, weil sie weder ein Ich noch den Globus kennt.

Der schamanistische Dämonen- und Ahnenglaube hat seit Anbeginn der Menschheit schädliche geistige Wesenheiten für Störungen im menschlichen Leben verantwortlich gemacht. Missgünstige Ahnen, rachsüchtige Feinde aus dem Jenseits und Dämonen unbekannter Herkunft können die Lebenden bedrohen und schädigen. Die Maximalform der Schädigung ist dabei die Besessenheit durch solche Wesen, bei der das eigene Ich im Extremfall verschwindet und jemand dann körperlich, seelisch oder körperlich-seelisch krank wird. Besessenheit ist in weiten Teilen der Dritten Welt eine anerkannte Krankheitsursache.

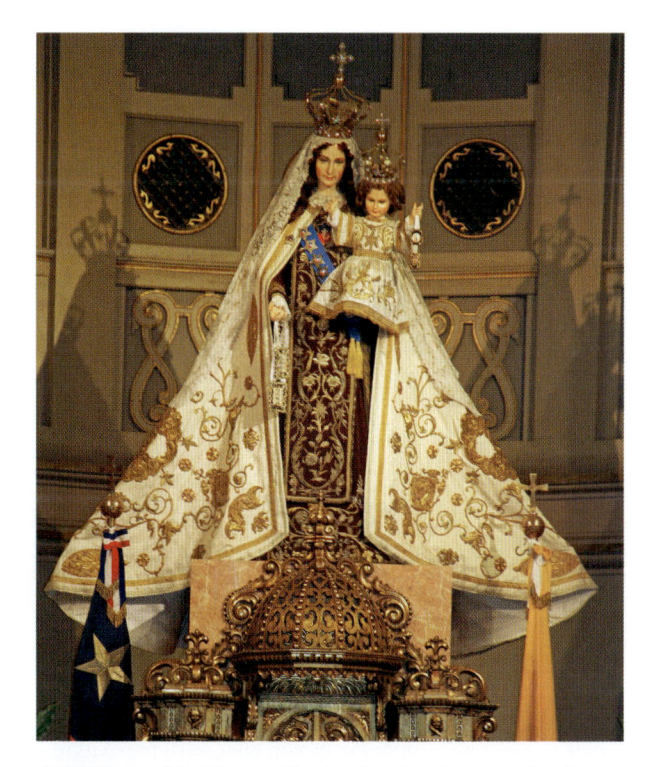

Abbildung 64: Mutter Maria als „Pachamama", die Erdmutter der Indios Südamerikas, die einen weiten Umhang mit den Umrissen eines Berges trägt.

Das Austreiben von Besessenheit wird als „Exorzismus" bezeichnet und gehört im konservativen Katholizismus zu den Aufgaben speziell ausgebildeter Priester. Besessenheit stimmt bei oberflächlicher Betrachtung mit psychiatrischen Krankheiten wie der Schizophrenie überein. Das scheint jedoch nicht immer der Fall zu sein. Der Züricher Psychiater Hans Naegeli-Osjord etwa trennt psychiatrische Krankheiten ausdrücklich von echter Besessenheit. Er hatte unter seinen Patienten immer wieder welche mit unerklärlichen psychiatrischen Symptomen, die genau dem Bild einer Besessenheit entsprachen. Naegeli-Osjord erwähnt in dem Zusammenhang, dass nicht nur spezielle Wahnformen, sondern „*Neurosen, die jeder psychologischen Therapie trotzen, möglicherweise einer Fremdbesetzung entsprechen*" (Naegeli-Osjord 1985). Unter Fachleuten ist die Frage ungeklärt, warum Besessenheit in modernen Kulturen kaum mehr eine Rolle spielt. Meines Erachtens haben Menschen einfacher Zivilisationsstufen noch keine festgefügte Persönlichkeitsstruktur. Deshalb sind sie feindlichen Angriffen aus der geistigen Sphäre leichter ausgesetzt. Dafür spricht beispielsweise, dass Besessenheit in ländlichen Regionen Afrikas immer noch viel häufiger vorkommt als in der modernen Hochzivilisation.

Nach dem Schamanismus-Experten Michael Harner gibt es eine weitere wichtige Krankheitsursache, den sogenannten Seelenverlust. Durch eine plötzliche Erschütterung trennen sich Seelenteile ab. Harner erwähnt, dass Seelenverlust bei Indianern bereits durch einen harmlosen Schreck hervorgerufen werden kann, etwa wenn sie plötzlich aus dem Schlaf geweckt werden. Teile der Seele wandern anschließend ruhelos umher und werden vom Schamanen wieder „eingefangen" und in die Gesamtseele integriert.

Menschen, die fernab der Zivilisation und mit geschärften Sinnen leben, sind durch ihr sensibles und wenig belastetes Nervensystem sicherlich energetisch deutlich offener und dadurch schutzloser als der moderne Mensch, den man für schockresistenter halten sollte. Sein Nervensystem ist an das aggressive Tempo der Hochzivilisation weitgehend angepasst und dadurch abgehärtet. Beim modernen Menschen muss schon etwas ganz Schreckliches vorfallen, etwa lebensbedrohliche Ereignisse, damit ihm Seelenteile abhandenkommen. Ich erinnere mich an Patienten, die mir erzählt haben, wie sie als Jugendliche während der Bombennächte im Zweiten Weltkrieg Todesängste durchlitten haben. Fünfzig Jahre später quälten sie immer noch Albträume und Schlafstörungen, weil die Bomben nie mehr aufhörten zu fallen. In der Psychosomatischen Energetik testet man bei den Betroffenen oft den Konflikt „Schock" (Emotionalmittel Nr. 17), der die Schrecknisse gleichsam „schockgefroren" enthält. In medizinischer Sprechweise handelt es sich bei solchen Leidenszuständen um eine Posttraumatische Belastungsstörung (Post-Traumatic Stress Disorder, PTSD). Das Ganze dürfte vermutlich dem Seelenverlust ähneln, von dem Schamanen sprechen.

Schamanen arbeiten überwiegend mit geistig-energetischen Feldern, die disharmonisch geworden sind. Sie visualisieren die krank machenden Felder in ihrer Trance als Dämonen, energiezehrende Schlangen und Teufel und sehen darin eine wesentliche Ursache von Krankheiten und allen möglichen Verhaltens- und Gemütsstörungen. Durch die Harmonisierung der gestörten Felder, etwa durch Räucherung, Bestreichen mit einem unbebrüteten Hühnerei, Kokablättern und anderen Heilpflanzen, sollen dem Kranken Heilimpulse gegeben werden, indem die schlechten Energien entfernt werden. Wie eine immer größere Zahl moderner Ärzte teile ich die schamanistische Auffassung, dass gestörte geistig-energetische Felder tatsächlich vorhanden sind. Ich verwende jedoch andere Methoden zur Harmonisierung, die ich für zeitgemäßer, effektiver und besser halte.

Historische Veränderungen in der Wahrnehmung des bösen Blicks und der biblischen Sünden

Die hauptsächliche Schadensquelle im schamanistischen Weltbild ist der böse Blick. In der Sichtweise des Schamanen handelt es sich dabei um eine willentlich oder unwillentlich ausgeübte Form von energetischer Aggressivität. „*Jemand strahlt Feindseligkeit aus.*" Mit diesen Worten beschreibt der Schamanismus-Experte Michael Harner den psychoenergetischen Vorgang, wenn jemand einen Mitmenschen durch seine negativen Emotionen „energetisch infiziert" und seelisch verletzt, indem er böse schaut. Vorsichtsmaßnahmen, die vor dem bösen Blick schützen, finden sich in praktisch allen Kulturen. Die Braut soll zum Beispiel verschleiert sein, um keine neidischen Blicke auf sich zu ziehen. Der islamische Tschador dürfte die gleiche Funktion haben. Frauen während der Menstruation und nach dem Klimakterium gelten in traditionellen islamischen Kulturen als unrein und potenziell mit dem bösen Blick behaftet. Kinder werden als besonders gefährdet angesehen, weil sie psychoenergetisch offen sind, und müssen deshalb mit Amuletten geschützt werden.

Wenn man nach der emotionalen Quelle des bösen Blicks sucht, stößt man auf den Neid. Neid entstand erstmals in dem Moment, als einer mehr hatte als der andere. Dieses Gefühl spielt in der modernen Gesellschaft immer noch eine wichtige Rolle, auch wenn wir nicht mehr an die Kraft des bösen Blicks glauben. Der heutige Mensch vergleicht seinen Status mit dem des Nachbarn oder Berufskollegen. Wenn der Vergleich ungünstig ausfällt und er sich unterlegen fühlt, entsteht Neid. Aus dem Ganzen kann eine unheilvolle Spirale von Überschuldung und Imponiergehabe entstehen, die der sarkastische Spruch des amerikanischen Schauspielers Walter Slezak auf den Punkt bringt: *„Viele Menschen benutzen Geld, das sie nicht haben, für den Einkauf von Dingen, die sie nicht brauchen, um damit Leuten zu imponieren, die sie nicht mögen."* Die Werbung ist sich dieser Dynamik bewusst und verbindet in ihren Clips schicke neue Autos bevorzugt mit Leuten, die neidische und begierige Blicke darauf werfen. In der Konsumgesellschaft ist der Neid des einen der Triumph des anderen.

Auch die moderne Psychologie kennt Neid als wichtige Problemursache, auch wenn sie nichts mehr vom bösen Blick versteht. Psychologische Untersuchungen haben ergeben, dass man sich bevorzugt an seinesgleichen misst, nicht jedoch mit Bessergestellten, denen man ihre Besitztümer offenbar gönnt. In der Klasse der Berühmten und Reichen wiederum wird es Neid auf diejenigen geben, die mit PS-stärkeren Schlitten und kostbarerem Schmuck auftrumpfen können. Neid und aus ihm hervorgehende Feindseligkeit sind mittlerweile in der modernen Psychologie und Psychosomatik anerkannte Krankheitsursachen. Eine feindselige Haltung gegen Mitmenschen führt einer US-Studie zufolge zu einem höheren Herzinfarktrisiko als Fettleibigkeit, Rauchen oder hohe Blutfettwerte.[29] Psychologen hatten 774 ältere Männer drei Jahre lang beobachtet. Knapp sechs Prozent der Probanden, die sich aufgrund eines Fragebogens als sehr feindselig erwiesen hatten, bekamen in dieser Zeit eine Erkrankung der Herzkranzgefäße. Feindseligkeit sei damit der bedeutendste aller erfassten Risikofaktoren gewesen.

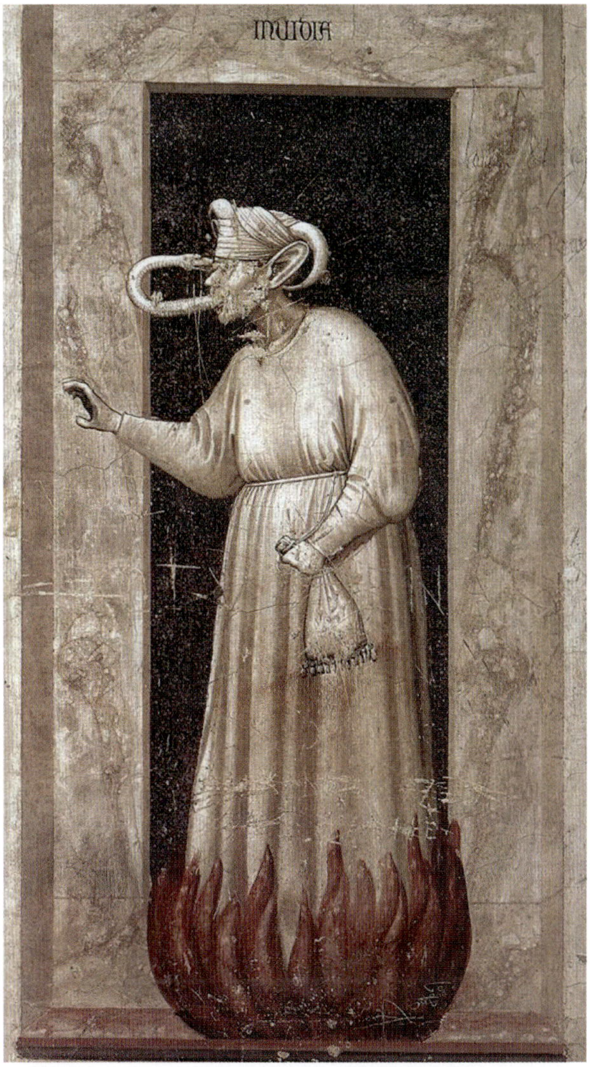

Abbildung 65: Der Neid. Aus dem Mund des Neidischen entführt eine giftige Schlange in Form böser Worte, die den Neidischen in den Kopf beißt (ihn verblendet und selbst vergiftet). Die großen Ohren machen klar, dass der Neidische alles begierig hören will, die Teufels- Hörner, das er vom Bösen besessen ist, wofür er bereits in der Hölle schmort (erkennbar an den Flammen). Das Säckchen mit Geld zeigt, dass er im Geheimen raffgierig ist und nicht genug kriegen kann. Gemälde von Giotto, in der er alle 7 Todsünden bildlich dargestellt hat, Arena Kapelle in Padua, um 1250.

---

29 Diese Studie der Forscher von der Brown University in Providence, Rhode Island, ist im Fachjournal Health Psychology, Bd. 21, Nr. 6, veröffentlicht.

Neid und Frust aus moderner Sicht

Die eigentlichen Wurzeln des Neidgefühls sind – um einen Ausdruck der modernen Psychologie zu verwenden – nichts anderes als Frustrationen. Frustrationsgefühle quälen viele Menschen und machen sie energetisch erschöpft, schmerzgeplagt, ängstlich und bewirken die ständige Suche nach Ersatzbefriedigungen. Menschen mit Frustrationen fühlen sich nicht gut und kommen zu mir in Behandlung, weil sie an allen möglichen Störungen und Krankheiten leiden. In der Psychosomatischen Energetik finde ich bei Frustrationen häufig Konflikte im dritten Energiezentrum (Emotionalmittel Nr. 10 „Mehr haben wollen" oder Emotionalmittel Nr. 11 „Hungrig nach guten Gefühlen"). Wenn sie aufgelöst werden, kann die eigentliche Quelle für die Frustrationen dauerhaft beseitigt werden.

Frustration ist vermutlich genau der Zustand, der seit jeher mit dem bösen Blick in Verbindung gebracht wird. Erstaunt muss man also feststellen, dass Ärzte heute – im Unterschied zum Schamanen – nicht mehr das Opfer des bösen Blicks, sondern den Täter mit seinen Frustrationsgefühlen behandeln (siehe Abbildung 66). Dass das Böse in Form des bösen Blicks statt von außen auf einmal von innen – als Sünde – daherkommen soll, ist für Menschen mit einem magischen Weltbild ganz unverständlich. Dahinter verbirgt sich der radikale Wechsel von magischen Sichtweisen zur moralischen Strenge des Monotheismus.

Ähnlich Entscheidendes hat sich in einer späteren Epoche bei der Bewertung der sieben Todsünden verändert, von denen im Folgenden die Rede sein wird. Sie haben sich in der modernen Zivilisation radikal zu individuellen Eigenheiten verwandelt, denen man in Grenzen frönen darf.

- Ruhmsucht als erste der Todsünden gilt heutzutage als harmlose Neigung, mit der Stars die sie umschwirrenden Paparazzi mit Material versorgen. Und jedem Otto Normalverbraucher sollen seine „fünf Minuten Ruhm" vergönnt sein.

- Eine gemäßigte Form von Gier, der zweiten Todsünde, gilt auch als keine Sünde mehr, sondern als eine manchmal unvernünftig machende Emotion, die zu Kreditschulden verleitet. Eine dosierte Form von Gier benötigt der Kapitalismus, um vernünftig zu funktionieren: Ohne eine gewisse Form von Gier gäbe es nicht genug Konsum, und wären alle zu bescheiden, stünden Fabrikarbeiter arbeitslos auf der Straße. Maßvolle Gier wird angesichts von radikaler Geldentwertung zu etwas Sinnvollem, ob man dabei in Goldbarren, Immobilien

	Schamane (magisch-animistische Epoche)	*Hochreligion (monotheistisches Mittelalter)*	*Psychoanalyse (moderne Zeit)*
Ursache von Störungen	Dämonen und schlechte Energien befallen ein Opfer von außen.	Sünde befällt alle Menschen in gradueller Abstufung von innen.	Frühkindliche Störung (Störung kommt ursprünglich von außen, wirkt danach innerseelisch weiter).
Therapie	Exorzismus schädlicher seelischer Energien.	Buße tun (Heilen durch göttliche Vergebung), Karma (= „göttliche Vergeltung").	Psychotherapie (Heilen durch Einsicht), Vergebung.
Moralische Wertung	Kennt nur Opfer (Täter werden therapeutisch meist ignoriert, weil man gegen das Böse ohnehin machtlos ist).	Kennt nur Sünder (Täter und Opfer sind nur graduell zu unterscheiden, denn im Grunde sind alle Täter).	Kennt nur Opfer (Täter werden ignoriert oder ebenfalls therapiert, weil sie letztlich ebenso nur Opfer sein sollen).

Abbildung 66: *Magisch-animistisches, religiöses und psychoanalytisches Weltbild im Vergleich.*

oder sonst welche Werte investiert. Eine hohe Rendite gilt Unternehmern als erstrebenswert, selbst wenn sie Züge von Gier offenbart. Eine milde Gier kann also heutzutage sogar als erwünschte soziale Eigenschaft bezeichnet werden, sofern sie nicht zu übermächtig wird. Frönt dagegen jemand einer gesellschaftlich inakzeptablen Sucht, ist das wieder zu viel des Guten.

- Wollust als weitere Todsünde ist angesichts von sinkenden Geburtenziffern und einer hedonistischen Gesellschaft etwas Wünschenswertes. Keine Wollust zu empfinden stellt einen Grund dar, Sexspielzeug und Reizwäsche zu kaufen oder sogar einen Sexualtherapeuten aufzusuchen.

- Rachsucht als Todsünde akzeptiert man, wenn der Rächer moralisch im Recht ist, und Hollywoodfilme wie *Club der Teufelinnen* sind ein Kassenschlager.

- Völlerei als weitere Todsünde ist angesichts einer zunehmend adipösen Gesellschaft und „All you can eat"-Buffets etwas völlig Normales geworden.

- Eifersucht und Neid des Nachbarn angesichts des neuen Automobils zu sehen stellt ein beliebtes Werbesujet dar. Auch das nimmt man als moderner Mensch nicht mehr als Sünde wahr.

- Faulheit schließlich als letzte der sieben Todsünden ist angesichts von „faul abhängen" als erstrebenswerter Freizeitqualität zu etwas Normalem geworden, das man sich nur leisten können muss, damit es toleriert wird.

Wie man unschwer sieht, hat das Weltbild der Postmoderne die monotheistische Vorstellung vom bösen Sünder gründlich verdrängt. Das säkulare und materialistisch geprägte Menschenbild entlastet den Menschen von übergroßem moralischem Druck, dem noch der mittelalterliche Mensch ausgesetzt war. Die sieben Todsünden haben sich heutzutage in harmlose Neigungen verwandelt, die man in wohldosierter Form als Schwächen toleriert. Trotzdem lohnt es sich, darüber nachzudenken, was Sünden historisch einmal bedeutet haben. Denn es mutet sonderbar an, dass sich Sünden als urmenschliches Phänomen in der Moderne auf einmal in Luft ausgelöst haben sollen. Wenn man sie seit Urzeiten kennt, wo sind sie geblieben? Man fragt sich, was überhaupt dazu führte, dass der Mensch vor nicht allzulanger Zeit als Sünder gesehen wurde. Wenn man Ursünden heutzutage dermaßen verharmlost hat, welche wichtigen Eigenschaften und seelischen Qualitäten sind dadurch in den Hintergrund gedrängt worden? Was ist der Preis, der gezahlt werden muss, seelische Wahrheiten so stark zu verdrängen?

Krank durch Sünden

Die sieben Todsünden haben in der Welt nicht so viel Böses angerichtet wie die sieben Todtugenden.

George Bernard Shaw, britischer Schriftsteller und Satiriker (1856–1950)

Sobald man in den Einflussbereich des Monotheismus gerät und die Welt des magisch-animistischen Denkens verlassen hat, wird man mit moralischen Wertungen konfrontiert. Das Schlechte, das der Schamane noch außerhalb des Opfers lokalisiert hat, sei es in Form des neidischen Nachbarn oder anderer Schadensquellen, wird nun im Opfer selbst vermutet. In den Ein-Gott-Religionen Judentum, Christentum oder Islam spricht man von der „Sünde". Was Sünde konkret ist und woher sie kommt, möchte ich im Folgenden aus verschiedenen Blickwinkeln beleuchten. Um meine Ausführungen klarer zu machen, nenne ich alles Schlechte, das einem widerfährt, zusammengefasst „das Böse", wohl wissend, dass der altertümlich klingende Begriff simplifizierend ist und einen moralischen Unterton hat, doch es gibt leider kein treffenderes Wort.

Neid („Futterneid"), Zorn und andere Formen der „Sünde" oder des „Bösen" kann man bereits bei Tieren beobachten. Eine Absicht im menschlichen Sinn findet sich bei ihnen aber nicht, weshalb sie noch als unschuldig gelten können. Das Böse scheint beim Tier zwar bereits angelegt, wird aber erst durch die Möglichkeiten des menschlichen Bewusstseins zu einer für andere bedrohlichen und sozial unerwünschten Eigenschaft. Menschen sind erfahrungsgemäß latent oder sogar offen böse, und das betrifft nicht nur den berüchtigten „bösen Mann", vor dem man kleine Kinder warnt. Nicht naiv zu sein und lebenserfahren bedeutet, mit dem Bösen der Mitmenschen jederzeit zu rechnen. Das ist ein enormer Unterschied zum magisch-animistischen Weltbild, wo sich das Böse noch „irgendwo da draußen" befunden hat. Das

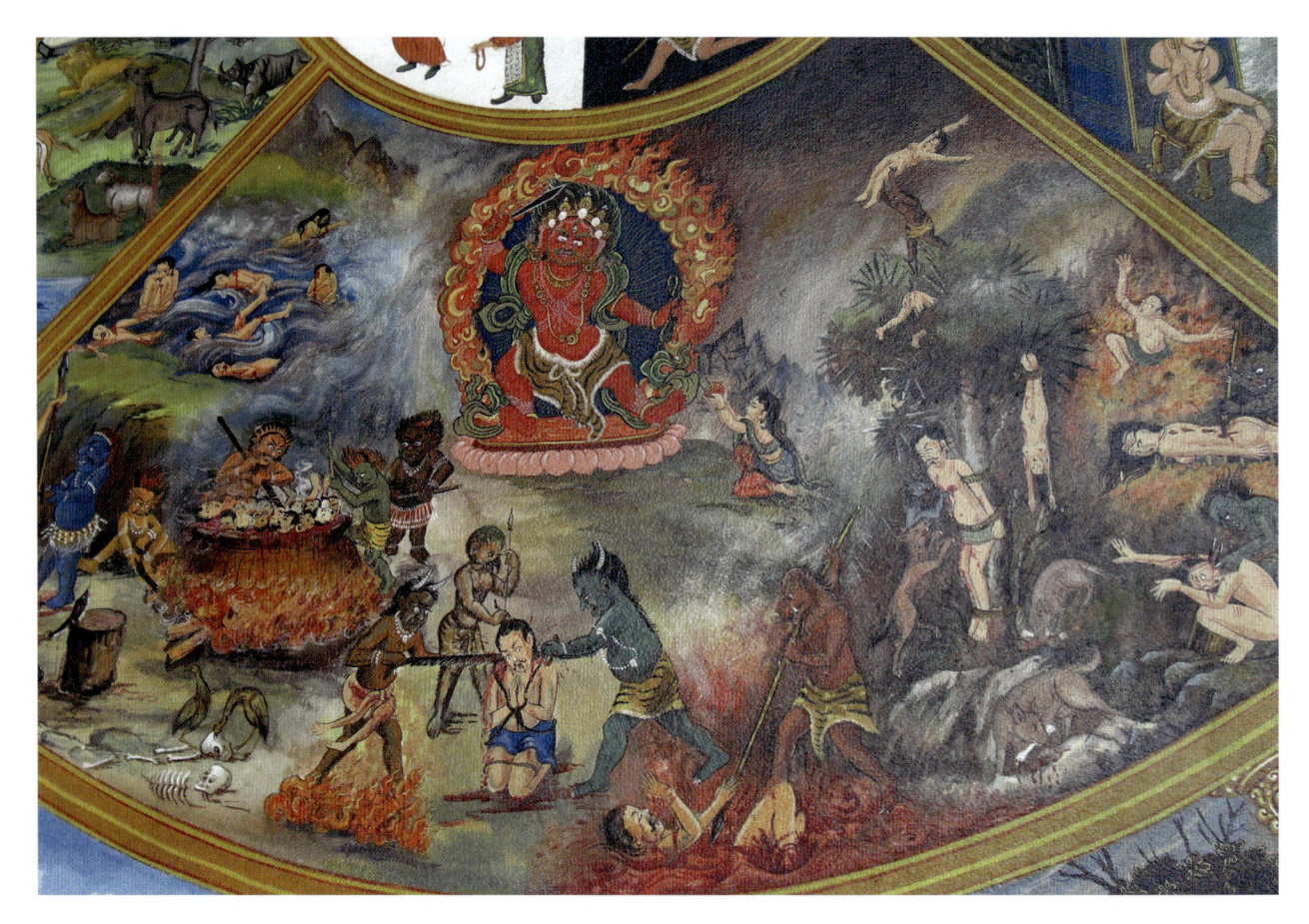

Abbildung 67: Höllenstrafen aus dem buddhistischen Rad des Lebens. Die Teufel unten im Bild, die einem gefesselten Opfer den Kopf absägen, wirken angesichts des modernen islamischen Terrors erstaunlich aktuell. Man beachte außerdem die sadistischen Darstellungen rechts im Bild, die aus psychoanalytischer Sichtweise unerfüllte erotische Wünsche verkörpern, die sich mit aggressiven Impulsen vermischt haben (Wandgemälde in einem Tempel in Lumbini, Nepal).

Böse schlüpft in den ersten Hochkulturen erkennbar in den Mitmenschen und kann sich dort jederzeit bemerkbar machen. Vermutlich sind es die vielen schlechten Erfahrungen, die Menschen zunehmend vorsichtig gemacht haben, nachdem sie in den Hochkulturen eng zusammenleben müssen.

Seit jeher haben sich Menschen gefragt, woher das Böse stammt. Wodurch wird der Böse überhaupt böse? Die Hochreligionen haben versucht, darauf in ihren Schriften Antworten zu geben. Im Buddhismus ist die Vorstellung verbreitet, dass das Böse ständig aus den Tiefen der Seele aufsteigt. Laut Buddha fördert man das Böse dadurch, dass man böse Gedanken aufsteigen lässt, sie danach festhält und emotional weiterwirken lässt, worauf sie überhaupt erst das Bewusstsein kommandieren können. Außerdem begeht man nach Buddha den Fehler, nichts Positives dagegenzustellen. Würde man es gar nicht so weit kommen und böse Gedanken von vornherein unbeachtet lassen (in Form einer sogenannten Meditation der Achtsamkeit), wäre die Kettenreaktion des Bösen sowohl bei einem selbst wie im Zusammenleben mit anderen schlagartig beendet. Sollten böse Gedanken doch einmal im Bewusstsein aufsteigen, müsste man ihnen spätestens dann gute Gedanken entgegenstellen, indem man beispielsweise Mitgefühl mit anderen leidenden Wesen empfindet. Der Kreislauf des Bösen, das „Rad des Karma", soll dadurch aufhören (siehe Abbildung 67). Die Erfahrung zeigt aber, dass das Böse allen Ermahnungen zum Trotz in buddhistisch orientierten Gesellschaftssystemen und höchstwahrscheinlich auch in buddhistischen Klöstern weiterhin vorkommt (siehe Abbildung 68). Es handelt sich daher um einen endlosen Kampf, der vom Gläubigen stets neue Anstrengungen verlangt.

Die Kardinalsünden beziehungsweise die Todsünden tauchen erstmals in den großen Hochkulturen auf. In der antiken und mittelalterlichen Welt des Abendlandes un-

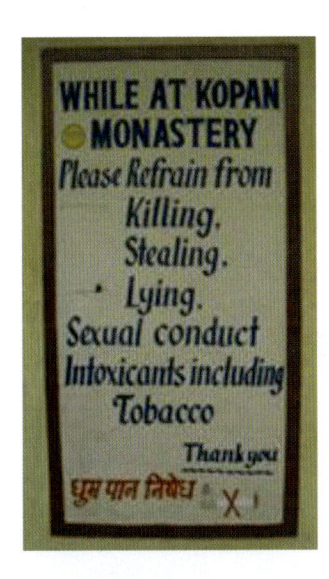

Abbildung 68: Hinweisschild in einem buddhistischen Kloster (Kathmandu, Nepal).

terscheidet man sieben von ihnen (siehe Abbildung 69). Obwohl alle Menschen potenziell böse sein sollen, grenzt man in den Blütezeiten der alten Hochreligionen normale und gottesfürchtige von besonders bösen und gottlosen Menschen ab. Bei Letzteren verwandelt sich eine Kardinalsünde irgendwann – wenn sie lange genug auf die Seele eingewirkt hat – zu einer Wesens- oder Charaktereigenschaft und gilt dann als kaum mehr korrigierbar, es sei denn, Gott erbarmt sich solcher schweren Sünder.

Mit dem Aufkommen der Hochreligionen wurden die dämonischen Angriffe der äußeren Welt, die der Schamane abwehren sollte, in eine ganze Handvoll schlechter Taten aufgefächert. Die radikale Neuerung betrifft dabei die Ortung der Quelle des Bösen, aber auch die damit einhergehenden dramatischen Folgen. Während in der magischen Welt des Schamanen das Böse von außen kommt, taucht es nun aus den Untiefen der individuellen Seele auf. Das Böse wird als Echo einer archaischen Erbsünde betrachtet, die das ganze Menschengeschlecht wie eine unheilbare Infektion in grauer Vorzeit befleckt haben soll. Zudem wird es als ein hochgefährlicher Gegner angesehen, der wie ein tollwütiges und heimtückisches Tier pausenlos in Schach gehalten werden muss, damit er nicht blitzschnell in einem unbewachten Moment von einem Besitz ergreift. Die Antworten der Kirchenmänner auf die Frage, wo das Territorium des Bösen beginne, lauten „Eigentlich überall!" mit der daraus abgeleiteten Empfehlung „Seid allzeit wachsam!".

Der Neid in Form des bösen Blicks ist damit zu einer innerseelischen Sünde geworden. „*Schäme dich, wenn du mehr haben willst, als dir zusteht!"*, lautet die göttliche Warnung. Bereits im neunten Gebot wird gefordert, nicht das Weib des anderen zu begehren, und im zehnten Gebot, nicht dessen Haus besitzen zu wollen. Und es muss gar nicht zur „Tat" kommen, es genügt bereits das Aufkommen sündiger Gedanken. „*Wer ein Weib ansieht, ihrer zu begehren, der hat in seinem Herzen schon Ehebruch begangen*", lautet ein Ausspruch von Jesus (Matthäus 5,28). Das Betrachten erotisierter Werbung stellt damit in den Augen gläubiger Menschen bereits eine Vorstufe von Ehebruch dar, und Angehörige beiderlei Geschlechts dürften strenggenommen nur verhüllt herumlaufen. Und wer auf die Verführungen der Werbung hereinfällt, die mit Konsumgier, Prestigedenken und dem Neid des Nachbarn operiert, ist in biblischer Auslegung schon sündig geworden.

In der überschaubaren und einfachen Welt einer Nomadensippe oder eines ländlichen Dorfes war es um Harmonie gegangen. Diese Harmonie wurde in einer im Prinzip friedlichen Welt durch den bösen Blick oder böse Geister der jenseitigen Welt gefährdet. Das Fatale daran war, dass alles magisch miteinander verbunden war. Deshalb konnten dämonische Angriffe in der magischen Welt zu Krankheit, Missernten oder Schicksalsschlägen führen, das heißt, der böse Blick gefährdete jeden Einzelnen ganz existenziell. Mit dem Entstehen der Hochreligionen ist die Sippe nicht mehr so betroffen, vielmehr rückt der Einzelne völlig in den Mittelpunkt. Sein Einsatz erhöht sich ganz gewaltig, sobald er sündigt. Fortan geht es nämlich um nichts Geringeres als um sein Seelenheil, das der Sünder für immer gefährden kann.

Im Osten, bei Konfuzius, Shiva und Buddha, gibt es eine etwas unterschiedliche Auffassung, was sündig sein soll und was für Folgen das etwa in Form von schlechtem Karma haben soll, aber die Auslegung ähnelt doch im Großen und Ganzen derjenigen der abrahamitischen Religionen Judentum, Christentum und Islam. Wenn ich daher fortan von den Zehn Geboten des Christentums spreche, schließe ich damit alle Hochreligionen ein. Die Zehn Gebote umfassen praktisch alle Sphären des menschlichen Denkens und Handelns. Gebote haben in ihrem Kern immer totalitär-unerbittliche Züge, weil sie das Leben der Gläubigen bis in alle Einzelheiten streng festlegen. Wer an der göttlichen Herkunft der Gebote zweifelt oder gar darüber lächelt, hat bereits schwer gesündigt. Während für den durchschnittlichen modernen Menschen die Zehn Gebote eine harmlose historische Reminiszenz geworden sind, die sich in den Menschenrechten und dem Bürgerlichen Gesetzbuch verweltlicht hat, aber auch in sozialistischen und ökologischen Vorstellungen unterschwellig weiterwirken, sind sie für die Gläubigen eine tragische Sache.

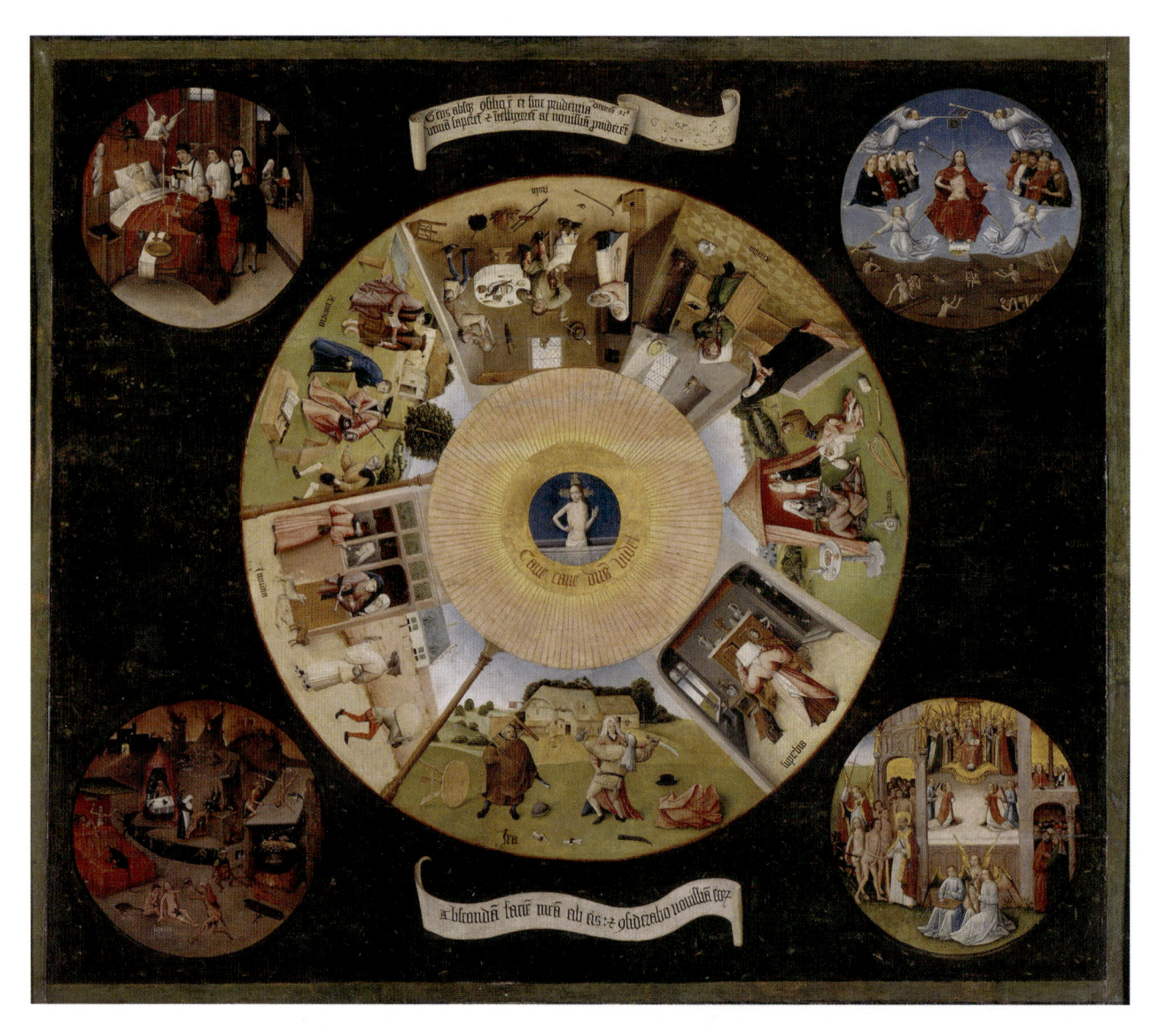

Abbildung 69: *Die sieben Todsünden. Gemälde von Hieronymus Bosch (1485).*

Der Vatergott redet zu den Menschen

*Der Mensch hat groß- und weiträumig von sich gedacht,
als er die Götter erfunden hat.*

Rüdiger Safranski, deutscher Philosoph und Schriftsteller (*1945)

Gott übermittelt Moses als dem Stellvertreter des Volkes Israel um 1200 v. Chr. moralische Vorschriften. Das geschieht gemäß der biblischen Überlieferung am Berg Sinai in Form von steinernen Gebotstafeln, die durch göttliche Kraft beschrieben worden sind. Diese Zehn Gebote gelten fortan als strenge Anweisungen, die die Gläubigen zu befolgen haben. Später wird in der Bergpredigt das Übermitteln der göttlichen Gesetze wiederholt, indem Jesus zum Sprachrohr seines himmlischen Vaters wird. 600 Jahre später werden dem Propheten Mohammed erneut Ge- und Verbote mitgeteilt, die er im Koran niederschreibt. 1200 Jahre später, am 23. September 1827, sollen dem Mormonengründer Joseph Smith goldene Tafeln vom Engel Moroni gezeigt worden sein, die der Prophet Nephi 600 v. Chr. in Jerusalem beschrieben haben soll. Die über geheimnisvolle Umwege nach Nordamerika gelangten Tafeln findet Joseph Smith in einem Hügel namens Cumorah im Staat New York.

Bei all diesen Kommunikationen Gottes mit den Menschen handelt es sich letztlich um immaterielle und prophetisch transportierte Mitteilungen, die später höchstwahrscheinlich schriftlich niedergelegt oder in Stein gehauen, meist aber zunächst mündlich überliefert wurden. Man darf vermuten, dass schon Moses' Zeitgenossen geahnt haben, dass Gott nicht der eigentliche „Bildhauer" der Steintafeln mit den Zehn Geboten war. Sie durchschauten wahrscheinlich, dass die Botschaft selbst das Entscheidende war. Bei der ersten Begutachtung der prophetischen Botschaft bündelt sich der Zweifel der Anwesenden in der Frage, woher der Prophet die Gewissheit bezieht, Gottes Wort zu verkünden. Der Prophet muss dann die Gläubigen von sich und seinem Wort überzeugen, weil es zu allen Zeiten falsche Götter und falsche Propheten gegeben hat. Sofern man dem Propheten glaubt, dass die einzig richtige höhere geistige Wirklichkeit personenhafte Züge trägt und ihren göttlichen Willen durch Prophetenworte äußert, stellen sich sofort weitere schwierige und weitreichende Fragen:

- Verfolgt die übergeordnete spirituelle Existenz mit dem Menschen als Geschöpf eine Absicht, und wenn ja, welche? Was ist der Sinn des menschlichen Lebens?

- Reicht es, die Gebote zu befolgen, oder geht es um wesentlich mehr? Worum geht es Gott überhaupt? Was will er?

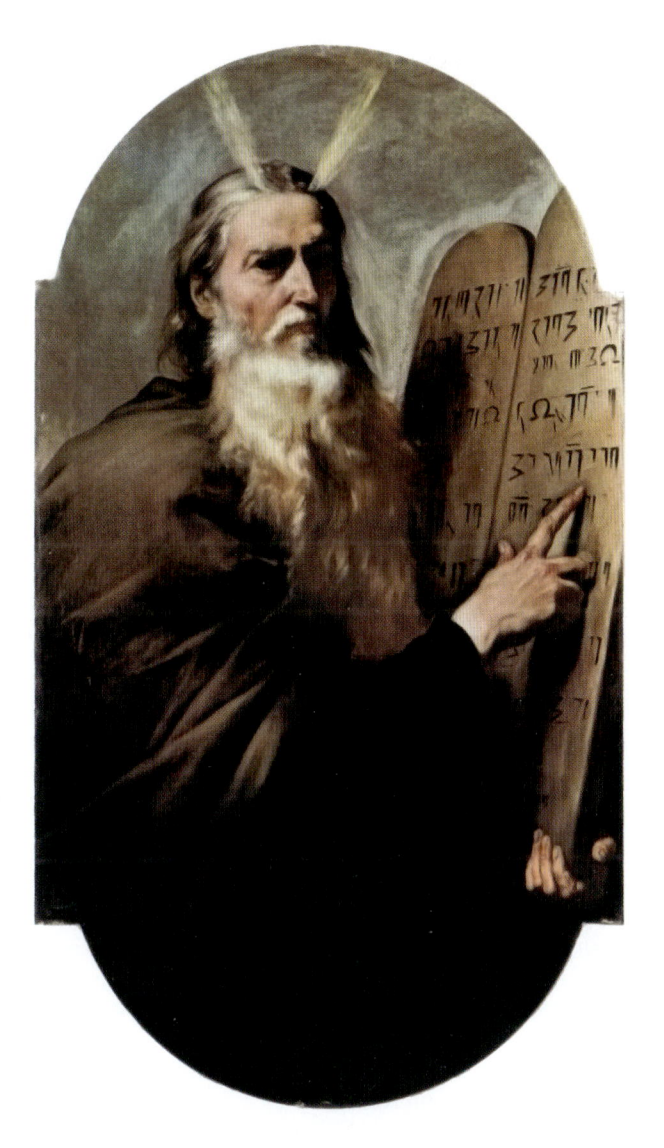

Abbildung 70: *Moses und seine Steintafeln mit den Zehn Geboten (Gemälde von Jusepe de Ribera).*

Der zunächst persönliche Glaube verwandelt sich langsam zu einem kollektiven Glauben, der sich im Lauf der Zeit immer weiter verfestigt. Wenn alle an etwas glauben, kann es nicht falsch sein, vor allem, wenn schon die eigenen Eltern diesen Glauben besaßen. Einem gemeinsamen Glauben anzuhängen, spornt das Individuum höchstwahrscheinlich an. Es stärkt sein Ego und schweißt die Gruppenmitglieder zu einem starken Kollektiv zusammen. Außerdem wird der religiöse Glaube mit seiner Institutionalisierung ein gesellschaftlicher Machtfaktor ersten Ranges. Das Ganze kulminiert im frühen abendländischen Mittelalter, in dem die Päpste zeitweise eine Art von Gottesstaat regieren, ähnlich manchen Mullah-Regimen in der heutigen arabischen Welt. Der römische Papst des Mittelalters hat zwar nicht dauerhaft sämtliche weltliche Macht besessen, auch wenn er das mit eigenem Militär und Eroberungsfeldzügen erreichen wollte, trotzdem war er über Jahrhunderte die zentrale Figur, deren Siegel die Inthronisation der nationalen Könige rechtskräftig werden ließ. Der Papst war als Stellvertreter Gottes zur höchsten geistigen Instanz geworden, thronte noch über dem weltlichen Herrscher („König der Könige") und waltete als oberster Gesetzgeber.

Sigmund Freud hat sich am Ende seines Lebens intensiv mit der Rolle des historischen Moses und der Frage der Entstehung der monotheistischen Religion beschäftigt. Er vermutet, gestützt auf historisches Material, dass es sich in Wahrheit um die Geschichte eines Mordes gehandelt hat. Nach Freuds Theorie soll Moses vom jüdischen Volk irgendwann umgebracht worden sein, weil er ihm mit seinen drangsalierenden Vorschriften lästig wurde. Das war besonders verdammenswert, da Moses das Volk Israel anführte, also gleichsam der Vater des ganzen Stammes war. Später diente Moses' Glorifizierung einer psychologischen Wiedergutmachung, indem seine Zehn Gebote geheiligt wurden und er dadurch zum spirituellen Gründungsvater des jüdischen Volkes avancierte.

Freud deutet auch Christi Tod als weitere Spielart des Vatermordes: *„Es scheint, dass ein wachsendes Schuldbewusstsein sich des jüdischen Volkes, vielleicht der ganzen damaligen Kulturwelt bemächtigt hatte, als Vorläufer der Wiederkehr des verdrängten Inhalts. Bis dann einer aus dem jüdischen Volk in der Justifizierung eines politisch-religiösen Agitators den Anlass fand, mit dem eine neue, die christliche Religion sich vom Judentum ablöste. Paulus, ein römischer Jude aus Tarsus, griff dieses Schuldbewusstsein auf und führte es richtig auf seine urgeschichtliche Quelle zurück. Er nannte sie die ‚Erbsünde', es war ein Verbrechen gegen Gott, das nur durch den Tod gesühnt werden konnte. Mit der ‚Erbsünde' war der Tod in die Welt gekommen. Aber es wurde nicht an die Mordtat erinnert, sondern anstatt dessen ihre Sühnung phantasiert, und darum konnte diese Phantasie als Erlösungsbotschaft begrüßt werden. Ein ‚Sohn Gottes' hatte sich als Unschuldiger töten lassen und damit die Schuld aller auf sich genommen. Es musste ein Sohn sein, denn es war ja ein Mord am Vater gewesen. Wahrscheinlich hatten Traditionen aus orientalischen und griechischen Mysterien auf den Ausbau der Erlösungsphantasie Einfluss genommen"* (Freud 1999). Vergleichbare Mythen findet Freud in zahlreichen regionalen Erzählungen, die die Entstehung patriarchaler Gesellschaften begleitet haben.

Egal wie man zu Freuds Mordtheorie steht, durchschaut er meines Erachtens auf sehr klare Weise, dass hinter den bombastischen ideologischen Bastionen des Monotheismus eine ungeheure emotionale Spannung aufgebaut worden ist. Man darf vermuten, dass sich diese Spannung ab einer gewissen Intensität in destruktive Mordimpulse umwandelt. Das betrifft nicht nur die Anhänger, sondern auch Gott selbst, der ebenfalls gefährlich werden kann, indem er zürnt und beispielsweise Jerichos Stadtmauern einstürzen lässt. Hinter der Fassade des mächtigen patriarchalen Gottes, der teilweise durchaus gütige Züge trägt, verbirgt sich ein latent zorniger Wesen, vor dem man auf der Hut sein sollte.

Im heutigen islamischen Terrorismus kommt diese grausame Mordlust wieder an die Oberfläche. Eine dänische

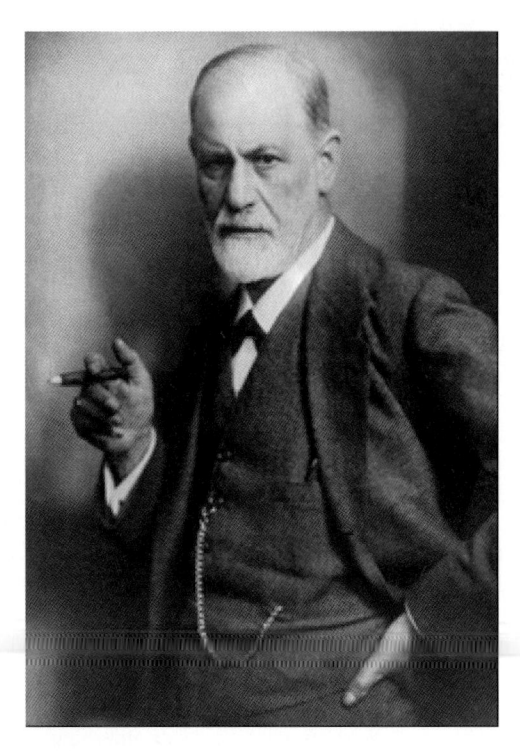

Abbildung 71: *Sigmund Freud (1856–1939).*

Mohammed-Karikatur, die den Religionsstifter mit einer Bombe im Turban zeigt, bekommt von daher eine tiefgehende psychologische Doppelsinnigkeit. Die Empörung der Anhänger darüber, sofern man Freuds Theorie folgt, stellt im Grunde eine schmerzhafte Konfrontation mit den eigenen Mordwünschen dar. Dass der islamische Terrorismus Ausdruck jahrhundertealter Minderwertigkeitsgefühle historisch rückständiger Männerbünde darstellt, die sich gegenüber der modernen Welt als abgehängt vorkommen, ist nur eine Facette eines religiös angeheizten Gesamtproblems, bei dem sich Fundamentalisten hinter ihrem angeblich beleidigten Gott verschanzen, um ihren persönlichen Groll theologisch begründet ausleben zu dürfen. Hinter den Kulissen handelt es sich dabei in Wirklichkeit um einen dramatischen Wechsel vom Monotheismus zum modernen Individualismus, den viele Fundamentalisten aus diversesten Gründen nicht nachvollziehen wollen.

Bewusstseinsentwicklung, Kulturepochen und psychoenergetische Evolution

Monotheistische Religionen entstanden nicht in Nomadenkulturen, sondern in Stadtstaaten. Der Glaube an einen einzigen Gott bildet den Ausdruck einer neuen geistigen, sozialen und politischen Kulturentwicklung, die sich von früheren Zivilisationsstufen deutlich abgrenzt. Ken Wilber schreibt: *„Das grundlegende Vaterbild selbst entstand als einfaches Korrelat mentaler Existenz, weil die Väter Kultur, mentale Kommunikation, Gesetz und Autorität repräsentierten"* (Wilber 1996). In den ersten Stadtstaaten und großen Siedlungsräumen lebten Menschen zum ersten Mal nicht mehr als Jäger und Sammler vereinzelt in der Steppe, wie das noch bei den Patienten der Schamanen der Fall gewesen ist. Große Gruppen von Menschen kommen sich in den entstandenen Stadtstaaten Mesopotamiens, Ägyptens, Südamerikas oder Asiens sehr nahe und benötigen verbindliche Regeln.

Durch starke soziale Hierarchien und enges Zusammenleben, vor allem aber auch durch Kriege entstehen nun starke Spannungen, die nach meiner Einschätzung zum Entstehen großer emotionaler Traumata geführt haben. Solche Traumen nenne ich den *„Zentralkonflikt"* und vermute, dass große seelische Traumata den Charaktertyp irgendwann dauerhaft festlegen (mehr dazu ab Seite 199). Nach der relativ gleichförmigen und harmonischen psychoenergetischen Struktur, die das Kindliche des frühen Menschen ausmacht, beginnen Menschen sich erstmals – je nach ihrer seelischen Verhärtung, die zum Charaktertyp führt – durch ihre Persönlichkeit stark voneinander zu unterscheiden.

Die Herausbildung der Charaktertypen führt zu noch mehr zwischenmenschlicher Reibung, aber auch zu einer Innigkeit in Beziehungen, die vorher nicht möglich war. Romantische Vertrautheit und Verliebtheit kommt in archaischen Kulturen kaum vor, weil man die Ausdifferenzierung der Persönlichkeit noch nicht zur Verfügung gehabt hat. Durch ihre Charakterstruktur lassen sich Menschen besser in die im Entstehen begriffene arbeitsteilige Welt einfügen und nehmen sich zum ersten Mal als Individuum wahr, indem sie realisieren, was sie wollen und was nicht.

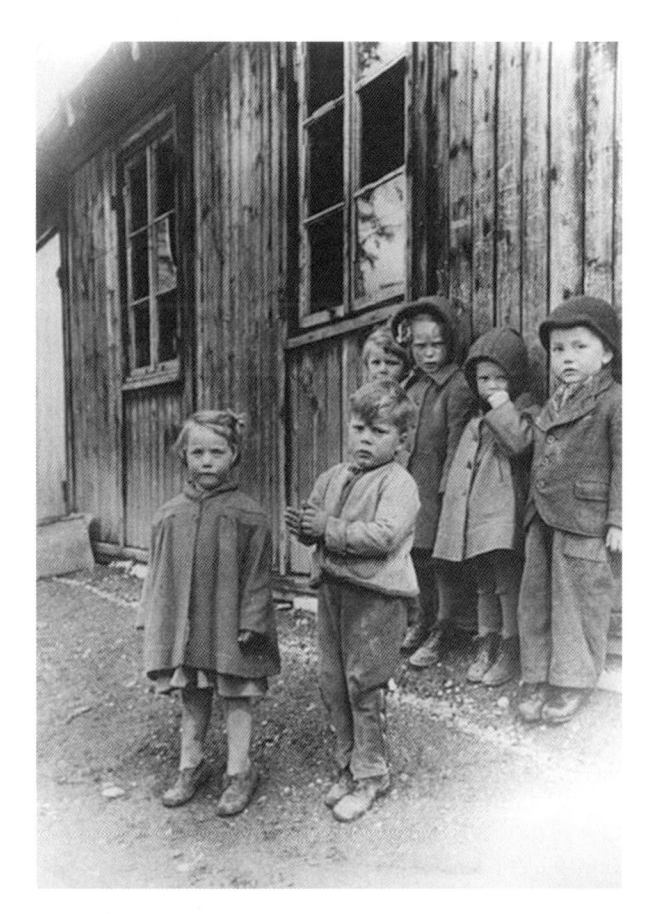

Abbildung 72: Flüchtlingskinder 1945 (Quelle Deutsches Bundesarchiv).

Kulturepochen und Bewusstseinsentwicklung im Spiegel der Chakren

Chakren	1. Chakra	2. Chakra	3. Chakra	4. Chakra	5. Chakra	6. Chakra	7. Chakra
Vitalenergie	●──●						
Emotionalenergie		●──●					
Mentalenergie				●──────────────────────────────●			
Kausalenergie						●──────────────●	
Historische Epoche	Steinzeit, Jäger und Sammler	Erste Hoch-kulturen	Erste Hoch-kulturen	Renaissance	Demokratie	Globalisierung	Zukunft
Biografische Phasen	Uterus, Baby	Kleinkind	Kind	Jugendlicher	Erwachsener	Reifer Mensch	Weiser Mensch
Bewusstseins-themen	Alles ist eins (Uroboros)	Volksstamm-bewusstsein (ethnisches Bewusstsein)	Volksstamm-bewusstsein (ethnisches Bewusstsein)	Ichbewusst-sein	Ichbewusst-sein	Spirituelles Bewusstsein	Spirituelles Bewusstsein
Selbst-bewusstsein	Persönliche Würde kommt von der Gruppe	Persönliche Würde kommt von der Gruppe	Persönliche Würde kommt von der Gruppe	Empfinden selbst verdienter Würde (Individuum)	Empfinden selbst verdienter Würde (Individuum)	Würde als Menschen-recht (ohne ethnischen Bezug, ohne persönliche Leistung)	Würde als Menschen-recht (ohne ethnischen Bezug, ohne persönliche Leistung)

Abbildung 73: Menschliche Kulturentwicklung, bezogen auf die biografischen Reifephasen eines Individuums (in Anlehnung an Joseph Campbell, Erich Neumann, Clare W. Graves und Ken Wilber).

Im Rahmen einer psychoenergetischen Umwälzung kommt es zur Trennung von Ichbewusstsein und Unterbewusstsein. Emotional- und Mentalbewusstsein spalten sich psychoenergetisch voneinander ab. Zusätzlich bildet sich energetisch ein Kausalkörper als am höchsten schwingende Ebene, was nach meiner Einschätzung zur Entstehung der Hochreligion maßgeblich beiträgt. Einerseits spüren Menschen durch ihren Kausalkörper erstmals feinere geistige Energien und können mit höheren Wesenheiten in Kontakt treten, andererseits kann man die Installation einer göttlichen Ordnung auch als etwas Gemachtes interpretieren, das staatliche Ordnung legitimieren soll – oder auch als eine geistige Projektion von Menschen deuten, die ihre eigene Großartigkeit im Himmel widergespiegelt finden wollen. Darüber hinaus inthronisiert der Gottesbegriff eine beruhigende emotionale Vaterinstanz, die einem guten Hirten gleich alle Schäfchen ihrer Schöpfung bewacht. Der Gottesbegriff besitzt also viele Facetten, die alle richtig sind, sich dabei jedoch nicht gegenseitig ausschließen.

Das Denken und Fühlen von Menschen in den ersten Hochkulturen unterscheidet sich grundlegend vom ewigen Jetzt des magischen Denkens. Es entwickelt sich ein Zeitgefühl, das auf Seelen- und Welterlösung hinausläuft. Laut dem Mythologieforscher Joseph Campbell entsteht ein tragisch getöntes „eschatologisches Weltverständnis"[30] (Campbell 2002). Irgendwann am Ende der Zeit soll alles wieder gut, und die Gerechten sollen gerettet werden. Davor aber geht es drunter und drüber, und bei diesen Reibeprozessen entsteht eine individuelle Wahlmöglichkeit zwischen den guten, lebensfreundlichen und aufbauenden Werten des Vatergottes und den bösen, zerstörerischen Trieben des Teufels. Genauso wie beim Kleinkind, dem mühsam die Unterschiede zwischen Gut und Böse beigebracht werden müssen, handelt es sich auch bei der menschlichen Kulturentwicklung um einen mühsamen Erziehungsprozess. Es geht darum, sich an die gesetzten Moralstandards zu gewöhnen und diese zu internalisieren, das heißt selbstständig zu vertreten, ohne dass jemand mit dem Rohrstock hinter einem steht.

---

30 Eschatologie (von griechisch „éschata" = „die äußersten/letzten Dinge") als theologischer Begriff ist die Lehre von der Vollendung sowohl des Einzelnen (individuelle Eschatologie) als auch der gesamten Schöpfung (universale Eschatologie).

Die sieben menschlichen Chakren können mit der Kulturentwicklung in Beziehung gesetzt werden. In dem Zusammenhang verweise ich auf mein Buch *Durch Energieheilung zu neuem Leben*, wo ich ausführlich darauf eingehe und mich auf die Schriften des Mythenforschers Joseph Campbell und des Tiefenpsychologen Erich Neumann sowie auf Ken Wilbers Buch *Halbzeit der Evolution* beziehe. Ebenso wie der menschliche Embryo mit Kiemen gemäß Ernst Haeckel die Evolution nachahmt, scheinen die Kulturen eine geistige Reifung zu durchlaufen, die die Entwicklung des Individuums nachahmt und wiederholt (siehe Abbildung 73). Psychoenergetisch höher schwingende Eliten geben nach diesem evolutionär-energetischen Modell zunächst schwer erreichbare Entwicklungsstandards vor, die von der Gesamtgesellschaft noch längst nicht erreicht worden sind, der Mehrheit aber erstrebenswert scheinen. Der religiöse Heilige und der göttliche Mensch erscheinen vor diesem Hintergrund als Endpunkt einer spirituellen Reifung und damit als Höhepunkt des gesamten Menschseins (siehe Abbildung 74).

Vermutlich haben hoch schwingende Priester zur Zeit der ersten Hochkulturen ein Bewusstsein ihres Kausalkörpers entwickelt, woraus dann die ersten Hochreligionen entstanden sind. Das Volk war aber zur gleichen Zeit gerade erst dabei, seine Emotional- und ersten Ichstrukturen zu bilden, woraus notgedrungen eine Kluft der Seinszustände und in der Folge ideologische und psychologische Verzerrung entstanden, entsprechend dem Jesus-Wort: *„Denn sie wissen nicht, was sie tun."* Das zivilisatorische Bewusstsein spaltet und differenziert sich, genauso wie sich die Persönlichkeit eines Kindes und Jugendlichen in Form eines kontinuierlichen Ichbewusstseins entwickelt. Selbstverständlich darf man die Weltgeschichte nicht nur durch die Brille der Bewusstseinsentwicklung betrachten, sondern sie ist auch ein sozialer, ökonomischer und populationsdynamischer Prozess, indem verschiedene innere und äußere Kräfte ineinandergreifen.

Das alles geht nicht ohne Reibung und Protest vor sich. Ein Mensch mit sehr hohem Kausalkörper-Bewusstsein

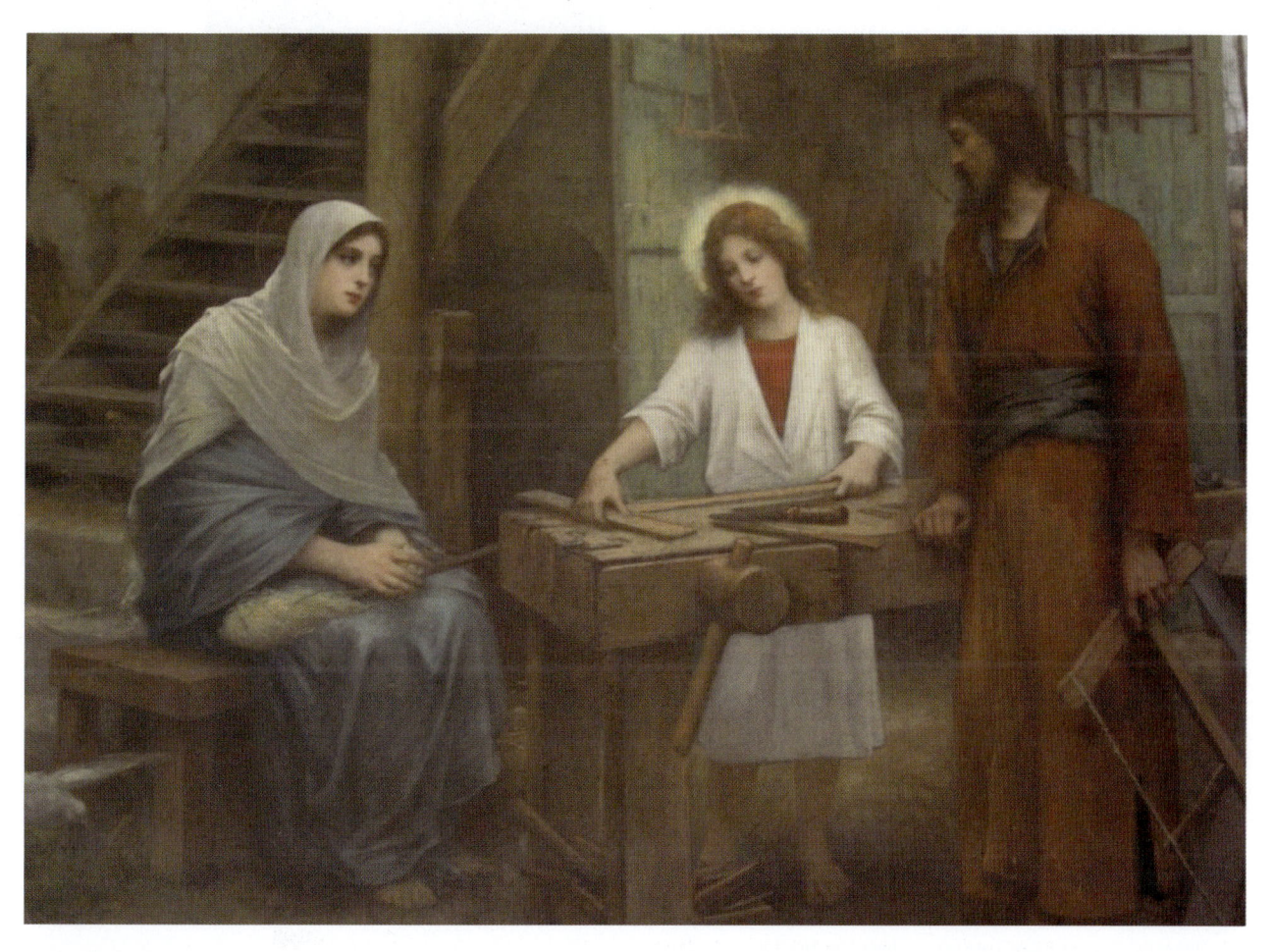

Abbildung 74: Jesus als Jugendlicher in der Schreinerei seines Vaters, der Zimmermann war. Nicht der Status des Berufs, sondern seine Heiligkeit macht Jesus zum „König der Welt".(Gemälde in der Verkündigungskirche in Nazareth, Israel.)

wie Jesus Christus bekommt zwangsläufig große Probleme mit seinen Mitmenschen, die sich auf einer niedrigeren Bewusstseinsstufe befinden. Es handelt sich in – Anlehnung an Samuel Huntingtons „Kampf der Kulturen" – gewissermaßen um einen Kampf der psychoenergetischen Schwingungsebenen: Wer höher schwingt und empfindet, lebt in einer vollkommen anderen Welt als der Niedrigschwingende. Trotz aller Reibungen und Widerstände wirkt der Kontakt mit Hochschwingenden als Ansporn, der die Entwicklung der Gesamtgesellschaft vorantreibt und evolutionären Druck auf die Mehrheit der niedriger schwingenden Menschen ausübt. Man kann das an der Jüngerschaft Christi erkennen, wo psychoenergetisch niedriger schwingende Fischer zu Anhängern eines sehr hoch schwingenden Messias geworden sind. Die Dynamik war für die Fischer langfristig von Vorteil, aber für den Messias endete der Kontakt zu den Niedrigschwingenden letztlich tödlich. Irgendwann wurde dieser Prozess für die aufgebrachte Masse Niedrigschwingender unerträglich, die schließlich ruft: *„Kreuziget ihn"!* Sobald eine neue Entwicklungsstufe bei der Mehrzahl der Menschen erreicht worden ist, verschwinden jedoch zuletzt auf rätselhafte Weise die vorher vorhandenen Spannungen, der Stille nach einem Gewitter vergleichbar.

Auf welcher psychoenergetischen Entwicklungsstufe sich jemand befindet, erkennt man meines Erachtens am deutlichsten in der Würde, die er sich zuschreibt (siehe Abbildung 73). Auf den niedrigen Entwicklungsstufen identifizieren sich Menschen zunächst mit ihrer ethnischen Gruppe, weil sie damit ihr schwaches Ego aufwerten. Mit dem Aufkommen des Monotheismus beziehen sie ihr Selbstbewusstsein aus Staat und Religion. Erst mit dem Entstehen eines eigenständigen Individualbewusstseins entwickelt sich ein davon unabhängiges Selbstbewusstsein, das den modernen Menschen kennzeichnet. Während der Renaissance definiert der italienische Philosoph Giovanni Pico della Mirandola im Jahre 1496 die Würde des Menschen erstmals als etwas, das seinen Wert nur aus sich selbst bezieht.[31]

Moderne Errungenschaften wie die Aufklärung, die Menschenrechte und die Demokratie als Staatsform rühren von einem derartigen autarken Selbstbewusstsein von Menschen her, die sich erstmals als unabhängige Individuen empfunden haben. Man versteht daher auch, warum ethnisch definierten Menschen wie den Taliban in Afghanistan Demokratie und Menschenwürde nicht als erstrebenswerte Werte erscheinen, weil sie sich auf einer völlig anderen Bewusstseinsstufe befinden. Samuel Huntingtons Ausspruch vom „Zusammenprall der Kulturen" stellt daher im Grunde einen Zusammenprall von widersprüchlichen Bewusstseinsebenen dar, die sich kulturell verwirklichen. Dass dabei die soziale und kulturelle Entwicklung eng mit derjenigen des Einzelmenschen und seinem Bewusstseinszustand verflochten ist, möchte ich nur am Rande erwähnen. Was dabei Henne oder Ei ist und ob das Sein das Bewusstsein bestimmt, wie Karl Marx behauptet, oder umgekehrt, bleibt reine Ansichtssache, weil vermutlich beides stimmt.

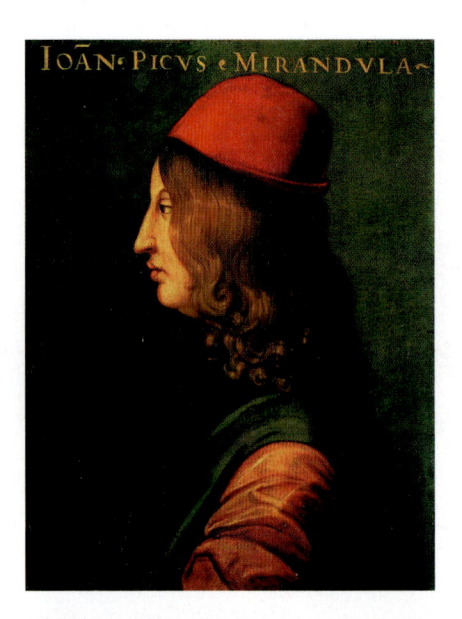

Abbildung 75: *Giovanni Pico della Mirandola.*

---

31 Pico della Mirandolas Rede zur Menschenwürde darf nach dem Historiker Jacob Burckhardt als „eines der edelsten Vermächtnisse der Kulturepoche" gelten: *„Alle übrigen Geschöpfe sind von Natur aus mit Eigenschaften ausgestattet, die ihr mögliches Verhalten auf einen bestimmten Rahmen begrenzen, und demgemäß sind ihnen feste Wohnsitze zugewiesen. Der Mensch hingegen ist frei in die Mitte der Welt gestellt, damit er sich dort umschauen, alles Vorhandene erkunden und dann seine Wahl treffen kann. Damit wird er zu seinem eigenen Gestalter, der nach seinem freien Willen selbst entscheidet, wie und wo er sein will. Hierin liegt das Wunderbare seiner Natur und seine besondere Würde, und insofern ist er Abbild Gottes. Er ist weder himmlisch noch irdisch. Daher kann er gemäß seiner Entscheidung zum Tier entarten oder pflanzenartig vegetieren oder auch seine Vernunftanlage so entwickeln, dass er engelartig wird"* (De hominis dignitate, 1557).

Säkularisierung und Spiritualität

Den dramatischen Wechsel der Rolle der Religion von ihrer einst überragenden gesellschaftlichen und geistigen Position zur heute eher untergeordneten Bedeutung nennt man Säkularisierung. Dahinter verbirgt sich nach meiner Auffassung ein psychoenergetischer Reifungsprozess, der mit der Herausbildung des modernen Individuums zu tun hat. Wenn der Philosoph Giovanni Pico della Mirandola den Menschen als ein Wesen definiert, das seine Würde von Geburt an aus sich selbst bezieht, so ist dazu in letzter Konsequenz kein Gott mehr nötig, aber auch keiner seiner irdischen Stellvertreter, der Würde verleiht. Insofern war die Verärgerung des damaligen Papstes nachvollziehbar, der Mirandolas Rede als Gotteslästerung verurteilte.

Von der „tragischen" Anfangssituation, die von ermordeten Gottvätern, strengen Moralprinzipien und Unduldsamkeit geprägt war, schrumpft die Religion heutzutage allmählich zu einer harmlosen Wohlfühlinstanz und einem sinnstiftenden Zeitvertreib, dem zu frönen jedermann freisteht. Sie verwandelt sich von einem politischen Machtfaktor und einer ideologischen Bedrohung, die das mittelalterliche Leben im Abendland dominierte und Menschen einschüchterte, zu einer modernen, letztlich trivial erscheinenden Dienstleistung.

Im modernen Abendland gibt es keine Konfessionskriege und Hexen auf Scheiterhaufen mehr. In der islamischen Scharia bekommt man noch einen Eindruck davon, wie es wohl einst in alten Zeiten im christlichen Europa zuging, als die Religionsausübung eine finstere und strenge Sache war. Im bereits erwähnten Streit zwischen einem dänischen Karikaturisten und fundamentalistischen Moslems geht es letztlich genau darum, dass der Gottglaube im Westen zu etwas Trivialem geworden ist. Witze über Gott und Religionsführer gelten dort nicht

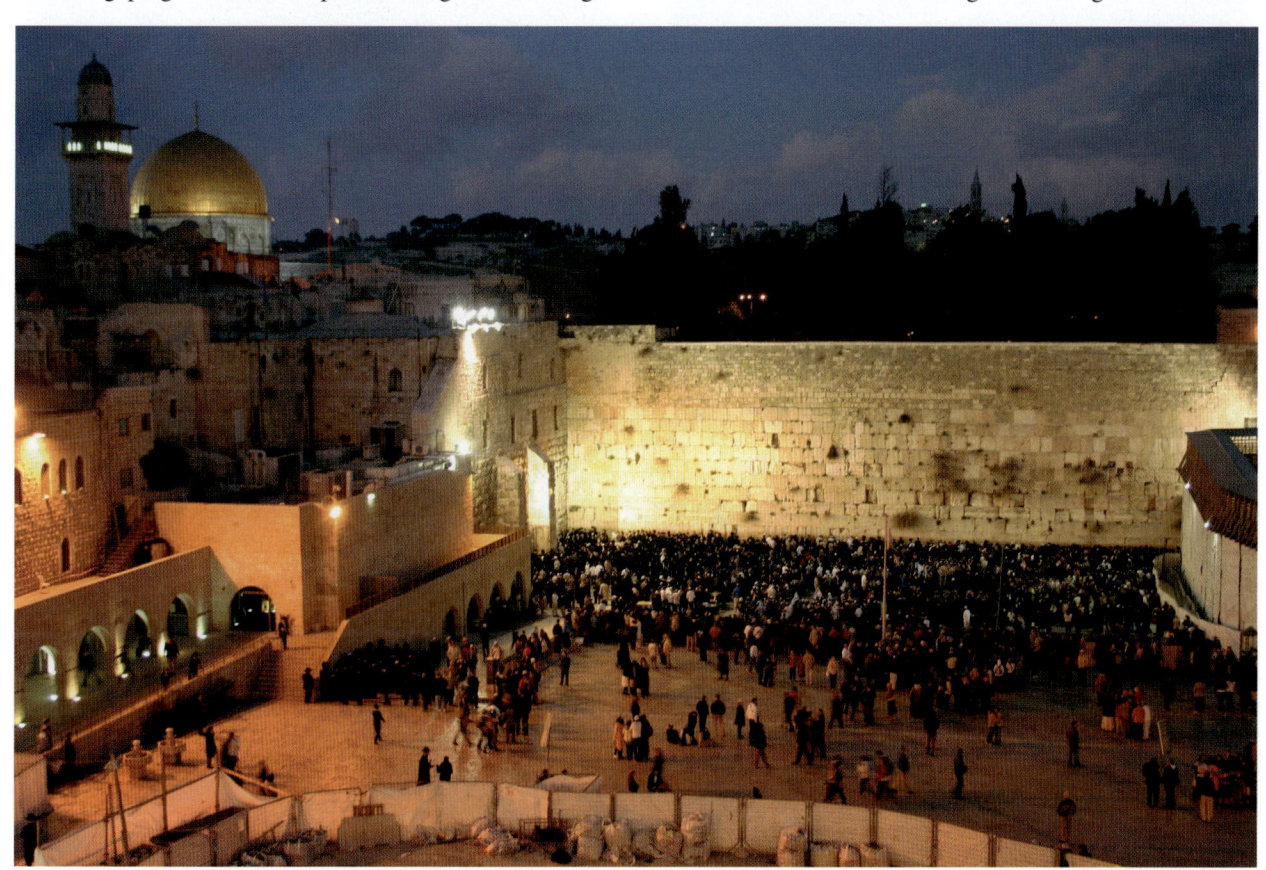

Abbildung 76: Eine der Städte, die sich der Säkularisierung bis heute widersetzt, ist Jerusalem als Zentrum dreier Weltreligionen (auf dem Photo die Klagemauer). An Jerusalem kann man die zentrale Rolle der Gewalt, die mit nicht säkularisierten Religionen untrennbar verknüpft erscheint, bis heute überall erkennen.

länger als Sakrileg, sondern Gott wird zum Teil des banalen Alltags.

Die Verweltlichung der Religion hat heutzutage – in einer starken Gegenbewegung – zu neuer Suche nach Spiritualität geführt. Diese Sinnsuche trägt stark individuelle Züge und vollzieht sich abseits des Alltäglichen und häufig außerhalb der religiösen Institutionen. Mein Buch sehe ich in diese Bewegung eingereiht, wobei ich für jene Menschen Respekt habe, die sich weiterhin bestimmten Religionen zugehörig fühlen. Das bedeutet gleichzeitig nicht, dass moderne Menschen fundamentalistische Ansichten gutheißen und tolerieren sollten, sondern ganz im Gegenteil. Meines Erachtens sollten wir die wertvollen Errungenschaften der Moderne mit Zähnen und Klauen verteidigen. Gleichwohl sollte man Menschen wertschätzen, die an tradierten Religionen festhalten, so lange sie Nicht- und Andersgläubige ebenso tolerieren.

Trotz aller Notwendigkeiten der Säkularisierung gibt es einen wichtigen Kern in allen Religionen, der beachtens- und erhaltenswert erscheint. Der gute Kern der Weltreligionen macht vermutlich genau das aus, was immer mehr moderne Menschen bei ihrer spirituellen Suche wiederfinden möchten. Man sucht, kurz gesagt, nach dem tieferen Sinn hinter allem und begreift, dass religiöse Traditionen wertvolle Inhalte transportiert haben, die bei dieser Suche ganz entscheidend weiterhelfen. Mittlerweile ist die Offenheit der Moderne gegenüber religiösen Themen so groß geworden (zumindest hege ich diese Hoffnung), dass man sich dem umstrittenen und ideologisch „heißen" Thema der Kardinalsünden wieder unbefangen

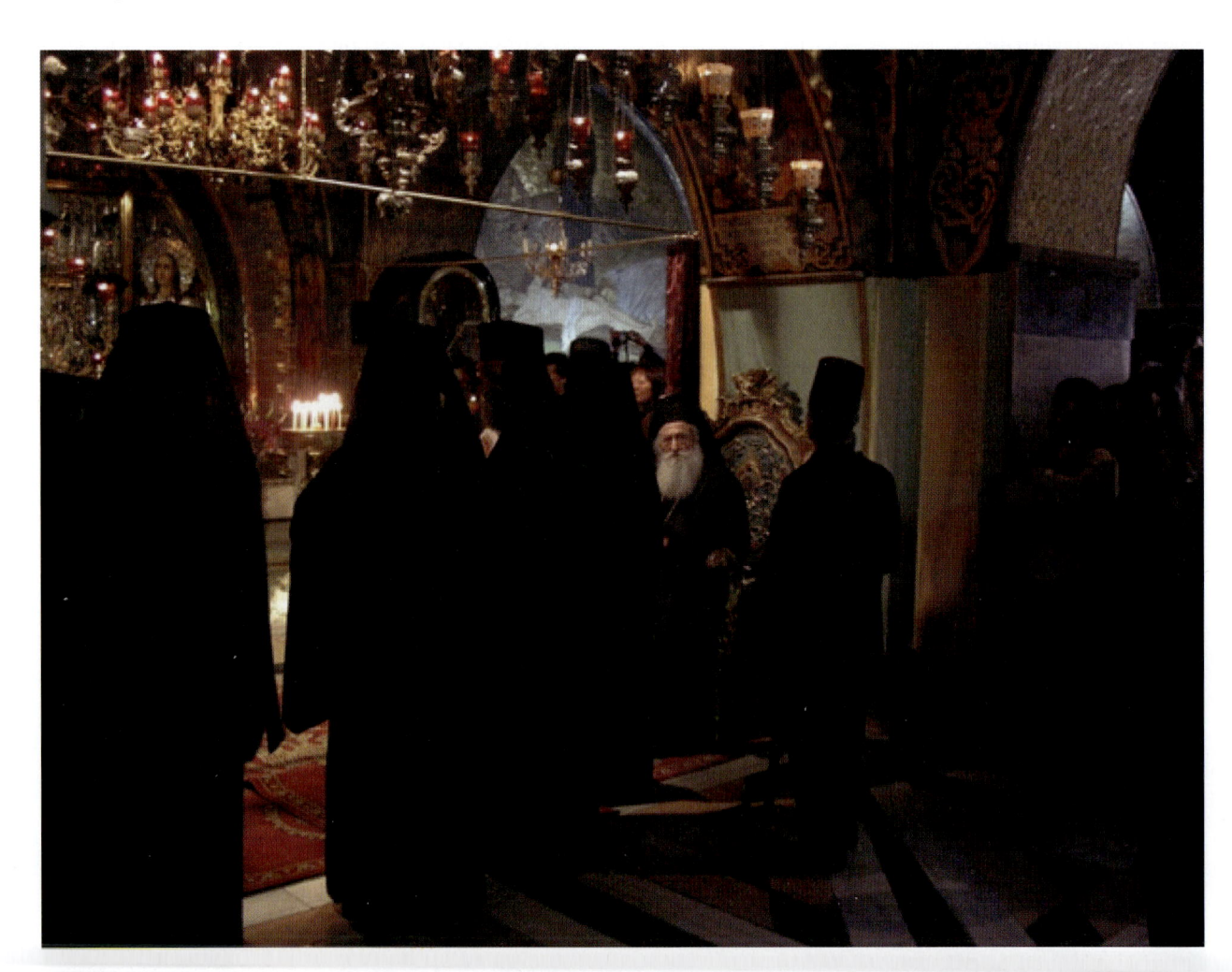

Abbildung 77: *Griechisch-orthodoxe Priester bei einer österlichen Andacht 2008 in der Grabeskirche in Jerusalem. Die archaische Ausstrahlung der Priester, die mittelalterliche Züge trägt, mit den würdevollen Rauschebärten und den schwarzen, strengen Kutten vermittelt noch einen Abglanz der patriarchalen Strenge, mit der monotheistische Religionen Menschen seit jeher beeindruckt und verängstigt haben.*

nähern kann, ohne gleich als wertkonservativ, reaktionär oder fundamentalistisch zu gelten. Sieht man die Kardinalsünden nicht länger als Drohinstrumente religiöser Fanatiker, sondern als urmenschliche Probleme und zeitlos wirksame emotionale, psychologische und soziale Fallgruben, die etwas Alltägliches und Allzumenschliches haben, ermöglichen sie uns eine uralte, aber gleichzeitig radikal neue Form der tieferen Selbsterkenntnis.

Gesund durch Glaube an ein sinnvolles Leben

Glaube ist Liebe zum Unsichtbaren.
Johann Wolfgang von Goethe, deutscher Dichter (1749–1832)

Als historisch zweitältestes Heilsystem der Geschichte nach dem Schamanismus darf die monotheistische Hochreligion gelten. Beide wollen Menschen auf irgendeine Weise heilen und wieder ganz machen. Beim Medizinmann waren Arzt und Priester noch ein und dieselbe Person, doch im Zuge des Monotheismus wurden daraus zwei unterschiedliche Berufe. Wenn in der Religion von „Heilung" gesprochen wird, meint man das Seelenheil, das zur Sache des Priesters geworden ist, während Ärzte für die Wiederherstellung seelisch-körperlicher Funktionen zuständig sind. Im modernen Krankenhaus ruft man den Priester, wenn die Arbeit des Arztes ans Ende gelangt ist. Beide Berufsgruppen haben streng separate Tätigkeitsbereiche und wirken auf völlig getrennte Weise heilend auf die Menschen.

Wenn heute von der Heilkraft des Glaubens die Rede ist, weiß jeder, dass dieser keine Insulinspritze ersetzt und keine Knochenbrüche heilt. Man kennt die Grenzen des Glaubens und durchschaut, dass er eine psychotherapeutische und ganzheitliche Wirkung vor allem bei seinen Anhängern entfaltet.[32] Das Schlagwort „Gesund durch Glaube" meint heutzutage nicht nur die Placebowirkung (siehe Seite 10), sondern zunächst den ganz direkten Effekt, den der Glaube hervorruft. Dieser Effekt scheint mir auch für Ungläubige von Bedeutung zu sein, denn er verrät etwas ganz Grundlegendes über die Psychoenergie und das „positive Gestimmtsein":

- Gläubig zu sein besitzt meines Erachtens einen psychotherapeutischen Effekt, der durch eine allgemeine Sinnstiftung und damit letztlich durch „positives Denken" zustande kommt. Wer im religiösen Sinn gläubig ist, weiß, dass sein Leben als sinnvoll gilt, so schwierig es auch zeitweise sein mag, und vor Gott irgendwann ein gutes Ende haben wird.

- Glaube übt einen positiven Effekt auf die gesamte Lebensgestaltung aus, der dazu führt, dass Ordensmitglieder und fromme Menschen eine längere Lebenserwartung haben, aber auch dazu, dass fromme Menschen glücklicher erscheinen.

Bei meiner ärztlichen Tätigkeit sind mir Patienten aufgefallen, die besonders fröhlich, in sich ruhend und lebensbejahend sind. Oft erfahre ich im Gespräch, dass es sich um besonders gläubige Anhänger einer religiösen Gemeinschaft handelt. Intensiver Glaube führt offenbar dazu, Probleme und Schicksalsschläge besser zu verarbeiten und letztlich zu bejahen, denn sie tauchen im Rahmen eines sinnvollen Weltbildes auf. Widrigkeiten werden daher nicht als negativ empfunden, sondern als sinnvoll. Glaube beruht auf der Überzeugung, dass die Welt trotz aller Widrigkeiten ein guter Ort ist und Gott einen liebt und es letztlich gut mit einem meint. Egal, was passiert, jede Angelegenheit findet ein gutes Ende. Durch ihre positive Grundeinstellung sind gläubige Menschen meist überdurchschnittlich fröhlich und lebensbejahend.

Gläubige haben bei der Testung mit der Psychosomatischen Energetik meist hohe Kausalwerte von über 70 % (der Durchschnitt liegt bei 40–50 %). Die Kausalebene, also die höchstschwingende Energieebene, hat nach der Yogalehre mit Spiritualität zu tun. Unter einem gewissen Vorbehalt kann Glauben mit dieser Methode objektiviert werden. Natürlich misst man nicht direkt den Glauben, weil es auch Atheisten mit hohen Kausalwerten gibt.

---

32 Im Internet fand ich die Zeitungsschlagzeile „Vater lässt Tochter an Diabetes sterben". Der 47-jährige Dale Neumann aus Wisconsin hat fest daran geglaubt, dass er seine elfjährige Tochter mittels seiner Gebete heilen könnte, aber sie starb, nachdem der Notarzt zu spät gerufen wurde. Die Tochter konnte zuletzt nicht mehr laufen, essen, trinken oder reden und hörte irgendwann auf zu atmen. Neumann drohen jetzt 25 Jahre Haft. Als Mitglied einer Pfingstsekte hält er nichts von Arztbesuchen, denn dann würde er „den Arzt über Gott stellen", wie er sich ausdrückt (Associated Press, 1.8.2009).

Doch wenn man Atheisten mit hohen Kausalwerten nach ihrem Weltbild befragt, ähnelt es in seinen Grundzügen dem von Gläubigen. Auch Atheisten mit hohen Kausalwerten empfinden ihr Leben als sinnvoll und gut, ebenso wie sie oft überraschend fröhliche, mitfühlende und lebensbejahende Menschen sind. Sie glauben zwar nicht an einen persönlichen Gott, aber an das Leben, und das lässt sich an ihren hohen Kausalwerten ablesen. Glauben sollte man daher als Ensemble seelischer Qualitäten definieren, die mit Optimismus, mitfühlendem Verhalten sowie mit guter Laune einhergehen. Gläubige ebenso wie Atheisten mit hohen Kausalwerten teilen darüber hinaus die Überzeugung, dass die Welt letztlich ein guter Ort ist. Im Kapitel S. 300 gehe ich ausführlich darauf ein.

Mitte der 70er-Jahre des vorigen Jahrhunderts begannen sich Wissenschaftler die Frage zu stellen, was Menschen seelisch gesund erhält. Der Medizinsoziologe Aaron Antonovsky entwickelte in dieser Zeit das Modell der Salutogenese. Er befragte rund tausend Frauen, die in nationalsozialistischen Konzentrationslagern inhaftiert waren. Sie hatten dort extreme traumatische Erfahrungen gemacht. Erstaunlicherweise zeigte die Befragung, dass jede dritte Frau keinerlei seelische, körperliche oder soziale Schäden zeigte. Sie hatten die Gräuel der Inhaftierung gut durchstehen können, und die große Frage war, warum sie gesund geblieben waren. Antonovsky entdeckte bei seinen Befragungen seelische Eigenschaften, die er unter dem Sammelbegriff Kohärenzgefühl zusammenfasste. Er vermutete, dass diese Eigenschaften Menschen seelisch gesund erhalten, und beschreibt das Kohärenzgefühl als ein generelles Gefühl des Vertrauens, das sich aus drei Faktoren zusammensetzt:

1. „comprehensibility": Die Welt ist verstehbar, gehorcht also nicht chaotischen oder destruktiven, sondern letztlich sinnvollen Mustern.

2. „manageability": Die Welt ist handhabbar, es handelt sich beim eigenen Leben nicht um eine sinnlose Sisyphusarbeit, sondern um eine zu bewältigende Aufgabe, die man optimistisch angehen kann.

3. „meaningfulness": Das eigene Leben erscheint sinnvoll statt inhaltlich leer, zufällig und damit sinnlos zu sein, so dass sich Freude am Leben lohnt.

Diese Haltungen führten dazu, dass eine Gruppe der von Antonovsky befragten Frauen trotz der Leiden im Konzentrationslager gesund geblieben war. Antonovskys Beobachtungen konnten später durch weitere wissenschaftliche Untersuchungen untermauert werden. Sieht man sich die oben aufgeführten Eigenschaften genauer an, entsprechen sie exakt jenen Faktoren, die ich bei Menschen

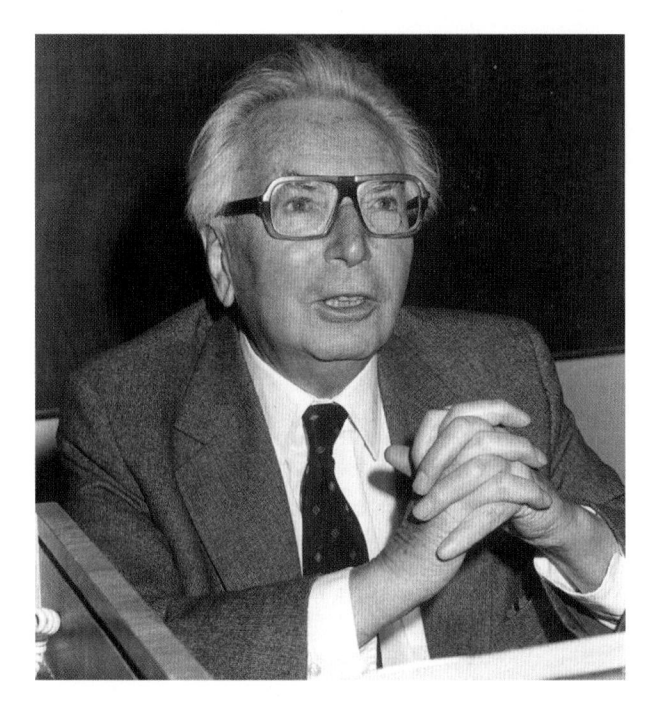

Abbildung 78: *Der Psychiater Viktor Frankl*

mit höheren Kausalwerten gefunden habe. Ich behaupte deshalb, dass Antonovskys Kohärenzgefühl nichts anderes als einen anderen Begriff für Glauben darstellt oder als Ausdruck für psychoenergetisch höheres Schwingen gewertet werden kann. Menschen, die höher schwingen, glauben vermutlich eher an ein sinnvolles und geordnetes Universum, weil sie sich innerlich auch so fühlen.

Glauben führt nicht nur zu einer positiven Grundstimmung, sondern auch zu einer besseren Gesundheit. Unter strenggläubigen Menschen wie den Mormonen findet man weniger Krebskranke als in der übrigen Bevölkerung. Teilweise kann das auf den gesünderen Lebenswandel zurückgeführt werden, da Mormonen Genussgifte wie Nikotin und Alkohol ablehnen. Auch andere krebsbegünstigende Faktoren wie Übergewicht kommen bei ihnen seltener vor, weil sie meist ein puritanisches und diszipliniertes Leben führen. Es gibt bis heute zwar keinen direkten wissenschaftlichen Beweis, dass auch der Glaube selbst direkt gesundheitserhaltend wirkt, weil sich ein objektiver Nachweis im Dickicht der Variablen verliert, aber es existieren deutliche Hinweise darauf.

Religiöse Menschen haben jedenfalls seltener Depressionen, und wenn, dann genesen sie schneller davon. Sie verarbeiten auch schwierige Lebensumstände und Schicksalsschläge besser als nicht religiöse Menschen.[33]

---

33 Vgl. Smith et al. 2003 und Hefti 2007.

Gläubige haben oft hohe Kausalwerte von über 70 %, und solche Menschen zeigen häufig deutlich weniger Energieblockaden in Form seelischer Konflikte. Wer weniger Blockaden hat, bei dem fließt aber die Lebensenergie besser, und er wird erfahrungsgemäß seltener krank. Bei ihm heilen viele Krankheiten besser, und sein Stoffwechsel funktioniert besser. Aus psychoenergetischer Sichtweise ist der gesundheitsfördernde Effekt des Glaubens daher klar ableitbar, denn der freie Fluss der Lebensenergie hebt nicht nur die Stimmung, sondern macht auf breiter Front körperlich gesünder. Wenn hohe Kausalwerte zu einer optimistischeren Lebenseinstellung und darüber hinaus zu einer besseren Gesundheit führen, erhebt sich die Frage, was man dafür tun kann. Die naheliegende Antwort wäre, gläubig zu werden. Doch Glauben kann man bekanntlich schlecht willentlich herbeiführen, denn es handelt sich um eine Herzenssache, die aus den Tiefen der Seele kommt. Religion kann von daher als eine institutionalisierte und formalisierte Form von positivem Denken und von Sinnfindung bezeichnet werden, die denjenigen hilft, die an sie glauben.

Eine Methode macht sich die heilenden Prinzipien der Religion zunutze, ohne selbst eine Religion zu sein. Es handelt sich um die Logotherapie (abgeleitet von griechisch „logos" = „Sinn"). Ihr österreichischer Entdecker, der Psychiater Viktor Frankl, erkannte im Konzentrationslager, dass Menschen einen Sinn in ihrem Leben benötigen, um seelisch gesund zu bleiben. Frankl war vor dem Zweiten Weltkrieg auf die Verhütung von Selbstmord spezialisiert gewesen, hatte sich also seit jeher mit verzweifelten Menschen beschäftigt. Insofern kann man es als bittere Ironie ansehen, dass er selbst mit extremer Verzweiflung konfrontiert wurde. Seine Familie wurde im KZ ermordet und er selbst als Jude inhaftiert. Frankls Schlüsselerlebnis als KZ-Insasse war der Anblick einer kleinen Blume, die inmitten des trostlosen Lagers unverdrossen weiterblühte. Frankl durchschaut bei ihrem Anblick, dass das Leben aus sich selbst heraus lebendig sein will. Ebenso wie eine Blume möchte sich das menschliche Leben auf sinnhafte Weise entfalten. Im Lager begreift Frankl, dass diejenigen Insassen die besten Überlebenschancen haben, die wissen, dass jemand auf ihre Entlassung wartet. Menschen können sich also auch untereinander einen Lebenssinn geben. Auf Frankl wartet niemand, weil seine nächsten Angehörigen ermordet worden sind. Doch Frankl hält sich mit der Vorstellung aufrecht, nach seiner Freilassung ein Psychotherapiesystem zu entwickeln, das vielen Menschen Mut zum Leben geben soll.

Frankls Credo lautet, dass der Lebenssinn weitgehend selbsttätig gefunden werden muss, also nicht von außen erzeugt werden kann. Sinn kann darin bestehen, an irgendetwas zu glauben, sei es eine Religion oder eine Lebensaufgabe. Im Lager Theresienstadt schreibt Frankl 1942: *„Es gibt nichts auf der Welt, das einen Menschen so sehr befähigte, äußere Schwierigkeiten oder innere Beschwerden zu überwinden, – als: das Bewusstsein, eine Aufgabe im Leben zu haben."* Meine ärztliche Erfahrung hat mir gezeigt, dass jeder seelisch gesunde Mensch einen Lebenssinn sucht, ihn gelegentlich verliert und ihn dann doch immer wieder neu entwickelt, ob in beruflicher oder privater Hinsicht. Sinnfindung und Sinngebung sind zentrale Säulen eines erfüllten menschlichen Lebens. Der religiöse Glaube stellt in dieser Hinsicht ein altbewährtes spirituelles Allheilmittel („Arkanum") dar, aber auch der Ungläubige findet seinen Lebenssinn und sollte ihn nach Frankl sogar finden.

Heilung durch Gebete und Wunder

*Ein Wunder passiert nicht gegen die Natur,
sondern gegen unser Wissen von der Natur.*
Augustinus, Kirchenlehrer (354–430).

Als Allgemeinarzt bete ich normalerweise nicht für einen Patienten, sondern handle zuerst einmal gemäß den Regeln der konventionellen Medizin. Ich erwähnte bereits, dass vor drei- bis viertausend Jahren Priester und Arzt getrennte Bereiche der Heilung zugewiesen bekamen. Wenn heutzutage ein Arzt für einen Patienten betet, hält man das nur dann für vertretbar, wenn er vorher seine normalen ärztlichen Pflichten erfüllt hat. Ein zusätzliches Beten bei einem tüchtigen Arzt, der das Gebet seinen Patienten als kostenlosen „Bonus" offeriert, gilt als sympathisches Zeichen von spiritueller Generosität und von therapeutischer Bescheidenheit, denn ein betender Arzt zeigt dem Kranken, dass er sich nicht für allmächtig hält und trotz seiner ärztlichen Tüchtigkeit das zusätzliche Wirken höherer Mächte akzeptiert.

Umgekehrt verhält sich ein betender Priester nur dann korrekt, wenn er dem Arzt nicht in die Quere kommt.

Priester sind heute nur noch dann zuständig, wenn die ärztliche Kunst an ihr Ende geraten ist. Sie spenden Sterbesakramente oder sprechen Trost zu, wenn eine Heilung nicht mehr möglich ist. Damit sind sie rein heilerisch an den Rand gedrängt worden. Eine Ausnahme bilden Wunder wirkende Priester und Heilige, die noch einmal die großen heilenden Potenziale des Glaubens erlebbar machen. Ob es sich um Wunder in Gegenwart eines heiliggesprochenen katholischen Geistlichen handelt, um gläubige Psychochirurgen wie den Brasilianer Jõao de Deus, um den deutschen Geistheiler Bruno Gröning oder um streng katholische philippinische Heiler, sie alle tun etwas, was man sonst nur von Bibelgeschichten her kennt.

Gebete weisen aber vor allem auf etwas ganz Grundsätzliches hin, das sich als roter Faden durch mein Buch zieht, nämlich auf die Begrenztheit des materialistischen Weltbildes. Es wird durch Gebete radikal infrage

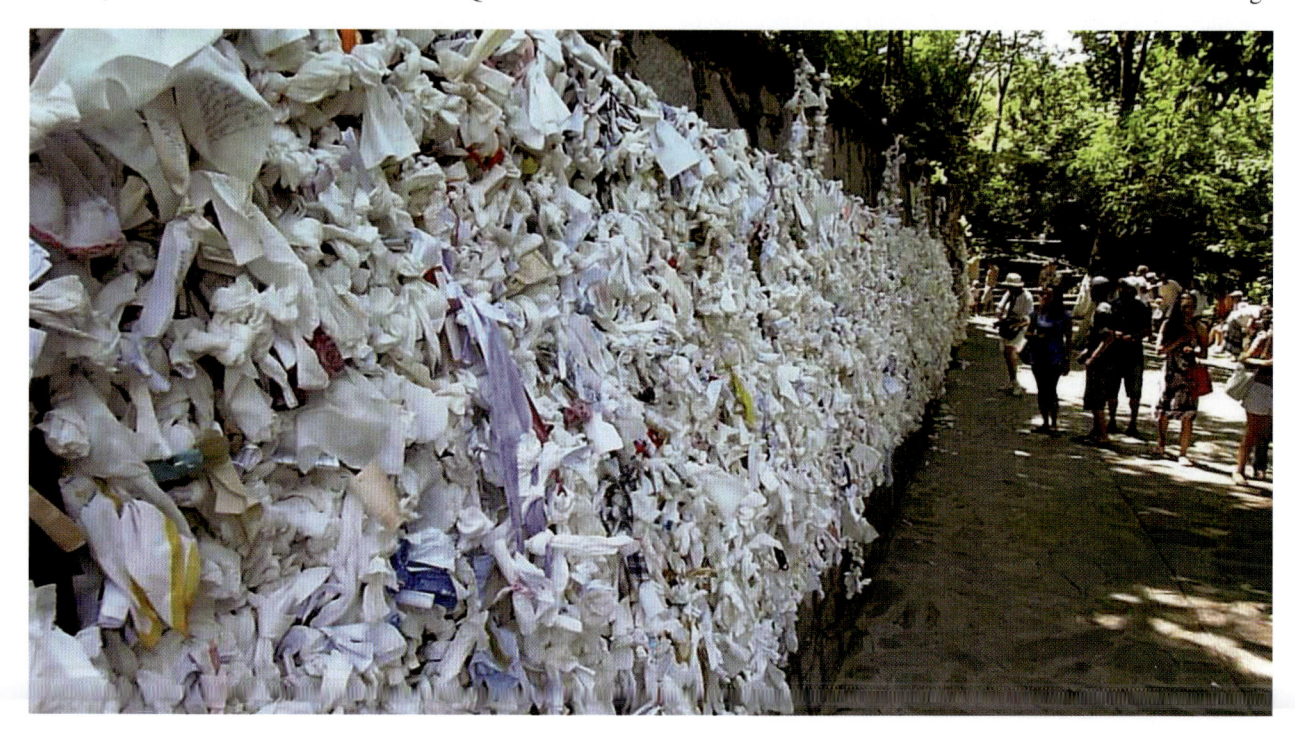

Abbildung 79: *Tausende Wunschzettel in einer Wand an der Kirche bei Ephesus, wo Maria (Mutter von Jesus) gestorben sein soll. Die große Zahl der Wunschzettel veranschaulicht das urmenschliche Bedürfnis, in Kontakt mit höheren Mächten zu kommen. Sie sind Ausdruck außerdem ihres Glaubens, dass ihre Gebete erhört werden.*

gestellt, sofern diese nachweisbar etwas bewirkt haben. Wie will man einen anderen Organismus aus der Ferne beeinflussen? Im materialistischen Weltbild erscheint das völlig unmöglich. Unterstellt man jedoch, dass es eine geistige Welt gibt, erscheinen solche Phänomene als verständlich, denn dann wirkt die Sphäre des Geistigen als Transportmedium. In die gleiche Richtung weisen parapsychologische Versuche, bei denen statistisch signifikant das Fallen von Würfeln beeinflusst werden konnte (siehe dazu Dean Radins Bücher im Literaturverzeichnis). Was für Glückswürfel gilt, kann letztlich ebensogut für lebende Organismen gelten.

Zur medizinischen Wirksamkeit von Gebeten gibt es mittlerweile zahlreiche wissenschaftliche Studien. Eine gute Übersicht zu der Thematik verschaffen die Bücher des amerikanischen Internisten Larry Dossey. Laut Dossey wurden 131 kontrollierte Versuche durchgeführt, bei denen 56 ausgezeichnet abgeschnitten haben und für eine eindeutige Wirksamkeit des Betens sprechen, während 21 Arbeiten eine mittelstarke Wahrscheinlichkeit aufweisen. Demnach sind nahezu 60 Prozent aller Gebetsstudien positiv zugunsten des Betens ausgefallen. Wie immer bei wissenschaftlich heftig umstrittenen Themen, die Fundamente des naturwissenschaftlichen Weltbildes infrage stellen, tobt dennoch ein heftiger Disput zwischen Gegnern und Befürwortern. Eine immer größer werdende Zahl von Wissenschaftlern scheint aber heute umzudenken und an die Kraft der Gebete zu glauben.

Ein weiteres wissenschaftlich umstrittenes Thema sind Spontanheilungen, die ohne äußeren Einfluss und teilweise nach längeren Zeiträumen auftreten können. Ich erinnere mich in dem Zusammenhang an eine medizinische Vorlesung, die der renommierte Pathologe Wilhelm Dürr vor Medizinstudenten gehalten hat, zu denen ich damals Mitte der Siebzigerjahre gehörte. Er konnte in seiner jahrzehntelangen Praxis nur bei einer Handvoll Menschen objektiv (histologisch) eine Selbstheilung im Gewebeschnitt nachweisen. Ein ähnliches Bild zeigt sich bei plötzlich auftretenden Wunderheilungen, die durch einen äußeren Einfluss zustande kommen.

Die Statistiken des französischen Wallfahrtsortes Lourdes haben enttäuschend wenige Beweise für Wunder gesammelt, gemessen an den Menschenmassen, die ständig dort hinströmen. Wunderheilungen sollen in Lourdes auf Geheiß des Vatikans medizinisch genauestens dokumentiert und von unabhängigen Stellen überprüft werden. Seit 1858, dem Jahr des ersten Wunders, bis heute wurden nur 67 Wunder offiziell anerkannt. Am 9. November 2005 wurde das 67. Wunder offiziell anerkannt, das allerdings schon am 19. August 1952 stattfand. Eine damals 41 Jahre alte rheumakranke Frau mit fortgeschrittener Herzschwäche konnte nach dem Bad im Lourdes-Wasser wieder normal gehen und zeigte keine Atemnot und Blausucht mehr (siehe www.lourdes-france.org). Das spricht für eine enorm niedrige Wahrscheinlichkeit, dass Wunder auf spontane Art eintreten: Fachleute schätzen sie auf weniger als 1 : 100000.

Doch selbst wenn Spontanheilungen (und ihre Sonderform, die Wunderheilungen) enorm selten auftreten, zeigen sie doch ein faszinierendes, großes Potenzial zur Selbstheilung, an dessen Mechanismen heute weltweit geforscht wird: Wenn jemand einen vorher gut dokumentierten Krebstumor quasi über Nacht verliert, könnte das für alle Krebskranken bedeutsam sein, weil es möglicherweise eine noch unerforschte revolutionäre, hochwirksame und nebenwirkungsfreie Therapiestrategie aufdeckt.

Von der Spontanheilung sollte das positive Denken unterschieden werden, das mit einer optimistischen Einstellung zur eigenen Krankheit einhergeht. Wer bei einer Krebserkrankung mehr Zuversicht zeigt, hat nach einigen Studien eine günstigere Prognose als weniger hoffnungsvolle Menschen. Zweifler könnten einwenden, dass zuversichtliche Menschen intuitiv eine bessere Prognose vorausahnen, was sich schwer widerlegen lässt. Neue Forschungsergebnisse der Psychoneuroimmunologie weisen aber darauf hin, dass Immunzellen durch positive Gemütszustände aktiviert werden können. Das spricht für einen Effekt positiven Denkens, der nichts mit Vorausahnung zu tun hat. Man konnte etwa den Anstieg der natürlichen Killerzellen durch Entspannung nachweisen oder die Verlängerung der Überlebensrate von Krebskranken durch Gruppentherapie. Zahlreiche Forschungsergebnisse sprechen dafür, dass sich positives Denken günstig auf den Heilungsprozess auswirkt, aber die Datenlage ist im Fall von Krebs nicht eindeutig beweisend.

Wie kann man vernünftig erklären, dass eine Krebsgeschwulst innerhalb kürzester Zeit verschwindet, zuvor zerstörte Körperfunktionen wieder normal ablaufen oder im Extremfall andere seltsame Dinge wie Materialisierungen auftreten? Mit dem gängigen naturwissenschaftlichen Weltbild ist das alles nicht erklärbar und letztlich auch nicht vereinbar. Möglicherweise kann die Psychoenergie solche rätselhaften Dinge bewerkstelligen, wenn sich ein Wunderheiler ihrer Kräfte bedient, aber Genaues weiß man bis heute nicht. Es wäre daher lohnend, das Thema unvoreingenommen zu erforschen.

Hypnose

Die Hypnose wirkt in der Geschichte der Seelenheilkunde als Bindeglied zwischen Altertum und Moderne. Als einziges psychotherapeutisches Verfahren ist sie seit Jahrtausenden nahezu unverändert im Gebrauch. Fachleute vermuten, dass schamanistische Praktiken ebenso wie der Tempelschlaf im antiken Griechenland auf hypnotischen Techniken beruhten. Im Tempelschlaf soll der Mensch in unmittelbaren Kontakt mit den Göttern treten und dabei durch die göttlichen Heilkräfte gesund werden. Ersetzt man den Begriff Götter durch das Wort Unbewusstes, klingt der altgriechische Ansatz erstaunlich modern. Die Hypnose wird heute in vielen Praxen angewandt, ob bei der schmerzlosen Zahnbehandlung oder beim Psychotherapeuten. Die Vorteile der Hypnose, ohne allzu viele Vorbereitungen bei zahlreichen Menschen angewendet werden zu können und kein großes Vorwissen vom Behandler zu erfordern, haben sicher entscheidend dazu beigetragen, dass sie schon so lange praktiziert wird. Die Hypnose wirkt in Minutenschnelle als einfaches und gleichzeitig hochwirksames Instrument zur Erforschung und Therapie des Unbewussten.

Die Hypnose bildet den eigentlichen Vorläufer der modernen Psychoanalyse. Sigmund Freud besuchte als junger Arzt den berühmten Neurologen Jean-Martin Charcot in Paris, der die Hypnose als Heilmethode anwandte, um insbesondere als hysterisch eingestufte junge Frauen zu therapieren (siehe Abbildung 80). Freud hat dadurch zwar wichtige Impulse erhalten, hypnotische Techniken aber später nicht mehr verwendet. Der Begriff Hypnose leitet sich zwar vom griechischen Wort „hypnos" für „Schlaf" ab, die Hypnose stellt jedoch keinen Schlaf-, sondern eine Form von Dämmerzustand zwischen Schlaf- und Wachbewusstsein dar. Laut dem Hypnoseexperten Werner J. Meinhold handelt es sich um „*einen natürlichen Bewusstseinszustand (kein Schlafzustand) mit konzentrierter bzw. eingeschränkter Vigilanzbreite und der Möglichkeit der erhöhten Bewusstseins-Aufmerksamkeit bzw. Wahrnehmung in Richtung der Konzentration sowie Erweiterung des Bewusstseins auf sonst unbewusste innerseelische, geistige und körperliche Bereiche. Die Hypnose ermöglicht körperliche, seelische und geistige Leistungen, die willkürlich nicht zu erbringen sind*" (Meinhold 2006).

Man schätzt, dass 10 Prozent aller Menschen sehr leicht hypnotisierbar sind. Die eigentliche Kunst des Hypnotiseurs besteht darin, die Abwehrbastionen des Alltagsbewusstseins zu unterlaufen, ohne dabei ertappt zu werden. Der amerikanische Psychologe und Psychiater Milton Erickson beschreibt sein Manöver mit selbstironischem Unterton auf folgende Weise: „*Meine Patienten sollten völlig frei sein, auf welche Weise sie genau das tun wollen, was ich von ihnen verlange.*" Man erkennt an dem Ausspruch unschwer das Manipulative, das Menschen seit jeher bei der Hypnose abstößt, und das nicht nur bei Varietévorführungen. Dort beißen Hypnotisierte mit Genuss in eine Zitrone und genießen das augenscheinlich, nachdem ihnen der Hypnotiseur einen köstlichen Kuchen suggerierte. Dieses Manipulative scheint sich nachteilig auf die Objektivität hypnotischer Informationen aus-

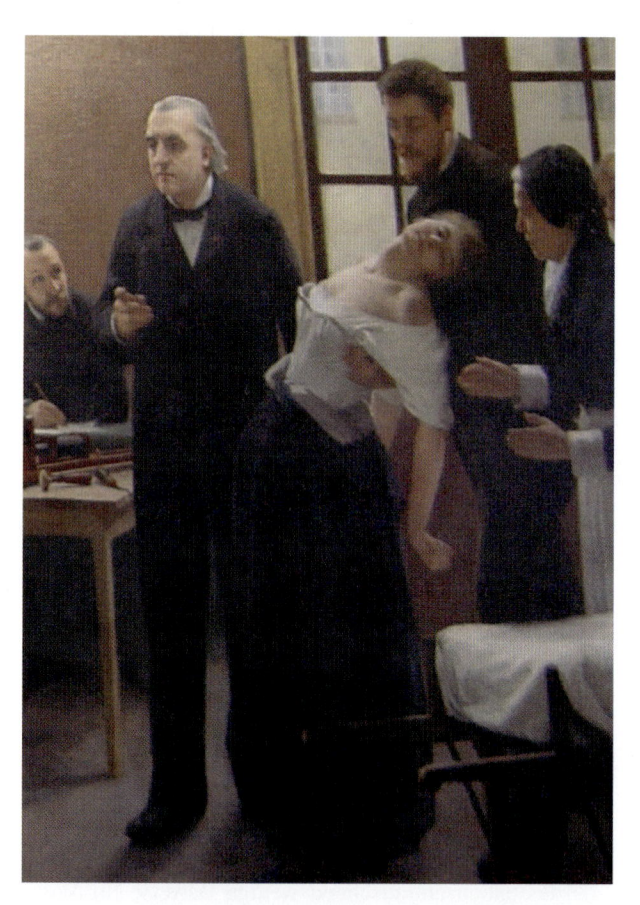

Abbildung 80: *Jean-Martin Charcot demonstriert den „hysterischen Bogen". Junge Frauen ließen sich damals bei Einleitung der Hypnose demonstrativ nach hinten fallen und mussten von Ärzten, die ausschließlich männlichen Geschlechts waren, aufgefangen werden. Die erotische Tönung hat Sigmund Freud sehr beeindruckt und bei der Deutung des Unbewussten als erotischer Quelle der Libido später eine große Rolle gespielt. (Gemälde von André Brouillet, 1887.)*

zuwirken, so dass aus Hypnose gewonnenes seelisches Material grundsätzlich mit Argwohn betrachtet werden sollte. (Auf die Manipulierbarkeit der hypnotisierbaren Psyche gehe ich in Kapitel S. 276 näher ein.)

Weil in diesem Buch ein grundlegendes psychoenergetisches Modell von Seele und Körper vorgestellt wird, erhebt sich die Frage, wie man sich die Wirkung der Hypnose feinstofflich erklären kann. Ich werde in Kapitel S. 64 ein einfaches Modell vorstellen, das bestimmte Hirnstrukturen mit den feinstofflichen Energien in Beziehung bringt. Nach diesem Modell stellt die Hypnose eine psychoenergetische Manipulation dar, durch die Lebensenergie von bestimmten Hirnteilen abgezogen wird, was dann das Bewusstsein reduziert. Das Modell bietet darüber hinaus eine sinnvolle Erklärung für andere, sonst schwer verständliche Phänomene, etwa dass bestimmte Hirnteile aller Wahrscheinlichkeit nach mit gewissen Ebenen der Aura-Hüllen in Verbindung stehen. Man denke an das limbische System als Repräsentant der wahrgenommenen Gefühle, das vermutlich mit dem feinstofflichen Emotionalkörper in Verbindung steht.

Die Entdeckung des Unbewussten

Wie kann man sich selbst kennenlernen?
Durch Betrachten niemals, wohl aber durch Handeln.
Versuche, deine Pflicht zu tun, und du weißt gleich, was an dir ist.
Johann Wolfgang von Goethe, deutscher Dichter (1749–1832)

Sigmund Freud kann unbestritten als Ahnherr aller modernen Psychotechniken angesehen werden. Er erzählt als großer Denker einen Mythos, der Menschen mobilisiert und begeistert, ihnen ihr Leid besser verständlich macht und vor allem eine Befreiung davon anbietet. Freuds Rolle für die moderne Gesellschaft auch nur in Annäherung zu beschreiben, würde hier viel zu weit führen. Dazu gibt es im übrigen ganze Bibliotheken, die Jahr für Jahr weiter anschwellen. Ich beschränke mich an dieser Stelle auf eine persönliche Skizze, die meine Rezeption Freuds und meine privaten Erlebnisse schildert. Zweitens möchte ich Freuds Lehre vor dem Hintergrund der Religion und des Schamanenglaubens näher beleuchten. Drittens geht es mir um eine kritische Bewusstmachung der Möglichkeiten und Grenzen von Freuds Psychoanalyse, ohne dabei in das verbreitete „Freud-Bashing" einzustimmen.

Meine persönliche Begegnung mit Freuds Leben gipfelte vor einigen Jahren im Besuch seiner zum Museum ausgebauten Ordination in der Wiener Berggasse 19. Normalerweise bin ich ein Gegner jeden Persönlichkeitskults, aber ich hatte damals Zeit für einen Besuch des Freud-Museums und wollte darüber hinaus mehr über den berühmten Arztkollegen erfahren, der mein Leben entscheidend geprägt hat. Obwohl ich selbst kein Psychoanalytiker bin und auch nicht in klassischer Weise analysiert wurde, hat mich Freud geistig geprägt. Ich habe etliche Biografien über ihn und viele seiner Bücher gelesen und außerdem intensiv über seine Lehre nachgedacht. Neben seinen unmittelbaren Schülern C. G. Jung und Wilhelm Reich hat mich auch Freud selbst stark beeinflusst.

Freud lebte und arbeitete in der Wiener Berggasse nahezu fünfzig Jahre. Es handelt sich um ein Mehrparteienhaus im Zentrum Wiens mit dem üblichen Stuck und herrschaftlichen Prunk, die vornehme großbürgerliche Häuser damals ausgezeichnet haben. Das dunkle Treppenhaus mit seinen knarrenden Holztreppen versprüht noch den ehrwürdigen Charme der österreichischen Kaiserzeit. Besonders eindrucksvoll ist die Couch, auf die

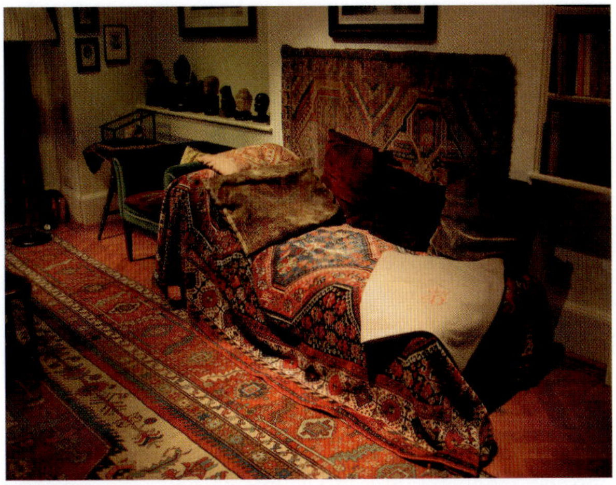

Abbildung 81: Freuds Couch in seiner Londoner Praxis (heute Freud-Museum).

Freud seine Patienten gebettet hat. Freud saß während der rund einstündigen Sitzung hinter seinem Patienten, so dass dieser auf die Zimmerdecke blickte und dabei seinen Fantasien freien Lauf lassen konnte, ohne vom Anblick des Analytikers gestört zu werden. Da sich die Originalcouch heute in Freuds Londoner Exilwohnung befindet (siehe Abbildung 81), handelt es sich bei der Wiener Couch vermutlich um das Besuchersofa, das aber auf jeden Fall dafür taugt, dass man sich das typische Therapieszenario vorstellen kann.

Damals war es geradezu skandalös, dass ein Arzt seine Patienten sich hinlegen lässt und sie danach auffordert, in freier Assoziation über ihre Träume und Fantasien zu berichten. Ich möchte an dieser Stelle einfügen, dass das Traumleben auch eine feinstofflich-energetische Bedeutung hat. Eigene Versuche mit Hirnfrequenzgeneratoren, „mind machines", und anschließende Messung der Lebensenergie haben das deutlich gemacht: Führt man einer Person Schwingungen der Traumebene zu – Thetafrequenzen zwischen 4 und 7 Hz –, erhöht sich ihre Lebensenergie ganz wesentlich. Das betrifft die Vital- und Emotionalenergie, die maximal um das Vier- bis Fünffache ansteigt. Man kann von daher vermuten, dass die nächtlichen Traum- oder REM-Phasen dazu dienen, Lebensenergie aufzunehmen. Freud hätte übrigens in diesem Zusammenhang statt von Lebensenergie von Libido gesprochen, aber vermutlich mit der Ansicht übereingestimmt, dass Träume von vitaler Bedeutung sind.

Auch heute noch mutet es revolutionär an, dass ein Arzt sich für die Fantasien seiner Patienten interessiert, vor allem, wenn er sie als Ausdruck unbewusster sexueller Wünsche deutet. Viele Kollegen fühlten sich abgestoßen, und Freud wurde heftig angefeindet. Von seiner ersten Schrift *Traumdeutung* verkauften sich in zehn Jahren bezeichnenderweise gerade mal 300 Exemplare, und zu den Lesern gehörten vor allem gesellschaftliche Außenseiter wie Künstler. Erst am Ende seines Lebens wurde Freuds überragende Bedeutung erkannt. Die letzte Zeit seines Lebens war fürchterlich, da er – wohl infolge seines Zigarrenrauchens – an unheilbarem Mundhöhlenkrebs litt – für einen Therapeuten, der auf das Sprechen angewiesen ist, eine besonders grausame und dazu schmerzhafte Krankheit. Hinzu kam das traurige Schicksal des Exilanten hinzu, der von den Nationalsozialisten aus seiner Heimat vertrieben worden war.

Freud war ein großartiger Schriftsteller, dessen Sprachkraft durchaus mit Thomas Mann verglichen werden kann. Seine Werke haben das moderne Denken ganz entscheidend geprägt und faszinieren bis heute, was vor allem auf ihre gedankliche Brillanz zurückgeführt werden kann. Wie viele Intellektuelle war Freud mehr ein

Mann der Schrift als des persönlichen Umgangs, er wird von Zeitgenossen als menschlich distanziert beschrieben. Unschwer erkennt man in Freuds Wesenszügen den melancholischen Charaktertyp (siehe Seite 221), der von Haus aus zu seinen unbewussten Seelenanteilen ein problematisches Verhältnis unterhält. Wenn ein Vertreter dieses Charakters sein Unbewusstes entdeckt, hat das daher eine viel grundlegendere Bedeutung als bei anderen Charaktertypen, bei denen es von vornherein viel offener zutage liegt. Freuds Psychoanalyse kann daher auch als Versuch einer Selbsttherapie gedeutet werden, um seine eigenen verdrängten Gefühle besser wahrzunehmen.

Freuds herausragende Entdeckung war, dass emotionale Probleme aus der frühen Kindheit verdrängt werden und zeitlebens Schäden anrichten. Wer demnach als Erwachsener Probleme hat, soll die Wurzeln davon regelhaft in der Kindheit wiederfinden können. Diese fundamentale Annahme der Psychoanalyse wird heute von Forschern immer mehr infrage gestellt, aber sie hat das Denken des modernen Menschen bis heute geprägt. Wegen ihrer nach wie vor bestehenden Aktualität möchte ich Freuds Grundideen kurz beschreiben.

Freud bezeichnet eine fehlgeleitete kindliche Entwicklung als „Komplex". Nach Freud entsteht ein lebensentscheidender Komplex daraus, dass jeder Junge mit dem Vater um die Liebe der Mutter konkurriert: der sogenannte Ödipuskomplex. Fehlt aber die Figur des Vaters oder wird er als schwach empfunden, erzeugt das ebenfalls Probleme. Das emotionale Reifen zum Erwachsenen sieht Freud als labile Grenzwanderung. Seelische Gesundheit

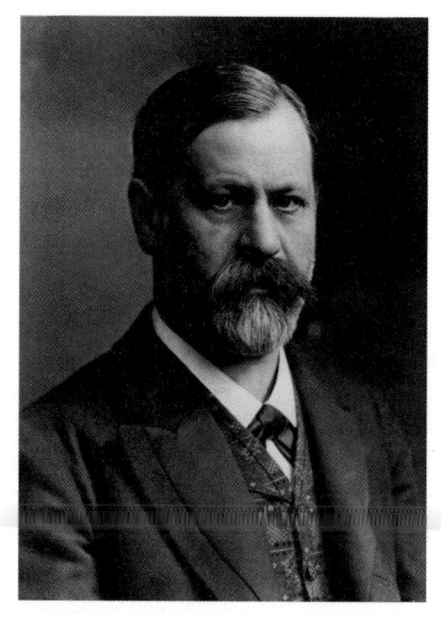

Abbildung 82: Sigmund Freud um 1905.

sei ein labiler Zustand, der ständige Anstrengungen erfordere. An diesem Punkt tritt der hilfreiche Analytiker auf den Plan, der dazu beiträgt, das Seelengleichgewicht zu erhalten. Vor diesem Hintergrund versteht man, warum mit dem Siegeszug der Psychoanalyse in den 70er-Jahren die Mehrzahl aller gebildeten Amerikaner einen Analytiker aufsuchte. Wenn seelische Gesundheit ständige Anstrengungen erfordert, braucht eigentlich jeder Mensch einen Analytiker. Eine solche luxuriöse Sichtweise kostet sehr viel Geld – was nur in Wohlstandszeiten finanzierbar ist – und räumt dem Therapeuten eine übergroße Macht ein, weil er als Experte allein festlegen darf, was als gesund gilt und was nicht. Es zeigte sich darüber hinaus bald, dass die großen Erwartungen, die in die Psychoanalyse als Heilslehre gesetzt worden waren, von ihr nicht erfüllt werden konnten. Heute sieht man die Bedeutung der Psychoanalyse deutlich nüchterner.

Freud stellte eine hypothetische, seelisch-energetische Kraft namens „Libido" (lateinisch für „Wollust, Trieb") ganz in den Vordergrund seiner Lehre. Unschwer erkennt man darin die Lebensenergie wieder, die bei Freud allerdings auf die Rolle des Erotischen reduziert worden ist. Seine These übte auf seine Zeitgenossen eine bedeutende Wirkung aus, weil Freuds oftmals verklemmte Mitmenschen ihre sexuelle Befreiung herbeisehnten (und auch damals galt wohl schon das Motto „Sex sells"). Was zunächst als sexuelle Befreiung daherkommt, erfährt durch Freuds Auslegung jedoch eine ungute Einengung des Blickwinkels, indem Freud aus dem Erotischen geradezu einen Religionsersatz macht. Freuds enger Mitarbeiter C. G. Jung etwa hatte zur Rolle des Sexuellen in Freuds Werk seit jeher eine kritische Haltung: *„Wo immer bei einem Menschen oder einem Kunstwerk der Ausdruck einer Geistigkeit zutage trat, verdächtigte er [Freud] sie und ließ ‚verdrängte Sexualität' durchblicken. Was sich nicht unmittelbar als Sexualität deuten ließ, bezeichnete er als ‚Psychosexualität'. ... Es war unverkennbar, dass die Sexualtheorie Freud in ungewöhnlichem Maß am Herzen lag. Wenn er davon sprach, wurde sein Ton dringlich, fast ängstlich, und von seiner kritischen und skeptischen Art war nichts mehr zu bemerken. ... Die Sexualität bedeutete ihm ein Numinosum*[34]" (Jaffé 1971). Letztlich wird die Welt zu einer Karikatur, wenn jeder Wolkenkratzer – wie in Woody-Allen-Filmen – zu einem Penissymbol umgedeutet wird.

---

[34] Unter Numinosum versteht man die von Angst und Ehrfurcht geprägte Faszination bei der Begegnung mit etwas Heiligem und Überirdischem. Der Begriff wurde vom Theologen Rudolf Otto geprägt. Jung benutzt den Begriff numinos in seinen Schriften für alles Göttliche und Anbetungswürdige und für die damit einhergehenden Gefühlszustände.

Wie bei der Zuordnung der Hirnfunktionen zu den feinstofflichen Energieebenen (siehe Seite 39) möchte ich nun eine ähnliche Einteilung bei Freuds Triebtheorie vornehmen. Eine solche Zuordnung lässt die Gemeinsamkeiten erkennen, die sich durch alle großen Theorien menschlicher „Psycho-Geografien" hindurchziehen. Freuds drei Grundbausteine in Form von Ich, Es und Über-Ich (siehe Abbildung 83) können nämlich nahtlos mit den drei feinstofflichen Ebenen in Zusammenhang gebracht werden:

1. Das Ich kann als Vertreter des Realitätsprinzips dem Mentalkörper zugeordnet werden.

2. Das Es als Lustprinzip entspricht dem Emotionalkörper, teilweise auch dem Vitalkörper, weshalb es eine so überragende Stellung in Freuds Theoriegebäude einnimmt. Die Libido als energetisches Prinzip findet ihr Äquivalent sowohl im Vital- wie im Emotionalkörper.

3. Das Über-Ich als Moralitätsprinzip sollte ebenfalls mit dem Emotionalkörper in Verbindung gebracht werden.

Das Über-Ich erscheint bei oberflächlicher Interpretation zunächst als Teil des Kausalkörpers. Doch eine solche Zuordnung scheint mir falsch zu sein und das wahre Wesen des Kausalkörpers zu verkennen. Das Über-Ich ist eine verinnerlichte moralische Instanz (introjiziertes Gewissen), die in der frühen Kindheit gebildet wird. Es enthält die Moralvorstellungen der Eltern, die bildlich mit dem ermahnenden Zeigefinger dargestellt werden. Beim Erwachsenen verwandeln sich die von den Eltern aufgestellten Ge- und Verbote schließlich zum Teil der eigenen Persönlichkeit. Die Eltern mit ihrem erhobenen Zeigefinger brauchen nicht mehr anwesend zu sein, die elterlichen Gebote werden trotzdem eingehalten. Die Rolle des Über-Ichs ist stark emotionalisiert, weshalb man auch so empört reagiert, wenn gegen seine Regeln verstoßen wird. Als Teil des Emotionalkörpers ist das Über-Ich dabei so bewusstseinsnah, dass das Alltagsbewusstsein normalerweise ständig darauf zugreifen kann.

Der Kausalkörper als vierter Teil der feinstofflichen Energiefelder findet sich nicht in Freuds Lehrgebäude. Das erstaunt nicht, denn Freud konnte die Schönheit und die spirituelle Notwendigkeit höherer geistiger Sphären nicht erkennen. Sein Menschenbild war düster und eingeengt, weil er sich selbst und anderen letztlich nicht traute und alle für latent böse hielt. Kultur und Religion waren nach Freuds Ansicht so etwas wie Käfiggitter, um das anarchische Treiben der Menschen im Zaum zu halten. Insbesondere die Religion war für ihn reines Blendwerk, um das Volk mit nebulösen Versprechungen zu trösten, aber auch zu überwachen.

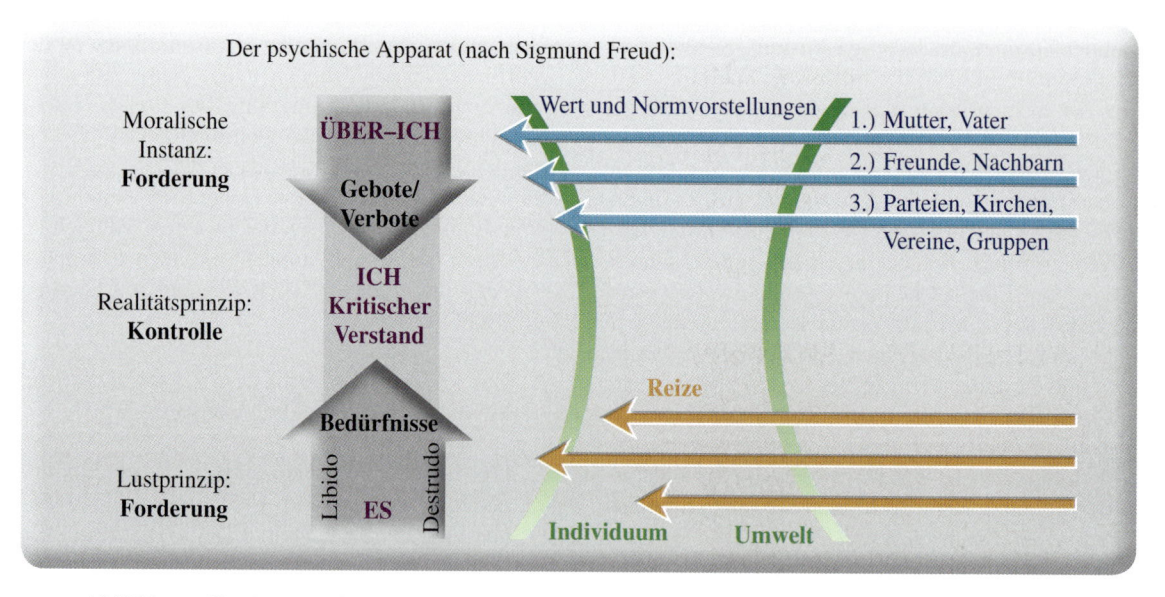

Abbildung 83: *Der psychische Apparat nach Sigmund Freud (Quelle: Wikipedia Commons).*

Im Spirituellen einen Weg des umfassenden Weltverständnisses und der persönlichen Reifung zu erkennen, wie das bei C. G. Jung der Fall war, erschien Freud vollkommen unverständlich. Er lehnte alles Religiöse entschieden ab und war durch und durch Materialist. Gott sollte man nach Freuds Verständnis rein psychologisch als Vaterersatz deuten, der strafend im fantasierten Himmel thront, während er als Gegenleistung emotionale Sicherheit bietet. Religion wird in Freuds Augen zum *„Opium des Volkes"* (Karl Marx). Nicht mehr der Religionsstifter, sondern der Analytiker soll zum realistischen Deuter der wahren Zusammenhänge werden, der die Menschheit vom schrecklichen Gottesbild erlöst. Freud begeht damit genau besehen erneut einen Vatermord, den er ja psychoanalytisch als Ursprung der Religion betrachtet hat, etabliert sogar in gewisser Weise mit der Psychoanalyse eine Art von Ersatzreligion.

In der Erforschung des Spirituellen spielt bekanntlich die Parapsychologie eine herausragende Rolle, denn Phänomene wie Telepathie und Präkognition sprechen für einen siebten Sinn, der das herkömmliche materialistische Weltbild sprengt. Mit der Parapsychologie erweitert sich das gewöhnliche psychologische zu einem spirituellen Menschenbild. Im Gegensatz zu Freud beschäftigte sich sein Kollege C. G. Jung zeitlebens mit okkulten Phänomenen, wobei er in seiner medizinischen Doktorarbeit sogar Geistererscheinungen zum Thema machte.[35] Und er versuchte Freud in Gesprächen für parapsychologische Phänomene zu interessieren, tat das jedoch vergeblich. Jung beklagte sich in seinen Tagebüchern, Freud habe in Gesprächen eine unnachgiebige materialistische Haltung eingenommen, aber unumwunden zugegeben, dass ihn dabei *„die Angst vor einer Bedrohung unserer wissenschaftlichen Weltanschauung"* getrieben habe. Er wollte sich gegen die *„okkulte Springflut"* wehren (Jaffé 1971). Später erkannte Freud darin offenbar einen Fehler. In einem Brief an Hereward Carrington korrigiert er seine Meinung und schreibt bedauernd den bemerkenswerten Satz: *„Wenn ich mein Leben noch einmal zu leben hätte, würde ich mich lieber der Parapsychologie als der Psychoanalyse widmen."*

Zu Freuds herausragenden Verdiensten gehört zweifellos die rationale Deutung seelischer Leiden. Die Dämonen vorwissenschaftlicher Zeiten betrachtet Freud als seelische Inhalte, die ins Unbewusste verdrängt worden sind. Diese nüchterne Sichtweise stellt gegenüber dem Aberglauben früherer Zeiten einen gewaltigen Fortschritt dar und verhilft dazu, weniger auf andere zu projizieren und seine eigene seelische Realität zurechtzurücken. Emotionale Probleme gehören fortan zum Verantwortungsbereich des Einzelnen, womit jeder für sein eigenes Schicksal in gewissen Grenzen selbst verantwortlich zeichnet, zumindest was die Heilung angeht.

---

35 Der Titel der Dissertation Jungs lautet *Zur Psychologie und Pathologie so genannter occulter Phänomene*. Grundlage der Doktorarbeit waren spiritistische Sitzungen mit einem Medium, bei dem es sich um die Cousine Jungs gehandelt hat (vgl. Zumstein-Preiswerk 1975).

Über Moral und Verantwortung

*Die moderne Menschheit hat zwei Arten von Moral:
eine, die sie predigt, aber nicht anwendet, und eine andere,
die sie anwendet, aber nicht predigt.*
Bertrand Russell, englischer Mathematiker und Philosoph (1872–1970)

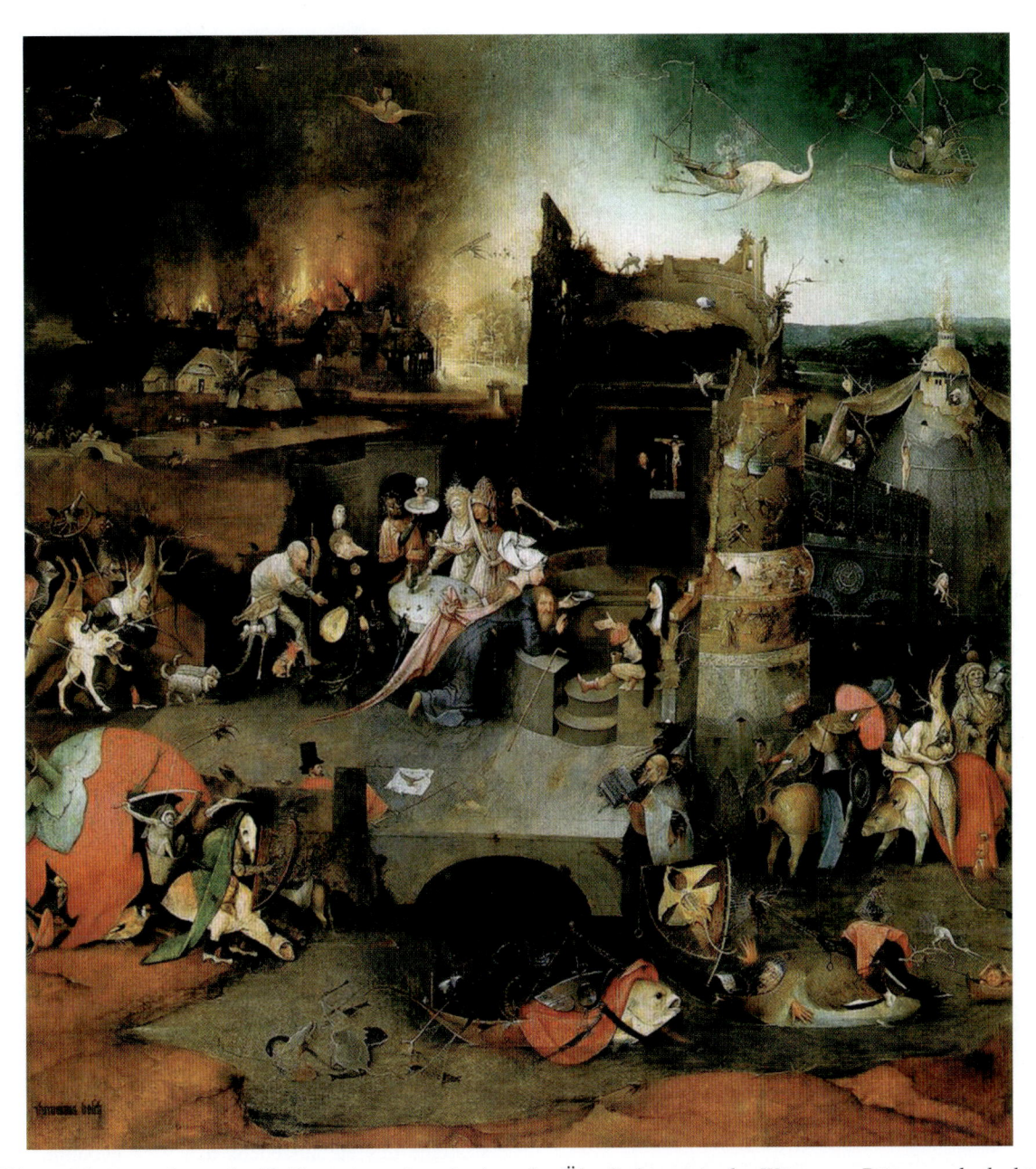

Abbildung 84: *Versuchung des Heiligen Antonius, der laut der Überlieferung in der Wüste von Dämonen bedroht wird. Vermutlich steigen bei ihm, als er dort als Asket tagelang fastete, durch die Monotonie (Sinnesdeprivation) diejenigen Dämonen auf, die alle Menschen in ihrem Unbewussten beherbergen. Gemälde von Hieronymus Bosch (1505).*

Die menschlichen Seelenabgründe stellen keine Neuentdeckung von Sigmund Freud dar. Bereits in Märchen und Mythen, die sich Menschen vergangener Epochen erzählt haben, wimmelt der dunkle Zauberwald von Ungeheuern, die das Böse im Menschen symbolisieren. Vampire, Teufel und Dämonen dienen als universelle mythologische Darsteller der inneren seelischen Schattenseiten. Genau genommen kann die gesamte Geschichtsschreibung als Erzählung der schrecklichen Seiten des Unbewussten übersetzt werden. Zwar geht es vordergründig um Kriege, Mord und Elend, doch letztlich offenbaren sich dadurch die dunklen Aspekte der menschlichen Seele.[36]

In diesem Buch geht es nicht um die richtige Bestrafung von Übeltätern und auch nicht um Ethik – weil mir die Rolle einer eigenverantwortlichen Seele am Herzen liegt –, aber die Frage der Moral hat in allen menschlichen Lebensbereichen eine große Bedeutung. Die Kernfrage lautet, für was der Einzelne überhaupt voll verantwortlich sein kann, wenn sich dermaßen vieles – laut Fachleuten wie Psychoanalytikern, Psychiatern und Hirnforschern – seiner Einflussnahme entzieht. Wo ist er noch frei, und wo wird er bereits zum Opfer?

Sigmund Freud meint, dass frühkindliche Störungen in den Motiven und Handlungsweisen des Erwachsenen eine entscheidende Rolle spielen. Nach ihm sind es die Eltern und insbesondere die Mutter, die das seelische Unglück ihrer Kinder zu verantworten haben. Unglückliche Kinder seien häufiger verhaltensgestört oder gar delinquent, was bei emotional gesunden Kindern nicht der Fall sei, sodass Täter eigentlich als Opfer gelten. Wer böse ist, dem wurde in der Kindheit Böses angetan, weshalb er eigentlich gar nicht böse ist oder zumindest auf entschuldbare Weise schlecht gehandelt hat, denn er kann ja nichts dafür. Jeder wird gemäß dieser Vorstellung mehr oder minder zum Opfer, und die Verantwortung des Einzelnen bleibt auf der Strecke.

---

36 Das Böse als Faktum zu akzeptieren stellt derzeit eine krasse Form einer politisch inkorrekten Auffassung dar. Das trotzdem zu tun, scheint mir aber angesichts der harten Realität notwendig zu sein. Siehe dazu das Buch von Eugen Sorg, *Die Lust am Bösen. Warum Gewalt nicht heilbar ist*, in dem er sich vor allem mit dem Völkermord in Ruanda auseinandersetzt, bei dem völlig normale Bürger aus purer Freude nach Feierabend zu morden begannen. Ob jedwede Form einer psychologischen Therapie und Verhaltensprävention, aber auch gängige moralische Methoden in Form des erhobenen Zeigefingers oder in Form drakonischer Strafandrohung, die Gewaltbereitschaft grundsätzlich reduzieren können, darf man zwar begrenzt vermuten, aber es erscheint mir trotzdem realistisch, die Erwartungen nicht zu hoch anzusetzen. Das Böse gab es immer und wird es vermutlich immer geben, solange es Menschen gibt.

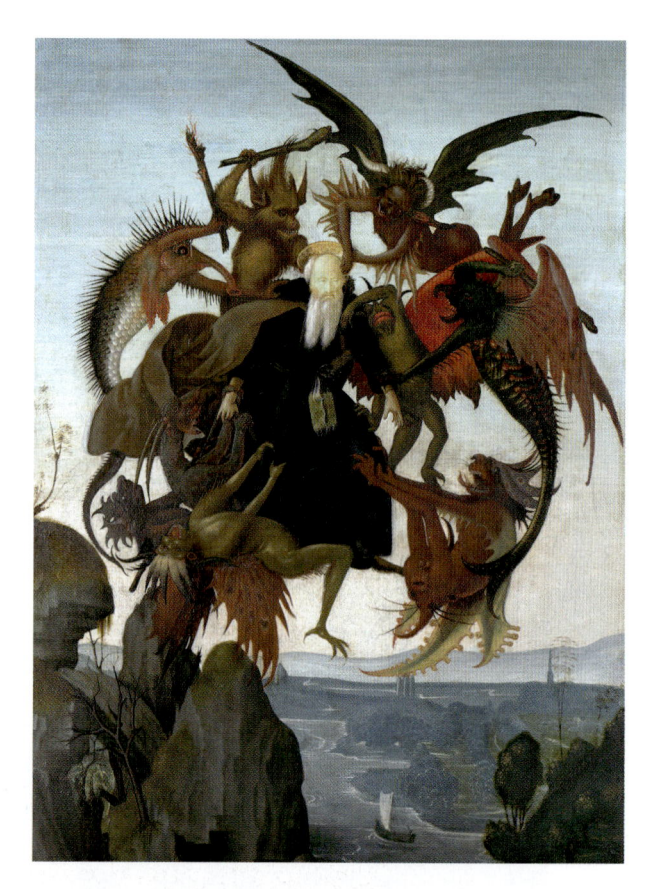

Abbildung 85: Die Versuchung des heiligen Antonius, Gemälde von Michelangelo 1487. Das Sujet hat Maler zu allen Zeiten bis in die Moderne hinein (Salvador Dali) angeregt, vermutlich weil es ein urmenschliches Thema behandelt, das nicht nur Heilige, sondern im Grunde jeden Mensch angeht.

Wo der frühe Mensch den Nachbarn mit dem bösen Blick für das eigene Unglück verantwortlich machte, war es im Monotheismus die Sünde (s. Abbildung 86). Diese beiden Sichtweisen sind extreme Varianten: Sie machen es dem Einzelnen durch Projektion und Schuldzuweisung entweder zu leicht, oder sie beschweren andererseits durch den Vorwurf der Sünde das Gewissen viel zu stark. Entweder gilt man als völlig schuldlos oder als vollkommen schuldig. Freud schien einen rationalen Zwischenweg zu gehen, der dem Einzelnen die Verantwortung teilweise wieder zuspricht. Doch wenn man genauer hinschaut, wird der Einzelne durch Freuds Sichtweise stark entlastet und von Schuldvorwürfen weitgehend freigesprochen. Freud hat einer bequemen Strategie des Herausredens den Weg gebahnt, die den heutigen Alltag, aber auch die Rechtsprechung prägt. Wenn jemand etwas moralisch Verwerfliches und sozial Unerwünschtes getan hat, wird er pauschal ohne viel

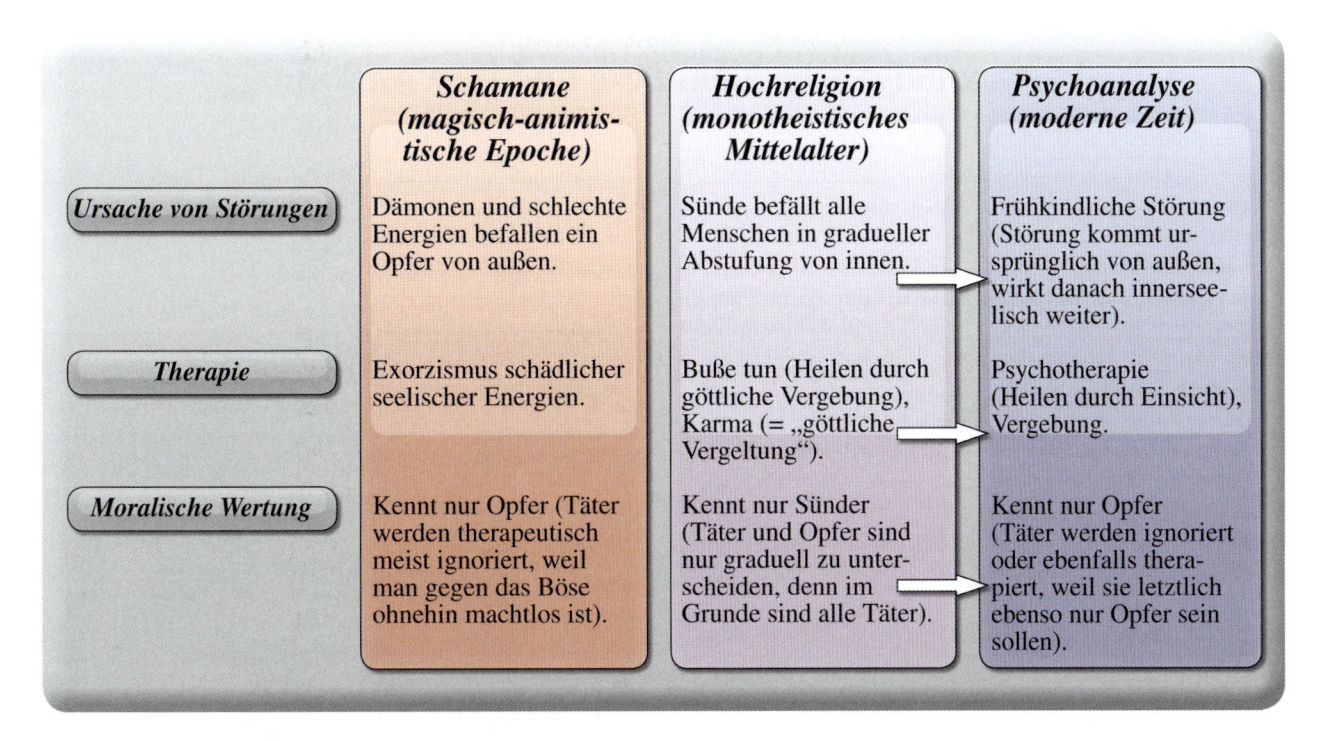

	Schamane (magisch-animistische Epoche)	**Hochreligion (monotheistisches Mittelalter)**	**Psychoanalyse (moderne Zeit)**
Ursache von Störungen	Dämonen und schlechte Energien befallen ein Opfer von außen.	Sünde befällt alle Menschen in gradueller Abstufung von innen.	Frühkindliche Störung (Störung kommt ursprünglich von außen, wirkt danach innerseelisch weiter).
Therapie	Exorzismus schädlicher seelischer Energien.	Buße tun (Heilen durch göttliche Vergebung), Karma (= „göttliche Vergeltung").	Psychotherapie (Heilen durch Einsicht), Vergebung.
Moralische Wertung	Kennt nur Opfer (Täter werden therapeutisch meist ignoriert, weil man gegen das Böse ohnehin machtlos ist).	Kennt nur Sünder (Täter und Opfer sind nur graduell zu unterscheiden, denn im Grunde sind alle Täter).	Kennt nur Opfer (Täter werden ignoriert oder ebenfalls therapiert, weil sie letztlich ebenso nur Opfer sein sollen).

Abbildung 86: *Magisch-animistisches, religiöses und psychoanalytisches Weltbild des „Bösen", seiner Ursache, Therapie und Moral. Die Pfeile zeigen den drastischen Wechsel der Ansichten, den Freuds Lehre im Denken und Fühlen der meisten Menschen hervorgerufen hat.*

Nachdenken zum Opfer erklärt, den ungünstige materielle, soziale oder genetische Konstellationen oder aber gestörte Neurotransmitter zu etwas machen, wofür er dann nichts mehr kann und nicht mehr verantwortlich ist. Viele Menschen halten das zu Recht für eine moralische und juristische Schieflage.

Die eigentliche Deutungsmacht haben die Experten an sich gerissen, die die Motive des Einzelnen analysieren dürfen und angeblich genau wissen, was ihn umtreibt. Sobald man jedoch die persönliche Entscheidungsfreiheit wieder ins Spiel bringt, stößt man auf das urmenschliche Böse. Viele reagieren bei diesem Begriff reflexartig misstrauisch und wittern gleich Rachegelüste wertkonservativer Kräfte, denen es ohnehin gegen den Strich geht, wenn Menschen zu eigenverantwortlich handeln. Politisch liberale und linke Kräfte wiederum neigen dazu, Menschen als weitgehend formbar anzusehen und deshalb Probleme auf Ursachen zurückzuführen, die außerhalb von diesen liegen. Bei der Auseinandersetzung handelt es sich daher nicht nur um Grundfragen der Moral, sondern auch um solche der Politik, Pädagogik, Hirnphysiologie, Verhaltensforschung und letztlich des vorherrschenden Weltbildes.

Entscheidungsfreiheit und Verantwortung sind seit jeher zwei Seiten der gleichen Medaille. Meines Erachtens gibt es das Böse in jedem von uns, weil unsere Seele etwas Eigenständiges ist. Und weil sie eigenständig ist, trägt jeder Mensch eine persönliche Verantwortung für das, was er tut. Und das kann ihm kein Hirnforscher und kein Psychoanalytiker wegnehmen und weginterpretieren, wie man auch keinen Experten für Neurophysiologie und Muskelmechanik benötigt, um sich körperlich selbstständig zu bewegen. Wer persönliche Würde für sich beanspruchen und frei sein will, wird notgedrungen Fehler machen. Er sollte danach auch so mutig sein, sich seine Fehler einzugestehen, was nicht immer leichtfällt. George Bernard Shaw drückt klar aus, worum es geht: *„Freiheit heißt Verantwortung. Deshalb wird sie von den meisten Menschen gefürchtet."* Neben der Wiedergewinnung der persönlichen Selbstbestimmung, was den Täter anbelangt – was heute weitgehend durch die Kunst des Herausredens kollektiv verlernt wurde –, hat das Bekenntnis zur Entscheidungsfreiheit auch etwas Wesentliches mit der eigenen Menschenwürde zu tun: Nur wer frei ist, kann wirklich frei entscheiden und ist dann auch mehr oder minder verantwortlich für das, was er tut, bekommt aber dadurch auch erst seine Würde.

Psychoanalytische Komplexe und ihre Auflösung

In der Psychoanalyse werden die seelischen Probleme, an denen Patienten leiden, als „Komplexe" bezeichnet. Umgangssprachlich versteht man darunter innere Hemmungen, die sich beispielsweise in Minderwertigkeitsgefühlen äußern. Freud sah Komplexe als das Primäre und Hemmungen als deren Folge. Ein Komplex beschreibt seiner Ansicht nach fehlgeleitete Zeitphasen der frühkindlichen Entwicklung. Das Kleinkind vollzieht nach Freud Reifungsschritte, die an ein bestimmtes Wachstumsalter gebunden sind.[37] Gelingen die Reifungsschritte nicht, die auf die orale Phase folgen, entstehen nach Freud aggressive und tabuisierte Triebwünsche, die ins kindliche Unbewusste verdrängt werden. Bei ihnen handelt es sich um besagte Komplexe.

Komplexe sorgen beim Erwachsenen für Kompensationsbemühungen, die sich nach Freuds Ansicht in Form von Kulturleistungen veredeln können. Ein Gedicht zu schreiben oder ein Bild zu malen kann demnach als eine Form von Ersatzbefriedigung gedeutet werden, wobei der eigentliche Impuls aus dem Komplex stammt. Kompensationsversuche können sich aber auch als nachteilig erweisen: Übergewicht ebenso wie suchtartiges Rauchen werden als Zeichen einer nicht zu Ende gebrachten oralen Phase gewertet. Sadistische Menschen sollen in der analen Phase stecken geblieben sein, die durch eine zu strenge Kontrolle der Stuhlentleerung des Kindes provoziert wurde. Der narzisstische Mensch soll in der primären Spielart entweder zu sehr auf sich bezogen sein, weil er zu viel mütterliche Liebe bekam, oder in der sekundären Form, weil er zu wenig mütterliche Liebe bekommen hat. Egal, um welches negative Verhaltensmuster es sich beim Erwachsenen später handelt, bei der psychoanalytischen Spurensuche landet man fast immer in der frühen Kindheit. Sucht man nach der verantwortlichen Erziehungsperson, wird die Mutter stereotyp beschuldigt, sich zum Kind auf irgendeine Weise falsch verhalten zu haben. Freuds Modell kann aber manche Ungereimtheiten der biografischen Psychologie nicht erklären, etwa dass aus dem gleichen Elternhaus sehr unterschiedliche Persönlichkeiten hervorgehen können.

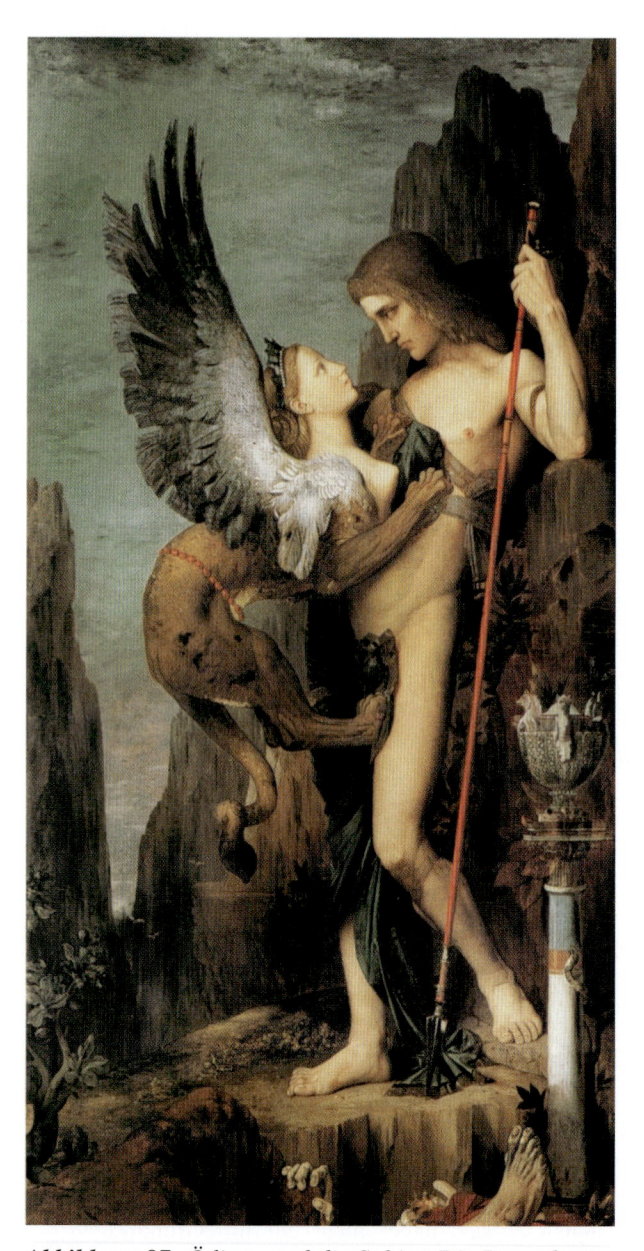

Abbildung 87: Ödipus und die Sphinx. Die Doppelnatur des Menschen, zugleich Tier und Geistwesen zu sein, wird mit der Sphinx sowie ebenfalls in Freuds Lehre thematisiert. Gemälde von Gustave Moreau, 1864, Metropolitan Museum of Art, New York.

---

37 Freud unterscheidet folgende Triebphasen: In der oralen Phase (1. Lebenshalbjahr) ist die Mundregion das primäre Bezugsorgan. In der narzisstischen Phase (2. Lebensjahr) entdeckt das Kind den eigenen Körper und entwickelt dabei Lustgefühle (Autoerotismus). Bei der analen Phase (2. bis 3. Lebensjahr) wird die Lust durch den Vorgang der Defäkation erzielt. In der phallischen Phase (4. bis 5. Lebensjahr) werden die Genitalien zu erogenen Zonen. In der phallischen Phase kommt es zur Übernahme geschlechtlicher Moralbegriffe und zur Entwicklung des Über-Ichs (Gewissen). Während der Latenzphase (6. bis 7. Lebensjahr) tritt eine scheinbare Unterbrechung der sexuellen Entwicklung ein. Sexuelle Regungen werden abgewehrt und verdrängt. In der genitalen Phase (8. Lebensjahr bis Pubertät) kommt es zu einem Wiederaufleben der Sexualität sowie zu einer allmählichen Hinwendung zu Sexualpartnern.

Neben der Psychopathologie der fehlgeleiteten kindlichen Phasen beschreibt Freud das ödipale Dreieck von Vater, Mutter und Kind. Hier spielt der Vater auch eine Rolle, aber dessen Funktion gleicht einer passiven Figur, an dem sich das heranwachsende Ich abarbeiten darf, und ist viel unbedeutender als die der Mutter, die für alles kindliche Elend verantwortlich zeichnet. Man darf vermuten, dass Freud als klassischer Muttersohn hierbei von sich auf andere geschlossen hat. Im Drama *König Ödipus* von Sophokles – auf das Freud sich bezieht – tötet ein aus der Ferne heimkommender Sohn seinen eigenen Vater unwissentlich im Kampf und nimmt anschließend das eroberte Reich in Besitz und seine eigene Mutter zur Frau. Als er den Irrtum erkennt, sticht er sich aus Selbsthass die Augen aus und geht verzweifelt ins Exil. Freud erkennt in der Tragödie von Ödipus eine urmenschliche Rivalitätsszene, die sich zwischen jedem männlichen Kind, dessen Vater und der Mutter wiederholen soll. Jeder Sohn soll insgeheim seine Mutter begehren, genauso wie jede Tochter ihren Vater ehelichen möchte (Elektra-Komplex). Nach Freuds Ansicht hat man es mit einem regelrechten Geflecht von Traumata zu tun, das eine breite, die gesamte Person umfassende Behandlung erfordert, etwa in Form einer langjährigen Gesprächstherapie.

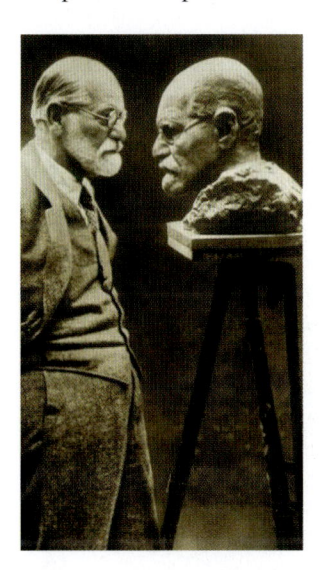

Abbildung 88:
Freud begutachtet eine Porträtbüste.

Der Anspruch der Psychoanalyse war dabei in letzter Konsequenz so weitgehend, dass genau genommen jeder zum Behandlungsfall wurde, weil es keine seelisch vollkommen Gesunden gibt. Margaret S. Mahler, eine der führenden Vertreterinnen der Psychoanalyse in Amerika, äußert sich dazu mit folgenden Worten: „*Es scheint ein Teil der menschlichen Natur zu sein, dass noch nicht einmal das am normalsten ausgestattete Kind, das die zugänglichste Mutter hat, die sich denken lässt, dazu in der Lage ist, den Prozess der Trennung und Individuation ohne Krisen zu überstehen, aus dem Ringen um die Wiedervereinigung unversehrt hervorzugehen und ohne Schwierigkeiten mit seiner Entwicklung in die ödipale Phase einzutreten*" (Mahler 1975). Das bedeutet, dass die Folgen jeder mütterlichen Liebe problematisch und damit behandlungsbedürftig sind, denn entweder hat jemand zu viel oder zu wenig Liebe in der Kindheit bekommen, auf jeden Fall nie die perfekte Dosis. Weil so gut wie niemand als Kind in der genau richtigen Weise von der Mutter geliebt wurde, erscheint nahezu jeder Mensch als behandlungsbedürftig.

Niemand bestreitet heute die Bedeutung der Psychoanalyse für bestimmte seelische Krankheitsformen, zu denen neurotische Persönlichkeitsstörungen gerechnet werden können. Doch die Euphorie der Nachkriegszeit, als die Psychoanalyse als die große Befreierin auftrat, hat sich in Ernüchterung verwandelt. Die meisten sehen die Psychoanalyse heute nicht länger als universell gültige Behandlungsform für jedermann. Viele andere Therapiekonzepte der Selbstverwirklichung sind heute an ihre Seite getreten, von Formen der Körperpsychotherapie bis hin zu Yoga. Die Bedeutung der Neurose als psychischer Störung hat sich weitgehend in Luft aufgelöst, während etwa Angsterkrankungen oder depressive Burn-out-Zustände zu offiziell anerkannten Krankheiten geworden sind.

Die Therapieerfolge der Psychoanalyse bei bestimmten seelischen Krankheiten sieht man heute kritischer als früher, weil man aus Erfahrung weiß, dass die Neurose eine chronische und meist unheilbare Störung bleibt. Letztlich sagte das auch schon Freud, aber niemand wollte es hören, und es wurde als unangenehme Wahrheit sozusagen kollektiv verdrängt. Freuds Lehre hat sich im Lauf der nahezu hundert Jahre, in denen sie praktiziert wird, stark verändert und wird heute meist nicht mehr in der Weise angewendet, wie sie Freud ursprünglich ersonnen hat. Man sieht heute die Kluft zwischen der Verhaltenstherapie, die seit jeher von akademischen Psychologen vorgezogen wurde, und der Psychoanalyse, die eine primär ärztliche Therapieform war, nicht mehr so unversöhnlich. Aus zahlreichen Quellen hat man schließlich etwas Verbindendes entwickelt, das sich als realitätstauglicher erweist.

Freuds Komplexe sind bis heute weder mit wissenschaftlichen Methoden noch mit energiemedizinischen Verfahren sichtbar zu machen. Es gibt keine computertomografischen Zeichen oder feinstofflichen Testampullen für einen Ödipus-Komplex und auch keine schulmedizinischen oder energiemedizinischen Nachweisverfahren für ein Verharren in einer oralen, analen und sonstigen frühkindlichen Phase. In der Psychosomatischen Energetik findet man bei Patienten mit energiemedizinischen Testverfahren Konflikte, die schwerpunktmäßig orale (Chakra 3), sowie solche, die anale Themen betreffen (Chakra 1 und 7). Es gibt darüber hinaus Menschen mit einem Zentralkonflikt, die ödipale, analsadistische, orale und narzisstische Charakterzüge aufweisen. Ich komme später auf die vier Charaktertypen zu sprechen und werde dabei erneut auf Gemeinsamkeiten mit Freuds Psychoanalyse hinweisen. Genauso wie bei den feinstofflichen Energieebenen gibt es auch bei den Konflikten gewisse Übereinstimmungen mit Freud, jedoch ist bis heute ein Großteil von Freuds Annahmen unbewiesen und wird es wohl bleiben, weil seine Postulate weitgehend hypothetischer Natur zu sein scheinen.

Psychoanalytische Therapieverfahren können durch moderne energiemedizinische Methoden wie die Psychosomatische Energetik verbessert werden. Die Auflösung energetischer Konflikte im Rahmen einer Psychotherapie scheint sich meist sehr förderlich auszuwirken, so dass Patienten seelisch offener und gleichzeitig emotional stabiler werden. So schreibt die Ärztin Karin von Wolff, die in ihrer psychotherapeutischen Praxis mit der Psychosomatischen Energetik (PSE) arbeitet: *„Zusammenfassend möchte ich feststellen, dass ... ich die Kombination einer Psychotherapie mit PSE als wesentlich effektiver und befriedigender beurteile als Psychotherapie allein. Psychotherapie ist eine anstrengende und oft schmerzhafte Angelegenheit; schon Freud hat erkannt, dass ein ‚Leidensdruck' nötig ist, damit der Mensch sich seinen abgewehrten Erfahrungen und den damit verbundenen Gefühlen stellt. Offenbar ist es nicht so, dass die PSE den notwendigen Leidensdruck nimmt, aber dass die psychotherapeutische Behandlung leichter wird. ... Die Patienten verändern sich in der Regel schneller und eindrucksvoller als die Patienten ‚ohne PSE' bis hin zu einem deutlich veränderten, leichteren, weicheren Körperausdruck"* (Wolff 2008).

Ein neues Menschenbild und die Rolle der Selbstverwirklichung

Der heutige Stadtmensch hat seine Gefühlswelt gleichsam mit einem Panzer umgeben, trägt seine Zärtlichkeit darin wie eine samtene Hand unter eiserner Faust.
Desmond Morris, britischer Zoologe (*1928)[38]

Freuds Vorstellungen vom Unbewussten sind heute ein fester Bestandteil des modernen Weltbildes geworden. Die Versöhnung mit dem Unbewussten soll zu den großen Aufgaben gehören, vor die sich jeder Mensch gestellt sieht. Zweifellos handelt es sich um eine lebenslange und nie endende Herausforderung, sein Inneres besser kennenzulernen und seine wahren Wünsche herauszufinden. Ob man das gleich hochtrabend „Psychotherapie" nennt oder schlicht „Lebenserfahrungen sammeln" oder „Sich selbst besser kennenlernen", ist eine grundsätzliche Frage, die darauf hinausläuft, ob das Gros der Menschen dafür immer gleich fachliche Hilfe benötigt.

Selbst viele Fachleute sind mittlerweile der Ansicht, dass eine allgemeine Psychoanalysierung der Gesellschaft nicht nur kaum bezahlbar wäre, sondern dass die Psychoanalyse die hohen Erwartungen, die an sie als vermeintlich universell wirksame Methode der Selbstbefreiung gerichtet werden, nicht erfüllen kann. Die beiden kalifornischen Psychoanalytiker James Hillman und Michael Ventura meinen, dass einer der Hauptgründe dafür in einem zu wenig holistischen Ansatz der Psychoanalyse liege: *„Weil die Psychotherapie sich nur mit jener inneren Seele beschäftigt. Indem sie die Seele aus der Welt herausnimmt und nicht erkennt, dass die Seele auch in der Welt ist, kann die Psychotherapie nicht mehr funktionieren"* (Hillman/Ventura 1993). Abgesehen von dieser grundsätzlichen Selbstkritik, die den individualistischen, nur auf eine Person fixierten Therapieansatz bemängelt, sollte man die hohen Erwartungen an die Psychoanalyse generell zurückschrauben. Es gibt für seelisch „normale" Menschen viele andere, preiswertere und effektivere Wege, mehr über sich zu erfahren und sich seelisch zu entwickeln.

Freuds Lehre war aber nicht nur als Therapieform zu einem bestimmten historischen Zeitpunkt sehr wichtig, sondern trug auch maßgeblich zur Gleichstellung der Frau und zur sexuellen Befreiung bei. Das waren Errungenschaften, die den modernen Menschen von den quälenden moralischen und religiösen Fesseln der Vergangenheit befreiten. Die Schlussfolgerungen, die aus der Psychoanalyse gezogen wurden, gingen allerdings nach der Meinung etlicher Kritiker viel zu weit. Das befreite Individuum

---
38 Morris 1982.

betrachtete seine individuelle Befindlichkeit als wichtigsten Maßstab. Freuds Lehre „emotionalisierte" die Gesellschaft[39], wie es die Soziologin Eva Illouz treffend umschrieben hat, und sorgte dafür, dass ein modernes Selbstbild auf der Grundlage permanenter Selbstbespiegelung entstand, die das analytische Modell zum Vorbild genommen hat. Probleme in der Ehe oder im Beruf werden zu Persönlichkeitsproblemen umfunktioniert und als Folge einer unglücklichen Kindheit gedeutet, während das vor Freud vollkommen anders gesehen wurde. Persönliches Unglück galt früher als Folge einer göttlichen Strafe oder schlicht als persönliches Pech, während es nun zu einem zu therapierenden Psychoproblem wurde.

Das neue Menschenbild, das die Psychoanalyse hervorbrachte, hatte zunächst überhaupt nichts mit den ursprünglichen Ideen Freuds zu tun. Doch mit dem Aufkommen der Psychoanalyse entwickelte es sich quasi durch die Hintertür. Sich seelisch zu öffnen und emotional zu verändern wurde durch die Populärpsychologie zu einer neuen Verheißung. Es entstand der Mythos eines modernen Menschen, der für sein Schicksal selbst verantwortlich zeichnet. Er soll seelisch ständig „an sich arbeiten", um ein vollständigerer, weniger gehemmter Mensch zu werden und ein besseres, lustvolleres, dazu ein vermeintlich ehrlicheres Leben zu führen. Von einer solchen Vorstellung ist es nicht mehr weit zum radikalen Selbstcoaching, bei dem der Mensch zum völligen Gestalter seines „Profils" wird. Jeder soll sich ständig neu erfinden, wodurch er sich auf dem Feld der Selbstvermarktung gewinnfördernd verkaufen kann. Ein strahlendes Lächeln, angenehme Umgangsformen und ein positiver emotionaler Schwung werden zu Kriterien solcher „Selbsterfindungen", bei denen sich Menschen schließlich in ihre eigenen Werbeträger verwandeln.

Früher sah man das noch völlig anders und Menschen als unveränderliche Persönlichkeiten, die man zu nehmen hatte, wie sie von Natur aus waren – selbst wenn sie ständig schlechte Laune hatten und reizbar waren. Durch die Psychoanalyse wurden Menschen jedoch zu veränderbaren „Fällen", die an sich zu arbeiten haben, was zu völlig überzogenen Ansprüchen an sich selbst führte. Immer mehr Menschen spüren mittlerweile, dass die Wahrheit irgendwo zwischen dem alten holzschnittartigen Bild der festgelegten Persönlichkeitsstruktur und dem der modernen Selbsterschaffung liegt. Während sich Menschen früher hinter einer zu starren Charaktermaske regelrecht versteckt hatten, führt eine zu radikale Selbsttransformation ebenfalls zur Entfremdung. In dem Zusammenhang zeigen Forschungsergebnisse in die gleiche Richtung, die sich mit den genetischen Grundlagen des Verhaltens beschäftigen: Menschen besitzen von Natur aus bestimmte unveränderliche Persönlichkeitsmerkmale, zu denen jeder stehen sollte.

Das durch die Psychoanalyse angeregte Menschenbild verändert nicht nur das Selbstbild nachteilig, sondern auch die herkömmlichen Geschlechterrollen haben darunter gelitten. Der moderne Mann soll emotional intelligent sein, sich in andere einfühlen, seine Gefühle wahrnehmen und sie ausdrücken können, also letztlich weibliche Eigenschaften herausbilden. Von allen Menschen fordert das neue Rollenverständnis mehr Selbstbewusstsein, was männliche Eigenschaften überbetont. Männer sollen lernen, sich zu emotionalisieren, und Frauen im Gegenzug, selbstbewusster aufzutreten. Wie schon beim Diktat des Selbstcoaching führt dieses neue Geschlechtsbild zu seelischer Verwirrung und einer falschen Authentizität, die letztlich genau das Gegenteil von dem bewirkt, was sie ursprünglich bezweckt. Anstatt Menschen freier zu machen, führt sie zu Entfremdung von der eigenen Geschlechtsidentität, weil elementare Grundstrukturen des geschlechtlich determinierten Unbewussten missachtet werden.

Selbstverwirklichung ist der übergreifende Mythos der Moderne. Der Mensch wird zu einem unfertigen Wesen, das ständig an sich arbeiten soll, um sein volles Potenzial zu entfalten. Freuds Ziel war das selbstbewusste und gesellschaftlich erfolgreiche Individuum. Anlässlich eines Vortrags, den er 1909 an einer nordamerikanischen Universität hielt, fasste er seine Vorstellung zusammen: *„Der energische und erfolgreiche Mensch ist der, dem es gelingt, durch Arbeit seine Wunsch-Phantasien in Realität umzusetzen"* (Freud 1910). Freud verbindet den amerikanischen Traum, wonach jeder Tellerwäscher zum Millionär werden kann, mit dem Anliegen der Psychoanalyse: Der seelisch Gesunde ist nicht mehr neurotisch, selbstbemitleidend und träge, sondern gesellschaftlich erfolgreich. Der erfolgreich Therapierte wird damit gemäß der Logik von Freud zum gesellschaftlich Erfolgreichen.

Mit der Psychoanalyse entwickelten sich aber noch weitere, gesellschaftlich vorher tabuisierte Formen der Selbstverwirklichung: die Befreiung des Körpers, die Verwirklichung sexueller Wunschvorstellungen und radikale individualistische Fantasien. Wenn man diese Vorstellungen zu ihren Wurzeln zurückverfolgt, landet man bei der deutschen Romantik: Erstmals wurde dort die „romantische", aber auch die erotische Liebe zwischen zwei Menschen zum großen Erlösungsmythos. Freuds Entdeckung der Sexualität ist eine logische Fortsetzung solcher Träume, um die es im Folgenden gehen soll.

---

39 Illouz 2009.

Sich durch Sexualität befreien

Liebe, Arbeit und Wissen sind die Quellen unseres Lebens.
Wilhelm Reich, österreichischer Psychoanalytiker (1897–1957)

Sich mit Wilhelm Reich zu beschäftigen war in meiner Jugend sehr populär. Seine Ideen übten einen großen Einfluss auf die Jugendbewegung der 68er-Jahre aus, und Reich kann als geistiger Ahnherr der sexuellen Befreiung, aber auch der antiautoritären Erziehung und der Körperpsychotherapie angesehen werden. Beim Thema „unterdrückter Sex" fühlten sich damals viele junge Menschen von Reich angesprochen. Die meisten jungen Männer in meinem Alter hatten noch nie ein weibliches Genital gesehen, und Sexualität galt generell als Tabu.

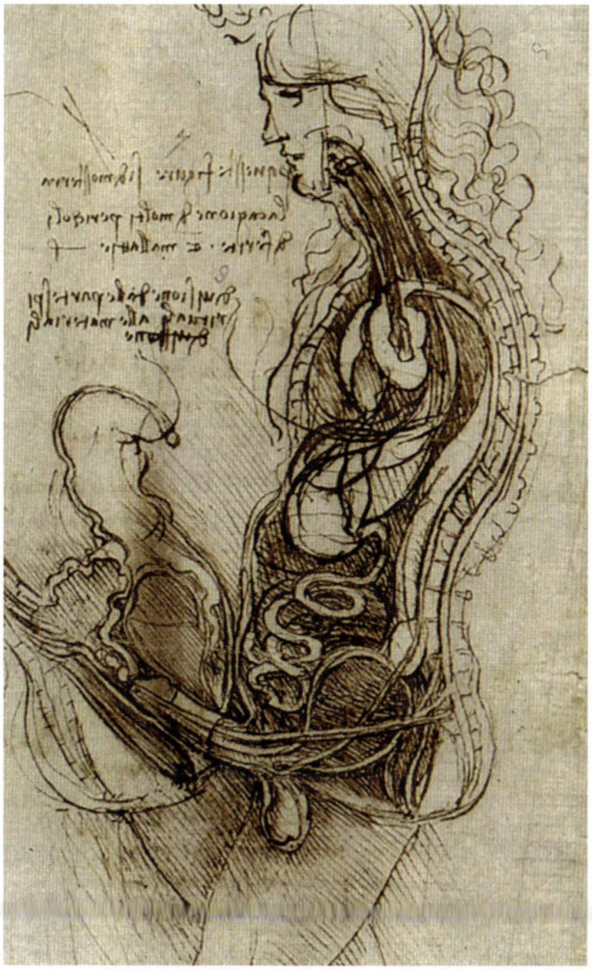

Abbildung 89: *Koitus (Zeichnung von Leonardo da Vinci).*

Masturbation sollte das Rückenmark erweichen und zu Schwachsinn führen. Mit einem Mädchen in einem Hotel zu übernachten, ohne verheiratet zu sein, galt als Straftat. Die Liste solcher und ähnlicher abstruser Verbote und Ansichten machte das erotische Leben in den 60er- und 70er-Jahren des vorigen Jahrhunderts speziell für junge Menschen schwierig.

Mir wurde bald klar, dass die Lektüre eines Buches nicht die realen Lebensprobleme schüchterner junger Männer wie mir lösen konnte. Dennoch erschien mir Reich wichtig, denn er war damals einer der wenigen, der die freie Liebe propagierte, eine zugleich faszinierende und einleuchtende Idee. Reich erklärte, dass junge Leute sich deshalb oft so frustriert und blockiert fühlen, weil sie unter gestauter Sexualität leiden. Sexuelle und allgemeine Unterdrückung liegen nach Reich eng beieinander, und er offerierte das richtige Rezept, das vor allem aus einer befreiten Sexualität bestand. Eine solche Befreiung schien zwar in weiter Ferne zu liegen, doch man konnte davon träumen und sich langfristig eine bessere Welt erhoffen. Reich war Arzt und Psychoanalytiker, also ein gebildeter Fachmann, was auf mich vertrauenerweckend wirkte. Als enger Vertrauter Sigmund Freuds soll er zeitweise als dessen Kronprinz auserkoren gewesen sein, wurde aber später aus der Internationalen Psychoanalytischen Vereinigung ausgeschlossen, weil seine extremen Ansichten zu Sexualität und Kommunismus starken Anstoß erregt hatten.

Laut Wilhelm Reich erkennt man die sexuelle Blockade an:

1. einer gestörten oder fehlenden Sexualität, die sich in einer generellen Orgasmus-Störung und Orgasmus-Unfähigkeit äußert beziehungsweise im Extrem in Form von Anhedonie (Frigidität, Trieb- und Freudlosigkeit) und Perversionen sowie

2. einer allgemeinen seelischen Verhärtung, die Reich „Charakterpanzerung" nennt.

Wenn diese beiden Blockaden der Lebensenergie lange genug anhalten, entstehen nach Reich auf Dauer soziale und emotionale Unterdrückung sowie Faschismus und Fundamentalismus, also letztlich alles Böse dieser Welt.

Der seelisch verhärtete Mensch träumt davon, seinen Sexualpartner auszupeitschen und zu erniedrigen, und kompensiert seine Minderwertigkeitsgefühle, indem er sich selbst als Herrenmenschen fantasiert. Das klang für mich bereits damals allzu simpel, aber ich konnte meine Vorbehalte noch nicht in Worte fassen.

Erst später wurde mir klar, dass Reichs plakative Thesen Ausdruck einer idealistischen Haltung weiter Teile der kommunistischen Bewegung gewesen sind. In den 30er-Jahren versuchte Reich nämlich, Berliner Arbeitern die klassenkämpferischen Ziele des Kommunismus nahezubringen, indem er sie mit ihrer sexuellen Befreiung verband. 1931 gründete er im Rahmen der KPD den Deutschen Reichsverband für Proletarische Sexualpolitik (Sexpol), wurde aber 1933 wegen innerparteilicher Streitereien aus der KPD ausgeschlossen. Das geschah unter anderem wegen seines Buches *Massenpsychologie des Faschismus,* in dem das Phänomen des Faschismus erstmals aus psychoanalytischer Perspektive beleuchtet wurde. Der eigentliche Grund des Ausschlusses aber war Reichs scharfe Kritik an Stalin. Für Reich war Stalin der gleiche Schurke wie Adolf Hitler, was für konservative Kommunisten einem totalen Affront gleichkam. Die Sexpolbewegung fand ihr natürliches Ende in dem Umstand, dass viele Arbeiter das Getue um ihren Orgasmus eher peinlich fanden. Sie wollten auch nicht begreifen, was blockierte Sexualität mit ihrem Sozialstatus oder ihrer Lohntüte zu tun haben sollte.

Die moderne „Sexpol-Bewegung" in Studentenkreisen der 60er-Jahre versuchte Reichs Ideen umzusetzen. Unter meinen Altersgenossen herrschte der naive Glaube, freie Sexualität würde automatisch die Gesellschaft befreien. Mich befielen jedoch schon bald Zweifel, ob das so einfach zu bewerkstelligen sei. Den Charakter eines Menschen durch ein paar glückliche Liebesnächte zum Besseren zu verändern erschien mir einfach unrealistisch, denn ich kannte genug unsympathische Zeitgenossen, die ein reges Liebesleben pflegten. Während Reichs Theorie bei einem sexuell gehemmten Menschen wie Adolf Hitler einleuchtend klingen mag, versagt sie bei Sexualathleten wie dem kalifornischen Massenmörder Charles Manson. Der hatte ganz offensichtlich keinerlei Potenzprobleme, was jedoch nichts an seiner mörderischen Paranoia geändert hat. Reichs Theorie war bei Lichte besehen nichts anderes als ein bequemes Feigenblatt für ungehemmtes sexuelles Ausleben. Viele Angehörige der Studentenbewegung, die von ihrer sozialen Herkunft her mit der Arbeiterklasse wenig zu tun hatten, bekamen dadurch das gute Gefühl, ideologisch auf der richtigen Seite zu stehen.

Als ich älter war und ein geordnetes Liebesleben hatte, faszinierte mich an Wilhelm Reichs Alterswerk seine Behauptung, er habe die Mechanismen der Lebenskraft erstmals auf wissenschaftliche Weise erforscht. Reich nannte die Lebensenergie Orgon und entwarf eine regelrechte Kosmologie, die das Leben selbst erklären sollte. Wie bei den mittelalterlichen Tempelrittern auf der Suche nach dem Heiligen Gral ging es Reich um nichts Geringeres als den Ursprung des Lebens. Uralte mythologische Themen der Menschheit werden dadurch angesprochen, die bei vielen nach wie vor heftige Emotionen auslösen und in neuerer Zeit durch Filme und Romane wie *Sakrileg, Das Vermächtnis der Tempelritter* oder *Da Vinci Code* kommerzialisiert wurden. Dunkle und ahnungsvolle Gefühle werden beschworen, und angeblich weiß nur eine kleine Schar von Eingeweihten Bescheid, während die ahnungslose Majorität nichts erfahren darf, weil das Geheimnis einfach zu gefährlich sein soll. Eine Zeit lang fühlte ich mich bei der Lektüre Reichs wie der Mitverschworene eines mittelalterlichen Geheimbundes. In klaren Momenten schwante mir jedoch, dass es sich bei Reichs Thesen womöglich um die Ideen eines exzentrischen Sonderlings handelt, der sich eine illusionäre Welt zusammengebastelt hatte.

Um Reichs Werk verständlich werden zu lassen, lohnt sich ein kurzer Ausflug in die Geschichte der Psychoanalyse. Wilhelm Reich galt trotz seiner Jugend bald als genialer Schüler Sigmund Freuds und wurde zeitweise als sein Nachfolger gehandelt. Offenbar waren es der brillante Intellekt und die starke Persönlichkeit des jungen Medizinstudenten, mit denen er den wesentlich älteren Privatdozenten Freud und dessen Umgebung nachhaltig beeindruckte. Die Gespräche zwischen Reich und Freud drehten sich vor allem um die sexuelle Triebkraft oder Libido.[40] Dieser Lebenstrieb dient laut Freud der Selbsterhaltung der Art, während ein ominöser Todestrieb ihm entgegenwirkt. Letztlich können laut Sigmund Freud alle menschlichen Antriebe auf die Libido zurückgeführt werden, und auch hinter kulturellen Leistungen steht eine Sublimierung des Sexuellen. Freuds Libido-Theorie konnte nie in der Realität bestätigt werden, denn es gibt ebenso viele sexuell ausschweifende wie enthaltsame Künstler. Immerhin machte die Libido-Theorie Freuds Weltbild einheitlich und universell, denn alles sollte letztlich sexuell sein.

---

40 Reich vertrat selbstbewusst die Meinung, dass seine psychoanalytischen Kollegen wegen mangelnder naturwissenschaftlicher Bildung nicht durchschaut hätten, worum es Freud bei der Libido eigentlich gegangen sei: *„Die Libido, von der Freud hypothetisch sprach, und von der er annahm, dass sie chemischer Natur sei, ist eine konkrete Energie ... Sie ist in der Luft enthalten und kann in Orgon-Akkumulatoren konzentriert werden. ... Wer hat die Libidotheorie als einziger weiterentwickelt? Ich betrachte mich als den Einzigen, der das getan hat."* (Vgl. Reich 1969.)

Freud scheint zeitlebens von einer naturwissenschaftlichen Objektivierung seiner Triebtheorie und insbesondere vom objektiven Nachweis der Libido geträumt zu haben. Er wusste nur zu gut, dass dies einem Dammbruch gleichgekommen wäre, durch den die Psychoanalyse mit einem Paukenschlag als solide akademische Wissenschaft anerkannt worden wäre. Wie man das bei Söhnen oft beobachten kann, versuchte Reich offenbar den Traum der väterlichen Leitfigur Freud zu erfüllen, und bemühte sich zeitlebens, die Lebensenergie wissenschaftlich nachzuweisen. Es war ein heimlicher Traum, von dem Freud vermutlich nur sprach, wenn er dem jungen Kollegen sein Herz ausschüttete, denn er war sich wohl im Klaren, dass die Großspurigkeit dieser Vorstellungen ihn in offiziellen wissenschaftlichen Kreisen nur lächerlich gemacht hätte. Reich wurde nicht von solchen Skrupeln geplagt. Zeitlebens war er eher ein rebellischer Charakter, und man findet bei ihm unschwer alle Merkmale eines voll entfalteten melancholischen Charaktertyps, der im Extrem zu Schrulligkeit, Einzelgängertum und großartigen ideellen Konstruktionen neigt.

Reichs Vegetotherapie

Wilhelm Reich stand schon nach wenigen Berufsjahren konträr zu seinen psychoanalytischen Kollegen. Seine radikalen linkssozialistischen Positionen waren mit einer politisch neutralen Haltung unvereinbar, die Freud für fundamental notwendig hielt. Reich wollte aus der Psychoanalyse eine Angelegenheit des Klassenkampfes machen und wurde vermutlich auf Betreiben Freuds 1934 aus der Internationalen Psychoanalytischen Vereinigung ausgeschlossen. Reich war wie Freud Jude und musste vor den Nationalsozialisten fliehen. Dadurch verbreiteten sich seine Theorien zuerst in Skandinavien. In Norwegen begegnete Reich dem Psychologen Ola Raknes, der einer seiner wichtigsten europäischen Schüler wurde und unter anderem die bereits öfter genannte Gerda Boyesen unterrichtete. In den USA, wo Reich seine letzten Lebensjahre verbrachte, behandelt er den Arztkollegen Alexander Lowen. Dieser entwickelte nach Reichs Tod die Bioenergetik, die auf seinen bei Reich gesammelten Erfahrungen beruht.

Wenn man Reichs Verdienste aus der Rückschau bewerten will, liegt seine Bedeutung vor allem in der Entdeckung des Körpers als therapeutischem Objekt. Vor Reich wurde während der psychoanalytischen Sitzung mit dem Patienten nur gesprochen, während Reich erstmals eine körperliche Form der Psychotherapie entwickelte. Von Reichs praktischer Therapie selbst ist leider relativ wenig bekannt, und er hat auch kaum darüber geschrieben. Sollte es Filmaufnahmen oder Protokolle von Sitzungen Reichs mit Patienten geben, lagern sie unbearbeitet in den Archiven. Anhand dessen, was Nachfolger wie Ola Raknes oder Alexander Lowen daraus weiterentwickelt haben, lässt sich jedoch einiges von Reichs praktischer Arbeit rekonstruieren. Er berührte seine Patienten, massierte sie und versuchte, ihre verhärteten Muskelpartien zu lockern. Dazu einige typische Beispiele:

1. Reich behandelte sogenannte Zwerchfellblockaden durch Schreien und Brüllen, weil die Unfähigkeit, tief durchzuatmen, und die Gewohnheit, mit sanfter Stimme zu sprechen, seiner Ansicht nach auf zurückgehaltenen Aggressionen beruhen. Die gestauten Emotionen speichern sich im Zwerchfell dauerhaft muskulär und können durch Provokation befreit werden. Reich lockerte auch Nackenblockaden. Jemand, der gebückt geht, seinen Kopf hängen lässt und niedergedrückt wirkt, hat nach Reichs Auffassung seine Emotionen in verhärteten Nackenmuskeln gespeichert. Reich forderte solche Patienten auf, mit dem Kissen auf einen verhassten Unterdrücker einzuschlagen, gegen den sie sich früher als hilflose Kinder nicht wehren konnten und die unterdrückten Emotionen danach in Muskelverspannungen abgespeichert hatten.

2. Reich therapierte auch Körperhaltungen seiner Patienten, die er als seelische Abwehr deutete, etwa hängende Schultern als Ausdruck „gefrorener" alter Aggressionen oder abgespeicherter Trauer.

3. Reich interpretierte ebenfalls die Mimik. Einen zugespitzten und verhärteten Mund etwa deutete er als Ausdruck alter Hassgefühle oder unterdrückter Sehnsucht und versuchte, alte Gefühle wieder zum Leben zu erwecken, worauf die Mimik des Patienten wieder weicher und freundlicher werden soll.

Man sieht, dass Reich bei seiner Therapie viel weiter geht als seine traditionell arbeitenden Kollegen, die nur die psychoanalytische „Redekur" benutzten. Reich arbeitete mit persönlichen Merkmalen, die vorher als nebensächlich oder unveränderlich gegolten hatten, und durchschaute intuitiv, dass es viel weiter führt, den Patienten durch Massagen und emotionale Provokation aus der Reserve zu bringen, anstatt bloß zu reden. Reich wollte dadurch die tiefen Schichten des Unbewussten erreichen, an die im Körper gespeicherten Trauma-Energien herankommen, sie provozieren und die dort gespeicherte emotionale Ladung dauerhaft befreien.

1930 entwickelte Reich die Vegetotherapie. Sie beruht auf den Thesen des Berliner Internisten Friedrich Kraus von der vegetativen Strömung. Nach Kraus pulsieren Körpermembranen von Einzellern, Körperzellen und ganzen Organismen in Form von elektrisch gesteuerter Ladung und Entladung, vergleichbar einer Batterie. Reich erweiterte das Konzept auf die sexuelle Ladung in Form sexueller Lust und ihre Entladung in Form des Orgasmus. Das Ganze funktioniert nach Reich wie ein Dampfkochtopf, der periodisch seinen Überdruck ablässt. Wenn sich die lustvolle Energie nicht entladen kann und staut, entstehen körperliche Krankheiten oder seelische Störungen. Wer keinen Orgasmus haben darf oder haben kann, wird auf Dauer krank. Das Zölibat ebenso wie alle anderen Formen sexueller Enthaltsamkeit werden zu einer potenziellen Krankheitsgefahr und chronische Krankheiten wie Krebs als Endzustand einer bösartigen psychosomatischen Störung gedeutet, die letztlich ebenfalls durch sexuelle Probleme erklärt werden kann.

Reich erkennt im Muskelpanzer die eigentliche Ursache der Neurose und versteht darunter eine dauerhafte Anspannung bestimmter Muskelgruppen, die eine nicht abgeführte Triebspannung oder verdrängte Emotion speichern. Der Muskelpanzer beginnt laut Reich mit einer Schockreaktion. Genauso wie sich Tiere tot stellen und in Schreckstarre verfallen, sollen emotionale Schocks zu einem bleibenden emotionalen Trauma führen, bei dem ein Teil der emotionalen Energie in Muskelspannungen gespeichert und regelrecht „tiefgefroren" wird. Anschließend bleiben laut Reich sowohl die Muskelanspannung wie die Wahrnehmungsstörung bestehen. Das hat zur Folge, dass sich der Betreffende nicht mehr richtig spürt und außerdem seine Lustfähigkeit heruntergedrosselt.

Die „gefrorenen" Muskelspannungen entdeckte Reich bei seinen Patienten als feine hirsegroße Knötchen in der Wangenmuskulatur oder anderen Körperstellen, etwa an der Innen- und Außenseite der Oberschenkel. In der Medizin kennt man diese Knötchen als sogenannte Gelosen und Myogelosen. Man kann sie überall besonders leicht ertasten, wenn die Haut zuvor eingeölt wird. Reich entdeckte daneben Verspannungen ganzer Muskelgruppen bei seinen Patienten, etwa in Form von Zwerchfell-Dauerkontraktion mit der Unfähigkeit, tief zu atmen, Kreuzschmerzen bei Beckenblockade mit anschließenden sexuellen Störungen oder Kopfschmerz bei Verkrampfungen der Nacken- und Schläfenmuskeln.

Mit bestimmten von Reich entwickelten Techniken soll es gelingen, verkrampfte Muskelgruppen dauerhaft aufzulösen. Während der Therapiesitzung aktiviert der Therapeut so lange die Muskelspannung, indem er den Patienten mit einer übertrieben wirkenden Haltung so lange belastet und regelrecht überfordert, bis die unterdrückten Emotionen auftauchen. Der Patient erlebt dann gelegentlich starke, ihm zuvor unbekannte Gefühle und beginnt manchmal zu schreien oder zu weinen. Viele sehen Filmsequenzen vor ihrem inneren Auge, die mit dem ursprünglichen Trauma zu tun haben sollen. Je mehr von den Dauerkontraktionen der Muskeln aufgelöst werden, umso mehr soll die Drosselung der Triebspannung nachlassen.

Die Erhöhung des allgemeinen Energieniveaus, die tiefere Entspannung und die dadurch ausgelösten Gefühle strömender Lust sollen ein stark verändertes Lebensgefühl hervorrufen. Reichs wesentliches Therapieziel war – im Unterschied zu Freud – die Neugeburt einer primären Persönlichkeit, die ihre Fähigkeit zur Lust, zu Wohlgefühl und vegetativer Eigensteuerung zuvor verloren hatte. Unter einem Panzer von dauernden Muskelanspannungen, die dem Betreffenden selbst gar nicht mehr bewusst seien, sitzen laut Reich strömende und lustvolle Körpergefühle.

Entdeckung des Orgons

Reich bezeichnete die Lebensenergie wie erwähnt mit dem Fantasienamen „Orgon". 1939 beobachtet er an glühend gemachtem Meeressand ungewöhnliche elektrostatische Phänomene und denkt im ersten Moment an eine Einwirkung der Sonnenenergie, bis er glaubt, es mit der Lebensenergie selbst zu tun zu haben. An besagtem Sand glaubt er auch die Urzeugung zu entdecken: Die Einwirkung von Orgon soll Lebewesen aus dem Nichts heraus entstehen lassen, nachdem sich in steril gemachtem, ausgeglühtem Sand durch Hinzufügen von sterilem Wasser Bläschen bilden, die später Lebensreaktionen zeigen. Reich tauft die neu entstandenen Wesen auf den Namen „Bione" und ist sich sicher, das Geheimnis des Lebens gelüftet zu haben.

Reichs bekannteste Erfindung ist der Orgon-Akkumulator, eine Mischung aus Faradaykäfig und Sauna, bei dem es sich um eine große Kiste mit abwechselnden Schichten organischer und metallischer Struktur handelt. Lagen von Holzwolle folgen auf Metallplatten, und das fünf- oder zehnmal, wodurch die Orgonenergie laut Reich angezogen und verstärkt werden soll, aber nicht mehr entweichen kann. Reich glaubt, dass orgonotisch schwache Patienten im Akkumulator Lebensenergie aufnehmen. Ich habe früher Orgon-Akkumulatoren gebaut und damit Selbstversuche durchgeführt. Leider konnte ich entgegen meiner ursprünglichen Erwartung nichts spüren. Später habe ich durch Kontrollen mit dem Reba®-Testgerät ebenfalls keinerlei energetische Veränderung festgestellt. Ob das auf einer Täuschung meinerseits beruht oder eine richtige Einschätzung des Akkumulators liefert, möchte ich offenlassen, da unabhängige Kontrollen fehlen.

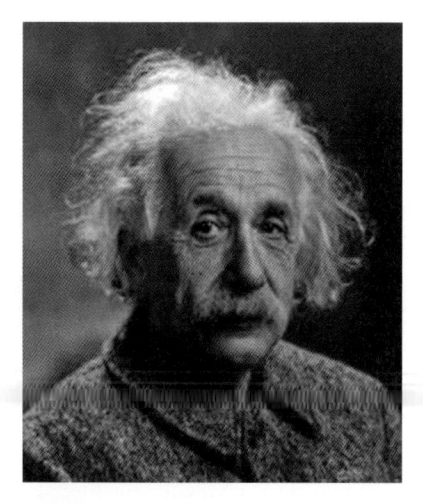

Abbildung 90: *Albert Einstein 1930.*

Zu Reichs eigenem Mythos gehört der Glaube, dass die Welt in lebendige und orgonotisch freie Forscher eingeteilt werden kann, zu denen er sich selbst zählt, und in unlebendige Forscher, die das Orgon bekämpfen. Trotz solcher Vorbehalte war er bereit, dem weltberühmten Physik-Nobelpreisträger Albert Einstein seinen Orgon-Akkumulator höchstpersönlich vorzustellen. Möglicherweise hielt er Einstein ebenfalls für einen freien Geist. Einstein scheint jedenfalls zeitlebens an ungewöhnlichen Phänomenen wie der Telepathie interessiert gewesen zu sein, weshalb ihn Reichs Theorie möglicherweise angesprochen hat. Hinzu kam, dass beide Männer als jüdische Emigranten an der amerikanischen Ostküste relativ nahe beieinander wohnten.

Reich hatte Einstein 1940 von seinen Forschungen berichtet und ihn kurz darauf in der Universitätsstadt Princeton besucht. Auf der Ladefläche seines Transporters hatte Reich einen Orgon-Akkumulator mitgebracht, den er Einstein kostenlos zur Verfügung stellte. Dieser konnte wenige Wochen später Reichs Beobachtungen bestätigen, dass die Temperatur im Innern des Akkumulators ohne Zufuhr von Wärme tatsächlich höher war, führte das aber auf konventionelle Ursachen zurück. In einem Brief an Reich vom 7. Februar 1941 schreibt er freundschaftlich: „*Ich hoffe, dass dies Ihre Skepsis entwickeln wird, dass Sie sich nicht durch eine an sich verständliche Illusion trügen lassen.*" Reich konnte Einsteins enttäuschendes Urteil nicht akzeptieren und bemühte sich mit zahlreichen Gegenargumenten um eine erneute Stellungnahme, bekam aber keine Antwort mehr. Reich musste wohl irgendwann begreifen, dass Einsteins Schweigen auch eine Antwort war, aber eine wenig schmeichelhafte. In einem Projekt mit dem Titel „*Kritische Evaluation der Lebensenergie-Forschung von Wilhelm Reich*" (1990–1994) gelangte Bernhard Harrer an der Freien Universität Berlin zum gleichen Urteil wie Albert Einstein. Harrer weist Reich gravierende Messmängel nach, die zeigen, dass sich Reich nicht genügend in die Grundlagen und Methoden der experimentellen Physik eingearbeitet hat.

Da Reich mit seinem Orgon-Akkumulator zahlreiche verzweifelte Krebskranke behandelte, erfuhr die amerikanische Gesundheitsbehörde FDA (Federal Drug Administration) von Reichs ungewöhnlichem Therapiekonzept. Die FDA ist seit jeher dafür bekannt, hart gegen außerwissenschaftliche Verfahren vorzugehen. Reichs extreme Sichtweise hatte etwas Unversöhnliches und Unangepasstes, das schließlich zu seinem persönlichen Fiasko führte:

Er konnte die Verfügung des Gerichts, alle Akkumulatoren und Orgon-Schriften vollständig zu vernichten, nicht akzeptieren, weil es sich in seinen Augen um eine ausschließlich wissenschaftliche Frage handelte. 1955 wurde Reich verurteilt, was er jedoch ignorierte. Danach verbüßte er eine zweijährige Haftstrafe wegen Missachtung des Gerichts (auf Abbildung 91 ist er bei seiner Verhaftung zu sehen), während deren er schließlich an Herzversagen starb.

Reich geriet in eine unhaltbare Position, die ihm zuletzt nur die Option des Märtyrers offenließ. Will man seine Rolle kritisch bewerten, scheint seine Uneinsichtigkeit der Hauptgrund zu sein, warum er schließlich scheitern musste. Reich war – wie viele seiner psychoanalytischen Berufskollegen – vom eigenen elitären Status überzeugt und der Meinung, einer kleinen Gruppe Eingeweihter anzugehören. Dass die Psychoanalyse eine perfekte Bühne für Machtspiele des Therapeuten abgibt, ist im Zusammenhang mit Reichs Schicksal sicher von wesentlicher Bedeutung: Reich hielt sich für einen auserwählten Wissenschaftler mit ganz besonderen Einsichten, was zwar zutraf, ihn aber trotzdem nicht über das Gesetz stellte. Sein elitäres Selbstbewusstsein war dabei von ganz besonderer Qualität, weil er der Ansicht war – wie nur sehr wenige weitere Auserwählte –, von der Ursünde der „orgonotischen Blockade" frei zu sein.

Reich konnte außerdem nicht begreifen, dass unzählige Menschen vor ihm wertvolle Erfahrungen gesammelt hatten, die ihm hätten hilfreich sein können. Er war ja beileibe nicht der Erste, der sich mit der Lebensenergie beschäftigte, und hätte gut daran getan, sich mit bewährten Traditionen zu beschäftigen und unter Kennern der Materie umzuhören, anstatt in einem geradezu herkulisch anmutenden Kraftakt und Rundumschlag alle Welträtsel alleine lösen zu wollen. Seine letzten Bücher, darunter eines mit dem Titel „*Cosmic Superimposition (kosmische Überlagerung)*", sind Ausdruck eines unverkennbaren Größenwahns. Reichs brillante Sprachgewalt, sein universelles Wissen und seine intellektuelle Schärfe beeindrucken aber noch heute zahlreiche Anhänger und erschweren es, Reichs Grenzen zu erkennen.

Trotz allem bleibt die Tatsache bestehen, dass Wilhelm Reich als Vater der humanistischen Körperpsychotherapie gelten darf. Er hat das Verständnis für das Zusammenspiel von Körper und Seele in Fortführung von Freuds „Redekur" wesentlich sinnlicher, emotionaler, dramatischer und authentischer werden lassen und wichtige Verfahren wie Bioenergetik, Biodynamische Psychologie, Gestalttherapie, Core Energetics, Rebirthing, Rolfing und andere entscheidend beeinflusst. Seine Wirkung auf die sexuelle Befreiungsbewegung der 60er-Jahre darf als

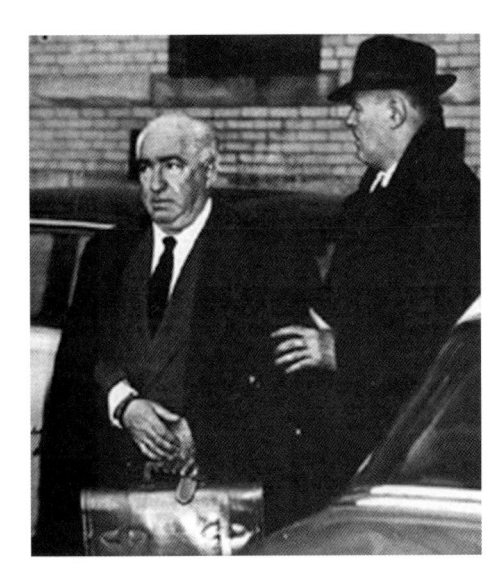

Abbildung 91: Wilhelm Reich bei seiner Verhaftung.

gewaltig bezeichnet werden, denn seine Theorie des sexuell freien, geistig liberalen und körperlich ungehemmten Menschen war das Ideal, dem die damalige Jugend- und Hippiebewegung nacheiferte. Dabei besaß Reich ein romantisches, im Kern positives Menschenbild, während dasjenige Freuds eher düster gefärbt war.

Reich scheint zeitlebens ein Getriebener gewesen zu sein, was man an seiner gewaltigen Produktivität erkennen kann. Manche vermuten, dass er unter schweren Schuldgefühlen litt, die er trotz der eigenen analytischen Arbeit nicht bewältigen konnte, denn eine Lehranalyse hatte Reich nie mitgemacht. Hintergrund seiner Schuldgefühle war ein tragisches Erlebnis in seiner Jugend: Reich hatte mit vierzehn Jahren seinem Vater die uneheliche Affäre seiner Mutter mit dem Hauslehrer gestanden, woraufhin sich die Mutter umgebracht hat. Reich hat diese persönliche Tragödie wohl nicht verarbeitet. Gewisse charakterliche Eigentümlichkeiten, die zu seinem wissenschaftlichen und persönlichen Scheitern beigetragen haben, sind möglicherweise die Kompensation unbewusster Schuldgefühle.

An dieser Stelle möchte ich noch kritisch auf zwei Punkte hinweisen, die man bei Reichs Therapieansatz und vergleichbaren Verfahren unbedingt beachten sollte: Reichs Therapie führt bekanntlich dazu, dass alte Gefühle wiederinszeniert werden, und das auf oft dramatische Weise. Obwohl viele Menschen glauben, dass es gut sei, mal „alles rauszulassen", zeigt die Erfahrung leider oft das Gegenteil. Alte Gefühle wieder zu erleben ist psychoenergetisch in vielen Fällen nicht sinnvoll, weil man dadurch Konfliktinhalte verstärkt, anstatt sie aufzulösen. Das konnte Reich nicht ahnen, weil er Konflikte noch nicht testen konnte, doch hat es sich langfristig als Nachteil solcher Therapieansätze herausgestellt. Ein provokantes Vorgehen bei emotionalen Traumata ist außerdem stets mit dem Risiko verbunden, psychoenergetisch aus der Balance zu geraten, was besonders für labile Naturen gilt. Ich rate deshalb bei allen emotional stark aufwühlenden Therapiemethoden zur Vorsicht. Wer alte verdrängte Gefühle mit Gewalt ans Tageslicht holt, sollte das nur bei persönlich gefestigten Patienten tun und die Konflikte zusätzlich energetisch auflösen.

Trotz aller Kritik hat Reich weiterhin große Bedeutung für die Komplementärmedizin und die energetische Psychologie. Wir verdanken ihm Erkenntnisse, die sich langfristig möglicherweise als bedeutsamer herausstellen werden als diejenigen Freuds, denn Reich erkannte erstmals die grundlegenden Beziehungen zwischen „gefrorenen" seelischen Verletzungen (Konflikten), segmentalen Energieblockaden (Chakren) und Charakterstrukturen (Zentralkonflikt). Seine Erkenntnisse bilden heute das Fundament der Psychosomatischen Energetik, aber auch vieler anderer Verfahren der Körperpsychotherapie. Die Gemeinsamkeiten ergeben sich meines Erachtens deshalb, weil es sich um eine universelle psychosomatische Sprache der Psychoenergie handelt. Im folgenden Kapitel gehe ich näher darauf ein, wie sich derartige Verfahren nach Reichs Tod weiterentwickelt haben. Dabei stelle ich schwerpunktmäßig die wichtige norwegische Körperpsychotherapeutin Gerda Boyesen vor.

Konflikte in der Aura

*Der Fisch, der einmal vom Haken verletzt wurde,
vermutet Haken in jedem Brot.*

Ovid, römischer Dichter (42 v. Chr.–ca. 17 n. Chr.)

Durch Wilhelm Reichs Flucht aus Deutschland verbreitete sich seine Vegetotherapie zuerst in Norwegen und später in Nordamerika. Indirekt sind also die Verfahren der modernen Körperpsychotherapie den Nationalsozialisten zu verdanken, was diesen sicher nicht recht gewesen wäre. Die Nazis standen Wilhelm Reich sowohl als Juden als auch wegen seiner auf die Sexualität ausgerichteten Therapieweise feindselig gegenüber. Zudem war er zeitweise Kommunist beziehungsweise Sozialist und hatte Hitler in seinen Schriften unverblümt als paranoiden Schurken bezeichnet. Er hat den Nationalsozialismus generell für eine schwerwiegende Form von psychopathologischer Krankheit gehalten. Reich bezeichnete ihn sogar drastisch als „emotionale Pest".

Ausgehend von den USA, wurde Reichs Lehre weltweit bekannt und in abgewandelter Form in den 70er-Jahren als Körperpsychotherapie ein Begriff in der aufkommenden „Psychoszene". Im Lauf der Jahre hat sie sich in zahlreiche Richtungen aufgespalten: In Nordamerika waren es John Pierrakos und Alexander Lowen, die, auf Reichs Vegetotherapie aufbauend, die Bioenergetik entwickelten, in den 70er-Jahren eines der bekanntesten Verfahren der sogenannten humanistischen Psychotherapie. Dabei handelt es sich um ein Sammelbecken von Methoden, die sich der Selbstverwirklichung verpflichtet fühlen und den Menschen aus allen möglichen her-

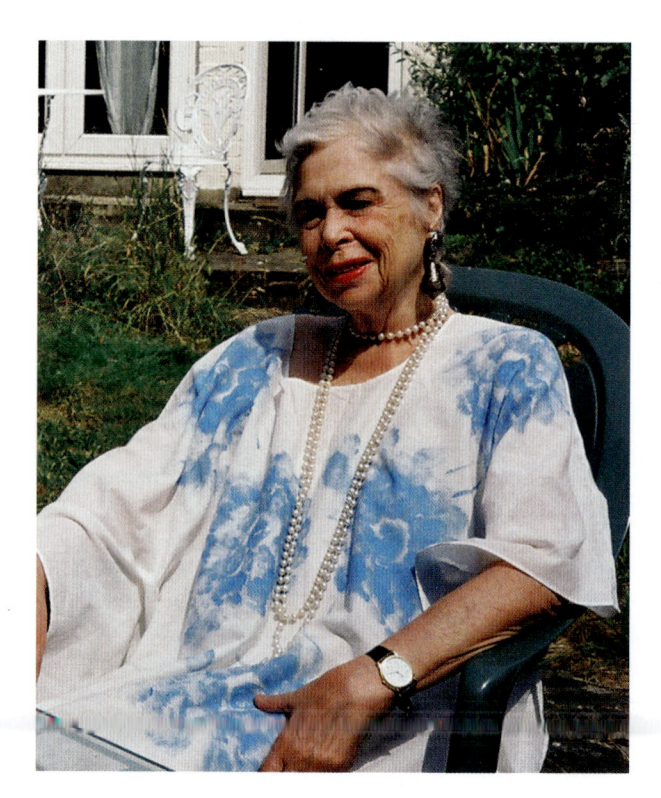

Abbildung 92: *Gerda Boyesen mit 80 Jahren 2002 in London.*

kömmlichen Strukturen der Unterdrückung befreien wollen.[41]

Zur humanistischen Psychotherapie gehören die Biosynthese nach David Boadella, Hakomi von Ron Kurtz, die klientenzentrierte Gesprächstherapie nach Carl Rogers und mehrere Dutzend andere Verfahren. John Pierrakos arbeitete, angeregt durch seine hellsichtige Ehefrau, nach der Entwicklung der Bioenergetik bald mit einem neuen Therapiekonzept, das er Core Energetics nannte. Erwähnenswert erscheint mir, dass er – wie Gerda Boyesen – die feinstoffliche Aura in sein Therapiekonzept integriert hat. Das erscheint deswegen so bemerkenswert, weil es zeigt, dass eine tiefgreifende Körperpsychotherapie auf unterschiedlichen Wegen zu identischen Erkenntnissen gelangt: Boyesen und Pierrakos bestätigen das psychoenergetische Menschenbild des indischen Yoga und des Schamanismus, indem sie seelische Konflikte erstmals als energetisches Problem ansehen.

Alle auf Reich aufbauenden Methoden verbindet die Vorstellung, seelisches Leiden parallel als körperliches Problem anzusehen und entsprechend zu therapieren. Der Therapeut spricht zwar mit seinem Patienten, wie das auch die herkömmlichen Analytiker machen, doch betrachtet er das Sprechen selbst als potenziell kritisches Manöver. Körperpsychotherapeuten hegen im Unterschied zu traditionellen Psychoanalytikern den Verdacht, dass Verstand und Sprache nicht selten zu regelrechten Flucht- und Verdrängungsmechanismen werden können, mit denen insbesondere wortgewandte Menschen ihre wahren Gefühle zu verstecken pflegen. Im Unterschied dazu lügt der Körper nicht und spricht eine eindeutige Sprache. In der Psychosomatischen Energetik wird die Testung der Körperenergie und der im Energiefeld gespeicherten Konflikte in vergleichbarer Weise als wahre und unverfälschte Sprache angesehen, die nicht manipuliert werden kann.

Gerda Boyesen, eine „Enkelschülerin" Reichs, hat mit ihrer Biodynamischen Psychologie dessen Arbeit wesentlich weiterentwickelt. Boyesens Ansatz hat auch bei der Entstehung der Psychosomatischen Energetik eine wesentliche Rolle gespielt, weshalb ich ihre Arbeit an dieser Stelle ausführlich vorstelle. Ihre grundlegende Entdeckung betraf die bereits beschriebene Psychoperistaltik (siehe Seite 84). Mit der Psychoperistaltik hatte Boyesen ein einfaches Überwachungsinstrument zur Verfügung, das sich bei ihrer zukünftigen Arbeit als außerordentlich nützlich herausstellte. Sie war der Ansicht, dass sie anhand der Darmgeräusche nicht nur den Allgemeinzustand einer Person, sondern sogar die Qualität seiner Lebensenergie einschätzen konnte. Je gesünder jemand sei und je mehr Lebensenergie in ihm fließe, umso stärkere Darmgeräusche seien nachweisbar.

Aus ärztlicher Sicht möchte ich ergänzen, dass die Eigenbewegung des Darms weitgehend parasympathisch gesteuert wird. Der Parasympathikus ist der Teil des autonomen Nervensystems, der bei jeder Form von Entspannung aktiviert wird. Seelische Konflikte führen zu einer unterschwelligen inneren Anspannung, die den Darm verkrampft, während eine Auflösung der Konflikte entspannend wirkt und damit zu einer verstärkten Darmtätigkeit führt. Insofern klingt Frau Boyesens Therapiekonzept nachvollziehbar und logisch. Das Psychoperistaltik-Konzept wurde vor einigen Jahren auch durch moderne Forschungsergebnisse auf dem Gebiet der Neurobiologie bestätigt. Der amerikanische Zellbiologe Michael Gershon von der Columbia University entdeckte das sogenannte Bauchhirn und konnte nachweisen, dass ein Großteil der neuronalen Hirn-Überträgerstoffe im Bauch gebildet wird. Seine Theorie wurde anfänglich von Fachleuten belächelt, bis unabhängige Forscher seine Untersuchungen bestätigten.

Gerda Boyesen fand durch ihr Psychoperistaltik-Konzept weiterhin heraus, dass die Lebensenergie tatsächlich im Bauch zu sitzen scheint. Der deutsche Weisheitslehrer Karlfried Graf Dürkheim spricht gleichlautend von der Erdmitte des Menschen (Hara). Japanische Sumo-Ringer sammeln in ihrem Bauch viel Lebensenergie, um unbesiegbar zu werden. Buddha wird oft mit einem dicken Bauch abgebildet, womit die dort gesammelte Lebenskraft ausgedrückt werden soll (siehe Abbildung 93). Im Buddhismus geht es dabei aber nicht um ein Loblied auf sinnliche Genüsse, sondern der Buddha mit dem dicken Bauch dient als vorbildhafte Person. Er ist mit vielen Neurotransmittern ausgestattet und deshalb nicht nur hormonell gesegnet, sondern emotional besonders glücklich gestimmt. Neueste Hirnforschungen konnten bestätigen, dass regelmäßig meditierende Mönche ungewöhnlich hohe Spiegel an zerebralen Glückshormonen besitzen (siehe dazu Kapitel S. 315). Ob man das wiederum auf Übergewicht zurückführen kann, darf allerdings bezweifelt werden. Vermutlich handelt es sich um Neurotransmitter, die mehr mit Meditationsschulung als

---

41 Humanismus kann als Gesamtheit aller Ideen von Menschlichkeit bezeichnet werden. Als Ziel des Humanismus im Rahmen der modernen Psychotherapie gilt nicht nur ein menschenwürdiges Leben, sondern die Selbstverwirklichung des Einzelnen, die durch ein menschenwürdiges Leben erst möglich wird. Carl R. Rogers definiert als Ziel einer solchen humanistischen Therapie: *„Das Individuum verfügt potenziell über unerhörte Möglichkeiten, um sich selbst zu begreifen und seine Selbstkonzepte, seine Grundeinstellung und sein selbstgesteuertes Verhalten zu verändern; dieses Potential kann erschlossen werden, wenn es gelingt, ein klar definiertes Klima förderlicher psychologischer Einstellungen herzustellen"* (Rogers/Rosenberg 2005).

mit Übergewicht zu tun haben, da Mönche normalerweise schlank sind. Aber auch bei ihnen dürften die hohen Neurotransmitter-Spiegel letztendlich aus dem Darm stammen.

Gerda Boyesen arbeitete viele Jahre nach Reichs Therapieanweisungen und massierte beispielsweise verhärtete Muskelpartien mit tiefgreifenden Massagen (Deep Draining). Durch die Entdeckung der Psychoperistaltik bekam sie unmittelbar eine Rückmeldung über das Unbewusste und die Lebensenergie ihres Patienten, weil der Darm sozusagen stellvertretend antwortete. Ihre Arbeitsweise wurde mit der Zeit immer sanfter und gleichzeitig gezielter. Durch die einsetzenden Darmgeräusche wusste Boyesen sofort, ob sie therapeutisch auf dem richtigen Weg war und den Schlüssel zur Lösung eines Problems gefunden hatte. Durch die schlagartig einsetzende Peristaltik wurden oft versteckte Körperregionen aufgespürt, in denen besonders bedeutsame Gefühle gespeichert waren. Die nachfolgende Schilderung einer Therapiesitzung zeigt, wie Boyesen dabei konkret vorgegangen ist:

„In der Tiefenpsychotherapie hatte ich eine Patientin mit Angst-Symptomatik, die an einen Punkt kam, an dem sie eineinhalb Jahre alt war. Sie saß in der Badewanne, da wurde ihre Mutter zum Telefon gerufen. Als die Mutter zurückkam, war das Mädchen untergegangen. Ich dachte: Weil sie ja fast ertrunken wäre, könnte der Schlüssel im Brust- oder Kehlbereich liegen. Nichts rührte sich. Den Schlüssel fand ich schließlich an der Nase! Sofort öffnete sich die Psychoperistaltik. Die emotionale Gestalt vollendete sich. Die absteigende Energie konnte sich auflösen, statt erneut verdrängt zu werden" (Boyesen 1995).

Eines Tages entdeckte Gerda Boyesen, dass Handbewegungen in der Aura eines Patienten die Psychoperistaltik ebenfalls in Gang bringen. Zu diesem Verfahren

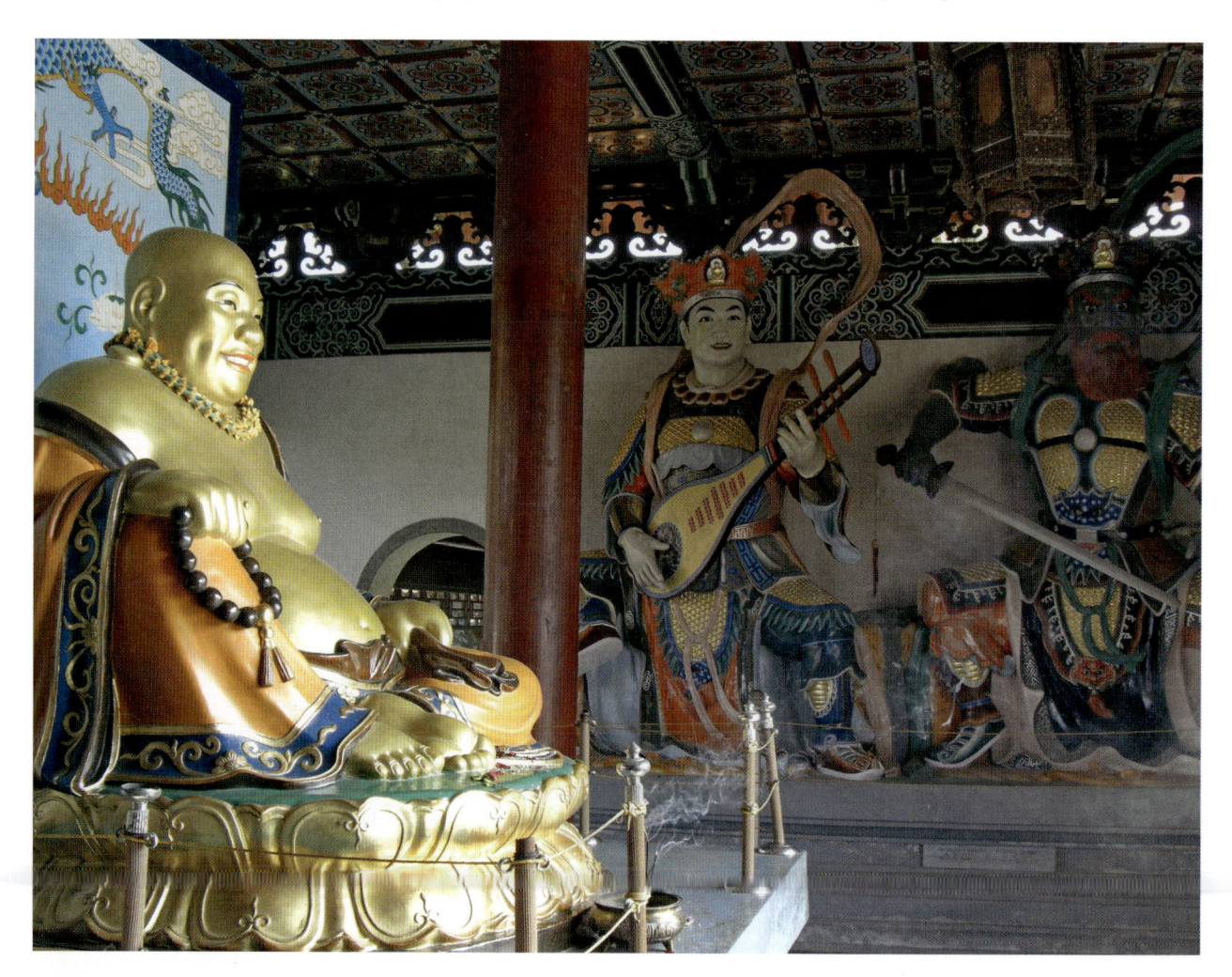

Abbildung 93: *Zufrieden lächelnder adipöser Buddha, der vermutlich viele Glückshormone in seinem Bauch produziert.*

hatten sie britische und brasilianische Heiler angeregt. Bald hatte sie ihr neues Therapiesystem so weit entwickelt, dass eine gewisse Logik erkennbar war. Offenbar befanden sich im feinstofflichen Energiefeld gestörte kleine Areale, die Boyesen durch ihre außergewöhnliche Intuition fand. Sie konnte das gestörte Gebiet der Aura wie einen Gegenstand ergreifen und aus dem Energiefeld herausziehen, worauf die Psychoperistaltik einsetzte und Patienten beispielsweise erleichtert seufzten. Anlässlich einiger Seminare, die ich bei Gerda Boyesen besuchte, konnte ich ihre Arbeitsweise aus unmittelbarer Nähe studieren. Es handelte sich dabei um keine zufälligen Ereignisse, sondern das Ganze war reproduzierbar, zumindest für Frau Boyesen. Hier eine typische Therapieszene ihrer Aura-Arbeit:

Eine der Teilnehmerinnen des Seminars stellte sich als Versuchsperson zur Verfügung und lag während der Sitzung auf einer Gymnastikmatte. Dabei hatte sie die ganze Zeit die Augen geschlossen, was ich mittels simulierter naher Schläge in ihre Blickrichtung mehrmals überprüfte. Ihre Darmperistaltik wurde für alle hörbar mit einem Lautsprecher verstärkt, der an das Stethoskop angeschlossen war, dessen Membrankopf im Bereich des Unterleibs platziert wurde. Dadurch hatte Gerda Boyesen die Hände frei. Nach einer relativ langen Sondierungsphase, die vermutlich zehn Minuten dauerte, fasste Boyesen mit Zeigefinger und Daumen etwas Unsichtbares, das sich einen Meter entfernt vom Körper der Frau befand. Anschließend zog sie ihr das schädliche Gebilde – nach ihren Worten ein altes seelisches Trauma – mit drehenden Fingerbewegungen aus der Aura heraus.

Es war beeindruckend, mitzuerleben, wie die Patientin tief seufzte, als Boyesen begann, den Konflikt ruckweise herauszuziehen. Absichtlich hielt sie dabei kurz inne, worauf das Seufzen aufhörte, aber sofort wieder begann, wenn Boyesen weiterzog. Die Darmgeräusche der Patientin klangen in dem Moment ebenfalls deutlich lauter und verstummten, als nicht mehr gezogen wurde. Seufzen und Darmgeräusch waren ein gleichzeitiges Phänomen, wobei es nahezu unmöglich erscheint, beides willentlich zu synchronisieren. Ich hatte daher den Eindruck, dass die energetische Trauma-Heilung ein reales Phänomen und nichts manipuliert war.

Bei dieser denkwürdigen Demonstration, die Gerda Boyesen später an anderen Personen wiederholte, die also reproduzierbar war, dämmerte mir erstmals, dass seelische Konflikte im feinstofflichen Energiefeld des Körpers abgelagert werden. Schamanen hatten das seit jeher behauptet, aber das war allgemein als Aberglaube und als Trancefantasie abgetan worden. Wenn Schamanen jedoch recht haben, was Gerda Boyesens Arbeit bestätigte, wäre das eine revolutionäre Neuigkeit. Einige Seminarbesucher, die schon früher an Boyesens Seminaren teilgenommen hatten, konnten mir im persönlichen Gespräch bestätigen, dass deren Heilerfolge anhielten und teilweise erstaunliche Erfolgsgeschichten zu erzählen waren. So soll eine junge Frau mit schizophrenen Symptomen innerhalb kürzester Zeit von ihrer Krankheit genesen sein.

Mir wurde bald klar, dass ein Therapeut zum Aufspüren der Konflikte weder von schamanistischen Trancezuständen, die wenig alltagstauglich sind, noch von Gerda Boyesens ungewöhnlicher Intuition abhängig sein sollte, über die nur ganz wenige verfügen. Es musste eine einfache und praktikable Methode gesucht werden, und ich konnte nach mühevoller Forschungsarbeit schließlich die Psychosomatische Energetik entwickeln. Das Problem bestand dabei darin, Konflikte zuverlässig aufzuspüren und sie anschließend aus dem Energiefeld zu entfernen.

Mit der Psychosomatischen Energetik scheint – nach den bisherigen Erfahrungen, die sich über mehr als einen halb Jahrzehnte erstrecken und die viele Hunderte von Therapeuten gemacht haben – eine zuverlässige und dauerhafte Konfliktentfernung tatsächlich möglich zu sein. Mit dieser Methode kann der geschulte Therapeut innerhalb weniger Minuten seelische Konflikte mit bestimmten homöopathischen Komplexmitteln aufspüren, die mit dem Konfliktinhalt in Resonanz gehen. Faszinierend ist dabei die Erfahrung, dass die Heilerfolge der Psychosomatischen Energetik nicht nur die Psychoperistaltik anregen, also ähnlich wirken wie Gerda Boyesens Therapiekonzept, sondern darüber hinaus mit den Erfahrungen der meisten körperpsychotherapeutischen Verfahren übereinstimmen. Patienten werden emotional offener und „weicher", dabei gleichzeitig selbstbewusster und durchsetzungsfähiger.

Psychosomatische Energetik – ihre Entstehung

Im ersten Teil dieses Buchs schilderte ich bereits meine Begegnungen mit herausragenden Persönlichkeiten und ihren Lehren. Ich las mit großer Begeisterung die Schriften Wilhelm Reichs, des Ahnherrn der humanistischen Psychologie und der Körperpsychotherapie. Später lernte ich Gerda Boyesen persönlich kennen, die erstmals die Aura in ihre körperpsychotherapeutische Arbeit mit einbezog. Alle diese wichtigen Einflüsse, die sich über Jahrzehnte erstreckten, haben bei der Entwicklung der Psychosomatischen Energetik eine große Rolle gespielt. Die Methode hat aber auch andere Vorläufer. Bei oberflächlicher Betrachtung könnte man annehmen, sie seien zufällig hinzugefügt worden, aber es war ein systematischer Prozess. Sieht man sich die Psychosomatische Energetik als Endgebilde meiner therapeutischen Entwicklung an, folgt sie einer klaren Logik, die verschiedene Methoden zu einem sinnvollen Gesamtbild zusammenfügt (siehe Abbildung 94).

Im folgenden Hauptkapitel möchte ich die Entstehungsgeschichte der PSE ausführlich beschreiben. Im ersten Teil des Buches erwähnte ich bereits, dass Elemente aus dem Schamanismus, der Psychoanalyse sowie dem Yogasystem eingeflossen sind. Auf die Charakterkunde gehe ich später ein (ab Seite 199), weil deren Besprechung zunächst ein Verständnis des Zentralkonflikts voraussetzt, mit dem ich mich ab Seite 168 befassen werde. Drei weitere wichtige Einflüsse – Akupunktur, Homöopathie und Bach-Blütentherapie – hingegen werde ich im Folgenden behandeln.

Wenn ich nachfolgend über die Entstehung der Methode erzähle, bildet meine berufliche Biografie als Arzt

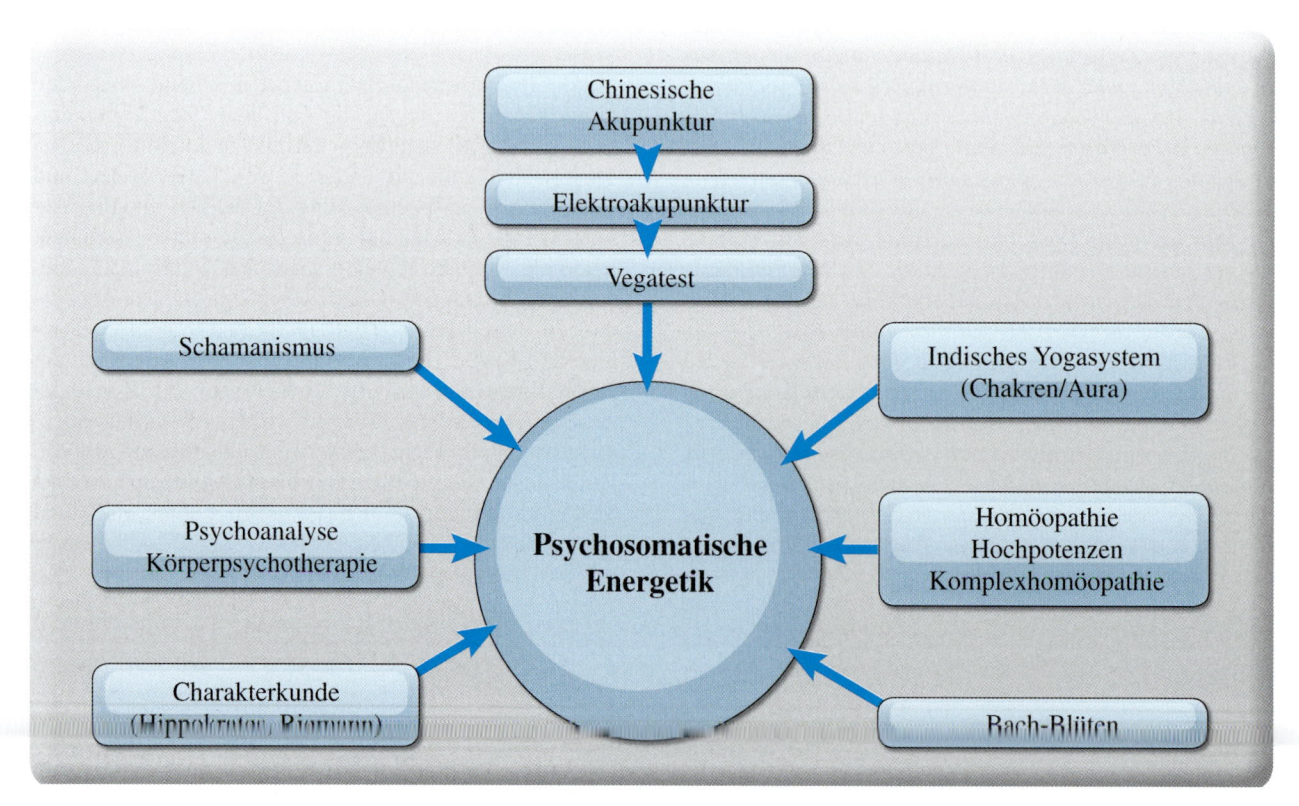

Abbildung 94: *Therapeutische Systeme und Verfahren, die die Psychosomatische Energetik historisch beeinflusst haben und in sie integriert worden sind.*

und Heilpraktiker den berühmten roten Faden. Als junger Mann absolvierte ich zunächst eine zweijährige ganztägige Ausbildung zum Heilpraktiker. Ich studierte die Grundlagen der gesamten Naturheilkunde, von der klassischen Homöopathie und Akupunktur bis zur Irisdiagnose und Chiropraktik. Das half mir später enorm, da ich nur wenige Arztkollegen kennengelernt habe, die über ein ähnlich breitgefächertes Wissen der gesamten Naturheilkunde verfügen. Üblicherweise studieren praktizierende Ärzte in ihrer spärlichen Freizeit nur einzelne Naturheilmethoden, was notgedrungen einen engen Therapiehorizont mit sich bringt.

Meine späteren beruflichen Schwerpunkte waren nach der Heilpraktikerschule bereits festgelegt. Mich begeisterten von Anfang an die Elektroakupunktur nach Voll (EAV) und ihre Weiterentwicklung, die Bioelektronische Funktionsdiagnostik (BFD), die ich später jahrzehntelang ausgeübt habe. Beide Methoden gehörten Mitte der 70er-Jahre zu den fortschrittlichsten und zugleich aufregendsten Verfahren der Komplementärmedizin, weil sie auf anspruchsvolle Weise heilerisches mit wissenschaftlichem Denken verknüpfen – Akupunktur, Homöopathie und schulmedizinische Erkenntnisse. Sie ermöglichen dem Therapeuten, den Patienten mit energetischen Methoden gewissermaßen zu „röntgen".

Elektrische Messungen an Akupunkturpunkten, die mit homöopathischen Testsubstanzen verfeinert werden, erlauben eine präzise Diagnose, die teilweise schulmedizinisches Niveau erreichen kann und ärztliches Wissen voraussetzt. Die Methode der BFD war für mich als Heilpraktiker geradezu ideal. Sowohl die diagnostischen wie vor allem auch die therapeutischen Möglichkeiten waren aus der Sicht der praktischen Heilkunde enorm. Tagtäglich konnte man immer wieder faszinierende Diagnosen heraustesten und begeisternde Therapieerfolge erleben, die teilweise an Wunder grenzten, wenn etwa ein Rheumakranker nach jahrelanger Benutzung des Rollstuhls wieder gehen konnte. Mit der Elektroakupunktur konnte genau ausgetestet werden, was hinter den Kulissen der Krankheitsentstehung ablief. Man konnte herausfinden, was am besten heilend wirkte. Schulmedizin und Naturheilkunde bildeten dabei keine Gegensätze, denn was hilfreich war, testete auch gut.

Nach der Heilpraktiker- Ausbildung studierte ich Humanmedizin. Weil naturheilkundliche Lehrinhalte während des normalen Medizinstudiums praktisch nicht vorkommen, geriet mein Heilpraktiker- Wissen gegenüber naturwissenschaftlichen Themen immer mehr in den Hintergrund. In Abwandlung des Spruchs „Wes Brot ich ess, des Lied ich sing" war mein Gesinnungswandel selbstkritisch betrachtet das Zeichen einer ökonomischen Umorientierung, weil ich die gesamte Heilkunde zunehmend schulmedizinisch und naturwissenschaftlich sah. Aber es wäre zu oberflächlich, das alleine so zu sehen. Es gibt nicht korrumpierbare Grundüberzeugungen, die mit dem Selbstverständnis des Arztberufes zu tun haben und die man mit dem Begriff Redlichkeit umschreiben kann. Solche Überzeugungen sind nicht käuflich, sondern haben mit einer Gesinnung zu tun, die im hippokratischen Eid niedergelegt ist.

Mein Wandel vom Alternativheilkundler zum schulmedizinischen Arzt war tiefgreifend und führte mit der Zeit dazu, dass ich das Denken der Schulmedizin in weiten Teilen für richtig gehalten habe. Später als niedergelassener Allgemeinarzt habe ich erkennen müssen, dass die Schulmedizin trotz ihrer Verdienste Grenzen hat. Nur bei einem Teil meiner Patienten waren schulmedizinische Therapien sinnvoll und notwendig, während alternative Heilverfahren, die ich auf der Heilpraktikerschule gelernt hatte, im Lauf der Jahre immer wichtiger wurden. Mittlerweile sehe ich beide Heilungsansätze eher überlappend, wobei nur eines zählen muss: Gute Medizin hat nichts mit ideologischer Ausrichtung zu tun, sondern orientiert sich an der bestmöglichen Heilung.

Elektroakupunktur und Medikamententest

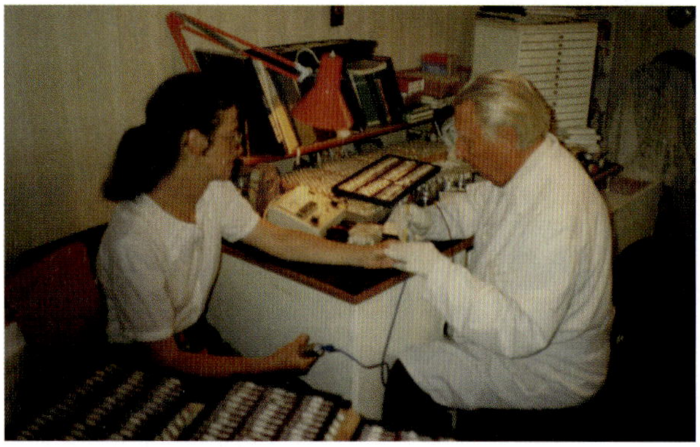

Abbildung 95: *Dr. Erwin Schramm bei einer NBT-Messung, die ganz vergleichbar bei der EAV angewandt wird.*

Nach dem Zweiten Weltkrieg kamen europäische Mediziner erstmals mit der chinesischen Akupunktur in Kontakt. Sie war damals in der Öffentlichkeit noch vollkommen unbekannt. Ich erinnere mich an meinen Lehrer August Brodde an der Heilpraktikerschule – einen der ersten Anwender der Akupunktur –, den es oft viel Überredungskunst kostete, bevor sich seine Patienten mit spitzen Nadeln behandeln ließen. Der Internist Reinhard Voll war einer der mutigen medizinischen Pioniere, die sich damals mit der Akupunktur auseinandergesetzt haben. Voll entdeckte in den 50er-Jahren, dass Akupunkturpunkte elektrisch unterschiedlich reagieren.

Mittels einer kugelschreiberähnlichen Metallspitze, die an ein Testgerät mit einem Anzeigeinstrument angeschlossen war, leitete Voll einen schwachen Gleichstrom durch bestimmte Akupunkturpunkte (s. Abbildung 95). Diese Punkte sind etwa stecknadelkopfgroß und befinden sich zu Dutzenden entlang der Akupunkturmeridiane. Man unterscheidet zwölf Hauptmeridiane, die über den gesamten Körper laufen. Das Verhalten des Stroms an einem bestimmten Punkt erlaubte Voll, Rückschlüsse auf das dem Punkt zugeordnete Organ zu ziehen. Beispielsweise beobachtete er, dass der Zeiger des Messgerätes sich ungewöhnlich stark absenkte, wenn ein Organ entzündet war. Mit dem Zurückgehen der Entzündung schwächte sich der Zeigerabfall ab, so dass der Entzündungsprozess dadurch überwacht werden konnte.[42] Volls Verdienst ist es darüber hinaus, dass er nahezu jedem Teil eines Organs einen Akupunkturpunkt zugeordnet hat, etwa jeder Herzklappe oder jedem Teil des Herzmuskels, wodurch sehr genaue Aussagen möglich wurden.

Volls zweite große Entwicklung war der Medikamententest: Ein herzkranker Patient zeigte einmal unerwarteterweise normale Messwerte an einem Akupunkturpunkt, der dem Herzen zugeordnet war. Voll suchte nach einer Erklärung, worauf der Patient ein Herzmedikament aus seiner Tasche zog und es auf den Tisch legte. Danach war der Wert am Akupunkturpunkt so, wie Voll es eigentlich erwartet hatte. Steckte der Patient das Herzmedikament zurück in seine Jackentasche, war der Wert wieder scheinbar normal. Dieses Phänomen wurde unabhängig von Voll in den 60er-Jahren auch in den USA im Rahmen der Kinesiologie entdeckt. Voll fand als naturheilkundlich interessierter Arzt bald heraus, dass sämtliche Medikamente mit einer Heilwirkung Akupunkturpunkte messtechnisch verändern. Im Laufe von Jahrzehnten entwickelte Voll ein gigantisches Diagnose- und Therapiesystem. Dabei war er kein Hellseher, sondern entdeckte alles durch Medikamententests. Voll ließ sich für jedes Organ von Tierpräparatoren Proben herstellen, die er in Fläschchen abfüllen und homöopathisch aufbereiten ließ. Anschließend prüfte er, an welchem Akupunkturpunkt sie ansprachen. Am Punkt Magenmeridian Nr. 5 auf der Wange testete Kieferhöhle positiv, am Punkt 4 oder 6 aber nicht und auch nicht an irgendeinem anderen Akupunkturpunkt. Auf diese Weise entstand im Lauf der Jahre ein beeindruckender Atlas der Organzuordnungen mit Hunderten von Akupunkturpunkten.

Voll entwickelte darüber hinaus Tausende von homöopathischen Medikamenten, die er durch den Medikamententest ermittelte. Lange vor der ökologischen Bewegung erkannten Voll und seine Mitstreiter, dass Umweltgifte bei unklaren Krankheitsbildern eine Rolle spielen. Beispielsweise entwickelten Arbeiter nach dem Versprühen von Pflanzenschutzmitteln Schwindel und Taubheit der Gliedmaßen. Homöopathisierte Pflanzengifte, die Proben derjenigen Substanz enthielten, die versprüht worden war, waren bei der EAV-Testung nachweisbar. Nach der Einnahme des Homöopathikums verschwanden die Symptome. Volls erfolgreiche Therapie führte in der Folge zu einer intensiven Suche nach weiteren Umweltgiften, die das allgemeine Bewusstsein für die Giftigkeit bestimmter Alltagsstoffe in den 50er- und 60er-Jahren wesentlich gefördert hat. Zu Volls Entdeckungen gehörte es auch, die Giftigkeit von quecksilberhaltigem Amalgam in Zahnfüllungen zu erkennen.

---

42 Eine Übersicht der aktuellen wissenschaftlichen Literatur zur Elektroakupunktur nach Voll (EAV) findet sich unter www.eav.org

Ich lernte Voll 1977 persönlich kennen. Beim jährlichen Freudenstädter Ärztekongress für Naturheilverfahren verkündete er einem staunenden Fachpublikum, welche neuen Akupunkturpunkte und Homöopathika er im Jahr zuvor erforscht hatte. Seine Methode wurde mit der Zeit immer anspruchsvoller, weshalb sie in ihrer Originalform heute nur von wenigen Ärzten ausgeübt wird. Voll hatte großes Charisma und residierte in seiner vornehmen Privatpraxis, wo er präsidial auf einem erhöhten Stuhl thronte, inmitten von Schränken, die mit Abertausenden von Ampullen gefüllt waren. Mit der Zeit habe ich in meiner Praxis ebenfalls Tausende solcher Ampullen gehabt und von Voll gelernt, damit praktisch umzugehen.

Voll besaß von allen wichtigen Krankheitserregern homöopathisierte Ampullen. Er entdeckte, dass ältere Krankheiten homöopathisch mit höheren Potenzen in Resonanz gehen, so dass eine Cholera D200 logischerweise älteren Datums sein musste als eine Krankheit mit D30. Die wundersame Chronologie ihrer Kriegskrankheiten, die Voll staunenden Patienten erzählen konnte, war daher keine Hellseherei, sondern saubere handwerkliche Arbeit. Man kann – abgeleitet aus solchen Testerfahrungen – vermuten, dass unterschiedliche homöopathische Potenzhöhen etwas über das immunologische Gedächtnis aussagen. Das Absinken von Abwehrglobulinen im Serum – was im übrigen einen normalen Vorgang darstellt, weshalb man Auffrischimpfungen braucht – kann vermutlich durch bestimmte homöopathische Potenzhöhen testbar gemacht werden.

Volls Elektroakupunktur deckt sich meist mit schulmedizinischen Diagnosen. Der Stuttgarter Zahnarzt Fritz hat mit Voll jahrzehntelang eng zusammengearbeitet, und von ihm stammt ursprünglich das bekannte Schema der Organbezüge von Zähnen. Fritz hat mir im persönlichen Gespräch mitgeteilt, dass sich seine EAV-Testergebnisse bei Patienten ausnahmslos mit zellgeweblichen (histologischen) Befunden gedeckt haben, die nach dem Eingriff vom Pathologen erstellt wurden. Ähnlich gute Erfahrungen habe ich selbst mit energiemedizinischen Testungen gemacht, die manchmal sogar eine Hilfestellung geben, um mit konventionellen Methoden wie etwa der Chirurgie weiterzukommen. Dazu ein Beispiel aus meiner Praxis:

Bei einer 50-jährigen Patientin bestehen seit mehreren Jahren schwerste, Tag und Nacht anhaltende Kreuzschmerzen, die in beide Beine ausstrahlen. Die Patientin ist am Ende ihrer Kräfte. Verschiedenste Untersuchungen in der neurologischen und orthopädischen Abteilung einer Universitätsklinik inklusive Magnetresonanztomografie der Lendenwirbelsäule zeigen keinerlei krankhaften Befund. Bei meinen energiemedizinischen Testungen spricht die Testampulle für Rückenmark (Medulla spinalis) als gestörtes Organ an, das heißt, als ich in ihr Energiefeld eine kleine Prüfampulle mit dem (tierischen) Rückenmarkextrakt bringe, zeigt diese eine positive Testreaktion. Die Testampulle gleicht alle vorher gestörten Energiewerte des gesamten Organismus aus, als ich sie im Medikamententest gegenprüfe, dürfte also aller Wahrscheinlichkeit nach eine erhebliche Störquelle sein.

Ich vermute eine Rückenmarksschädigung, die bisher nicht erkannt wurde. Auf meine Initiative hin verlangt die Patientin die Durchführung einer Kernspintomografie, mit der Weichteile im Lendenbereich bildlich dargestellt werden können. Die sehr kostspielige Untersuchung wurde zuvor abgelehnt, weil schon eine Computertomografie gemacht worden sei, aber die Patientin verweist auf meine Verdachtsdiagnose und setzt sich schließlich durch. Bei der Tomografie zeigt sich zum Erstaunen der Kollegen eine große Rückenmarkszyste, die mechanisch auf die Wirbelsäule drückt und vermutlich die eigentliche Schmerzquelle ist. Nach der operativen Entfernung der Zyste war die Patientin dauerhaft schmerzfrei. In einem Fachgespräch mit einem befreundeten Neurologen erfuhr ich später, dass derartige Zysten oft nur durch Zufall entdeckt und bei herkömmlichen radiologischen Untersuchungsmethoden häufig übersehen werden. Ohne meine Energietestung wäre die Zyste höchstwahrscheinlich für lange Zeit unentdeckt geblieben.

Derartige Erlebnisse machen deutlich, dass Energietestungen keineswegs im Widerspruch zu objektiven Untersuchungsmethoden stehen. Das schlagende Argument für Energietestungen sind aber die dadurch erzielten guten Therapieergebnisse, die auf anderem Weg niemals erreicht werden können. Erfahrene Energietester sind sich dessen bewusst. Meiner Erfahrung nach sind übrigens auch gute Ärzte, die keine Energietests durchführen, bei der Kontrolle ihrer Therapievorschläge sehr wohl Energietester, weil sie intuitiv die energetisch passenden Arzneien wählen. Trotzdem ist es sinnvoller, als Arzt Energietests durchzuführen, anstatt sich auf sein Bauchgefühl zu verlassen.

Volls Vorgehensweise faszinierte mich vor allem dadurch, weil man mit ihr Zusammenhänge aufspüren kann, die in der Schulmedizin völlig unbekannt sind. Beispielsweise konnte Voll nachweisen, dass Kieferhöhlenkrankheiten oft etwas mit Störungen der Darmflora zu tun haben. Wenn man diese Beziehung durchschaut hat, eröffnen sich neue und oft überraschend wirksame

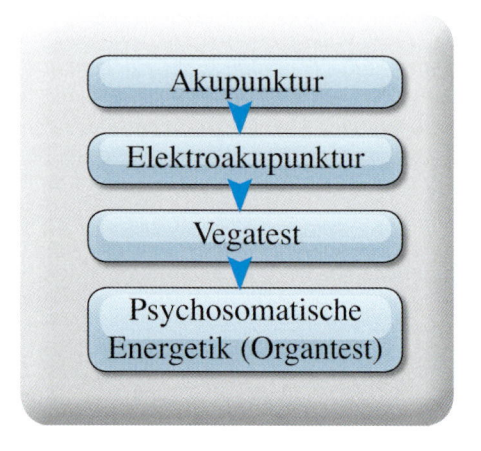

Abbildung 96: *Historische Aufeinanderfolge der Testsysteme der Psychosomatischen Energetik.*

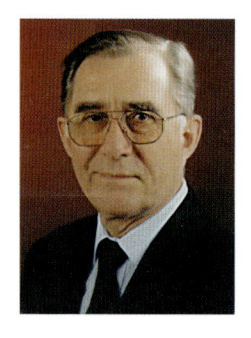

Abbildung 97: *Helmut W. Schimmel.*

Therapiestrategien, die bezeichnenderweise häufig mit dem uralten Erfahrungswissen der Naturheilpraktiker übereinstimmen. So wird Kleinkindern traditionell in vielen Kulturkreisen eine Bernsteinkette um den Hals gelegt, weil sie dadurch angeblich weniger Zahnungsschmerzen empfinden. Volls Testverfahren zeigt, dass Bernsteinketten die Akupunkturmeridiane im Kopfbereich schwächen, was bei anderem Schmuck nicht der Fall ist. Wenn daher ein Kleinkind weniger Energie im Kopf hat, empfindet es weniger Zahnungsschmerz, so dass das Umhängen der Bernsteinkette sinnvoll ist. In gleicher Weise stimuliert der Ehering übrigens den Akupunkturmeridian des Dreifachen Erwärmers, der mit der Fruchtbarkeit in Verbindung gebracht wird, was mit Volls Testsystem ebenfalls nachgewiesen werden kann.

In meiner Arztpraxis habe ich wie viele Kollegen mit einer stark vereinfachten Version der Elektroakupunktur gearbeitet. Zuerst habe ich die Bioelektronische Funktionsdiagnostik und später die Vegatest-Methode angewandt, aus der sich später der Organtest der Psychosomatischen Energetik entwickelt hat. Dabei werden belastete Organfunktionen mit einem Testsatz festgestellt, der aus 35 empirisch ermittelten Röhrchen besteht. Sie enthalten Verdünnungen von verschiedenen Organen tierischen Ursprungs, die im Medikamententest einen Hinweis auf bestimmte Organstörungen geben. Speziell geschulte Therapeuten (zertifizierte Energietherapeuten) sind in der Lage, solche funktionellen Belastungen auszutesten und anschließend zu behandeln.

Energietestungen galten als sehr subjektiv. Wenn jedoch zwei Tester unabhängig voneinander zu ähnlichen oder gleichen Ergebnissen gelangen, spricht das für eine gewisse Objektivität und damit für Vertrauenswürdigkeit. Ich hatte lange Jahre das Glück, mit dem Arzt, Zahnarzt, Dentisten und Heilpraktiker Helmut W. Schimmel zusammenzuarbeiten (siehe Abbildung 97), dem Entwickler der Vegatest-Methode, der zu seinen Lebzeiten als einer der weltweit führenden Alternativmediziner galt. Schimmel war wie ich selbst gelernter Heilpraktiker, was unsere Zusammenarbeit enorm erleichterte. Als Schimmels Stellvertreter bekam ich kulanterweise seine Praxisschlüssel, um nach Feierabend in seinen Unterlagen recherchieren zu können. Es war für mich beeindruckend zu sehen, wie wir bei identischen Patienten (bei denen sich Testergebnisse erfahrungsgemäß kaum verändern), unabhängig voneinander zu identischen Testergebnissen gekommen waren. Wenn man sich klarmacht, dass theoretisch unzählige Variationen möglich sind, versteht man mein Erstaunen vielleicht besser. Ein prägnantes Beispiel aus der Zusammenarbeit mit Schimmel möchte ich in dem Zusammenhang schildern, das auch die großartigen Möglichkeiten der Elektroakupunkturtestung anschaulich macht:

Bei einer jungen Amerikanerin traten über längere Zeit juckende Hautausschläge auf, deren Ursache niemand feststellen konnte. Sie wurde unter anderem sehr gründlich an der Harvard University und der Mayo-Klinik intensiv untersucht, zwei der weltweit renommiertesten Kliniken, ohne dass man ihr hätte helfen können. In ihrer Verzweiflung kam sie schließlich zu mir nach Deutschland, was mir als jungem Arzt natürlich schmeichelte. Mit der Vegatest-Methode fand ich bei ihr einen entzündeten Blinddarm, der ihr jedoch keinerlei Beschwerden bereitete. Ein Eingriff hätte sich also nur auf die Energietestung gestützt. Bei der Untersuchung in einem Krankenhaus, in das ich sie überwiesen hatte, zeigte sich der Blinddarm als leicht druckschmerzhaft. Der Chirurg vermutete eine chronische rezidivierende Appendizitis und entschied sich zum Eingriff. Bei der Baucheröffnung war der Blinddarm voller Spulwürmer und chronisch entzündet. Nach der Operation war die Patientin innerhalb kürzester Zeit vollkommen beschwerdefrei. Bei der Nachbesprechung gestand sie mir, mein Kollege Helmut Schimmel habe sie in den USA anlässlich seines Seminars untersucht. Dabei habe er das Gleiche wie ich getestet, also auch den entzündeten Blinddarm gefunden. Er habe allerdings keinen Termin freigehabt, sonst wäre sie zu ihm gegangen. Ich war also in Wahrheit nicht der begehrte Heiler, sondern nur zweite Wahl. Die Gleichheit von Schimmels und meiner Diagnose hatte sie aber dazu bewogen, sich operieren zu lassen.

Vergleichbare Erlebnisse hat man als Energietester täglich, auch wenn sie nicht immer so spektakulär ausfallen. Sie machen deutlich, dass neben der schulmedizinisch erforschten Ebene andere schädliche Faktoren existieren, die sich den üblichen Nachweismethoden entziehen. Statt nach Organdiagnosen sucht der Naturheiler nach Säfte- und Energiestörungen, die im Hintergrund den ganzen Organismus belasten und oft eine wichtige Krankheitsursache sein können. Solche Störungen sind in der Schulmedizin unbekannt und werden demzufolge auch nicht behandelt. Beseitigt man sie, kommt es häufig zu erstaunlichen Heilvorgängen.

Viele meiner Patienten leiden an chronischen Beschwerden, für die keine vernünftige Ursache gefunden wird. Sämtliche konventionellen Untersuchungen verlaufen ergebnislos. Meist bekommen die Patienten den Rat, mehr zu entspannen, mehr Sport zu treiben und sich gesünder zu ernähren. Doch selbst wenn sie alle gutgemeinten Ratschläge beherzigen, geht es ihnen oft nicht besser, weil die Krankheitsursachen nicht beseitigt wurden. Nachdem ich mehr als zwanzig Jahre mit Elektroakupunktur-Testverfahren gearbeitet hatte, hatte ich zwar viel Erfolg damit, doch ihre Grenzen wurden mir ebenfalls immer bewusster. Als Energietester gewann ich zunehmend den Eindruck, häufig nur die Oberfläche eines tiefer liegenden Problems zu behandeln, und das war auf Dauer unbefriedigend. Zwar fühlten sich die Patienten nach der Energietestung eine Zeitlang gut, bis sie wieder das Gefühl bekamen, energetisch abzusacken und eine neue Testung zu brauchen. Heute weiß ich, dass seelische Konflikte der Grund für die energetische Disharmonie gewesen sind. Die von mir ausgetesteten Mittel können die Folgen des Konflikts eine Weile kompensieren, aber an der wirklichen Ursache nichts ändern. Durch die direkt auf das Seelische einwirkende Bach-Blütentherapie habe ich dann Mitte der 80er-Jahre versucht, das zu ändern.

Heilen mit positiven Schwingungen – Bach-Blüten

Viele Jahre habe ich in meiner Praxis mit großem Erfolg Bach-Blüten eingesetzt. Mit der Elektroakupunkturtestung habe ich zuerst ermittelt, welche Blüte jeweils notwendig war. Fast immer habe ich nur eine einzige gefunden, und das sogenannte Seelenbild der Blüte passte nahezu immer perfekt zum jeweiligen Zustand des Patienten, was außerordentlich faszinierend zu erleben war. Offenbar kommt immer nur ein einziger Konflikt an die Oberfläche. Die Bach-Blütentropfen verhalfen dem Patienten dazu, sich seelisch weiterzuentwickeln und vor allem auch allgemein wohler zu fühlen, weshalb mein Ruf als Bach-Blütentherapeut bald immer besser wurde.

Die Bach-Blüten gehen auf den homöopathischen Arzt Edward Bach (1886–1936) zurück. Bach wird von vielen als Pionier einer neuen spirituellen Heilkunst angesehen. Bereits als junger Medizinstudent soll er durch geduldiges Zuhören begriffen haben, dass den meisten Kranken schwere Sorgen auf der Seele liegen. Niemand der Arztkollegen interessierte sich dafür, während Bach intuitiv spürte, dass seelisches Leid etwas Entscheidendes mit einer Krankheit zu tun hat. Später wurde es Bachs Lebensaufgabe, seelische Hintergründe von Krankheiten zu erkennen und durch feinstoffliche Heilmittel zu behandeln. Als erfolgreicher Arzt in London arbeitete Bach zunächst traditionell homöopathisch. Im relativ frühen Alter von 43 Jahren überraschte er seine Umgebung dann damit, dass er die gut eingeführte Londoner Praxis aus heiterem Himmel aufgab, aufs Land zog und dort ein völlig eigenständiges Therapiekonzept entwickelte, das als „Bach-Blütentherapie" weltweit bekannt wurde.

Bach war nach offizieller Lesart mit der homöopathischen Therapie unzufrieden und suchte etwas völlig Neues. Obwohl er in seinen Schriften nichts darüber mitteilt, wird auch eine persönliche Krise an seinem radikalen Entschluss beteiligt gewesen sein. Im Alter von 33 Jahren musste sich Bach einen bösartigen Milztumor operativ entfernen lassen, und es wurden ihm danach nur wenige Monate zum Überleben gegeben. Zwar hat er dann wesentlich länger gelebt, aber es schwebte natürlich immer ein Damoklesschwert über ihm. Hinzu kam, dass seine erste Frau an Diphtherie starb und sowohl die erste als auch die kurz danach geschlossene zweite Ehe wahrscheinlich nicht glücklich waren. Bach fehlte wohl der – angesichts seiner Krankheit – dringend nötige private Rückhalt, was seinen plötzlichen Entschluss, die erfolgreiche Praxis aufzugeben, verständlicher macht.

In abgelegenen ländlichen Gebieten Englands begann der Frühpensionär Bach seine Suche nach hoch schwingenden Heilmitteln, die das Seelische tiefgreifend beeinflussen können. Als hochsensitiver Mensch entdeckte er diverse hoch schwingende Wildpflanzen. Ob er das durch seine Sensibilität erspürte oder radiästhetische Instrumente benutzte, ist nicht bekannt. Bach ließ eine bestimmte negative Emotion in sich aufsteigen, etwa das Gefühl von tiefer Hoffnungslosigkeit. Diesen unerfreulichen Gemütszustand konnte er durch Berühren einer bestimmten Wildpflanze namens Stechginster wieder harmonisieren. Auf diese Weise fand er 37 verschiedene Blüten sowie ein Heilmittel aus Quellwasser (Rock Water). Schwingungen der jeweiligen Pflanze dienten Bach dazu, einen bestimmten negativen Gemütszustand auszugleichen und zu heilen. Neben einer Kombination aus fünf Essenzen, die er als Notfalltropfen (Rescue Remedy) bezeichnete und die er für akute Krisen empfahl, hat er seine Medikamente sieben Gruppen gestörter Gemütszustände zugeordnet: Niedergeschlagenheit, Angst, fehlendes Interesse an der Gegenwart, Einsamkeit, übertriebene Sorge um andere, Überempfindlichkeit und Unsicherheit.

Bach war der Ansicht, dass jede Form der handwerklichen Veränderung – etwa Trocknen oder Zerstampfen – die hohen Schwingungen einer Pflanze unrettbar zerstört. Deshalb sammelte er zuerst den Tau, der morgens auf den Blüten zu finden war und nach Bach noch die ursprüngliche hohe Schwingung der Pflanze enthielt. Diese Tautropfen konservierte Bach zunächst mit Brandy und verdünnte die Mischung danach stark mit gewöhnlichem Wasser, um sie als Heilmittel verwenden zu können. Später legte Bach die Blütenblätter in eine Schale mit Wasser und stellte sie anschließend ins Sonnenlicht. Er tat das im Glauben, dass sich die hohen Schwingungen der Pflanze damit ebenso übertragen lassen wie bei den Tautropfen, wobei er mit dieser sogenannten Sonnenmethode natürlich viel größere Mengen herstellen konnte – da sich seine Therapie als überraschend erfolgreich erwiesen hatte, sah Bach sich nämlich zu einer Ausweitung der Produktion gezwungen.

Bach wandte sich nicht grundsätzlich gegen die Schulmedizin, glaubte aber, dass sie die wirkliche Ursache der Krankheiten nicht erkennt, geschweige denn heilt. Das müsse jeder selbst tun, und Bach wollte dabei mit seinen Blüten helfen. Er schreibt: *„Die vorrangigen wahren Krankheiten des Menschen sind solche Mängel wie Stolz, Grausamkeit, Haß, Eigenliebe, Unwissen, Unsicherheit und Habgier"* (Bach 2000). Nach Bachs Ansicht muss der Mensch wieder lernen, in Harmonie mit seinen wirklichen Wünschen und Bedürfnissen zu kommen. Wichtig sei, dass er seinen Willen dabei unbedingt frei ausleben darf, er sollte aber nicht gegen die Einheit der Schöpfung verstoßen, indem er anderen Menschen seinen Willen aufzwingt, sondern lernen, zu Mitmenschen und Mitgeschöpfen liebevoll und tolerant zu werden. Bach hält sämtliche Krankheiten für einen Kampf zwischen Gefühl und Verstand („soul and mind"). Da Freuds Psychoanalyse zu Bachs Zeiten noch nicht allgemein bekannt war, müssen das für viele Menschen neue und provokante Vorstellungen gewesen sein.

Bach hatte die naive Vorstellung, dass ausnahmslos alle Krankheiten seelisch verursacht seien. Folglich sah er auch seine eigene Krebskrankheit als seelisches Problem. Vor diesem Hintergrund kann man seine Blütentherapie als eine Form der Eigentherapie bezeichnen: Er erfand gewissermaßen einen therapeutischen Strohhalm, an den er sich vermutlich bis zuletzt geklammert hat, bevor er mit fünfzig Jahren an den Folgen seiner Krebserkrankung starb. Dafür spricht, dass Bach laut seiner Biografin Nora Weeks bis kurz vor seinem Tod unermüdlich an seiner Methode gearbeitet hat. Möglicherweise hoffte er bis zuletzt, durch seine Blüten doch noch geheilt zu werden. Es trieb ihn aber wohl auch die Aufgabe an, eine neue Heilmethode zu entwickeln, wodurch er gemäß Viktor Frankl seinem Leben einen tieferen Sinn gab, was im Sinne einer Salutogenese allgemein fördernd gewirkt haben mag und bei Krebskranken angeblich zu einer Lebensverlängerung beiträgt. Möglicherweise haben auch seine Blüten mit dazu beigetragen, Bach so lange am Leben zu halten.

Ich habe die Bach-Blüten über Jahrzehnte unzählige Male angewandt. Insbesondere bei hochsensiblen Menschen sprechen sie manchmal erstaunlich gut an, und ich habe damit in einigen Fällen die tiefstgreifendste seelische Wirkung erlebt, die ich je in meiner Praxis gesehen habe. Viele Patienten berichten von einer beeindruckenden seelischen Öffnung, und das gilt selbst für Menschen, die vorher verschiedenste Formen der Selbsterfahrung ausprobiert haben. Meines Erachtens wirken die Bach-Blüten überwiegend auf den Kausalkörper, weshalb besonders hoch schwingende Menschen gut auf sie ansprechen. Im Unterschied zur Homöopathie führt eine längere Einnahme von Bach-Blüten zu keinen negativen Folgen. Trotzdem empfehle ich grundsätzlich, die Blüten vor der Anwendung energetisch genau auszutesten, weil eine Falscheinnahme möglicherweise doch unvorteilhaft wirkt.

Die Bach-Blütentherapie hat zwei entscheidende Nachteile, wie ich bald feststellen musste. Einmal hat sie leider nur bei einem Drittel meiner Patienten deutlich gewirkt, während der Rest kaum eine Wirkung beobachtet hat. Warum solche starken Unterschiede aufgetreten sind, ist mir bis heute rätselhaft, jedenfalls handelt es sich leider um keine Therapie für jedermann. Zweitens war der gute Therapieeffekt bei denen, bei denen die Bach-Blüten gewirkt haben, nicht anhaltend, sodass ständig neue Blüten benötigt wurden. Andere Therapeuten haben vermutlich die gleichen Erfahrungen gemacht, denn auf dem Markt wird eine Fülle an neuen Blüten – von hawaiianisch bis australisch – angeboten. Leider erlebt man auch bei ihnen – wie bei den originalen Bach-Blüten – den sogenannten Drehtüreffekt, der als typisches Zeichen einer nicht dauerhaft wirksamen Therapie gilt.

Etwas Grundlegendes war bei der Entwicklung der Bach-Blüten offenbar nicht beachtet worden: Negative Gefühlszustände im Unbewussten können nach meiner Erfahrung durch hoch schwingende Heilmittel wie die Bach-Blüten nicht aufgelöst werden. Diese harmonisieren zwar bei manchen besonders hoch schwingenden Menschen das gestörte Energiesystem, was bisweilen sehr segensreich sein kann. Doch entscheidend bleibt letztendlich, die Konflikte dauerhaft aufzulösen, die der Energiestörung zugrunde liegen und sie verursachen. Die Erfahrung der Psychosomatischen Energetik zeigt, dass negative Gefühlszustände negative Heilmittel brauchen. Erst wenn die Schwingung negativer Gefühlszustände in gleicher Stärke und Qualität wiederholt wird, können negative Emotionen aufgelöst werden. Mathematisch ausgedrückt: Aus Minus und Minus wird Plus, oder mit einem volkstümlichen Spruch ausgedrückt: „Bös muss bös vertreiben." Solche Heilmittel habe ich Mitte der 90er-Jahre entwickelt und Emotionalmittel genannt. Den Weg dorthin beschreibe ich ab Seite 157. Zunächst aber möchte ich Grundsätzliches zur Homöopathie sagen, da ohne sie der Wirkmechanismus der Emotionalmittel nicht verständlich wird.

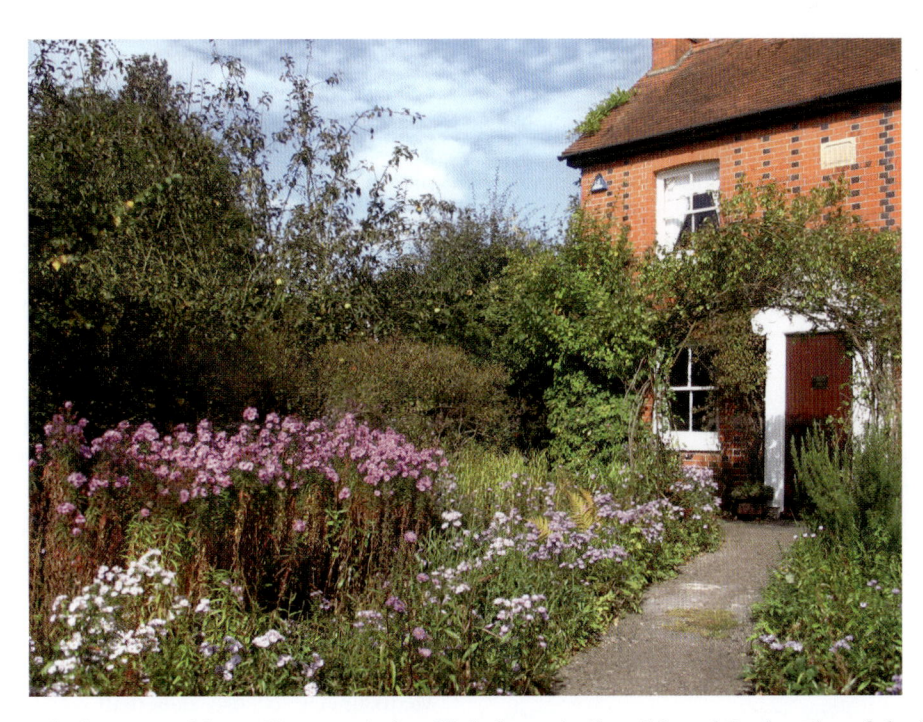

Abbildung 98: *Bach-Center am Mount Vernon mit dem Wohnhaus, in dem Edward Bach während der Entdeckung seiner Blüten lebte.*

Von Bachs Blüten zum Heilen mit negativen Schwingungen: Homöopathie

Die Homöopathie wurde vom deutschen Arzt und Apotheker Samuel Hahnemann vor rund zweihundert Jahren entwickelt. Hahnemann nahm Chinarinde – ein übliches Heilmittel gegen Malaria – im Selbstversuch ein und entwickelte daraufhin malariaähnliche Symptome. Als Hahnemann die Chinarinde verdünnte – um die Nebenwirkungen der teils giftigen Ausgangsstoffe zu vermeiden – und anschließend verschüttelte, hielt der Effekt erstaunlicherweise an, ja wurde zum Teil sogar stärker. Daraufhin konnte Hahnemann die beiden Grundgesetze formulieren, auf denen die Homöopathie basiert: *„Ähnliches heilt Ähnliches"* (lateinisch: „Similia similibus curentur") und *„Verdünntes und Verschütteltes heilt"* (Gesetz der homöopathischen Potenzierung).

Nach der Chinarinde fanden Hahnemann und eine wachsende Zahl von Mitstreitern Hunderte von pflanzlichen, mineralischen und tierischen Substanzen, die allesamt homöopathisch aufbereitet werden konnten. Homöopathische Mittel werden bis auf den heutigen Tag geprüft, indem sie gesunden Menschen wochenlang verabreicht werden, genauso wie Hahnemann einst die Chinarinde einnahm. Nach einigen Wochen entwickeln die Prüflinge charakteristische Symptome, die für das jeweilige Mittel typisch sind.[43] Man nennt das Verfahren **Arzneimittelprüfung**. Die bei Hunderten von homöopathischen Mitteln und Dutzenden von Prüflingen gesammelten Symptome werden in einem sogenannten Repetitorium zusammengefasst. Besonders häufige und gleichartige sowie eigenartige Symptome werden dabei besonders gewichtet. Beim Heraussuchen des passenden Mittels hat der Homöopath die schwierige Aufgabe, die minutiös gesammelten Beschwerden des Kranken mit den Angaben im Repetitorium zu vergleichen (siehe Abbildung 99). Zusätzlich gibt es gewisse klinische Erfahrungen, die ebenfalls mit in die Auswahl einfließen, aber auch sie sind vollkommen symptomorientiert. Homöopathie ist damit eine Therapie, die rein nach Symptomen funktioniert und keine schulmedizinischen Indikationen im üblichen Sinn kennt. Deshalb versteht man, dass die Homöopathie bereits vom Ansatz

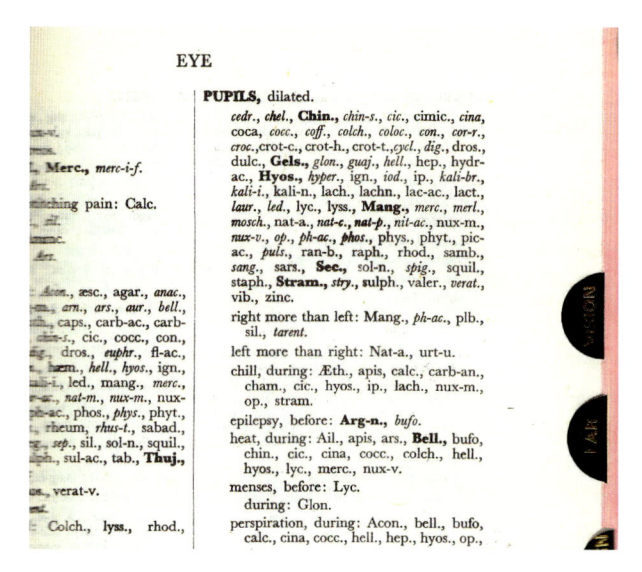

Abbildung 99: *Ausschnitt aus dem homöopathischen Repetitorium von James T. Kent. Die fett gedruckten Mittel wie „Gelsemium" sollen besonders häufig im Arzneimittelbild Gesunder aufgetaucht und später beim Kranken therapeutisch besonders wirksam sein.*

her eine gewisse diagnostische und therapeutische Unschärfe besitzt. Ein guter Homöopath muss also nicht nur über ein ausgezeichnetes Gedächtnis und große Erfahrung, sondern auch über viel Intuition verfügen.

Homöopathische Heilmittel sind zwar weltweit im Gebrauch, aber man weiß so gut wie nichts über ihren Wirkmechanismus oder ihre Inhaltsstoffe, weil es dafür keinerlei objektive Nachweismethoden gibt. Das ist erstaunlich, denn es widerspricht allen Regeln des gesunden Menschenverstandes, ein pharmazeutisches Produkt in einer Apotheke zu verkaufen, obwohl man nichts über seine Wirkung oder seinen Inhalt aussagen kann. Mit energetischen Testverfahren wie der Psychosomatischen Energetik ist es jedoch möglich, Homöopathie auf ihre energetische Wirksamkeit hin zu überprüfen, das heißt, wie stark ein bestimmtes Mittel den feinstofflichen Energiekörper verändern kann. Auf diese Weise kann gezeigt werden, dass starke elektromagnetische Quellen wie Mikrowellen, Lautsprecher und Handy-Sendestationen homöopathische Medikamente ebenso dauerhaft zerstören können wie Erhitzen über 60 Grad. Unempfindlich sind sie dagegen meist gegenüber Barcode-Lesegeräten in Apotheken und

---

43 Weil jedes homöopathische Mittel nach einiger Zeit Arzneimittelbilder hervorruft, die meist negativer Art sind, sollte man Homöopathika nicht länger konstant einnehmen. Wenn man partout nicht darauf verzichten will, rate ich zum Absetzen für Wochen oder zur intervallartigen Einnahme mit längeren Pausen. Eine Ausnahme sind Homöopathika, die auch nach längerer Zeit im Energietest gut ansprechen, sowie Emotional- und Chakramittel, die nur auf das gestörte Segment und den Konflikt wirken.

den üblichen Durchleuchtungsapparaten, wie sie in Flughäfen bei Sicherheitskontrollen eingesetzt werden.

Millionen von Menschen sind von der Wirksamkeit der Homöopathie überzeugt. Homöopathie stellt also eine reine Erfahrungsmedizin dar, denn sie wirkt, indem man die Wirkungen erfährt. Möglicherweise durchschauen kluge Wissenschaftler in ferner Zukunft, aufgrund welcher Gesetze Homöopathie funktioniert, aber entscheidend bleibt zum jetzigen Zeitpunkt, dass Homöopathie überhaupt Wirkungen erzielt. Viele Ärzte haben mit der Homöopathie ausgezeichnete Erfahrungen gesammelt und sie zum Schwerpunkt ihrer Praxistätigkeit gemacht.

Homöopathie ist nicht nur kostengünstig, sondern vor allem wirksam, was in zahlreichen Studien nachgewiesen werden konnte. Eine Gesamtübersicht der Ergebnisse zeigt, dass die wissenschaftlichen Studien in der Mehrzahl positiv verlaufen sind.[44] Natürlich gibt es auch negative Ergebnisse, die Kritiker dann dazu verleiten, grundsätzlich an der Wirksamkeit der Homöopathie zu zweifeln. Die Mehrzahl schulmedizinischer Wissenschaftler ist heute immer noch der Ansicht, dass homöopathische Medikamente nur Placebos seien.[45] Eine große Metastudie hat jedoch gezeigt, dass Medikamente grundsätzlich eine viel geringere Placebowirkung besitzen als beispielsweise Operationen, bei denen Scheinbehandlungen oft genauso gut wirken wie echte.[46] Wenn jemand daher ein Heilmittel einnimmt, sei es homöopathisch oder nicht, wirkt es entweder, oder es wirkt nicht. Es kann sich aber kaum um ein Placebo handeln, wenn man eine deutliche Wirkung nachweisen kann, wie das bei der Homöopathie in vielen Studien der Fall gewesen ist.

Man muss – bezogen auf die wissenschaftliche Beweisführung – feststellen, dass für Homöopathie und Schulmedizin völlig ungleiche Forschungsbedingungen herrschen. Weltweit wird man an den großen Krankenhäusern und Universitäten nahezu ausschließlich Gegner der Homöopathie antreffen, die überzeugt sind, dass Homöopathie völlig wirkungslos sei, „da nichts drin ist". Wer von solchen Grundannahmen ausgeht, wird kaum ein positives Studienergebnis erzielen. Außerdem weiß man, dass Studienergebnisse von der Voreingenommenheit der

---

44 Boissel 1996. Weitere positive Metastudien und andere positive Studienergebnisse zur Homöopathie finden sich in englischer Sprache auf http://www.britishhomeopathic.org
45 Egger et al. 2005.
46 *„Es wird allgemein angenommen, dass Placebogaben kräftige Effekte hervorrufen. Wir konnten das nicht bestätigen, als wir 114 randomisierte Studien untersuchten, die mit Placebo behandelte Patienten mit solchen verglichen, die nicht behandelt wurden. Wir fanden allgemein wenig Evidenz dafür, dass Placebos starke klinische Effekte haben."* (Vgl. Gøtzsche/Hróbjartsson 2001.)

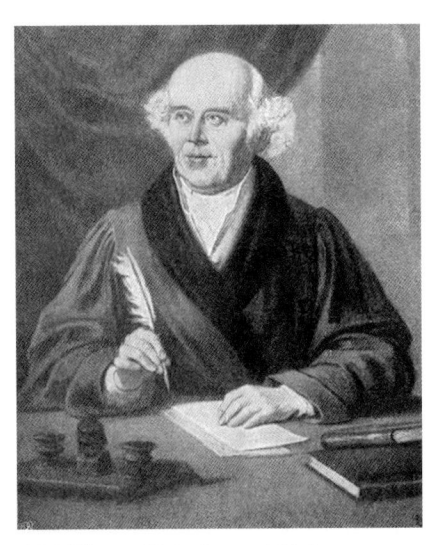

Abbildung 100: *Samuel Hahnemann*

Studienleiter stark beeinflusst werden.[47] Studien kosten darüber hinaus viel Geld, was üblicherweise mit den Gewinnen aus dem Verkauf teurer chemischer Medikamente finanziert wird. Bei der preiswerten Homöopathie fällt es dagegen deutlich schwerer, potente Geldgeber zu finden.

Die Wirkungsweise homöopathischer Medikamente erscheint traditionell denkenden Naturwissenschaftlern ohnehin rätselhaft, da diese stark verdünnte Stoffe enthalten, die chemisch nur noch schwach oder gar nicht mehr nachgewiesen werden können. Daher kann man diejenigen verstehen, die meinen, Homöopathie könne eigentlich nicht wirken. Doch das entscheidende Wirkprinzip sind nicht die verdünnten Stoffe, sondern langlebige Schwingungen, die später beim Patienten als Heilreiz wirken. Diese feinen homöopathischen Informationen können mit objektiven Methoden leider noch nicht nachgewiesen werden. Wir wissen aber, dass es sich bei Informationen um etwas Reales handelt, das allerdings Empfangsgeräte (Fernseher, Computer) braucht, um sichtbar gemacht zu werden. Bei der Homöopathie wird der biologische Organismus zum Empfänger. Homöopathische Mittel kann man also mit einer Festplatte vergleichen, die Informationen dauerhaft speichert, die der Mensch dann empfängt.

Normalerweise haben die Ausgangsstoffe nicht die Stärke der Information wie das spätere Mittel. Durch das Potenzieren wird die Information überhaupt erst richtig

---

47 Von Pharmafirmen gesponserte Studien fallen häufig zugunsten des Sponsors aus. Man findet statistisch das, was der Auftraggeber möchte. Man darf annehmen, dass die gleichen Mechanismen bei Gegnern der Homöopathie wirksam sind. Der Untersucher bestätigt demzufolge wahrscheinlich genau das, was er in diesem Fall nicht glaubt. (Vgl.Schott et al. 2010.)

hervorgebracht und verstärkt. Gleichzeitig führt das Potenzieren zur Speicherung der Information. Dieses Potenzieren ist ein handwerklicher Vorgang, der nach Regeln erfolgt, die international genau festgelegt sind: Eine alkoholisch-wässrige Lösung mit der Ursprungssubstanz dient zunächst als „Urtinktur". Im Zuge des Herstellungsvorgangs wird das Homöopathikum immer weiter verdünnt und potenziert, indem die Flasche mit der Verdünnung mehrmals kräftig mit der Hand auf einen Gegenstand, etwa auf ein ledernes dickes Buch, geschlagen wird. Wird das 10-mal gemacht, heißt die Potenz Dezimalpotenz (D1), bei 100-mal spricht man von der Centesimalpotenz (C1) und bei 50000-mal von einer LM-Potenz. Die Schwingungsinformation, die jeder Stoff hat, wird dadurch dauerhaft im homöopathischen Mittel gespeichert. So waren sachgemäß bei Zimmertemperatur im Dunkeln gelagerte Homöopathika, die aus der Zeit Hahnemanns stammten, bei Prüfungen nach zweihundert Jahren noch vollständig wirksam, das heißt, homöopathische Mittel sind vermutlich unbegrenzt, zumindest aber extrem lange haltbar.

Die genauen Hintergründe des Potenzierens sind nach wie vor unklar. Die Informationsspeicherung von Flüssigkeiten und insbesondere von Wasser ist aber seit einigen Jahrzehnten ein wichtiges Forschungsthema. Der Japaner Masaru Emoto etwa hat unterschiedliche Formen von Eiskristallen fotografiert, die zeigen sollen, dass Wasser Informationen speichert. Der Ingenieur Bernd Kröplin von der Fakultät für Luft- und Raumfahrt der Universität Stuttgart findet deutliche Unterschiede bei Wassertropfen, die aus verschiedenen Quellen stammen, kann aber keine naturwissenschaftliche Begründung dafür finden. Der Physiker Karl Kratky vom Institut für Experimentalphysik der Universität Wien hat in experimentellen Computermodellen nachgewiesen, dass Potenzieren und Verdünnen in Wasserclustern zu strukturellen Veränderungen führt, die mit den Modellen der Homöopathie vereinbar sind.[48] Wie die Informationsspeicherung von Homöopathie jedoch genau abläuft und wie sie überprüft werden kann, ist derzeit noch völlig unklar.

Mit Elektroakupunktur und Testverfahren wie der Kinesiologie gelingt es, die energetische Wirkung homöopathisch potenzierter Mittel unmittelbar nachzuweisen. Die Voraussetzung dafür ist natürlich, dass eine Testperson auf das jeweilige Mittel anspricht. Die Energietestung beweist, dass Homöopathika nach dem Schlüssel-Schloss-Prinzip wirken: Nicht jeder spricht darauf an, so dass unter Hunderten von Homöopathika meist nur ein oder zwei Mittel positiv testen. Diese erweisen sich dann später oft auch als heilsam. Damit können energetische Testverfahren bestätigen, dass Homöopathika exakt gewählt sein müssen, um gut zu wirken. Wenn Mittel perfekt gewählt sind und sehr gut wirken, spricht man vom Simile. Es handelt sich dann um das Homöopathikum, das genau zu einem bestimmten Menschen passt. Hoch potenzierte Homöopathika wirken dabei deutlich stärker auf das Energiefeld ein als niedrige Potenzen, was ebenfalls mit der Energietestung bestätigt werden kann.

Homöopathische Informationen können grundsätzlich harmonisch (resonant) oder unharmonisch (dissonant) wirken. Normalerweise hat man es bei der Homöopathie mit einer harmonischen, wohltuenden und heilenden Resonanz zu tun, die das Energiesystem des Kranken stabilisiert und ausgleicht. Manche Skeptiker hat dieses Phänomen dazu veranlasst, an der Wirkung von Homöopathie zu zweifeln, nach der Faustformel: „Keine Wirkung ohne Nebenwirkung." Kritikern der Homöopathie ist jedoch in der Regel nicht bekannt, dass man auch bei der Homöopathie Nebenwirkungen beobachtet, wenn das auch zugegebenermaßen sehr selten vorkommt. Dazu folgender Fall aus meiner eigenen Praxis:

Bei einem 60-jährigen Patienten testete ich verschiedene homöopathische Einzelmittel und stellte dabei fest, dass er bei Natrium sulfuricum D6 eine besonders starke Testreaktion hatte. Gewohnheitsmäßig prüfte ich anschließend, wie stark das Mittel im Medikamententest ansprach und ob es verträglich sein würde. Zu meiner Überraschung war das Mittel extrem unverträglich und verschlechterte die Energiewerte des Patienten enorm. Als ich ihm das mitteilte, bestätigte er, dass der Erfinder der Elektroakupunktur Reinhard Voll das gleiche Mittel auch einmal bei ihm gefunden hatte. Er hatte es ihm dann verschrieben, aber es wirkte sehr schlecht. Der Patient probierte es mehrfach, weil er den Effekt zunächst für Einbildung hielt, fühlte sich jedoch jedes Mal kurz nach der Einnahme entsetzlich unwohl, brach einmal sogar regelrecht zusammen und musste ins Krankenhaus. Er war sehr überrascht, dass ich das betreffende Mittel ohne jedes Vorwissen aus Hunderten von Homöopathika gefunden und darüber hinaus als schädlich eingestuft hatte.

Der Fall war für mich deshalb so eindrucksvoll, weil es sich bei dem Herrn um den Prototyp eines bodenständigen schwäbischen Unternehmers gehandelt hat, dem jede Hysterie fremd war. Bei der geschilderten Unverträglichkeit eines Homöopathikums handelt es sich um ein dissonantes Resonanzphänomen. Der gequälte Organismus gerät dabei vermutlich in einen der Wirkung quietschender Tafelkreide vergleichbaren Alarmzustand. Man erkennt an solchen Erlebnissen, dass Homöopathie durchaus starke Wirkungen hat, die manchmal sogar mit Nebenwirkungen einhergehen.

---

48 Kratky 2004

Psychosomatik – die Grenzen von Körper und Seele

Bevor ich die Entwicklung der Emotionalmittel schildere, möchte ich Einleitendes zur Psychosomatik sagen. Ich tue das aus zwei Gründen: Einmal geht es um die Begriffsdefinition, aber auch um wichtige Inhalte und Wertungen, die damit verbunden sind. Grundkenntnisse der Psychosomatik – eines Stiefkinds der Medizin – sind nach wie vor selbst unter Fachleuten relativ unbekannt, weshalb es sich lohnt, sich intensiver damit auseinanderzusetzen. Danach schildere ich autobiografische Hintergründe, die zur Entwicklung der Psychosomatischen Energetik beigetragen haben. Getreu dem Gesetz der Resonanz entwickelt man nämlich auch als Alternativmediziner Methoden, die mit einem selbst etwas zu tun haben.

Da die Grenzen zwischen Körper (griech. „soma") und Seele (Psyche) fließend verlaufen, handelt es sich um eine bloße Übereinkunft, wo genau die Grenzlinie zwischen beiden Territorien verlaufen soll. Selbst bei rein körperlichen Verletzungen ist die Sachlage nicht so eindeutig, wie man vielleicht glauben möchte, denn auch sie können einen seelischen Hintergrund haben. Bei einem vertraulichen Gespräch mit dem Schweizer Spezialisten für Querschnittsgelähmte Guido Zäch erfuhr ich, dass unbewusste Selbstzerstörungstendenzen beim Unfall, der zur Querschnittslähmung führt, eine Rolle spielen können, indem sich jemand in zu große Gefahr begibt. Im vertraulichen Rahmen hört man als Arzt vom Unfallopfer manchmal von starken seelischen Kränkungen, die sich kurz vor dem Unfall ereignet haben. Der Patient war danach kopflos und hatte durch ein zu leichtsinniges Verhalten den Unfall geradezu heraufbeschworen. Doch trotz solcher möglichen seelischen Hintergründe wird eine Querschnittslähmung für gewöhnlich nicht als originär psychosomatische Krankheit gesehen, obwohl sie das in gewisser Weise ist.

Die moderne Unfallforschung vermutet in dem Zusammenhang, dass ein Teil der schweren Verkehrsunfälle getarnte Selbstmorde sind, und schätzt die Quote auf 3 bis maximal 30 Prozent. Diese erhebliche Schwankungsbreite rührt daher, dass die Betroffenen entweder schlicht nicht mehr antworten können, weil sie tot sind, oder aber derartige Motive später verdrängen. Vom Hypnosespezialisten Werner J. Meinhold erfuhr ich, dass ein Patient sich erst wieder unter Hypnose an Selbstmordwünsche kurz vor einem schweren Verkehrsunfall erinnern konnte, den er also genau genommen unbewusst selbst verursacht hatte.[49]

---

49 Vortrag „Konfliktlösung in Hypnose" von Werner J. Meinhold bei der Medizinischen Woche Baden-Baden, 29. Oktober 2001, während der Vortragstagung Psychosomatische Energetik.

Angesichts des großen Graubereichs bezeichnet man heute allein primär seelisch bedingte Krankheiten, bei denen Körperliches hinzutritt, als psychosomatisch. Man zählt dazu nervöse Darmbeschwerden (Colon irritabile), Angstzustände, die zu Herzrhythmusstörungen führen (Herzangst) oder depressive Verstimmungen, die sich in somatoformen (= körperlich erscheinenden) Kreuzschmerzen äußern. Zweitens meint der Begriff „psychosomatisch" eine Therapie, die Seelisches und Körperliches einschließt, etwa wenn jemand in einer Klinik neben Psychotherapie Bewegungsübungen mit Biofeedback macht.

Nicht nur Patienten, sondern auch Ärzte sind der Ansicht, dass Seelisches viel mehr beachtet werden sollte. Das ist zweifellos richtig, nur ist die Frage, wie weit man die Bedeutung des Seelischen ausdehnt. Eine relativ kleine Gruppe von Ärzten überstrapaziert den Begriff des Seelischen. Darunter finden sich durchweg „Seelenärzte", also Psychiater, Psychotherapeuten und Psychoanalytiker, aber auch einige Vertreter der Komplementärmedizin. Diese Gruppe möchte die Einfluss-Sphäre des Seelischen sehr weit ausdehnen, sowohl bei der Diagnose als auch bei der Therapie. Für sie gibt es kaum mehr Körperliches, und letztlich wird in ihren Augen irgendwann alles seelisch. Ich möchte diese Gruppe als „Psychiker" bezeichnen. Häufig beklagen sich die Psychiker, dass körperlich ausgerichtete Ärzte, die ich „Somatiker" nennen möchte, dazu beitragen, den seelischen Hintergrund einer Krankheit zu verschleiern. Sie beklagen sich, dass Somatiker sich das Ganze zu leicht machten, indem sie etwa ein Schmerzmittel für den von Rückenschmerzen Geplagten verschreiben, der in Wahrheit unter einem seelischen Problem leidet, weil das viel leichter gehe, als sich mit seinen seelischen Nöten auseinanderzusetzen. Somatiker wiederum beschweren sich, dass jemand mit einem ernsten Bandscheibenschaden jahrelang eine Psychoanalyse verschrieben bekomme, anstatt operiert zu werden.

Während meiner Ausbildung vor rund dreißig Jahren wurden die Grabenkämpfe zwischen Psychikern und Somatikern noch sehr erbittert geführt. Einen lebendigen Anschauungsunterricht davon bekam ich als Student auf der psychosomatischen Station einer Universitätsklinik, die der inneren Medizin angeschlossen war und gleichzeitig psychoanalytisch von „Seelenprofessoren" betreut wurde. Die Diskussionen zwischen den beiden Ärztelagern auf den Stationsfluren ähnelten grotesken Aufführungen. Jeder Professor war felsenfest davon überzeugt, dass sich der andere grundlegend im Irrtum befinde und das medizinische Problem völlig falsch angehe. Gleichzeitig mussten alle taktisch geschickt vorgehen und ihr Wissen möglichst für sich behalten, um die Gegenseite nicht in Harnisch zu bringen. Für gewöhnlich wurde ein Waffenstillstand dadurch aufrechterhalten, dass jeder am Ende das tat, was er für richtig hielt. Eine Integration der Denkstile war unmöglich und wurde nur in Sonntagsreden beschworen.

Normalerweise ist ein derart erbittert geführter Meinungsstreit heute kein Thema mehr. Insbesondere für den Patienten ist das Thema bedeutungslos geworden: In der Regel läuft er nicht zwei Vertretern der beiden Meinungslager gleichzeitig über den Weg, da sie institutionell säuberlich getrennt arbeiten. Heutzutage ist der Disput außerdem entschärft worden, weil man die Grenzen nicht mehr so radikal absteckt. Die Somatiker haben in dieser Auseinandersetzung einen Teilsieg davongetragen, weil sich bei immer mehr Krankheiten herausstellte, die ursprünglich für seelisch galten, dass sie eine objektive Ursache haben. Ein gutes Beispiel dafür ist das Magenbakterium Helicobacter pylori, das für die Mehrzahl aller Magengeschwüre verantwortlich ist.

Doch die Fronten zwischen Körper und Seele sind keineswegs eindeutig gezogen, wie man am häufigen Problem der Rückenschmerzen sehen kann. Im Computertomogramm entdeckt man bei rund einem Drittel aller Erwachsenen Bandscheibenvorfälle, ohne dass diese immer Beschwerden machen müssen. Einige chronisch depressive Patienten entwickeln beispielsweise im Bereich der Wirbelsäule Schmerzzustände. Manchmal werden sie fälschlicherweise operiert, weil die Depression übersehen worden ist, wonach diese Patienten nicht selten ein noch schlimmeres Schmerzproblem bekommen. Glücklicherweise kommt so etwas nicht so häufig vor, und wir Mediziner haben aus solchen Fällen gelernt. Daher gilt heute als Regel, eine Depression und andere Seelenhintergründe vor einer Operation abzuklären und darüber hinaus wenn möglich nicht in Schmerzregionen hineinzuoperieren, weil sich dahinter eine depressive Problematik verbergen könnte, die sich als körperliches Symptom äußert.

Mittlerweile sind auch viele Psychoanalytiker vom hohen Ross herabgestiegen und sehen die Dinge realistischer, nicht zuletzt durch ernüchternde Studienergebnisse über die Wirksamkeit der Psychotherapie. Die Somatiker wiederum haben einsehen müssen, dass eine Seelentherapie manchmal auch sinnvoll sein kann. Die Trennungslinie zwischen Emotionen und materiellem Körper verläuft mittlerweile unscharf, wie man beispielsweise an den biologischen Erkenntnissen über Eifersucht und sogenannte Killerspermien ablesen kann. Diese Killerspermien, die jeder Mann besitzt, töten genetisch fremde Spermien, die von einem Nebenbuhler stammen könnten. Bei eifersüchtigen Männern, die das Fremdgehen ihrer Partnerin vermuten, ist die Zahl der Killerspermien in der Samenflüssigkeit deutlich erhöht.[50] Daran kann man erkennen, dass der Organismus selbst in vielen Bereichen offenbar psychosomatisch funktioniert, Seele und materielle Strukturen also ineinanderwirken.

Viele seelisch bedingte Leiden werden mittlerweile als Krankheit offiziell anerkannt. Das ruft einerseits enorm hohe Kosten der öffentlichen Versicherungssysteme hervor, hat aber andererseits vielen Patienten zu mehr Würde verholfen, weil ihre Krankheiten ernst genommen werden. Wie viele Ärzte stehe ich bei der praktischen Berufsausübung zwischen den Psychikern und den Somatikern. In der Realität haben beide Lager je nach Fall das Recht auf ihrer Seite, und meist liegt die Wahrheit dazwischen, so dass es heute keine unverrückbaren Positionen mehr gibt. Kollegen, die ich ausbilde, ebenso wie meinen Patienten rate ich zu einer realistischen Haltung, das heißt, zu prüfen, was jeweils passt. Das schließt natürlich auch die alternativmedizinische Methode ein, die ich vertrete.

Psychosomatisch bzw. psychisch ist in der Medizin heutzutage eine Ausschlussdiagnose geworden, wenn keine materiell nachweisbaren Ursachen vorliegen. Teilt man dem Patienten nach der Untersuchung mit, es handle sich um eine seelische Störung, bekommen etliche das Gefühl, dass der Doktor mit seiner Einschätzung danebenliege. Der Laie glaubt zu ahnen, was der Arzt unter psychisch versteht, nämlich vom Denken und Verhalten her unnormal zu sein, doch so schätzt sich der Patient selbst nicht ein und reagiert mit Verärgerung und Enttäuschung. Für den Arzt bedeutet die Diagnose „psychisch" eine entlastende Handlungsanweisung, weil er entweder gar nichts mehr zu machen braucht, da ja nichts Nachweisbares vorliegt, oder als Notbehelf chemische Psychopharmaka verordnet, die den Patienten jedoch oftmals betäuben und außerdem mit ihrem Beipackzettel abschrecken. Manche Patienten werden zum Psychotherapeuten geschickt. Viele Menschen haben aber eine Abneigung, mit einem ihnen völlig fremden Menschen über Intimes zu sprechen. Sie haben außerdem häufig nicht das Empfinden, dass ihnen mit einer Gesprächstherapie tatsächlich geholfen wird. Ich will das nicht kommentieren, sondern schildere nur, was mir Patienten vertraulich mitteilen. Selbstverständlich gibt es auch solche, die das Angebot einer Psychotherapie begrüßen und sich dann mit persönlichem Gewinn darauf einlassen.

Tatsache ist, dass sich viele Patienten von konventionellen Kollegen unzureichend und zugleich ungerecht behandelt fühlen. Teilweise haben sie damit recht. Bei-

---

50 Vgl. Goetz et al. 2008.

spielsweise stempeln schulmedizinische Kollegen Erdstrahlbelastete aus Unkenntnis als psychisch krank ein, was meines Erachtens nicht zutrifft. Das Gleiche gilt in abgewandelter Form für viele andere Störungen, von denen die Schulmedizin immer noch nichts weiß, etwa bei alternativmedizinischen Diagnosen wie Galleabflussstörungen, Darmverpilzungen und tief sitzenden psychoenergetischen Blockaden, bei denen ebenfalls schulmedizinisch nichts festgestellt werden kann, der Patient sich jedoch eindeutig krank und unwohl fühlt. Es ist nachvollziehbar, dass Betroffene in solchen Fällen anderswo Hilfe suchen. Mit alternativmedizinischen Methoden kann man zwar bei einem Teil der Patienten verborgene Krankheitsursachen aufspüren, doch es bleiben viele übrig, denen auch die Naturheilkunde mit ihren Methoden nicht dauerhaft weiterhelfen kann. Bei Hinzuziehung der Psychosomatischen Energetik kann man später feststellen, dass viele Menschen seelische Konflikte haben, die sie krank machen. Diese Konflikte werden von den Betroffenen aber nicht als psychisch empfunden, sondern eher als Erschöpfung, Schmerz und dergleichen. Man versteht daher, dass sowohl die konventionelle Schulmedizin wie die übliche Alternativmedizin Probleme haben, psychosomatische Krankheiten angemessen zu diagnostizieren und zu behandeln. Die unbefriedigende Situation sollte man als Leser vor Augen haben, um meine Beweggründe zur Entwicklung der Emotionalmittel besser nachvollziehen zu können.

Autobiografisches und eine neue psychoenergetische Therapie

Warum ich mich überhaupt mit seelischen Disharmonien beschäftige, möchte ich näher erklären. Wie bei vielen brisanten und emotional heißen Themen, die Menschen umtreiben und die sie lebenslang besonders anziehen, gibt es dafür private wie berufliche Gründe. Wer sich mit seelischen Konflikten beschäftigt, bei dem wird angenommen, dass er selbst seelische Probleme hat, doch persönlich halte ich mich eher für seelisch ausgeglichen. Mein Motiv rührt vor allem von einer großen Neugier her, unbekannte Territorien des eigenen Unbewussten zu entdecken. Mein „seelischer Teich" liegt die meiste Zeit relativ still da und gibt mir normalerweise wenig Anlass, wegen irgendwelcher Beschwerden und Kümmernisse dorthin einzutauchen und nach verborgenen seelischen Ursachen zu forschen. Zeitlebens haben mich jedoch parapsychologische und psychiatrische Themen stark angezogen, weshalb ich bereits als Jugendlicher das *Tibetanische Totenbuch* las und mich mit C. G. Jungs Archetypen und ähnlichen tief schürfenden Themen auseinandergesetzt habe.

Die Beschäftigung mit der inneren Welt war in meiner Jugend eine Sache des Zeitgeistes. Das offizielle Amerika hatte Astronauten auf den Mond geschickt, doch die skeptische Jugend, zu der ich in den 68er-Jahren gehörte, fand Reisen in die Innenwelt der eigenen Seele viel verlockender. Und selbst einige der Astronauten, die zum Mond geflogen waren, wandten sich nach ihrem Weltraumflug vom vorherrschenden Materialismus ab und entdeckten eine neue spirituelle Dimension. Der Astronaut James Irwin, der 1971 erstmals den Mond betreten hat, beschreibt seine Mondfahrt später als religiöse Bekehrung und meint, Gottes Kraft dort oben so stark gespürt zu haben wie nie zuvor. Etlichen anderen Astronauten erging es ähnlich. Wer vom Mond aus die Schönheit und Zerbrechlichkeit der blauen Erde erblickt, ist danach offenbar ein Verwandelter.

Durch verschiedenste bewusstseinsverändernde Praktiken habe ich zahlreiche beeindruckende transzendente und erleuchtende Erlebnisse gehabt. Man kann über solche Erfahrungen in Büchern etwas nachlesen, doch entscheidend bleibt, sie selbst zu erleben, da es sich um etwas Ganzheitliches und letztlich Unaussprechliches handelt. Durch solche heftigen, seelisch transformierenden Erlebnisse hat sich mein Weltbild als Heranwachsender stark verändert.

Viele Jahre lang war ich ein naturwissenschaftlich denkender Arzt, der die Erlebnisse des Heranwachsenden irgendwann wieder vergessen hatte. Damals stand ich spirituellen und emotionalen Themen eine Zeitlang skeptisch gegenüber. Doch durch verschiedene Schlüsselerlebnisse wurde mir langsam bewusst, dass die Wirklichkeit mehr umfasst als das, was die Universitäten lehren und was sie erforscht haben. Die Wirklichkeit umfasst auch mehr als das, was wir normalerweise durch emotionale Einengungen wahrnehmen.

Aufgrund persönlicher Schicksalsschläge machte ich mich in der Mitte meines Lebens auf die Suche nach mir selbst und wollte wissen, wer ich eigentlich war. Ich machte diverse Psychotherapien, Körperpsychotherapien und ähnliche Verfahren mit und erlebte während des holotropen Atmens – einer Form des vertieften Atmens, das zu hypnotischen Trancezuständen führt – sowie während der Meditation tiefe mystische Erfahrungen, die mein

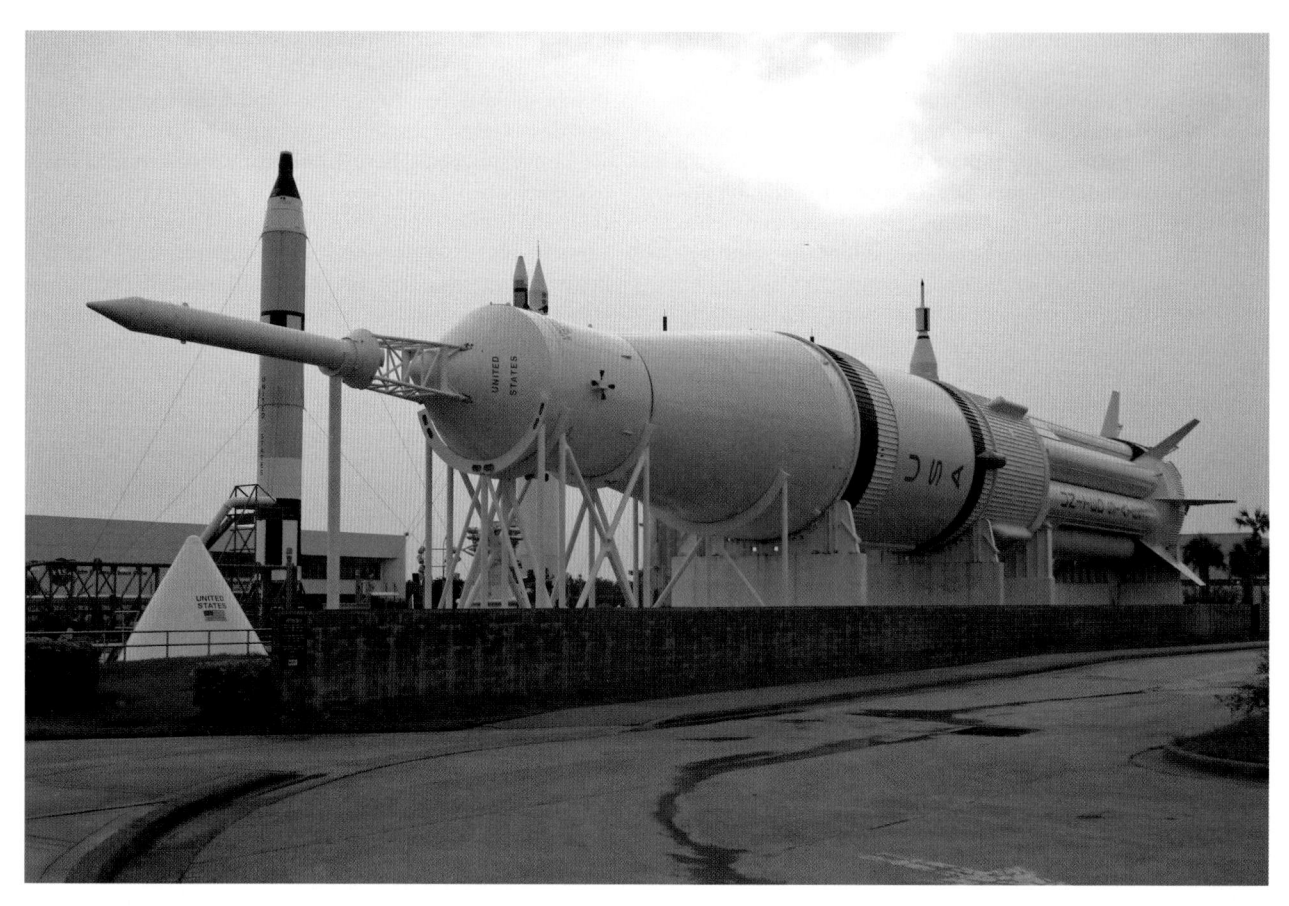

Abbildung 101: Weltraumraketen im Kennedy Space Center.

damaliges Weltbild sprengten. Wichtige Impulse bekam ich darüber hinaus durch die Lektüre von Autoren wie dem zypriotischen Weisheitslehrer Daskalos. Er und andere spirituelle Menschen haben mich darin unterstützt, ein „weiträumiges" Weltbild für sinnvoll zu halten, das Spiritualität und Naturwissenschaft verbindet und aussöhnt (Walach 2011).

Lange Jahre war ich – wie die meisten meiner Kollegen – der Ansicht, dass Gifte und Schlacken die Hauptursache dafür sind, wenn Menschen chronisch krank werden.

Doch langsam begriff ich, dass hinter den vermeintlichen Giften etwas anderes steckt, und entdeckte auf der Suche nach tiefer liegenden Wurzeln chronischer Krankheiten eine gestörte Psychoenergetik. Ich fand bei meinen Patienten eine leidende Seele, darüber hinaus aber auch eine gestörte feinstoffliche Energie, die zu Blockaden und langfristig zu Krankheiten und allen möglichen Leidenszuständen führt. Beide – Seele und Energie – hängen auf rätselhafte Weise zusammen, was ich in jahrelanger Arbeit erforscht habe. Mitte der Neunzigerjahre habe ich dann die Psychosomatische Energetik entwickelt.

Entwicklung der Emotionalmittel

Neben der Akupunktur gehört die klassische Homöopathie zu den anspruchsvollsten Gebieten der Komplementärmedizin. Wegen der Überlappung der Symptome zwischen mehreren Mitteln fällt es selbst Experten oft schwer, das optimal passende Medikament zu finden. Vor diesem Hintergrund entwickelte der Naturheiler und Pastor Emanuel Felke (s. Abbildung 102) um die Wende des vorigen Jahrhunderts Medikamente, die wesentlich einfacher zu verordnen waren. Seine Komplexhomöopathika, Mischungen ähnlich wirkender homöopathischer Einzelmittel, erwiesen sich als sehr erfolgreich. Im Unterschied zur gezielten Einzelmittelgabe wirken sie als gröber, aber verlässlicher „Schrotschuss". Komplexhomöopathika haben der modernen Naturheilkunde enormen Auftrieb gegeben, und der kommerzielle Erfolg ließ nicht lange auf sich warten: Es wurden heute weltweit tätige und renommierte homöopathische Firmen wie Schwabe, Madaus oder Pascoe gegründet, die sich alle auf Felke berufen und ein breit gefächertes Sortiment an Komplexhomöopathika anbieten.

Die Komplexmittel können dem Therapeuten die Arbeit wesentlich erleichtern und wirken zuverlässiger als Einzelmittel. Man kann eine bestimmte Mischung bei bestimmten Indikationen einsetzen, genauso wie das mit schulmedizinischen Medikamenten möglich ist. Einzig im Gebiet des Seelischen existierten bis vor kurzem keine wirklich guten Komplexmischungen, woraus man Felke keinen Vorwurf machen kann. Seelisches war zu seiner Zeit als Quelle von Krankheiten noch nicht allgemein anerkannt, da die Psychoanalyse gerade erst im Entstehen war. Felke verwendete außerdem viel zu tiefe homöopathische Potenzen, die sowieso zu schwach wirksam gewesen wären. Die Bach-Blütenmittel waren zwar einige Jahrzehnte nach Felke ein großer Fortschritt, aber wie erwähnt nur für einen kleineren Teil der Patienten und meist nicht dauerhaft wirkend. Wegen dieser großen therapeutischen Lücke war ich auf der Suche nach hochwirksamen Komplexmitteln, die im Gebiet des Seelischen besser und tiefer helfen konnten als die Bach-Blüten.

Bei meiner Suche stieß ich bald an die Grenzen der üblichen Homöopathie. Weil das eigentliche Problem im Unbewussten des Patienten liegt, kann er logischerweise nichts darüber mitteilen. Wenn aber nichts mitgeteilt wird, findet der Homöopath kein Material zum Arbeiten. Wenn Homöopathen daher nach unbewussten Inhalten bei ihren Patienten forschen, laufen sie zwangsläufig ins Leere. Meine Suche nach Heilmitteln, die seelische Konflikte aufspüren konnten, musste daher eine ganz andere Ausrichtung haben. Sie durfte nicht länger mit den mündlich abgefragten Symptomen des Patienten arbeiten, sondern musste das unbewusste Material auf anderem Weg sichtbar machen. Ich vermutete aufgrund meiner Erfahrung, dass ein Zugang zum Unbewussten durch energiemedizinische Testungen möglich sein musste. Der Organismus wird mit Elektroakupunktur, Kinesiologie und ähnlichen Verfahren abgefragt, ob ein bestimmtes Mittel bei ihm anspricht. Das Energiesystem funktioniert wortlos und würde, so hoffte ich, etwas über das Unbewusste mitteilen, vorausgesetzt, man verwendet die richtigen Komplexmittel.

In der Homöopathie weiß man, dass normale Potenzen Materielles ansprechen, hohe Potenzen dagegen Seelisches. Folgerichtig konzentrierte ich mich bei meiner Suche auf hohe Potenzen, die über der D12, C12 und LM6 liegen. Ich besorgte mir ein breites Sortiment von Hochpotenzen und begann sie bei Patienten zu überprüfen, bei denen eine ausgeprägte seelische Problematik zu vermuten war. Sobald die ersten Hochpotenzen in einer LM16-Potenz positiv getestet hatten, verglich ich die seelischen Symptome des Mittels mit der Seelenlage des jeweiligen Patienten. Überraschenderweise wollte die Gegenüberstellung zunächst keinen Sinn ergeben.

Ein sanft wirkender Mensch sprach auf ein homöopathisches Mittel mit einem ausgesprochenen Wut-Thema an, nämlich auf die giftige Vogelspinne Tarantula. Wie konnte ein solches Mittel zu ihm passen? Der Patient

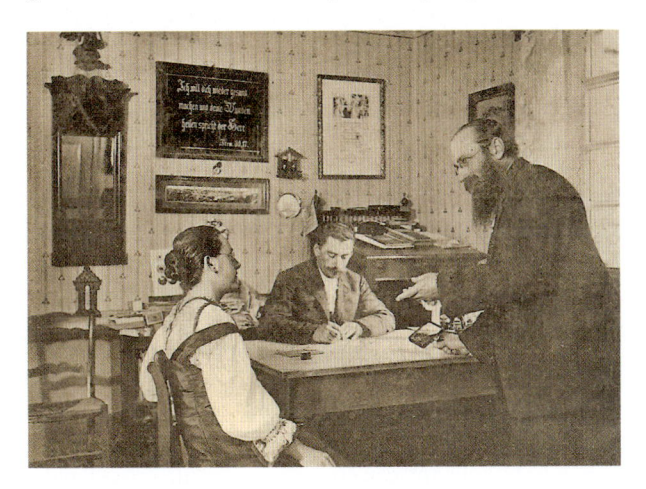

Abbildung 102: *Der Naturheiler und Erfinder der Komplexhomöopathie Emanuel Felke (stehend) in seinem Sprechzimmer (um 1900).*

gestand mir, sich niemals in irgendeiner Form aggressiv zu verhalten. Stattdessen sei er zu anpassungsbereit, was ihn im Alltag stark behindere. Oft mache es ihn im Nachhinein wütend, wenn Mitmenschen seine Nachgiebigkeit ausnutzen oder er nicht offen sagen kann, was er wirklich möchte. Er gestand mir, dass er oft stundenlang über Racheplänen brüte, sie aber schließlich doch verwerfe. Immer wieder nehme er sich vor, endlich mal auf den Tisch zu hauen und offen seine Meinung sagen, realisiere es aber dann doch nicht und ärgere sich dabei fürchterlich über sich selbst. Zu meiner Verblüffung gestand er mir zuletzt, dass unterdrückte Aggression eigentlich sein emotionales Hauptproblem sei, aber eben sehr gut versteckt.

Bei einem anderen Patienten, der äußerlich ruhig und gelassen wirkte, fand sich ein homöopathisches „Unruhe"-Mittel. Das ergab zunächst ebenfalls keinen Sinn. Beim Nachfragen überraschte mich jedoch auch dieser Patient mit der Aussage, dass er das Mittel für vollkommen zutreffend halte. Insgeheim würde er eine große innere Unruhe spüren, diese aber ständig unterdrücken. Er würde die Unruhe zu überspielen versuchen, indem er äußerlich besonders ruhig wirkt. Innerlich würden ihn jedoch ständig Sorgen und irreale Ängste quälen. Seine starke innere Unruhe wolle er die Umgebung jedoch nicht spüren lassen, um nicht als schwach und unfähig dazustehen. Eine genaue Analyse zeigte darüber hinaus, dass der Patient seine seelischen Probleme durch einen zu hektischen Lebensstil ständig verstärkte. Sein Verhalten trug also – wie beim Wut-Patienten – widersinnigerweise dazu bei, das eigentliche Seelenproblem noch zu fördern.

Weitere Nachforschungen erbrachten bald die Gewissheit, dass die Hochpotenzen das entscheidende seelische Problem des jeweiligen Patienten zutreffend wiedergegeben hatten. Der scheinbar sanfte Patient war unterschwellig wütend und der scheinbar ruhige in Wahrheit nervös. In der Psychologie spricht man bei solchen radikalen Gegensätzen zwischen innen und außen vom Schatten. Das Unbewusste enthält in solchen Fällen das Gegenteil dessen, was der oberflächliche Eindruck vortäuscht. Bereits die ersten Testergebnisse bestärkten mich in der Annahme, dass ich in die richtige Richtung zielte und tatsächlich wichtige unbewusste Themen aufgedeckt hatte. Ich erweiterte daraufhin meine Untersuchung und testete beim selben Patienten weitere Einzelmittel mit ebenfalls sehr hohen, aber etwas anderen Potenzhöhen. Ich tat das, um sicher zu sein, nichts zu übersehen und bei jedem Patienten wirklich alle Mittel in allen Potenzhöhen getestet zu haben. Überraschend sprachen andere Homöopathika an, aber wieder mit vergleichbaren Gefühlszuständen wie bei dem Mittel, das ich schon beim ersten Mal gefunden hatte. Beispielsweise sprach bei dem Patienten mit der versteckten Wut neben dem Homöopathikum Lycopodium, einem Mittel von mürrischem Zorn, in einer anderen Potenzhöhe Hepar sulfuris an, das vom Arzneimittelbild her mit Jähzorn einhergeht, sowie – wiederum in einer anderen Potenzhöhe – Sulfur, das zu Zorn und Reizbarkeit führt. Nachdem ich Hunderte von Einzelmitteln getestet hatte, sprachen regelhaft bestimmte Mittel an, sobald ich bei einem Patienten ein emotionales Oberthema aufgedeckt hatte. Beispielsweise fanden sich beim Thema „Wut, Explodieren" regelmäßig folgende vier homöopathische Mittel:

- Lycopodium C800 („mürrischer Zorn, Ärger, empfindlich, Mangel an Selbstvertrauen")
- Tarantula LM16 („zerstörerische Impulse, unzufrieden, launisch")
- Sulfur LM18 („reizbar, zornig, rücksichtslos")
- Hepar sulfuris D21 („jähzornig, reizbar, ärgerlich")

Es schien sich um ein Gesetz zu handeln, denn bei allen Patienten mit dem jeweils gleichen emotionalen Oberthema fanden sich die gleichen Homöopathika. Wie konnte das sein? Man kann vermuten, dass eine bestimmte Emotion nicht nur durch ein einziges Mittel, sondern durch verschiedene repräsentiert wird, wobei die unterschiedlichen Einzelsubstanzen unterschiedliche Facetten des gleichen Grundgefühls abdecken. Psychoenergetisch speichert der Organismus offenbar nicht nur das Hauptgefühl, sondern ein regelrechtes Gefühlspotpourri ab, was man anschließend mit unterschiedlichen Homöopathika testen kann. „Wut" setzt sich demnach aus Gefühlskomponenten wie Ärger, Zorn, Rachegefühlen und Zerstörungswünschen zusammen. Es gibt demzufolge nicht so etwas wie *das* Gefühl, sondern ein Gemisch unterschiedlicher Gefühlsanteile mit einer gleichen Grundemotion. Ich meine, dass das der Realität entspricht, denn wenn man sich beim Aufsteigen einer Emotion beobachtet, gesellen sich zur Haupt-Emotion im Lauf der Zeit unterschiedlichste Nebengefühle mit ähnlichem Inhalt.

Neben der Deutung der Inhalte war eine weitere Frage, was die unterschiedlichen Potenzhöhen bedeuten. Hohe Potenzen sprechen wie erwähnt überwiegend Seelisches an, aber um welche Bereiche des Seelischen handelt es sich? An diesem Punkt kam mir wieder Gerda Boyesen in den Sinn, die die Erfahrung gemacht hat, dass negative Emotionen im Energiefeld gespeichert werden. Energiefelder bestehen aus unterschiedlichen Schwingungsfeldern, was schon den indischen Yogis vor Tausenden von Jahren bekannt gewesen ist, die vitale, emotionale, mentale und kausale Aura-Schichten voneinander unterschieden haben. Homöopathische Potenzen lassen sich nach meinen Forschungen durch energetische Testver-

| Energieebene spezifische Potenzhöhe | Vital D1 – C400 | Emotional C400 – C800 | Mental - | Kausal LM 16 – LM 18 |

Abbildung 103: Energieebenen und Potenzhöhe.

fahren den Aura-Schichten zuordnen (siehe Abbildung 103). Dabei entspricht die niedrig schwingende Vitalebene niedrigen homöopathischen Potenzen, während die hoch schwingende Kausalebene Hochpotenzen zugeordnet werden kann:

Die Potenzhöhen bilden gewissermaßen eine psychoenergetische „Geografie" ab, die sich quer durch alle Aura-Schichten zieht:

- Die C800 wirkt energetisch auf die Emotionalebene und entspricht dem unterdrückten Gefühlszustand.

- Die Potenzen von LM16 und LM18 wirken auf die Kausalebene und entsprechen tief verwurzelten „Glaubenssätzen", die im Unbewussten als gestörtes Verhalten dauerhaft einprogrammiert sind.

- Die Potenz von D21, die in Abbildung 103 nicht enthalten ist, sich aber in allen Emotionalmitteln wiederfindet, wirkt als Universalschlüssel, weil sie alle anderen Potenzhöhen latent enthält. In der Musik spricht man vom Grundakkord, in der Homöopathie von Potenzakkord und – gemäß der Vorstellung, es mit Schlüssel und Schloss zu tun zu haben – von einem Passepartout. Das D21-Mittel der Emotionalmittel ist erfahrungsgemäß das dominierende Mittel, das psychoenergetisch alle Ebenen einer negativen Emotion abdeckt.

Das Ansprechen verschiedener Potenzhöhen unterstützt die These, die Gerda Boyesens Körperpsychotherapie ebenso wie der Schamanismus nahelegen, dass sich negative emotionale Inhalte im Energiefeld dauerhaft ablagern und sich dabei über verschiedene Schichten erstrecken.

Im Lauf mehrerer Jahre intensiver Forschungsarbeit fanden sich 28 verschiedene Homöopathie-Mischungen, die unterschiedlichste emotionale Oberthemen abdecken. Ich habe sie „Emotionalmittel"[51] genannt, weil sie als Komplexmittel mit unbewussten negativen Gefühlen „in Resonanz" gehen. Unter Resonanz versteht man in der Physik die Verstärkung eines Phänomens durch eine Art Ankoppelung von Schwingungen, etwa wenn eine Brücke durch viele im Gleichschritt marschierende Soldaten zu schwingen beginnt. Im Bereich der feinstofflichen Energie führen Schwingungen etwa in Form verabreichter homöopathischer Mittel, die sich an körpereigene Schwingungen ankoppeln, ebenfalls zur Resonanz, das heißt, solche Mittel sagen diagnostisch etwas aus und wirken später auch therapeutisch. Hat jemand beispielsweise ein Thema mit „Wut", geht er mit dem Emotionalmittel Nr. 9 mit dem Oberthema „Wut" in Resonanz. Die praktische Arbeit hat gezeigt, dass mit den 28 Emotionalmitteln alle wichtigen Gefühlsinhalte angesprochen werden. Sie dienen dabei als Mittel der Diagnose, indem man die Seele förmlich durchleuchtet. Daneben fungieren die Emotionalmittel später als Therapeutikum, weil durch sie Konflikte aufgelöst werden.

Die Praxiserfahrung hat gezeigt, dass bei nahezu allen Krankheiten, seien diese körperlicher oder geistiger Art, sowie bei länger dauernden Beeinträchtigungen des Wohlbefindens eines der 28 Emotionalmittel anspricht. Das gefundene Emotionalmittel entspricht dem aktuell vorherrschenden unbewussten Konfliktthema. Mit den Emotionalmitteln bekommt der Patient erfahrungsgemäß meist einen sehr klaren und zuverlässigen Spiegel vorgehalten, der ihm zur besseren Selbsterkenntnis verhelfen kann. Erstaunlicherweise erkennen nahezu alle Patienten spontan im getesteten Emotionalmittel ein wichtiges ungelöstes Seelenthema, sobald man ihnen davon berichtet. Wenn einem erst dann etwas bewusst wird, wenn man es von außen widergespiegelt bekommt, spricht man in der Psychologie von vorbewusstem Wissen, ein Wissen, das latent vorhanden war, aber äußere Hilfen zur Bewusstwerdung braucht.

Eine erste Analyse der 28 Konfliktthemen zeigte, dass es gewisse Parallelen zu den Bach-Blüten gibt. Wie bei diesen finden sich hier die sieben Kardinalsünden der Bibel wieder (siehe dazu Kapitel „Krank durch Sünden"), woran man ablesen kann, dass die Kardinalsünden zeitlose und urmenschliche Themen betreffen. Hass oder Gier etwa sind universelle negative Grundgefühle, die es wohl

---
51 Im pharmazeutischen Handel sind die 28 Emotionalmittel als Emvita® erhältlich.

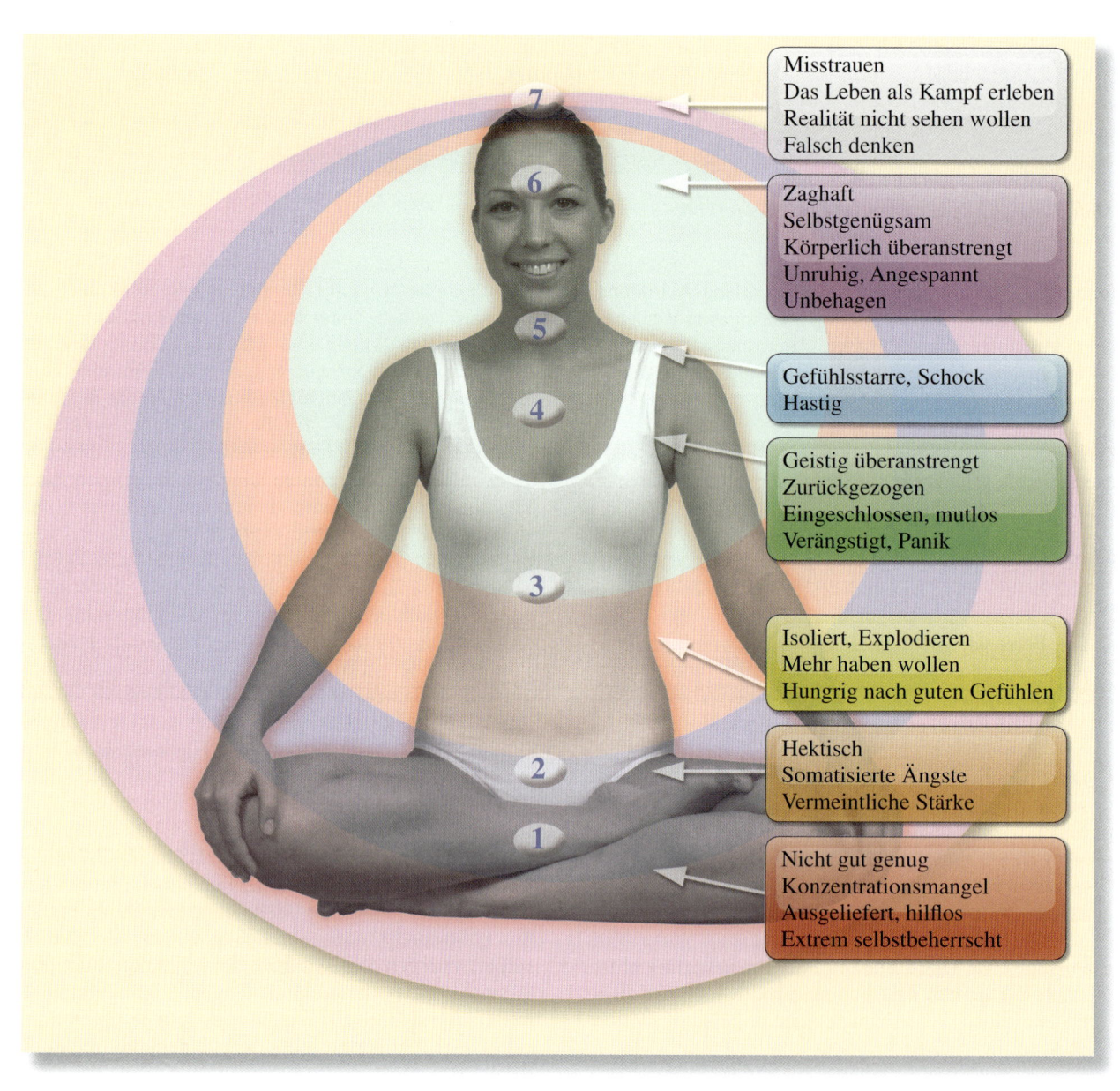

Abbildung 104: Konfliktthemen der 28 Emotionalmittel und zugehörige Energiezentren.

immer gegeben hat und auch immer geben wird. Die psychoenergetische Recherche fördert anscheinend ans Tageslicht, was jeder aus seiner Alltagserfahrung weiß. Selbst wenn Begriffe wie Sünde heute als antiquiert gelten und einen wertkonservativen Anstrich haben, sollte man derartige Emotionen unabhängig von ideologischen Auslegungen betrachten, denn sie entsprechen zeitlos gültigen menschlichen Themen.

Negative seelische Inhalte haben aber nicht nur eine „geografische" Ausdehnung innerhalb der vier feinstofflichen Energieebenen, sondern besitzen auch eine seg-mentale Andockung. Durch meine Erfahrungen mit der Vegatest-Methode war klar geworden, dass bestimmte Segmente des Körpers bei chronisch Kranken lange Zeit energetisch blockiert sein können. Diese Segmente entsprechen den traditionellen Chakren des indischen Yoga.[52] Beispielsweise fand sich bei einer Allergie oft eine Oberbauchblockade; beseitigte man die Blockade, indem man beispielsweise die Galletätigkeit durch bestimmte Bitterpflanzen anregte, besserte sich auch die betreffende Krankheit. Ich vermutete jedoch, dass die funktionale

---

52 Vgl. Banis 1986

Organstörung nur die Spitze eines viel tiefer reichenden Problems war. Und bald stellte sich tatsächlich heraus, dass jedes der 28 Emotionalmittel eine genau festgelegte segmentale Beziehung hat (siehe Abbildung 104). Jeder Konflikt besitzt eine segmentale Zuordnung, die mit den indischen Energiezentren (Chakras) deckungsgleich ist. Die Praxiserfahrung zeigte bald, dass ich damit den Schlüssel gefunden hatte, um das Problem segmentaler Blockaden dauerhaft zu lösen. Meine Erkenntnis war aber, bei Lichte betrachtet, keineswegs neu, sondern drückt sich bereits in Redensarten wie „Die Wut sitzt im Bauch" aus. Ich hatte also wiederentdeckt, was schon lange bekannt war. Ich hatte es energiemedizinisch testbar gemacht und damit ans Tageslicht befördert.

In Kapitel S. 179 berichte ich über Erfahrungen, die in der täglichen Praxis mit den Emotionalmitteln gemacht wurden. Mittlerweile sind Tausende von Menschen damit behandelt worden, und es liegen Dutzende von Anwendungsstudien vor. Die Emotionalmittel haben sich als tiefgreifend wirkende „Psychotherapie mit Tropfen" erwiesen.

Testung der vier Energieebenen

Mit den 28 Emotionalmitteln kann man psychoenergetische Konflikte sowohl testen als auch behandeln. Zunächst benutzte ich die Emotionalmittel auf dieselbe Weise wie die Bach-Blüten, denn beide Heilmittelreihen sagen etwas über das Unbewusste aus. Beim Patienten stellt sich meist ein Aha-Erlebnis ein, wenn er die Kommentare des jeweiligen Mittels liest. Die Testung beschreibt sein aktuelles Seelenthema meist sehr genau, was die meisten Menschen stark bewegt und manchmal sogar zu spontanen Tränenausbrüchen führt. Fast immer wirkt das Bewusstwerden des Seelenthemas erleichternd, befreiend und in gewisser Weise versöhnlich, was schon für sich genommen einen therapeutischen Effekt hat. Der Patient fühlt sich wertgeschätzt und empfindet die Diagnose als emotionale Entlastung.

Die Treffsicherheit der Diagnose freut natürlich auch mich als Behandler. Meist ist es sehr faszinierend, dadurch tiefe Einsichten ins Unbewusste des Patienten zu erhalten, die sonst nur während intensiver Psychotherapien gewonnen werden können. Das gilt übrigens auch für Fachleute. So entsprach beispielsweise bei einem Psychoanalytiker der getestete Konflikt genau dem Thema seiner mehrjährigen Lehranalyse. (Die Inhalte der jeweiligen Emotionalmittel werden ab Seite 199 detailliert beschrieben.) Im Unterschied zu den Bach-Blüten lösen die Emotionalmittel die jeweilige negative seelische Emotion durch Resonanzphänomene auf, was man mit dem Schlagwort „Heilen mit negativer Schwingung" umschreiben kann.

Die neue Therapie mit den 28 Emotionalmitteln war in meiner Arztpraxis bald sehr erfolgreich und bei vielen Patienten anwendbar, aber es gab noch Unvollkommenheiten. Mit der Zeit kristallisierten sich zwei Probleme heraus:

1. Es gibt Patienten mit kleinen und großen Konflikten, aber ich konnte das damals leider noch nicht unterscheiden. Weil größere Konflikte meist eine längere Behandlung erfordern, hätte es dem Patienten unnötige Arztbesuche erspart, wenn er es von Anfang an gewusst hätte. Daneben schien die Konfliktgröße etwas mit der Persönlichkeit eines Menschen zu tun zu haben, aber ich besaß damals noch kaum Kenntnisse über die Konfliktgröße.

2. Es zeigte sich, dass die Lebensenergie des Patienten und die im Konflikt gespeicherte Energie auf rätselhafte Weise zusammenhängen, aber diese Verbindungen waren zunächst noch unklar. Auf der Suche nach einer Lösung musste die Lebensenergie des Patienten testbar gemacht werden, und das quantitativ und differenziert.

Bereits vor über zweitausend Jahren erkannten Yogis im alten Indien, die nach monatelanger Meditation vermutlich extrem feinfühlig und dadurch hellsichtig geworden waren, dass vier Aura-Ebenen unterschieden werden können (siehe hierzu das Kapitel „Die vier Aura-Ebenen"). Es war aber lange Zeit nicht möglich gewesen, diese Energieebenen zuverlässig zu testen. Man war auf die Angaben von medialen Menschen angewiesen, die oft stark voneinander abweichen, oder musste radiästhetische Mutungen zu Hilfe nehmen, deren Resultate ebenfalls stark schwanken. Mitte der 90er-Jahre habe ich mir von einem renommierten deutschen Hersteller für Medizintechnik ein Gerät bauen lassen, mit dem die vier Energieebenen erstmals zuverlässig getestet werden können. Dieses Reba®-Testgerät (s. Abbildung 106) geht auf eine Entwicklung des deutschen Biophysikers Dieter Jossner zurück. Es sendet ein Frequenzgemisch aus, das den vier Hirnfrequenzen Alpha, Beta, Theta und Delta entspricht.

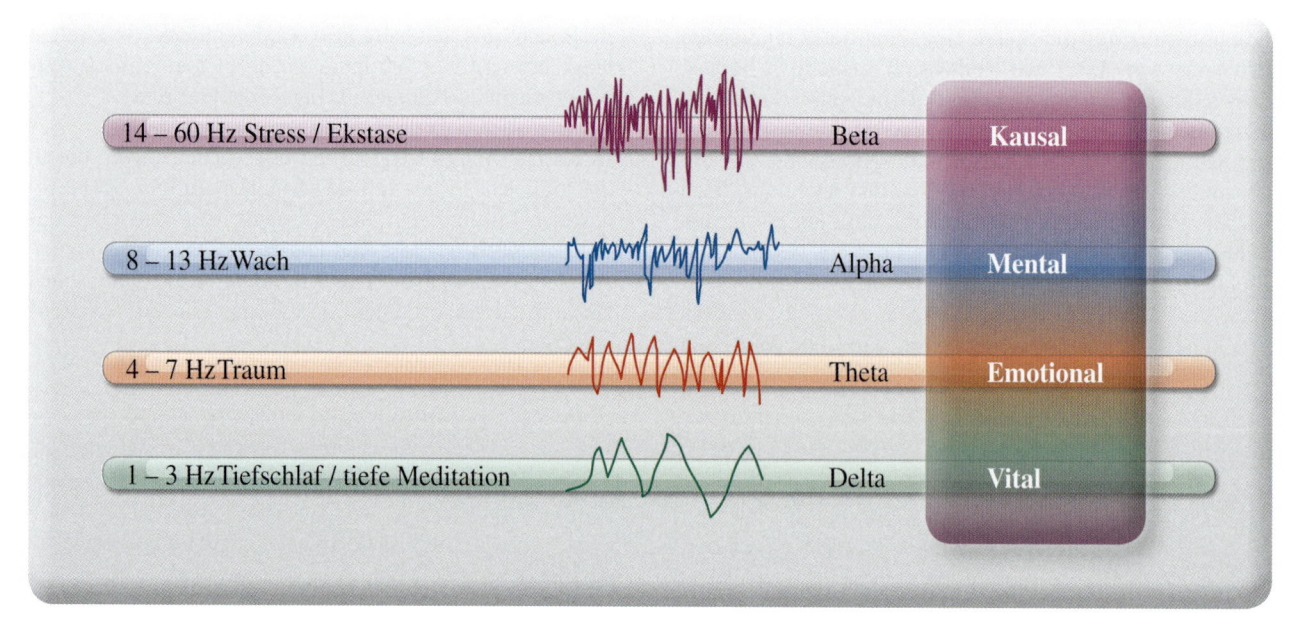

Abbildung 105: *Frequenz der Hirnwellen und zugehörige Schwingungsebenen (die Kausalebene wirkt dabei wie ein Verbindungsglied, das die Ebenen miteinander verbindet).*

Diese stehen wiederum mit den vier Aura-Ebenen in einer direkten Beziehung (siehe Abbildung 105).

Die Frequenzen des Geräts werden mit einem Kabel auf den Patienten übertragen und regen dessen vier Energieebenen an. Von 0 beginnend, wird der Patient mit einem immer größeren und stärkeren Frequenzspektrum belastet, das schließlich bei 100 % den gesamten Bereich einer Energieebene abdeckt. Je mehr Lebensenergie jemand zur Verfügung hat, umso mehr derjenigen Stress-Signale, die das Testgerät aussendet, kann er aushalten. Ein Gesunder toleriert 100 %, während ein geschwächter Mensch bei niedrigeren Werten eine Stressreaktion zeigt. Es handelt sich im Grunde um einen Belastungstest, mit dem man so etwas wie den „energetischen Blutdruck" misst.

Weil der Test mittels Muskelreflexen funktioniert, die dann durch Kinesiologie oder ähnliche Verfahren (Elektroakupunktur, Pulsdiagnose) sichtbar gemacht werden, handelt es sich im weiteren Sinn um einen Biofeedbacktest.[53] Biofeedback bedeutet üblicherweise, sonst nicht wahrnehmbare Körperfunktionen wie etwa die Muskelspannungen apparativ sichtbar zu machen und die Signale durch Training willentlich zu verändern. Beim Testen mit dem Reba®-Testgerät beeinflusst der Patient jedoch nicht aktiv eine grobstoffliche Körperfunktion, sondern sein feinstoffliches Energiesystem wird verändert. Es handelt sich daher um einen abgewandelten Biofeedbacktest, der auf die energetische Harmonie des Patienten abzielt. Indem Energieblockaden durch Einnahme speziell ausgetesteter Emotionalmittel aufgelöst werden, wird der Patient psychoenergetisch harmonisch, und seine Lebensenergie fließt stärker. Dadurch reagiert er am Ende der Testsitzung mit einer höheren Belastbarkeit, und sein Organismus arbeitet ausgeglichener, was ja bei allen Biofeedbackverfahren angestrebt wird.

Abbildung 106: *Frontseite des Reba®-Testgerätes. Die vier Energieebenen können mit einer 100-%-Skala getestet werden (der Maximalwert ist nicht 100 %, sondern 99 %).*

---

53 Das Reba®-Testgerät ist in Europa als Medizinprodukt der Klasse II a zugelassen, in den USA als Biofeedbackgerät bei der Federal Drug Administration (FDA) gelistet.

Während der Sitzung drückt der Therapeut immer höhere Tippschalter – 0 %, 10 %, 20 %, zuletzt 100 % – und testet bei jeder Einstellung kinesiologisch, indem er leicht an den Handgelenken des Patienten zieht, bis schließlich bei einem bestimmten Wert eine deutliche Testreaktion erhalten wird. Eine positive Testreaktion bedeutet, dass die Armlängen des Patienten, die vorher parallel und gleich waren, plötzlich unterschiedlich ausfallen, ohne dass der Tester das in irgendeiner Weise bewusst oder unbewusst beabsichtigt. Es passiert einfach, und zwar auf reproduzierbare Weise. Die normalerweise fein austarierte Muskelspannung, die zwischen beiden Körperhälften des Patienten ein Gleichgewicht herstellt, verändert sich bei einem bestimmten Wert schlagartig. Dadurch haben die Arme des Patienten nicht mehr länger eine parallele Position, sondern zeigen einen Unterschied von mehreren Zentimetern. Man erkennt das am leichtesten an der veränderten Stellung der Daumen, die vorher die ganze Zeit auf gleichem Niveau waren und plötzlich differieren (siehe Abbildung 107). Dieses Phänomen ist wissenschaftlich noch wenig erforscht, die gestörte Balance zwischen den Haltemuskeln des Nackens und den Agonisten und Antagonisten der Armmuskulatur scheint aber der wesentliche Auslöser zu sein. Der Vorgang ähnelt in meinen Augen dem Sträuben des Nackenfells bei Katzen.

Mit dem kinesiologischen Armlängentest und dem Reba®-Testgerät können die Energiewerte eines Patienten innerhalb weniger Minuten getestet werden. Man erhält vier Werte in Prozent, die der Ladung der jeweiligen Ebene entsprechen. Der Normwert liegt bei 100 %, einzig bei der Kausalebene beträgt er 40 %. Die nachfolgende Beschreibung von verschiedenen psychoenergetischen Ladungszuständen beruht auf Testungen, die im Lauf von mehr als einem Jahrzehnt gemacht wurden. Die dadurch gewonnenen Erkenntnisse können als repräsentativ angesehen werden und zeichnen ein einheitliches Bild, das von einem bestimmten Untersucher unabhängig ist. Mittlerweile habe ich als Arzt ebenso wie Hunderte ausgebildeter Therapeuten unzählige Messungen mit dem Reba®-Testgerät vorgenommen, an Kranken mit unterschiedlichsten Beschwerden und seelischen wie körperlichen Krankheiten, aber auch an gesunden Menschen, Kindern und Greisen, geistig behinderten und hochbegabten Menschen, Vietnam-Veteranen und ADS-Kindern. Kurz gesagt: Es gibt so gut wie keine Gruppe von Menschen, die nicht mit der PSE getestet worden wäre, was eine fundierte und breit abgestützte Aussage erlaubt. Die nachfolgende Beschreibung der Energieebenen fasst die dabei gemachten Erfahrungen zusammen:

Vitalebene: Der Normalwert liegt bei 100 %. Der Wert der Vitalenergie verrät dem Therapeuten, wie viel allgemeine Lebenskraft ein Patient zur Verfügung hat, wie vital und fit also jemand ist. Die Vitalebene repräsentiert am stärksten das generelle Lebensgefühl eines Menschen. Wer viel Energie hat, fühlt sich dynamisch, lebendig und wohl. Menschen mit normalen Energiewerten fühlen sich durchaus auch einmal unwohl, erholen sich aber rasch wieder von alleine. Sie besitzen eine gute Regenerationsfähigkeit und Widerstandskraft (Resilienz) – Psychologen sprechen von intakter Selbstregulation –, was sie langfristig gesund und leistungsfähig erhält.

Werte unter 50 % sind meist mit verminderter Belastbarkeit, Reizbarkeit und verzögerter Erholung nach Stressphasen verbunden. Man kann sich jedoch an ein niedriges Energieniveau gewöhnen und es irgendwann kaum mehr als gestört wahrnehmen. Der Unterschied wird erst spürbar, wenn die Energiewerte noch mehr fallen, oder aber, wenn sie wieder normal werden. Menschen mit niedrigen Werten von 10 bis 20 % fühlen sich meist erschöpft, müde und wenig belastbar. Ihr Energiesystem ist so schwach, dass sie sich kaum von selbst erholen können. Niedrige Energiewerte sind häufig bei ernsten seelischen und körperlichen Krankheiten anzutreffen, wie auch bei ausgeprägten Energieblockaden durch Erdstrahlen oder durch große aktive Konflikte.

Emotionalebene: Der Normalwert der Emotionalebene liegt ebenfalls bei 100 %. Sie wird traditionell den Instinkten und Gefühlen zugeordnet und spiegelt das Gefühlsleben sowie die vorherrschende Stimmung. Die Emotionalebene hat mit Abwehrsystem und Gedächtnis sowie mit der generellen Dynamik und Fitness zu tun. Sie drückt allgemeine Lebensfreude und die grundsätzli-

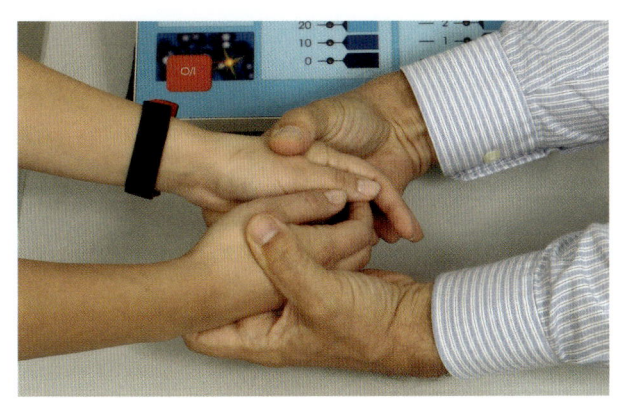

Abbildung 107: Kinesiologischer Armlängentest mit dem Reba®-Testgerät. Eine unterschiedliche Daumenstellung des Patienten zeigt eine Stressreaktion (positive Testreaktion).

che Motivation aus, sein Leben aktiv zu leben. Es bestehen gewisse Überschneidungen zur Vitalebene, weil man sich bei niedrigen Emotionalwerten ebenfalls müde und wenig belastbar fühlt. Eine blockierte Emotionalebene mit Werten unter 20 % findet sich bei Depressionen, Erschöpfungszuständen und Gefühlen innerer Leere. Bei sehr disziplinierten Menschen mit niedrigen Emotionalwerten finden sich manchmal als Symptome Motivationsmangel, Gedächtnisstörungen, erhöhte Reizbarkeit oder das Empfinden einer gewissen Leere und Stumpfheit.

Mentalebene: Die nächsthöher schwingende Mentalebene repräsentiert die Verstandestätigkeit, das Kurzzeitgedächtnis und das Ichbewusstsein. Bei den meisten Menschen hat die Mentalebene einen stabilen Messwert von 90-100 %, selbst wenn sämtliche anderen Ebenen niedrige Werte haben, steht also gleichsam wie ein Fels in der Brandung. Der Mentalwert sinkt bei quälenden chronischen Schmerzen ab sowie bei allen Krankheiten, die die Verstandestätigkeit deutlich beeinträchtigen (Psychosen, Demenz, Morbus Alzheimer). Bei geistiger Minderbegabung wie Mongolismus (Down-Syndrom) testet man typischerweise erniedrigte Mentalwerte von unter 70 %. Schwerwiegende energetische Belastungen im Kopfbereich wie durch einen extrem starken Erdstrahl-Einfluss können den Mentalwert ebenfalls bis auf 20 % absinken lassen, was aber relativ selten vorkommt.

Kausalebene: Am höchsten von allen vier Ebenen schwingt die Kausalebene. Sie bildet den geistigen Kontakt „nach oben" und beinhaltet intuitive und kreative Fähigkeiten, Empathie und Feinfühligkeit. Je höher der Kausalwert, umso feinfühliger ist ein Mensch, gleichzeitig auch umso kreativer, dynamischer und meist auch umso intelligenter. Die Kausalebene hat durchschnittlich einen Wert von 40 bis 50 %. Der Normwert liegt also deutlich niedriger als bei den anderen Ebenen. Die Kausalebene korreliert stark mit der Intelligenz. Besonders intelligente Menschen haben meist Kausalwerte von über 70 %. Das Gleiche gilt für besonders kreative Menschen, die meist umso höhere Werte haben, je kreativer sie sind. Der Kausalwert steigt oft leicht an, wenn Konflikte aufgelöst worden sind. Er erhöht sich manchmal um 10 bis 20 %, wenn sich jemand aus irgendwelchen Gründen seelisch entwickelt und offener wird. Menschen mit Werten über 90 % bis 100 % bezeichne ich als hoch schwingend. Sie besitzen oftmals parapsychologische, intuitive und empathische Fähigkeiten und sind in der Regel offener für spirituelle Themen.

Testerfahrungen mit den vier Ebenen

Die Ladung der vier Energieebenen kann vom geübten Therapeuten einfach und zuverlässig getestet werden, wozu er mit dem Reba®-Testgerät in der Regel nur wenige Minuten braucht. Wer mit einem Apparat etwas misst, ohne selbst darauf Einfluss auszuüben, erhält bekanntlich objektive Werte. Wenn jedoch etwas mit der eigenen Lebensenergie getestet wird, spielt notgedrungen ein subjektives Moment mit hinein. Deshalb möchte ich hierbei lieber von Testung als von Messung sprechen. Geübte Tester kommen zwar auf gleiche oder annähernd gleiche Werte, doch gewisse Schwankungen sind unvermeidlich und liegen meist unter 10 bis 20 %.

Für viele erfahrene Ärzte ist die Testung mittlerweile zu einem unverzichtbaren Werkzeug geworden. Unabhängig voneinander sagten mir mehrere Kollegen, dass das Reba®-Testgerät das einzige Diagnoseinstrument sei, das sie auf eine einsame Insel mitnehmen würden. Möglicherweise wird die Testung der vier Energieebenen eines Tages so normal und unentbehrlich werden wie das Blutdruckmessen.

Viele Menschen fragen sich, wie stabil die Testwerte der Psychosomatischen Energetik über längere Zeit sind. Kann man sich auf die Werte überhaupt verlassen? Reicht etwa eine starke Aufregung, um sie dauerhaft zu verändern? Erstaunlicherweise sind die vier Energiewerte im Langzeitverlauf relativ stabil. Dazu das Beispiel eines Kollegen, der im Abstand eines Jahres getestet wurde:

Ein australischer Allgemeinarzt wurde anlässlich eines Seminars mit dem Reba®-Testgerät untersucht. Zwölf Monate später besuchte er am gegenüberliegenden Ende der Welt – in Europa – das Fortgeschrittenenseminar

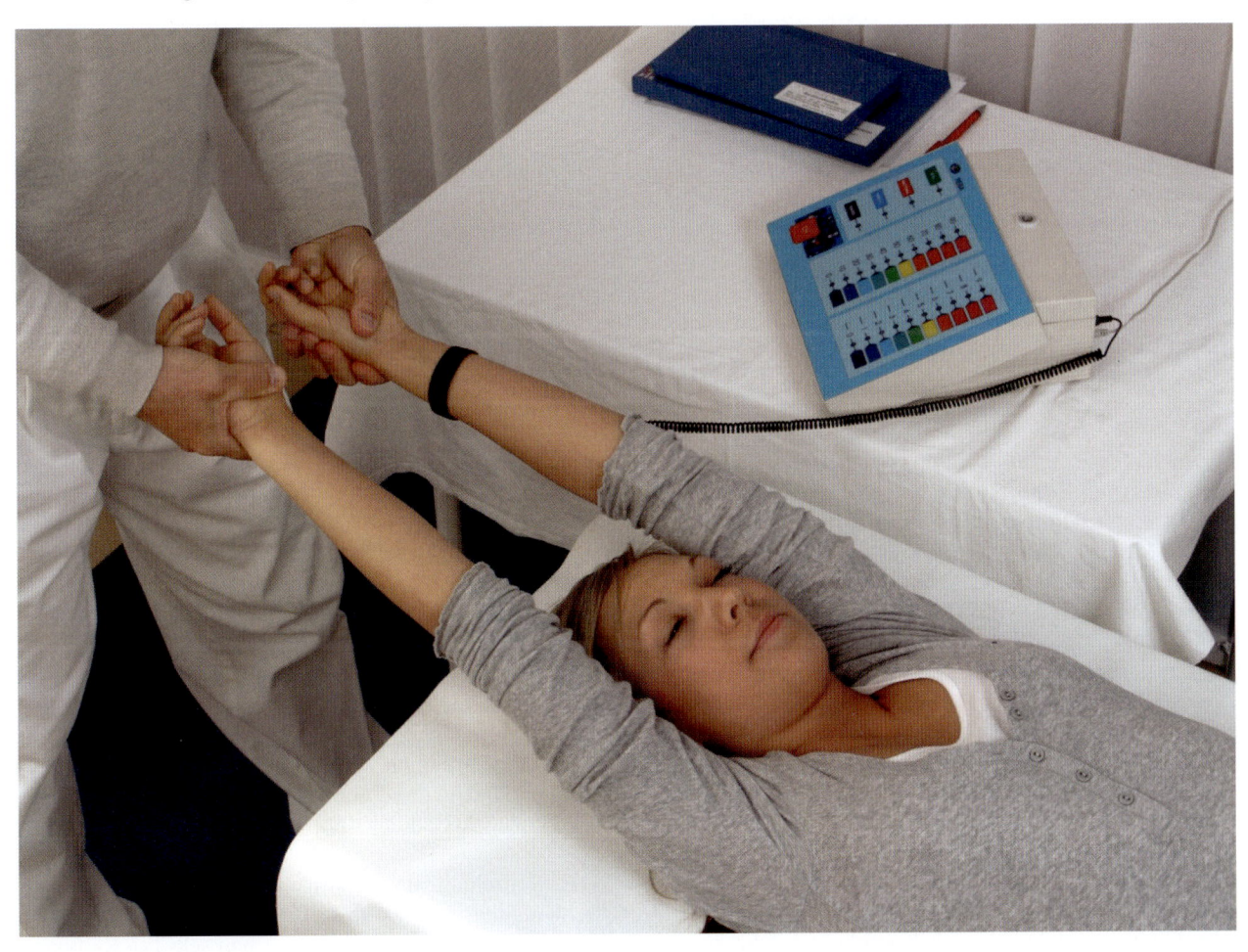

Abbildung 108: *Testsituation bei der PSE im Liegen.*

der PSE und wurde dabei von einem anderen Therapeuten erneut untersucht. Da er in Australien keine Medikamente bekam, hatte er keine Therapie durchgeführt, um seine Konflikte zu behandeln. Er hatte den ersten Test komplett vergessen und erwähnte ihn nicht. Abends im Hotelzimmer erinnerte er sich daran und verglich, neugierig geworden, seine aktuellen Ergebnisse mit denjenigen des früheren, ein Jahr zuvor durchgeführten Tests, die er in seinem Notizbuch festgehalten hatte. Zu seinem größten Erstaunen fanden sich bei beiden Tests exakt die gleichen Energiewerte, ebenso der gleiche Konflikt sowie die gleichen Werte der Konfliktgröße.

Rechnet man aus, mit welcher Wahrscheinlichkeit ein solches identisches Ergebnis auf bloßem Zufall beruht, ergibt sich Folgendes: Multipliziert man die zehn 10-Prozent-Skalen der vier Aura-Ebenen miteinander (10 x 10 x 10 x 10), dazu die 7 Chakras und 28 Konflikte und dann noch die vier Aura-Ebenen des Konflikts (10 x 10 x 10 x 10), kommt man auf die Zahl 19600000000. Sie besagt, wie viele Menschen man hätte testen müssen, um das gleiche Ergebnis zufällig zu wiederholen: die dreifache gesamte Erdbevölkerung.

Man kann die Übereinstimmung der Testergebnisse natürlich als Zufall abtun, aber sie entspricht der allgemeinen Praxiserfahrung. Die Energiewerte sind über lange Zeiträume stabil und geben den aktuellen, aber auch den längerfristig bestehenden energetischen Zustand eines Menschen zuverlässig wieder. Häufig deckt sich das PSE-Testergebnis mit dem subjektiven Befinden eines Menschen, aber auch mit den jeweiligen klinischen Diagnosen. Das hat weitreichende Konsequenzen, denn die Psychosomatische Energetik wird damit zu einer integrativen Klammer zwischen Schulmedizin und Alternativmedizin. Wer im schulmedizinischen Sinn krank ist, hat oft auch schlechte Energiewerte und aktive Konflikte. Normalisiert man die Energiewerte, verbessern sich viele körperliche und seelische Krankheiten. Die Selbstheilkräfte werden durch ein harmonisches Energiesystem angeregt, und eine parallele schulmedizinische Behandlung wirkt entweder besser oder wird manchmal sogar ganz entbehrlich.

Wer schlechte Energiewerte hat, ohne bereits nachweisbar krank zu sein, fühlt sich nicht gut, was auf Dauer zu ernsthaften Krankheiten führen kann. Man sollte deshalb darauf achten, möglichst immer ein harmonisches und kräftiges Energiesystem zu haben. Die PSE kann man vor diesem Hintergrund als wichtiges Mittel zur Gesunderhaltung ansehen. Das Wissen darüber ist uralt, wie der Spruch des chinesischen Medizinlehrbuchs *Nei Jing* deutlich macht: „*Der wahre Arzt pflegt den Kranken vor der Krankheit.*" Natürlich schützt gute Energie nicht vor allem und immer, sondern reduziert allgemein das Erkrankungsrisiko. Die Psychosomatische Energetik ist daher kein Ersatz für die Schulmedizin, sondern eine Ergänzung.

Konfliktgröße

In den vorausgegangenen Kapiteln habe ich beschrieben, wie emotionale Konfliktthemen testbar gemacht und die energetische Ladung der vier Aura-Schichten bestimmt werden kann. Das war ein großer Fortschritt, aber es fehlte ein wichtiges Bindeglied: Auf rätselhafte Weise schienen nämlich Konflikt und Lebensenergie zusammenzuhängen. Wurde beispielsweise ein großer Konflikt aufgelöst, gewann der betreffende Patient viel Energie zurück, bei einem kleinen Konflikt war die Menge der zurückgewonnenen Energie geringer. Ich vermutete das aufgrund der jeweiligen Therapiedauer. Die Praxiserfahrung zeigte, dass Konfliktgröße und Lebensenergie des Patienten in einem direkten Verhältnis stehen, das heißt, große Konflikte speichern viel Energie und kleine Konflikte weniger. Wenn etwas Energie speichert, scheint es aber vom Gesamtorganismus trotzdem unabhängig zu sein. Die Frage stellte sich, ob Konflikte tatsächlich unabhängig sind, und wenn ja, was das bedeutet.

Bereits der Schamanismus als ältestes Heilsystem der Menschheit hat Konflikte als eigenständige Wesen angesehen. Um sie aufzuspüren, muss der Medizinmann in Trance gehen. Dabei befindet er sich im Bereich des Astralen, das heißt der niedrig schwingenden Ebene des Psychoenergetischen. Für die Wahrnehmung von Dämonen scheint ein stark herabgesenkter, niedrig schwingender Bewusstseinszustand unabdingbar zu sein. Vermutlich aus diesem Grund erleben Kinder und einfache Menschen häufiger Visualisierungen von Konflikten, etwa in Albträumen, wo man von Dämonen, Teufeln, giftigen Drachen und Schlangen geängstigt und verfolgt wird (siehe Abbildung 109).

Die Staffelung der geistigen Welt in verschiedene Schwingungsebenen führt offenbar dazu, dass man nur das wahrnehmen kann, mit dem man selbst in Resonanz steht. Ich habe bereits dargestellt, dass man den Scha-

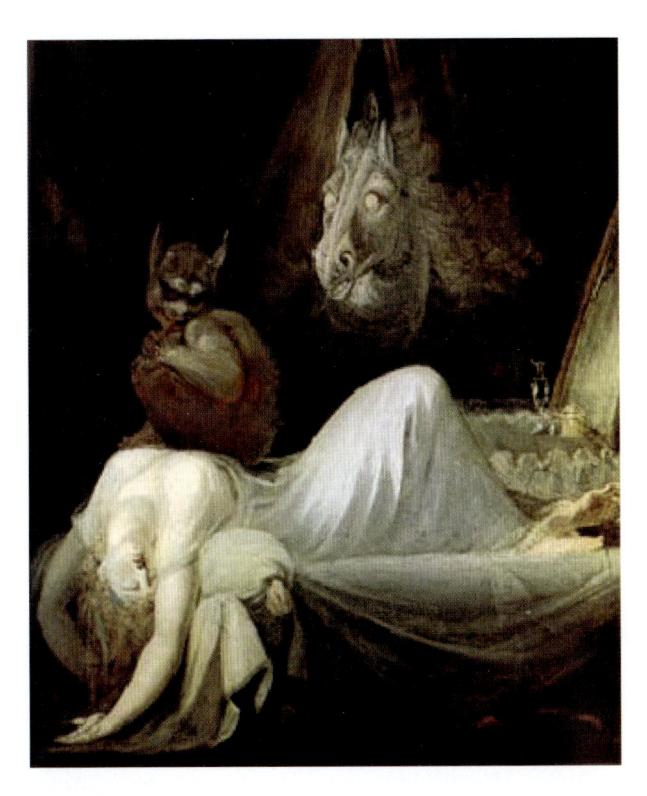

Abbildung 109: *Der Nachtmahr. Gemälde von Johann Heinrich Füßli, 1808.*

manismus vor diesem Hintergrund als Teil einer psychoenergetischen Evolutionsstufe ansehen kann. Weil sich die Wahrnehmung der Menschen kollektiv änderte, war er irgendwann nicht mehr stimmig und verlor an Bedeutung. Hinzu kam eine starke Abwehrhaltung gegenüber dem Magischen, Bösen und Schädlichen durch den erstarkenden Monotheismus. Die Rolle der Hexen und Medizinmänner wurde im Lauf der Jahrhunderte zuerst vom monotheistischen Priester und später vom Psychoanalytiker übernommen. Das alte Wissen geriet in Vergessenheit, und es wurde als falsch, sündig oder heidnisch gebrandmarkt. Es erhebt sich aber die grundsätzliche und wichtige Frage, ob dabei nicht wertvolle Sichtweisen auf der Strecke geblieben sind.

Wie viele moderne Menschen habe ich die Vorstellung des Schamanismus, es gäbe so etwas wie vampirhafte schädliche Dämonen, zunächst für reinen Aberglauben gehalten. Meine Meinung zur Natur von seelischen Konflikten änderte sich jedoch, als ich in den Schriften von Daskalos zum ersten Mal von Elementalen gelesen habe. Daskalos versteht darunter schädliche geistige Wesenheiten, die durch Gedanken und Gefühle entstehen und danach dauerhaft ein Eigenleben führen. Das erschien mir zwar interessant, aber zunächst bloße Theorie zu sein. Immerhin brachte es meine bisherigen Vorstellungen etwas ins Wanken, da ich Daskalos sehr schätzte. Einige Zeit später hatte ich anlässlich eines Seminarbesuchs bei Gerda Boyesen das bereits geschilderte aufregende Schlüsselerlebnis: Boyesen entdeckte im Energiefeld einer Teilnehmerin, die mit geschlossenen Augen dalag, schädliche negative Energien. Sie ergriff den Konflikt mit Zeigefinger und Daumen und zog das unsichtbare Etwas schließlich aus der Aura heraus, während die Patientin je nach der Zuggeschwindigkeit von Boyesens Hand stärker stöhnte und schließlich erleichtert aufatmete (siehe Seite 143).

Mit den Emotionalmitteln hatte ich bereits den Schlüssel zur Erkennung und Auflösung von Konflikten entdeckt, aber es fehlte deren Größenbestimmung. Diese wäre im Praxisalltag sehr nützlich, um dem Patienten etwas über die voraussichtliche Therapiedauer mitteilen zu können. Darüber hinaus könnte man so mehr über die wahre Natur von Konflikten erfahren: Wenn man nämlich ihre Größe testen kann, wäre das der Beweis, dass sie eigenständig sind. Dadurch könnte man Gerda Boyesens Ansatz verstehen, gewänne aber auch einen ganz neuen Zugang, um Konflikte psychoenergetisch aufzulösen. Ich suchte also einen einfachen und gleichzeitig verlässlichen Weg, um die Konfliktgröße bestimmen zu können. An dieser Stelle kam mir der berühmte Zufall zu Hilfe.

Zur gleichen Zeit, als ich Gerda Boyesen kennenlernte, hospitierte ich einige Tage in der Praxis des Wiener Arztes Erwin Schramm, eines bekannten Elektroakupunkteurs. Schramm galt als Testgenie, und ich verdanke ihm viele wertvolle Anregungen. Von Schramm erfuhr ich erstmals von der sonderbaren Beobachtung, dass bestimmte Heilkräuter oft starke energetische Informationen enthalten. Vergleichbares hatte schon Edward Bach herausgefunden, aber das betraf den hoch schwingenden Bereich des Seelischen, der durch bestimmte Wildpflanzen angesprochen wird. Schramm fand dagegen heraus, dass bestimmte Pflanzen auch in niedrigeren Schwingungsbereichen wirken. So etwas kannte man sonst nur aus der Homöopathie, und es war damals eine sehr neue Erkenntnis. Ich vermutete daraufhin, dass Schwingungen von Pflanzentinkturen geeignet sein könnten, um Konflikte testbar zu machen. Um das zu überprüfen, besorgte ich mir ein Sortiment verschiedenster Pflanzentinkturen. Meine Vermutung erwies sich bald als richtig: Jedes der 28 Emotionalmittel konnte ich mit der Zeit einer bestimmten Pflanzentinktur zuordnen (siehe Abbildung 110).

Mit der Tinktur kann man einen gefundenen Konflikt virtuell energetisch vergrößern. Das führt vorübergehend dazu, dass anstelle des Patienten der Konflikt getestet wird, vergleichbar der optischen Vergrößerung eines

Testmittel zur Messung der Konfliktgröße

Chakra 1:
1. Emotionalmittel: Selbstständigkeit
2. Emotionalmittel: Konzentrationsmangel
3. Emotionalmittel: Ausgeliefert
4. Emotionalmittel: Extrem selbstbeherrscht

Testmittel: Kola vera (Kolanuss)
Testmittel: Ginseng panax
Testmittel: Hirtentäschelkraut (Capsella bursa pastoris)
Testmittel: Yohimbin (Yohimbé)

Chakra 2:
5. Emotionalmittel: Hektisch
6. Emotionalmittel: Durchhalten
7. Emotionalmittel: Vermeintliche Stärke

Testmittel: Papaver somniferum (Schlafmohn)
Testmittel: Kava-Kava
Testmittel: Lorbeer (Laurus nobilis)

Chakra 3:
8. Emotionalmittel: Isoliert
9. Emotionalmittel: Explodieren, Wut
10. Emotionalmittel: Mehr haben wollen
11. Emotionalmittel: Hungrig

Testmittel: Wermut (Absinthium artemisia)
Testmittel: Tollkirsche (Belladonna atropa)
Testmittel: Tabak (Nicotinea tabacum)
Testmittel: Granatapfel (Punica granatum)

Chakra 4:
12. Emotionalmittel: Geistig überanstrengt
13. Emotionalmittel: Zurückgezogen
14. Emotionalmittel: Eingeschlossen
15. Emotionalmittel: Verängstigt
16. Emotionalmittel: Panik

Testmittel: Muskatnuss (Nux moschata)
Testmittel: Passionsblume (Passiflora incarnata)
Testmittel: Strophanthus
Testmittel: Wilder Jasmin (Gelsemium sempervivens)
Testmittel: Gartenbohne (Phaseolus vulgaris)

Chakra 5:
17. Emotionalmittel: Gefühlsleere
18. Emotionalmittel: Hastig

Testmittel: Echte Kamille (Chamomilla matricaria)
Testmittel: Hopfen (Lupulus humulus)

Chakra 6:
19. Emotionalmittel: Zaghaft
20. Emotionalmittel: Selbstgenügsamkeit
21. Emotionalmittel: Körperlich überanstrengt
22. Emotionalmittel: Unruhe
23. Emotionalmittel: Angespannt
24. Emotionalmittel: Unbehagen

Testmittel: Matetee (Ilex paraguyaensis)
Testmittel: Tigerlilie (Lilium tigrinum)
Testmittel: Baldrian (Valeriana officinalis)
Testmittel: Melisse (Melissa officinalis)
Testmittel: Moschuswurzel (Sumbulus moschatus)
Testmittel: Johanniskraut (Hypericum perforatum)

Chakra 7:
25. Emotionalmittel: Misstrauen
26. Emotionalmittel: Haben über Sein stellen
27. Emotionalmittel: Realität nicht sehen wollen
28. Emotionalmittel: Falsch denken

Testmittel: Isländisch Moos (Cetraria islandica)
Testmittel: Wilder Wein (Ampelopsis quinquefolia)
Testmittel: Bilsenkraut (Hyoscyamus niger)
Testmittel: Stechapfel (Stramonium)

Abbildung 110: Die 28 Emotionalmittel (linke Spalte) sowie die jeweils zugehörigen Pflanzentinkturen (rechte Spalte, als „Testmittel" bezeichnet), mit denen die Konfliktgröße ermittelt werden kann.

Gegenstands mit der Lupe (siehe Abbildung 111). Spricht beim Test ein bestimmtes Emotionalmittel an, kann die zugehörige Tinktur den Konflikt kurzfristig künstlich vergrößern, so dass das Reba®-Testgerät die Konfliktgröße anzeigt. Für den Patienten hat das erfahrungsgemäß keinerlei schädliche Auswirkungen, da keine Langzeiteffekte beobachtet worden sind. In wenigen Minuten kann der Therapeut so zuverlässig die Konfliktgröße bestimmen. Es bestätigt sich dabei, dass große Konflikte dem Patienten viel Lebensenergie rauben und kleine weniger. Durch die Testung der Konfliktgröße erfährt der Therapeut Entscheidendes über den Heilverlauf, weil bei einer erfolgreichen Behandlung die Konfliktgröße stetig abnimmt. Vor allem aber erkennt man dadurch, dass Konflikte tatsächlich als eigenständig anzusehen sind.

Immer wieder werde ich gefragt, wie man sich die Zusammenhänge zwischen Pflanzentinktur und Gefühlszustand erklären kann. Ich muss zugeben, dass ich das selbst nicht genau weiß. Bei einigen Pflanzen kann man

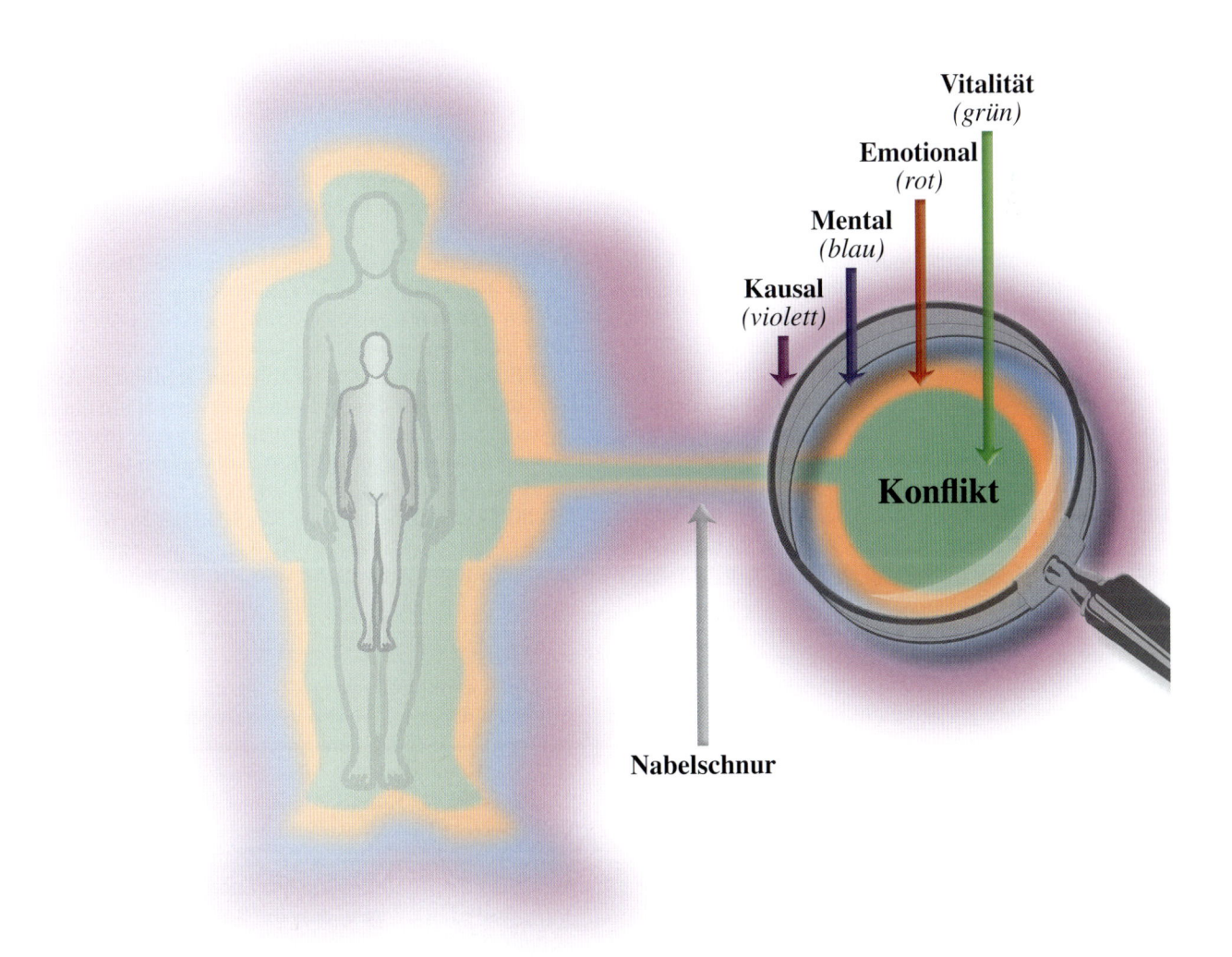

Abbildung 111: Eine bestimmte Pflanzentinktur wirkt psychoenergetisch wie eine Lupe, um einen Konflikt kurzfristig energetisch zu vergrößern und damit testbar zu machen. Die Energiewerte des Patienten rücken dabei völlig in den Hintergrund. Bei der Testung mit dem Reba®-Gerät zeigt sich, dass Konflikte die gleichen vier Energieebenen aufweisen wie der Konfliktträger und beide (Konflikt wie Aura) zusammenhängen und vermutlich mit einer Art von energetischer Nabelschnur verbunden sind (von Hellsichtigen in der Aura oft als dunkle, Energie ansaugende Stellen wahrgenommen). Durch diese Beziehung stehen Konflikt und Konfliktträger in einem vampirähnlichen Austausch, indem der Konfliktträger den Konflikt energetisch ernährt.

Datum der Untersuchung	Emotionaler Energiewert Patient	Emotionaler Energiewert Konflikt (Nr. 16 „Panik")	Symptome eines Angstpatienten
Januar	20%	90%	4 x pro Woche Angstzustände
März	60%	40%	2 x pro Woche Angstzustände
Juni	100%	0%	Keine Angstzustände

Abbildung 112: Energiewerte von Patient und Konflikt im Lauf der erfolgreichen PSE-Therapie einer Angsterkrankung.

einen Zusammenhang zum Konfliktinhalt durch das homöopathische Arzneimittelbild herstellen. So ruft die Kola-Nuss ein Empfinden der Selbstüberschätzung hervor. Im Arzneimittelbild findet sich die Aussage: „*Ich bin der Größte, Beste, Klügste.*"[54] Kola steht in Resonanz zum Konflikt mit dem Thema „Selbstständigkeit". Wer sich daher minderwertig fühlt, erlebt durch Kola offenbar so etwas wie eine emotionale Aufwertung. Bei Tabak fehlt das homöopathische Arzneimittelbild, aber der Zusammenhang zum Konflikt „Mehr haben wollen" erschließt sich durch den süchtig machenden Charakter des Tabaks. Der Sinnzusammenhang der Konfliktthemen von Testmitteln, die aus Kulturdrogen bestehen – außer Tabak und Kola etwa Matetee, Wermut, Schlafmohn oder Hopfen –, erschließt sich aus der täglichen Anwendung beziehungsweise dem therapeutischen Nutzen. Schlafmohn etwa beruhigt den Nervösen, und Hopfen entspannt den Hastigen. Bei Stoffen wie Isländisches Moos mit dem Thema „Misstrauen" erscheinen die Zusammenhänge dagegen völlig unklar und müssten weiter erforscht werden.

Die vier Ebenen des Konflikts können mit dem Reba®-Testgerät getestet werden und ermöglichen folgende vier Aussagen:

- Der vitale Wert drückt aus, wie viel Lebenskraft der Konflikt dem Konfliktträger geraubt hat.

- Der emotionale Wert zeigt, wie viel emotionale Energie der Konflikt an sich gerissen hat.

- Der mentale Wert entspricht dem Grad, wie bewusst der Konflikt dem Patienten geworden ist.

---
54 Schuster 1997.

- Der kausale Wert entspricht der Hartnäckigkeit des Konflikts, seiner Unbewusstheit sowie seiner Dauer.

Im Unterschied zu den Energiewerten der Person gibt es bei den Konfliktwerten keinen Normwert. Konflikte sollten möglichst gar nicht testbar sein oder Werte um oder nahe 0 haben, weil sie grundsätzlich schädlich sind und Energie rauben. Die Testung der Konfliktgröße hat sich in der Praxis als sehr hilfreich erwiesen, um die Abheilung eines Konflikts über mehrere Monate hinweg zu verfolgen: Meist liegen die Werte anfangs bei 60 bis 80 % vital, 60 bis 80 % emotional, 10 bis 20 % mental und 60 bis 80 % kausal. Sehr große Konflikte haben Werte von 90 % oder sogar nahe 100 %. Kleiner werdende Werte sind die Bestätigung dafür, dass die gewählte Therapie anspricht. Im Laufe der Behandlung durch das passende Emotionalmittel sinken die Werte auf 0.

Ist ein Konflikt anfangs groß, sind die Energiewerte des Patienten oft klein. Werden die Werte des Konflikts kleiner, erholen sich auch die Energiewerte, ebenso wie oftmals die Beschwerden nachlassen (siehe Abbildung 112). Die Testung der Konfliktgröße macht die Untersuchung damit objektiver und vermittelt dem Patienten Zuversicht, wenn sich die Werte bei Kontrollen gebessert haben. Sind die Konfliktwerte am Ende der Therapie nicht mehr testbar, weiß man, dass die Behandlung erfolgreich verlaufen ist.

Mit den Pflanzentinkturen, die ich Testmittel genannt habe, war es erstmals möglich, die Größe von Konflikten zu bestimmen. Bevor man die Größe vermisst, muss aber mit den Emotionalmitteln zuerst herausgefunden werden, um welchen Konflikt es sich handelt. Zusammen mit der Ladung der vier Energieebenen, die ein Patient hat, entsteht danach das komplexe Bild einer neuen psychoenergetischen Realität. Ihre Logik wirkt in sich schlüssig und scheint einer strengen, geradezu naturgesetzlich aussehenden Regel zu folgen: Durch die gestohlene Energie hat man entsprechend weniger Lebensenergie zur Verfügung, die nun der Konflikt besitzt (siehe Abbildungen 1 und 112). Durch die Testung der Konfliktgröße wird daneben die seelische Dynamik des Konflikts besser verständlich, der etwas Partisanen- oder Vampirhaftes an sich hat (was der schamanistischen Sichtweise entspricht, die damit bestätigt wird).

Die psychoenergetische Mechanik seelischer Konflikte scheint mit der Testung der Konfliktgröße weitgehend entschlüsselt zu sein. Ob das tatsächlich gelungen ist, muss die zukünftige Forschung zeigen. Die praktischen Erfolge sprechen jedenfalls dafür, dass der eingeschlagene Weg richtig ist, denn: „Wer heilt, hat recht." In den vorangegangenen Kapiteln habe ich alle wesentlichen Werkzeuge beschrieben, mit denen die Psychosomatische Energetik (PSE) arbeitet. Nun möchte ich zeigen, wie das Verfahren in der Praxis angewendet wird.

Psychosomatische Energetik – die Methode im Alltag

Die komplementärmedizinische Methode, mit der Lebensenergie und seelische Konflikte getestet werden können, habe ich Psychosomatische Energetik (PSE) genannt. Unter „Psychosomatik" versteht man bekanntlich die Wechselwirkungen von Körper und Seele (siehe Seite 155). Im Unterschied zur herkömmlichen Psychosomatik tritt bei der PSE als drittes Element die feinstoffliche Energie (Energetik) dazu. Der Name „Psychosomatische Energetik" ist daher sowohl Ausdruck einer bestimmten heilerischen Philosophie, die die feinstoffliche Energie als unverzichtbar ansieht, wie auch eines definierten Therapieprogramms. Er drückt die Überzeugung aus, dass Psyche, Körper und feinstoffliche Energie harmonisch zusammenwirken sollen, damit Menschen gesund bleiben.

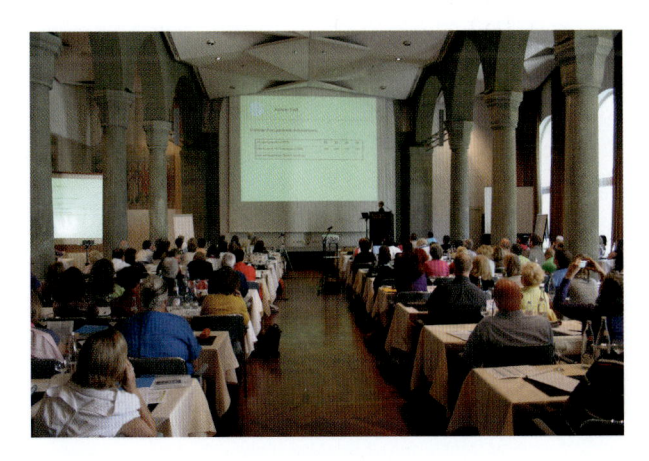

Abbildung 113: Rund 200 Therapeuten haben sich 2009 beim jährlichen Expertentreffen der Psychosomatischen Energetik in Konstanz am Bodensee versammelt. Der Kongress dient dem Erfahrungsaustausch und der Weiterbildung der „zertifizierten Energietherapeuten".

Wegen der guten und anhaltenden Praxiserfolge hat sich die PSE innerhalb weniger Jahre als alternativmedizinische Standardmethode etabliert. Zu den Anwendern gehören unter anderem allgemeinmedizinisch tätige Ärzte, Psychiater, Orthopäden, Gynäkologen und Zahnärzte. Eine weitere große Anwendergruppe sind Heilpraktiker, Naturärzte und Psychologen. Mittlerweile gibt es speziell in der PSE ausgebildete „zertifizierte Energietherapeuten", die berufsbegleitend eine mehrjährige Ausbildung in der Methode durchlaufen und mit schriftlicher und mündlicher Prüfung abgeschlossen haben. Als Spezialisten bieten sie dem Hilfe suchenden Patienten die Gewähr, die Methode richtig anzuwenden. Trotz des scheinbar einfachen Ablaufs verlangt die richtige Anwendung der PSE wesentlich mehr an Fingerspitzengefühl, an medizinisch-psychologischem Sachverstand und an energetischer Testerfahrung, als man bei oberflächlicher Einschätzung vermutet. Eine solide Ausbildung der Therapeuten ist daher unverzichtbar und hat sich für die Patienten im Lauf der Jahre als wertvolles Qualitätsmerkmal herausgestellt, denn man bekommt dadurch die Gewähr, einen kompetenten Therapeuten zu finden.

Die Psychosomatische Energetik arbeitet an einer Schnittstelle zwischen Alternativmedizin, Psychotherapie und Schulmedizin. Wegen der Überlappung sollte eine klare Grenze gezogen werden, was jeweils therapeutisch erforderlich ist. Immer wenn eine objektiv erkennbare Krankheitsursache vorliegt, die auf konventionelle Weise sinnvoll behandelt werden kann, sollte man zuerst die konventionelle Medizin zu Rate ziehen. Beispiele wären ein Insulinmangel bei Diabetes mellitus, ein Knochenbruch oder Krebs. Die Schulmedizin hat ihre Stärke bei der rationalen, auf objektiven Befunden aufbauenden Untersuchung, bei der Behandlung akuter Beschwerden, insbesondere wenn die Selbstheilkräfte überfordert sind, sowie bei der Substitution geschwächter oder ausgefallener Körperfunktionen. Wenn die konventionelle Medizin diagnostisch nicht weiterkommt, wenn chronische Krankheiten und unerklärliche Beschwerden vorliegen, bei denen man tiefer liegende Ursachen vermutet, oder wenn ein Patient neben der Schulmedizin zusätzlich etwas für sich tun möchte, schlägt die Stunde der Komplementärmedizin.

Testablauf und Therapiekonzept der PSE

Wenn es um die technischen Details einer Methode geht, werden manche Leser geneigt sein, weiterzublättern, gemäß der Devise, dass „der Therapeut schon wissen wird, was er tut". Doch man benötigt zumindest Grundkenntnisse der Methode, um die späteren Kapitel mit den Fallschilderungen nachvollziehen zu können. Das Abc der Psychosomatischen Energetik ist dabei relativ überschaubar und leicht zu begreifen. Und wer mit der Psychosomatischen Energetik untersucht worden ist, dem können die folgenden Erklärungen helfen, sein Testergebnis besser zu verstehen.

In der Psychosomatischen Energetik benutzt der Therapeut ein standardisiertes Testschema (siehe Abbildung 114). Damit wird sichergestellt, dass die Ergebnisse unterschiedlicher Therapeuten vergleichbar und umfassend genug sind. Ein solches Schema bewahrt den Tester davor, sich in den Irrgärten der Energetik zu verirren, indem es hilft, Wichtiges von Unwichtigem zu unterscheiden. Eine kontinuierliche Schulung und Feedback der Anwender sorgen außerdem dafür, dass das System nicht stillsteht, sondern sich den Realitäten anpasst. Das folgende Testschema hat sich seit über einem Jahrzehnt bei Hunderten von Therapeuten und Tausenden von untersuchten Patienten allgemein bewährt:

1. Energiemessung des Patienten: Die vier Energieebenen des Patienten werden mit dem Reba®-Testgerät getestet. Man erhält vier Werte in Prozent. Die Normalwerte liegen bei 100 % vital, 100 % emotional, 100 % mental und 40 % kausal. Das Ergebnis wird in Zahlen hintereinander geschrieben, zum Beispiel: 40/30/100/60 = vital 40 %, emotional 30 %, mental 100 % und kausal 60 % Energie. (Eine Interpretationshilfe für die Energiewerte findet sich im Kapitel „Testung der vier Energieebenen".)

2. Testen des gestörten Energiezentrums: Mit sieben Testampullen, die spezielle homöopathische Komplexmittel enthalten, wird das gestörte Energiezentrum ermittelt. Meist findet sich nur ein einziges Zentrum (Segment oder Chakra), bei dem der Patient eine eindeutige Reaktion zeigt. Fast immer sind bestimmte seelische Konflikte die Ursache dafür, warum ein Körpersegment gestört reagiert. In Abbildung 104 werden die 28 Konflikte bildlich den 7 Energiezentren zugeordnet.

3. Testen des aktiven Konflikts: Mit 28 Testampullen, die spezielle homöopathische Komplexmittel enthalten, wird der aktive Konflikt bestimmt. Meist findet der Tester nur einen einzigen Konflikt, der dem zuvor gefundenen gestörten Energiezentrum zugeordnet werden kann. Ist beispielsweise das dritte Energiezentrum gestört, findet sich die Ursache dafür in einem aktiven Konflikt der Emotional-Themen 8, 9, 10 oder 11. Meist findet sich beim Testen der aufgeführten vier Konfliktthemen dann nur ein einziger Konflikt, der positiv testet. Warum das so ist, führe ich auf Seite 177 aus.

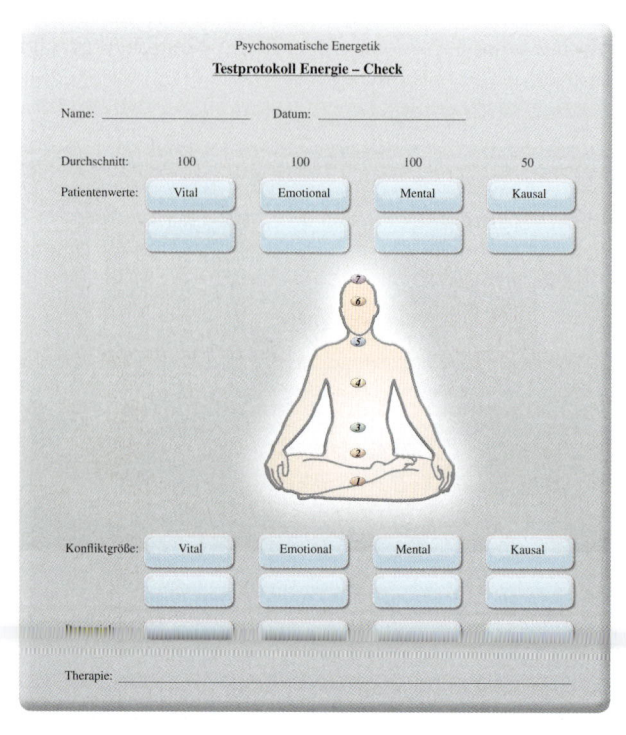

Abbildung 114: Testprotokoll der PSE (Ausschnitt).

4. Testen der Konfliktgröße: Die Energieladung des Konflikts setzt sich aus den vier Energieebenen vital, emotional, mental und kausal zusammen. Einen Normwert gibt es nicht, da Konflikte an sich „unnormal" sind. Typische Werte eines Konflikts sind 60 bis 80 % vital und emotional, 10 % mental und 60 bis 80 % kausal. Die Interpretation der Energiewerte, die der Konflikt hat, wurde im Kapitel „Konfliktgröße" abgehandelt.

5. Überprüfen der Medikation: Im abschließenden Medikamententest prüft der Therapeut, ob die gefundenen Arzneimittel die Energiewerte des Patienten normalisieren. Optimalerweise sollte eine Mittelkombination die Energiewerte bei einem fiktiven Patienten mit den Werten von 40/30/100/60 auf 100/100/100/60 ansteigen lassen (siehe dazu auch Abbildung 112). Damit ist der Test erst einmal erfolgreich abgeschlossen, und alle Beteiligten können zuversichtlich sein, dass die Therapie aller Wahrscheinlichkeit nach einen guten Effekt haben wird. (Das prinzipielle Vorgehen habe ich im Kapitel „Elektroakupunktur und Medikamententest" vorgestellt.)

Die gesamte Sitzung mit der Psychosomatischen Energetik dauert meist eine Stunde. Der ersten Testung geht üblicherweise ein längeres Vorgespräch zwischen Therapeut und Patient voraus. Anschließend wird der soeben beschriebene Testablauf durchgeführt. Zum Schluss werden die gefundenen Energiestörungen mit dem Patienten besprochen. Der Therapeut erläutert den Konfliktinhalt und schreibt zuletzt die Medikation auf. In der Regel sind das ein bestimmtes Emotional- und ein Chakramittel in der Dosierung von zweimal täglich zwölf Tropfen. Diese Dosierung hat sich in Hunderten von Fällen als optimal herausgestellt. Werden nach der Testung ausführliche Fragen zum Charaktertyp erörtert, weil der Zentralkonflikt gefunden wurde (siehe ab Seite 199), kann die Sitzung auch länger als eine Stunde dauern. Kontrolluntersuchungen benötigen meist weniger Zeit.

Die Sitzung sollte in Ruhe und ohne Hetze stattfinden und nicht durch Fremdenergien anderer Personen gestört werden, die sich im gleichen Raum befinden, und der Testplatz sollte frei von Elektrosmog und Erdstrahlen sein. Der Patient braucht vor der Untersuchung keine speziellen Vorbedingungen einhalten. Einzig die üblichen Medikamente sollten am Tag der Testung möglichst nicht eingenommen werden, oder nur dann, wenn das unbedingt notwendig ist. Der Grund liegt darin, dass manche Medikamente das Testergebnis energetisch verändern können. Bei der Untersuchung sollte der Patient kein Handy am Körper tragen, weil das die Energiewerte absenkt. Schmuck und Uhren können am Körper bleiben, weil sich der Patient energetisch meist an sie gewöhnt hat.

Die Erfahrung hat gezeigt, dass der Tester energetisch möglichst gesund und ohne Konflikte sein sollte. Das ist einleuchtend, weil er mit seinem eigenen Energiefeld in die Untersuchung mit eingeht. Letztlich testet er ja nicht unmittelbar das Energiefeld des Patienten, sondern bekommt eine Aussage darüber, wie sein eigenes Energiefeld auf das Energiefeld des Patienten reagiert. Eine Eigentherapie des Testers ist daher notwendig, um dessen Energie zu harmonisieren. Deshalb ist – wie in der psychoanalytischen Ausbildung – bei der Psychosomatischen Energetik eine Eigentherapie zwingend vorgeschrieben, um sicherzustellen, dass der Therapeut möglichst wenig oder keine Konflikte hat.

Je nach Konfliktgröße wird mit dem Patienten eine Kontrolle nach einigen Monaten vereinbart. Die Erfahrung hat gezeigt, dass die Therapiedauer eines Konflikts durch seinen Kausalwert festgelegt wird. 20 % an kausaler Ladung brauchen üblicherweise rund einen Monat an Therapie mit den Emotionalmitteln (manchmal bis 6 Wochen). Da die meisten Konflikte eine Kausalladung von 60 bis 80 % haben, benötigt man normalerweise drei bis vier Monate zu deren Auflösung. Eine Beschleunigung der Therapie etwa durch eine erhöhte Einnahmefrequenz oder Begleitbehandlungen erscheint nicht möglich und auch nicht sinnvoll. Der Konflikt braucht einfach eine gewisse Zeit der Therapie, um richtig und dauerhaft aufgelöst zu werden. Und die Seele benötigt eine bestimmte Zeit, damit die notwendigen psychoenergetischen Reifungsschritte im Hintergrund ablaufen können.

Das Heilprinzip der Konfliktauflösung beruht auf dem homöopathischen Resonanzprinzip (siehe Abbildung 116). In der Physik spricht man von destruktiver Interfe-

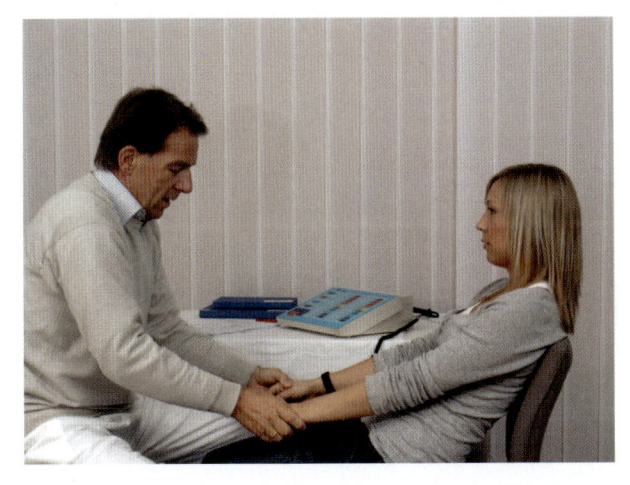

Abbildung 115: *Typische Testsituation bei der Psychosomatischen Energetik: kinesiologischer Armlängentest im Sitzen zur Bestimmung der Energiewerte des Patienten.*

renz, wenn sich zwei Wellen überlagern und dadurch gegenseitig abschwächen. Genauso wie „Noise Reduction"-Kopfhörer im Flugzeug ein Außengeräusch dadurch dämpfen, dass ähnliche Schwingungen künstlich erzeugt werden, beruht auch die Heilwirkung der Homöopathie auf dem Resonanzprinzip. Homöopathische Mittel enthalten Schwingungen, die denjenigen des Kranken ähneln. Mit den krankhaften Schwingungen geht das homöopathische Mittel in Resonanz und überlagert sie, wodurch sie beim Kranken nach und nach aufgelöst werden. Weil das homöopathische Emotionalmittel mit der Konfliktenergie vollständig in Resonanz geht, kommt es übrigens auch zu keinem homöopathischen Arzneimittelbild, selbst wenn man die Hochpotenzen der Emotionalmittel monatelang einnimmt.

Bei der Konfliktheilung wird die Konfliktenergie durch Resonanzphänomene über Wochen und Monate aufgelöst. Nebenwirkungen in Form heftiger Träume beobachtet man relativ häufig, aber dabei handelt es sich nicht um ein Arzneimittelbild im homöopathischen Sinn. Vielmehr werden unbewusste Inhalte wieder aktiv, die vorher durch den Konflikt vergessen und verdrängt worden waren. Manchmal findet sich in den ersten Tagen der PSE-Therapie eine verstärkte emotionale Labilität, etwa bei verhaltensgestörten Kindern. Manche Patienten mit sehr heftigen Beschwerden wie chronischen Schmerzen berichten manchmal über kurzfristige Verschlimmerungen. Man kann das dadurch erklären, dass die einsetzenden Resonanzphänomene etwas Zeit benötigen, bis sie wirken. Grundsätzlich läuft die Konfliktheilung jedoch meist unbemerkt und ohne unerwünschte Begleiterscheinungen ab.

Die Konfliktheilung kann mit dem Neuformatieren einer Computerfestplatte verglichen werden, die mit einem Virus verseucht war. Konflikte wirken wie Fehlprogramme, die zu falschen Verhaltensweisen drängen, genauso wie Piratenprogramme einen Computer entern und ihn anschließend zu falschen, für den Computernutzer schädlichen Operationen führen. So wie die Festplatte größer und schneller wird, wenn sie neu formatiert und defragmentiert wird, bekommt auch der Patient wieder mehr Energie, wenn sein Konflikt aufgelöst wird.

Die Heilung des Konflikts kann jederzeit durch Testen der Konfliktgröße verfolgt werden, so dass der Therapeut damit ein optimales Instrument der Überwachung zur Verfügung hat. Das gleiche Prinzip kann natürlich

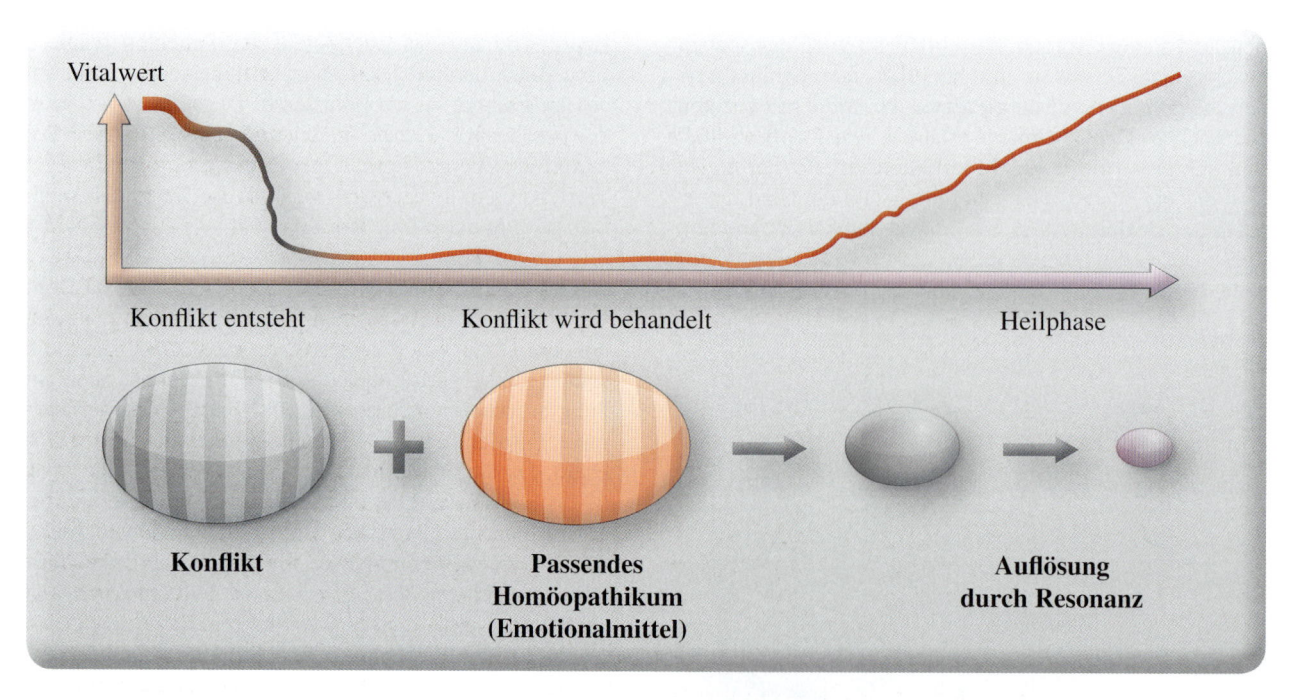

Abbildung 116: *Konflikt und passendes Homöopathikum ähneln sich von der Schwingung her. In der Abbildung wird die Ähnlichkeit durch unterschiedlich gefärbte Streifen versinnbildlicht. Durch Einnahme des homöopathischen Komplexmittels für die jeweils getestete Emotion heilt der Konflikt, indem er durch Resonanzphänomene verkleinert wird. Die im Konflikt gespeicherte Energie, die während der Konfliktentstehung ein Absinken der Vitalwerte des Patienten verursacht hat, erhält der Patient im Lauf der Behandlung langsam wieder zurück, so dass seine Vitalwerte in der Heilphase wieder ansteigen.*

auch auf Verfahren angewandt werden, die eine andere Behandlungsstrategie verfolgen. Jede erfolgreiche Therapie sollte Konflikte vollständig zum Verschwinden bringen, was man an einer kleiner werdenden und schließlich gegen 0 % gehenden Konfliktgröße überprüfen kann, oder dadurch, dass keine Konflikte mehr nachweisbar sind. Wenn Vortherapien nach Angaben eines Patienten erfolgreich durchgeführt worden sind, sollten seine Konflikte eigentlich dauerhaft verschwunden sein. Das ist leider häufig nicht der Fall, worauf ich im Kapitel „Alternative Methoden zur Psychosomatischen Energetik" ausführlich eingehen werde.

Nur bei einem kleinen Teil der Patienten taucht nach dem ersten Konflikt kein weiterer auf. Meist handelt es sich um Kinder oder solche Erwachsene, die entweder besonders hoch schwingen oder besonders niedrig. Deren psychoenergetische Struktur scheint besonders klar und durchlässig zu sein, weil sie vermutlich nicht die komplexe neurotische Struktur durchschnittlicher Menschen aufweisen. Offenbar gehört es aber zum seelischen Normalzustand, mehrere Konflikte zu haben. Wenn man daher einen Konflikt auflöst, taucht bei den meisten Menschen automatisch der nächste auf. Wie bei einer Perlenkette reiht sich dabei ein Konflikt an den anderen (siehe Abbildung 117). Das Phänomen kann als therapeutisches Lösen von Schutzschichten – wie bei einer Zwiebel – angesehen werden, die die Seele vermutlich in der Vergangenheit schützen sollten und die nun eine nach der anderen verschwinden.

Bei den meisten Patienten findet man bei der ersten PSE-Sitzung jedoch nur einen einzigen Konflikt. Man kann darin eine Weisheit der Natur erkennen, die ein Zuviel an Konfliktmaterial zu vermeiden sucht, um ein Mindestmaß an seelischer Gesundheit zu erhalten. Leider gelingt der Selbstschutz aus unklaren Gründen nicht immer. Der Organismus wird dann mit unterschiedlichem Konfliktmaterial regelrecht bombardiert. Ein bedauernswerter Patient mit zwei oder mehr großen Konflikten hat in der Regel einen besonders schlechten Allgemeinzustand, etwa ein psychiatrischer Problempatient mit einer schweren Persönlichkeitsstörung. Dass solche Menschen besonders deutlich von einer Konfliktauflösung profitieren, hat sich glücklicherweise in der Praxis bestätigen können. Man kann solche Zustände mithilfe der PSE relativ schnell in normale Bahnen zurücklenken.

Bei der Kontrolltestung findet man bei den meisten Patienten dann den nächsten Konflikt. Bis es zu einer deutlichen Besserung kommt, müssen meist zwei oder drei Konflikte aufgelöst werden, was üblicherweise acht bis zwölf Monate dauert (siehe Abbildung 118). Man sollte die Behandlung daher nicht zu früh abbrechen, um ein wirklich tragfähiges und gutes Ergebnis zu erzielen. Der Allgemeinzustand scheint dabei meist von mehreren Konflikten verschlechtert zu werden. Daher muss man diese auflösen, bis sich der Patient allgemein besser fühlt. Die Behandlung mit der Psychosomatischen Energetik verlangt daher bei einigen Patienten relativ viel Geduld, was aber in den meisten Fällen belohnt wird.

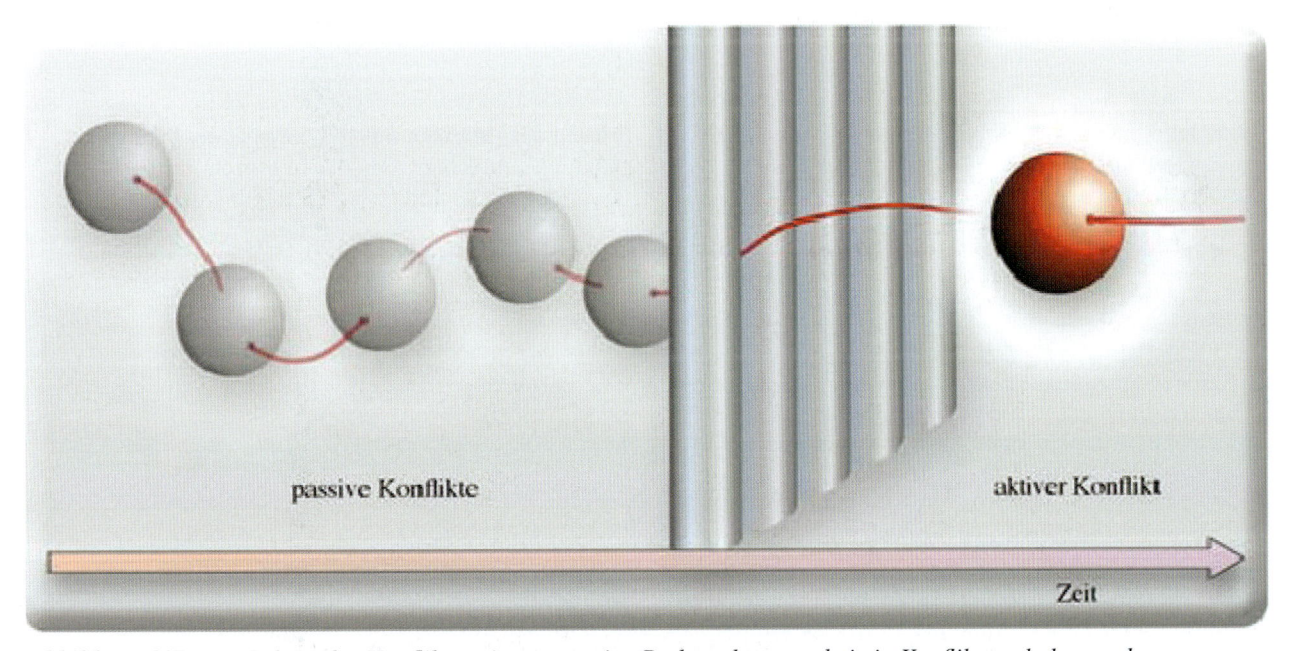

Abbildung 117: Die Geburt der Konflikte erinnert an eine Perlenschnur, wobei ein Konflikt nach dem anderen zum Vorschein kommt.

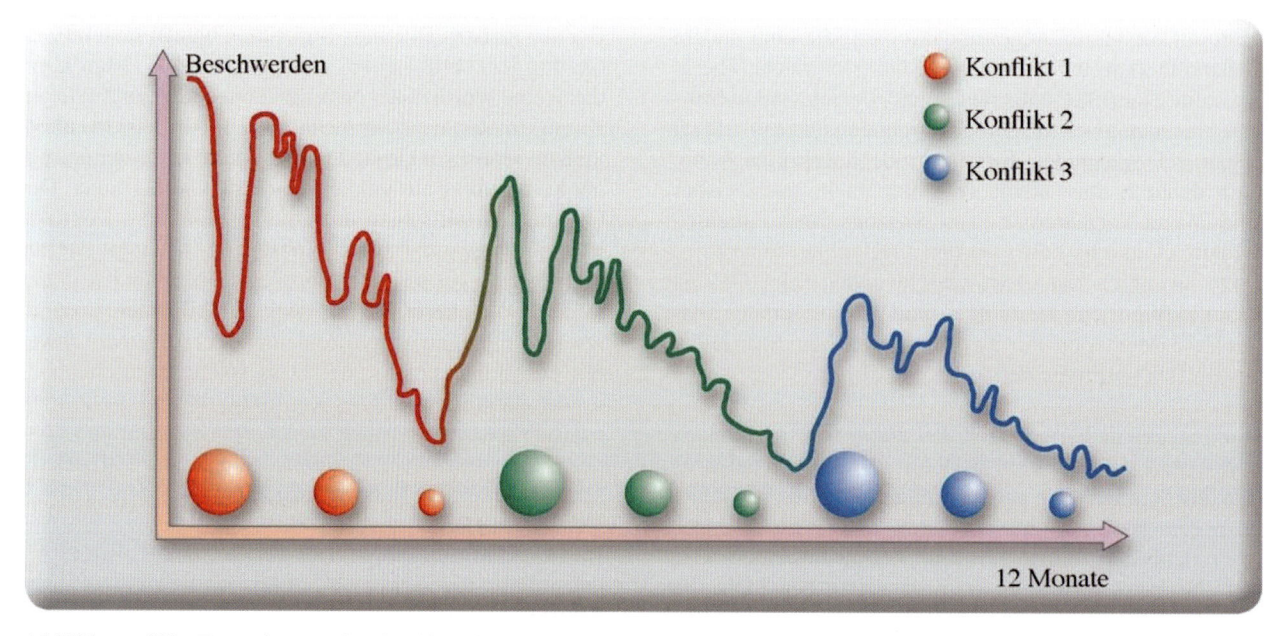

Abbildung 118: Typischer Heilverlauf bei der Psychosomatischen Energetik. Bei der Mehrzahl aller Patienten müssen zwei bis drei Konflikte aufgelöst werden, bis es zu einem zufriedenstellenden bis guten Allgemeinzustand kommt.

Bei Hunderten von Patienten haben wir in mehreren Arztpraxen die Erfahrung gemacht, dass nach acht Monaten 80 % und nach 15 Monaten 85 % aller Patienten einen befriedigenden bis guten Zustand erreicht haben. Die Erfolgsquote liegt bei Kindern und Jugendlichen über 90 %, sinkt aber bei älteren Menschen auf 70 % ab. Daraus folgt, dass es sich lohnt, eine eventuell notwendige Behandlung möglichst früh im Leben zu beginnen.

Das jugendliche Regulationssystem spricht besser an, weil die Persönlichkeitsstrukturen noch nicht so feststehend sind wie beim Erwachsenen. Die Behandlung wird beendet, wenn bei einer Kontrolluntersuchung kein Konflikt mehr gefunden wird, der Patient sich wohlfühlt und seine Energiewerte normal sind (siehe Abbildung 119). Manchmal sind bereits die Energiewerte normal, aber es sind noch Konflikte da, so dass man dann so lange wei-

Konfliktmenge bis zur Besserung/Heilung	Therapiedauer	Prozent der Patienten mit „Heilung/deutlicher Besserung" je Konflikt	Summe der Patienten in Prozent mit „Heilung/deutlicher Besserung"
1 Konflikt	4 Monate	10	10
2 Konflikte	8 Monate	20	30
3 Konflikte	12 Monate	50	80
4 Konflikte	16 Monate	5	85
5 und mehr Konflikte	Mehr als 16 Monate	2	87

Abbildung 119: Patientenzahl in Prozent, die mit der Psychosomatischen Energetik behandelt wurden und über deutliche Besserung oder Heilung berichten, in Abhängigkeit von der Menge der behandelten Konflikte inklusive der Therapiedauer.

terbehandelt, bis keine Konflikte mehr testbar sind. Wie jedes Therapieverfahren kennt leider auch die Psychosomatische Energetik Therapieversager, bei denen selbst nach der Auflösung von sechs und mehr Konflikten kein Fortschritt erzielt werden kann. Erfreulicherweise betrifft das aber nur etwa jeden neunten bis zehnten Patienten.

Insgesamt liegt die Erfolgsquote der Psychosomatischen Energetik – im Vergleich zu anderen alternativmedizinischen und psychotherapeutischen Verfahren – recht hoch. Verschiedene Praxisstudien unterschiedlicher Therapeuten haben das bestätigen können, deren Fachgebiete sich von der Allgemeinmedizin, Neurologie und Gynäkologie bis zur Kinderpsychologie und Psychiatrie erstrecken. Die Psychosomatische Energetik wirkt sowohl auf den Körper wie die Seele. Deshalb können sich sowohl chronische Beingeschwüre als auch eine kindliche Verhaltensstörung bessern. Die Methode erzielt sowohl bei Durchschnittspatienten als auch bei schwierigen Fällen befriedigende bis sehr gute Erfolge. Wie bei allen Naturheilverfahren, die die Selbstheilkräfte ansprechen, stößt man dabei an gewisse Grenzen, über die ich später mehr sagen möchte (siehe Seite 191).

Therapieerfahrungen

Mit der Psychosomatischen Energetik steht ein alltagstaugliches Instrument zur Verfügung, um psychosomatische Probleme in der naturheilkundlichen Praxis anzugehen. Der Therapeut kann damit seelische Hintergründe erkennen, die Krankheiten und Befindlichkeitsstörungen seiner Patienten entweder ursächlich zugrunde liegen oder sie zumindest teilweise mit unterhalten. Die Methode verfügt über wertvolles diagnostisches Potenzial, das sonst unbewusste Probleme wie mit einem Röntgenapparat sichtbar machen kann. Die PSE ist aber auch therapeutisch sehr hilfreich. Der Therapeut kann Energieblockaden seiner Patienten behandeln und darüber hinaus über deren unbewusste seelische Probleme sprechen, was eigentlich eine „kleine Psychotherapie" darstellt.

Mit der Psychosomatischen Energetik lassen sich elementare Fragen wie „Warum fühle ich mich ständig müde?", „Warum habe ich ständig wiederkehrende Schmerzen?", „Was macht mich unterschwellig krank?", „Was raubt mir Lebenskraft?" nicht nur häufig zufriedenstellend beantworten, die zugrundeliegenden Ursachen lassen sich auch meist dauerhaft, effektiv und zugleich schonend behandeln. Mittlerweile ist die PSE zu meinem wichtigsten ärztlichen Handwerkszeug geworden, ohne das ich mir meine Tätigkeit nicht mehr vorstellen kann. Zahlreichen Kollegen geht es ebenso.

Hier zwei Reaktionen:

„Die Methode ist fantastisch, ich arbeite fast ausschließlich damit, weil es so gute Resultate bringt und die Menschen sichtbar und spürbar in ihrer persönlichen Entwicklung weiterbringt."

„Die PSE revolutioniert meine Praxisarbeit mehr und mehr; ich habe den Eindruck, dass ich vieles, was ich bisher gemacht habe, nicht mehr brauche. Komme mit dem Gerät viel zuverlässiger und schneller zum Kern der Nöte (ob physisch oder psychisch) eines Menschen. Manchmal (ziemlich oft) erlebe ich im Nachgespräch beziehungsweise der Testbesprechung mit dem Patienten ‚heilige' Momente."

Wie jede Methode kann die Psychosomatische Energetik selbstverständlich nicht jedem Patienten helfen, aber doch erstaunlich vielen. Der eigentliche Grund für ihre große Bandbreite liegt darin, dass sie die feinstoffliche Energie harmonisiert, und diese wirkt wiederum sowohl auf den Körper wie auf die Seele. Es handelt sich daher um eine unspezifische Therapie, die die Selbstheilkräfte anregt. Sobald diese aber wegen der Schwere einer Krankheit überfordert sind oder eine spezifische Therapie notwendig ist, stößt die Psychosomatische Energetik an ihre Grenzen. Die Erfahrung zeigt jedoch, dass die PSE bei den üblichen Krankheitsbildern, mit denen eine moderne westliche Arztpraxis zu tun hat, hilfreich wirkt. Grundsätzlich gilt, dass die PSE praktisch nie schadet – sofern sie regelkonform von einem entsprechend gut ausgebildeten Therapeuten angewandt wird –, aber oft hilft. Erstaunlicherweise sind die Selbstheilkräfte meist groß genug, und viele Menschen werden von selbst wieder gesund, sobald man ihre Energieblockaden auflöst und die Lebensenergie wieder zu fließen beginnt.

Ein typischer Praxisfall

Eine fünfzig Jahre alte Dame sitzt mir im Sprechzimmer gegenüber.[55] Die Beamtin fühlt sich ständig müde und antriebslos, dazu hat sie dauernde Schmerzen im ganzen Körper, vergleichbar einem ständigen starken Muskelkater. Sie überreicht mir eine detaillierte Auflistung all ihrer Beschwerden, und als ich diese durchlese, empfinde ich größtes Mitleid mit ihr. Der Rheumatologe hat bei ihr ein sogenanntes Weichteilrheuma (Fibromyalgie) diagnostiziert, für das die Medizin bis heute weder eine erklärbare Ursache entdeckt noch eine wirksame Therapie entwickelt hat. Solche Patienten haben keinerlei objektiv feststellbare Labor- oder Röntgenwerte, wodurch sie sich gelegentlich nicht ernst genommen und manchmal sogar als eingebildete Kranke vorkommen.

---

[55] Der folgende Abschnitt ist an einen Vortrag angelehnt, den ich vor Ärzten gehalten habe („New European Perspectives on the Treatment of Adrenal Fatigue and Chronic Fatigue Syndrome", 18th Annual World Congress on Anti-Aging Medicine & Regenerative Biomedical Technologies, Orlando/Florida, April 2010).

Dass sich die Patientin elend fühlt, kann man gut nachvollziehen. Wenn man Tag und Nacht unter Schmerzen leidet, als wäre – mit den Worten der Patientin – „der ganze Körper geprügelt worden", zermürbt das auf Dauer sowohl seelisch wie körperlich. Die Patientin kann dadurch nachts auch schlecht schlafen, womit ihr eine nötige Regenerationsquelle fehlt. Als Alleinlebende hat sie außer bei gelegentlichen Treffen mit Freundinnen niemanden, um sich auszutauschen. Die soziale Einsamkeit ist ein weiteres Problem, das sie quält, zusammen mit dem erheblichen Übergewicht, dessen sie sich schämt und das sie sozial isoliert. Meist geht sie abends nicht aus und verbringt die Abende vor dem Fernseher. Die Patientin befindet sich also in einer endlosen Spirale von Erschöpfung, Schmerz und all deren nachteiligen Folgen (siehe Abbildung 120). Begreiflicherweise setzt sie ihre ganze Hoffnung auf meine alternativmedizinische Therapie, nachdem sie in der Vergangenheit bereits alle möglichen Verfahren ausprobierte, ohne dass ihr dadurch geholfen werden konnte.

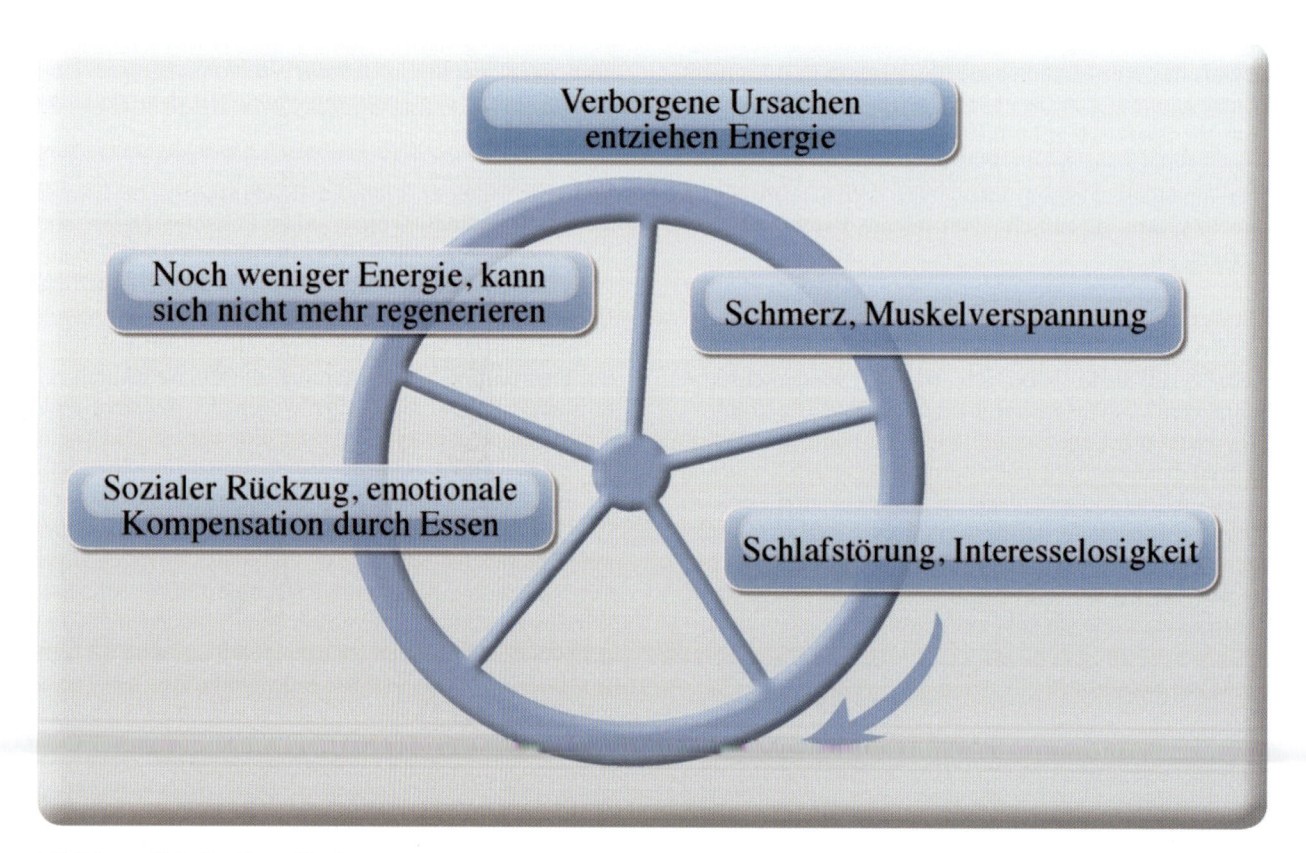

Abbildung 120: *Endlosschleife aus Schmerz, sozialem Rückzug und Erschöpfung bei einer Patientin mit Weichteilrheuma.*

Die Bitte der verzweifelten Patientin an mich als Arzt lautet, endlich herauszufinden, was sie krank macht, und, vor allem, ihr dauerhaft zu helfen. Bei meiner alternativmedizinischen Methode suche ich verborgene Ursachen, die Menschen erfahrungsgemäß krank machen. Die alternativmedizinische Bedeutung der Begriffe „verborgen" und „erfahrungsgemäß" möchte ich näher erläutern:

1. Da die Krankheitsursachen, die ich suche, mit objektiven Methoden nicht auffindbar sind, handelt es sich um *verborgene* Ursachen. (In Abbildung 120 sind sie ganz oben in der Ursachenkette angeordnet.) Diese Ursachen werden üblicherweise nicht aufgedeckt, weil die konventionelle Medizin sie schon vom Ansatz her nicht kennt, und daher werden sie auch nicht behandelt. Dass es trotzdem echte Ursachen sind, kann man daraus schließen, dass eine Krankheit meist dauerhaft verschwindet oder sich zumindest deutlich bessert, sobald sie behandelt und beseitigt worden sind.

2. Das Wort *erfahrungsgemäß* benütze ich deshalb, weil es sich um uraltes Erfahrungswissen handelt, das ich anwende, welches von der konventionellen Wissenschaft leider noch weitgehend ignoriert oder gering geschätzt wird. Im Gegensatz zur modernen Wissenschaft, die auf Physik, Chemie und nüchternen Statistiken aufbaut, also ihre Berechtigung durch objektiv nachprüfbare Sachverhalte erhält, ist das bei der Erfahrungsheilkunde ganz anders. Deren Kenntnisse werden durch mündliche Überlieferung von einem Therapeuten zum anderen weitergegeben, und teilweise werden dabei – in der Sichtweise der konventionellen Medizin – unorthodoxe Wege beschritten.

Die ärztliche Arbeit besteht dabei aus einer Mischung von tradiertem Wissen, Feinfühligkeit und genauer Beobachtung, das heißt auf subjektiven, mit Maschinen nicht ohne weiteres nachprüfbaren Erfahrungen. Trotzdem besitzt auch die Alternativ- oder Erfahrungsmedizin eine gewisse Logik und Struktur, die sie lehr- und vermittelbar macht.

Im Folgenden schildere ich mein konkretes Vorgehen bei der Rheumapatientin und unterteile es aus Gründen der Übersichtlichkeit in verschiedene Abschnitte. Ich beginne mit der Lebensenergie, die das Fundament der gesamten Untersuchung bildet.

Testung der Lebensenergie: Bei der Rheumapatientin finde ich stark erniedrigte Werte insbesondere der Vital- und Emotionalenergie. Das ist bei erschöpften Patienten eigentlich keine Überraschung. Trotzdem ist es sinnvoll, die Energiewerte von Patienten zu testen. Findet man nämlich schlechte Energiewerte, kann man die Krankheit eines Patienten besser verstehen und sie ihm leichter erklären. Außerdem zeigen mir die Energiewerte, wo die Patientin aktuell steht, so dass ich bei späteren Kontrollterminen einen Vergleich zur Verfügung habe.

Funktionelle Belastungen aufdecken: An diesem Punkt meiner Untersuchung lautet die Kernfrage, was die Energiearmut der Rheumapatientin eigentlich verursacht hat. Wie erwähnt, handelt es sich fast immer um verborgene Ursachen. Bei meinen Nachforschungen benütze ich den sogenannten Medikamententest (siehe Seite 146), bei dem ich Fläschchen mit bestimmten homöopathischen Medikamenten verwende. Ihr Inhalt verändert das Energiesystem augenblicklich stark. Daran – etwa beim kinesiologischen Armlängentest (siehe Seite 85) – kann ich ablesen, ob das getestete Medikament für den Patienten eine Bedeutung hat. Bei der Rheumapatientin findet sich neben einer Erdstrahlbelastung und einer schlechten Darmflora, für die es jeweils bestimmte Testampullen gibt, eine Energieblockade im dritten Energiezentrum („Oberbauch-Chakra") mit dem Oberthema unterdrückter seelischer Frustrationen, genannt „Mehr haben wollen" (siehe Abbildungen 104).

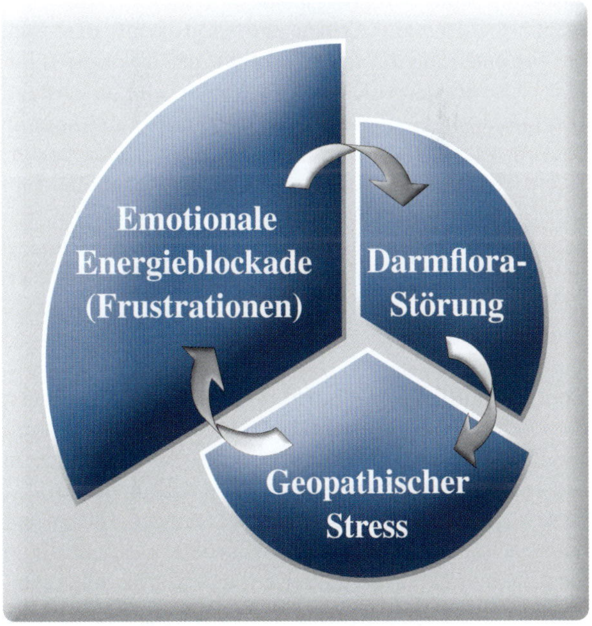

Abbildung 121: Typische Dreierkonstellation verborgener Krankheitsursachen („Multikausalität"). Die unterschiedlich großen Kreisausschnitte entsprechen der krank machenden Bedeutung der einzelnen Belastungen, die sich gegenseitig aufschaukeln und verstärken (Pfeile).

Die Beobachtung, dass es sich um mehr als einen Schädigungsfaktor (Multikausalität) handelt, mache ich bei fast allen meinen Patienten – die Schulmedizin hingegen kennt meist nur eine einzige Schadensursache (Monokausalität). Alle drei Faktoren, die ich in diesem Fall gefunden habe, können bislang mit keiner konventionellen, schulmedizinischen Diagnosemethode aufgespürt, geschweige denn therapiert werden. Es handelt sich um „funktionelle Störungen", die keinem bestimmten Organ oder einer bestimmten biochemischen Reaktion zugeordnet werden können. Diese funktionalen Störungen verstärken sich oft gegenseitig (siehe die Pfeile in Abbildung 121).

Das Ganze ist ein Kreisprozess, der sich aufschaukelt. Beispielsweise belastet der durch Erdstrahlen gestörte Schlaf der Rheumapatientin das vegetative Nervensystem, das besonders nachts mit dem Parasympathikus aktiv ist, der auf die Darmtätigkeit wirkt, wodurch sich die Patientin unbewusst zu stark verkrampft. Die stärkere Verkrampfung der Darmmuskulatur lässt die Darmflora entgleisen, wodurch sich ungünstige Darmbakterien stärker vermehren. Schlechte Darmbakterien wiederum behindern die Bildung von Nervenüberträgerstoffen (Neurotransmittern), die für das seelische Gleichgewicht und insbesondere für die Schmerzverarbeitung zuständig sind. Die Energieblockade im Oberbauch zementiert zuletzt das Ganze und sorgt dafür, dass sich die Patientin ständig müde, unwohl und frustriert fühlt. Die Frustrationen rufen einen unterschwelligen Zustand von ständiger Gereiztheit und seelischer Verstimmung und ein regelrechtes Suchtverhalten hervor, das bei ihr zu einer vermehrten Kalorienzufuhr mit anschließendem Übergewicht führt. Das Übergewicht zusammen mit den depressiven Verstimmungen bewirkt noch mehr Frustrationen und noch mehr Schmerzen, aber auch eine noch stärkere Darmträgheit, so dass es schließlich zu einem Teufelskreis kommt.

Zentralkonflikt und Charakter: Die drei Belastungen, die ich bei der Rheumapatientin entdeckt habe, sind unterschiedlich wichtig. Beim seelischen Konflikt mit dem Frustrationsthema, den ich bei ihr getestet habe, handelt es sich um die größte aller drei Belastungen, die ihr am meisten Energie raubt. Er ist als größter Drittelkreis in Abbildung 121 dargestellt. Es handelt sich dabei vermutlich um einen sogenannten Zentralkonflikt. So habe ich den Konflikt genannt, der für eine bestimmte Charakterstruktur zentral bestimmend ist, also auf einen bestimmten Persönlichkeitstyp hindeutet. Typisch für den depressiven Charaktertyp ist eine übergroße Anpassungsbereitschaft bis zur Selbstaufgabe mit einem Gefühl, ständig zu kurz zu kommen und dadurch frustriert und emotional niedergedrückt zu sein.

Auf den ersten Blick mag es sonderbar klingen, die Persönlichkeitsstruktur eines Menschen energiemedizinisch in wenigen Minuten testen zu können, anstatt dazu aufwendige psychologische Gespräche zu führen, wie das üblicherweise gemacht wird. Sobald mir aber der energiemedizinische Test einen Vorverdacht liefert, fällt es mir wesentlich leichter, den Charaktertyp eines Patienten zu bestimmen. Einen solchen Hinweis erhält der konventionell arbeitende Psychologe nicht, weshalb er dazu viel länger braucht. Doch den energiemedizinischen Test darf man dabei nicht überbewerten. Er liefert nur Hinweise und der endgültige Beweis wird erst durch eine Befragung des Patienten erhalten. Man braucht also sowohl den Energietest wie die Befragung, um sicher zu sein. Jeder Charaktertyp besitzt bestimmte Merkmale, die zum Testergebnis passen müssen, und diese Eigenschaften sind nur bei ihm zu finden. Die Patientin mit dem Weichteilrheuma bestätigt im Gespräch, dass sie die typischen Wesensmerkmale eines depressiven Charaktertyps wie Fürsorglichkeit, Anpassungsbereitschaft und Aggressionshemmung aufweist, so dass ich davon ausgehen kann, ihren Charaktertyp richtig bestimmt zu haben.

Wenn man es mit einem Zentralkonflikt zu tun hat, hat das aus mehreren Gründen eine große Bedeutung. Zunächst einen ganz banalen: Ich möchte als Therapeut mit meiner Behandlung Erfolg haben, was mir mit der Auflösung des Zentralkonflikts häufig viel leichter gelingt als mit anderen Spielarten eines Konfliktes. Auch die Patientin hat natürlich ein Interesse daran, dass ich diagnostisch und therapeutisch bei ihr ins Schwarze treffe, worauf es ihr bald besser geht oder sie sogar geheilt wird. Zudem erweist sich bei den meisten Patienten die Auflösung des Zentralkonflikts als seelisch sehr segensreich, weil er von allen Konflikten in der Regel am meisten Energie raubt und vor allem auch das Unbewusste des Patienten am stärksten beeinflusst.

Der Zentralkonflikt wirkt wie ein Schlüssel zum Unbewussten. Durch die Kenntnis des Charaktertyps komme ich als Behandler relativ leicht mit tiefen seelischen Ebenen meines Patienten in Berührung. Das gelingt sonst nur mittels einer tiefschürfenden Psychoanalyse oder, wenn man jemand wirklich sehr lange und sehr gut persönlich kennt. Weil die Persönlichkeitsstruktur weitgehend das Fühlen sowie das Verhalten festlegt, kann ich meinem Patienten leichter erklären, was in seinem Leben falsch läuft und aus welchen unbewussten Impulsen heraus er etwas tut. Die Kenntnis des Charaktertyps wirkt auch moralisch entlastend, denn man kann in gewissen Grenzen nicht anders handeln und fühlen, als der eigene Charaktertyp das zulässt. Insbesondere bei zwischenmenschlichen Auseinandersetzungen empfinden das viele Menschen als sehr hilfreich. Ein späteres Hauptkapitel dieses Buchs wird ausschließlich von den Charaktertypen handeln.

Mittlerweile weiß man in der modernen Psychologie, dass der Charakter von frühester Kindheit an feststeht. Jeder, der Kinder hat, wird das bestätigen können. Bis heute verstehen die Wissenschaftler aber nicht die Gründe für dieses Phänomen. Teilweise führt man es auf genetische Einflüsse zurück, was die Zwillingsforschung mittlerweile erhärten konnte. Zum anderen hängt es meines Erachtens damit zusammen, dass Seelen wiedergeboren werden und ihren Charakter aus früheren Leben mitbringen. In dem Zusammenhang möchte ich auf die Forschungen des Psychiaters Ian Stevenson hinweisen, der weltweit Tausende von Kindern untersucht hat, die sich spontan an frühere Leben erinnert haben. Stevensons Forschungen zeigen, dass sich die früheren und jetzigen Wesenszüge eines Kindes in entscheidenden Zügen gleichen (dazu mehr ab Seite 278).

Angesichts der Dauerhaftigkeit charakterlicher Eigenschaften erhebt sich die Frage, ob es sich überhaupt lohnt, sich mit solchen Themen zu beschäftigen. Ich meine aber, dass es dafür gute Gründe gibt. Zum einen kann man seinen Charakter sehr wohl zum Positiven ändern, speziell wenn man den Zentralkonflikt auflöst, der so etwas wie die psychoenergetische Summe aller selbstschädigenden und negativen Bewusstseinsinhalte bildet, die sich in den Abgründen des Charakters verbergen. Der Volksmund spricht vom „inneren Schweinehund" oder von „schlechter Stimmung", in der Psychologie nennt man das bei milderer Spielart Neurose, bei stärksten Ausprägungen Depression, Zwang, Manie oder Psychose.

In der Psychosomatischen Energetik erlebt man oft positive Persönlichkeitsentwicklungen, wenn der Zentralkonflikt durch bestimmte homöopathische Komplexmittel aufgelöst worden ist. Ein allgemeinmedizinischer Kollege, der die Methode regelmäßig in seiner Praxis anwendet, schreibt mir dazu: „*Die Psychosomatische Energetik (PSE) ist für mich in der Tat die Schlüsselmethode, um persönliche Veränderung und Entwicklung zu initiieren, zu begleiten und zu stabilisieren; hierbei gelingt es durch die PSE, ungeahnte Dimensionen persönlicher Lebenserfüllung anklingen zu lassen und anzusprechen – bereits im Laufe des Prozesses erlebt man glückliche Patienten.*"

Aus energetischer Sicht scheint der Zentralkonflikt der Hauptfaktor zu sein, warum Charakterstrukturen so unveränderlich und manchmal geradezu starr erscheinen. Löst man ihn auf, was durchschnittlich vier bis sechs Monate dauert, werden die Charakterstrukturen wieder „geschmeidig" und veränderbar. Die Lebensenergie beginnt stärker zu fließen, und es setzen seelische ebenso wie körperliche Selbstheil- und Regenerationsprozesse ein. Hinzu kommt, dass die Kenntnis des eigenen Charakters zu ungeschminkter Selbsterkenntnis verhilft, weil man dadurch sein gesamtes, zuvor unbewusstes Lebensskript durchschauen und ändern kann. Der Charakter legt nämlich fest, was für ein Leben wir führen und wie es uns allgemein geht. Der Charakter bestimmt auch, mit wem man sich auf Anhieb gut versteht und mit wem das selbst bei noch so großer Anstrengung nicht geht, ja sogar, welcher Beruf und welches Hobby am besten zu einem passen. Die Kenntnis des eigenen Charakters und desjenigen anderer Menschen ist vor diesem Hintergrund enorm nutzbringend und wichtig.

Therapeutische Empfehlungen: Grundsätzlich wende ich wie jeder Arzt die therapeutischen Verfahren an, die mir am besten, am erfolgversprechendsten und zugleich am schonendsten erscheinen. Da sich die praktische Heilkunde laufend weiterentwickelt, wird es möglicherweise in einigen Jahrzehnten eine noch erfolgreichere Methode geben. Derzeit scheint mir der vorgestellte Weg optimal zu sein. In der praktischen Medizin gilt der Grundsatz, dass eine erfolgreiche Therapie keine weitere Rechtfertigung braucht. Trotzdem möchte ich meine Therapieempfehlungen ausführlich erklären, weil dadurch bestimmte Gesetzmäßigkeiten erkennbar werden, die es bei jeder wirksamen Behandlung gibt. Ich glaube, dass diese Gesetzmäßigkeiten für die Gesunderhaltung von allgemeiner Bedeutung sind, weshalb jeder etwas über sie wissen sollte. Nicht nur Cholesterin, Blutdruck und Bewegungs-

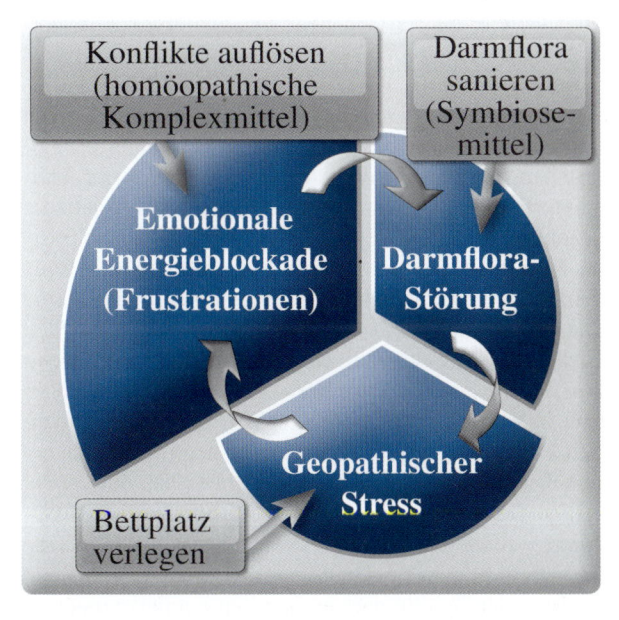

Abbildung 122: Therapieempfehlungen bei bestimmten Energieblockaden.

mangel beeinflussen die Gesundheit, sondern – aus der Sicht der Alternativmedizin – auch die Darmflora, die Gemütsverfassung mit dem feinstofflichen Energiesystem sowie die Schlafqualität, die etwa durch schädliche Erdstrahlen beeinträchtigt wird.

Bei meiner Rheumapatientin bin ich so vorgegangen (siehe Abbildung 122):

- Ich habe ihr eine Verlegung des Schlafplatzes auf eine neutrale geologische Zone empfohlen.

- Die Darmflora wurde mit geeigneten Medikamenten saniert.

- Der seelische Konflikt wurde während mehrerer Monate mit homöopathischen Komplexmitteln behandelt.

Nach der Therapie waren das Rheuma und die Erschöpfung wesentlich gebessert. Bei einer Kontrolluntersuchung einige Monate später fand ich bei der Patientin – typischerweise (siehe Abbildung 118) – einen weiteren Konflikt mit dem Thema „Unruhe, angespannt". Nachdem auch dieser Konflikt aufgelöst war, klagte die Patientin über keine Beschwerden mehr. Da sie mehr Lebensenergie hatte und sich besser fühlte, schloss sie sich wieder einer Gruppe von alten Freundinnen an und unternahm etwas in ihrer Freizeit, bewegte sich mehr und versuchte abzunehmen. Insgesamt war sie sehr zufrieden mit der Therapie, und das einhellige Urteil ihrer Umgebung lautete, sie sei „ein ganz anderer Mensch geworden".

Ursachen und Mit-Ursachen: Abschließend möchte ich einige allgemeine Überlegungen zum geschilderten Fall anstellen. Beginnen möchte ich mit der Frage der Multifaktorialität, also dem Zusammenwirken verschiedener Krankheitsursachen. Was geschieht beispielsweise mit einer Krankheit, die auf mehrere Ursachen zurückgeführt werden kann, wenn aus irgendwelchen Gründen nur eine einzige Ursache behandelt wird? Was passiert mit den Rheumabeschwerden der vorgestellten Patientin, wenn man nur die gestörte Darmflora saniert, aber die anderen zwei Faktoren unberücksichtigt lässt, weil man schlicht nichts von ihnen weiß? Die Erfahrung zeigt, dass man bei monokausal behandelten Patienten meist nur eine kurzfristige Besserung erlebt, jedoch irgendwann eine vollständige Rückkehr der alten Beschwerden. In der Medizin spricht man vom „Drehtüreffekt": Patienten tauchen wie bei einer Drehtür nach einiger Zeit mit unveränderten Beschwerden wieder auf, weil ihre Therapie ungenügend wirkte. In diesem Zusammenhang erzählte die Rheumapatientin, dass es ihr nach einem Aufenthalt in einer Fastenklinik eine Zeitlang deutlich besser ging, bis der alte Schmerzzustand wieder zurückkehrte. Vermutlich war dort durch die Umstellung der Ernährung die Darmflora gebessert worden, wodurch ihr mehr schmerzlindernde Neurotransmitter zur Verfügung standen.

Darüber hinaus stellt sich die Frage, wodurch ich als Therapeut überhaupt sicher sein kann, alle relevanten Krankheitsursachen aufgespürt zu haben. Man könnte vermuten, dass es noch viel mehr Ursachen gibt, etwa Schwermetalle (z. B. Quecksilber im Amalgam), Virusinfektionen (z. B. Mononukleose) oder schädigende Bakterien (z. B. Borrelien), die von einigen Vertretern der Alternativmedizin oftmals als wesentliche Faktoren bei der Krankheitsentstehung angesehen werden. Die einzige Sicherheit, dass mein Konzept sinnvoll und ausreichend ist, vermittelt mir die Dauerhaftigkeit meiner Erfolge. Sobald eine Therapie umfassend und dauerhaft wirkt, erweist sie sich als richtig. Durch die vollständige Heilung hat man vermutlich alle wichtigen krankheitserzeugenden Einflüsse erfasst und beseitigt oder zumindest so viel Selbstheilkräfte angeregt, dass der Organismus wieder von alleine ins Gleichgewicht der Gesundheit zurückfindet.

In der Anfangsphase meiner alternativmedizinischen Tätigkeit habe ich aus reiner Unkenntnis diejenige Energieblockade nicht behandelt, die ich heute für die wichtigste halte: die emotionalen Konflikte. Damals waren meine Therapieergebnisse deutlich schlechter. Kollegen konnten mir das später bestätigen: Nachdem sie die seelischen Konflikte ihrer Patienten aufdeckten und auflösten, erzielten auch sie wesentlich bessere und stabilere Erfolge. Das macht deutlich, dass mein neues Therapiekonzept nicht von der Person eines besonders begabten Heilers abhängig ist – wie manche Kritiker vielleicht argwöhnen –, sondern unabhängig von einer bestimmten Person wirksam ist. Außerdem hat der Therapieeffekt nichts mit Placebo zu tun, denn die Heilerfolge sind wesentlich höher, als man das bei Scheinmedikamenten erwarten würde.[56]

Der Fall der Rheumapatientin veranschaulicht die gestörten Abläufe im Feinstofflichen, die ich als „Energieblockaden" bezeichne. Durch ihr Zutun entstehen vermutlich viele Krankheiten und Befindensstörungen oder

---

56 Placeboeffekte liegen laut Fachleuten durchschnittlich bei maximal 40 %, während die Konflikttherapie mit homöopathischen Komplexmitteln Heileffekte von über 80 % aufweist. Das haben Praxisstudien gezeigt, die mit der PSE durchgeführt wurden (siehe Banis 2004 ff.). Dänische Forscher konnten zudem in großen Metaanalysen zur Placebofrage nachweisen, dass Scheinmedikamente entgegen der gängigen Meinung statistisch kaum oder keine Effekte haben (vgl. Hróbjartsson/Gøtzsche 2004).

werden von ihnen unterstützt. Es würde bei der derzeitigen Kenntnislage allerdings zu weit führen, bereits vollmundig von „Ursachen" zu sprechen, die eine Krankheit „entstehen" lassen. Mit gutem Grund darf man aber von „Mit-Ursachen" reden, die eine Krankheit „verstärken" und „chronisch machen". Der Unterschied zwischen „Ursache" und „Mit-Ursache" ist dabei keineswegs bloßes theoretische Spiegelfechterei, sondern deshalb so elementar wichtig, weil damit die Frage nach der „ursächlichen" Therapie gestellt wird.

Meine Patienten fragen mich aus genau diesem Beweggrund, nachdem ich ihnen meine Diagnose mitgeteilt habe: *„Glauben Sie, Herr Doktor, dass Sie damit die eigentliche Ursache meiner Krankheit erkannt haben?"* Die Antwort auf die Frage nach der „ursächlichen" Therapie kann nicht in einem einfachen Satz zusammengefasst werden, sondern benötigt wegen der Komplexität der Angelegenheit eine detaillierte Erklärung. Die eigentliche Ursache einer Krankheit zu erkennen und zu behandeln ist das Ziel jeder seriösen Heilkunde, einmal der Schulmedizin, darüber hinaus aber natürlich jeder Form der Alternativmedizin. Wenn man die zentrale Ursache beseitigt hat, heilt man eine Krankheit auf grundlegende Weise. Das weiß selbstverständlich auch der Patient und möchte durch seine Frage Gewissheit darüber, ob er dauerhaft geheilt oder seine Krankheit zumindest deutlich gebessert wird.

Psychosomatische Energetik bei seelischen Krankheiten

Die Psychosomatische Energetik wirkt auf das Seelische harmonisierend. Üblicherweise glaubt man, dass man reden muss, um die Seele zu behandeln. Das ist bei der PSE jedoch nicht nötig, was den Kreis möglicher Patienten enorm erweitert. Beispielsweise können Kinder, geistig Behinderte oder betagte Menschen häufig nicht über ihre seelischen Probleme reden, ganz zu schweigen von Tieren. Trotzdem können diese erfolgreich mit der Methode behandelt werden. Manche Menschen empfinden ihren seelischen Schmerz nicht mehr vollständig, weil sie ihn verdrängt haben. Auch sie profitieren von der PSE-Therapie. Andere werden durch Stolz und vergleichbare Motive daran gehindert, sich seelisch zu öffnen. Sie fühlen sich bloßgestellt oder falsch eingeordnet, sobald man von Seele oder Gefühlen redet. Die Behandlung mit der PSE führt erfahrungsgemäß dazu, dass verschlossene Menschen allmählich wieder Vertrauen schöpfen und ein Gespräch über solche Themen oft erst möglich wird. Dabei möchte ich noch einmal betonen, dass die PSE als Vorbedingung keinerlei Gespräche erfordert, sondern grundsätzlich wortlos wirkt.

Im Folgenden möchte ich einige seelische Krankheitsbilder, die mit der PSE erfolgreich behandelt worden sind, näher vorstellen.

Sehr viele Menschen leiden an einer Angsterkrankung. Man schätzt, dass jeder Zehnte bis Fünfte in seinem Leben davon betroffen ist. Man versteht darunter normalerweise eine übergroße Angst etwa vor Spinnen oder in Fahrstühlen. Viel häufiger trifft man aber auf eine generalisierte Angst, die sich nicht auf etwas Bestimmtes richtet, sondern diffus ist. Diese Form wird oft nicht erkannt, weil sie sich häufig hinter Folgezuständen wie Erschöpfung, Unruhe und Anspannung verbirgt, die man üblicherweise nicht mit einer Angstkrankheit in Verbindung bringt. Mit der Ampulle Anxiovita® der PSE kann eine Angsterkrankung im Medikamententest zuverlässig erkannt werden. Meist findet man Konflikte, die, wie „Unruhe" oder „Anspannung", als typisch für eine Angsterkrankung angesehen werden können und das Krankheitsbild psychoenergetisch unterhalten. Es bedarf danach meist nur einiger Fragen, um die Diagnose sicher stellen zu können. Sobald man die wahre Ursache erkannt hat, kann man eine solche Erkrankung in der Regel erfolgreich behandeln. Dazu ein typischer Fall:

Frau K. leidet seit über zehn Jahren an chronischer Erschöpfung, die von der Universitätsklinik als „chronic fatigue syndrome" eingestuft wurde. Zahlreiche Therapieversuche blieben bisher erfolglos. Im Test sprechen die Ampulle Anxiovita® und der Konflikt „Unruhe, hektisch" an. Vermutlich handelt es sich um eine generalisierte Angsterkrankung, die sich häufig als hartnäckige Erschöpfung maskiert. Auf Nachfragen gibt die Patientin an, sich häufig große Sorgen um alles Mögliche zu machen. Genau das scheint mir das eigentliche Hauptsymptom ihrer generalisierten Angsterkrankung zu sein, weil „sich große Sorgen machen" und „Angst" letztlich auf das Gleiche hinauslaufen. Meine Vermutung bestätigt sich, weil ihre Beschwerden nach viermonatiger Therapie dauerhaft verschwunden sind. Die Patientin fühlt sich wieder voll leistungsfähig. wirkt allgemein unbeschwerter und grübelt nach ihren Worten längst nicht mehr so viel.

Ein großes Problem in der modernen Welt sind unruhige und unaufmerksame Kinder. Sie finden bei der ständigen Sinnesüberreizung kaum mehr die nötige innere Ruhe, um einmal zu sich zu kommen. Oft zeigen sie schlechte Schulleistungen. Sucht man nach Ursachen, findet man oft Naheliegendes wie häuslichen Elektrosmog, etwa in Form von Computern und Fernsehgeräten im Kinderzimmer. Wenn Kinder zusätzlich an Energieblockaden durch Erdstrahlen und seelische Konflikte leiden, kommt es häufig zu Verhaltensstörungen und einem starken Leistungsabfall in der Schule, wie nachfolgender Fall deutlich macht:

Der zehnjährige Michael leidet an Verhaltensauffälligkeiten wie Zappeligkeit und Konzentrationsstörungen und hat deswegen schlechte Schulnoten. Der Schulpsychologe spricht von hyperkinetischem Syndrom (ADS) und empfiehlt den Wechsel vom Gymnasium zurück zur Hauptschule. Im Test sprechen eine Erdstrahlbelastung und ein Konflikt mit dem Thema „angespannt" an. Wegen der Größe des Konflikts kann es sich um einen Zentralkonflikt handeln. Der Vater bestätigt im Gespräch, dass Michael als Sanguiniker typische Wesensmerkmale des hysterischen Persönlichkeitstyps aufweist. Solche Menschen neigen dazu, im Vordergrund stehen zu wollen, zu rivalisieren und vor allem alles bis zum Maximum auszureizen. Sie verausgaben sich dadurch viel stärker, als das normalerweise kräftemäßig gesund ist. Die Eltern müssen daher bei Michael besonders strikte Grenzen ziehen, weil er persönlichkeitsbedingt dazu neigt, Grenzen zu übertreten. Die Eltern sollten Vergnügungen wie Fernsehen und Computerspiele auf ein Minimum reduzieren, um das überreizte Nervensystem von Michael nicht noch mehr aufzupeitschen, das mit dem Konfliktthema schon genug zu tun hat. Darüber hinaus empfiehlt sich das sofortige Umstellen des Bettes auf eine neutrale Stelle. Der Konflikt wird mehrere Monate behandelt. Ein Jahr später erfahre ich von einer Nachbarin, die mit ihrem Kind zur Therapie kommt, dass es Michael rundherum gut gehe und alles zum Besten stehe.

Man erlebt in der Praxis, dass die Selbstheilkräfte oft viel größer sind als gemeinhin angenommen. Häufig wird behauptet, seelische Störungen seien nur durch seelische Intervention heilbar, also durch Psycho- oder Verhaltenstherapie. Das stimmt jedoch in dieser Ausschließlichkeit nicht oder nur bei ausgeprägten Störungen, bei denen durch starke Defizite in der Persönlichkeitsentwicklung eine Psychotherapie notwendig geworden ist. Bei vielen seelischen Störungen reicht eine Energiebehandlung oft aus, um etwa ein Suchtproblem deutlich zu bessern oder sogar zu heilen. Selbstverständlich sind dazu eigener Wille und Disziplin ebenso notwendig wie ein positives soziales Umfeld, denn das Ganze geht nicht von alleine, sondern unterstützt nur die eigenen Bemühungen.

Der seit Längerem arbeitslose, 50-jährige Herr S. ist seit seiner Jugend alkoholkrank. Dazu ist er starker Raucher. Ich untersuche ihn im Rahmen eines Pilotprojektes, bei dem es um die Möglichkeiten der Psychosomatischen Energetik bei Suchterkrankungen geht. Im Energietest finden sich auffällig niedrige Vital- und Emotionalwerte von 20 %. Der hohe kausale Wert von 80 % weist ihn als einen überdurchschnittlich sensiblen Menschen aus, ein Befund, den man relativ häufig bei Suchtkranken testet. Dazu findet sich der Zentralkonflikt mit dem Thema „Wut". Die Betreuerin bestätigt bei der Nachbesprechung, dass Herr S. nie Aggressionen zeigen würde, ein typisches Persönlichkeitsmerkmal des depressiven Charaktertyps, zu dem er offensichtlich gehört. Herr S. bekommt die entsprechenden homöopathischen Komplexmittel für insgesamt vier Monate verordnet. Einige Monate später teilt mir die Betreuerin Folgendes mit: „Nach einigen Gelegenheitsarbeitseinsätzen bot ihm ein Arbeitgeber jetzt eine Festanstellung an. Herr S. hörte relativ früh nach der PSE-Therapie mit dem Trinken auf. Heute sagt er, er könne ein Bier bei einem Fest trinken, aber es werde nie mehr zu viel. Er raucht deutlich weniger. Nach vier Jahren des Elends hat er nicht nur wieder eine feste Stelle, sondern ab Herbst sogar einen Vertrag in seinem angestammten Beruf (Informatik). Er hat seit einigen Wochen ein kleines Auto, liebt das Leben und die Leute, es bahnt sich eventuell eine neue Beziehung an. Er ruft mich regelmäßig an und teilt mir seine Erfolgs- und Aufstiegsschritte mit."

Man kann anhand dieses Falls die zentrale Rolle erkennen, die das eigene Wohlergehen für eine selbstbestimmte und gesunde Lebensführung spielt. Erst als der Mann psychoenergetisch wieder in seine Mitte kam – nachdem sein Zentralkonflikt aufgelöst worden war –, konnte er seine selbstzerstörerische Sucht überwinden. Daher erscheint die Definition der Weltgesundheitsorganisation WHO nachvollziehbar, die Wohlbefinden und Selbstbestimmung als wichtige Merkmale wahrer Gesundheit betrachtet. Wenn man von Wohlbefinden spricht, sollte man speziell bei Suchterkrankungen echtes von falschem Wohlbefinden unterscheiden: Auch der Heroinsüchtige fühlt sich nach Einnahme seiner Droge wohl, aber es handelt sich um ein künstlich vorgetäuschtes Wohlgefühl. Echtes Wohlbefinden kommt ohne Drogen aus und wird erst dadurch zum Qualitätsmerkmal einer selbstbestimmten Lebensführung.

Psychosomatische Energetik bei körperlichen Krankheiten

Die Psychosomatische Energetik wirkt nicht nur auf seelische, sondern auch auf körperliche Krankheiten. Wer Alternativmedizin von vornherein für Placebo hält, wird diese Behauptung zwar unglaubwürdig finden, ich möchte aber das Beispiel einer Patientin anführen, die Jahrzehnte unter hartnäckigen Beingeschwüren (Ulcera cruris) litt. Diese kreisrunden Geschwüre im Knöchelbereich mit oft bis zu fünf Zentimeter Durchmesser entstehen meist als Folgen von tiefen Venenthrombosen bei angeborener Bindegewebsschwäche. Die Krankheit wird – bei jahrelangem Bestehen – meist als therapieresistent angesehen, das heißt, sie verschwindet nicht mehr von selbst und trotzt häufig allen Behandlungsversuchen. Üblicherweise gilt dabei nur eine konsequente mechanische Kompressionstherapie als Mittel der Wahl. Bei der Patientin, die ich vorstellen möchte, war das aber wirkungslos geblieben, weshalb sie schließlich zur PSE-Therapie kam:

Frau J., eine 47 Jahre alte Patientin, ist schlank, sportlich und achtet sehr auf ihre Ernährung. Sie ist glücklich verheiratet und hat zwei Kinder. Ihr großes Problem sind Unterschenkelgeschwüre, die sich oberhalb beider Knöchel mit ca. 1 bis 2 cm tiefen Wundkratern befinden. Weil die Geschwüre oft unangenehm riechen, ekelt sie sich vor sich selber. Sie habe schon alles probiert, aber nichts habe auf Dauer geholfen. Mutter und Großmutter hätten das auch schon gehabt, so dass es wohl erblich sei. Bei der Testung mit der Psychosomatischen Energetik finden sich reduzierte Vital- und Emotionalwerte um 60 %. Als gestörtes Segment spricht das Becken mit dem Konflikt „hilflos" an (Emotionalmittel Nr. 3). Daraufhin befragt, fällt ihr ein, sich ihren dominanten Eltern und anderen Menschen gegenüber oft hilflos und ausgeliefert zu fühlen. Ebenso ist sie auch ihren Ulcera cruris hilflos ausgeliefert. Nach mehrmonatiger Einnahme von Emvita® 3 und Chavita® 1 heilen die Beingeschwüre zum ersten Mal seit über einem Jahrzehnt komplett ab, ohne dass zusätzlich eine andere Therapiemaßnahme erfolgt. Ihr Zustand ist inzwischen seit mehreren Jahren stabil. Einen kurzen Rückfall konnte ich mit der Auflösung eines anderen Konflikts in den Griff bekommen.

Bei anderen Fällen mit Unterschenkelgeschwüren wurde ein vergleichbarer Erfolg erzielt, so dass es sich aller Wahrscheinlichkeit nach nicht um Zufall handelt. Allerdings gibt es auch etliche Fälle, bei denen sich nach der PSE-Therapie keine Besserung von Beingeschwüren zeigte. Die erfolgreichen Behandlungen demonstrieren gleichwohl, dass die PSE einen deutlichen Effekt auf Durchblutung und Gewebeheilung haben kann. Mir kommen Yogis in den Sinn, die stundenlang im Schnee meditieren. Sie können ihre feinstoffliche Energie willentlich verändern und damit die Durchblutung so stark steigern, dass sie keine Erfrierungen bekommen. Ähnliches scheint bei der Konfliktauflösung der PSE zu geschehen, wo Beingeschwüre nach Auflösen von Energieblockaden manchmal völlig verschwinden.

Psychosomatische Energetik bei seelisch-körperlich bedingten Krankheiten

Bei der Mehrzahl der Krankheiten, die einem in der Praxis begegnen, sind körperliche und seelische Ursachen nicht zu trennen. Um die Bandbreite des therapeutisch Möglichen deutlich werden zu lassen, möchte ich zwei typische Fälle vorstellen.

Frau A. leidet seit Jahren an Kreuzschmerzen mit Ausstrahlung in die Beine. Laut dem Orthopäden handelt es sich um „pseudoradikuläre Lumboischialgien mit Iliosakralgelenks-Blockade". Während ihrer dritten Schwangerschaft wird der Kreuzschmerz oft unerträglich. Sie kämpft sich tapfer ohne Schmerzmittel durch Schwangerschaft und Stillzeit. Nach der Entbindung plagen sie hartnäckige Schulter-Nacken-Verspannungen durch das Tragen der beiden kleinen Kinder. Bei der Testung mit dem Reba®-Testgerät finden sich reduzierte Vitalwerte von 30 %. Sie sei oft müde, was sie auf den Schlafmangel durch das Stillen schiebt. Als Konflikt spricht das Emotionalmittel Nr. 5 mit dem Thema „hektisch, nervös" an. Sie bestätigt, innerlich oft sehr unruhig zu sein, auch wenn die Umgebung davon meist nichts mitbekommt. Die Patientin nimmt Emvita® 5 und Chavita® 2 einen Monat lang ein. Weil es ihr wieder sehr gut geht und ihr überhaupt nichts mehr wehtut, vergisst sie irgendwann, die Mittel weiter einzunehmen. Die alten Beschwerden tauchen nach einem weiteren Monat langsam wieder auf. Nach der Einnahme von Emvita® 5 und Chavita® 2 ist sie sofort wieder schmerzfrei: Offenbar war der Konflikt noch nicht abgeheilt, und sie hätte die Mittel weiterhin nehmen müssen.

Ein weiteres häufiges Problem ist die Migräne.

Frau J. leidet seit Jahren an wöchentlicher, zum Teil sehr heftiger Migräne, dazu an gelegentlichen Erschöpfungszuständen, kalten Händen und Füßen und klagt über trockene schuppige Haut. Mutter und Großmutter hätten zeitlebens die gleichen Beschwerden gehabt, so dass sie meint, das Ganze sei wohl angeboren. Beim Test mit der Psychosomatischen Energetik finden sich sehr niedrige Energiewerte (vital und emotional je 20 %) und dazu ein großer Konflikt mit dem Thema „hilflos". Außerdem stelle ich eine Erdstrahlbelastung des gesamten Oberkörpers und Kopfes fest, was später von einem Rutengänger bestätigt wird. Das Bett wird an eine neutrale Stelle verstellt und der Konflikt innerhalb einiger Monate mit homöopathischen Komplexmitteln (Chavita® 1 und Emvita® 3) aufgelöst. Bei einer Kontrolluntersuchung ein halbes Jahr später geht es ihr deutlich besser. Es findet sich ein weiterer Konflikt im sechsten Chakra mit dem Thema „Unruhe". Als dieser nach einigen Monaten aufgelöst ist, sind sämtliche Beschwerden verschwunden. Erstmals hat sie eine normale Haut und warme Hände und Füße. Außerdem sei die Migräne zwar noch da, aber viel seltener geworden.

Bei den meisten Krankheiten und Störungen, mit denen man es in der Allgemeinmedizin zu tun hat, erzielt die Psychosomatische Energetik vergleichbare Resultate wie in den soeben geschilderten Beispielen. Und hier noch ein weiterer Fall aus meiner Praxis, der mit Diagnose, Therapieempfehlung und Verlauf als durchschnittlich und typisch angesehen werden kann:

Ein 50 Jahre alter Angestellter fühlt sich seit Längerem stark erschöpft, und das selbst nach einem Wochenende, das er häufig wegen der Erschöpfung im Bett verbringt. Er hat Durchschlafstörungen und fühlt sich morgens oft wie gerädert. Dazu leidet er an ständig wiederkehrenden Kreuzschmerzen. Obwohl ihm sein Beruf Freude bereitet und er glücklich verheiratet ist, wird der Alltag zusehends zu einer Qual. Oft möchte er morgens am liebsten gar nicht mehr aufstehen, obwohl ihm das ständige Im-Bett-Liegen auch nichts bringt. Der Hausarzt hat alles gründlich untersucht und ihn schon zu mehreren Fachärzten überwiesen, wobei anfangs an eine Schlafstörung gedacht wurde. Trotz vieler Untersuchungen wurde nichts gefunden, was die Beschwerden hätte sinnvoll erklären können. Eine Psychotherapie, die ihm empfohlen worden war, lehnt er ab, weil die Erschöpfung seiner Meinung nach nicht seelisch bedingt sei. Bei meiner Untersuchung teste ich sehr schlechte Energiewerte. Ich finde mit einer Spezialampulle eine sehr starke Erdstrahlbelastung. Der später hinzugezogene Rutengänger bestätigt meine Vermutung und empfiehlt die Bettumstellung auf einen unbelasteten Platz, was die Schlafstörung, aber auch die Kreuzschmerzen innerhalb weniger Wochen weitgehend zum Verschwinden bringen. Zusätzlich testen bei meiner Untersuchung die Ampullen für eine „Galleabflussstörung" sowie für eine aus dem Gleichgewicht geratene Darmflora. Beides wird einige Monate lang mit Bitterstoffen und guten Darmflorabakterien behandelt. Zusätzlich findet sich noch ein Konflikt im Becken mit dem Thema „hilflos", der mit speziellen homöopathischen Komplexmitteln aufgelöst wird. Bei der Kontrolle ein halbes Jahr später ist der Patient wieder energiegeladen und fühlt sich wesentlich besser. Sein Leben sei wieder lebenswert.

Im oben geschilderten Fall entsteht ein Kreislauf von Störungen, die sich gegenseitig auf unheilvolle Weise verstärken. Erdstrahlen führen erfahrungsgemäß oft zu Erschöpfungszuständen und Schlafstörungen. Der schlechte Schlaf stört wiederum das Gleichgewicht des vegetativen Nervensystems, wodurch der Darm unterschwellig in Stress gerät. Dadurch bilden sich vermehrt Gärungs- und Fäulnisbakterien. Die nächtliche Anspannung lässt außerdem die feinen Gallenwege verkrampfen, was zu Kopfschmerzen und Erschöpfung führt. Der Patient fühlt sich dem ganzen Krankheitsgeschehen mit den ständigen Schmerzen „hilflos" ausgeliefert, was psychoenergetisch zum Aktivwerden eines Konflikts namens „hilflos" mit Sitz im Becken führt, was die Beckenenergie stört und das Kreuzweh noch verstärkt. Das Ganze wird schließlich ein sich selbst unterhaltender Kreislauf, der erst gestoppt werden kann, wenn alle wichtigen Einzelstörungen behandelt worden sind.

Psychosomatische Energetik bei spirituellen Krisen

Der Begriff „spirituelle Krise" beschreibt seelische Ausnahmezustände, die bei der Anwendung bestimmter spiritueller Praktiken auftreten können – meist nach mystischen Erfahrungen und außergewöhnlichen Bewusstseinszuständen. Die Psychosomatische Energetik kann bei derartigen Problemen gute Hilfe leisten. Häufig beobachtet man solche Störungen bei jungen Menschen mit einer noch wenig gefestigten Persönlichkeit, die bei der Testung mit der Psychosomatischen Energetik hoch schwingend sind, das heißt Kausalwerte von 80 % und mehr haben.

Spirituelle Krisen als Ausdruck sogenannter transpersonaler Bewusstseinszustände können sich mit psychiatrischen Krankheiten überlappen. Dazu äußert sich der tschechische Psychiater Stanislav Grof, der als Pionier der transpersonalen Psychologie gilt: „*Es ist extrem wichtig, dass man einen ausgewogenen Zugang findet und spirituelle Krisen von echten Psychosen unterscheiden kann. Während einerseits traditionelle Ansätze dazu neigen, mystische Zustände zu pathologisieren, besteht andererseits die Gefahr, pathologische Zustände zu glorifizieren oder, was noch schlimmer ist, ein organisches Problem zu übersehen.*" (Grof 1991)

Der Theologe und Yogalehrer Karl Baier schreibt: „*Zukunftweisend an dem Konzept der spirituellen Krise, wie unausgegoren es in der Transpersonalen Psychologie auch noch sein mag, ist meiner Meinung nach vor allem, dass hier von erfahrenen Psychotherapeuten und Psychiatern die tiefgreifenden Krisen, die konstitutiv zum religiösen Leben gehören, angesprochen werden und der Versuch unternommen wird, therapeutische Hilfen für sie zu entwickeln. Eine Psychotherapie und Psychiatrie, die (bis auf wenige Ausnahmen) lange Zeit der religiösen Dimension des Menschseins wenig abgewinnen konnte oder gar geneigt war, sie von vorneherein unter die pathologischen Phänomene zu zählen, hatte in diesem Bereich nicht die nötige Sehschärfe, um auch nur das Problem erkennen zu können, das darin liegt, die Spreu vom Weizen zu trennen.*"[57]

In den letzten Jahrzehnten werden mehr und mehr spirituelle Praktiken angeboten, die früher zum okkulten Geheimwissen gehörten. Jeder kann heute Workshops besuchen, bei denen innerhalb kürzester Zeit starke seelische Transformationen angestrebt werden. Dabei wird von den Veranstaltern leider nicht immer darauf geachtet, ob die Betreffenden seelisch stabil genug sind. Und man beobachtet eine zunehmende Zahl von Menschen, die durch spirituelle Praktiken Langzeitschäden erleiden. Der zypriotische Weisheitslehrer Daskalos berichtet von Legionen junger Menschen, die ihn um Hilfe aufgesucht hätten, weil sie wegen unsachgemäßer Anwendung spiritueller Praktiken geschädigt worden waren. Auch in meiner Praxis häufen sich solche Fälle. Zwei davon möchte ich schildern und zeigen, wie es zu solchen Schäden kommt und wie man sie vermeiden kann:

Fall 1: Claudio S., 41 Jahre alt, bezeichnet sich als hochsensibel. Er hat einen ungewöhnlich hohen Kausalwert von 100 %, der für sehr hohe Sensibilität und ungewöhnlich große spirituelle Durchlässigkeit typisch ist. Claudio arbeitet als Therapeut im Gesundheitswesen und ist sehr an esoterischen Verfahren und Naturheilmethoden interessiert. Er hat schon die unterschiedlichsten spirituellen Praktiken kennengelernt und reagiert nach seinen Angaben immer sehr stark. Zwei Jahre vorher hat er in Eigentherapie ein esoterisches Lichtwellen-Therapiege-

---

57 http://homepage.univie.ac.at/karl.baier/texte/tex_krisen.htm

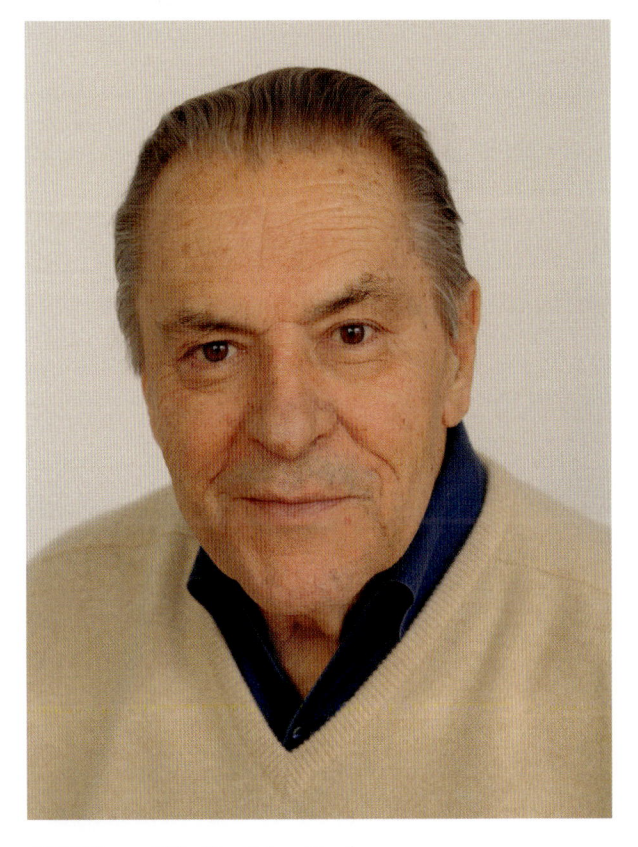

Abbildung 123: *Stanislav Grof.*

rät ausprobiert, das nach Angaben des Herstellers völlig gefahrlos sein soll. Bereits nach kurzer Bestrahlung bestimmter Energiezentren kommt es bei Claudio zu einem völligen Zusammenbruch und zum Ausbruch einer Schizophrenie, die ihn arbeitsunfähig macht. Er ist danach in Dauertherapie bei einem Psychiater und nimmt antipsychotische Medikamente. Als ich ihn zwei Jahre nach Ausbruch der Krankheit mit der Psychosomatischen Energetik teste, hat Claudio einen Mentalwert von nur 10 %. Derartig niedrige Werte sind typisch bei Psychosen. Nacheinander finden sich bei verschiedenen PSE-Konsultationen im Abstand von mehreren Monaten sehr große Konflikte, die thematisch mit „falsch Denken, Unruhe und Anspannung" zu tun haben. Die Konflikte werden mit homöopathischen Emvita®-Komplexen aufgelöst und er nimmt gleichzeitig niedrigdosiert chemische Medikamente gegen seine Krankheit. Nach mehr als einem Jahr PSE-Therapie wird Claudio wieder eingeschränkt arbeitsfähig und stabilisiert sich danach immer weiter.

Fall 2: Bei Herbert U. handelt es sich um einen hochsensiblen 45 Jahre alten Mann, der in einem sozialen Beruf arbeitet. Er interessiert sich für spirituelle Themen und besucht diverse Kurse. Von einem Großmeister einer speziellen asiatischen Form der Energietherapie wird er als Schüler auserkoren, der diese spirituelle Therapie in Europa fortführen soll. Obwohl Herbert die Rolle des Nachfolgers immer abgelehnt hat, erweckt der Großmeister im Rahmen einer Initiation Herberts Kundalini-Energie. Der Meister hofft, dass Herbert kooperieren wird, sobald er die Segnungen der Energie am eigenen Leib verspürt. Nachdem eine gewaltige Energie seinen Körper durchflutet, ist Herbert dauerhaft unfähig, klar zu denken. Ihm fehlt jedes Ichgefühl, und ihn quält eine große innere Unruhe und Anspannung. Der Zustand geht mit einem völligen Zusammenbruch, Schlaflosigkeit und Arbeitsunfähigkeit einher. Herbert konsultiert zahlreiche Psychiater, unterschiedlichste Naturheiler und lässt sich monatelang in mehreren Kliniken behandeln, ohne dabei jemals irgendeine Linderung zu verspüren. Bei der Testung mit der Psychosomatischen Energetik finden sich ein extrem niedriger Mentalwert von 20 %, der für anhaltende Persönlichkeitsstörungen typisch ist, sowie ein sehr niedriger Emotionalwert von 10 %, wie man ihn bei Depressionen und starken Erschöpfungszuständen findet. Herbert hat einen ungewöhnlich hohen Kausalwert von 100 %. Als Konflikt findet sich eine riesige Energieblockade mit dem Thema „Unruhe und Panik", die sich besonders im sechsten Energiezentrum (Stirn-Chakra) auswirkt. Die Behandlung zog sich danach über sehr lange Zeit hin und erbrachte leider nur eine geringe Besserung. Ich habe den Patienten dann aus den Augen verloren.

Spiritualität birgt also auch einige Gefahren, die man beachten sollte, um vernünftig mit ihr umzugehen und sie segensreich einsetzen zu können. Die Veranstalter von spirituellen Workshops und Ähnlichem sollten so verantwortungsbewusst sein, seelisch labile Menschen durch ein kurzes Vorgespräch zu erkennen und sie von bestimmten Praktiken auszuschließen. Besonders gefährdet sind offenbar hoch schwingende Menschen mit einem Kausalwert von über 90 bis 100 %. Vergleichbar einem hochempfindlichen Instrument reagieren sie auf psychoenergetische Einflüsse besonders heftig und anhaltend. Jeder, der sich spirituell betätigt, sollte tunlichst vorher seinen Kausalwert kennen und bei sehr hohen Werten besonders vorsichtig sein. Große Konflikte scheinen außerdem durch bestimmte Praktiken aktiviert zu werden, so dass der äußere Energieschub nicht nur die betreffende Person stimuliert, sondern zugleich deren innere seelische Blockaden ans Tageslicht befördert. Man sollte deshalb zuerst seine Konflikte behandeln, bevor man sich stark transformierenden Seelenprozessen aussetzt. Dem entspricht die Vorschrift vieler spiritueller Systeme, sich seelisch und körperlich zu reinigen, bevor man sich auf sie einlässt.

Grenzen der Psychosomatischen Energetik

Jede wirksame Methode in der Medizin besitzt bestimmte Grenzen, bei deren Überschreiten sie unwirksam wird. Das sollte eigentlich jedem klar sein, doch wird diese schlichte Tatsache in der Praxis manchmal vergessen. Im Taumel der Begeisterung halten enthusiastische Therapeuten und Patienten alles für möglich – wenn Therapien sehr gut anschlagen, bis sie durch Misserfolge eines Besseren belehrt werden. Man kann sich Enttäuschungen und falsche Anwendungen ersparen, wenn man sich der Grenzen einer Methode von vornherein bewusst ist und realistisch vorgeht. Deshalb möchte ich Negativbeispiele und Grenzen der PSE-Praxis anführen.

Fehlende Motivation und Beständigkeit: Durch die PSE-Therapie werden viele Menschen motiviert, etwas Positives in ihrem Leben zu verändern. Schwierig wird es, wenn jemand die Überzeugung hat, zu Änderungen unfähig zu sein, etwa weil unbewusste Glaubenssätze, ideologische Grundsätze, soziale Rücksichtnahmen oder ähnliche Gründe ihn angeblich daran hindern. Wer durch seine Krankheit soziale Vergünstigungen (Stichwort Rentenneurose) oder sonstige emotionale Vorteile hat (Stichwort unbewusste Rache), verspürt oft wenig Neigung, ernsthaft etwas an seinem Zustand zu ändern. In zu strengen Familien und autoritär strukturierten Gruppen oder Gesellschaften ist die PSE-Therapie häufig unwirksam, weil jede seelische Besserung in Form von Selbstbewusstsein, Eigeninitiative und Individualismus sofort im Keim erstickt wird. Außerdem verlangen lang dauernde und psychisch oft anstrengende Therapien wie die PSE vom Patienten eine gewisse Härte, genug Disziplin und dazu Beständigkeit bei der Befolgung der Therapieempfehlungen. Nicht jeder Kranke kann das aufbringen, etwa chaotische Menschen und solche, die sich nicht anstrengen wollen.

Zu starre Persönlichkeitsstrukturen: Ein schwieriges Problem in der Praxis sind überdurchschnittlich neurotische Menschen mit einer langen Krankheitsgeschichte. Das Gleiche gilt für Menschen mit psychiatrisch definierten Persönlichkeitsdefekten, etwa sogenannten Borderline-Störungen, oder Menschen mit geistiger Behinderung. Ihnen kann man erfahrungsgemäß nur wenig helfen, und wenn, dann nur lindernd. In schwierigen Fällen sollte die PSE-Therapie durch Verfahren wie Psycho- und Verhaltenstherapie, Hypnose, durch benötigte Allopathika und andere übliche Methoden ergänzt und begleitet werden.

Falsche Indikation: Eine falsche Indikation zur ausschließlichen PSE-Therapie liegt dann vor, wenn eine Krankheit auf andere Weise ursächlich und rational behandelt werden kann. Dazu zähle ich Knochenbrüche, Malaria und Ähnliches. Eine falsche Indikation liegt auch vor, wenn eine konventionelle Therapie zwar sinnvoll wäre, aber wegen fehlenden medizinischen Fortschritts nicht möglich ist. Als Therapeut sollte man sich dieser Problematik bewusst sein und dem Patienten die Aussichtslosigkeit mitteilen. Verzweifelte Menschen greifen bei Endzuständen schwerer Krankheiten begreiflicherweise nach jedem Strohhalm. Als Behandler bringt man bei solchen Menschen oft nicht den Mut auf, die Therapie abzulehnen, sollte aber trotzdem darüber aufklären, dass wenig Erfolg erwartet werden kann. Meist möchten die Patienten trotzdem behandelt werden, was der nachfolgende Fall veranschaulicht:

Herr M. leidet seit einigen Jahren an einer Muskeldystrophie vom Typ Duchenne (eine angeborene Muskellähmung). Er kann kaum mehr gehen und benutzt seit Kurzem einen Rollstuhl. Sein älterer Bruder ist bereits an der Krankheit gestorben. Beim Test mit der Psychosomatischen Energetik finden sich sehr niedrige Vitalwerte von unter 10 %. Es werden innerhalb eines Jahres mehrere große Konflikte aufgelöst, dazu andere Naturheilmittel ausgetestet und verabreicht. Leider ist der Erfolg sehr gering, und nach einer kurzen Besserung von wenigen Wochen verläuft die Krankheit anschließend völlig unbeeinflussbar. Am Ende der Behandlung erfahre ich von Angehörigen, dass der Patient künstlich beatmet wird, nicht mehr transportfähig ist und die Therapie abbrechen muss.

Ich möchte hinzufügen, dass die schwer verlaufende Muskeldystrophie Duchenne derzeit mit jeder medizinischen Methode als unheilbar gilt. Möglicherweise wird eine Stammzelltherapie oder eine andere, spezifisch wirkende Therapie das irgendwann ändern. Trotzdem lohnt es sich meines Erachtens, mit der PSE einen Behandlungsversuch zu machen, denn es gibt immer wieder Fälle, wo bei ähnlichen, scheinbar aussichtslosen Situationen eine gewisse Besserung erzielt werden kann. Dennoch bezeichne ich solche Krankheiten prinzipiell als ungeeignet, um alleine mit der PSE behandelt zu werden. Das gilt auch für andere schwere Krankheiten wie Krebs, wo ich dem Patienten grundsätzlich zuerst zur konventionellen Therapie rate und eine begleitende alternativmedizinische Behandlung als Ergänzung ansehe.

Misserfolg der Therapie: Wie bereits erwähnt, verläuft die PSE-Therapie schätzungsweise bei etwas mehr als einem Zehntel der Patienten erfolglos, bei älteren Menschen ungefähr bei jedem vierten Patienten. Als erfolglos bezeichne ich eine PSE-Therapie, bei der es auch nach dem Auflösen von vier bis fünf Konflikten zu keiner deutlichen Besserung kommt. Meist dauert es eineinhalb bis zwei Jahre, bis man an diesem Punkt angelangt ist.

Danach sind die Chancen einer Besserung erfahrungsgemäß sehr gering, und ich rate dann, die Therapie abzubrechen. Warum es überhaupt zu Misserfolgen kommt, ist derzeit noch unklar, ebenso auch, wie man die Quote der Misserfolge reduzieren kann.

Funktionelle Heilmethoden bei funktionellen Störungen

Während die Schulmedizin gezielt nach einer einzigen Störquelle forscht, behandelt die Alternativmedizin holistische Systeme wie die Darmflora oder das feinstoffliche Energiesystem. Die komplexe Struktur mancher Körpersysteme führt dazu, dass sie viele Subsysteme direkt steuern oder indirekt beeinflussen. Solche Steuerungssysteme bezeichnet man als „funktionell". Bei ihnen kann man ein kybernetisches Zusammenspiel von Systemen in Form von Regelkreisen beobachten, etwa beim autonomen (vegetativen) Nervensystem, dem Blutdruck oder der Verdauung. Wenn man funktionelle Systeme anspricht und normalisiert, wird verständlicherweise eine breitere Heilwirkung erzielt als bei nur einem Organ. Eine balneologische, naturheilkundliche und alternativmedizinische Behandlung wird besonders dann hilfreich sein, wenn etwas im menschlichen Organismus als funktionell gestört angesehen werden kann.

In der Schulmedizin behandelt man die Beschwerden eines Patienten gezielt mit verschiedenen chemischen Medikamenten. So erhält der Patient vom Arzt ein Migränemittel, ein Durchblutungsmedikament, eines für den Schlaf und eines gegen den Heuschnupfen. Patienten kommen oft mit Plastiktüten voller schulmedizinischer Medikamente zu mir und sind überrascht, wenn sie nach meiner Untersuchung nur wenige Mittel aufgeschrieben bekommen. Weil die Alternativmedizin breit wirkt, kommt sie mit wenigen Medikamenten aus. Umgekehrt stößt ein solches Vorgehen irgendwann an seine Grenzen, denn es wirkt meist nicht so spezifisch, wie das mit chemischen (allopathischen) Mitteln möglich ist. Je stärker daher eine Störung oder Krankheit auf eine einzige Ursache zurückgeführt werden kann, umso mehr braucht man eine spezifische Therapie. Schulmedizin und Alternativmedizin sollten von daher nicht als Gegensätze betrachtet werden, sondern wirken unterschiedlich. Das Gleiche gilt übrigens in Abwandlung auch für gewisse funktionell wirkende Formen der Psychotherapie, wenn beispielsweise das autonome Nervensystem durch Selbsthypnose beruhigt wird (etwa mittels Yoga oder autogenen Trainings).

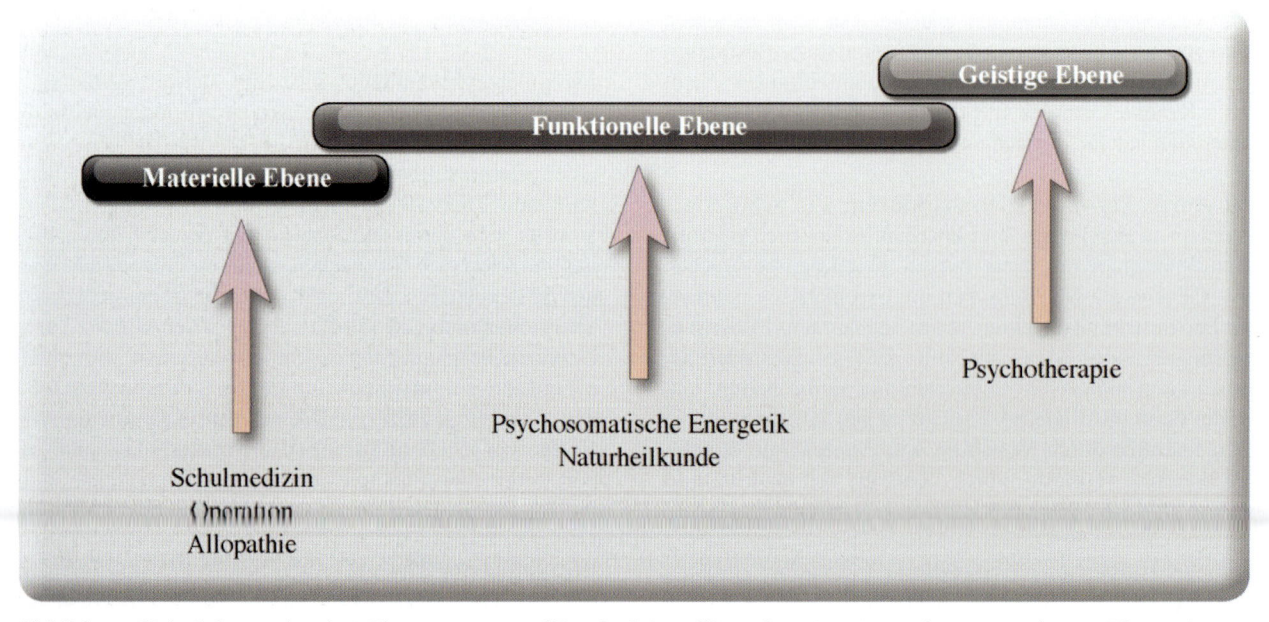

Abbildung 124: *Schema der drei Ebenen „materiell", „funktionell" und „geistig" mit den zugeordneten Therapien.*

In Abbildung 124 habe ich versucht, grob schematisch eine inhaltliche und therapeutische Beziehung der drei Ebenen „materiell", „funktionell" und „geistig" herzustellen. Alle drei überlappen sich und wirken begrenzt steuernd auf die jeweils darunterliegende Ebene. Teilweise sind die Ebenen unter sich aber auch autonom, was oft nicht beachtet wird. Einen „materiellen" Knochenbruch kann man nicht durch positives Denken heilen, und ein psychoenergetischer Konflikt löst sich nicht durch Psychotherapie. Man kann zwar teilweise durch Geistiges auf Körperliches einwirken, was die Forschungen der modernen Psychoneuroimmunologie bestätigt haben, aber eben nur teilweise. Man sollte sich deshalb der Grenzen des jeweiligen Ansatzes bewusst sein und die Therapieform von der zugrunde liegenden Störung abhängig machen.

Passive und aktive Konflikte

In der Anfangsphase der PSE wollte ich den Heilverlauf genau studieren. Deshalb testete ich bei einem kranken Familienangehörigen jeden Tag die Konfliktgröße und den Konflikt, den ich bei ihm gefunden hatte, während er mit den entsprechenden Emvita® und Chavita® behandelt wurde. Das geschah aus Neugier, aber auch aus rationalen Gründen: Schließlich sollte man als Entwickler einer neuen Methode den Therapieverlauf einmal vollständig und sauber dokumentiert haben, um daraus allgemeine Gesetzmäßigkeiten ableiten zu können. Die Gründlichkeit zahlte sich aus. Zu meiner Überraschung war der Konflikt nach einigen Tagen nicht mehr testbar. Es handelte sich aber um keine Wunderheilung, denn die Beschwerden des Patienten waren weiterhin vorhanden. Nach einer Woche – während der die Behandlung unverändert fortgesetzt wurde – war der Konflikt wieder testbar. Was war da los? Handelte es sich um ein einmaliges Ereignis? Spätere Erfahrungen machten klar, dass es sich um ein regelmäßiges Geschehen handelt, das bei vielen Patienten in der Anfangsphase der PSE-Therapie beobachtet werden kann.

Wird jemand während dieser trügerischen Phase, die eine Konfliktheilung vortäuscht, erneut getestet, spricht oft ein anderer Konflikt an. Warum das so ist, erscheint weitgehend unklar. Möglicherweise liegt ein zweiter, latent aktiver Konflikt schon in Lauerstellung, weil im „Geburtskanal" der Psychoenergie dann mehr Platz für ihn vorhanden ist. Wartet man während dieser Phase aber ab und testet den Patienten erst einige Wochen später, taucht der ursprüngliche Konflikt wieder auf. Es handelt sich um ein Phänomen, das für schlecht geschulte Therapeuten und ihre Patienten nicht selten zur Fallgrube wird: Bestellt der ahnungslose Therapeut seinen Patienten nach zwei oder drei Wochen, kann er durch die Nichttestbarkeit des Konflikts irregeleitet werden. Testet er in dieser Situation einen neuen Konflikt und behandelt diesen, während der ursprüngliche Konflikt weiterexistiert, kann das dem Patienten anschließend relativ große Probleme bereiten. Etliche fühlen sich danach unwohl, reizbar, verkrampft und so fort, weil ihr Energiesystem durch die Aktivierung und Therapie mehrerer Konflikte regelrecht konfus gemacht wurde. (Ich habe bereits erläutert, dass es den Organismus enorm belastet, mehrere aktive Konflikte zu haben; siehe Seite 177.)

Die Ursache für das zeitweise Verschwinden der Konflikte ist vermutlich, dass die eingenommenen Emotionalmittel einen Konflikt psychoenergetisch ausgleichen und dadurch zeitweise nicht mehr testbar machen. Er ist dann scheinbar verschwunden. Ich erinnere an Reinhard Volls Schlüsselerlebnis bei der Entwicklung des Medikamententests, als ein Herzpatient auf unerklärliche Weise über Nacht gesund geworden zu sein schien. Das Rätsel klärte sich, als er seine Herzpillen aus der Tasche nahm, die seine Herzkrankheit energetisch kompensiert und dadurch nicht mehr testbar gemacht hatten. Etwas Vergleichbares passiert wohl bei der Einnahme der Emotionalmittel.

An sich könnte man das Ganze als Fußnote einer technischen Therapieanleitung ansehen, die nur Fachleute interessiert und dem Patienten deutlich machen soll, dass solides Fachwissen und die Befolgung des Therapiestandards bei der PSE unumgänglich sind. Doch damit wird man der großen Bedeutung dieser Beobachtung nicht gerecht. Mit dem zeitweisen Untertauchen des Konflikts scheint nämlich ein elementares psychoenergetisches Phänomen sichtbar zu werden: das Passivwerden von Konflikten. Gesunde Menschen, die keine PSE-Behandlung brauchen, haben meist keinen testbaren Konflikt. Doch wenn sie aus irgendeinem Grund krank werden, findet man auch bei ihnen Konflikte. Das heißt aber, dass diese Konflikte bereits in passiver Form vorliegen müssen, vergleichbar unsichtbaren Tretminen, die erst beim Darauftreten aktiv werden. Das Passivwerden von Konflikten kann daher nicht als Randphänomen einer PSE-Therapie angesehen werden, sondern hat vermutlich grundsätzliche Bedeutung im Rahmen der seelisch-energetischen Selbstheilung und Selbststeuerung.

Ein daraus ableitbares allgemeines Gesetz könnte man so formulieren:

- Gesundheit und Wohlbefinden bedeuten nichts anderes, als gut kompensierte, psychoenergetisch passiv gewordene Konflikte zu haben.

- Krankheit und Missbefindlichkeiten gehen im Unterschied dazu meist mit aktiven Konflikten einher.

Unschwer kann man daraus weitere Schlussfolgerungen ableiten:

- Bei der Trauma-Verarbeitung spielt das Passivwerden eines seelischen Konflikts vermutlich eine ganz wichtige Rolle und sorgt dafür, dass Menschen etwas Negatives vergessen und zur Normalität zurückfinden können.

- Eine echte Heilung sollte Konflikte auflösen, statt sie bloß wieder passiv zu machen, denn sonst kann es vermutlich später zu Rückfällen kommen.

Da praktisch keine der gängigen Methoden der Konflikttherapie, die ich untersucht habe, Konflikte psychoenergetisch richtig auflöst, beruht deren eigentlicher Therapieansatz wohl auf dem Passivmachen von Konflikten. Solche Methoden funktionieren manchmal sehr schnell, wie etwa das Beklopfen bestimmter Hautpunkte mit den Fingern bei der EFT (Emotional Freedom Technique).

Die Erfahrung zeigt, dass eine Konfliktauflösung mit der PSE eine gewisse Schutzwirkung bei erneutem emotionalem Stress bietet, was mir viele Patienten bestätigt haben. Umgekehrt sind passive oder nach einer PSE-Therapie nicht vollständig aufgelöste Konflikte ein Rückfallrisiko. Der folgende Fall zeigt zwei wichtige Gesetzmäßigkeiten: 1. Man muss zu einer inneren Veränderung bereit sein, damit sich ein Konflikt überhaupt auflösen kann. 2. Es entsteht erst dann eine Schutzwirkung, wenn der Konflikt tatsächlich aufgelöst worden ist.

Ein älterer Mann klagt über Schwindel und Vergesslichkeit. Hinzu kommen Probleme mit dem Wasserlassen wegen einer Prostatavergrößerung. Er wirkt sehr verdrießlich und gibt unumwunden zu, er habe wenig Vertrauen in die Psychosomatische Energetik, eigentlich sei er nur seiner Ehefrau zuliebe mitgekommen. Die deutlich jüngere, lebenslustige Gattin beklagt sich, er lasse an nichts ein gutes Haar und streite häufig mit ihr. Er habe an nichts Freude und nörgle ständig, obwohl es ihnen finanziell und auch sonst sehr gut gehe. Ich messe bei dem Mann einen Zentralkonflikt mit dem Thema „Mehr haben wollen", ein Konflikt, der oftmals zu einem tief sitzenden Gefühl großer Frustration führt. Solche Menschen fühlen sich im Extremfall vom Schicksal um ihr Lebensglück betrogen und verfallen dadurch leicht in eine düstere Stimmung. Nach insgesamt viermonatiger Therapie geht es ihm deutlich besser, worüber er sehr erstaunt ist. Er sei jetzt auch viel angenehmer im Umgang, meint die Ehefrau. Ich bin voller Zuversicht, den Fall wider Erwarten zu einem glücklichen Ende zu bringen.

Doch ein halbes Jahr später taucht der Mann wieder in der Praxis auf und ist jetzt völlig am Boden. Er sei so vergesslich wie noch nie und es gehe ihm ziemlich schlecht. Er habe seit einiger Zeit großen Ärger mit der Stadtverwaltung wegen eines seiner Grundstücke. An sich sei der Besitz für ihn gar nicht wichtig, aber ihn ärgere die Ungerechtigkeit der Verantwortlichen auf maßlose Weise. Man habe ihn zwangsenteignet, weil man dort eine Straße bauen möchte, und ihm dafür nur einen lächerlichen Preis gezahlt. Jetzt müsse er Tag und Nacht daran denken. Ich messe bei ihm wieder einen großen Konflikt mit dem Thema „Mehr haben wollen". Der Konflikt war bei der Zwischenkonsultation fast aufgelöst gewesen und hatte sich durch den neuen Ärger offenbar wieder aufgeladen und nahezu auf die alten Maße vergrößert. Ich sehe den Patienten danach nicht mehr wieder. Die Ehefrau kommt aber weiter zur PSE-Therapie und berichtet, ihr Mann wolle leider nicht mehr kommen, weil es ja doch nichts helfe.

Der Mann wollte nicht auf sein Grundstück verzichten und fühlte sich betrogen, weshalb seine Gier und seine Empfindung des Zu-kurz-Kommens nicht aufhörten, sondern sich wieder in alter Stärke zeigten. Solche Rückfälle kommen erfreulicherweise relativ selten vor. Man erkennt an diesem Fall sehr deutlich die Mechanismen der energetischen Konfliktheilung, die mit der seelischen Heilung in Form einer emotionalen Umpolung parallel läuft. Findet die seelische Transformation aus irgendwelchen Gründen nicht statt, wird auch der Konflikt wieder größer. Die seelische Umwandlung zum Besseren gelingt zwar fast immer, aber man hat natürlich keine hundertprozentige Garantie. Der Patient muss sich selbst anstrengen und bereit sein, sein Leben zum Positiven zu verändern.

Alternative Methoden zur Psychosomatischen Energetik

Mit der Psychosomatischen Energetik kann ein unbewusstes seelisches Thema zuverlässig erkannt werden. Später, wenn der Konflikt aufgelöst wird, kann der Therapeut die Konfliktgröße testen und damit die Heilung überwachen. Die PSE eröffnet somit völlig neue Möglichkeiten, die man als „Röntgen der Seele" oder als „Reparatur der emotionalen Mechanik" bezeichnen könnte. So etwas war vorher in dieser klar strukturierten und deutlich erkennbaren Weise nicht möglich. Es liegt daher nahe, die PSE mit anderen Methoden zu vergleichen. Dabei stellen sich zunächst zwei Fragen:

1. Gelangt man mit einer anderen Methode zu den gleichen Schlussfolgerungen wie die PSE? Wenn ja, mit welcher Methode funktioniert das am besten? Welche Kriterien der Diagnosegüte gibt es? Wie sehr kann man sich darauf verlassen, dass das Konfliktthema wirklich zutrifft?

2. Kann man mit einer anderen Methode Konflikte ebenfalls auflösen? Und wenn ja, mit welcher? Und was bedeutet Konfliktauflösung überhaupt? Ist sie unerlässlich für eine Heilung?

Skeptiker neigen dazu, jede Diagnostik im Bereich des Unbewussten grundsätzlich als etwas Subjektives anzusehen. Doch wenn man auf unterschiedlichen Wegen zu den gleichen Schlussfolgerungen gelangt, erscheint das beweiskräftig. Wenn sich der gefundene Konflikt außerdem gut mit der emotionalen Situation eines Patienten in Deckung bringen lässt, aber auch mit schulmedizinischen Diagnosen, biografischen Auffälligkeiten und anderen objektiven Kriterien übereinstimmt, dürfte das ein alltagstaugliches und ausreichendes Gütekriterium sein, um sich auf eine diagnostische Aussage verlassen zu können.

Angesichts der Möglichkeit, dass Konflikte passiv werden können, erhebt sich die Frage, ob andere Methoden Konflikte tatsächlich auflösen oder nur „untertauchen" lassen. Nachfolgend möchte ich einige Fälle schildern, die parallel zu anderen Methoden mit der PSE untersucht und behandelt worden sind. Unter der Voraussetzung, dass man die PSE als Referenz akzeptiert, machen sie deutlich, wo die Stärken und Schwächen einer Methode liegen. Ich füge dabei zusätzliche Kommentare ein, um ähnliche Erfahrungen einfließen zu lassen und sie aus der Sicht der PSE zu bewerten. Die Bewertungen entsprechen meinem aktuellen Kenntnisstand, der teilweise auch auf den Meinungen anderer Therapeuten beruht.

Psychoanalyse

Ein Psychoanalytiker wird anlässlich eines Seminars mit der PSE getestet. Es findet sich ein großer Konflikt mit einem ungewöhnlich hohen Mentalwert von 60 %. Im Gespräch erzählt er, das Konfliktthema habe genau dem Hauptthema seiner jahrelangen Lehranalyse entsprochen. Da der Mentalwert eines Konflikts mit dem Grad seiner Bewusstmachung korreliert, wird der ungewöhnliche Mentalwert verständlich. Die sonstigen hohen Konfliktwerte zeigen darüber hinaus, dass der Kollege seinen Konflikt durch die psychoanalytische Behandlung nicht verloren hat.

Psychoanalysen sind meist komplexer Natur und für den Patienten häufig nicht eindeutig mit einem einzigen emotionalen Thema in Verbindung zu bringen. Ich habe deswegen keine Erinnerung daran, jemals ähnliche Aussagen wie von diesem Psychoanalytiker gehört zu haben. Allgemein hat sich bestätigt, dass es nicht gelingt, mithilfe der Psychoanalyse Konflikte energetisch aufzulösen. Selbst wenn jemand lange Jahre eine Psychoanalyse mitgemacht hat, sind häufig große Konflikte testbar. Die Psychoanalyse kann Konflikte nicht energetisch auflösen, was gemäß den Erfahrungen der PSE sehr wichtig zu sein scheint. Umgekehrt ersetzt die PSE bei mittelstarken bis starken neurotischen Problemfällen nicht die Psychotherapie. Beide Verfahren haben daher ihre Stärken und Schwächen. Einige Psychoanalytiker setzen die PSE mit großem Gewinn als eine Art „Ortungsinstrument" im Unbewussten ein, um schneller an wichtige seelische Themen heranzukommen. Patienten öffnen sich erfahrungsgemäß leichter, wenn neben der Psychoanalyse eine PSE-Therapie durchgeführt wird. Dass eine Psychoanalyse gleichwohl oft großen Wert hat, ob zur Selbsterfahrung, Nachreifung oder seelischen Stützung, bleibt davon unberührt.

Systemisches Familienstellen

Bei einer jungen Frau wird vor einer Sitzung mit dem systemischen Familienstellen eine PSE-Testung durchgeführt. Bei ihr wird ein Konflikt mit dem Thema „isoliert" getestet, sie erfährt zunächst aber nichts vom Ergebnis. Kurz danach stellt sie ihre Familie ungewöhnlich weit entfernt von sich auf. Die leitende Familientherapeutin sagt, sie habe selten eine so isoliert und distanziert aufgestellte Familie gesehen.

Eine Übereinstimmung von aktuellem Konfliktthema mit einer Familienaufstellung erlebt man oft, allerdings nicht immer so eindrücklich. Familienstellen selbst scheint Konflikte nicht aufzulösen, sondern nur klarer sichtbar zu machen. Ich empfehle es in manchen Fällen als eine Art „Augenöffner".

Psychokinesiologie und Emotional Freedom Technique (EFT)

Häufig werden Psychokinesiologie und EFT gemeinsam angewandt. Bei der Psychokinesiologie haben sich immer wieder Übereinstimmungen der Konfliktinhalte mit der PSE ergeben, aber Konflikte können damit nach meiner Erfahrung nicht beseitigt werden. Bei der EFT erlebt man manchmal – ähnlich wie bei den Bach-Blüten – eindrucksvolle Soforteffekte. Da sich die Wirkung der PSE oft erst langsam zeigt, können beide Techniken sinnvoll mit ihr kombiniert werden. Konflikte werden durch sie aber nicht aufgelöst, sondern energetisch „abgekoppelt" und passiv gemacht. Da EFT und Psychokinesiologie rasch wirken, sind sie aber bei einer begleitenden PSE-Therapie am Anfang sinnvoll, damit der Patient schnell eine Besserung erlebt.

Schamanismus, Trance- und Geistheilung

Ich habe mehrere Patienten eines amerikanischen Trancemediums vor und nach der Sitzung mit der PSE getestet. Der Konflikt wurde bei allen Patienten direkt nach der Sitzung kleiner, war aber einen Tag später nahezu wieder gleich groß.[58] Die Konflikte entsprechen teilweise, aber nicht immer dem PSE-Testergebnis.

Dazu ein weiterer Fall. Ein katholischer Geistlicher besucht mich mit einem Patienten in der Praxis. Er betätigt sich als Geistheiler, der seelische Konflikte in der Aura mit den Händen erspürt und anschließend auflöst. Beim besagten Patienten kann er einen besonders großen Konflikt lokalisieren, ihn aber nicht auflösen, weshalb er um meine Hilfe bittet. Um meine Fertigkeiten zu prüfen, verrät er nicht den Konflikt, bestätigt aber anschließend, dass ich nach meinem PSE-Test völlig mit ihm übereinstimme. Es handelt sich um einen sehr großen Panikkonflikt im Herzbereich. Leider höre ich später nichts mehr von dem Patienten, kann also nur konstatieren, dass der Geistheiler den Konflikt nicht auflösen konnte.

Mehrere meiner Patienten haben schamanistische Vorerfahrungen oder solche mit Geistheilern. Bei keinem von ihnen habe ich eine Konfliktlösung durch die Vortherapie erkennen können.

Allopathische Psychopharmaka

Ein junger Mann leidet seit rund einem Jahr an einer Schizophrenie. Der Mentalwert ist mit 10 % in typischer Weise erniedrigt, was man fast nur bei Psychosen findet. Ich teste einen Zentralkonflikt mit dem Thema „falsch denken" im energetischen Kopfzentrum, auch das eine typische Konstellation bei dieser Krankheit. Der Patient hat seine Psychopharmaka mitgebracht. Im Medikamententest kann man die psychoenergetischen Effekte gut simulieren, die meist auch dem tatsächlichen Heileffekt entsprechen. Die Medikamente erhöhen den Mentalwert um 40 %, ein guter Wert, der aber keinen wirklichen Durchbruch darstellt. Die Mittel ändern auch nichts an der Konfliktgröße.

Erfahrungsgemäß haben Psychopharmaka letztlich keinen psychoenergetisch heilenden Effekt, und sie können Konflikte nicht auflösen. Bei psychiatrischen Krankheiten wie Schizophrenie, manisch-depressiver Psychose, endogenen Depressionen und dergleichen erscheinen sie aber ärztlicherseits unverzichtbar. Sie wirken als wichtige medikamentöse Stütze, um ein erträgliches Alltagsleben zu ermöglichen. Besonders effektive Psychopharmaka testen generell auch energetisch gut. Das wird von einigen Psychiatern bereits erfolgreich bei der allopathischen Medikamentenauswahl genutzt. Es handelt sich dabei um Fachärzte, die zusätzlich die PSE einsetzen. Ihre Erfahrung zeigt, dass die Konfliktauflösung mit der PSE das konventionelle psychiatrische Therapiekonzept oft sehr gut unterstützen und ergänzen kann.[59] Da Psychopharmaka grundsätzlich auf Neurotransmitter wirken, was psychoenergetisch jedoch meist wenig Effekte zeigt, meine ich, dass Neurotransmitter und Psychoenergie höchstwahrscheinlich untereinander nur eine lockere Verbindung haben.

Hypnose

Bei einem Seminar mit dem deutschen Nestor der Hypnose Werner J. Meinhold wurden Teilnehmer mit der PSE getestet. Bei keinem von ihnen entsprach das seelische Thema, das in der Hypnosesitzung thematisiert wurde, dem PSE-Test.

---

58 Eine ausführliche Schilderung mehrerer Fälle findet sich in Banis 2004 ff., Bd. 1, im Beitrag: „Kann ein Geistheiler Konflikte erkennen und heilen?"

59 Thomas Coenen, „PSE als komplementäres Diagnose- und Therapieverfahren in der nervenärztlichen Praxis", in: Banis 2004 ff., Bd. 4, sowie Thomas Giese, „PSE in psychiatrisch-psychotherapeutischer Praxis", Vortrag beim Expertentreffen 2009 der PSE in Konstanz.

Die Hypnose scheint nach meinen Erfahrungen weder diagnostisch mit der PSE übereinzustimmen noch etwas an der Konfliktgröße zu verändern. Einige Therapeuten setzen sie aber neben der PSE ein, um in der Hypnosesitzung mit den zuvor getesteten Konfliktthemen zu arbeiten. Die PSE wirkt in dem Zusammenhang als eine Art von Radar, um unbewusste Konflikte zu orten, die danach mittels der Hypnose bearbeitet werden können.

Klassische Einzelmittel-Homöopathie und Bach-Blüten

Bach-Blüten wirken insbesondere auf die Emotional- und Kausalebene harmonisierend, können aber keine Konflikte auflösen. Da sie subjektiv oft sehr wohltuend wirken, und das relativ rasch, können sie in der Anfangsphase einer PSE-Therapie hilfreich sein, damit der Patient schnell eine Besserung verspürt. Homöopathische Einzelmittel wirken allerhöchstens auf Teile eines Konflikts, haben aber einen völlig anderen Wirkungsansatz als die Emotionalmittel. Während Letztere auf den Konflikt wirken, harmonisieren homöopathische Einzelmittel das gesamte Energiefeld. Weil das meist – ähnlich wie bei den Bach-Blüten – schnell und deutlich spürbar geschieht, können sie in der Begleittherapie der PSE sehr hilfreich sein. Klassische Homöopathie und Psychosomatische Energetik sind deshalb keine Gegensätze, sondern ergänzen sich.

Aufgeschwungene Homöopathie (Bioresonanz und verwandte Verfahren)

Der Erfinder der Elektroakupunktur, Reinhard Voll, leitete das energetische Medikamentensignal eines homöopathischen Mittels ursprünglich durch Kupfer- und Messingkabel zum Patienten. Anstatt dem Patienten ein Röhrchen mit dem Homöopathie-Mittel direkt in die Hand zu geben, was durch Fingerabdrücke bald zu einer energetischen Verschmutzung geführt hätte, wurde es in eine Messingwabe gesteckt, die an ein stromloses Elektrokabel angeschlossen war. Später wurde es durch ein Funkgerät fernübertragen. Das homöopathische Signal scheint also so etwas wie ein sehr feines Fernseh- oder Radiosignal zu sein, wobei dessen physikalische Natur nie gemessen und verifiziert werden konnte. Der EAV-Arzt Franz Morell entwickelte daraus in den 70er-Jahren in Zusammenarbeit mit dem Elektrotechniker Erich Rasche die Bioresonanztherapie (Mora). Sie basiert auf der Idee künstlicher homöopathischer Mittel, die mit elektromagnetischen Apparaturen oder – später – mit Computern hergestellt und gespeichert werden. Mit diesen Mitteln wurden anfangs Schwingungen des Körpers spiegelverkehrt (invertiert) zum Patienten zurückgesandt in der Annahme, damit ein krankhaftes Schwingungsmuster durch Resonanz auszulöschen.

Bioresonanzgeräte sollen darüber hinaus in der Lage sein, homöopathische Signale in beliebiger Menge von einem Medikament auf ein mit 30-prozentigem Alkohol gefülltes Fläschchen, auf Magnetstreifen und anderes zu übertragen. Diesen Vorgang nennt man Aufschwingen. Das Herstellen und Kaufen von homöopathischen Mitteln soll damit angeblich unnötig werden. Ich erinnere mich an die Nervosität der Hersteller auf naturheilkundlichen Messen, als die ersten Bioresonanzcomputer Mitte der Siebziger- und Achtzigerjahre auf den Markt kamen. Sie glaubten, ihre Mittel würden fortan nur noch kopiert und sie müssten bankrottgehen. Nach über zwanzig Jahren Erfahrung hat sich jedoch gezeigt, dass die Ängste unbegründet waren: Künstlich hergestellte, aufgeschwungene Medikamente sind in der Regel deutlich schwächer wirksam und können echte Homöopathika niemals ersetzen.

Hoch schwingende Homöopathika, wie sie in den PSE-Medikamenten enthalten sind, kann man nicht vollständig übertragen. Obwohl wegen Unwirksamkeit strikt davon abgeraten wird, die hoch schwingenden PSE-Medikamente aufzuschwingen, gibt es immer wieder Therapeuten, die das trotzdem tun. Es hat sich über die Jahre herausgestellt, dass die Konfliktheilung beim Aufschwingen nicht funktioniert. Im Gegenteil: Man beobachtet oft, dass Konflikte sogar größer werden. Um die Erfahrung genauer zu überprüfen, habe ich Emotionalmittel mit einem Bioresonanzgerät auf Magnetstreifen aufgeschwungen und danach mit dem Reba®-Testgerät stündlich nachgetestet. Dabei habe ich festgestellt, dass anfänglich zwar ein positiver Effekt auftrat – als handle es sich um ein echtes Emotionalmittel –, der aber nach rund drei Stunden völlig verschwunden war und nur noch sehr schwach auftrat. An der Konfliktgröße änderte sich dabei nichts. Meine Schlussfolgerung lautet, dass Aufschwingen kurzfristig eine Wirksamkeit vortäuscht, langfristig aber nachteilig ist.

Yoga, Klangschalentherapie, Körperpsychotherapie

Ein Dutzend erfahrener Yogaschüler wurde vor und nach der Yogastunde mit der PSE getestet, um zu prüfen, ob Yogaübungen testbare Effekte erzielen, und falls ja, wie hoch sie sind. Das Ergebnis fiel ernüchternd aus und zeigte, dass nur ein Drittel von der Stunde profitiert hatte, und zwar mit Vitalitäts- und Emotional-Zuwächsen von rund 10 Prozent. Ein Drittel zeigte keine Effekte und ein Drittel sogar leichte Verschlechterungen.

Zwei Jugendliche wurden vor und nach Klangschalentherapie getestet. Bei einem Probanden mit sehr guten PSE-Werten war das Ergebnis unverändert. Bei der anderen Testperson waren die Emotionalwerte von 20 % auf 30 % angestiegen, dafür der Mentalwert von 80 % auf 70 % gesunken.

Bei 18 Teilnehmern eines Core-Energetics-Basiskurses wurden die Vital- und Emotionalwerte vor und nach einer Übung getestet. Bei der Methode handelt es sich um eine Sonderform der Reich'schen Körperpsychotherapie (siehe Kapitel „Konflikte in der Aura"). Bei den 4 Männern und 14 Frauen waren die Vitalwerte vorher durchschnittlich bei 80 % und der Emotionalwert bei 79 %, danach bei 16 Probanden vital bei 94 % und emotional bei 91 %. Bei einem Probanden mit hohen Ausgangswerten blieben die Werte unverändert (mitgeteilt von Dr. med. Peter Klaus, Oberhofen, Schweiz).

Fazit

Durch die Kontrollmöglichkeit energetischer Abläufe, die das Reba®-Testgerät bietet, können energetisch wirksame Heilmethoden wie Yoga erstmals auf ihre individuelle Wirkung überprüft werden. Bis jetzt ist das meines Wissens noch nicht gemacht worden. Angesichts der zunehmenden Bedeutung von Yoga und ähnlichen Therapien ist es aber sinnvoll, deren Anwendung zu optimieren. Die bisherigen Beobachtungen zeigen, dass tatsächlich ein Therapieeffekt nachgewiesen werden kann. Er muss aber nicht immer positiv sein, wie das Yogabeispiel belegt. Als ich die Yogaschüler, deren Testwerte sich verschlechtert hatten, nach ihren Empfindungen fragte, antworteten sie, sie hätten nichts wahrgenommen. Offenbar spürten sie nicht, was ihnen energetisch guttat und was nicht. Vermutlich hätte man erst einmal ihre Eigenwahrnehmung schulen sollen.

Nach über einem Jahrzehnt habe ich bisher keine alternative Methode zur PSE kennengelernt, mit der Energiewerte ebenso dauerhaft gebessert und seelische Konflikte erkannt und aufgelöst werden können. Die meisten Therapien scheinen nur vorübergehende Effekte auf das Energiesystem zu haben und Konflikte zu unterdrücken, anstatt sie aufzulösen. Die Psychosomatische Energetik scheint in dieser Hinsicht einzigartig dazustehen. Allerdings kommen natürlich zufriedene Patienten, die sich durch eine andere alternative Therapie geheilt fühlen, nicht in meine Behandlung. Dadurch fehlt mir meist der Vergleich. Nur wer Leidensdruck verspürt, geht zur PSE-Therapie. Es ist auf jeden Fall weitere Forschung nötig, um die komplizierten psychoenergetischen Zusammenhänge besser durchschauen und die Methoden klar vergleichen und danach fair bewerten zu können.

Zentralkonflikt und Charaktertyp

Der Charakter des Menschen ist sein Schicksal.
Heraklit, griechischer Philosoph (um 500 v. Chr.)

Nachdem viele Menschen mit der Psychosomatischen Energetik getestet worden waren, zeigte sich, dass gleiche Persönlichkeitstypen einen bestimmten Konflikt gemeinsam haben. Natürlich gibt es zahlreiche Wege zur Selbsterkenntnis, aber derjenige über die Testung der Psychoenergie scheint mir besonders zuverlässig und zutreffend zu sein. Man muss sich allerdings nicht unbedingt testen lassen, um Gewinn aus meinen Charakterbeschreibungen zu ziehen (ab Seite 219); bereits die Selbstdiagnose kann sehr hilfreich sein.

Konflikte, die für Diagnose wie Therapie die bedeutsamste Rolle spielen, habe ich „Zentralkonflikte" genannt. Die Erfahrung hat gezeigt, dass jeder Mensch einen bestimmten Zentralkonflikt hat, der seinen Charaktertyp festlegt. Der Zentralkonflikt spielt eine Schlüsselrolle bei der Entdeckung des eigenen Unbewussten. Wenn man ihn kennt, weiß man, wer man in der Tiefe seines Herzens wirklich ist. Man lernt seine seelischen Schattenseiten erst richtig kennen und kann lernen, wie man mit ihnen umgehen soll. Durch die Vorhersehbarkeit, die der Charaktertyp als Lebensskript mit sich bringt, weiß man durch dessen Kenntnis im Voraus,

1. wie man sich in kritischen Situationen verhalten wird und was dabei emotional im Hintergrund abläuft;

2. welche unbewussten Schattenseiten man hat, das heißt, was man an irrationalen Dingen fürchtet;

3. was einen unterschwellig an Glaubensinhalten prägt und unterschwellig beim Handeln und Fühlen stimuliert und

4. welche anderen Charaktertypen gut zu einem passen und welche nicht.

Die Kenntnis des eigenen Charakters ist für jeden Menschen unentbehrlich. Sie fußt auf uralten Lehren der Antike und entspricht gleichzeitig den Ergebnissen der modernen Psychologie. Damit werden urmenschliche, zeitlos gültige Eigenschaften behandelt. Bis heute habe ich noch keinen Patienten getroffen, bei dem nach der Testung des Zentralkonflikts – trotz mancher Überschneidungen und Unschärfen – nicht eine eindeutige und sinnvolle Charakterzuordnung möglich gewesen wäre.

Faszinierenderweise stellte sich bei meinen Forschungen heraus, dass Altes und Neues, Psychologisches und Energetisches perfekt zusammenpassen. Altgriechische Charakterologie und moderne Persönlichkeitslehre stimmen mit der indischen Yogalehre und den Konfliktthemen der PSE nahtlos überein. So hat meine Forschung gezeigt, dass bestimmte Charaktertypen zu bestimmten Energiezentren (Chakren) eine feste Beziehung aufweisen. Beim depressiven Charakter etwa, der als aggressionsgehemmter Typ bezeichnet werden kann, ist energetisch immer der Oberbauch gestört. Für jedes Segment und jeden Konflikt hat sich mit der Zeit ein stimmiges Gesamtbild ergeben, dessen Logik etwas Naturgesetzliches hat. Ich werde die Zusammenhänge und Details in den folgenden Kapiteln für jedes Segment und jeden Konflikt ausführlich beschreiben.

Gefunden habe ich den Zentralkonflikt durch eine Mischung von Beobachtung, Zufall und Intuition. Bei einem Patienten passte das getestete Konfliktthema scheinbar überhaupt nicht zum äußeren Eindruck. Sein Fall lenkte meine Aufmerksamkeit erstmals auf ein elementares Phänomen der Psyche, das ich danach intensiv erforschte. Bei einem auffallend sanften, anpassungsbereiten und charakterlich milden Menschen fand ich ein psychoenergetisch großes „Wut"-Thema. Zuerst war ich verwirrt, aber Rückfragen bestätigten das Ergebnis. Der Betreffende gab zu, innerlich wütend zu sein, es aber oft nicht zu zeigen. Später hat sich erwiesen, dass ein solcher Widerspruch von Innerem und Äußerem geradezu die Regel ist. Der Mutige ist ängstlich, der Schüchterne mutig.

Die äußere Fassade unterstützt dabei auf vertrackte Weise das Innere. Das wird vom Betreffenden jedoch als Schicksal, Pech, als Gemeinheit anderer Menschen und dergleichen interpretiert und die eigene Täterschaft meist völlig ausgeblendet. Beispielsweise zeigen Menschen mit einem „Wut"-Thema allesamt ähnliche Verhaltensmuster der Aggressionshemmung, wodurch sie häufig zu Opfern werden, was wiederum Aggressionen auslöst. Wer sich besonders anpassungsbereit und sanft verhält, wird von Mitmenschen verständlicherweise gerne ausgenutzt, manipuliert und dirigiert. Wer zum Opfer wird, möchte das scheinbar nicht, aber es passiert trotzdem, und die Schlüsselfrage lautet, warum das geschieht. Aus der Perspektive des Unbewussten verstärkt jemand durch die Opferrolle innerseelisch seinen Zorn. Durch seine bemitleidenswerte Situation steigen automatisch Rachegefühle in ihm auf, was seine unterschwelligen Aggressionen noch verstärkt. Die Wut darf er aber nicht zeigen, weil sie den verdrängten Schatten darstellt. Der Betreffende sitzt fortan in einer Falle, die ihn seelisch lähmt.

Aus solchen Beobachtungen kann man eine Gesetzmäßigkeit ablesen, die für alle Konfliktthemen gilt: Wie von bösen Mächten ferngesteuert, tut man etwas, das man bewusst eigentlich gar nicht möchte. Die Konfliktthemen müssen dabei nicht immer so aggressiv sein wie bei der „Wut", sondern können harmlos aussehen wie das Zu-viel-Essen beim Übergewichtigen, der einen Konflikt mit „Mehr haben wollen" unbewusst auslebt, obwohl er abnehmen möchte. Menschen verhalten sich durch den Zentralkonflikt selbstschädigend und verstärken damit unbewusst ihre seelischen Schattenseiten, wodurch alles noch viel schlimmer wird. Behandelt man den Konflikt, verändert sich die Persönlichkeit oft zum Positiven, und das Verhalten führt schließlich zum „Happy End": Der vorher sanfte Mensch mit dem „Wut"-Thema wird nach der Konflikttherapie selbstbewusster und durchsetzungsbereiter, und er sorgt dafür, dass er nicht mehr so leicht zum Opfer wird.

Der Zentralkonflikt hat in der Psychosomatischen Energetik eine herausragende Bedeutung. Wenn man ihn kennt, kann man zuverlässige und tiefgründige Aussagen über die Persönlichkeit eines Menschen machen. Mithilfe der PSE kann man die Charakterstruktur eines Menschen erstmals durch einen Energietest bestimmen. Weil das Phänomen regelmäßig und zuverlässig funktioniert, bildet es eine wichtige Gesetzmäßigkeit des Psychoenergetischen ab, die lautet: Der Zentralkonflikt legt die Charakterstruktur und damit das Denken und Fühlen fest.

Weil der Zentralkonflikt viel Lebensenergie gebunden hat, setzt seine Auflösung viel Lebensenergie frei, was wiederum die Selbstheilkräfte stark anregt (vergleichbare Therapieeffekte erlebt man bei anderen Konflikten meist nicht so ausgeprägt). Der Organismus reagiert in der Anfangsphase der Therapie oft mit Ausscheidungsreaktionen wie Durchfall, Schwitzen oder Schnupfen, die man von der Naturheilkunde her bei tiefgreifenden Umstimmungsbehandlungen kennt. Menschen träumen während der Behandlung oft sehr intensiv, was für eine Aktivierung des Unbewussten spricht. Nach Auflösung des Zentralkonflikts kommt es bei vielen behandelten Patienten zu einer regelrechten seelisch-körperlichen Umwandlung zum Positiven. Sie werden selbstbewusster und gleichzeitig einfühlsamer und verändern oft ihre Haltung und ihre Mimik, so dass sie manchmal auf ihre Umgebung wie ein anderer Mensch wirken. Die Behandlung des Zentralkonflikts erweist sich also als ein entscheidender Wendepunkt zum Guten, der eine tiefgreifende und anhaltende seelisch-körperliche Besserung mit sich bringt.

Eine persönliche Annäherung an die Typologie

Achte auf deine Gedanken, denn sie werden Worte.
Achte auf deine Worte, denn sie werden Handlungen.
Achte auf deine Handlungen, denn sie werden Gewohnheiten.
Achte auf deine Gewohnheiten, denn sie werden dein Charakter.
Achte auf deinen Charakter, denn er wird dein Schicksal.
Aus dem Talmud [60]

Ursprünglich habe ich die Modelle der Persönlichkeitspsychologie – wie viele Menschen – für holzschnittartige Theorien gehalten, die in der Realität kaum so vorkommen, beziehungsweise wenn man sie beobachten kann, dann in gemischter Form und stark abgewandelt. Nach Durchlesen der üblichen Charakterbeschreibungen, mit denen ich mich als Medizinstudent beschäftigen musste, fand ich weder mich selbst noch Menschen meiner Umgebung richtig beschrieben. Vergleichbar einem Horoskop in der Zeitung traf zwar einiges zu, aber bei genauerem Hinsehen doch wieder nicht. Ich habe deshalb die Persönlichkeitspsychologie für wenig praxistauglich gehalten.

Einen ersten Eindruck von den großartigen Möglichkeiten, die die Persönlichkeitslehre bietet, bekam ich als niedergelassener Arzt. Einen Abend in der Woche besuchte ich eine sogenannte Balint-Gruppe (nach dem Psychoanalytiker Michael Balint). Dabei treffen sich rund ein Dutzend praktizierender Ärzte unter Anleitung eines erfahrenen Psychoanalytikers und besprechen schwierige Fälle, mit denen jeder Arzt gelegentlich zu tun hat. Die Bewusstmachung der Arzt-Patienten-Beziehung soll dazu dienen, unbewusste negative Prozesse des Arztes wie Verärgerung, Desinteresse, Mitleid, Hilflosigkeit und dergleichen bewusstwerden zu lassen und danach abzustellen.

Das für mich Faszinierende bei den Sitzungen war, dass die Leiterin recht genau Verhaltensweisen bestimmter Patienten vorhersagen konnte, sobald sie Teile einer Fall-Schilderungen hörte, bei denen bestimmte persönliche Eigenschaften eines Patienten deutlich wurden. Wenige Charaktermerkmale reichten bereits aus, damit sie außerordentlich treffsichere Prognosen abgeben konnte, wie er sich später verhalten würde. Ich wusste zwar, dass sie eine sehr erfahrene Psychoanalytikerin war, aber das Ganze grenzte an Magie. *„Kennen Sie den Patienten?"*, fragte ich sie einmal verwundert, aber sie verneinte. Ich nahm an, dass sie ihre Vorhersagen aufgrund von fachlichem Wissen machte. Aber welches wunderbare Wissen war das? Sie antwortete auf meine Frage, dazu würden ihr die Gesetze der angewandten Persönlichkeitspsychologie verhelfen, und hinzu käme noch ärztliche Erfahrung.

Mittlerweile erlauben es mir die Testung des Zentralkonflikts und das Stellen einiger Schlüsselfragen, vergleichbar treffsichere Vorhersagen zu machen. Sobald ich den Charaktertyp kenne, kann ich einem Patienten Konkretes über seine Persönlichkeit und seine speziellen Vorlieben und Abneigungen erzählen. Das grenzt anscheinend ans Wunderbare, dabei ist des Rätsels Lösung ganz einfach: Wenn man den Charaktertyp einer Person erkannt hat, durchschaut man ihr inneres Skript. Menschen verhalten sich nämlich auf vorhersehbare Weise – wie Schauspieler, die dem Drehbuch folgen.

Die Besprechung des Charaktertyps wird von Therapeut und Patient nicht selten als „heiliger Moment" erlebt. Wenn man sich öffnet, kann man durch die Kenntnis des Charaktertyps einen tiefen Einblick in die eigene Seele erhalten. Die dabei gewonnenen Erkenntnisse wirken oft erschütternd und gleichzeitig befreiend. Einerseits weiß man natürlich tief im Innern sehr wohl um seine Schwächen, will sie aber andererseits nicht wahrhaben. Doch erst wenn man seine Schwächen akzeptiert, kann man sie überwinden und daran arbeiten. Die Auflösung des Zentralkonflikts kann dabei helfen und als Unterstützung dienen, aber die eigentliche Arbeit muss der Patient selbst leisten.

---

60 Diese wunderbare Talmud-Stelle beschreibt unmissverständlich und klar das Wesen des Charakters und wozu er führt, nämlich zum selbst verantworteten Schicksal. Doch aus der Sicht der Psychosomatischen Energetik sollte am Anfang der Stelle Folgendes stehen: „Achte auf deine unbewussten Schattenseiten, die einmal ein seelisches Trauma ausgelöst hat, denn sie werden Gedanken."

Antike Persönlichkeitslehre

*Es ist falsch, dass im Leben die „Umstände" entscheiden.
Im Gegenteil: Die Umstände sind immer der neue Kreuzweg,
an dem unser Charakter entscheidet.*

José Ortega y Gasset, spanischer Philosoph (1883–1955)

Mit „persona" bezeichnete man im alten Rom die Maske der Schauspieler (siehe Abbildung 125). Vom mit einer bestimmten Maske verkleideten Schauspieler erwarten die Zuschauer ein bestimmtes gleichbleibendes Verhalten, und irgendwann wurde der Begriff „persona" auch für typische Verhaltensweisen und Eigenschaften eines Menschen verwendet. Die Begriffe „Persönlichkeit" und „Charakter" (griechisch „Prägung, Merkmal") werden häufig gleichbedeutend gebraucht. Man versteht darunter die Gesamtheit aller angeborenen und anerzogenen Eigenschaften eines Menschen, die lebenslang in relativ ähnlicher, gut erkennbarer Weise vorhanden sind. Ich verwende beide Begriffe, wobei ich die Bezeichnung „Charakter" bevorzuge.

„Charakter" und „Persönlichkeit" haben auch umgangssprachlich eine wertende Bedeutung: Ein „charakterfester" Mensch hat feste moralische Prinzipien, und man kann sich auf ihn verlassen. „Persönlichkeit" bezeichnet einen Menschen mit starkem Willen, guter Bildung und gewachsener Individualität, der in der Gesellschaft etwas darstellt. Diese alltägliche Bedeutung habe ich nicht im Sinn, wenn ich die Begriffe verwende, weil im Verständnis der Psychologie beispielsweise auch der „charakterlose Schuft" einem Charaktertyp zugeordnet werden kann und jeder Mensch lang dauernde Eigenschaften einer Persönlichkeitstypologie besitzt, auch wenn er in gesellschaftlicher Hinsicht keine „Persönlichkeit" darstellt. Ich verwende beide Begriffe ohne jede Wertung, weil sie nichts anderes als ein psychologisches Ordnungsschema darstellen.

In der Persönlichkeitslehre trifft man auf eine verwirrende Vielfalt von Theorien. Auch bei den wissenschaftlich anerkannten unter ihnen gibt es eine geradezu unüberschaubare Zahl von Varianten. Bei genauerer Analyse lassen sie sich allerdings auf drei Grundkonstruktionen zurückführen:

1. Antikes Modell: Man findet eine über Jahrhunderte gleichbleibende Auffassung, die um vier festgelegte Charaktertypen kreist, sowohl bereits bei Hippokrates im alten Griechenland als auch bei modernen Psychologen. Ich möchte sie als „klassische Charaktertypologie" bezeichnen (siehe Seite 219). Wenn eine Lehre über zweitausend Jahre unverändert fortbesteht, ist sie offenbar solide und allgemeingültig, weshalb ich sie zur Basis meiner eigenen Persönlichkeitstypologie gemacht habe.

2. Universitäres Modell: Die akademische Persönlichkeitslehre beruht auf statistischen Auswertungen und ist Teil der offiziellen wissenschaftlichen Psychologie. Sie gelangt dabei zu ganz ähnlichen Auffassungen wie die klassische Persönlichkeitslehre. Wahrscheinlich kann man die beiden Modelle teilweise miteinander verbinden.

3. Scheinbar „revolutionäre" und völlig neue Modelle: Die individualistische Persönlichkeitslehre geht meist rein empirisch vor oder ist häufig Ausdruck einer

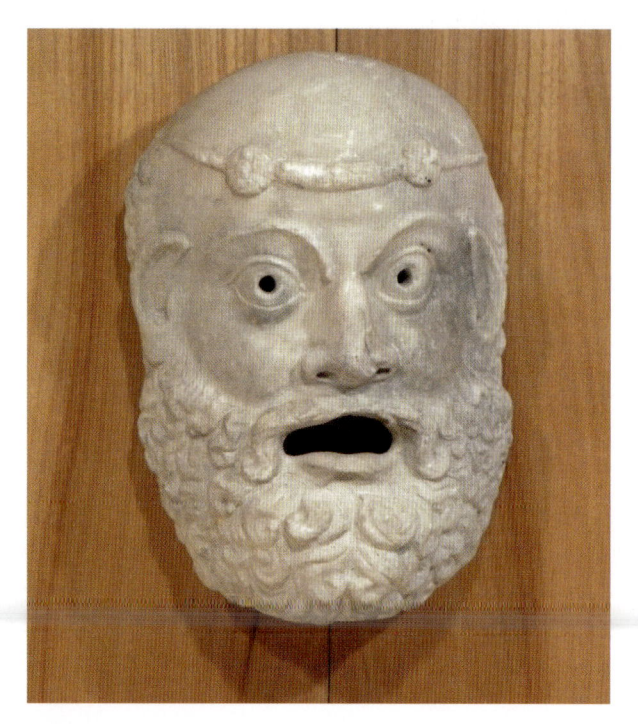

Abbildung 125: *Antike griechische Maske („persona").*

ideologischen Ausrichtung, beispielsweise die esoterische Enneagramm- Typologie Georges Gurdjeffs. Unzählige Bücher stellen angeblich neue Typologien vor, doch bei genauem Hinsehen beruhen sie alle meist in erheblichem Maß auf dem klassischen Persönlichkeitsmodell.

Das akademisch vorherrschende Big-Five-Modell gilt heute als das gebräuchlichste im Rahmen der modernen Psychologie. Es misst Charaktereigenschaften mit fünf Werten: Neurotizismus, Extraversion, Offenheit für Erfahrungen, Verträglichkeit und Rigidität. Einige Eigenschaften lassen sich eindeutig einem der vier Charaktertypen zuordnen: Melancholiker sind offen für Erfahrungen, Sanguiniker extravertiert, Choleriker verträglich und Phlegmatiker rigide. Die einzige Eigenschaft, die sich bei allen Typen findet, ist der Neurotizismus mit den Merkmalen Angst, Unsicherheit, Nervosität, der deshalb als Unterscheidungsmerkmal wertlos erscheint.

Obwohl man die vier Charaktere mit dem Big-Five-Modell annähernd in Beziehung setzen kann, benutze ich das antike Modell, weil ich es für besser halte und sich Menschen nicht grundsätzlich geändert haben, nur weil Psychologen andere Schablonen und Begriffe benutzen.

Die europäische Persönlichkeitslehre beginnt im antiken Griechenland, der Wiege der abendländischen Kultur. Damals entstanden die ersten Städte, und erstmals in der Menschheitsgeschichte musste man eng zusammenleben, sich die Arbeit teilen und Politik machen (s. Abbildung 126). Jäger, Sammler und Hirten brauchen noch keine Persönlichkeitslehre, aber in städtischen Gesellschaften ist es sinnvoll, die grundlegenden seelischen Drehbücher seiner Mitmenschen zu kennen. Dadurch gestaltet sich das Zusammenleben einfacher und wird zumindest teilweise vorhersehbar. Vermutlich lassen erst viele Sozialkontakte ein Bewusstsein dafür entstehen, dass es so etwas wie feststehende charakterliche Unterschiede überhaupt gibt. Erstaunlicherweise steht im antiken

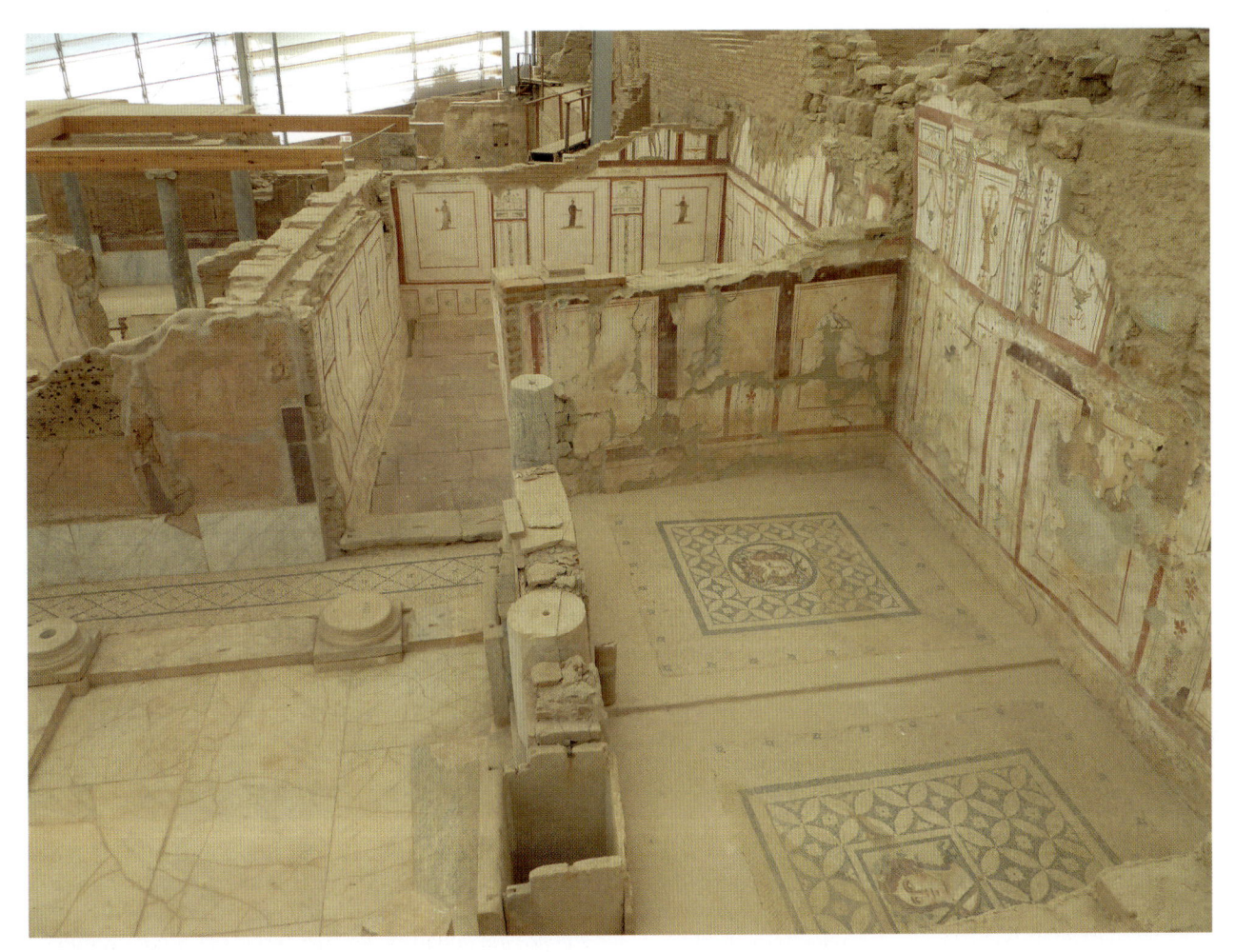

Abbildung 126: *Ausgrabungen in Ephesus (Türkei), einer der größten antiken Städte.*

Griechenland nicht der psychologische Nutzen der Charakterkunde im Vordergrund, sondern vor allem ihre medizinische Anwendung in Form der Säftemedizin (siehe dazu das Kapitel „Humoral- und Energiemedizin").

Im Mittelalter wurde die Säftelehre stark mystifiziert und durch astrologische Spekulationen ergänzt. Das Viererschema wurde damals auf die gesamte Schöpfung angewandt, wie die folgende Zusammenstellung zeigt:

1. Blut (lateinisch „sanguis"), das im Herzen gebildet wird, entspricht dem Temperament des Sanguinikers. Zuordnungen finden sich zum Element Luft, dem Morgen, dem Frühling und der Kindheit. Die zugehörigen Sternbilder sind Zwillinge, Stier, Widder. Jupiter ist der dazugehörige Planet.

2. Gelbe Galle (griechisch „cholé"). Sie stammt aus der Leber, wird dem Choleriker sowie dem Element Feuer, dem Sommer, der Jugend, dem Mittag und den Sternbildern Jungfrau, Löwe, Krebs sowie dem Planeten Mars zugeordnet.

3. Schwarze Galle (griechisch „mélas cholé"), die in der Milz und den Hoden produziert wird, gehört zum Charakter des Melancholikers. Entsprechungen bestehen zum Element Erde, dem Herbst, dem Erwachsenenalter, dem Nachmittag und den Sternbildern Waage, Skorpion, Schütze sowie dem Planeten Saturn.

4. Schleim (griechisch „phlegma"), der im Gehirn produziert wird, bestimmt das Wesen der Phlegmatiker und hat Bezug zum Element Wasser, dem Abend, dem Winter und dem Greisenalter sowie den Sternbildern Fische, Wassermann, Steinbock sowie zum Mond.

Diese Zusammenstellung der Charaktere mit ihren teilweise abenteuerlich anmutenden Zuordnungen erscheint uns heute als reines Fantasieprodukt. Leider trug solch ein Sammelsurium an unüberprüfbaren Hypothesen zum Untergang der antiken Charakterologie bei, als Anfang des 18. Jahrhunderts das naturwissenschaftliche Denken aufkam. Man hielt danach einfach schlichtweg alles für Aberglauben, was auch nur im Entferntesten damit zusammenhing. Genauso wie die Religion die aufgeklärten Menschen nicht länger mit ihren theologischen Dogmen drangsalieren sollte, wollte man sich auch von anderen scheinbaren Autoritäten und Ideologien nichts mehr bieten lassen. Seriöse Naturwissenschaftler, zu denen sich die Ärzte rechneten, sollten ihre Theorien auf seriöse Weise beweisen. Medizin wurde damit zur objektiven Wissenschaft, statt wie früher ein Anhängsel von Metaphysik und Philosophie zu sein.

Erstaunlicherweise erweisen sich einige der alten Organzuordnungen in der täglichen Praxiserfahrung immer noch als teilweise zutreffend, enthalten also mehr als nur „ein Körnchen Wahrheit", wie mir auch meine tägliche Praxisarbeit mit den Charaktertypen gezeigt hat. Ich vermute, dass solche Zusammenhänge bei der Entwicklung der Zuordnungen vor über zweitausend Jahren Pate gestanden haben und man dabei einfach über das Ziel hinausschoss, indem man immer mehr hinzufantasierte. Der Kern erweist sich aber nach wie vor als richtig, auch was bestimmte Organzuordnungen anbelangt:

1. Melancholiker haben psychoenergetisch oft eine Schwäche im Unterbauch (1. Chakra), wo sich gemäß der mittelalterlichen Zusammenstellung die Hoden befinden.

2. Sanguiniker leiden tatsächlich häufiger unter Herz-Kreislauf-Krankheiten (Bluthochdruck, Arteriosklerose).

3. Phlegmatiker zeigen eine auffällige Schwäche der Haut und Schleimhäute (Ekzeme, Nebenhöhlenentzündung).

4. Bei Melancholikern und Cholerikern beobachtet man öfter Probleme im Bereich des Gallemeridians (griechisch „cholé" = „Galle"), etwa Spannungskopfschmerzen oder Schulter-Arm-Beschwerden. Oft haben sie eine Vorliebe für intensiv gewürzte und pikante Kost, die als galleanregend gilt.

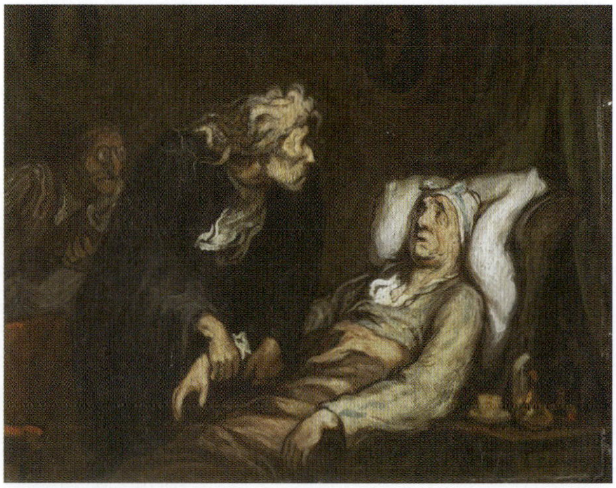

Abbildung 137: Der eingebildete Kranke, Lithographie von Daumier. Eine merkwürdige Ironie besteht darin, dass der Dichter Molière bei einer Aufführung des Stückes als Schauspieler mitwirkte und auf der Bühne verstarb.

Doch all diese Beziehungen sind letztlich unbrauchbar, weil sie ebenso häufig auch nicht zutreffen: Auch Sanguiniker essen gerne pikant, haben Spannungskopfschmerzen und Ekzeme. Die Krankheitszuordnung der antiken Säftelehre ging generell zu schablonenhaft vor. Dass es sich teilweise mehr um eine Ideologie als eine zutreffende Realitätsbeschreibung handelt, zeigte sich immer deutlicher im ausgehenden Mittelalter. Die Humoralmedizin Galens wurde zunehmend dogmatischer gehandhabt und verkam zuletzt zur Scharlatanerie, deren traurige Repräsentanten Molière im *Eingebildeten Kranken* verspottet hat (s. Abbildung 127). Der deutsch-britische Psychologe Hans-Jürgen Eysenck jedoch hat die antike Charakterlehre nach dem Zweiten Weltkrieg auf wissenschaftlicher Basis wiederbelebt. Hinzu kam die Zuordnung psychoanalytischer Modelle zu den Charaktertypen, die der Analytiker Harald Schultz-Hencke vor dem Zweiten Weltkrieg entwickelt hat. Beide Konzepte möchte ich nun vorstellen.

Moderne Persönlichkeitslehre

Charakter ist nichts weiter als eine langwierige Gewohnheit.
Plutarch, griechischer Philosoph (ca. 45–ca. 120)

Die vier antiken Charaktertypen haben bei mehreren bedeutenden Persönlichkeitslehren der Moderne eine Wiederauferstehung gefeiert. Man kann sich natürlich fragen, warum die alten Modelle überhaupt wiederbelebt wurden. Einmal hat die antike Typologie in der aufkommenden Psychiatrie unterschwellig weiterexistiert. Beispielsweise wurde aus dem Melancholiker der schizothyme Mensch; beide besitzen identische Wesenszüge. Und weil jedem humanistisch gebildeten Arzt die antiken Typologien vertraut gewesen sind, war es naheliegend, ihre Wesenszüge zur Grundlage einer modernen seelischen Krankheitslehre zu machen, ihnen aber neue Begriffe zuzuweisen.

Es gibt aber noch einen tiefer liegenden Grund, denn die antiken Modelle spiegeln – unabhängig von psychiatrischen Extremformen – zeitlose menschliche Wesenszüge. Den fröhlichen Sanguiniker, der eine ganze Festgesellschaft unterhält und dessen Lebensinhalt aus Wein, Weib und Gesang besteht, kannten sicher schon die alten Griechen, ebenso wie den einsamen Philosophen in der Tonne, den als Melancholiker ganz andere Vorstellungen von einem glücklichen und erfüllten Leben umtreiben. Möglicherweise sitzt der Melancholiker heute in seinem Zimmer vor dem Laptop anstatt wie Diogenes in einer Tonne, ebenso wie der Sanguiniker gerne in einer Tanzbar aufzufinden sein wird, was wiederum dem Melancholiker ganz sinnlos vorkommt. Man erkennt an den genannten Beispielen, dass es sich um zeitlose Typologien handelt, die unverändert gültig geblieben sind.

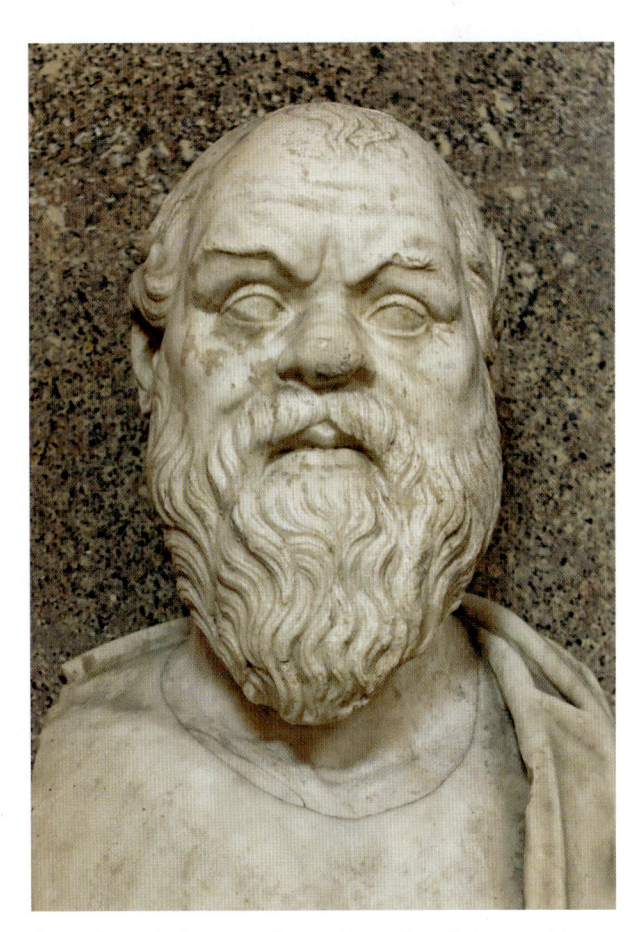

Abbildung 128: Büste des Philosophen Sokrates. Man darf annehmen, dass er wie viele Philosophen ein melancholisch- schizoider Charakter war.

Das Modell von Harald Schulz-Hencke und Fritz Riemann

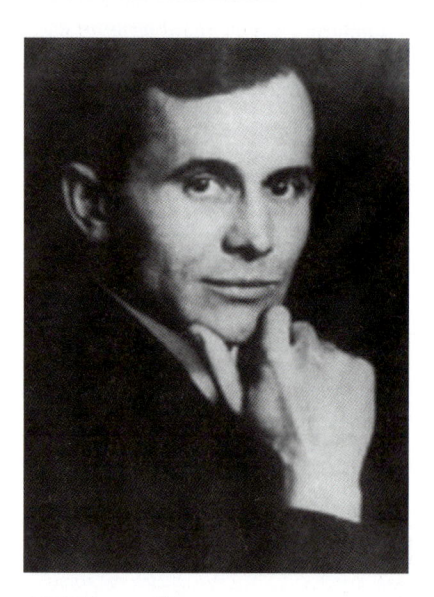

Abbildung 129: Harald Schultz-Hencke.

Der deutsche Psychoanalytiker und Arzt Harald Schultz-Hencke (1892–1953; siehe Abbildung 129) versuchte die antiken Charaktertypen mit dem psychoanalytischen Konzept der frühkindlichen Schädigung zusammenzubringen. Nach dem Zeitpunkt dieser Schädigung unterscheidet Schultz-Hencke fünf Fehlentwicklungen (die fünfte Struktur wurde später von seinem Schüler Fritz Riemann weggelassen):

1. die schizoide Struktur, entstanden durch frühkindliche Intentionshemmung bezüglich engerer zwischenmenschlicher Beziehungserfahrungen;
2. die depressive Struktur, entstanden durch Unterbindung oraler oder oral-aggressiver Impulse durch erzieherische Härte oder Verwöhnung;
3. die zwangsneurotische Struktur, entstanden durch die Beschneidung des Bedürfnisses, Besitz zu ergreifen oder die Umwelt zu explorieren;
4. die hysterische Struktur, entstanden durch die Unterdrückung sexueller Intentionen im vierten oder fünften Lebensjahr;
5. die neurasthenische Struktur, entstanden aus kombinierten Hemmungserfahrungen der ersten fünf Lebensjahre. Sie stellt gewissermaßen ein Sammelbecken aller nicht eindeutig einzuordnenden Typen dar.

Schultz-Henckes Systematik passt perfekt zum antiken Persönlichkeitsmodell (siehe Abbildung 130). Als wenig alltagstauglich erweist sich dagegen seine Sprachwahl, die sich an psychiatrischen Begriffen orientiert. Zwar sagen diese etwas medizinisch Richtiges aus – der schizothyme und schizophrene Patient etwa gehören häufig dem melancholischen Charaktertyp an. Doch weil seelisch gesunde Menschen ebenfalls einem Charaktertyp zugeordnet werden können, wird eine psychiatrische Sprache häufig als unpassend empfunden. Meiner Meinung nach sollte man deshalb die antiken Begriffe vorziehen.

Die Bedeutung von Schultz-Henckes Konzept wurde lange nicht erkannt. Nach dem Zweiten Weltkrieg erschien jedoch ein Büchlein mit dem Titel *Grundformen der Angst,* das Schultz-Henckes Modell schlagartig berühmt machte. Sein Verfasser, der Psychologe und Astrologe Fritz Riemann, war ein Schüler Schultz-Henckes, und das Buch wurde bald zum Bestseller. Riemann gelingt es hier, das Universelle und zugleich höchst Persönliche, das Allgemeinmenschliche ebenso wie das Pathologische auf einfühlsame und nachvollziehbare Weise darzustellen. Er wählt eine einfache und gleichzeitig unmissverständliche Sprache, die auch den psychologischen Laien nicht überfordert. Das Werk gehört zu den Klassikern der psychologischen Fachliteratur und ist auch heute noch lesenswert.

Riemann vertritt die Auffassung, dass Angst das eigentliche Motiv der Charakterbildung sei. Er sieht in der Angst ein universelles Phänomen, welches das menschliche Leben entscheidend prägt. Tod, Einsamkeit, Zwänge und Schuld gehören zum menschlichen Dasein, und jeder hat auf irgendeine Weise Angst davor, kann ihnen aber letztlich nicht ausweichen. Die Angst muss einem dabei nicht bewusst sein, um wirksam zu werden. Angst lähmt und macht einerseits passiv, ist also etwas Hemmendes. Andererseits regt sie dazu an, sie zu verarbeiten und über sie hinauszuwachsen. Je nachdem, wie man mit existenziellen Ängsten umgeht und welche Form von

Antike Temperamente	melancholisch	sanguinisch	cholerisch	phlegmatisch
H. Schultz-Hencke	schizoid	hysterisch	depressiv	zwanghaft

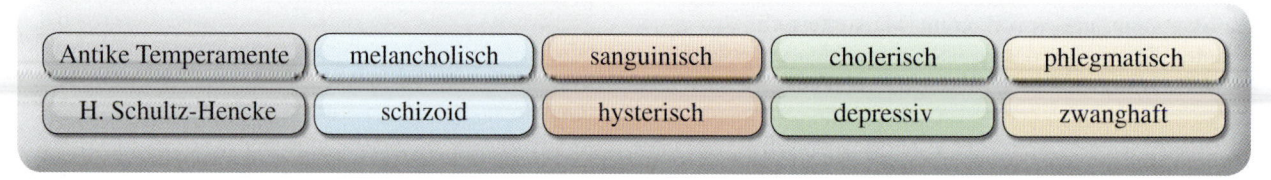

Abbildung 130: Antike Temperamente und ihre psychoanalytisch definierten Entsprechungen.

Angst man ganz besonders stark empfindet, entwickeln sich unterschiedliche Persönlichkeitstypen:

- Der melancholische (schizoide) Typ wird von Existenzangst getrieben. Er hat Angst vor Hingabe, weil er das als Ichverlust und Abhängigkeit empfindet. Die Lösung wird in Distanz, Unabhängigkeit und Individualität gesucht.

- Bei der cholerischen (depressiven) Persönlichkeit herrscht Trennungsangst vor. Sie hat Angst vor der Selbstwerdung, weil sie das als Isolierung und Ungeborgenheit interpretiert, und sucht die Lösung in Anpassung, Naivität, Verschmelzung und Hingabe. Die Umwelt fordert immer, und der Depressive fühlt sich schnell überfordert.

- Ein phlegmatischer (zwanghafter) Typ bildet sich durch Angst vor Vergänglichkeit. Er empfindet jede Veränderung als Bedrohung und sucht die Lösung in Sicherung und Dauer.

- Eine sanguinische (hysterisch-narzisstische) Persönlichkeit ist von der Angst vor Minderwertigkeit geprägt. Weil sie Angst vor der Notwendigkeit und dem Unausweichlichen hat, empfindet sie alles Endgültige als Unfreiheit und Einengung. Die Realität wird gerne im eigenen Interesse umgedeutet, wobei Schein und Realität verschwimmen. Ein solcher Mensch sucht ständig Neues und will vor allem Freiheit.

Abgesehen vom Individuellen kann man Riemanns Charakterologie auch als biografisches Einteilungsmuster verwenden, das mit gewissen Einschränkungen für jeden Menschen zutrifft. Kinder sind eher hysterisch gepolt, während Jugendliche mehr schizoid-depressive Anteile zeigen und alte Menschen schließlich mehr zwanghafte Wesenszüge besitzen. Frauen sind vom Wesen her eher hysterisch-depressiv, Männer eher zwanghaft-schizoid. Das Gleiche gilt für den Nationalcharakter, der beim europäischen Südländer eher hysterisch-depressive und beim Nordländer eher schizoid-zwanghafte Wesenszüge trägt: Man denke an in Gruppen feiernde und tanzende Italiener, im Gegensatz zum Skandinavier, der Ruhe und Einsamkeit bevorzugt. Solche gruppen- und nationenspezifischen Eigenheiten ändern aber nichts an den Charaktertypen. Italiener sind natürlich nicht immer hysterisch, sondern weisen alle Typen in der üblichen Variation auf, genauso wie es unter Skandinaviern auch Sanguiniker gibt.

Riemann spannt einen faszinierend weiten Bogen und benutzt sogar Kosmologisches, indem er die Eigenschaften der Charaktere mit den Gestirnen vergleicht. Dabei entwickelt er ein philosophisch großräumiges und tiefsinniges Weltbild, das an die Vision vom kosmischen Menschen der mittelalterlichen Mystikerin Hildegard von Bingen erinnert. Riemann nennt vier mächtige Impulse, die man in der gesamten Schöpfung wiederfinden soll:

1. Die Eigendrehung der Erde um sich selbst begegnet einem im Wunsch nach Individualität, die den schizoiden Typ auszeichnet (Eigendrehung).

2. Die Drehung der Erde um die Sonne findet sich in der sozialen Anpassung des depressiven Typs wieder (Umwälzung).

3. Die Schwerkraft entspricht dem Wunsch des zwanghaften Typs nach Dauer (das Zentripetale).

4. Die Fliehkraft findet sich im Wunsch des hysterischen Typs nach Neuem (das Zentrifugale).

Riemann schreibt: „*Nach dieser kosmischen Analogie wären wir also vier grundlegenden Forderungen ausgesetzt, die in wechselnder Gestalt unser ganzes Leben durchziehen und die in immer neuer Weise von uns beantwortet werden wollen.*" Es handelt sich um elementare Grundkräfte, die das Seelische ebenso wie das Kosmische steuern. Wenn man sie als universelle Chiffren der Wirklichkeit begreift, erkennt man ihre Qualitäten überall:

1. Man findet den einsamen Heroismus des Melancholikers im Weltraum und seinen stillen und strengen Gesetzen.

2. Die Theatralik und Sinnlichkeit des Sanguinikers materialisiert sich in betörend riechenden Blumen oder laut kreischenden, farbenprächtigen Urwaldvögeln. Sexualität als Urkraft und Rivalität im Darwin'schen Sinn begegnen einem in der gesamten Natur.

3. Die Bedürftigkeit und Anhänglichkeit des Cholerikers erkennt man zum Beispiel an der emotionalen Fürsorge, die eine Mutter ihren Kindern angedeihen lässt.

4. Das Akkurate und Verlässliche des Phlegmatikers wirkt in physikalischen Gesetzen oder im genetischen Code.

Die vier Charaktertypen entsprechen also archetypischen Gegebenheiten des Kosmos. Jeder für sich verkörpert daher nur eine Teilwahrheit und blendet wichtige andere Eigenschaften und Möglichkeiten aus. Da aber jeder Mensch alle Eigenschaften sämtlicher Typen besitzt, bedeutet seelisches Ganzwerden in Riemanns Sichtweise, das volle Spektrum aller vier Typen ausleben zu können, schlussendlich irgendwann einmal alle vier zu einem Ganzen zu vereinen. Insofern wären die Charaktertypen kein festgelegtes Schicksal, sondern Stationen auf dem langen Weg der seelischen Veränderung und Selbstfindung. Schon Riemann begreift sein Modell als *„eine Typologie, die nicht mehr so fatalistisch zu lesen ist, sondern Entwicklungsmöglichkeiten, also einen dynamischen Aspekt in sich trägt"*.

Das Modell von Hans-Jürgen Eysenck

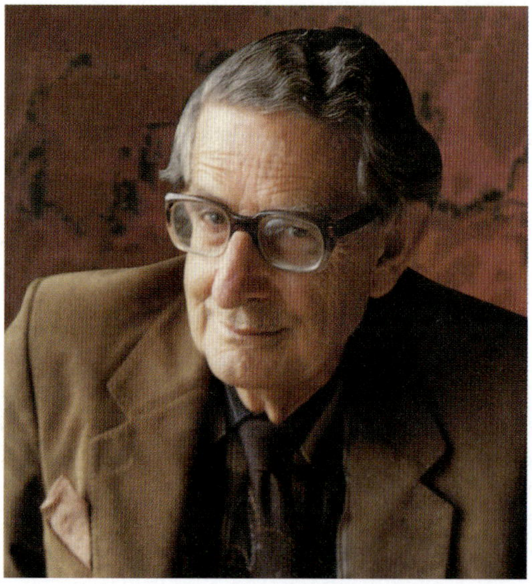

Abbildung 131: Hans-Jürgen Eysenck (1916–1997).

Hans-Jürgen Eysenck gehörte zu den herausragenden Psychologen des 20. Jahrhunderts, unter anderem durch die Einführung komplexer statistischer Methoden in die moderne Psychologie. Eysenck war zunächst Anhänger des Behaviorismus, der in den 60er- bis 80er-Jahren führenden Richtung der Psychologie, insbesondere der Sozialpsychologie. Sie sieht den Menschen als unbeschriebenes Blatt auf die Welt kommen, der allein durch familiäre und gesellschaftliche Umstände geprägt wird. Das war die Grundüberzeugung aller Therapieformen, die damals als fortschrittlich galten, und auch ein ideologischer Eckpfeiler des Kommunismus (in der ehemaligen Sowjetunion etwa war zeitweise das Erwähnen von Chromosomen ein Tabu).

Wenn der Mensch völlig formbar ist, können ihn Lehrer, Psychologen und Sozialarbeiter zum Guten erziehen. Das scheint – oberflächlich betrachtet – ein altruistischer Ansatz zu sein, doch kann der Behaviorismus aus der Sicht des Therapeuten genauso gut als Rechtfertigung zur Ausdehnung seiner Machtbefugnisse herhalten, hat also unzweifelhaft einen enormen Nützlichkeitsaspekt für alle, die sich berufen fühlen, Menschen politisch, psychologisch oder sonstwie zu verändern. Wer gegenteilige Meinungen vertritt, macht sich bei den Anhängern der Formbarkeit natürlich unbeliebt. Eysenck erkannte mit der Zeit, dass es sich beim Behaviorismus um eine falsche Ansicht handelt, und glaubte im Rahmen seiner Intelligenzforschung nachweisen zu können, dass Menschen zum Großteil genetisch determiniert auf die Welt kommen, das heißt von Anbeginn an ungleich sind. Damit wurde er recht bald zum Lieblingsfeind linker Kreise. Eysencks Ansicht wird mittlerweile in der wissenschaftlichen Psychologie weitgehend akzeptiert, aber das war zu seiner Zeit noch anders. Im Tumult der Auseinandersetzungen ist Eysencks bedeutendste Leistung übersehen worden, seine Persönlichkeitstypologie.

Eysenck hielt das antike Modell von Hippokrates wegen seiner Klarheit für besonders geeignet, als Muster für eine moderne Persönlichkeitstypologie zu dienen. Er wählte eine Vierteilung, indem er die emotionalen Kategorien von labil/stabil und Introversion/Extraversion auf die antiken Temperamente bezog (Abbildung 132). Der Melancholiker sei demnach introvertiert und labil, der Choleriker extravertiert und labil, der Sanguiniker extravertiert und stabil und der Phlegmatiker introvertiert und stabil. Diese Zuschreibungen sind in meinen Augen jedoch nicht ganz überzeugend, weil man in der Praxis sieht, dass es beispielsweise höchst launische und empfindliche Sanguiniker gibt, während nicht wenige Melancholiker genau die Führungsstärke und ausgeglichene Souveränität zeigen, die Eysenck wiederum den Sanguinikern zuschreibt.

Eysenck ist bei seinen charakterlichen Zuordnungen nach meiner Einschätzung zum Großteil in die Falle geraten, die als ein Grundproblem der Tiefenpsychologie bezeichnet werden muss. Es geht dabei um die Gegensätzlichkeit von Innen und Außen, aber auch um die grundsätzliche Frage, wie man psychische Eigenschaften wirklichkeitsgetreu erforschen kann. Leider verwandte Eysenck eine Form der Datenerhebung per Fragebogen, die ich als irrig oder sogar als naiv bezeichnen möchte, weil sie der Hintergründigkeit der Psyche nicht genügend Rechnung trägt. Wer nämlich wie der Sanguiniker nach außen hin mutig und stark auftritt, kann innerlich labil und voller Selbstzweifel sein. Und der Zaghafte und Schüchterne kann im Kern tapfer und stark sein. In einer treuherzig-oberflächlichen Befragung wird er das aber häufig nicht so ohne weiteres zugeben, wenn man ihn wie Eysenck einen Fragebogen ausfüllen lässt,

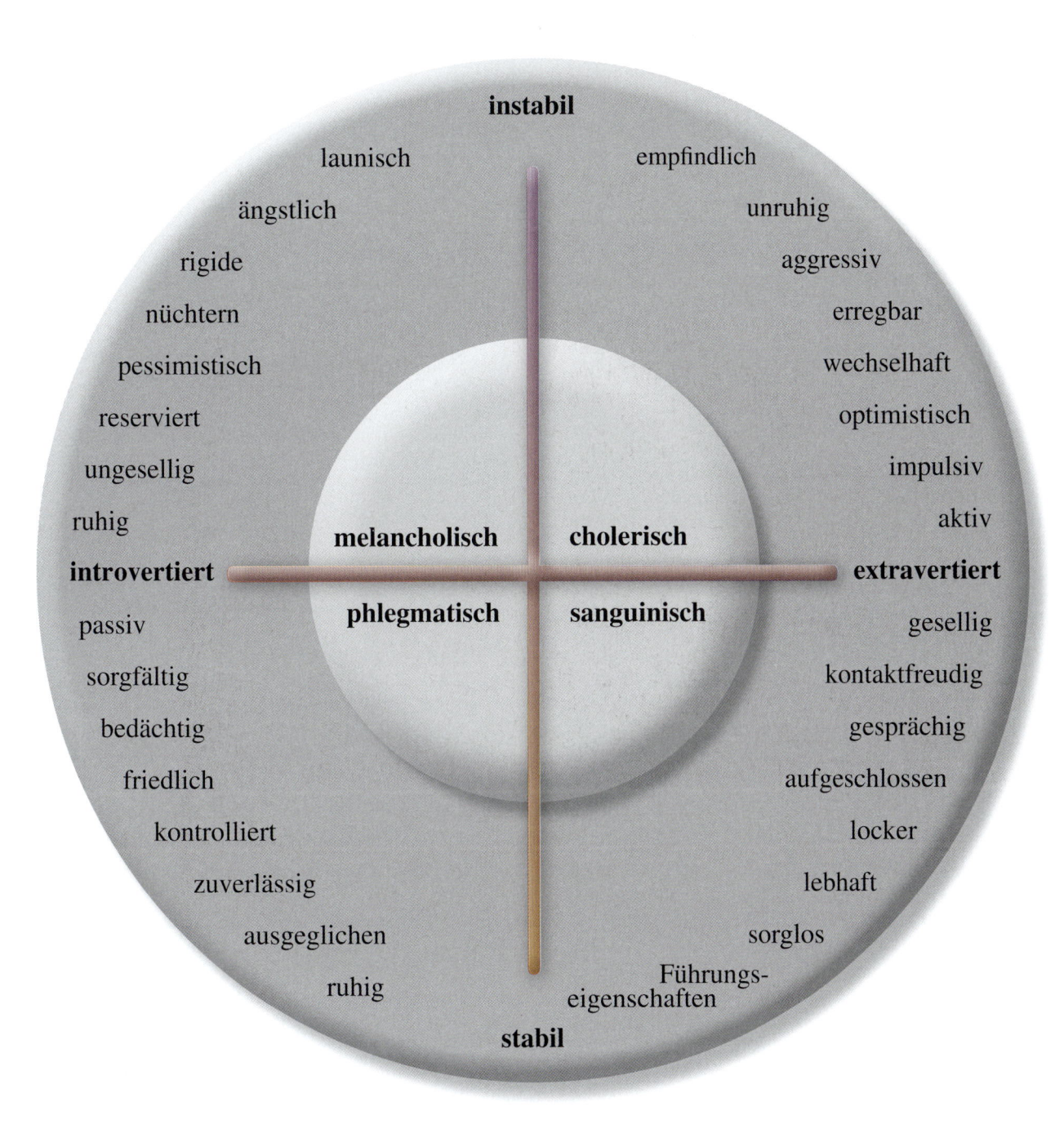

Abbildung 132: *Eysencks Persönlichkeitsmodell.*

was zu völlig falschen Schlussfolgerungen verleitet. C. G. Jung, der in seiner Persönlichkeitslehre im übrigen dem gleichen Trugschluss wie Eysenck aufgesessen ist, äußert sich zum verzwickten Problem von äußerem Schein und wahren seelischen Qualitäten folgendermaßen: *„Was den Charakter der Seele betrifft, so gilt nach meiner Erfahrung der allgemeine Grundsatz, dass sie sich im großen und ganzen zum äußeren Charakter komplementär verhält. Die Seele pflegt erfahrungsgemäß alle diejenigen allgemeinen menschlichen Eigenschaften zu enthalten, welche der bewussten Einstellung fehlen"* (Stein 2000).

Bei jeder Zuschreibung von Wesenseigenschaften stellt sich somit das zentrale Problem, wie man Innen und Außen sauber unterscheidet, das heißt welchen Menschen man welchem Charaktertyp zuordnen kann. Denn wenn man gleich zu Anfang eine falsche Entscheidung trifft, sind alle nachfolgenden Einteilungen falsch. Durch meine Arbeit mit der Psychosomatischen Energetik habe ich den Eindruck, gleich zu Anfang die richtige Zuordnung finden zu können, weil ich die Psychoenergie zu Hilfe nehme, die nicht durch Verdrängungs- und Kompensations-Mechanismen korrumpiert werden kann. Zusammen mit einer orientierenden Befragung gelingt danach die Zuordnung in den allermeisten Fällen. Wie das konkret abläuft, beschreibe ich im Folgenden.

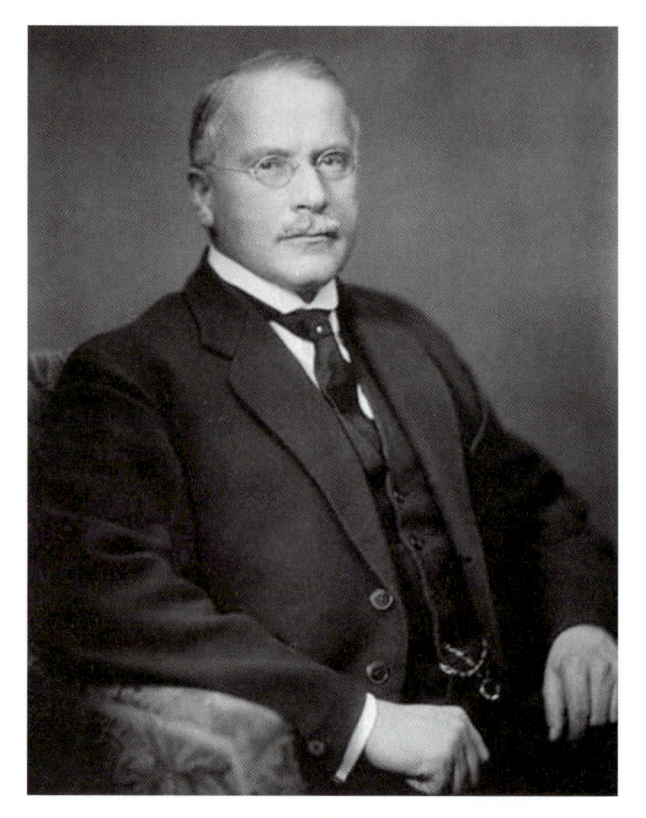

Abbildung 133: *Carl Gustav Jung.*

Der Zentralkonflikt als Schlüssel zum Charaktertyp

Bei den ersten Patienten, die ich mit der Psychosomatischen Energetik untersuchte, deckte sich das Thema bestimmter großer Konflikte nicht mit dem äußeren Anschein, den der Patient vermittelte. Eine Patientin mit einem großen „Wut"-Konflikt war irritierend sanft. Es war mir peinlich, die Dame darauf anzusprechen, doch es war das einzig Sinnvolle. Ich konfrontierte sie mit dem merkwürdigen Testergebnis in der Erwartung, völlig danebenzuliegen. Sie gab jedoch unumwunden zu, oft in einer wütenden Stimmung zu sein. Außerdem berichtete sie nach einigem Überlegen, auffallend oft in Situationen zu geraten, die sie wütend machten.

Im Lauf der Zeit stellte sich heraus, dass dieses Phänomen verbreiteter war als ursprünglich angenommen, weshalb es nach einer sinnvollen Erklärung verlangte. Einmal wollte ich dem betreffenden Patienten das Phänomen vernünftig erklären können, zum anderen wollte ich die psychologischen Hintergründe verstehen. Es sah fast wie ein Gesetz aus: Scheinbar bescheidene Menschen hatten oft ein unbewusstes Thema mit „Gier", und scheinbar besonders draufgängerische Menschen wurden insgeheim von Angst getrieben. Die entscheidende Frage war, wie die extremen Gegensätze richtig gedeutet werden konnten: Was heißt es, äußerlich sanft und innerlich wütend zu sein? Woher kommt die Wut überhaupt? Warum wurde sie heruntergeschluckt und so stark verdrängt? Und warum lässt man sie nicht raus?

Bei der Befragung der „Wut"-Dame stellte sich bald heraus, dass es sich um eine dauerhafte Persönlichkeitseigenschaft handelte. Auch bei den anderen Patienten mit dem Innen-Außen-Gegensatz war das so. Ich vermutete daher, dass des Rätsels Lösung in der Persönlichkeitspsychologie zu suchen sein müsste, und landete bei der antiken Temperamentenlehre. Dort wird eine Person mit gestauter Galle dem Temperament des Cholerikers zugeordnet. Die heutige Vorstellung, wonach man mit einem Choleriker einen jähzornigen Menschen assoziiert, ist von daher falsch. Auch nach meinen Testergebnissen sind Choleriker häufig relativ unfähig, Aggressionen offen zu zeigen.

Auf meiner Suche nach einer Lösung des Innen-Außen-Themas stieß ich weiterhin auf die Schriften Fritz Riemanns, die ich zwar bereits gelesen, seine Charakterbeschreibungen aber weitgehend für Phantome gehalten hatte. Das wenige, was ich von der „Wut"-Patientin wusste, hätte zum depressiv-cholerischen Charaktertyp gepasst, wie ihn Riemann beschrieben hat. Als ich der Dame das entsprechende Kapitel vorlas, bestätigte sie zu meinem Erstaunen die Beschreibung. Sie betonte sogar ausdrücklich, damit sei ihre Persönlichkeit vollkommen richtig wiedergegeben. Später wiederholte sich das mit anderen Patienten und anderen Charaktertypen. Riemanns Einteilung erwies sich mit der Zeit als der perfekte Schlüssel, um Menschen aufgrund ihres Zentralkonflikts typologisch zutreffend einzuordnen.

Charaktertypen und Energiezentren testen

In der Praxis gelang die Zuordnung eines Charaktertyps zu einem großen Konfliktthema nicht immer. Oft war das Konfliktthema nicht so auffällig wie bei der Dame mit der „Wut", denn nicht jeder Charaktertyp zeigt seine Schattenseiten so deutlich. Gerade bei den häufigen Mischtypen fällt die Zuordnung schwer, denn liest man in Fachbüchern über Charaktere, kann man sich oft nicht entscheiden, zu welchem Typ man gehört. Mein Bestreben war es, den Charaktertyp energetisch testbar zu machen. Mit einer neuen Strategie, die ich entwickeln wollte, sollte der Zentralkonflikt eindeutig zu erkennen sein und daraufhin der richtige Charaktertyp bestimmt werden. Später zeigte sich, dass dieser Ansatz sehr sinnvoll war, weil man nicht an psychologischen und sonstigen Verdachtsmomenten herumrätseln musste.

Den Zentralkonflikt zuverlässig bestimmen: Legt man eine Mischung aller sieben Chakra-Mittel in den Beckenbereich eines Menschen (die Yin-Zone), simuliert man damit eine vorübergehende, starke energetische Harmonisierung – als wären alle sieben Energiezentren im Gleichgewicht (nur bei sehr großen Störungen funktioniert das nicht). Ist daraufhin ein zuvor testbarer Konflikt weiterhin testbar, handelt es sich um einen besonders großen Konflikt, wobei sich darunter auch der Zentralkonflikt befindet, aber leider nicht nur dieser. Die Frage lautet nun, welcher Zentralkonflikt als „echt" angesehen werden kann und welcher als „falsch". Und hier hilft die Persönlichkeitstypologie weiter: Beim Zentralkonflikt sollten nämlich typische Persönlichkeitsmerkmale zum jeweiligen Charaktertyp passen, sonst wäre er nicht der Zentralkonflikt. Fragt der Therapeut den Patienten nach solchen typischen Symptomen – sogenannten Kern-Eigenschaften (siehe Abbildung 134) –, kommt er der Sache auf die Spur.

Beispielsweise verfügen alle Melancholiker über überdurchschnittlich gutes strategisches Denken. Sie sind rationale Menschen und neigen zum Einzelgängertum, außerdem werden sie in Gesellschaft nur langsam warm mit anderen. Kein anderer Typ zeigt diese Merkmale, so dass die Befragung in der Regel zu einer eindeutigen Aussage führt. Finden sich bestimmte Kern-Eigenschaften dagegen nicht, handelt es sich erfahrungsgemäß nicht um den Zentralkonflikt. Man sollte dann abwarten, bis er zu einem späteren Zeitpunkt aktiv wird.

Energiezentren, Charaktertypen und Unten-oben-Koppelung: Das nächste Problem, mit dem ich mich

Sanguiniker	Melancholiker	Choleriker	Phlegmatiker
lebendig-sinnlich und mitreißend, kann sich gut in andere einfühlen, genießt intensiv, leicht zu begeistern, vermeidet Festlegungen.	eher zurückhaltend, verstandesorientiert, strategisch, wird schwer mit anderen warm.	nach außen hin aggressionsgehemmt, fürsorglich-altruistisch, sozial angepasst, empathisch, emotional, warm.	Struktur und Ordnung liebend, hoher Perfektionsanspruch, liebt gut strukturierte Abläufe, verstandesorientiert.

Abbildung 134: Typische Kern-Eigenschaften der vier Charaktertypen.

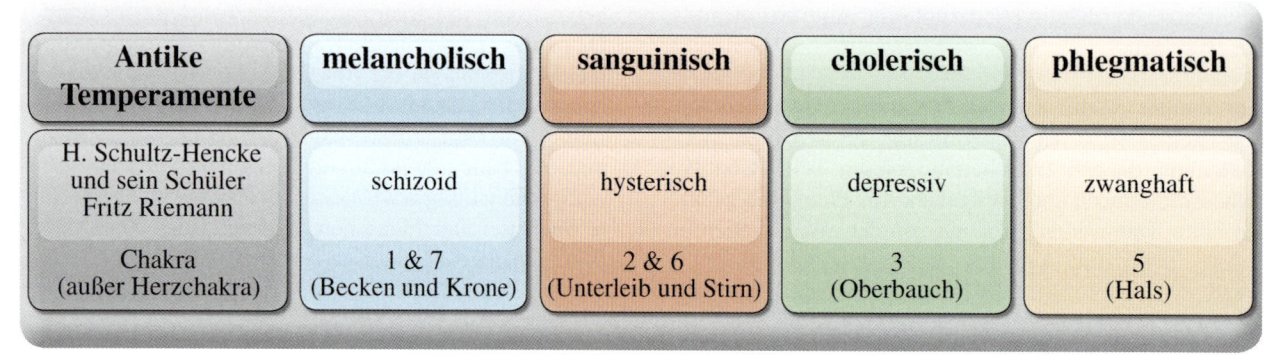

Antike Temperamente	melancholisch	sanguinisch	cholerisch	phlegmatisch
H. Schultz-Hencke und sein Schüler Fritz Riemann	schizoid	hysterisch	depressiv	zwanghaft
Chakra (außer Herzchakra)	1 & 7 (Becken und Krone)	2 & 6 (Unterleib und Stirn)	3 (Oberbauch)	5 (Hals)

Abbildung 135: Antike und moderne Charaktertypen sowie zugeordnete Energiezentren.

auseinandersetzen musste, war die genaue Zuordnung der Charaktertypen zu den Energiezentren. Es zeigte sich bald, dass Menschen mit Konflikten im dritten Energiezentrum dem depressiven Charaktertyp angehören. Das Gleiche wiederholte ich mit den anderen sieben Energiezentren. Nachdem ich genügend Patienten getestet hatte, konnte jeder Charakter eindeutig mit einem bestimmten Energiezentrum in Verbindung gebracht werden (siehe Abbildung 135). Allein das vierte Zentrum im Herzbereich enthält Elemente aller vier Charaktertypen und fällt aus dem Schema heraus. In der praktischen Anwendung zeigte sich bald, dass das alte indische Yogasystem mit den vier antiken Persönlichkeitstypen ein perfektes Gesamtbild ergibt. Man kann daher vermuten, dass es sich um zeitlose Gesetzmäßigkeiten des Seelischen handelt.

Bei zwei Typologien stellte sich heraus, dass sie von den Energiezentren her zweifach vorkommen: Der melancholische (schizoide) Typ hat seine Zentralkonflikte entweder im ersten oder siebten Energiezentrum und der sanguinische (hysterische) Typ im zweiten oder sechsten Chakra (siehe Abbildung 136). Die Zuordnung entspricht der hermeneutischen Entsprechungslehre vom „oben wie unten". Wer im Becken keine richtige Verankerung hat (erstes Chakra), dem fehlt oft auch die mentale Verankerung (siebtes Chakra). Wer ständig nervös und angespannt ist, dessen Nebennieren (zweites Chakra) sind oft ebenso gestört wie sein Hypothalamus (sechstes Chakra). Es hat sich gezeigt, dass alle Energiezentren eine kreisförmige Unten-oben-Koppelung haben. Das gilt auch für das dritte und fünfte Energiezentrum, nur dass diese unterschiedlichen Charaktertypen zugeordnet sind. Warum sie aus dem Schema herausfallen, ist mir bis heute unklar geblieben.

Das vierte Energiezentrum steht für sich alleine. Das Herz bildet im Schema der Unten-oben-Koppelung den energetischen Mittelpunkt des Gesamtorganismus. Nicht der Kopf mit dem Großhirn, sondern der Brustbereich mit dem Herzen bildet daher das eigentliche psychoenergetische Zentrum des Menschen. Im Brustbereich finden sich Konflikte, die allen vier Charaktertypen zugeordnet werden können und seelisch oft in tiefe Schichten hinabreichen. Besonders hoch schwingende Menschen haben dort oft noch große Konflikte, selbst wenn sie sonst schon viele Konflikte durch ihre Lebenserfahrung und seelische Reife losgeworden sind. In der Praxis bestätigt sich immer wieder, dass Konflikte im Herzbereich große Störwirkungen hervorrufen können: Was dort energetisch blockiert, geht einem besonders „zu Herzen". Hinter jedem Konflikt steckt ein verschüttetes Potenzial, das oft besonders positive Wirkungen entfaltet, wenn es um einen Konflikt im Herzbereich geht.

Neben ihrer theoretischen Bedeutung als Baustein einer Systematik hat sich die Unten-oben-Koppelung im Praxisalltag als nützlich erwiesen, um Heilprozesse besser zu verstehen. Die Erfahrung hat gezeigt, dass sich die Harmonisierung eines bestimmten Energiezentrums günstig auf das mit diesem gekoppelte Zentrum auswirkt. Deshalb kann ein chronischer Kopfschmerz gebessert werden, nachdem man die Beckenenergie harmonisiert hat, etwa nachdem ein Konflikt im ersten Energiezentrum aufgelöst worden ist. Körperpsychotherapeuten und Chiropraktiker haben mir von vergleichbaren Beobachtungen berichtet, und die Kraniosakraltherapie nach John Upledger hat daraus sogar ein eigenes System gemacht. Es scheint sich bei der Oben-unten-Koppelung um ein Gesetz zu handeln, dessen wahre Natur noch nicht verstanden wird. Vermutlich entsteht es durch eine kreisförmige Anordnung der feinstofflichen Energie, die ihren Mittelpunkt im Brustbereich hat.

Die symbolische Sprache der Energiezentren: Wenn man die vier Charaktertypen mit den Energiezentren in Beziehung gesetzt hat, stellt sich die Frage, wie man diese Zusammenhänge interpretieren soll. Welche Gründe

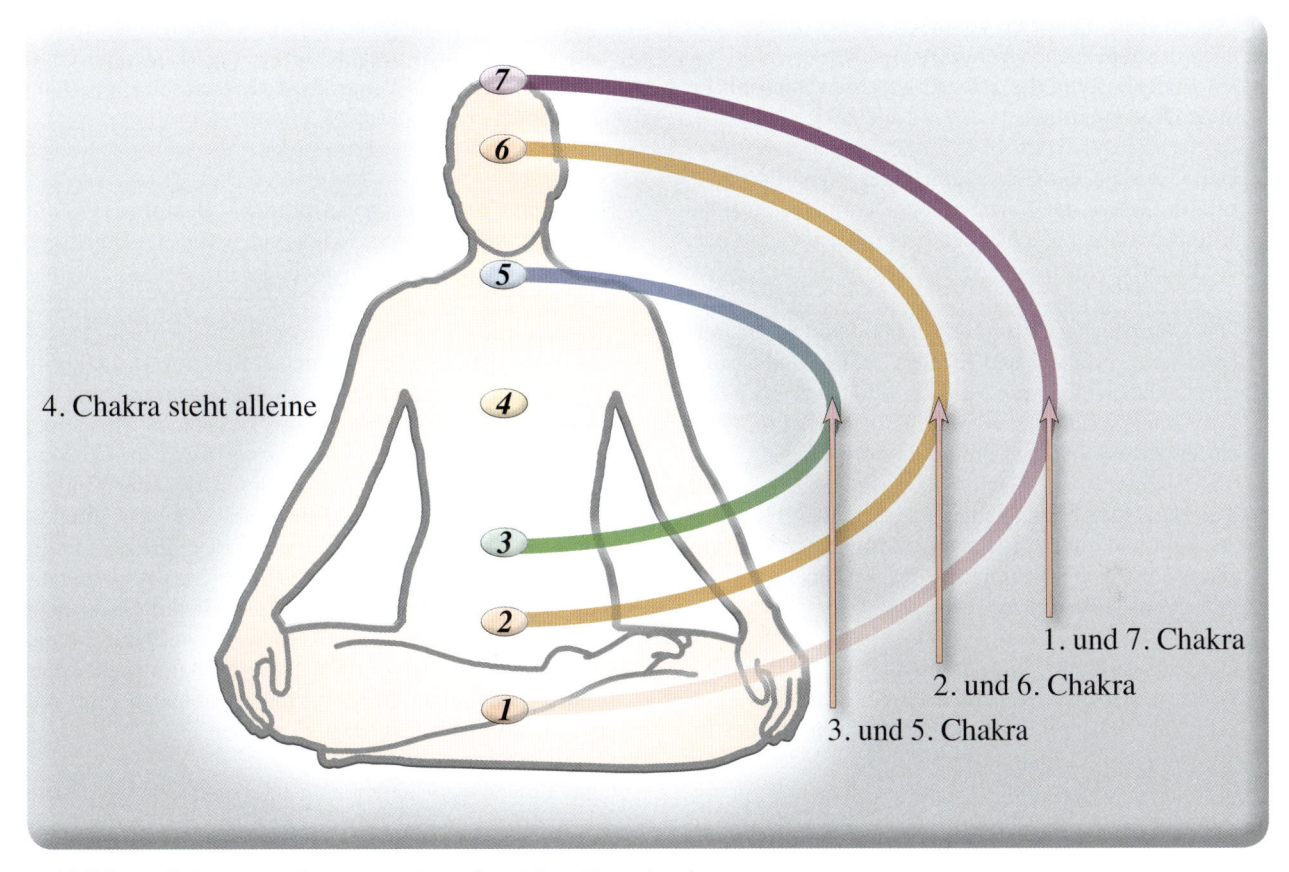

Abbildung 136: *Unten-oben-Koppelung der sieben Energiezentren.*

gibt es dafür, dass alle Choleriker ein gestörtes Oberbauch-Energiezentrum haben? Warum spielt sich das nur dort ab und nicht woanders? Welche Bedeutungen und Sinnzusammenhänge verbergen sich dahinter? Die Wut in Form gestauter Galle reicht als Erklärung nicht aus, um die Psychodynamik des gestörten dritten Chakras zu verstehen, weil sich andere Konfliktthemen wie Frustration, Gier oder emotionale Rückzugstendenzen ebenfalls dort ausdrücken. Die Frage lautet, unter welchen Oberbegriffen man die unterschiedlichen Bedeutungen zusammenfassen kann.

Man muss dafür Ausdrücke mit weitreichender Symbolbedeutung wählen, um die komplexen und gleichzeitig simplen Zusammenhänge einigermaßen beschreiben zu können. Dadurch landet man unweigerlich bei mythologischen und archaischen Vorstellungen. Das Becken etwa steht dann pauschal für Erdung, egal um welche Bedeutungsebene es sich handelt. Erdung meint zunächst die Beine samt Füßen, auf denen man mit seinem materiellen Körper steht, aber auch die Fortpflanzung als genetische Erdung sowie eine emotionale, seelische, soziale, psychologische Form von Bodenständigkeit, Vernünf-

tigkeit und von einem gesunden Selbstbewusstsein, die man üblicherweise als „geerdet" beschreibt. Der Begriff drückt daher weniger eine bestimmte Qualität als einen Zustand aus, der verschiedenste Eigenschaften zusammenfasst, die im weitesten Sinn mit psychoenergetischer Harmonie und Normalität zu tun haben.

Die nachfolgenden Deutungen entstanden im Laufe vieler Jahre und in Zusammenarbeit mit vielen Therapeuten und haben sich bewährt, um dem Patienten die Bedeutung seiner gestörten Energiezentren verständlich zu machen. Ihr Sinn hat sich darüber hinaus aus den Konfliktinhalten ergeben. Aus der Erfahrung mit ihnen kann man eine übergeordnete Bedeutung ableiten, weil man etwas Komplexes oft erst dann deutlich erkennt, wenn es fehlt. Erst wenn jemand beispielsweise nicht mehr geerdet ist, versteht er, warum Erdung für ihn so wichtig ist und was das konkret heißt. Darüber hinaus entwickelte sich eine Interpretation der Energiezentren, durch die ich durch eigene Erfahrungen und die reichhaltige Literatur zu den Chakren angeregt wurde (siehe das Kapitel „Seelische und spirituelle Dimension der Energiezentren").

1. Das Becken dient der Verankerung der Beine, aber auch der genetischen Verankerung und der emotionalen Bodenhaftung. Es geht im weitesten Sinn um Erdung (Bodenhaftung).

2. Der Unterleib enthält ein wichtiges Steuerungszentrum in Gestalt der Nebennieren. Deren Hormone bestimmen, ob sich der Mensch einem Kampf stellt oder die Flucht ergreift.

3. Das Oberbauch-Zentrum entspricht dem Ort, an dem Lebewesen Fremdes und Eigenes trennen und assimilieren, indem Nahrung verdaut wird, aber auch Aggressionen verarbeitet werden. Es geht darum, Eigenes einzuverleiben und Fremdes abzuwehren.

4. Das Herz steht alleine, bildet das eigentliche Energiezentrum und enthält Elemente aller anderen Energiezentren. Es ist der Mittelpunkt der Psychoenergie und gilt als das Zentrum der Liebe.

5. Der Hals verbindet das Individuum sprachlich mit der Welt, ist also psychoenergetisch ein rationales Zentrum. Der Hals verbindet die höheren Sphären des Individuums mit seinen niederen Ebenen, indem er den tierischen Körper mit dem menschlichen Kopf zusammenbringt. Es geht um Lenken und Gelenktwerden.

6. Das Stirnzentrum enthält den Hypothalamus als das wichtigste Steuerungszentrum, das das Individuum mit seinen eigenen Rhythmen und Bedürfnissen mit denjenigen der Umwelt abgleicht. Es geht wieder um Flucht oder Standhalten.

7. Das Hirn als rationales Zentrum ermöglicht eine individuelle, aber ebenso eine gesellschaftliche wie eine kosmische (transzendente) Sinnfindung und Orientierung. Es geht wieder um Erdung (Bodenhaftung), aber diesmal als vernünftige Orientierung innerhalb einer geistigen Welt.

Sich dem Charaktertyp annähern – Resümee: Es fällt in der Praxis manchmal schwer, den Persönlichkeitstyp zu bestimmen, weil man nicht in die Abgründe einer Seele hineinschauen kann. Die sanfte Dame mit dem „Wut"-Konflikt, von der ich bereits ausführlich gesprochen habe, ist dafür ein treffendes Beispiel. Das Gleiche gilt, wenn jemand anderes durch eine rosarote Brille gesehen wird, etwa weil man frisch verliebt ist. Manchmal gelingt auch die Selbsteinschätzung nicht leicht: Man glaubt, alle Beschreibungen würden mehr oder weniger auf einen selbst zutreffen. Der Grund für die Unsicherheit liegt meist darin, dass die eigenen Schattenseiten stark verdrängt und deshalb nicht objektiv wahrgenommen werden können. Manchmal sind beim Erkennen des eigene Charakters ironischerweise auch bestimmte Charaktereigenschaften im Wege, etwa beim freiheitsliebenden Sanguiniker, der es partout nicht leiden kann, auf etwas Bestimmtes festgelegt zu werden.

Gute Fragebögen helfen manchmal weiter, wie eigene Stichproben ergeben haben. Oft decken sich die PSE-Befunde mit dem Ergebnis des Fragebogens, aber leider nicht immer. Bei Menschen, die kein klares Persönlichkeitsprofil haben, sondern Mischtypen entsprechen, erweist sich die Zuordnung mitunter als schwierig. Mit dem Testen des Zentralkonflikts und der Befragung nach typischen Kern-Eigenschaften kann der Charaktertyp jedoch sehr häufig zuverlässig festgelegt werden. Nahe Angehörige, enge Freunde und Ehepartner bestätigen das Ergebnis meistens, weshalb ich sie als Kronzeugen bei der Besprechung schätzen gelernt habe.

Praktische Erfahrungen mit dem Zentralkonflikt

Im Folgenden möchte ich die über mehr als ein Jahrzehnt gesammelten Erfahrungen zusammenfassen, die mit der Aufdeckung und Behandlung des Zentrakonflikts an Hunderten von Patienten gesammelt worden sind. Andere Therapeuten haben die Erfahrungen bestätigt, so dass die Angaben eine gewisse Allgemeingültigkeit beanspruchen. Zusammen mit den bereits vorgestellten Typologien der Antike und Schultz-Henckes ergibt sich ein in sich schlüssiges Gesamtbild der Psychoenergie.

Aktivwerden des Zentralkonflikts

Geht jemand durch ein „Tal der Tränen" und leidet besonders stark, testet man oft einen aktiven Zentralkonflikt. Auch bei schweren Krankheiten wie etwa Krebs findet man ihn häufig. Das Gleiche gilt, wenn jemand an einer schweren psychiatrischen oder einer chronischen Krankheit wie der multiplen Sklerose leidet. Oft habe ich dieses Aktivwerden während typischer kritischer Umbruchsphasen wie Pubertät oder Klimakterium beobachtet, wo es möglicherweise durch eine größere psychoenergetische Labilität begünstigt wird.

Manchmal kann man auch keinen vernünftigen Grund erkennen, warum der Zentralkonflikt aus seinem Dornröschenschlaf erwacht. Gelegentlich wird er ausgerechnet dann aktiv, wenn es jemandem besonders gut geht. Vielleicht hat man das durch die Jahrtausende hindurch immer wieder beobachtet und daraus die bekannte Lebensregel abgeleitet, die Götter durch sein Glück nicht herauszufordern. Man kann das Phänomen aber teilweise psychoenergetisch erklären: Alles, was die Lebensenergie stärker fließen lässt und mit Wohlbefinden einhergeht, führt zu einem Höherschwingen. Stellt man sich den Zentralkonflikt als energetische Unwucht vor, gerät der Organismus in eine ähnlich missliche Lage wie ein schlecht ausgewuchteter Autoreifen, den man stärker beschleunigt. Vermutlich ist der Zentralkonflikt in solchen Fällen schon ein klein wenig aktiv gewesen und bringt als „schlecht ausgewuchteter Reifen" das System durcheinander, wenn es jemandem eine Zeitlang besonders gut geht.

Ähnliches beobachtet man, wenn Menschen mit der Psychosomatischen Energetik behandelt werden. Meist folgt dabei ein Konflikt auf den anderen, und einer der aktiven Konflikte ist in der Regel irgendwann der Zentralkonflikt. Oft findet man ihn gleich am Anfang, bei nahezu jedem zweiten Patienten zeigt er sich nach vier bis fünf Monaten dann, wenn ein erster Konflikt aufgelöst worden ist. Dadurch fließt mehr Lebensenergie, was zu einem Höherschwingen führt. Patienten sagen mir typischerweise: *„Eine Zeitlang ging es mir so gut wie schon lange nicht mehr, bis es plötzlich wieder ganz schlecht wurde."* Das bedeutet, dass der Zentralkonflikt aktiv geworden ist. Weil man das relativ häufig beobachtet, sollte eine PSE-Behandlung nicht zu früh abgebrochen oder unterbrochen werden.

Seelische Wirkungen der Zentralkonfliktheilung

Eine 34-jährige Patientin, Lagerarbeiterin, allein lebend, hat seit ihrer Jugend ein Problem mit Stottern. Sie leidet sehr darunter und geht in ihrer Freizeit kaum aus. Sie wirkt schüchtern und spricht betont langsam, weil das Ganze unter Stress besonders schlimm wird. Sie kann trotz der ungewohnten Situation während der Konsultation weitgehend normal sprechen, nur bei Aufregung beginnt sie kurz zu stottern. Sie habe bereits alle gängigen Therapien ausprobiert, aber nichts habe dauerhaft geholfen. Als Erstes testet ein Konflikt mit dem Thema „angespannt, nervös". Sie bestätigt das Konfliktthema, sie fühle sich oft verkrampft und unruhig.

Bei der Kontrolluntersuchung vier Monate später hat sich an ihrem Zustand nicht viel geändert, sie fühle sich nur manchmal etwas ruhiger. Jetzt testet ein großer Konflikt mit dem Thema „hastig". Er erweist sich als Zentralkonflikt. Nach weiteren fünf Monaten der Konfliktauflösung berichtet sie, das Stottern sei nahezu völlig verschwunden. Sie habe jetzt Mut gefasst, sich in einer Betriebsversammlung erstmals selbstständig zu Wort zu melden. Dabei habe sie problemlos sprechen können und kein einziges Mal gestottert. Den Mut habe sie früher nicht aufgebracht, worauf sie sehr stolz sei. Sie habe auch erstmals einen jungen Mann kennengelernt. Laut ihren Arbeitskolleginnen wirke sie viel fröhlicher und habe einen ganz anderen Gesichtsausdruck als früher.

Vergleichbares höre ich immer wieder. Viele Menschen haben Angst davor, vor anderen frei zu sprechen, und können nach einer PSE-Therapie erstmals angstfrei öffentlich auftreten. Durch die Konfliktauflösung werden viele belastbarer und mutiger, selbstbewusster und unabhängiger. Man kann also vermuten, dass Konflikte an solchen Ängsten und Hemmungen stark beteiligt sind.

Eine 40 Jahre alte Chefsekretärin klagt über Mobbing am Arbeitsplatz. Sie werde von ihrem Chef regelrecht fertiggemacht, nichts könne sie ihm recht machen. Sie klagt über jahrelange Schlafstörungen und Erschöpfungszustände. Sie sei deswegen in diversen Kliniken gewesen. Aus Angst vor einer länger dauernden Arbeitslosigkeit wage sie jedoch nicht zu kündigen, weil Frauen in ihrem Alter schwer vermittelbar seien.

Im PSE-Test zeigen sich stark erniedrigte Vital- und Emotionalwerte von je 20 %, die für starke Erschöpfung sprechen. Es findet sich ein Zentralkonflikt mit dem Thema „hilflos, ausgeliefert" im ersten Chakra. Die typischen Kernsymptome des Melancholikers bestätigt sie, etwa, verstandesorientiert und gern alleine zu sein, strategisch ausgerichtet zu handeln und mit anderen Menschen nur langsam warm zu werden. Abgesehen vom Mobbing fühle sie sich an ihrem Arbeitsplatz ausgesprochen wohl.

Nach einem Dreivierteljahr der Behandlung sehe ich sie wieder, und sie wirkt nun vollkommen umgewandelt, das heißt frisch, unternehmungslustig und bester Laune. Zu meiner Überraschung erfahre ich, sie sei immer noch am selben Arbeitsplatz und habe immer noch denselben Chef. Verschmitzt meint sie, ich dürfe einmal raten, was sich an der Situation geändert habe. Sie habe einfach von einem Moment zum anderen ihre innere Einstellung radikal geändert. Dadurch könne sie jetzt innerlich über den Chef lachen und das Ganze als Übung in Geduld nehmen. Die Arbeit mache ihr wieder Freude, und es motiviere sie, dass der mobbende Chef bald pensioniert werde. Der Nachfolger sei ein sehr netter Mensch, und sie freue sich schon auf die Zusammenarbeit mit ihm.

Man kann häufig beobachten, dass Menschen durch die PSE seelisch mehr in ihre Mitte kommen und ihre Potenziale besser entfalten können. Sie werden stressresistenter und erhalten durch die größere Menge an Lebensenergie mehr innere Kraft. Das zeigt sich in der Schule, am Arbeitsplatz und vielen anderen sozialen Umfeldern. Schüler gehen friedlich miteinander um, und am Arbeitsplatz herrscht ein angenehmes Klima. Durch die Zentralkonflikt-Auflösung ändern sie grundlegend ihre innere Einstellung. Man nimmt bestimmte Dinge nicht mehr so wichtig und reagiert entspannter. In den Worten der Körperpsychotherapeutin Gerda Boyesen wird bei einer erfolgreichen Therapie oft aus Tragischem etwas Trivialen, etwa wie im geschilderten Fall aus einem bedrohlichen Chef eine amüsante Person. Ganz besonders wichtig scheint ein starkes und ausgeglichenes Energiesystem bei Bewerbungsgesprächen zu sein: Solche Bewerber haben eine bessere Ausstrahlung, treten freundlich und selbstbewusst auf und werden erfahrungsgemäß häufiger eingestellt als energetisch blockierte Menschen.

Eine entscheidende Rolle bei der Auflösung des Zentralkonflikts spielt die Persönlichkeitsstruktur. Ist sie wie bei Kindern und Jugendlichen noch wenig gefestigt, erweisen sich die Therapieerfolge als deutlich besser als beim Erwachsenen oder beim alten Menschen. Dazu ein typisches Beispiel:

Der achtjährige Christian leidet an einer Aufmerksamkeitsstörung. Er stottert und ist in der Schule extrem schüchtern. Zu Hause sei er laut der Mutter dagegen ausgesprochen lebhaft und rede völlig normal. Dort äußere er deutlich und unmissverständlich, was er will, aber in der Schule sei er sehr zurückhaltend. Eine mehrmonatige psychologische Betreuung hilft nur vorübergehend.

Bei der Testung mit der Psychosomatischen Energetik zeigt Christian schlechte Energiewerte von 50 % vital und 20 % emotional. (In dem Zusammenhang möchte ich hinzufügen, dass sich niedrige Emotionalwerte bei Kindern besonders ungünstig auswirken, da sie zum Großteil in dieser energetischen Sphäre leben, im Gegensatz zu Erwachsenen, bei denen die Mentalebene ebenfalls eine wichtige Rolle spielt.) Nach der Behandlung des Zentralkonflikts „hastig, unruhig" sind die Energiewerte bei der Kontrolluntersuchung vier Monate später deutlich besser. Christian hat jetzt Werte von 70 % vital und 60 % emotional. An seinem Zustand hat sich aber noch wenig geändert. Nun testet der Konflikt „angespannt, verkrampft" im sechsten Chakra positiv. Nach weiteren vier Monaten sind Christians Energiewerte endlich normal, und es kann kein Konflikt mehr nachgewiesen werden. Laut der Mutter stottere er auch nicht mehr. Er habe deutlich mehr Selbstbewusstsein und könne sich gegenüber Mitschülern durchsetzen. Seine Konzentration sei gebessert, und er gehe wieder gerne zur Schule.

Bei Kindern reicht es oft aus, die Energieblockaden zu beseitigen, damit seelische Selbstheilvorgänge wirken und sich die zu behandelnden Symptome von alleine zurückbilden. Bei Erwachsenen ist das oft deutlich schwerer, weil sie durch Gewohnheiten seelisch starr geworden sind. Beim extremen Fall einer rigiden neurotischen Persönlichkeitsstruktur kann die PSE-Therapie erfahrungsgemäß nichts erzwingen, so dass sich solche Menschen oft sogar als therapieresistent erweisen. Die Auflösung des Zentralkonflikts bewirkt grundsätzlich keine Wunder, sondern verlangt vom Einzelnen, dass er selbst etwas tut, und das aus freien Stücken. Es handelt sich daher um

Hilfe zur Selbsthilfe im Sinne des englischen Schriftstellers Gilbert Keith Chesterton: *„Ich glaube nicht an ein Schicksal, welches die Menschen unabhängig von ihren Handlungen ereilt. Ich glaube eher an ein Schicksal, welches die Menschen ereilt, wenn sie nicht handeln."*

Körperliche Krankheiten und der Zentralkonflikt

Man kann häufig beobachten, dass Patienten genau in dem Körpersegment Beschwerden oder Krankheiten haben, die mit dem Sitz des aktiven Zentralkonflikts übereinstimmen oder gemäß der Unten-oben-Koppelung energetisch damit zusammenhängen (siehe Abbildung 136). Ein typisches und häufiges Beispiel sind Migräneanfälle bei Energieblockaden des Stirnzentrums oder des zweiten Energiezentrums, das den Kopf durch die Unten-oben-Koppelung indirekt belastet. Zu den körperlichen Krankheiten, bei denen positive Effekte der PSE-Therapie beobachtet worden sind, zählen Hautkrankheiten wie Neurodermitis und Psoriasis, entzündliche Darmerkrankungen sowie arterielle oder venöse Durchblutungsstörungen der Beine. Das Spektrum erfolgreich behandelter körperlicher Krankheiten ist grundsätzlich sehr breit.

Frau S., 72 Jahre alt und Hausfrau, kann seit einigen Jahren kaum mehr laufen – allerhöchstens sehr langsam und mit Krücken wenige Meter. Die Beine sind pelzig und schmerzen. Den Haushalt kann sie kaum mehr machen und sie ist verzweifelt, weil keine Therapie anschlägt. Selbst in einer Fachklinik habe man ihr nicht helfen können. Es handelt sich um eine Polyneuropathie unklarer Ursache. Bei der PSE-Testung findet sich ein Zentralkonflikt mit dem Thema „hilflos" im Energiezentrum des Beckens. Sie bestätigt die typischen Persönlichkeitsmerkmale des Melancholikers (siehe Abbildung 134). Zusätzlich muss eine schwere Erdstrahlbelastung beseitigt werden, die quer durch ihr gesamtes Bett verläuft. Ein hinzugezogener Rutengänger bestätigt das und verschiebt das Bett auf eine ungestörte Stelle. Nach fünf Monaten Behandlung ist der Zentralkonflikt komplett aufgelöst. Sie überrascht mich damit, dass sie seit Jahren wieder ohne Krücken gehen kann und das Gangbild nahezu normal aussieht. Die Schmerzen seien auch viel geringer, und sie denke oft gar nicht mehr daran. Nach Auflösen zweier weiterer Konflikte ist sie beschwerdefrei, und ihr Zustand bleibt über Jahre stabil, wie ich von ihr bestätigt bekomme.

Nachdem sich diese Dame bereit erklärt hatte, ihren Fall im deutschen Fernsehen einem Millionenpublikum vorzustellen, kam ein gutes Dutzend Patienten mit vergleichbaren Beschwerden zu mir in die Praxis, was angesichts der Seltenheit des Krankheitsbildes eher ungewöhnlich war. Erstaunlicherweise konnte ich den Meisten sehr gut helfen, und das, obwohl viele von ihnen jahrelang unter der Krankheit gelitten hatten. Oft fanden sich bei ihnen ähnliche psychoenergetische Blockaden wie bei Frau S.

Finalphase schwerer Krankheiten

Normalerweise kommen Menschen, die sich im Endzustand einer schweren Krankheit befinden, nicht mehr in die PSE-Therapie. Allein der gesunde Menschenverstand rät einem in diesen Fällen, keine Behandlungsversuche zu unternehmen. Einige wenige solcher Patienten kamen aber in meine Praxis, wobei es sich um verzweifelte Menschen gehandelt hat, die einfach nichts unversucht lassen wollten. Und eine PSE-Therapie kann durchaus mithelfen, Sterbenden die letzte Phase ihres Lebens zu erleichtern.

Ein 71 Jahre alter Patient kommt mit einer Gelbsucht und einem vorgewölbten Bauch voller Wasser. Er ist stark abgemagert. Im Krankenhaus wurde bei einer Routineuntersuchung eine vergrößerte Leber festgestellt, in der zahlreiche Krebsknoten sitzen. Er klagt aktuell über keinerlei Beschwerden. Es gehe ihm gut, aber er sei appetitlos. Er weiß um die Prognose der Krankheit und sieht der Zukunft gefasst entgegen. Im PSE-Test ergeben sich 60 % vital und 20 % emotional. Den letzteren Wert deute ich als Ausdruck einer depressiven Stimmungslage. Als Energiezentrum spricht das Hals-Energiezentrum mit dem Konflikt „hastig" an. Es handelt sich um den Zentralkonflikt. Äußerlich wirke er auf andere Menschen stets sehr ruhig, innerlich aber sei er sehr aufgedreht. Er findet sich in den Kernsymptomen des Phlegmatikers wieder. Als Perfektionist hat er zeitlebens hohe Ansprüche an sich selbst gehabt, war stets zögerlich in Entscheidungen, um keine Fehler zu machen. Einige Monate nach Therapiebeginn stirbt er, nach Auskunft der Angehörigen ohne Schmerzen und seelisch friedvoll.

Von einer PSE-Therapeutin erfuhr ich, dass sie die PSE häufig erfolgreich zur Sterbebegleitung einsetzt. Meist sei dann – nach ihren Worten – der Zentralkonflikt aktiv, und die Behandlung Sterbender scheine sich insgesamt sehr segensreich auszuwirken. Da ich persönlich an ein Weiterleben in einer geistigen Welt und an eine Wiedergeburt glaube (dazu später mehr), bin ich der Überzeugung, dass sich eine psychoenergetische Harmonisierung nach dem Tod eines Menschen positiv auf seine fortlebende Seele auswirkt. Wer seinen Lebenskonflikt losgeworden ist, hat es vermutlich im Jenseits leichter, aber vor allem hilft es auch bei einer neuen

Inkarnation. Medial veranlagte Menschen haben diese Vermutung zwar bestätigt, aber beweisen kann man es natürlich nicht.

Grenzen der Zentralkonflikttherapie

Die Bedeutung des Zentralkonflikts hat sich mittlerweile herumgesprochen. Daraus ist ein regelrechter Mythos entstanden, was bisweilen mit unrealistischen Hoffnungen verbunden ist. Die Praxiserfahrung lehrt aber, dass die Auflösung anderer Konflikte – etwa im Herzbereich, wo sie sich oft erst nach längerer PSE-Behandlung zeigen – manchmal stärkere Heileffekte haben kann als diejenige des Zentralkonflikts. Man sollte die Zentralkonflikttherapie deshalb nicht überbewerten, vor allem, weil die seelischen Inhalte des Zentralkonflikts häufig sehr stark verdrängt und die charakterlichen Veränderungen deshalb oft nur marginal sein können, besonders bei älteren Erwachsenen und solchen mit besonders rigiden Persönlichkeitsstrukuren. Man darf also nicht zu stereotyp auf den Zentralkonflikt schauen, sondern sollte die Konfliktauflösung, die sich meist über ein bis zwei Jahre erstreckt, als Ganzes ansehen.

Die vier Charaktertypen

Die nachfolgende Beschreibung der vier Charaktertypen beruht weitgehend auf den Schriften Fritz Riemanns, aber auch auf denen des Psychoanalytikers Karl König und des Betriebswirtschaftlers Hans Jung. Ich habe deren Ausführungen durch eigene Erfahrungen und allgemeine Beobachtungen ergänzt. Meine jahrelange Praxis hat gezeigt, dass jeder Mensch während einer PSE-Therapie einem bestimmten Charaktertyp eindeutig zugeordnet werden kann, zumindest was die Kern-Eigenschaften angeht (siehe dazu Abbildung 137). Ich habe noch kaum eine Ausnahme erlebt. Allerdings sollte diese Aussage dadurch relativiert werden, dass ich auf die Testbarkeit des Zentralkonflikts angewiesen bin. Weil er sich in schätzungsweise 10 bis 20 Prozent aller Fälle nicht so ohne Weiteres zeigt – selbst wenn man ein halbes Dutzend Konflikte behandelt –, ist man bei diesen Menschen auf Mutmaßungen, Auswertung von Fragebögen und üblichen psychologischen Interviews angewiesen.

Antike Typenlehre	Melancholiker	Choleriker	Phlegmatiker	Sanguiniker
Grundtendenz	rational	emotional	rational	emotional
Grundeigenschaft	unabhängig	einfühlsam	gehorsam	lebhaft
Akzent (fettgedruckt) und positive wie negative Eigenschaften	**Ich** positiv: konsequent, selbstsicher, autonom, entscheidungsfreudig, unbeirrbar, kritisch, eigenständig negativ: intolerant, gleichgültig, kontaktschwach, unsensibel, einsam, störrisch, misstrauisch, eigenbrötlerisch, abweisend	**Du** positiv: resonanzfähig, einfühlsam, kameradschaftlich, kontaktfähig, empfindsam, hilfsbereit, beratend, tolerant, verstehend negativ: nachgiebig, aufdringlich, lästig, entscheidungsschwach, lasch, anbiedernd, sich überfordernd	**Ordnung** positiv: exakt, pünktlich, systematisch, ausdauernd, fleißig, zuverlässig, ordentlich, genau, verlässlich, korrekt, vorsichtig negativ: pingelig, pedantisch, starr, verbissen streberhaft, langweilig, putzwütig, unflexibel, bieder, doktrinär, kleinlich	**Freiheit** positiv: spontan, gewandt, flexibel, risikofreudig, innovationsfreudig, großzügig, mitreißend, überzeugend, anregend negativ: chaotisierend, oberflächlich, sprunghaft, ablenkbar, leichtsinnig, unstet, unrealistisch, hektisch, flatterhaft, unruhig

Abbildung 137: *Grundtendenz, Grundeigenschaft, Akzent sowie positive und negative Eigenschaften der vier Charaktertypen. (Den Begriff „Akzent" sowie die Beschreibungen verdanke ich Jung H. 2000.)*

Eine erste grobe Einteilung der vier Charaktere folgt der Unterscheidung in rational und emotional. Ich bezeichne das als seelische Grundtendenz (siehe Abbildung 137). Die meisten Menschen können sich relativ genau einordnen, wenn man sie nach dieser seelischen Grundtendenz fragt. Daneben hat jeder Charakter eine typische Grundeigenschaft, sein prägnantestes Merkmal, das ihn am treffendsten bezeichnet. Und schließlich gibt es die bereits erwähnten Kern-Eigenschaften, die eine eindeutige Unterscheidung ermöglichen, weil sie nur bei einem bestimmten Typ vorkommen. Gemäß der psychologischen Grundregel, dass man nur das wahrnimmt, was einem schon bekannt ist, muss man die Charaktertypen erst verinnerlicht haben, um sie danach erkennen zu können. Viele Menschen sind nach einer Phase des Einlernens überrascht, wie zuverlässig und universell dieses Wissen eingesetzt werden kann. Zweckmäßigerweise empfiehlt es sich, mit „Volltypen" eines Charaktertyps zu beginnen, denen man ab und zu begegnet, während die viel häufigeren Mischformen schwerer zu identifizieren sind. Eine zu rasche und zu plumpe Zuordnung verleitet manchmal dazu, sich vorschnell ein Urteil über jemand zu bilden, das sich dann bei genauer Prüfung als falsch erweist. Man sollte die Einteilung der Charaktertypen deshalb mit abwägender Vorsicht vornehmen, vergleichsweise so, wie sich ein Jäger an ein scheues Wild heranpirscht.

Sobald man ein geschultes Auge dafür entwickelt hat, identifiziert man einen Volltyp meist schon auf den ersten Blick. Etwa den charmanten, lebenslustigen, oft gut aussehenden und extrovertierten Sanguiniker mit seiner betont modischen Kleidung, der schnell überall im Mittelpunkt steht und glänzt. Wenn man bei einem Gruppenfoto spontan jemand anschauen muss, handelt es sich oft um einen Sanguiniker, die es selbst auf einem Foto schaffen, andere für sich zu begeistern. Der pedantische Phlegmatiker mit Aktentasche und korrekter, aber meist betont unauffälliger Kleidung wird dagegen häufig übersehen. Genauso ergeht es dem Choleriker. Melancholiker als geborene Chefs müssen manchmal rollenbedingt im Mittelpunkt stehen, aber eigentlich ist ihnen das unangenehm.

Ein weiteres gutes Mittel zur Identifizierung der Charaktertypen ist die Handschrift. Der Sanguiniker schreibt schwungvoll. Häufig finden sich schmückende Girlanden, die beeindrucken sollen und etwas Verspieltes, Übermütiges und Expressives an sich haben. Sanguiniker unterzeichnen oft mit einer raumgreifenden, alle üblichen Proportionen sprengenden Unterschrift, die als Ausdruck großer Geltungssucht gewertet werden kann. Die Schrift des Phlegmatikers dagegen wirkt oft steif und streng, erscheint dabei aber gut lesbar. Häufig wird jeder Buchstabe einzeln geschrieben. Die Handschrift des Melancholikers sieht krakelig aus und ist häufig schwer zu entziffern. Sie hat etwas flüchtig Hingeworfenes, nach dem Motto: Eigentlich gibt es Wichtigeres als das Schreiben. Der Choleriker schreibt oft besonders klar lesbar, weil er es dem Leser einfühlend leicht machen möchte, seine Schrift zu entziffern. Das Schriftbild erscheint bei ihm weich und schwungvoll, aber nicht übertrieben.

In meiner Arztpraxis erkenne ich die Charaktere der Patienten oft an bestimmten Verhaltensweisen. Der Sanguiniker versucht, aus der Therapiestunde das Maximum herauszupressen: Möglichst alles soll behandelt werden, und am besten sofort. Er erzählt ausufernd von seinen Beschwerden und leidet oft dramatisch. Dem Melancholiker muss man die Aussagen oft erst mühsam abringen. Meist ist er wortkarg, kritisch und distanziert. Er erwartet vom Arzt, herauszufinden, was ihm fehlt. Der Choleriker erzählt voller Emotion, aber absichtlich wenig, um dem Arzt keine unnötige Mühe zu bereiten. Er will nicht zur Last fallen, wo es der Arzt „doch ohnehin so schwer hat". Dem Phlegmatiker liegt oft eine genaue Chronologie seiner Krankengeschichte am Herzen, die er gerne tabellarisch festhält. Er will Therapien bis ins Detail verstehen und neigt mehr als andere zur Hypochondrie.

Viele Menschen fühlen sich intuitiv zu dem für sie passenden Beruf hingezogen. Man kann daher oft aus dem Beruf auf den Charaktertyp rückschließen. Unter Piloten findet man häufig Melancholiker, die strategisch ein fernes Ziel ansteuern. Stewardessen sind häufig entweder Sanguinikerinnen, die von den Passagieren bewundert werden wollen, oder Cholerikerinnen, die es dem Fluggast gerne angenehm machen. Der Chefsteward ebenso wie der Flugzeugtechniker sind oft Phlegmatiker, weil sie besonders präzise, berechenbar und schematisch vorgehen können. Schauspieler, Sänger und gute Verkäufer sind oft Sanguiniker, die ihre Gaben des Begeisterns und der Selbstdarstellung zum Beruf gemacht haben. Naturwissenschaftler gehören oft zum Charaktertyp des Melancholikers, der das große Ganze ergründen will. Einzelkämpfer wie etwa der klassische Leuchtturmwärter sind häufig Melancholiker, die vorgeben, ihre Ruhe haben zu wollen, aber vor allem ihre soziale Sprödigkeit verstecken möchten. Sie hängen lieber ihren Gedanken nach, statt Small Talk zu pflegen. Unter Sozialarbeitern und Krankenschwestern findet man überzufällig häufig Choleriker, die dienen und helfen wollen. Phlegmatiker leben ihre charakterlichen Neigungen zum Beispiel als Archivare und Prüftechniker aus, wo sie präzise Fakten zusammenstellen und danach ordnen dürfen.

Die Kenntnis des Charaktertyps kann also wertvolle Hinweise für eine optimale Berufswahl geben. Das ist von großer Bedeutung, weil Menschen umso zufriedener in ihrem Beruf sind, je mehr er ihrem Wesen entspricht. Sie sagen dann bezeichnenderweise: „Ich gehe in meinem Beruf auf. Bei mir ist der Beruf mein Hobby." Die optimale Berufswahl bei einer Kirche könnte etwa so aussehen:

1. Melancholiker: leitendes Amt wie Papst, Bischof.
2. Phlegmatiker: Religionswissenschaftler, Archivar.
3. Sanguiniker: Missionar, Prediger.
4. Choleriker: Mönche/Nonne, Sozialarbeiter oder andere dienende Rolle, wo aktive Nächstenliebe gelebt werden kann.

Man sollte aber einräumen, dass eine zu starke Simplifizierung zu falschen Schlüssen verleiten kann. Es gibt beispielsweise auch phlegmatische Piloten, die in ihrem Beruf zufrieden sind und ihn gut ausüben. Sie schätzen es besonders, die Flugsicherheits-Checklisten vor dem Abflug penibel durchzuarbeiten. Es gibt verschiedene Motive, einen Beruf auszuüben, Und eine zu schablonenhafte Zuordnung kann daher zu Fehlern verleiten, insbesondere da die meisten Menschen charakterliche Mischtypen sind. Bestimmte vielschichtige Berufsbilder etwa wie Lehrer oder Arzt bieten eine breite Palette an Möglichkeiten, mit denen sich jeder Charakter identifizieren, sich verwirklichen und darin aufgehen kann. Wenn man als junger Mensch nicht weiß, welchen Beruf man wählen soll, sollte man am besten solche vielschichtigen Berufsbilder vorziehen.

Der melancholische (schizoide) Charakter

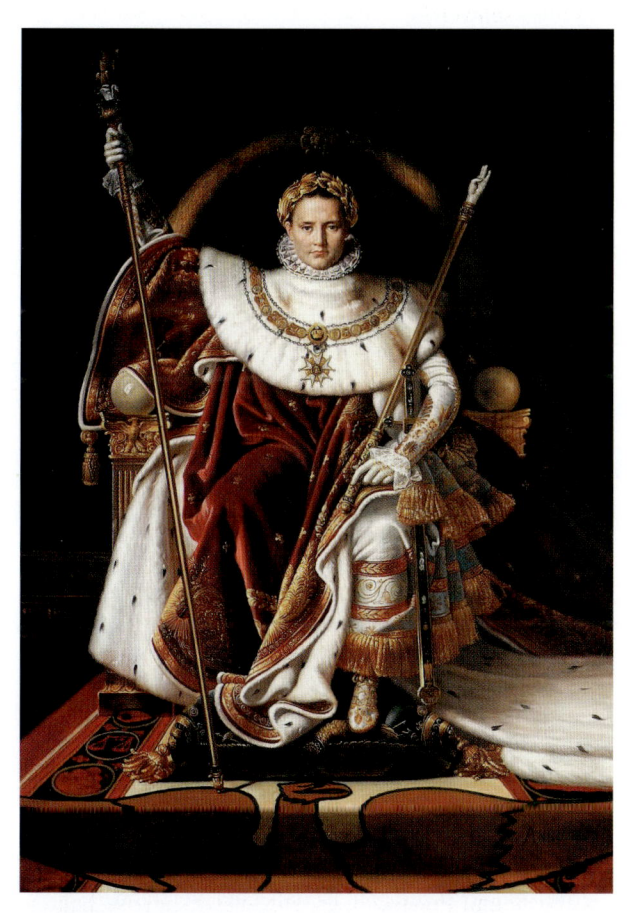

Abbildung 138: Napoleon auf dem Kaiserthron. Gemälde von Jean Auguste Dominique Ingres, 1806.

Der Melancholiker soll gemäß der antiken Viersäftelehre an einem Überschuss an schwarzer Galle leiden, was zu Krebs und trüber Gemütsstimmung führt. Wahrscheinlich waren die antiken Ärzte noch keine Statistiker und zogen aus den wenigen Einzelfällen, die sie behandelten, unzulässige Schlüsse. Melancholiker neigen erfahrungsgemäß nicht häufiger zu Schwermut als andere Typen. Auch eine gehäufte Krebsneigung kann nicht beobachtet werden. Der melancholische Charakter wird heute als schizoider Typ bezeichnet. Der Mediziner versteht unter „schizoid" eine kühle, einzelgängerische Wesensart mit der Schwierigkeit oder manchmal sogar Unfähigkeit, emotional warme Beziehungen zu anderen Menschen aufzubauen. Schizophrene, die ihre Krankheit überwunden haben, zeigen oft derartige spröde Wesenszüge. Es gibt aber auch viele durchschnittliche, seelisch gesunde Menschen, die Spuren eines schizoiden Wesens erkennen lassen. Man sollte sich durch den Begriff nicht täuschen lassen, der in der Arbeit mit seelisch Kranken entstanden ist, denn er bezeichnet Extremvarianten, die nicht mit der Norm verwechselt werden dürfen. Ich ziehe die Bezeichnung „Melancholiker" vor.

Nach dem psychoanalytischen Triebmodell fehlt melancholischen Menschen das Urvertrauen. Wichtige frühkindliche Kontaktpersonen sollen in ihren Gefühlen dem Säugling gegenüber ambivalent, instabil und emotional unvorhersehbar gewesen sein. Das Kind konnte daher kein Vertrauen aufbauen und blieb sich seiner selbst ebenso wie seiner Umwelt immer unsicher. Die Sehnsucht nach Verschmelzung mit einem geliebten Wesen entspricht nach psychoanalytischer Vorstellung den guten Phasen frühkindlicher Erfahrungen, während die Angst vor zu großer Nähe aus negativ erlebten Phasen resultiert. Ein distanziertes Verhalten als Ausdruck der Angst vor zu großer Nähe einerseits und die gleichzeitige Sehnsucht nach Einswerden mit einem geliebten Objekt spiegeln die widerstreitenden Neigungen der frühkindlichen Erfahrung.

Fast immer findet man beim Melancholiker eine mehr oder minder große Schwierigkeit, spontan mit anderen Menschen warm zu werden und offen Gefühle zu zeigen. Bei seelisch reifen Melancholikern habe ich manchmal emotionale Wärme und Fürsorglichkeit beobachten können, die annähernd normal erscheint. Aber wenn man genau hinschaut, wirken auch diese ein wenig gehandicapt, was Offenheit und Kontaktfähigkeit angeht. Sie müssen sich sichtlich mehr abmühen, und das wird auf bestimmte Weise doch wieder spürbar. Ihr Verhalten hat nichts Natürliches, sondern etwas Gewolltes. Mehr oder minder große emotionale Kühle und mangelnde Kontaktfähigkeit sind daher Kern-Eigenschaften praktisch aller Melancholiker.

Der Melancholiker gilt als verstandesorientiert. Oft erscheint er als trockener und „verkopfter" Typ und wirkt auf Außenstehende arrogant. Viele Intellektuelle und Wissenschaftler, aber auch Ideologen jeder Richtung gehören diesem Charaktertyp an. Die Welt der Ideen erscheint dem Melancholiker in der Regel wichtiger als Emotionen, die Menschheit wichtiger als der einzelne Mensch, weil er strategisch denkt und der Kontakt mit einem Einzelnen für ihn eigentlich eine Energieverschwendung darstellt. Kritische Unbestechlichkeit, Kompromisslosigkeit und Sachlichkeit gehören zu den Wesenszügen des Melancholikers, ebenso ein Hang für Wesentliches. Meist ist ihm jede Form von banalem Alltagsgeschwätz ein Graus, weil er die Echtheit und den roten Faden in einer Sache sucht.

Einer der größten Vorzüge des Melancholikers ist, dass er schneller als andere das Wesentliche eines Problems durchschaut. Melancholiker eignen sich deshalb für Führungsaufgaben, die in komplexen Situationen schnelle und richtige Entscheidungen verlangen. Melancholiker haben oft eine scharfe Beobachtungsgabe. All diese Qualitäten gehören zu ihren Kern-Eigenschaften, denn man findet sie bei anderen Typen nicht so ausgeprägt oder eher selten. Durch ihre fehlende Einfühlungsgabe und emotionale Kühle wirken Melancholiker oft unsicher im Kontakt mit anderen Menschen. Wie Pubertierende, die sich ebenfalls unklar über ihren Eindruck beim Gegenüber sind, wird das beim Melancholiker oft zeitlebens zum Problem. Er neigt oft zu eigenbrötlerischem, fast autistischem Verhalten. Wenn er kritisiert, kann das schroff und verletzend wirken, weil er Aggressionen lange aufstaut und keine emotionale Reaktionsfähigkeit eingeübt hat, die einer Situation angemessen ist.

Melancholiker verfügen grundsätzlich über ein gesundes Selbstbewusstsein. Der Prototyp des stolzen und unabhängigen Melancholikers begegnet einem in Napoleon, der als klassischer Vertreter eines selbstbewussten Herrschers gilt (siehe Abbildung 138). Ob Napoleon dabei selbst ein Melancholiker war, kann ich nicht beurteilen, aber vermute, dass er auf jeden Fall starke schizoide Züge gehabt hat. Ich führe ihn an dieser Stelle als Gewährsmann an, weil mir das Selbstbewusstsein des Melancholikers etwas ganz Typisches zu sein scheint. Wenn Melancholiker manchmal schüchtern und sogar linkisch erscheinen, mutet das zunächst widersprüchlich an: ein Napoleon mit Minderwertigkeitskomplexen! Es handelt sich aber meines Erachtens um eine Fassade, die nicht der tatsächlichen Selbsteinschätzung des Betreffenden entspricht. Das Rätsel löst sich, wenn man versteht, dass jemand mit dem Konfliktthema „hilflos" sich zwar so verhält, sich aber im Grunde seines Herzens nicht so fühlt. Fragt man den schüchternen Melancholiker, wie er sich tatsächlich einschätzt, empfindet er sich in Wirklichkeit nicht als minderwertig, sondern ist nur unsicher, wie er auf andere wirkt. Dass es sich um eine seelische Kompensation handelt, erkennt man daran, dass das Minderwertigkeitsgefühl nach der Konfliktauflösung meist schnell verschwindet, während sich ein echtes Minderwertigkeitsgefühl erst langsam hätte herausbilden müssen.

Ständige innere Reizüberflutung soll eine wichtige Ursache für die Entstehung eines melancholischen Charaktertyps sein. Früher sprach man in solchen Fällen von „Neurasthenie" und verstand darunter eine angeborene nervliche Übererregbarkeit. Es handelt sich um eine typenbedingte Schwäche, durch die bei solchen Menschen Inneres und Äußeres verschwimmt. Die Grenzen von Körper und Geist erscheinen dann unscharf, weshalb sie der Betreffende künstlich verstärken muss. Er errichtet Barrieren gegen das Überschwemmt-Werden durch zu viele Reize. Wer sich von der Außenwelt ständig abgelenkt und sogar überwältigt fühlt, schränkt seine innere Wahrnehmung ein. Er drosselt das Emotionale, vergleichbar einem vor einer Überschwemmung Fliehenden, der sich auf die obersten Regionen einer Insel zurückzieht. Der rettende Gipfel, der vor der Sinnes- und Gefühlsflut schützen soll, ist dabei der Verstand.

Der cholerische (depressive) Charakter

Ich habe bereits erwähnt, dass die Bezeichnung „Choleriker" nichts mit Jähzorn zu tun hat. Der Begriff drückt im antiken Griechenland ein Potpourri psychosomatischer Krankheitsneigungen und charakteristischer Wesenseigenschaften aus, die auf gestaute gelbe Galle zurückgeführt werden. Gestaute Galle gibt es in unserer heutigen Vorstellung nur noch, wenn jemand mechanische Probleme wie etwa Gallensteine hat. Kein moderner Arzt assoziiert damit Charaktereigenschaften oder denkt an eine grundlegende Verstimmung des Gesamtstoffwechsels.

Wie erwähnt, besitzt der Choleriker typischerweise ein sanftes und friedliches Wesen und neigt eher zu Depression als zur Aggression. Der Begriff „depressiv" wird heute für den Choleriker verwendet und drückt das Wesen des Charaktertyps treffend aus. Allerdings stammt er wiederum aus der Arbeit mit seelisch Kranken, so dass ich erneut den alten Begriff „Choleriker" vorziehe. Menschen mit Depressionen und depressive Charaktere zeigen häufig gleiche Merkmale: Beide weisen eine aggressionsgehemmte Wesensart auf. Ebenso zeichnet sie eine Neigung zu Selbstzweifeln und emotionaler Erschöpfung aus, die aus ständigen Überforderungen und Enttäuschungen resultiert. Beide sind eher passiv, fühlen sich häufig von anderen Menschen abhängig und werden oft von tief sitzenden Minderwertigkeitsgefühlen geplagt. Beide neigen zu Süchten im Sinne einer oralen Ersatzbefriedigung, die laut der Psychoanalyse auf frühkindliche Frustrationen zurückgeführt wird. Bildet man eine Skala, die vom Depressionskranken zum Normalen reicht, kann man selbst beim seelisch gesunden Choleriker einen Rest an depressiven Wesenszügen erkennen.

Zu den Kern-Eigenschaften des Cholerikers gehört seine emotional ausgerichtete Natur. Im Unterschied zum verstandesorientierten Melancholiker empfindet er alles mehr mit dem Gefühl. Er hat häufig etwas Weiches und Sanftes, emotional Warmes und Offenes, manchmal sogar Kindliches in seinem Wesen. Menschen mit ausgeprägten väterlichen oder mütterlichen Zügen gehören oft diesem Charaktertyp an. Sie werden von vielen Menschen als idealer Freund betrachtet, dem man bedenkenlos sein Herz ausschütten kann. Einerseits sind diese Eigenschaften Ausdruck echten Empfindens, weil der Choleriker wirklich freundlich ist. Andererseits handelt es sich um eine moralische Forderung, die von ihm gerne verallgemeinert wird. Viele Choleriker idealisieren ihre Wesenseigenschaften und verlangen, andere Menschen sollten ebenso gut, freundlich und friedlich sein wie sie selbst. Choleriker sind oft Idealisten, die scheinbar selbstlos für eine gute Sache eintreten, aber bei genauerem Hinsehen etwas versteckt Aggressives haben, das sich manchmal als unangenehme Schulmeisterei und Rechthaberei auslebt.

Die warmherzigen und freundlichen Charakterzüge des Cholerikers haben auch einen Appellcharakter, indem sie dazu auffordern, ihn zu brauchen, zu schätzen und zu lieben. Choleriker leben für andere und neigen im Extrem zur Aufopferung, nur um geliebt zu werden. Hinter der Fassade der übergroßen Anpassungsbereitschaft und Abhängigkeit vom Urteil anderer verbirgt sich extreme Angst vor der Selbstwerdung, also vor Eigenständigkeit, Unabhängigkeit und persönlichem Durchsetzungsvermögen. Die angstvollen Fantasien des Cholerikers kreisen darum, dass ihm ewige Einsamkeit und große Verzweiflung drohen, sobald er sich mit seinen eigenen Bedürfnissen zu stark durchsetzt.

Verlustängste und die Angst vor Selbstwerdung bilden die zwei zentralen Elemente der depressiven Charakterstruktur. Beide Ängste haben etwas Kindliches, denn auch kleine Kinder fürchten sich davor, verlassen zu werden. Angst vor Selbstwerdung bedeutet Angst davor, verlassen zu werden, wenn man sich nicht brav verhält und den Forderungen der anderen nicht genügt. Verlassenwerden bedeutet in der emotionalen Sicht des Cholerikers etwas Vergleichbares wie Sterbenmüssen. Der Choleriker tut alles, um nicht verlassen zu werden.

Daneben scheint bei der Entstehung der cholerischen Ängste noch eine andere unbewusste Dynamik wirksam zu werden. Sie ähnelt der Reizüberflutung, vor der sich der Melancholiker schützen möchte. Der Choleriker hat panische Angst davor, von quälenden Gefühlen des Leidens und des Kummers überwältigt zu werden (siehe Abbildung 139). Weil er emotional so offen ist und sich so schutzlos fühlt, kann er nichts dagegen machen und ist seinen Gefühlsstürmen wehrlos ausgeliefert. Wie ein Mensch, der Angst vor dem Zahnarztbesuch hat, fantasiert er geradezu paranoid eine grenzenlose Verzweiflung, die mit den negativen Gefühlszuständen verbunden sein soll. Einem riesigen imaginierten Tsunami vergleichbar fürchtet er sich vor einer übermächtigen Welle an Gefühlen der Trauer und Verzweiflung. Vorbeugend unternimmt der Choleriker deshalb alles, damit es erst überhaupt nicht dazu kommt, und ist anpassungsbereit, lieb und freundlich.

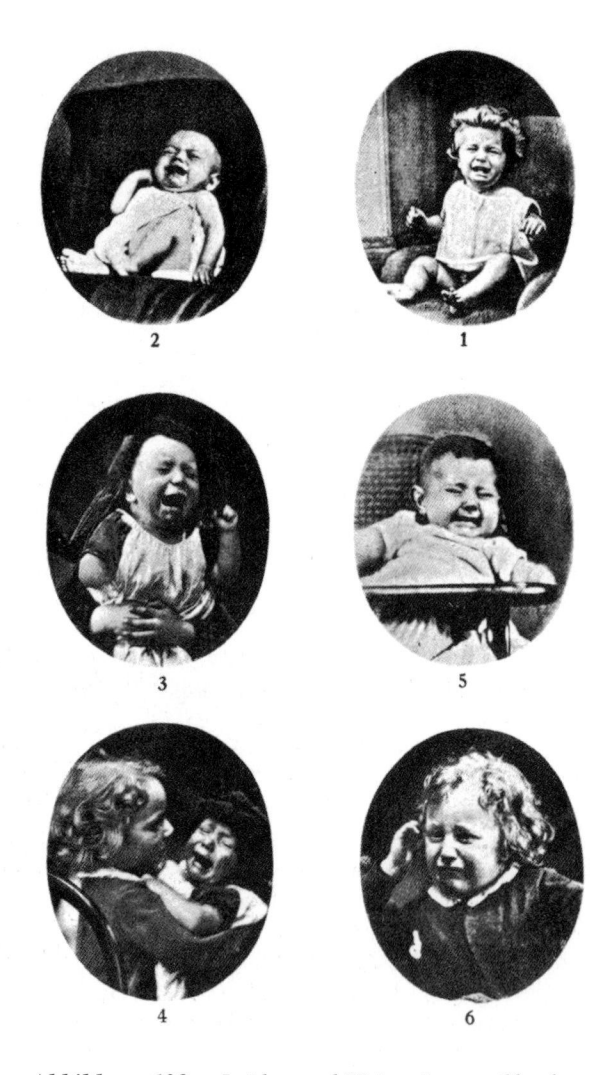

Abbildung 139: *„Leiden und Weinen", aus: Charles Darwin, Der Ausdruck der Gemütsbewegungen bei den Menschen und den Tieren.*

Choleriker haben das Empfinden, dass die Umwelt ständig etwas von ihnen fordert. Dazu gehören die Mitmenschen, aber auch Sachen, die aufgeräumt, bearbeitet oder sonstwie behandelt werden müssen. Choleriker fühlen sich für alles verantwortlich und entwickeln starke Schuldgefühle, wenn etwas misslingt. „Solange es euch gut geht, geht es mir auch gut" ist ein typischer Ausspruch. Wer ständig für andere sorgen muss, vergisst seine eigenen Bedürfnisse. Choleriker leben daher oft ein „Trabantenleben", indem sie vor allem für andere Menschen da sind und sich für etwas aufopfern. Als Gegenleistung wird Dankbarkeit, Liebe und Zuneigung erwartet, eine Hoffnung, die sich aber nicht oft erfüllt. Erhält der Choleriker den ersehnten Lohn nicht in ausreichendem Maß, fühlt er sich schlecht behandelt und grollt. „Undank ist der Welten Lohn" ist daher auch ein typischer Satz.

Die Gratwanderung zwischen den hohen Anforderungen an sich selbst und der quälenden Angst, zu versagen, führt zu Erschöpfung und irgendwann zum Ausgebranntsein, aber auch zu aufgestautem Groll, Ärger und Kummer sowie zu einer echten Depression. Ständiges Jammern und Klagen stellen typische Ventile dieser permanenten Überforderung dar, und am Ende stehen manchmal dauerhafte Verbitterung und sogar so etwas wie Gleichgültigkeit, was man dem empathischen Choleriker nie zugetraut hätte. Wer an sich und die Umwelt extrem hohe und unrealistische Forderungen stellt, lebt schnell in einem permanenten Gefühl der Frustration. Er neigt dazu, sich dafür durch Ersatzbefriedigungen zu entschädigen. Viele Menschen mit einem Suchtverhalten haben daher einen cholerischen Charaktertyp. Psychoanalytisch spricht man synonym vom oralen Charakter, der in der Kleinkindphase nicht genügend mütterliche Liebe erfahren habe und sich als Erwachsener durch Suchtmittel gute Gefühle verschaffe.

Der sanguinische (hysterische) Charakter

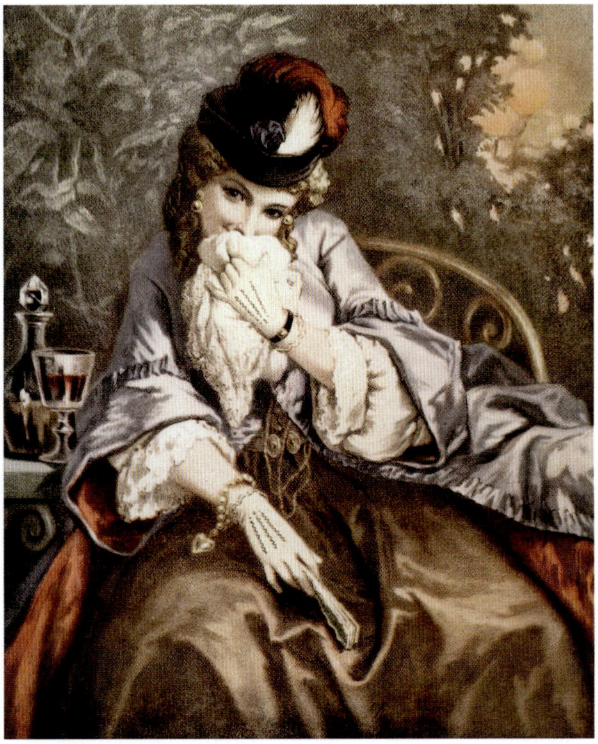

Abbildung 140: *„Die Kokotte" – Gemälde von Gustave Dorè zeigt das Verführerische und Spielerische des Sanguinikers, der es gerne darauf anlegt, andere für sich einzunehmen.*

Sanguiniker haben laut der Viersäftelehre des Hippokrates eine Neigung zu Blutwallung und dickem Blut. Meine Praxiserfahrung zeigt, dass einige Sanguiniker tatsächlich vermehrt zu Bluthochdruck, Thrombosen und Schlaganfall neigen. Möglicherweise waren solche Beobachtungen der Grund dafür, dass antike Ärzte das entsprechende Temperament mit Blut in Verbindung gebracht haben. Der heißblütige Sanguiniker kann als der leidenschaftlichste aller vier Charaktertypen bezeichnet werden, der „Blut in Wallung bringt". Er kann sich selbst und andere begeistern. Während der Melancholiker als ein Meister des Verstandes gilt, darf der Sanguiniker als ein Meister der Emotionen bezeichnet werden.

Wie der Choleriker ist auch der Sanguiniker ein überwiegend emotionaler Mensch. Während aber beim Choleriker Hilfsbereitschaft und Einfühlsamkeit ganz im Vordergrund stehen, gehört es zu den wesentlichen Eigenschaften des Sanguinikers, andere für sich einzunehmen (s. Abbildung 140). Beim Choleriker geht es um das Wohl des anderen, beim Sanguiniker in letzter Konsequenz nur um das eigene Wohl. Wenn der Sanguiniker freundlich, charmant oder sonstwie nett zu anderen Menschen ist, will er sie beeindrucken und dadurch materielle oder sonstige Vorteile erringen, was etwa im von Marilyn Monroe gesungenen Lied „*Diamonds are a girl's best friend*" treffend zum Ausdruck kommt. Dem Choleriker sind solche Motive dagegen wesensfremd, auch wenn er gelegentlich nichts gegen eine Belohnung für seine aufopfernden Dienste einzuwenden hat.

Durch den guten Eindruck, den er bei anderen macht, möchte der Sanguiniker auch sein labiles Selbstwertgefühl steigern. Sanguiniker leiden nämlich an einer permanenten Unsicherheit, ob sie „gut genug" sind, was immer wieder neue Beweise der Zuneigung und Anerkennung durch die Mitmenschen herausfordert, weil die nagende Unsicherheit bestehen bleibt. Sanguiniker sind dabei sehr kritisch gegenüber Beifallsbekundungen und glauben oft nicht, wenn andere Gutes über sie sagen. Marilyn Monroe beispielsweise hielt sich selbst für hässlich, obwohl sie schon zu Lebzeiten als eine der attraktivsten Frauen des 20. Jahrhunderts bezeichnet wurde. Wegen ihres natürlichen Charmes, ihrer kindlich-unschuldigen Laszivität, die natürlich nur die berechnende Attitüde eines scheinbar dummen Blondchens war, und ihrer starken Gefühlsschwankungen, aber auch aufgrund ihres labilen Selbstbewusstseins darf man vermuten, dass Marilyn Monroe (wie übrigens viele Schauspieler) eine Sanguinikerin war.

Der Sanguiniker ist ein Mensch, der grundsätzlich dazu neigt, Sein und Schein durcheinanderzubringen. Damit sind Selbsttäuschungen, aber auch Täuschungen anderer Menschen verbunden. Immer wieder erstaunt die faszinierende Eigenschaft des Sanguinikers, selbst an seine Täuschungen zu glauben. Er agiert wie ein guter Schauspieler, der in seiner Rolle völlig aufgeht und manchmal sogar vergisst, dass er eine spielt. Dass es sich um eine Rolle handelt, erkennt man daran, dass sie bei ernster Bedrängnis schnell abgeändert und die neue Rolle dann genauso ernsthaft und glaubwürdig gespielt wird. Aus einer Tragödie wird blitzschnell eine Humoreske. Das Schauspielerische und Kulissenhafte, aber auch der abrupte Wechsel extrem entgegengesetzter Gefühlszustände gehören zu den wesentlichen Persönlichkeitseigenschaften des Sanguinikers.

Der Sanguiniker lehnt jede Festlegung ab und empfindet Endgültiges als einengend und sogar als quälenden

Zwang, weil er sich immer bessere Alternativen offenhalten will. Sein übergroßer Freiheitswille ist Ausdruck der Angst, durch endgültige Entscheidungen keinen Ausweg mehr zu haben. Ich habe in meinem Bekanntenkreis immer wieder beobachten können, dass Sanguiniker besonders lange zögern, zum Standesamt zu gehen und zu heiraten, selbst wenn sie schon mehrere Kinder haben. Die Freiheit einer offenen Beziehung ist ihnen äußerst wichtig. Sanguiniker lieben die Abwechslung und schätzen die Wahlmöglichkeiten, weil sie ihnen ein Gefühl der Freiheit vermitteln.

Sanguiniker bauen sich – genauso wie Melancholiker – gerne ein Wolkenkuckucksheim auf. Im Unterschied zum Melancholiker, der abstrakte Ideen für das Wichtigste hält und im Extrem zu absonderlichen Philosophien neigt, ist die Scheinwelt des Sanguinikers jedoch mehr auf das Diesseits, das Materielle, das man in der Hand halten kann, und auf den Genuss ausgerichtet (siehe Abbildung 141). Ideen sind ihm nur wichtig, wenn man andere damit begeistern kann. „Leben im Hier und Jetzt" stellt für den Sanguiniker keine Aufforderung zu einer einschneidenden Lebensänderung dar, die sich beispielsweise der gedankenverlorene Melancholiker zu Herzen nehmen sollte, sondern drückt eine Selbstverständlichkeit aus, die von ihm ohnehin ständig praktiziert wird. Das Problem bei der Diesseitsverliebtheit des Sanguinikers ist eher, dass er dazu neigt, die Konsequenzen seines Handelns auszublenden und die Zukunft zu ignorieren. Sanguiniker neigen demzufolge oft zu einem exzessiven Lebenswandel, vergleichbar einer Kerze, „die von zwei Enden her brennt".

Da der Sanguiniker sein Leben als Theateraufführung handhabt, werden Abmachungen mit seinen Mitmenschen und andere Formen von Realitätsbezügen, die er als Kulissen empfindet, zu einer manipulierbaren und interpretierbaren Angelegenheit, die er grundsätzlich zu seinem Vorteil verändert. Das Unangemessene zeigt sich übrigens auch bei der Dosierung der eigenen Kräfte: Sanguiniker neigen zur Überforderung und spüren dann nicht mehr, wo die eigenen Grenzen liegen. Beim Sanguiniker rührt der Wunsch, andere zu beeindrucken und von sich zu begeistern – wie bereits erwähnt –, von einem nagenden Gefühl des Niemals-gut-genug-Seins her. Ihn quält der Anspruch, sich in einer imaginierten Konkurrenzsituation stets als Bester, Schönster und Begabtester beweisen zu müssen. Sanguiniker sind häufig auf immer wiederkehrende Zeichen der Anerkennung und, wenn möglich, der Bewunderung angewiesen. Sie gleichen darin dem Choleriker, wobei dieser sich bescheidener gibt.

Beim Sanguiniker kann man eine wahre Meisterschaft im Umgang mit Mitmenschen ausmachen. Im Unter-

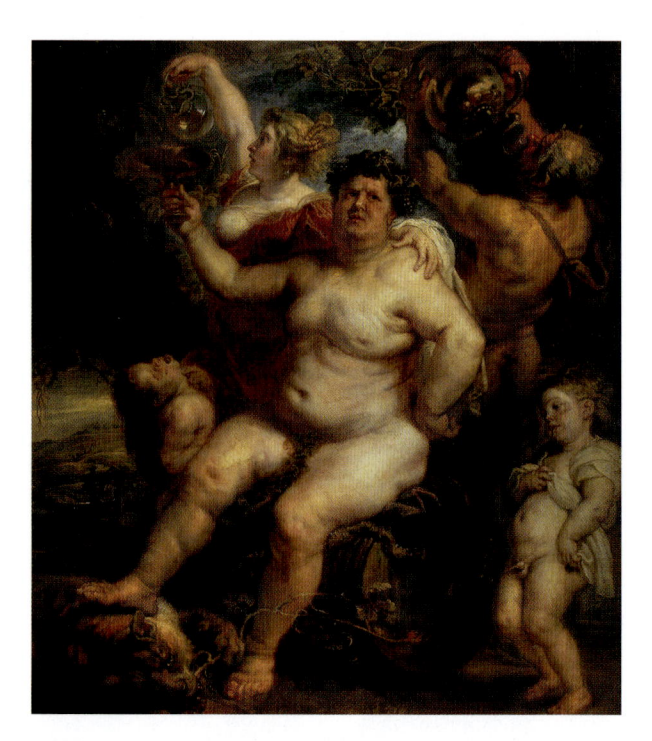

Abbildung 141: *Bacchus, dem antiken Gott des Weines, wird von einer barbusigen Maid eifrig nachgeschenkt (Gemälde von Peter Paul Rubens).*

schied dazu wirkt der Melancholiker eher unbeholfen und manchmal geradezu desinteressiert, vergleichbar dem Philosophen Diogenes, der beim Besuch Alexanders des Großen, der ihn um Rat gebeten hatte, barsch gesagt haben soll: *„Geh mir aus der Sonne!"* In seiner Sprödheit ähnelt der Melancholiker dem Phlegmatiker, der ebenfalls oft etwas Bemühtes und Distanziertes im mitmenschlichen Umgang an den Tag legt, allerdings meist verbindlicher als der Melancholiker ist, der eher unwirsch und tollpatschig agiert. Melancholiker brauchen wenig oder keinen Zuspruch von außen, weil sie sich letztlich selbst genügen, während der Phlegmatiker deutlich mehr Anerkennung seiner Mitmenschen braucht.

Das Selbstbewusstsein des Sanguinikers wird dagegen vom sozialen Gegenüber regelrecht stimuliert, zu höchsten Leistungen herausgefordert und in letzter Konsequenz erst hergestellt. Darin ähnelt der Sanguiniker dem Choleriker, der ebenfalls viel Zuspruch und Anerkennung braucht oder zumindest ersehnt. Beim Choleriker bleibt das aber oft nur ein still gehegter Wunsch, während Sanguiniker schon dafür sorgen, dass sie hofiert und bewundert werden.

Ein wichtiger Schlüssel zum Verständnis des Sanguinikers ist seine große emotionale Offenheit. Die Schichten seines Unbewussten liegen dicht unter der Oberfläche, so dass er nur die Augen schließen und sich etwas entspannen muss, um sich bereits mitten in seinem Unbewussten zu befinden. Sanguiniker haben daher oft ein sehr lebhaftes Innenleben, was positive wie negative Folgen nach sich zieht. Zu den positiven gehört die übergroße Fantasie, zu den unangenehmen eine Schutzlosigkeit gegenüber unbewussten Ängsten und anderem negativen seelischen Material. Sanguiniker neigen mehr als andere Charaktere zu Angsterkrankungen, einmal weil das Dramatische, Hysterische und Aufregende zu ihrem Wesen gehört, aber auch wegen ihrer großen emotionalen Offenheit.

Zu den Krankheiten, denen man vor allem beim Sanguiniker begegnet, gehört die sogenannte Somatisierung, also eine Verkörperlichung seelischer Beschwerden. Weil Sanguiniker sehr theatralisch reagieren, verschwimmen bei ihnen manchmal die Grenzen von Körper und Seele und werden wie eine Kulisse verschoben. Manisch-depressive Patienten sind oft Sanguiniker, weil diese schon von Haus aus einem Wechselbad ihrer eigenen Gefühle ausgesetzt sind und zwischen den gegensätzlichen Polen des „himmelhoch jauchzend" und „zu Tode betrübt" schwanken. Natürlich gibt es auch andere Charaktere mit diesem Krankheitsbild, aber typischerweise tritt es gehäuft beim Sanguiniker auf.

In der Psychoanalyse spricht man statt vom Sanguiniker vom hysterischen Charakter (von griechisch „hystera" = „Gebärmutter"). Den Begriff Hysterie benutzte man in der Antike für geltungssüchtige und theatralische Frauen, deren auffallendes Verhalten auf die Gebärmutter zurückgeführt wurde. Wegen ihrer äußerst leichten Beeinflussbarkeit gehörten Hysterikerinnen zu den bevorzugten Objekten der Hypnosetherapie, die Ende des 19. Jahrhunderts an vielen Kliniken Europas praktiziert wurde. Jean-Martin Charcot, eines der wichtigsten Vorbilder Sigmund Freuds, war der Ansicht, dass nur Hysterikerinnen hypnotisiert werden können. Geltungssucht, Theatralik und ein erotisiertes Verhalten kann man beim hysterischen Charaktertyp verstärkt beobachten. Früher wurden solche Eigenschaften als typisch weiblich angesehen.

Heute sieht man die Hysterie dagegen als Ensemble geschlechtsunabhängiger Wesensmerkmale, die man auch bei Männern antrifft, wo sie sich aber gerne hinter einer betont männlichen Fassade verstecken. Allerdings beobachte ich hysterische Eigenschaften weiterhin vermehrt beim weiblichen Geschlecht, das von Haus aus eine gewisse hysterische Qualität besitzt. Im psychoanalytischen Triebmodell wird die Hysterie auf eine erotisch gefärbte kindliche Konkurrenzsituation zwischen Vater, Mutter und Kind zurückgeführt: Das Kind versucht, einen Elternteil zu verführen und für sich zu gewinnen. In den Dramen von Ödipus oder Elektra wird diese Konstellation beschrieben, wobei das Problem einmal aus der Perspektive des Sohnes (Ödipus) und einmal aus der der Tochter (Elektra) beleuchtet wird.

Der phlegmatische (zwanghafte) Charakter

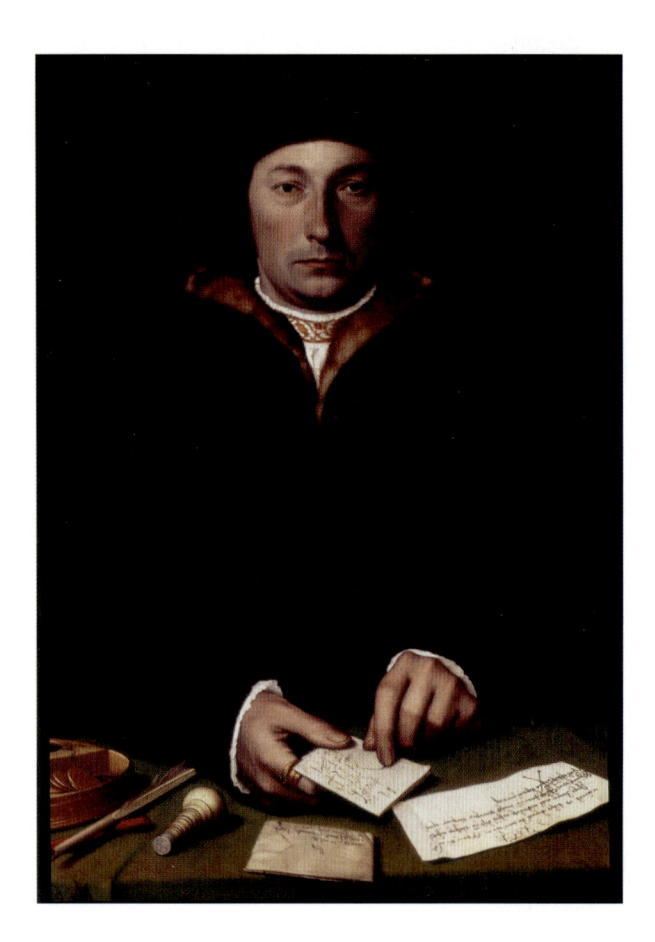

Abbildung 142: Phlegmatischer Charaktertyp (Der Duisburger Kaufmann Dirck Tybis, Gemälde von Hans Holbein d. J., 1533).

Der Name „Phlegmatiker" (griechisch „phlegma" =„Schleim") geht auf eine angeblich erhöhte Krankheitsanfälligkeit von Haut und Schleimhäuten zurück. Nach meiner Praxiserfahrung handelt es sich dabei um eine unsichere Zuschreibung, da auch andere Charaktere solche Gesundheitsprobleme haben können. Phlegmatiker werden als langsam und bedächtig beschrieben, was sie im antiken Griechenland waren und heute immer noch sind. Später verband man den Begriff mit Faulheit. Doch da man im Alltag auch auf fleißige Phlegmatiker trifft, handelt es sich großenteils um ein Vorurteil, das aber – wie alle Vorurteile – ein Körnchen Wahrheit besitzt.

Der Phlegmatiker ist ein rationaler Mensch, der wie der Melancholiker eher nüchtern und sachlich auftritt (siehe Abbildung 142). Trotz der äußeren Ruhe, die er ausstrahlt, ist der Phlegmatiker nervlich oft angespannt oder zumindest leicht irritierbar. Phlegmatiker leiden oft unter einer unterschwelligen Unruhe, so dass ihnen unter äußerem Druck leicht alles zu viel wird. Während Sanguiniker wie Choleriker eher eine umtriebige Umgebung suchen, die anregt und Abwechslungen mit sich bringt, bevorzugen Phlegmatiker und Melancholiker die Ruhe. Neben der inneren Anspannung beobachtet man bei vielen Phlegmatikern unbewusste Ängste und Befürchtungen, die durch zu starke äußere Veränderungen aktiviert werden können. Phlegmatiker haben von daher ein problematisches Verhältnis zu jeder Form von Veränderung: Alles sollte möglichst so bleiben, wie es immer war.

Das private Umfeld sollte ordentlich sein, und alles wird sorgsam gepflegt, etwa durch Schutzhüllen um wertvolle Gegenstände, damit diese möglichst lange erhalten bleiben. Alle Geschehnisse sollten logisch und geordnet ablaufen. Der Phlegmatiker schätzt jede Form von Systematik. Checklisten gehören daher ebenso zu typischen „phlegmatischen" Erfindungen wie Entscheidungsbäume. Wie der Choleriker neigt der Phlegmatiker zum Horten, wobei das bei Ersterem aus Verarmungsängsten geschieht oder weil es noch jemandem nutzen könnte, beim Phlegmatiker dagegen aus dem Bedürfnis, dass zusammenkommt, was zusammengehört.

Im Unterschied zum Melancholiker, der zum Chaotischen neigt und Details eher für unwichtig hält, tendiert der Phlegmatiker stark zum Perfektionismus. Das kann im Extrem bis zum Detailfetischismus gehen, so dass er „den Wald vor lauter Bäumen nicht mehr sieht". Der Phlegmatiker zögert manchmal lange, bevor er eine Wahl trifft, und arbeitet eher langsam, dabei aber gründlich, bedächtig und konstant. Er verhält sich allgemein umsichtig, weil er keine Fehler machen möchte. Der Melancholiker ist in dieser Hinsicht eher lässig, weil es ihm auf die große Linie ankommt. Wie man etwas erreicht, hält er für nebensächlich, weil für ihn allein das Ergebnis zählt und er danach schon wieder zu anderen großen Zielen vorwärtsstrebt. Der Phlegmatiker kann dagegen ein Ziel allein schon deshalb aus den Augen verlieren, weil ihm inmitten von zu viel Auswahl und zu vieler Einzelheiten die Übersicht abhanden kommt. Der Choleriker richtet sich bei Entscheidungen oft nach dem Gegenüber, weil er ihm gefällig sein möchte und dessen Zuneigung nicht aufs Spiel setzen will.

Die Angst vor Entscheidungen und dem Fehlermachen bringt den Phlegmatiker in die Nähe des Sanguinikers, der ebenfalls etwas Zögerliches an den Tag legt. Der Sanguiniker neigt zur Entscheidungsschwäche, weil er die Freiheit des Wählens nicht verlieren möchte und häufig glaubt, es könnte noch etwas Besseres kommen. Der Phlegmatiker dagegen zögert, um keine falsche Entscheidung zu treffen – manchmal so lange, bis es zu spät ist. Einen Fehler zu machen bedeutet für ihn etwas Unverzeihliches, das nicht mehr rückgängig gemacht werden kann, weil er sich als latent ängstlicher Mensch vor Nachteilen fürchtet, die zwar weitgehend irreal sind, von ihm aber als existenziell bedrohlich empfunden werden.

Mit seiner Zurückhaltung und Schüchternheit ähnelt der Phlegmatiker dem Melancholiker, in seiner Freundlichkeit und Angepasstheit dem Choleriker. Er bewundert die lebenslustige Spontaneität und ungebändigte Freiheitsliebe des Sanguinikers, während ihn dessen leidenschaftliche Impulsivität und Aggressivität eher abschrecken. Der Phlegmatiker staunt auch über die verschwenderische Großzügigkeit des Sanguinikers, weil er selbst eher zu Sparsamkeit und Geiz neigt. Psychoanalytisch wird der Charaktertyp des Phlegmatikers mit einer zu strengen frühkindlichen Sauberkeitserziehung in Verbindung gebracht, weshalb der Phlegmatiker als analer Charakter bezeichnet wird: Dem Kot, den die kindliche Fantasie als etwas Wertvolles ansieht, entspricht im Erwachsenenalter das Geld, das zurückgehalten und gespart wird.

Der Phlegmatiker neigt dazu, Aggressionen indirekt auszuleben und lange aufzusparen, bis ihm irgendwann unverhofft der Kragen platzt. Phlegmatiker sind oft strenge Vertreter von Ideologien und Werten, die auf einem bestimmten Ordnungssystem beruhen. Jeder Angriff darauf wird persönlich genommen und als unzulässig abgewehrt. Der Choleriker lebt Aggressionen ebenfalls indirekt aus, etwa durch Jammern und Klagen, aber die Gewalt kehrt sich bei ihm eher gegen sich selbst und ist dann masochistischer Natur. Der Phlegmatiker kann dagegen relativ rücksichtslos und streng sein, wenn er Regelverstöße ahndet.

Phlegmatiker vertragen in der Regel keinen äußeren Stress, weil sie selbst häufig einen hohen inneren Stresspegel aufweisen. Auch der Choleriker leidet unter Stress, weil dieser von ihm häufig als sozialer Anspruch und als persönliche Überforderung wahrgenommen wird. Stress-Situationen verstärken seine ohnehin ständig vorhandenen Gefühle, „nicht gut genug zu sein". Sanguiniker und insbesondere Melancholiker blühen dagegen unter einem gewissen, nicht zu großen Stress regelrecht auf, weil das ihren kämpferischen und kompetitiven Neigungen entgegenkommt. Phlegmatiker sind meist überdurchschnittlich loyale, akkurat arbeitende Menschen, weshalb man sie häufig in Verwaltungsfunktionen, bei Vermessungsarbeiten, in Archiven und ähnlichen Bereichen antreffen wird. Auch Uhrmacher ist ein Berufsbild, das wie gemacht für den Phlegmatiker erscheint. Ein gleichmäßiges Arbeiten mit mittlerem Stresspegel wird von ihm als angenehm empfunden.

Phlegmatiker sind oft besonders folgsame, zuverlässige und regelmäßige Patienten in Arztpraxen, die erst mit sich zufrieden sind, wenn alle Laborwerte erhoben und sämtliche technischen Apparaturen benutzt worden sind. Oft befürchten sie, etwas Ernstes sei übersehen worden, und neigen zur Hypochondrie. In den verschiedenen Spielarten des Phlegmatikers findet sich stets das Ängstliche, das durch Routinen und Zwänge in Schach gehalten werden soll. In der Psychiatrie und Psychotherapie spricht man vom zwanghaften Charakter. Zwang dient demnach dazu, unbewusste Ängste zu kontrollieren und durch perfektionistische Manöver in Schach zu halten. Kann eine zwanghafte Handlung nicht ausgeführt werden, treten die verdrängten Ängste oft wieder auf, die eine Wiederholung der Handlung erzwingen. Zwanghafte Menschen stecken in einer selbstgemachten seelischen Falle, aus der sie ohne fremde Hilfe nur schwer herauskommen.

Das Abenteuer der Selbsterkenntnis: Wer bin ich?

Ich habe niemals ein rätselhafteres Geschöpf als mich selbst erlebt.
Michel de Montaigne, französischer Philosoph(1533–1592)

Die Zuordnung der eigenen Person zu einem Charaktertyp stellt für die meisten Menschen eine unüberwindliche Hürde dar, und das unabhängig von Alter, Geschlecht oder Bildung. Zwar nimmt jeder Mensch an, sich selbst am besten zu kennen, doch seit alters her wissen Philosophen und Weisheitslehrer, dass Selbsterkenntnis zu den schwierigsten Übungen gehört. Es handelt sich daher um keinen persönlichen Makel, sondern um eine urmenschliche Schwäche. Bei Freunden und dem Partner fällt einem die Zuordnung dagegen leichter. Manche Menschen sind der Ansicht, dass man nur fähig sein muss, über sich selbst zu lachen oder sich von sich selbst zu distanzieren, um seine Persönlichkeit richtig erkennen zu können. Doch das scheint mir falsch zu sein. Wie man es auch dreht und wendet, Selbsterkenntnis ist etwas extrem Schweres, selbst für Fachleute wie Psychologen.

In der Praxis erlebt man zwei Phänomene, die zur Unfähigkeit zur Selbsterkenntnis scheinbar in Widerspruch stehen: Einmal möchte jeder wissen, welchen Charaktertyp er hat. Doch dieser Wunsch ändert nichts an der Unfähigkeit, sich selbst richtig einzuordnen. Vermutlich überwiegt trotz der Neugier eine tief sitzende Scham, die dazu führt, eigene Fehler und Schwächen zu leugnen. Getreu dem Motto: „Wasch mich, aber mache mich nicht nass" möchte man zwar gerne wissen, welchem Typ man angehört, kann sich aber selbst nicht zuordnen, weil man nicht „nass werden will". Zweitens bestätigt ausnahmslos jeder die Richtigkeit seiner typologischen Zuordnung, sobald sie ihm mitgeteilt worden ist, vergleichbar der Auflösung von Rätselbildern (siehe Abbildung 143). Im Nachhinein wundert man sich, warum man das nicht von Anfang an gesehen hat. Die anfängliche Blindheit bei den Typologien kann als unbewusster Wunsch gewertet werden, seine seelischen Schattenseiten möglichst unentdeckt bleiben zu lassen.

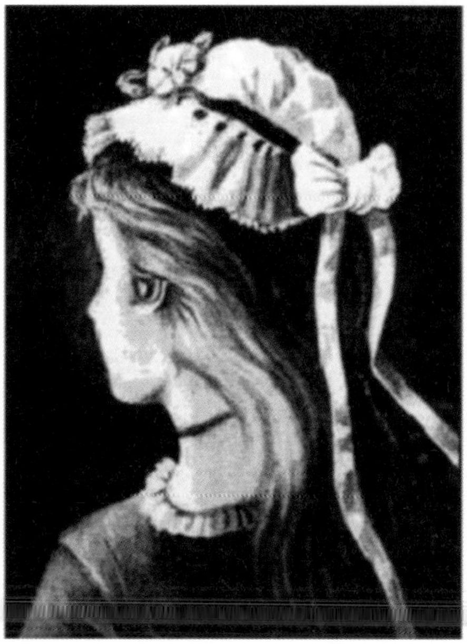

Manche Menschen haben Einwände gegen eine starre psychologische Zuordnung, weil sie behaupten, dass letztlich sowieso alle Menschen gleich seien. Eine gründliche Analyse der Charaktertypen zeigt jedoch bald, dass diese Annahme nicht zutrifft: Es spielt eine ganz entscheidende Rolle, zu welchem Typ man gehört. Meines Erachtens sind solche Argumente vorgeschoben, weil man die Selbsterkenntnis fürchtet. Einige Kritiker versuchen das Ganze dadurch vom Tisch zu wischen, indem sie behaupten, die Charaktertypologie würde zu einer unzulässigen Machtausübung führen. Wer andere kategorisiert, gewinnt zugegebenermaßen Macht. Doch sobald man sich darüber klargeworden ist, dass derjenige, über den man urteilt, auch nicht besser ist als man selbst, weil es keine Charaktere gibt, die besser oder schlechter sind als andere, wird man keine Macht mehr ausüben wollen. Stets wird man ja auch mit den eigenen Schwächen konfrontiert. Die Kenntnis der Charaktertypen führt meiner Ansicht nach sogar zu mehr Einfühlsamkeit in die Motive und Ichwelten anderer Menschen.

Bei der Zuordnung der Charaktertypen helfen insbesondere die bereits erwähnten Kern-Eigenschaften. Sie findet man regelhaft bei jedem Charakter, und sie wirken eindeutig unterscheidend, da man nicht die Eigenschaften des einen und zusätzlich die eines anderen Typs haben kann. Die Kern-Eigenschaften trifft man auch bei den häufigen Mischtypen an, und sie können – zusammen mit der Testung des Zentralkonflikts – zur eindeutigen Festlegung des Charaktertyps eingesetzt werden.

Abbildung 143: *Optische Täuschung. Eine junge und alte Frau sind in einem Bild vereinigt. Der Mund der alten Frau bildet die Halskette der jungen Frau.*

Die vier Charaktertypen im Alltag

Eine fundamentale Erkenntnis der Persönlichkeitslehre besagt, dass die Charaktertypen in einer festgelegten Art und Weise miteinander agieren. Wie bei der Polung von Magneten kommen bestimmte Charaktere gut miteinander aus, während andere Beziehungen von Haus aus als schwierig (ambivalent) und teilweise inkompatibel (gegenpolar) bezeichnet werden müssen (siehe Abbildung 144). Das Ganze besitzt gesetzmäßige Züge und funktioniert erfahrungsgemäß ohne Ausnahme. Die nachfolgenden Ausführungen beruhen auf Beobachtungen zahlreicher Psychologen und Psychoanalytiker. Da ich selbst sehr viele Menschen untersucht habe, kann ich das Gesetzmäßige der Interaktionen nur bestätigen. Bei Hunderten von Ehepaaren, die in unserer Praxis untersucht wurden, fand sich keine Ausnahme: Bei ihnen wurde zuerst der jeweilige Charaktertyp bestimmt und danach von den Betroffenen die Qualität der Ehe bewertet.

Wenn man durchschauen möchte, warum das Verhältnis der Charaktere dermaßen festgelegt ist, stößt man zunächst auf psychoenergetische Polungen, die vor allem bei der sexuellen Anziehung eine zentrale Rolle spielen. Es macht einen großen Unterschied, ob jemand yin-gepolt ist wie der Sanguiniker und Choleriker oder yang-gepolt wie der Melancholiker und Phlegmatiker. Gegensätze ziehen sich an, während die gleiche Polung vertraut erscheint, aber auf Dauer langweilig werden kann. In Ehe und Partnerschaft erscheint es daher von großer Bedeutung, den Partner nach dem passenden Charaktertyp auszuwählen, möglichst einem harmonischen oder ideal ausgleichenden.

Neben der energetischen Polung gibt es Glaubens- und Wertvorstellungen, die die vier Typen deutlich voneinander unterscheiden. Jeder Charaktertyp lebt nach einem unbewussten Skript, dessen jeweiliger Inhalt entweder kompatibel mit demjenigen anderer Charaktere ist oder eben nicht. Ein inneres Drehbuch legt das eigene Verhalten und Erleben dauerhaft und verbindlich fest – man denke an die Redensarten „Man kann nicht über seinen Schatten springen" und „Man kann nicht aus seiner Haut" – und bestimmt das Binnenverhältnis der Charaktere untereinander. Man kann dabei harmonische von ideal ausgleichenden, ambivalente (mal gut, mal schlecht) von gegenpolaren (feindseligen) Beziehungsqualitäten unterscheiden, denen wiederum bestimmte Glaubens- und Wertvorstellungen zugrunde liegen (siehe Abbildung 145).

Vielleicht nicht unbedingt am besten, aber doch am mühelosesten versteht man sich mit Menschen der eigenen Charaktersorte (siehe Abbildung 144). Mit ihnen ist ein harmonisches Verhältnis leichter als mit anderen Typen, denn wer einem selbst ähnlich ist, mit dem versteht man sich ohne Worte. Die zweite Variante im Verhältnis zweier Typen entsteht durch eine gewisse Ähnlichkeit: Zwei Charaktere bilden ein Paar, das sich wesensmäßig ausgleicht und im Kern der Persönlichkeit ähnlich ist, aber nicht so stark wie beim identischen Charaktertyp. Choleriker und Melancholiker bilden das eine ideale Paar, Phlegmatiker und Sanguiniker das andere. Jeder Partner eines solchen Paares enthält psychologisch den Schatten der anderen Person, das heißt, er verfügt über die Eigenschaften, die dem anderen fehlen oder die er verdrängt, und wirkt dadurch als idealer Ausgleich. Man sagt in dem Zusammenhang ganz richtig, dass man seine „bessere Hälfte" geheiratet hat.

Beispielsweise mangelt es dem Melancholiker an cholerischen Wesenseigenschaften wie emotionaler Wärme,

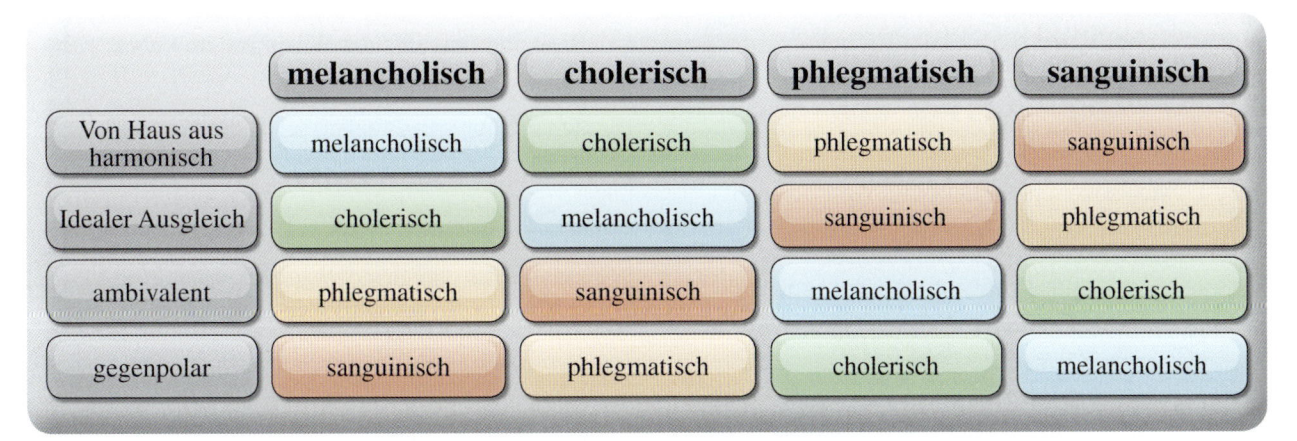

	melancholisch	cholerisch	phlegmatisch	sanguinisch
Von Haus aus harmonisch	melancholisch	cholerisch	phlegmatisch	sanguinisch
Idealer Ausgleich	cholerisch	melancholisch	sanguinisch	phlegmatisch
ambivalent	phlegmatisch	sanguinisch	melancholisch	cholerisch
gegenpolar	sanguinisch	phlegmatisch	cholerisch	melancholisch

Abbildung 144: *Verhältnis der vier Charaktertypen untereinander.*

Einfühlsamkeit und Freundlichkeit. Das Umgekehrte gilt für den Choleriker, dem die Unabhängigkeit und individuelle Stärke des Melancholikers dazu verhelfen kann, ein vollständigeres Individuum zu werden. Beim Sanguiniker sind es die Strukturiertheit und Selbstkontrolle des Phlegmatikers, die ihm guttun, während der Phlegmatiker wiederum von der spielerischen Leichtigkeit und spontanen Lebenslust des Sanguinikers profitieren kann. Die beiden verbliebenen Konstellationen sind entweder als latent problematisch, das heißt als ambivalent zu bezeichnen, oder sie sind sogar völlig gegenpolar. Ambivalente Partner wie Sanguiniker und Choleriker haben es zeitweise schwer miteinander. Für den Choleriker geht es vordringlich um das Wohl des anderen, für den Sanguiniker dagegen um sein eigenes Wohl. Dem Choleriker sind Ideale wichtig, während sie für den Sanguiniker eher nebensächlich sind. Der Choleriker opfert sich gerne für andere, ohne etwas dafür zu erwarten, während der Sanguiniker Opfer eigentlich für unnötig hält, es sei denn, er hat was davon. Beide Charaktere sind zwar von Haus aus emotional gepolt, weshalb sie sich eigentlich verstehen müssten, aber ihre Motive erscheinen zu gegensätzlich.

Ganz ähnliche Differenzen bestehen zwischen Phlegmatikern und Melancholikern, die ebenfalls von gegensätzlichen Motiven gesteuert werden. Beide sind zwar verstandesgesteuerte Menschen, aber sie haben trotzdem Schwierigkeiten miteinander. Während der Phlegmatiker auf Details und Strukturen achtet und dabei manchmal das Ziel vergisst, verfolgt der Melancholiker die große Linie, wobei er Details eher geringschätzt oder missachtet. Ambivalente Paare können sich zwar teilweise verstehen, weil beide Partner eine emotionale oder rationale Polung besitzen, aber ihr Verhältnis bleibt stets gefährdet, weil es zu starke Unterschiede bei der charakterlichen Motivation gibt.

Phlegmatisch (zwanghaft)	Cholerisch (depressiv)
„Ordnung ist das Allerwichtigste im Leben – ohne eine logische Systematik versinkt alles im Chaos"	„Wertvolle Gefühle zueinander aufzubauen und großzügig über Schwächen des anderen hinwegzusehen ist das Wichtigste im Leben"
„Dem ordnenden Verstand gehört die oberste Priorität"	„Das sittliche wertvolle Gefühl und die Liebe sind das Wichtigste"
„Man muss alles werten und danach in eine vernünftige Hierarchie einbauen"	„Vor Gott sind alle Wesen gleich"
„Ohne eine gewisse Disziplin geht alles vor die Hunde"	„Liebe kennt keine Unterschiede"
„Das oberste Ziel aller Anstrengungen ist die Behaglichkeit!"	„Sich empathisch zu verhalten und stets für andere da zu sein ist die wertvollste Haltung"
Melancholisch (schizoid)	**Sanguinisch (hysterisch)**
„Das Leben ist eine ernste Sache, denn es geht um Sein oder Nichtsein"	„Spaß und Lust sind das Wichtigste im Leben"
„Das Wichtigste ist das Ideal, selbst wenn man sich selbst dafür opfern muss"	„Ich bin mir grundsätzlich selbst der Nächste"
„Man bekommt im Leben oft nur eine einzige Chance"	„Jeder Morgen ist ein neuer Anfang"
„Bestimmte Fehler sind unverzeihlich"	„Man muss über manches großzügig hinwegsehen können"

Abbildung 145: *Unbewusste Wertvorstellungen beziehungsweise unbewusste „Glaubenssätze" der vier Charaktere. In der Tabelle sind die Motive der sich feindlich gesinnten, energetisch gegenpolaren Charaktertypen so gegenübergestellt, dass dadurch ihre Unvereinbarkeit sofort deutlich wird.*

Völlig gegenpolare Paare besitzen dermaßen stark gegensätzliche Motive, dass sie sich entweder offen, zumindest aber potenziell feindselig gegenüberstehen. Um ihre inneren Spannungen zu verstehen, muss man sich mit den Motiven und Überzeugungen der vier Charaktertypen beschäftigen. Es handelt sich um ein Ensemble bestimmter Vorstellungen, emotionaler Haltungen und Wertbegriffe, die der Betreffende für richtig hält (siehe Abbildung 145).

Beispielsweise sind für den Choleriker Rücksichtnahme und Empathie selbstverständlich, während für den Sanguiniker spontane Freude und maximaler Spaß als oberstes Kriterium gelten. Für den Melancholiker können Details nebensächlich sein, weil er sein Endziel erreichen möchte, koste es, was es wolle. Für den Phlegmatiker sind dagegen Details ebenso wichtig wie das Endziel. Ihn irritiert jede Form von Schludrigkeit, weshalb für ihn schon der Weg zum Ziel wird oder er sich in Details verliert. Das gespannte und potenziell konfliktträchtige Verhältnis gegenpolarer Charaktere erinnert an sich abstoßende Magnetpole. Wendungen wie „Mit dem kann ich partout nicht klarkommen" oder „Der bürstet mich total gegen den Strich!" drücken aus, welche starken negativen Gefühle dabei im Spiel sind.

Spontane Antipathie kann meist als untrügliches Zeichen für gegenpolare Typen gewertet werden und auch sehr hilfreich sein, um den eigenen Charaktertyp zu erkennen. Der gegenpolare Typ bewohnt gewissermaßen ein völlig unterschiedliches Universum, was teilweise zwar enorm fasziniert, aber auch abstoßend wirkt. Man kann eigentlich überhaupt nicht nachvollziehen, warum der gegenpolare Typ bestimmte Dinge tut oder andere unterlässt. Wird die Dissonanz im Lauf der Zeit zu stark, empfindet man ihn oft als ungezogen, unsympathisch und sogar feindlich. Im Verhältnis zu ihm stellt man sich oft ungeschickt an. Dazu ein Beispiel aus meiner Praxis:

Ein 70-jähriger Mann klagt über lange bestehende Müdigkeit und Antriebslosigkeit. Ein vom Hausarzt verordnetes Antidepressivum mag er nicht nehmen. Großen Kummer macht ihm ein böser Familienstreit, der zum völligen Zerwürfnis zwischen den Generationen geführt hat. Es begann damit, dass sein Schwiegersohn als Nachfolger der erfolgreichen Firma vorgesehen war, die mein Patient vor langer Zeit gegründet hatte. Eines Tages stellte der Juniorchef seinen Sportwagen auf den Platz des Firmenchefs. Da es schon vorher Misshelligkeiten gegeben hatte, wertete der Seniorchef die Parkplatzaffäre als offene Kampfansage. Er zog sich daraufhin immer mehr zurück, und der Juniorchef nutzte die Gelegenheit, um die Firma im Handstreich zu übernehmen. Dieses rücksichtslose Verhalten nimmt ihm der Seniorchef bis heute extrem übel und hat zu ihm und auch seiner Tochter keinen Kontakt mehr. Er empfindet sein Lebenswerk als völlig zerstört. Durch die PSE-Testung zeigt sich, dass der Seniorchef ein Melancholiker ist, ein verstandesorientierter Einzelgänger mit großen strategischen Fähigkeiten. Er empfindet die Beschreibung seines Charaktertyps als zutreffend. Meine Befragung ergibt, dass der Schwiegersohn und Juniorchef unschwer als Reinform eines Sanguinikers zu erkennen ist: Er kleidet sich gerne gut, liebt das Leben und die Feste, ist sehr emotional und kann mit Geld nur schwer umgehen.

Das Drama lässt sich daraufhin rekonstruieren: Nach dem Motto „Man kann es ja mal versuchen" hatte der Juniorchef den Parkplatz des Seniorchefs besetzt. Aus der Sichtweise der Charakterologie hätte der Seniorchef sofort einschreiten und das Besetzen seines Parkplatzes als klaren Regelverstoß ahnden oder aber es lächelnd hinnehmen und seine Chefrolle auf andere Weise verteidigen müssen. Sanguiniker brauchen nämlich klare Regeln und probieren, ihre Interessen auf irgendeine Weise durchzusetzen. Sie agieren vordergründig aus einer Spiellaune heraus, wodurch sie sich nach der Devise „Es war ja nicht so gemeint" jederzeit auf sicheres Terrain zurückziehen können. Im Grunde ist es aber doch so gemeint, denn das Verhalten des Sanguinikers wird aus einem tief sitzenden Minderwertigkeitsgefühl gespeist. Daraus resultiert die Neigung, sich notfalls schonungslos durchzusetzen. Der fehlende Widerstand war für den Schwiegersohn das Signal, den Patriarchen endgültig zu entmachten. Später errichtete er ein komplettes Lügengebäude, das den Seniorchef vor aller Welt unmöglich machte und seine Entmachtung nachträglich rechtfertigte.

Die Klärung der psychologischen Dynamik konnte in diesem Fall leider wenig helfen, dazu war das Ereignis wohl zu schwerwiegend gewesen. Man darf auch vermuten, dass ein rechtzeitiges Begreifen der charakterologischen Dynamik wenig am grundsätzlichen Drama geändert hätte, weil hier ein unreifer und leichtfertig handelnder junger Mensch ein zerstörerisches Werk verrichtet hat. Zur Ehrenrettung der Sanguiniker sollte ich aber anfügen, dass es sehr wohl charakterlich hochstehende und moralisch einwandfrei handelnde Menschen dieses Charaktertyps gibt. Ebenso finden sich unter Melancholikern nicht nur gute Menschen, sondern auch solche, die im Extrem sehr unsympathisch sein und außerordentlich unsozial handeln können. Man sollte in diesem Bereich nicht mit simplen Schwarz-Weiß-Schablonen hantieren. Jeder hat seine Stärken und Schwächen, und keiner ist deshalb besser als der andere. Umgekehrt dürfen die Charaktertypen aber nicht als Alibi missbraucht werden, um ein Fehlverhalten zu entschuldigen.

Kindererziehung

In der Erziehung verhilft die Kenntnis des Charaktertyps zu einer Pädagogik, die am Kern des Problems ansetzt. Kinder kann man wesensmäßig mehr oder minder alle als Spielarten des Sanguinikers ansehen. Natürlich zeigen sie trotzdem deutlich erkennbare Charaktereigenschaften des jeweils vorherrschenden Typs, dem sie von Natur aus angehören, nur ist in dieser Lebensphase meist etwas Hysterisches dazugemischt. Das rein sanguinische Kind ist dann gewissermaßen ein „Superkind" und bildet den Spitzenreiter, was das Über-die-Stränge-Schlagen, Clownerien und Frechheit anbelangt.

Grundsätzlich sind sanguinische und melancholische Kinder aus pädagogischer Sicht häufig schwirig, insbesondere wenn es sich um Jungen handelt. Das liegt meiner Einschätzung nach daran, dass das westliche Erziehungssystem überwiegend auf den anpassungsbereiten Choleriker und den ordnungsliebenden Phlegmatiker zugeschnitten ist, aber heutzutage auch weibliche Wesenseigenschaften zu stark bevorzugt und männliche Verhaltensweisen als unvorteilhaft und unsozial ablehnt. Wenn sanguinische und melancholische Kinder und insbesondere Jungen daher in der Schule auffällig werden, hat das oft mehr mit dem modernen Erziehungssystem als mit den Charakteren zu tun.

Sanguinische Kinder und Jugendliche neigen generell zum Drama und zur Uferlosigkeit. Überall wollen sie noch ein wenig herausquetschen, um das Beste für sich herauszuholen. Sie testen dabei gerne, wie weit sie gehen können, und schieben die Grenzen immer weiter hinaus (siehe Abbildung 146). Im Extrem hat man es dann mit einem kindlichen Tyrannen zu tun, der nur noch seine eigenen Spielregeln kennt. Häufig haben sanguinische Kinder und Jugendliche etwas Aufmüpfiges und Rebellisches, was sie gerne als Freiheitsliebe und Mut idealisieren. Für das sanguinische Kind gehört Freiheit zum Wichtigsten in seinem Leben, was mit dem pädagogischen Bestreben, Grenzen zu markieren und deren Beachtung notfalls mit Sanktionen durchzusetzen, in Widerspruch geraten muss.

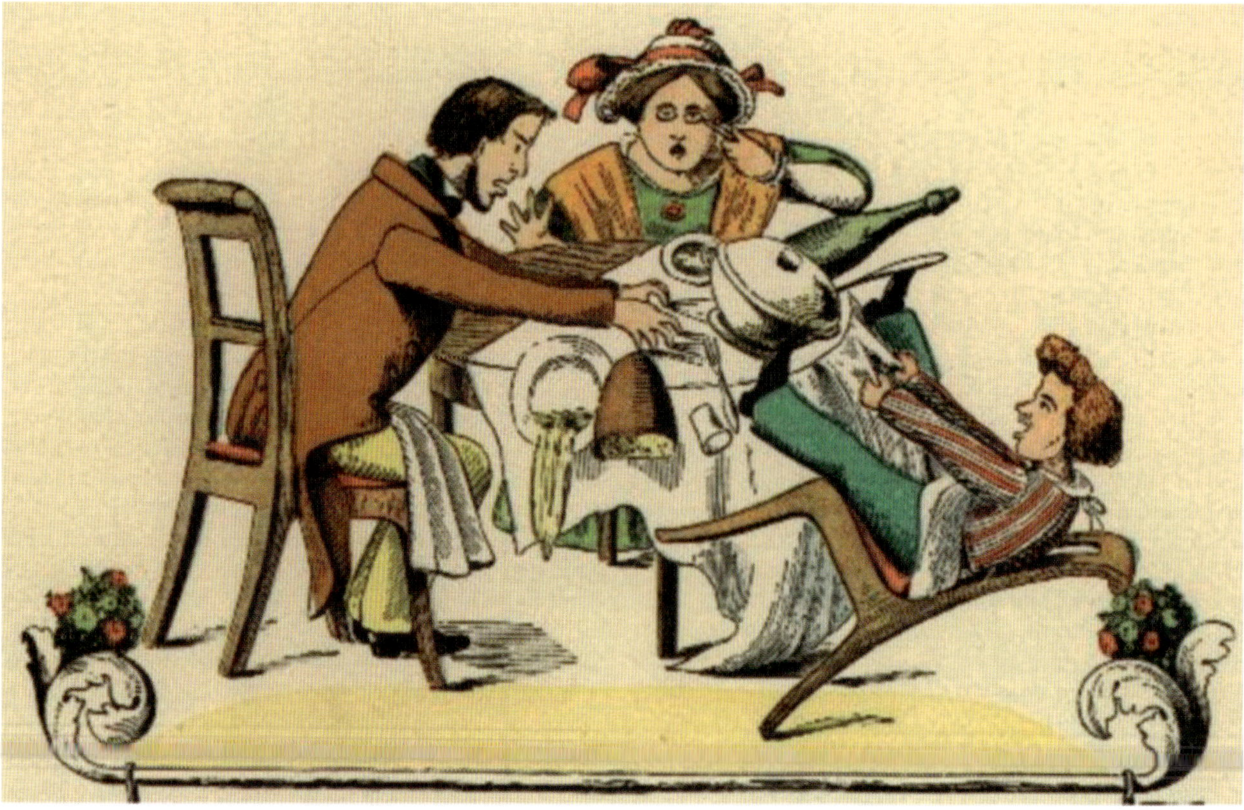

Abbildung 146: Der Struwwelpeter: Die Geschichte vom Zappel-Philipp. Selbstgemachtes Kinderbuch des Arztes H. Hofmann für seinen dreijährigen Sohn Carl, das er ihm zu Weihnachten 1845 schenkte.

Neben dem Freiheitsbedürfnis besitzt das sanguinische Kind meist ein tief sitzendes Gefühl, nicht gut genug zu sein und deshalb nicht geliebt zu werden. Es möchte durch einen Stresstest herausfinden, ob diese Befürchtungen wirklich zutreffen. Je länger man es bis zum Liebesentzug gewähren lässt, desto stärker empfindet es das indirekt als Wertschätzung. Häufig beginnt dadurch eine eskalierende Negativspirale mit immer neuen Zumutungen, die etwas Selbstzerstörerisches bekommt. Zuletzt wird genau die Reaktion erzeugt, die der Sanguiniker heimlich befürchtet hat: Irgendwann wird er tatsächlich abgelehnt. Sanguiniker brauchen deshalb von Anfang an Grenzen, die sie einerseits vor sich selbst schützen und andererseits als echter Beweis dafür dienen können, wirklich geliebt zu werden.

Durch die Tendenz des Sanguinikers, sich eine Fantasiewelt zu schaffen, neigen sie stärker als andere Kinder zur Vermengung von Wirklichkeit und Traum. Hysterische Kinder brauchen daher klare Anweisungen, die ihnen dabei helfen, Fantasie und Realität zu trennen. Durch ihre niedrige Frustrationstoleranz haben sie oft eine geringe Aufmerksamkeitsspanne, worin sie den Melancholikern ähneln. Während es sich bei Letzteren aber eher um eine Überflutung durch äußere Reize und von innen kommende Ideen, die ihn ablenken, handelt, sind es beim Sanguiniker eher bildhafte Fantasien, starke Gefühle sowie die erhöhte Sinnesfreude, die ihn manchmal unbeherrscht und leichter ablenkbar machen. Unter Kindern, die am Aufmerksamkeitsdefizitsyndrom (ADS) leiden, finden sich überzufällig häufig melancholische und sanguinische Charaktere.

Eine dauerhafte, manchmal verbissene und geradezu trotzige Verschlossenheit sowie starke Rückzugstendenzen lassen den Melancholiker oft zu einer pädagogischen Herausforderung werden. Er verhält sich wie der Sanguiniker eher unangepasst und gehört zu den tendenziell schwierigen Schülern. Der Melancholiker wirkt wie ein König mit einer unsichtbaren Krone, dem niemand etwas beibringen kann, denn er weiß eigentlich schon alles. Und was er nicht weiß, interessiert ihn nicht. Ich erwähnte bereits bei der Besprechung der vier Charaktere, dass der Melancholiker von allen Typen das größte Selbstbewusstsein besitzt. Selbst wenn das bei schüchternen, hilflos und linkisch wirkenden Melancholikern nicht der Fall zu sein scheint, täuscht dieser oberflächliche Eindruck. Melancholiker sind im Kern ihres Wesens felsenfest von sich überzeugt und ihrer Meinung nach bereits so in Ordnung, wie sie sind. Das lässt notwendigerweise jede Form von Pädagogik ins Leere laufen. Beim Melancholiker sollte man daher nicht direktiv vorgehen, damit er statt durch Konfrontation und Strafe durch Nachahmung und auf spielerische Weise lernt.

Selbstverständlich können auch der kindliche Choleriker sowie der Phlegmatiker erzieherische Probleme bereiten. Cholerische und phlegmatische Kinder leiden aber eher still und werden deshalb gerne übersehen. Unter Kindern mit Ess-Störungen finden sich oft Choleriker und Phlegmatiker. Beide Typen neigen verstärkt zum körperlichen Ausdruck seelischer Störungen (Somatisieren). Kinder mit Schmerzzuständen, Sprechproblemen, Ekzemen sowie Atemproblemen gehören häufig diesen Charaktertypen an. Oft findet man aktive seelische Konflikte, deren Auflösung sich meist als hilfreich erweist.

Die österreichische Schuldirektorin Gerlinde Paukert, die jahrelang mehrere Schulklassen mit der Psychosomatischen Energetik untersucht und behandelt hat, schreibt in dem Zusammenhang: *„Ich möchte meiner persönlichen Überzeugung Ausdruck verleihen, dass hohe Energiewerte eine Harmonisierung der Persönlichkeit bewirken. Daraus resultiert gute Belastbarkeit, Leistungsbereitschaft, Motivation, Freude, und der Erfolg lässt dann nicht lange auf sich warten. Auch die soziale Kompetenz verändert sich positiv und in der Schule gibt es plötzlich ein neues ‚Klassenklima'. Die Gruppe agiert freundlicher und weniger aggressiv, das Miteinander wird wichtiger als das Gegeneinander"* (Banis 2004 ff., Bd. 3). Zahlreiche unabhängige Untersuchungen an Schulkindern sind zu ähnlichen Schlussfolgerungen gelangt. Sie zeigen, dass Kinder und Jugendliche ein gesundes feinstoffliches Energiesystem ohne aktive Konflikte und Blockaden benötigen, um gut zu lernen, motiviert zu sein und freundlich miteinander umzugehen.

Partnerschaft und Ehe

Ehepaare, die sich gut verstehen, haben oft den gleichen Charaktertyp. Sie bezeichnen sich nach meinen Praxiserfahrungen aber häufig nicht als glücklich, wenn man sie einzeln befragt, sondern als relativ zufrieden. Mit dem Partner, sagen sie, hätten sie eine verhältnismäßig gute Wahl getroffen. Er wird zwar häufig nicht als bereichernd und glücklich machend empfunden, aber das Leben an seiner Seite ist auch kein Unglück, denn er erweist sich als gut und verlässlich. Der harmonische Typ spielt häufig die Rolle eines Freundes, dem man nicht viel erklären muss, weil er ähnlich empfindet und denkt wie man selbst. Paare mit der gleichen psychoenergetischen Polung (beide Yin oder beide Yang) leben daher oft zufrieden miteinander, wenn auch in emotionaler und sexueller Hinsicht oft nicht besonders leidenschaftlich.

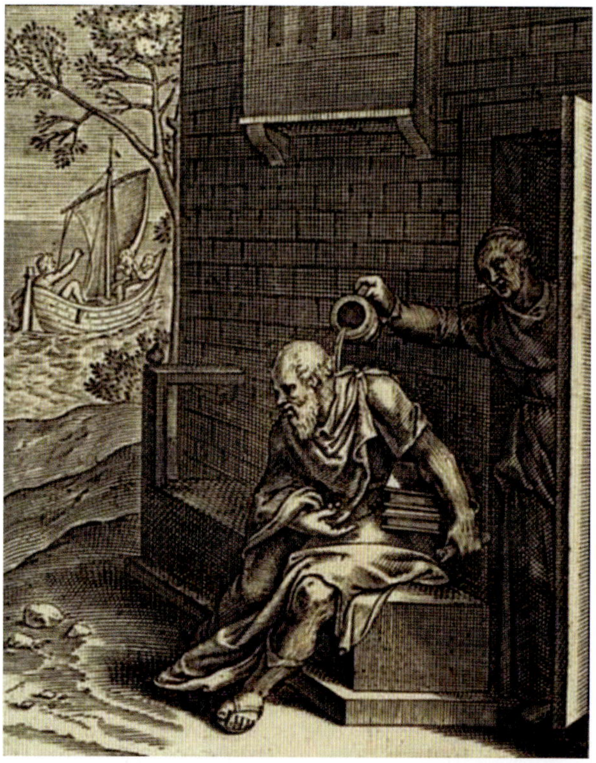

Abbildung 147: *Die zänkische Ehefrau Xanthippe leert den Nachttopf über Sokrates aus, der das mit folgenden Worten kommentiert haben soll: „Seht ihr, wenn meine Frau donnert, spendet sie auch Regen!" Dass es sich bei ihnen um ambivalente oder gegenpolare Charaktere gehandelt hat, darf man vermuten. (Kupferstich von Otho Vaenius, 1607.)*

Bei glücklich verheirateten Ehepaaren ist das anders. Sie besitzen meist eine unterschiedliche Polung (der eine Yin, der andere Yang), was zu deutlich größerer erotischer Spannung führt. Außerdem hat der Partner wesensmäßig andere Eigenschaften als bei der harmonischen Konstellation und fungiert dadurch als idealer Ausgleich. Er ist auf wohltuende Weise anders als man selbst, aber auf nachfühlbare Weise. Jeder der beiden ist zwar unterschiedlich, aber man kann sich gut miteinander verstehen und ineinander hineinversetzen. Durch die optimale Mischung von Andersartigkeit und Ähnlichkeit wird der Partner zur „besseren Hälfte", das heißt, zusammen werden Paare mit einer ideal ausgleichenden Charaktertypologie erst rund. Sie fühlen sich dadurch zu zweit oft besser als alleine und empfinden sich demzufolge als glückliches Paar.

Die glückhafte Kooperation zweier Partner kann man typologisch gut verstehen. Ist ein Sanguiniker mit einem Phlegmatiker zusammen, so lernt der Sanguiniker von diesem, Regeln einzuhalten und Ordnung als nützliches Prinzip wertzuschätzen. Der Phlegmatiker wiederum sehnt sich danach, aus seinem starren Regelgefüge auszubrechen. Die spontane Lebensfreude des Sanguinikers wirkt dabei als gutes Vorbild. Ähnlich vorteilhaft erweist sich das Zusammenleben zwischen Cholerikern und Melancholikern. Der Choleriker gibt dem verstandesorientierten Melancholiker emotionale Wärme und lehrt ihn Empathie. Umgekehrt kann er vom Melancholiker lernen, kompromisslos seine Ansichten zu vertreten und auch einmal Nein zu sagen, ohne Angst zu haben, zurückgewiesen zu werden.

Zwischen ambivalenten Typen besteht eine identische psychoenergetische Polarität, was –genauso wie beim harmonischen Typ – zu einer langweiligen Gleichartigkeit führen kann. Ambivalente Typen verstehen sich teilweise, weil beide emotional oder rational gepolt sind, aber ihre Motive sind zu unterschiedlich und für den Partner oft schwer nachvollziehbar (siehe Abbildung 145). Beispielsweise sind die altruistische Grundhaltung und Anpassungsbereitschaft des Cholerikers für den Sanguiniker kaum zu verstehen, während der Choleriker wiederum die hedonistische Sinnesfreude und den Egoismus des Sanguinikers schwer akzeptieren kann. Ähnliche Spannungen gestalten das Zusammenleben von Melancholikern und Phlegmatikern schwierig. Melancholikern geht das abwartend Zögerliche des Phlegmatikers auf die Nerven, während diesen die Dynamik und gelegentliche harsche Fahrigkeit und idealistische Strenge des Melancholikers stört. Ambivalente Partner haben ein entweder latent oder offen gespanntes Verhältnis, das nur mit großer Selbstdisziplin und einer gewissen Opferbereitschaft aufrechterhalten werden kann.

Am schwierigsten gestaltet sich das Zusammenleben der gegenpolaren Charaktere (siehe Abbildung 145 und 147). Als Fallgrube erweist sich dabei beim Kennenlernen häufig die gegensätzliche psychoenergetische Polung. Sie täuscht vordergründig große Attraktivität vor, obwohl die Partner bei genauerem Hinsehen wesensmäßig nicht zueinander passen, weil sie in unterschiedlichen Welten leben. Melancholiker zum Beispiel haben oft eine stark ideelle Ausrichtung, die zum Weltflüchtigen und Unerbittlichen tendiert. Ihre Härte und Strenge kontrastiert scharf mit der diesseitigen Sinnlichkeit und lockeren Lebensfreude des Sanguinikers, der Regeln gerne zu seinem Vorteil auslegt. Der Choleriker wiederum als ein großzügig sich hingebender Gefühlsmensch sieht gerne über Details hinweg, während der Phlegmatiker zum strengen Verstandesdenken und zum Zurückhalten, Einteilen und Kategorisieren neigt.

Paare treffen normalerweise rein zufällig aufeinander. Aufgrund der Charakterlehre kann man vermuten, dass die Hälfte aller Menschen eine gute Beziehung haben werden und die andere Hälfte eine problematische bis schwierige. Meine Praxiserfahrungen bestätigen das vollauf: Wenn bei einem Paar mithilfe der Psychosomatischen Energetik die Charaktertypen festgelegt werden, bestätigt die Qualität der Beziehung anschließend die Gesetzmäßigkeiten der typologischen Zuordnung. Dadurch kann man zwei weitere Schlussfolgerungen ableiten. Einmal scheinen alle Typen in der Realität etwa gleich häufig vorzukommen. (Auch einige große psychologische Persönlichkeitstests haben die Gleichmäßigkeit bestimmter Charaktertypen ermittelt.) Wenn sich Paare nun zufällig zusammentun, hat man eine Chance von jeweils 25 Prozent für eine sehr gute, gute, heikle oder schlechte Beziehung. Meine Praxiserfahrungen bestätigen das ebenso wie die Scheidungsraten in modernen Gesellschaften, die gegen 50 Prozent tendieren.

Strebt man eine gute, gar glückliche Beziehung an, kann der Rat daher nur lauten, sich typologisch unbedingt einen ideal passenden oder harmonischen Partner zu suchen. Die Paarpsychologie bestätigt, dass das Geheimnis guter Ehen auf wesensmäßigen und sonstigen Ähnlichkeiten gründet nach dem simplen Motto: „Gleich und gleich gesellt sich gern". Genau das ist bei den beiden Charaktertypen der Fall, die gut oder optimal zu einem passen. Selbstverständlich spielen neben der Charaktertypologie noch andere Merkmale eine wichtige Rolle, wie vor allem Sozialstatus, Aussehen, Alter, Bildung und Rasse. Hinzu kommt zuletzt noch der „Liebesfunke" als etwas, was man schlecht willkürlich arrangieren kann, was aber selbstverständlich dazugehört. Eine optimale Paarbeziehung benötigt also sehr viel mehr Voraussetzungen, als man zunächst denkt.

Eine glückliche Beziehung besitzt heute einen weitaus größeren Stellenwert im Leben der meisten Menschen als in früheren Zeiten, wo Doppelmoral und Promiskuität bestimmte Partnerschaftsprobleme „korrigieren" konnten. Wenn gar nichts half, ging man ins Kloster oder verweigerte sich auf andere Weise. Heute sind die Ansprüche an eine Partnerschaft enorm gestiegen. Diese hohen Erwartungen bergen ein entsprechend großes Frustrationspotenzial. Stellt sich das ersehnte Liebesglück nicht ein und man wird unglücklich, muss es ein Paar in modernen Gesellschaften nicht mehr ein Leben lang miteinander aushalten, weil man den Partner zum existenziellen Überleben in der Regel nicht mehr benötigt und auch die moralische Hemmschwelle für Trennungen gesunken ist. Die hohe Scheidungsrate belegt das ebenso eindrücklich wie die vielen Single-Haushalte in unseren Städten, die sich häufig aus emotional Enttäuschten rekrutieren.

Manche Patienten haben im Gespräch mit mir bezweifelt, ob man das alles so starr und unveränderlich sehen muss. Manche fragen, ob nicht eine Therapie an ihren Paarproblemen etwas ändern könne und ob es nicht auch Ausnahmen gebe. Natürlich kann man bestimmte Probleme mit einer Paartherapie und der viel beschworenen „Arbeit an sich selbst" teilweise korrigieren, aber wirkliche Veränderungen scheinen mir nur in begrenztem Rahmen möglich zu sein. Unsere Charakterstrukturen legen uns viel stärker fest, als wir das angesichts des modernen Machbarkeitswahns wahrhaben wollen. Ausnahmen von den Gesetzen der Paarpsychologie mag es geben, aber mir sind in der Praxis noch keine begegnet. Die bisherigen Analysen an Hunderten von Paaren legen den Schluss nahe, dass die Charaktertypologie ein sehr zuverlässiges Werkzeug darstellt, um die Qualität einer Beziehung vorherzusagen. Ich meine daher, dass es sehr sinnvoll und nötig ist, den Charakter seines potenziellen Partners zu überprüfen, „bevor man sich ewig bindet".

Die Charakterreifung

In jedem lebt ein Bild des, der er werden soll;
solange er dies nicht ist, ist nicht sein Frieden voll.

Angelus Silesius, deutscher Dichter (1624–1677)

Wenn man bei sehr vielen Menschen den Charaktertyp bestimmt hat, beginnt man bei genauerer Betrachtung bei einem Teil von ihnen psychologische Strukturen wahrzunehmen, die man eigentlich nicht erwartet: Man beobachtet Wesensmerkmale, die nicht zum jeweiligen Charaktertyp gehören. Psychologen sprechen von „Mischtypen", wodurch die normalerweise festgelegten Charaktertypen bunter und vielfältiger werden, oder von „Persönlichkeitsstörungen" beziehungsweise im Extrem von „Psychopathien" und „Soziopathien", wenn die Veränderungen sowohl individuell wie sozial nachteilig für den Betreffenden und seine Umgebung ausfallen. Ersteres gilt als normal, Letzteres als gestört und krank. All das kann man vor dem Hintergrund der Charaktertypologie logisch nachvollziehen und als charakterologische Psychodynamik verständlich machen, die einmal glücklich und einmal unglücklich verläuft. Warum das einmal so und einmal anders geschieht, ist von unzähligen anderen Variablen abhängig, aber die Dynamik selbst folgt den Gesetzmäßigkeiten der vier Charaktertypen.

Im positiven Fall spreche ich von „Charakterreifung", im negativen von „Charakterstörung" (siehe das nächste Kapitel). Meine Deutungen haben rein subjektiven und hypothetischen Charakter und decken sich nicht mit dem gängigen psychologischen Weltbild, dem zufolge Persönlichkeitseigenschaften als starr angesehen werden. Ich habe beobachtet, dass sich Menschen charakterologisch zwar sehr langsam, aber doch spürbar verändern können. Sie können zwar nicht „aus ihrer Haut" und ihre jeweilige charakterliche Struktur grundsätzlich abändern, aber sie können latent vorhandene Eigenschaften anderer Charaktere ausbilden. Reife Menschen entwickeln interessanterweise meist die Wesenseigenschaften des Charakters, der ihrem idealen Partner entspricht (siehe Abbildung 144).

Der von Haus aus kühle und distanzierte Melancholiker kann dann auf herzerwärmende Weise väterlich beziehungsweise mütterlich wirken. Ich habe etliche Melancholiker kennengelernt, die sich in Hilfsprojekten und sozialen Einrichtungen engagieren. Über den Weg des sozialen Engagements werden sie zu vollständigeren Menschen, die ihre verborgenen emotionalen Seiten entwickeln und ausleben können. Beim Theologen und Arzt Albert Schweitzer handelte es sich nach meiner Einschätzung um einen Melancholiker. Wenn das zutrifft, waren die Afrikaner, die Schweitzer im Urwaldhospital von Lambarene behandelt hat, ebenfalls „Entwicklungshelfer" (siehe den kleinen Helfer in Abbildung 148): Die Menschen, denen er als Arzt half, verhalfen wiederum Albert Schweitzer dazu, seine cholerischen, väterlichen und gefühlvollen Wesenszüge zu entwickeln.

Der charaktergereifte Choleriker wiederum entwickelt Wesenszüge eines Melancholikers, der unerschütterlich seinen Weg geht. Im Radio hörte ich in dem Zusammenhang zufällig einmal ein Gespräch mit einer Krankenschwester, die ganz alleine eine ausgedehnte Weltreise unternommen hat, die sie auch in gefährliche Regionen führte. Sie berichtet, dass sie irgendwann allen Mut zusammengenommen hat, um sich diesen langgehegten Lebenstraum zu erfüllen. Fürsorglich schickt sie den Daheimgebliebenen von überall her Postkarten, *„damit die sich keine Sorgen machen müssen"*, woran man die cholerisch-depressive Wesensart ebenso erkennt wie an

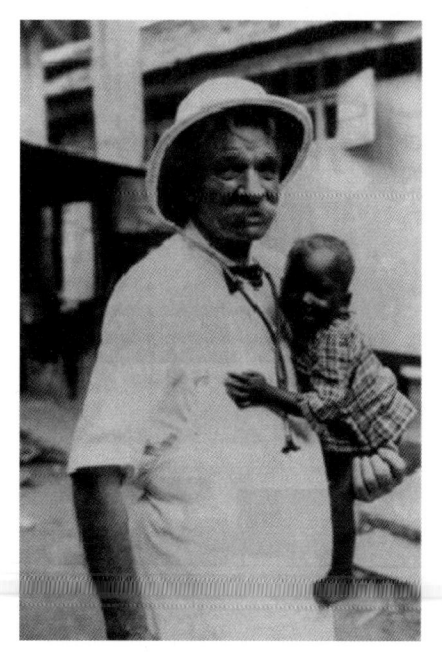

Abbildung 148: *Der „Urwalddoktor" und Friedensnobelpreisträger Albert Schweitzer in Lambarene, um 1933.*

ihrem Beruf und der großen emotionalen Wärme, die sie im Interview ausstrahlt. Meine Schlussfolgerung lautet, dass sie durch diese Reise seelisch runder werden will, indem sie lernt, ihre Individualität einzelgängerisch und mutig auszuleben, was sich Choleriker normalerweise nicht zutrauen und was man eigentlich vom Melancholiker kennt. Von daher versteht man, dass es ihr großer Lebenstraum war, im Grunde nicht bloß diese faszinierende Reise zu erleben, sondern vor allem dadurch seelisch ein ganzer Mensch zu werden.

Sanguiniker ergreifen oft einen Beruf, der klare Strukturen und pedantische Akribie erfordert, wie etwa Zahnarzt, Architekt oder Mathematiker. Oberflächlich betrachtet wirken sie häufig wie Phlegmatiker, doch wenn man genauer hinschaut, entdeckt man nach und nach immer mehr Ungereimtheiten, die doch für einen Sanguiniker sprechen. Durch die ständige Reglementierung und Dosierung der eigenen Kräfte, die ein solcher Beruf erfordert, entwickeln sie die strukturierten und rationalen Wesenszüge, die ihnen von Haus aus fehlen. Phlegmatiker wählen umgekehrt oft Hobbys oder Berufe, die etwas Sanguinisches an sich haben, wie Schauspieler, Artist oder Musiker. Die dazu notwendige Spontaneität, Lockerheit und emotionale Expressivität wirken ausgleichend auf ihr rigides Wesen. Manchmal kleiden sich Phlegmatiker auch betont nachlässig, tragen eine modische Brille oder verhalten sich wie Sanguiniker. Sie möchten sich dadurch freier und emotional lockerer fühlen, als das von Haus aus der Fall wäre.

Bevor man die Wesenseigenschaften des idealen Partners ausleben kann, muss man erst seine eigenen seelischen Schattenseiten akzeptiert und integriert haben (siehe Abbildung 149). Seine positiven Wesensmerkmale muss man dabei stärken und die negativen abschwächen. Erst dadurch gewinnt man offenbar die nötige Kraft für den zweiten Reifungsschritt, der darin besteht, die Eigenschaften des idealen Partners zu entwickeln. Bei beiden Schritten geht es um seelische Disziplin und Reifung, aber auch um mehr Selbstvertrauen, um mehr Authentizität und um größere seelische Offenheit. Derartige Schritte erfordern ein verständnisvolles und emotional förderliches Umfeld, aber auch große persönliche

Empfehlungen zum seelischen Reifen der Charaktere	1. Stufe (seinen Schatten akzeptieren und dessen gute Seiten aktivieren)	2. Stufe (Eigenschaften des idealen Partnertyps entwickeln)
Melancholiker	Seinen „harten Kern" zeigen, selbstbewusst und stark sein	Empathie für andere entwickeln, emotional und sanft werden
Choleriker	Seine negativen Anteile und seine Aggressionen zeigen, auf sich selbst vertrauen lernen	Rational werden, Struktur entwickeln, Prioritäten setzen und strategisch denken lernen
Sanguiniker	Seinen „weichen Kern" zeigen, persönliche Schwäche akzeptieren	Rational und strukturiert werden, Disziplin entwickeln
Phlegmatiker	Vergänglichkeit des Lebens akzeptieren, sich Fehler verzeihen (Milde) (Anmerkung: Der Schatten des Phlegmatikers besteht überwiegend aus unbewussten Widerständen, überwertigen Idealen und Ängsten.)	Spontaneität, Lebensfreude und Sinnlichkeit entwickeln, locker werden. Freude an der Selbstdarstellung entwickeln, selbstbewusster werden

Abbildung 149: Die zwei Stufen der Charakterreifung.

Kraft und menschliche Integrität. Dass eine gute Kindheit innerhalb der Kernfamilie dazu beiträgt, solche Reifungsschritte zu stimulieren, darf man ebenso vermuten, wie sicherlich ein intaktes soziales Milieu dazu beiträgt. Menschen brauchen ein gutes seelisches Fundament, um sich als Erwachsene weiterzuentwickeln und über sich hinauszuwachsen.

Idealerweise sollte die Charakterreifung dazu führen, dass Menschen schlussendlich die guten Wesenseigenschaften aller vier Typen besitzen. Es geht darum, zu einer harmonischen Ausgeglichenheit zu kommen, um zwischen sozialer Anpassung und individueller Abgrenzung, zwischen zu viel und zu wenig Selbstbewusstsein einen goldenen Mittelweg zu finden. Das amerikanische Trancemedium Edgar Cayce empfiehlt interessanterweise im Rahmen der Persönlichkeitsentwicklung, genau das zu tun. Man solle beispielsweise zu viel Selbstbewusstsein abbauen und gleichzeitig zu geringes Selbstbewusstsein entwickeln. Sein Biograf Harmon H. Bro schreibt: *„Mangelndes Selbstbewusstsein war für Cayce schädlich für die Gesundheit, weil daraus oft genug Selbstmitleid und selbstzerstörerische Neigungen sowie Einsamkeit resultierten. Denjenigen, die sich in allem viel zu sehr auf andere Menschen verließen, empfahl er, endlich die Verantwortung für sich selbst zu übernehmen."* Cayce fordert von jedem Menschen, ein gesundes Selbstbewusstsein zu entwickeln, und drückt das drastisch aus: *„Leben Sie so, dass Sie jedem in die Augen schauen und ihm sagen können, er möge sich zum Teufel scheren"* (Bro 1992). Cayce lehnte gleichzeitig zu egoistische und rücksichtslose Menschen ab und empfahl ihnen, sich sozialer und mitmenschlicher zu verhalten.

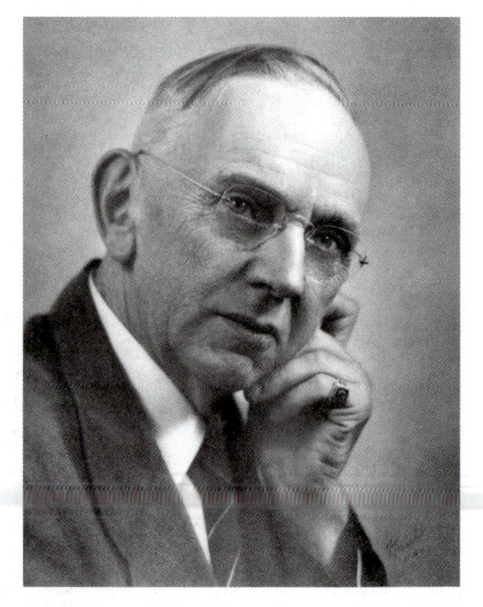

Abbildung 150: *Edgar Cayce (1877–1945)*

Letztendlich geht es dabei nicht nur um das Glück des Einzelnen, sondern um eine gute Ausgeglichenheit zwischen den Bedürfnissen des Individuums und denjenigen der Gemeinschaft. Idealerweise sollte man so strategisch und weitblickend wie ein Melancholiker, so warmherzig und mitfühlend wie ein Choleriker, so strukturiert und systematisch wie ein Phlegmatiker und so mitreißend und charmant wie ein Sanguiniker sein. Man wird dadurch irgendwann ein runder, harmonischer Mensch, der für seine Mitmenschen gereift erscheint und in sich ruht. Die Psychotherapeutin Gerda Jun spricht von einem *„integralen Menschen als einer ganzheitlichen, allseitig entfalteten Persönlichkeit"* (Jun 1994).

Um zu einer integralen Persönlichkeit zu werden, muss man seelisch langsam reifen. Die Charakterreifung stellt einen zeitraubenden und gleichzeitig schwierigen Prozess dar. Es geht um den Ausgleich widerstrebender Dynamiken, so von Freiheit contra Starre (sanguinisch), von Althergebrachtem gegenüber dem Neuen (phlegmatisch), von den Ansprüchen des Ich, denen diejenigen des Du oder Wir entgegenstehen (cholerisch), sowie vom vernünftigen Abgleich von Ideal und Wirklichkeit (melancholisch). Das Ganze ähnelt bildlich am Ende einem viereckigen Quadrat mit zueinander harmonischen und gleich großen Teilen, die in sich stimmig und proportioniert erscheinen.

Manche argwöhnen, es ginge um den idealen Menschen, doch das ist nicht der Fall. Wer vollkommen sein möchte, gerät erfahrungsgemäß häufig in unlösbare Widersprüche, weil der zu hohe Anspruch bekanntlich gerade das verunmöglicht, was er anstrebt. Bei der natürlichen Charakterreifung, so wie ich sie verstehe, handelt es sich um einen Abschied von falschen Idealen und keineswegs um einen spirituellen oder sonstigen Wettbewerb, der dann beispielsweise zur Machtausübung missbraucht wird oder den Einzelnen überfordert. Bei der gesunden Charakterreifung dürfen gewisse Unvollkommenheiten eines reifen Erwachsenen bestehen bleiben. Der charakterlich reife Mensch weiß um seine inneren Fehler und Schwächen, hat sie aber gleichzeitig auch so stark gezähmt und neutralisiert, dass er und andere nicht mehr allzusehr darunter leiden. Gleichzeitig hat er seine positiven Eigenschaften immer mehr hervorgekehrt, ohne dass man ihn deswegen hochtrabend gleich als „vollkommen" bezeichnen kann.

Im scheinbaren Widerspruch zum Erwachsenwerden entdeckt der charakterlich gereifte Mensch sehr oft sein inneres Kind, statt bloß ein „langweiliger" Erwachsener zu bleiben. Hochschwingende Menschen wirken bekanntlich auf ihre Mitmenschen häufig in bestimmten Situationen wie Kinder. Sie erscheinen besonders lebendig, kindlich, humorvoll und auf eine Art mit einer unschuldig anmutenden Wesensart ausgestattet, was man bei niedrigschwingenden Menschen kaum beobachtet. Das innere Kind und der reife Erwachsene erscheinen zunächst als Widerspruch, aber sie haben direkt etwas miteinander zu tun. Die falschen und charakterlich deformierten Bastionen des Erwachsenen-Egos dienen nämlich in Wirklichkeit vor allem dazu, die tiefen Seelenschichten des sogenannten „Selbst" – das innere Kind – abzuschotten und vor sich und anderen zu verstecken. Fallen die Bastionen durch das Höherschwingen, kommt das innere Kind langsam wieder zum Vorschein. Es geht bei der Charakterreifung deshalb mit psychologischen Worten darum, die Neurosen des zivilisierten Menschen zu überwinden und wieder teilweise unschuldig und kindlich, aber keineswegs naiv und kindisch zu werden.

Für den Einzelnen ist der Weg zum ideal ausgleichenden Charaktertyp am leichtesten zu bewältigen, weil er dessen Eigenschaften ohnehin latent in sich trägt. Der Choleriker kann als eine Sonderform des Melancholikers aufgefasst werden, der sich getarnt hat und im Grunde mutiger und selbstbewusster ist, als er erscheint. Das Umgekehrte gilt für den Melancholiker, der seine fürsorglichen und emotionalen Seiten gut vor sich und anderen versteckt hat. Wenn ein Melancholiker beispielsweise Vater oder Mutter wird, bekommt er die Gelegenheit, seine fürsorglichen Eigenschaften richtig auszuleben, weshalb die Elternrolle für Melancholiker oft besonders beglückend und erfüllend ist.

Da jeder Charaktertyp die Festlegung auf eine entweder emotionale oder verstandesorientierte Lebensweise beinhaltet, führt die Entwicklung der Wesenseigenschaften des idealen Partnertyps zu einer menschlichen Ganzwerdung. Der Antrieb dazu entstammt meist nicht einer bewusst getroffenen Entscheidung, ein „besserer Mensch" zu werden, sondern beruht auf einem unterschwelligen Unbehagen, sich auf irgendeine Weise unvollständig zu fühlen. Jemand kann beispielsweise das Gefühl haben, „nicht richtig zu leben", „mehr aus sich machen zu wollen", „eine geheime Sehnsucht ausleben zu wollen"(so die Aussagen von Patienten). Das Unbehagen veranlasst den Betreffenden zur Suche nach Lösungen und kann als Antrieb zur persönlichen Weiterentwicklung dienen. Durch die Charakterreifung werden Menschen sowohl individuell glücklicher als auch meist produktiver, kreativer und sozialer. Es handelt sich daher um eine für alle vorteilhafte Win-win-Situation.

Gestörte Charakterentwicklung

Für eine gestörte Charakterentwicklung werden normalerweise eine schwierige Kindheit, ungünstige soziale Verhältnisse sowie genetische Faktoren verantwortlich gemacht. Die primären Ursachen einer gestörten Charakterreifung liegen nach meiner Meinung jedoch weniger bei der gestörten Umwelt oder den Genen, die natürlich auch das Ihre dazu beitragen, sondern vor allem in karmischen Prägungen. Ich komme später darauf zurück, wenn es um die Frage der Wiedergeburt geht. Möglicherweise kann man mit einer therapeutischen Intervention in Form einer frühzeitigen Zentralkonflikt-Auflösung hierbei viel Schlimmes verhüten. Daneben müsste man vermutlich tiefenpsychologisch und verhaltenstherapeutisch positive Nachreifungen der Persönlichkeit fördern.

Durch die Brille der Charakterologie betrachtet, kann die Gesetzmäßigkeit hinter einer gestörten Charakterentwicklung aufgeschlüsselt werden. Genauso wie bei der harmonischen Charakterreifung entwickeln sich bestimmte Anteile der Persönlichkeit, nur tun sie das in einer für den Betreffenden und seine Mitmenschen nachteiligen Weise. Eine Variante der gestörten Charakterentwicklung besteht darin, dass die Rohform des eigenen Typs mit ihren negativen Merkmalen auf die Spitze getrieben wird (siehe Abbildung 137) und etwa in Form einer Zwangserkrankung, Depression oder Psychose eine psychiatrische Behandlung erforderlich machen kann. Wenn man nicht nur die Eigenschaften eines einzigen Typs vorfindet, sondern Mischformen, entwickeln Menschen mit einer gestörten Charakterentwicklung Wesenszüge, die ihnen nicht guttun. Häufig findet man bei ihnen die Eigenschaften des gegenpolaren Charakters. In der Psychiatrie spricht man dann von „Borderline" und „schweren Persönlichkeitsstörungen" (s. Abbildung 151).

Ein Beispiel dafür ist der überdrehte, nach Aufmerksamkeit gierende Psychopath Adolf Hitler. Obwohl es bei oberflächlicher Betrachtung so aussieht und das wohl viele seiner Zeitgenossen gehofft hatten, er sei als vermeintlicher Schizoider zum Führer einer ganzen Nation geeignet, war das in Wahrheit nicht so. Seine großen strategischen Fehler, die schließlich zum Verlust eines Weltkrieges geführt haben, belegen das in meinen Augen ebenso klar wie sein übergroßer Narzissmus, aber auch sein tagelanges Schwelgen in völlig irrealen Phantasie-

	ICD 10	Einteilung der Psychosomatischen Energetik
Cluster A sonderbar, exzentrisch	paranoide Persönlichkeitsstörung (F60.0) schizoide Persönlichkeitsstörung (F60.1)	Melancholiker (übertriebene Rohform oder Entwicklung gegenpolarer Wesenszüge)
Cluster B dramatisch, emotional	emotional instabile Persönlichkeitsstörung: vom Borderline-Typ oder vom impulsiven Typ (F60.3) histrionische Persönlichkeitsstörung (F60.4)	Sanguiniker (übertriebene Rohform oder Entwicklung gegenpolarer Wesenszüge)
	dissoziale Persönlichkeitsstörung (F60.2)	Melancholiker (übertriebene Rohform oder Entwicklung gegenpolarer Wesenszüge)
Cluster C ängstlich, vermeidend	ängstliche Persönlichkeitsstörung (F60.6) anankastische Persönlichkeitsstörung (F60.5)	Phlegmatiker (übertriebene Rohform oder Entwicklung gegenpolarer Wesenszüge)
	abhängige Persönlichkeitsstörung (F60.7) passiv aggressive Persönlichkeitsstörung (F60.8)	Choleriker (übertriebene Rohform oder Entwicklung gegenpolarer Wesenszüge)

Abbildung 151: Gegenüberstellung der psychiatrisch bekannten Persönlichkeitsstörungen nach der Internationalen Klassifikation der Krankheiten (ICD) und nach der Psychosomatischen Energetik.

welten. Hitler hat vermutlich zum sanguinischen Charaktertyp gehört, weil das viel besser zu den aufgeführten Wesensmerkmalen passt. Hinzu kommt, dass kein anderer Charakter es fertigbringt, andere dermaßen zu begeistern und in seinen Bann zu ziehen, wie es Hitler als begnadeter Redner konnte (Ciompi 2011, s. Abbildung 152).

Verwirrenderweise für seine Zeitgenossen wies Hitler starke schizoide Züge auf, was sich in einer auffälligen Kontaktstörung zeigte. So gab er sich im Kreis von Vertrauten auf dem Obersalzberg im Umgang sehr spröde und versteckte sich selbst bei herrlichem Wetter tagelang bücherlesend in seinem Zimmer. Dass er ein notorischer Einzelgänger und Junggeselle war, der sein Privatleben angeblich für sein Heimatland aufopferte, trug vermutlich wesentlich dazu bei, dass er als Schizoider verkannt wurde. Doch seine grandiose Fähigkeit, andere zu täuschen, zeigt ihn in Wahrheit als großartigen Schauspieler, der er als wahrscheinlicher Sanguiniker war.

Fachleute sind sich einig, dass bei Hitler seine eigenen großen seelischen Frustrationen in Resonanz mit ähnlichen emotionalen Frustrationen vieler seiner Zeitgenossen traten. Letztere waren durch die große Depression und die Agonie Deutschlands nach dem verlorenen I. Weltkrieg demoralisiert, und ihnen imponierte Hitler mit seiner heroischen Pose (Aly 2011). Eine größere Kon-

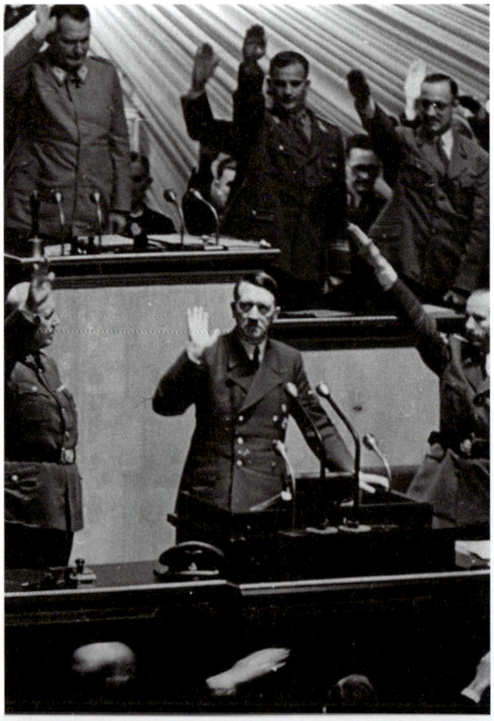

Abbildung 152: Reichtags-Sitzung Dezember 1941. Die Rede Hitlers, bei der er den USA den Krieg erklärte, wurde immer wieder mit Beifallskundgebungen unterbrochen. Quelle: Deutsches Bundesarchiv

fliktfreiheit der damaligen Bevölkerung zusammen mit einer besseren Kenntnis der Charaktere hätte möglicherweise mehr Zeitgenossen rechtzeitig die Augen geöffnet, dass Hitler in Wahrheit ein gefährlicher Schwindler war. Menschen mit weniger gravierenden Persönlichkeitsstörungen werden als neurotisch bezeichnet. Bei ihnen findet man häufig ebenfalls charakterliche Rohformen – wenn auch nicht so ausgeprägt wie bei psychiatrischen Patienten – oder Eigenschaften des jeweiligen ambivalenten Charakters. Ein Beispiel für einen neurotischen Mischtyp wäre ein zwanghafter Charakter mit melancholischen Zügen, der ganz besonders emotional distanziert, kühl und extrem misstrauisch erscheint. Weil man neurotischen Menschen im Alltag häufiger begegnet als psychiatrischen Patienten, handelt es sich um ein Wissen, das sich für viele Menschen – und nicht nur für Psychiater und Psychotherapeuten – als nützlich erweist.

Einen Sonderfall der gestörten Charakterreifung, die im Erwachsenenalter häufig zu neurotischen Verhaltensweisen führt, habe ich bei Kindern von Ehepaaren beobachten können, die gegenpolare oder ambivalente Charaktertypen haben. Kinder besitzen auffallend häufig den gleichen Charaktertyp wie einer der beiden Elternteile, das heißt ein schizoid-melancholischer Vater und eine cholerisch-depressive Mutter haben entweder schizoide oder depressive Kinder. Ob daraus eine allgemeingültige Regel gemacht werden darf, weiß ich nicht, denn dazu habe ich noch zu wenige Zahlen, aber ich vermute es stark. Schwierig wird es, wenn die Eltern ein ungünstiges Verhältnis ihrer jeweiligen Charaktere haben (ambivalent, gegenpolar s. Abbildung 144) und sich das Kind damit auseinandersetzen muss.

Hat beispielsweise die Mutter einen gegenpolaren Charaktertyp zum Kind (das denselben Typ wie der Vater aufweist), steht das der Mutter wesensmäßig fremde Kind, das von ihr trotzdem geliebt und verstanden werden will, vor einer viel größeren Herausforderung als der Vater. Dieser kann – als Erwachsener – manche Unvereinbarkeiten und ehelichen Spannungen mit Disziplin, Ignorieren, Verdrängen und dergleichen überspielen. Solche Kompensationsmöglichkeiten stehen dem Kind, das sich authentisch verhalten muss und ganz emotional reagiert, nicht zur Verfügung. Es täuscht in dieser schwierigen Situation instinktiv meist die Wesenszüge des idealen Partners vor, um durch eine Art von täuschender Mimikry von der Mutter geliebt zu werden. Dem Vater gegenüber scheinen solche Verrenkungen interessanterweise nicht im selben Maß nötig zu sein. Eine charakterlich gegenpolare Mutter stellt daher eine besondere Herausforderung für das „Kuckuckskind" dar und kann zur Ursache späterer neurotischer Probleme und – im Extrem – von Persönlichkeitsstörungen werden, die sich lebenslang auswirken. Die Verzerrungen und Täuschungen, die mit dem eigenen Charaktertyp nicht konform gehen, führen häufig beim Jugendlichen und Erwachsenen zu einer neurotischen Entwicklung. Die Lösung besteht darin, zur Authentizität des eigenen Charaktertyps zurückzufinden, was leichter gesagt als getan ist und sich häufig als regelrechter gordischer Knoten erweist.

Obwohl das hier dargestellte Thema primär Fachleute angeht, kann es auch dem Durchschnittsleser deutlich machen, dass die Charaktertypen eine umfassende Bedeutung im täglichen Leben haben und universell anwendbar sind. Auch bei persönlichkeitsgestörten Menschen erkennt man das Wirken seelischer Kräfte, die – wie bei gesunden Menschen – nach einem Ausgleich streben. Ich glaube, dass alle Menschen seelisch wachsen und sich stabilisieren und harmonisieren möchten. Beim Gesunden geschieht das in vernünftigen Schritten, wobei negative Wesensanteile abgebaut werden, während es beim Kranken in einer negative Wesensanteile verstärkenden, disharmonisch nach Ausgleich suchenden, mit Projektionen arbeitenden und allgemein negativen Weise geschieht. Sie befreit den Betreffenden nicht, sondern verstrickt ihn in immer neue, letztlich unproduktive und damit unglücklich machende psychologische Probleme. Wie man eine gestörte Charakterentwicklung bessern oder sogar heilen kann, ist weitgehend immer noch eine ungelöste Frage, und das betrifft Fachleute wie Psychiater und Psychotherapeuten ebenso wie die Alternativmedizin. Mit der Psychosomatischen Energetik erlebt man manchmal oft erstaunliche Besserungen, so dass es sinnvoll sein kann, einen Therapieversuch zu wagen.[61]

---

61 Vgl. Banis 2004 ff.. Siehe dazu auch Fußnote 36 über das Böse im Menschen und seine Therapierbarkeit.

Die Seele, ihre Tragödien und ihr Reifen

Sterben und doch weiterleben bedeutet Unsterblichkeit.
Laotse, chinesischer Weisheitslehrer (um 600 v. Chr.)

In einem abschließenden Hauptkapitel möchte ich mich mit der Seele und ihrer Entwicklung beschäftigen. Manchen Lesern wird das Folgende zu spekulativ erscheinen und deshalb abgelehnt werden. Für diese Leser sollte das vorliegende Buch hier enden. Ich möchte mich daher mit dem Folgenden an die Gruppe von Lesern wenden, die sich mit seelischen Grenzerfahrungen und spirituellen Grenzgebieten beschäftigen will. Aus der Sicht der Psychosomatischen Energetik gibt es dafür mehrere Gründe. Einmal beschäftigen wir uns dort mit Feldern feinstofflicher Natur, zu der die Seele zweifellos dazugehört. Zweitens enthalten große Konflikte sogenannte „transpersonale", also über die aktuelle Biografie einer Person hinausgehende seelische Inhalte. Drittens kann man aufgrund zahlreicher Praxiserfahrungen vermuten, dass es so etwas wie ein „seelisches Reifen" gibt, das möglicherweise den Tod überdauert. Wenn man sich daher mit tiefen Seelenschichten beschäftigt, landet man zwangsläufig bei Themen wie Wiedergeburt, Nahtoderfahrungen und dergleichen, von denen nun die Rede sein soll.

„Seele" als ursprünglich religiöser Begriff gilt heute unter gebildeten, wissenschaftlich denkenden Menschen als umstritten und sogar verpönt. Will man sich daher auf rationale, nicht gleich ins Spekulative, Metaphysische oder gar in Esoterik abgleitende Weise mit der Seele beschäftigen, kommt man nicht umhin, sich mit naturwissenschaftlichen Gegenargumenten zu beschäftigen. Das werde ich tun und versuchen, rationale Hinweise für eine Seele so darzustellen, dass es beweiskräftig klingt. Endgültige Beweise, die streng materialistische Kritiker nachdenklich machen oder sogar überzeugen, wird man natürlich schwer finden können. Man kann daher nur mit Wahrscheinlichkeiten, Indizien und menschlichen Erfahrungen aufwarten.

Wenn Menschen tiefe ekstatische und meditative Körpererfahrungen durchleben – etwa im Rahmen einer Körperpsychotherapie, bei der Einnahme von psychedelischen Drogen, durch die Technik des holotropen Atmens, bei der Meditation oder bei Nahtod- und anderen Grenzerfahrungen –, geraten viele auf eine völlig andere geistige Bewusstseinsebene, in der sie erstmals ihrer Seele begegnen (s. Abbildung 153). Auch bei der Anwendung der Psychosomatischen Energetik berichten Patienten manch-

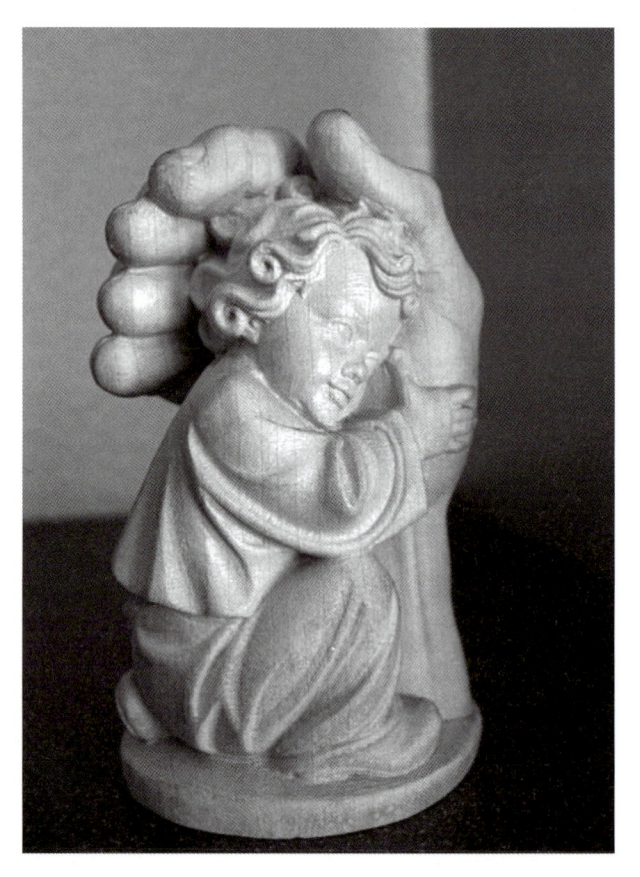

Abbildung 153: *Holzfigur eines inneren Kindes als Symbol der tiefen Seelenschichten.*

mal davon, mit innersten Schichten ihrer Seele in Kontakt zu kommen und sich *„wieder ganz zu fühlen"*, mit *„ihrem Herzen in Berührung zu kommen"*, *„ihre Seele zu spüren"*. Sie beschreiben die Begegnung mit der eigenen Seele als eine außerordentliche spirituelle Erfahrung, die sie als einzigartig empfinden und die alles Gewohnte in ihrem Leben danach auf den Kopf stellt.

Die Frage lautet, ob es sich bei der Begegnung mit der eigenen Seele um ein reales Erlebnis oder um eine Illusion handelt. Stempelt man solche Empfindungen vorschnell als subjektiv, illusionär oder sentimental ab, etwa als bloßes Produkt übererregter Hirnteile, wird man meines

Erachtens ihrer wahren Bedeutung nicht gerecht. Einmal spricht dafür die Wucht des Ereignisses, denn die Begegnung mit der eigenen Seele geht häufig mit einer starken Transformation der Persönlichkeit einher, etwa im Rahmen von Nahtoderfahrungen, nach der Menschen radikal verwandelt wirken (Ewald 2011). Neben dieser dramatischen, lebensverändernden Wirkung gibt es aber auch andere beeindruckende Phänomene parapsychologischer Natur, die für die Realität einer eigenständigen geistigen Sphäre und einer individuellen Seele sprechen (dazu später mehr).

Wenn man täglich mit der Psychosomatischen Energetik arbeitet, kann man als Therapeut beobachten, dass große seelische Konflikte als Abwehrbastionen der inneren Seelenebenen dienen. Löst man sie auf, kommen viele Menschen wieder in Kontakt mit tiefen Seelenebenen Diese inneren Schichten werden landläufig als „inneres Kind" oder tiefenpsychologisch gemäß C. G. Jung als „Selbst" bezeichnet. Schaut man sich die betreffenden Konfliktinhalte genauer an, stellt man fest, dass sie nicht immer auf Traumata des aktuellen Lebens zurückgeführt werden können, sich aber mit Inhalten von Rückführungstherapien decken. Hinzu kommen noch andere Beobachtungen, die für eine Seele sprechen. Neugeborene können Konflikte haben, die man sich anders nicht erklären kann als durch vorgeburtliche Traumata. Hochsensible und mediale Menschen berichten überzufällig oft davon, dass die PSE-Therapie des Zentralkonflikts Erinnerungen an frühere Leben auslöst. Wenn man aufgrund solcher Erlebnisse und Erfahrungen frühere Leben für möglich hält, stößt man auf das fernöstliche Konzept der Wiedergeburt, bei der von einer unsterblichen individuellen Seele ausgegangen wird.

Ich schildere in den folgenden Kapiteln ein Modell, das von einer Evolution durch seelische Konflikte ausgeht. Analog dem Bedürfnis nach seelischem Wachstum, das sich im Phänomen der Charakterreifung ausdrückt, geht das Modell davon aus, dass Menschen durch ihre seelischen Konflikte angetrieben werden, über sich hinauszuwachsen. Die Charaktertypen bilden dabei ein individuelles Gefäß für permanente Wesenseigenschaften, die sich vermutlich bei jeder neuen Reinkarnation als stabilisierendes Element erweisen, weil sie als das eigentliche Fundament der seelischen Identität angesehen werden können. Die Seele als ein unsterbliches „Feld" konserviert bestimmte individuelle Eigenschaften und lässt sie weiterleben.

Im *tibetanischen Totenbuch* und vielen anderen religiösen Schriften sieht man die Seele als ein Transportvehikel, das bestimmte Inhalte von einem Leben zum nächsten transportiert. Eine solche Hypothese halte ich aufgrund zahlreicher Indizien, die ich später ausführlich darstelle, für relativ wahrscheinlich, auch wenn ich das alles selbstverständlich nicht beweisen kann. Meine Vorstellung geht dahin, dass es während vieler Leben vermutlich zu einem langsamen seelischen Wachstumsprozess kommt. So wie Gene der Evolution unterliegen, ist das möglicherweise auch bei der individuellen Seele der Fall, wenn sie sich von einem Leben zum anderen weiterentwickelt. Forschungen des Psychiaters Ian Stevenson legen beispielsweise nahe, dass Verletzungen körperlicher wie seelischer Art aus früheren Leben im nächsten Leben eine prägende Rolle spielen und gleichsam dann als Stachel wirken, um sich seelisch weiterzuentwickeln.

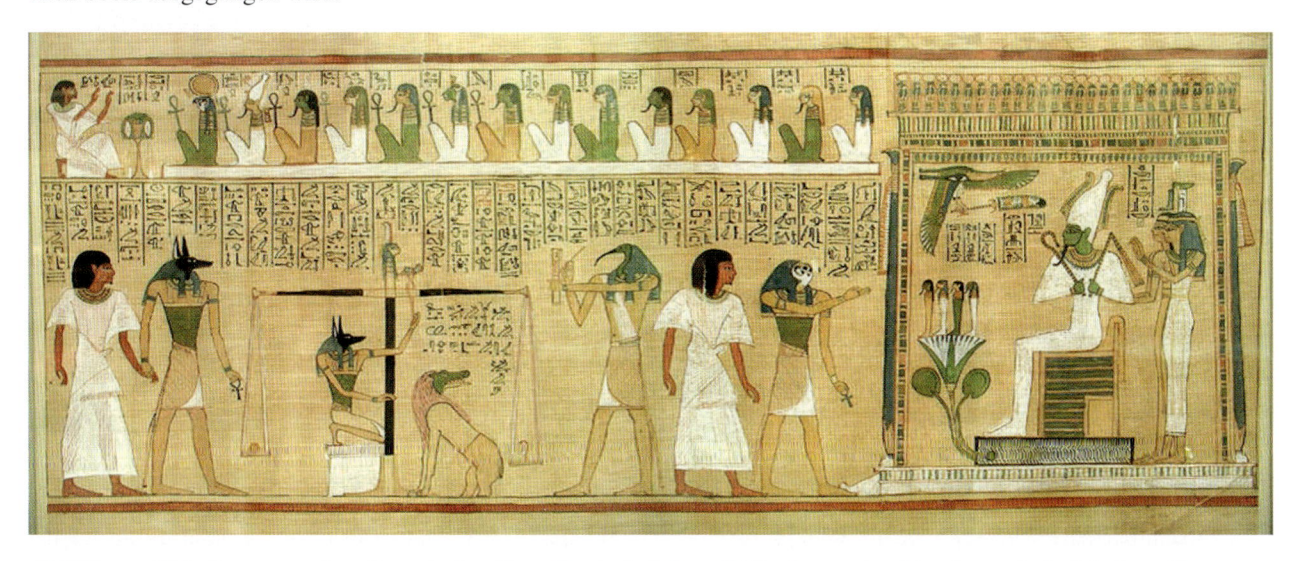

Abbildung 154: *Szene aus dem ägyptischen Totenbuch, bei dem die Seele von Anubis, dem schakalköpfigen Totengott, gewogen und geprüft wird, ob sie ins Seelenreich weiterreisen darf oder in die Finsternis geschickt werden muss.*

Wenn die individuelle Seele tatsächlich wiedergeboren wird, wirft das zahlreiche Fragen auf: Welche persönlichen Eigenschaften und Erinnerungen bleiben bestehen? Wozu dient überhaupt ein Weiterleben? Entwickeln wir uns weiter, oder bleiben wir gleich, oder machen sogar manche Menschen eine unvorteilhafte Entwicklung durch? Wo bleibt der moralische Ausgleich bei Unrecht?

Außerhalb der tradierten Religionen wissen wir noch wenig über das Konzept einer unsterblichen Seele. Mein Modell, das auf uralten Traditionen aller großen spirituellen Lehren beruht (der ewigen Philosophie oder „philosophia perennis" nach Aldous Huxley), schließt die herkömmliche Religion zwar mit ein, geht aber gleichzeitig über sie hinaus.

Selbsterkenntnis, Spiritualität und Seele

In diesem Buch geht es vordergründig um psychoenergetische Gesundheit und die Harmonisierung der Lebensenergie, doch genau genommen stehen wichtige persönliche Ziele wie Selbstbefreiung und Selbstverwirklichung im Vordergrund. Damit verwende ich populäre Begriffe, die in der spirituellen Literatur heutzutage auf geradezu inflationäre Weise auftauchen: Jeder möchte sich selbst verwirklichen, gesund und glücklich sein und dazu seelisch reif und womöglich sogar weise werden. Doch in der Realität stellt man bald fest, dass viele Ratgeber nicht den Erwartungen entsprechen. Man hat all die Bücher im Schrank stehen, aber es beschleicht einen oftmals das ungute Gefühl, letztendlich nicht wesentlich weitergekommen zu sein. Diese Enttäuschung des Lesers hoffe ich mit meinem Buch zu vermeiden, indem ich gleich zu Anfang über elementare Dinge informiere, die häufig übersehen werden.

Zunächst ist Selbsterkenntnis, wie erwähnt, ein Prozess, der mit einer lange Zeiträume umfassenden seelischen Entwicklung zu tun hat. Mit dem Reifen eines guten Weins vergleichbar, gelingt das nicht durch das Lesen eines einzigen Buchs, so dass man seine Ansprüche von Anfang an herunterschrauben sollte. Man muss Geduld mit sich haben und meist lange an sich arbeiten, um seelisch weiterzukommen. Außerdem übersehen viele Menschen die Bedeutung ihrer unbewussten Energieblockaden, die aus alten seelischen Verletzungen herrühren und häufig nicht erkannt und aufgelöst werden – wie bei der Brille, die man auf der Nase hat und deswegen übersieht. Nach meinen Erfahrungen enthalten sie oft altes Seelenmaterial aus früheren Erdenleben, das erst aufgedeckt und danach aufgelöst werden muss, um sich seelisch entscheidend weiterentwickeln zu können. Drittens schließlich kollidiert das Bemühen um seelische Entwicklung oftmals mit den weltanschaulichen Barrieren des Zeitgeistes. Wenn man seine Seele entdecken will, muss man zuerst begreifen, dass es sie tatsächlich gibt, was die moderne Naturwissenschaft weitgehend leugnet. Will man mehr über seine seelischen Innenräume erfahren, muss

man weltanschauliche Fesseln sprengen und sein Weltbild größer machen, damit es überhaupt Platz hat für immer noch sehr wichtige, aber heute leider relativ inhaltsleere Begriffe wie Seele.

Den riesigen Geschichtsbogen der gesamten menschlichen Weltbilder sowie der wichtigsten psychotherapeutischen Schulen darzustellen, wie ich das im vorhergehenden Teil des Buchs skizzenhaft getan habe, erscheint mir deswegen nötig, weil man sich selbst überhaupt nur richtig erkennen kann, wenn man seine eigene Geschichte begreift. Jeder moderne Mensch trägt magische, monotheistische und rationale Weltbilder mit sich herum, genauso wie unsere Vorstellungen von uns selbst psychotherapeutisch geprägt sind. Will man daher ein umfassendes Bild des eigenen Selbst erlangen, sollte man die geschichtlichen Wurzeln begreifen, die es hervorgerufen und teilweise auch begrenzt haben. Synthetisiert man daraus ein neues Weltbild, landet man bei Modellen wie der integralen Theorie des amerikanischen Denkers Ken Wilber oder beim holistischen Weltbild des ungarischen Physikers Ervin László. Sie plädieren für ein umfassendes Weltverständnis, das Altes und Neues, Geschichte und Jetzt in einer sinnvollen Abstufung und Wertung zusammenfasst – so wie auch ich das mit meinem Buch versuche. Einmal erkennt man, dass es wenig wirklich Neues unter der Sonne gibt. Zusätzlich bewahrheitet sich der hermeneutische Ausspruch „Wie draußen, so drinnen": Letztlich finden wir unsere Seele überall in der Welt wieder. Wenn wir uns mit uns selbst beschäftigen wollen, landen wir daher irgendwann bei der Geschichte der Menschheit, deren untrennbarer Teil wir sind.

Wenn man sich seiner eigenen Seele nähert, entdeckt man sie irgendwann hinter den Vordergründigkeiten der Gewohnheiten und Neigungen, mit denen sich die Psychologie beschäftigt und die das gewöhnliche Ich begrenzen und formen. Die Seele ist beim kleinen Kind noch ganz offen sichtbar, doch bei den meisten Erwachsenen verschwindet sie nach und nach hinter einer Fas-

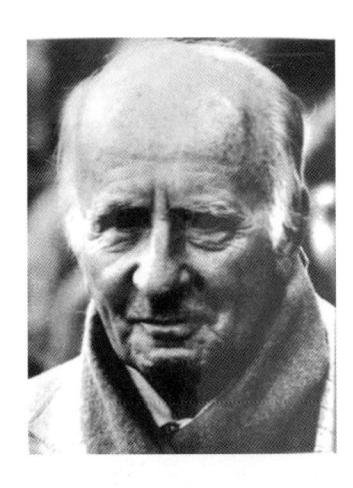

Abbildung 155: Karlfried Graf Dürkheim (1896 – 1988).

sade einer angestrengten Normalität, erwachsen zu sein, eine bestimmte Rolle zu spielen und vor sich und anderen Menschen etwas darzustellen. Der Erwachsene hat zwar noch eine Seele, aber sie ist üblicherweise gut vor sich und anderen versteckt. Sich selbst als Seele wiederzuentdecken stellt deshalb eine große Erfahrung dar, die das Leben radikal verändern kann. Es handelt sich um eine Erfahrung, die heutzutage immer mehr Menschen gemacht haben.

Wird man erstmals mit dem weiten Gebiet der eigenen Seele konfrontiert, beschreiben die meisten Menschen das als eine spirituelle Erfahrung, weil sie uns mit allen Menschen und mit der Natur verbindet. Indem wir uns als ein sehr großes seelisches Feld erleben, das potentiell unendlich zu sein scheint, durchschauen wir, dass wir als menschliche Seele mehr umfassen als unser gewöhnliches Alltags-Ich. Wenn es um das Unbewusste und die feinstoffliche Energie geht, handelt es sich eigentlich um die Entdeckungsreise zur eigenen Seele. Der indische Mönch Gautama Buddha war vermutlich historisch einer der ersten Menschen, die das erkannt haben. In diesem Buch geht es aber nicht um eine bestimmte Weltreligion namens Buddhismus, sondern um etwas ganz Allgemeinmenschliches, was mehr mit seelischer Reifung und allgemeinem menschlichen Wachstum zu tun hat als nur mit etwas Religiösem. Natürlich hat es auch eine religiöse Dimension, aber beileibe nicht nur. Der säkulare und allgemeinmenschliche Ansatz erscheint wichtig, extra betont zu werden, weil es diesbezüglich keine Exklusivität gibt. Wovon ich im Folgenden spreche, erscheint alltäglicher und weniger heroisch als die Erleuchtung eines Buddhas, womit es kurz gesagt jeden Menschen jenseits aller Religionen betrifft.

Seine Seele wiederzuentdecken hat im weitesten Sinn trotzdem etwas mit „Spiritualität" zu tun, aber eben nicht auf eine Religion beschränkt. Ich verwende den Begriff in Anlehnung an den deutschen Weisheitslehrer Karlfried Graf Dürckheim (s. Abbildung 155), der die Wiederbegegnung mit dem eigenen Wesen die „große Seinserfahrung" nennt und sie als „spirituelle Erfahrung" bezeichnet. Dürckheim beschreibt sie als etwas Unerklärliches und Erhabenes, das einen bei der Betrachtung schöner Naturbilder, bei der meditativen Versenkung oder auch ganz urplötzlich und unvorhergesehen überkommen kann. Wenn man seine Seele wiederentdeckt, drückt sich darin ein urmenschliches Bedürfnisses aus, seine seelische Heimat nach und nach vollständig wiederzufinden, womit man mit sich selbst wieder in Harmonie und Frieden kommt. Man wird dabei nach Dürkheim mit einem regelrechten Ozean an seelischer Weite konfrontiert, der üblicherweise mit dem Religiösen in Zusammenhang gebracht wird.

Wie Dürckheim sehe ich in solchen Erfahrungen, ob man sie „Erleuchtung", „Einswerdung" oder „Glücksmoment" nennt, etwas Urmenschliches, das den Rahmen der traditionellen Religion sprengt und das üblicherweise zu den zentralen Schlüsselerfahrungen des Erwachsenenlebens gehört, das mehr und mehr Menschen erleben und das unabhängig von irgendeiner Religion. Man sollte den Begriff „spirituell" dabei von demjenigen der traditionellen Religion unterscheiden, da es sich nicht um ein ausschließlich religiöses, sondern um ein allgemeinmenschliches seelisches Gipfelerlebnis handelt, das mit Spiritualität zu tun hat.

Seelenloses Universum oder beseelte Welt

Ein rein verstandesmäßiges Weltbild ganz ohne Mystik ist ein Unding.
Erwin Schrödinger, österreichischer Physiker (1887–1961)

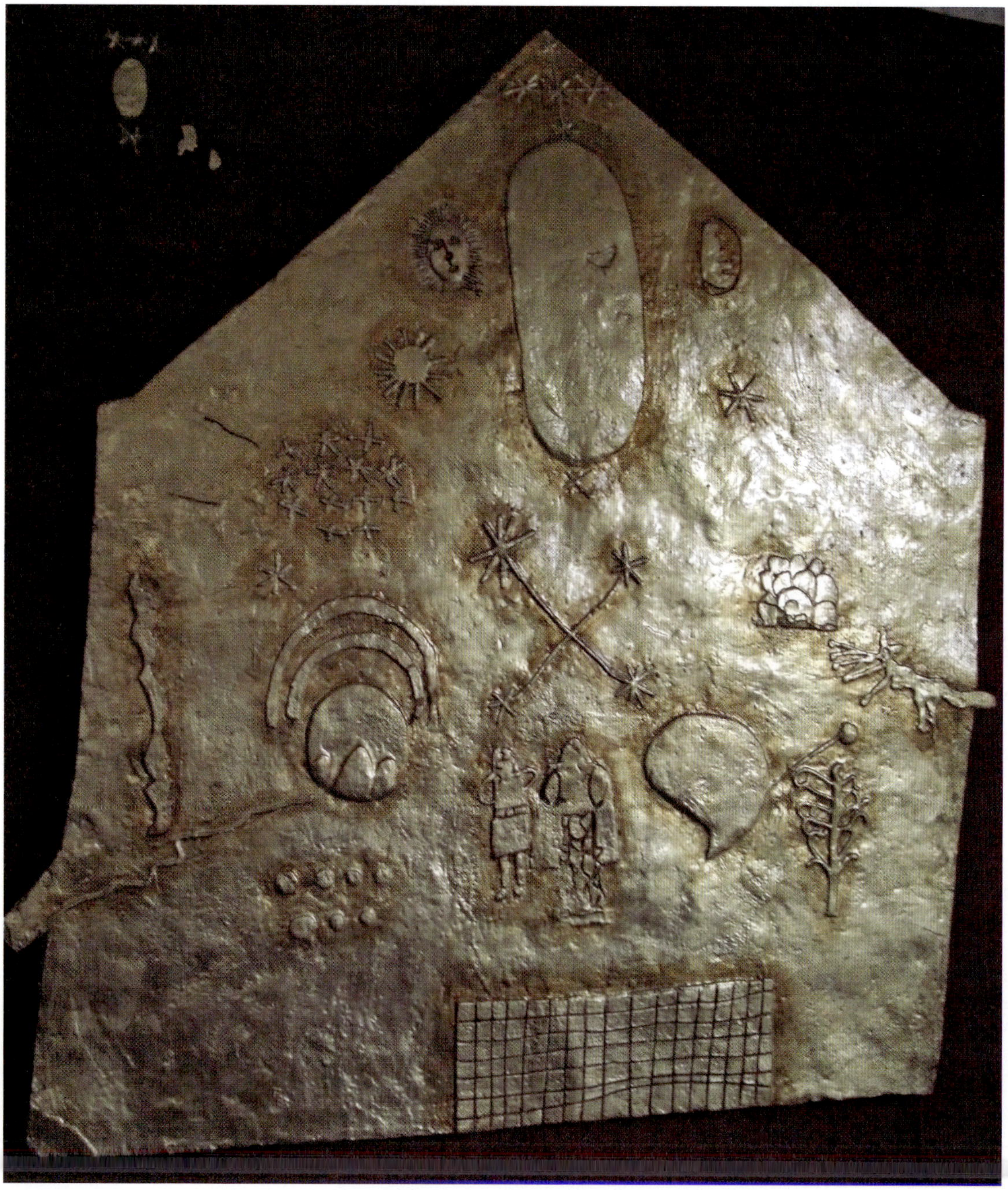

Abbildung 156: Weltbild der Inka, Kopie einer antiken Goldplatte, dessen Original die Spanier vernichteten. Unten im Zentrum sind die Erntespeicher, die Natur sowie Mann und Frau dargestellt. Oben befinden sich der Himmel mit den Sternen, und über dem Ganzen thront der Schöpfer Pachakamaq, der Sohn der Sonne. (Museum Cusco, Peru)

Wenn man anfängt, sich mit dem uralten Modell einer unsterblichen menschlichen Seele zu beschäftigen, landet man zwangsläufig bei der Frage, was für ein Weltbild jemand überhaupt hat, der sich mit etwas so Altertümlichem und Absonderlichem beschäftigt. Warum macht er das überhaupt? Hängt er einer eigenartigen religiösen Sekte an? Ist er womöglich selbst ein Fall für den Seelenfacharzt? Ganz heikel wird es, wenn man von der Seele in rationalen Kategorien denkt. Gleich taucht das Vorurteil auf, dass man als naturwissenschaftlich überspannt gelten muss, wenn man solche ketzerischen Gedanken hegt. Zur Beruhigung besorgter Leser darf ich auf den eingangs zitierten Nobelpreisträger Erwin Schrödinger verweisen. Ein Universum ohne Seele scheint nach Schrödinger ein „Unding" und letztlich sogar eine paranoide Vorstellung zu sein, weshalb wir höchstwahrscheinlich um die Idee einer Seele gar nicht herumkommen. Wir brauchen ein beseeltes Universum, sonst wäre alles sinnlos. Wäre die Welt seelenlos, wäre sie durch und durch schrecklich und für jeden empfindenden Menschen eine bedrohliche Vorstellung.

Der Begriff „Weltbild" klingt heute schwülstig und womöglich sogar nichtssagend. Moderne Menschen scheinen kein Weltbild mehr zu haben. Sie scheinen über Ideologien zu stehen, was aber täuscht. Jeder hat ein Weltbild, das sich normalerweise puzzleartig aus dem Denken der Eltern, des näheren sozialen Umfeldes und dem herrschenden Zeitgeist zusammenfügt. Dieses Bild geht über Google Earth und die normale Schulbildung weit hinaus. Es beinhaltet eine gesamte virtuelle Welt, die man im Kopf ständig mit sich trägt. Das eigene Weltbild enthält – nach den Forschungen der Tiefenpsychologie – sehr viele subjektive, von Vorurteilen belastete und falsche Anteile. Vor allem aber findet man dort viele dunkle Gebiete voller Fragezeichen. Wenn man sein Weltbild hinterfragt und sich mit seinen Inhalten auseinandersetzt, kann das meiner Einschätzung nach sehr befruchtend wirken und der vertieften Selbsterkenntnis dienen. Man sollte das Thema nicht den Fachleuten überlassen, denn es geht um wichtige, persönliche Fragen, die unmittelbar mit der eigenen Existenz zu tun haben. Letztlich geht es laut Erwin Schrödinger um nichts anderes als um den Sinn im Leben.

Nächtlicher Sternenhimmel und religiöse Weltbilder

Mich erstaunen Menschen, die das Universum begreifen wollen,
wo es doch schon schwierig genug ist, sich in Chinatown zurechtzufinden.
Woody Allen, amerikanischer Regisseur (*1935)

Weltbilder in den Köpfen von Menschen kann man als eine individuelle „Gebrauchsanweisung für das Universum" betrachten, die als Erklärungshilfe dient, um die Welt zu kategorisieren, zu ordnen und zu verarbeiten. Der Philosoph Immanuel Kant war vermutlich der Erste, der 1790 die Bedeutung eines verinnerlichten Weltverständnisses erkannte (in seinem Buch *Kritik der Urteilskraft*). Bis heute debattieren namhafte Denker über die Bedeutung von Weltbildern. Weltbilder sind einerseits Sache des Zeitgeistes und repräsentieren also das Denken vieler Menschen, andererseits reichen ihre Themen und Wertinhalte tief in die Psyche des Einzelnen hinab. Sie sind daher vielschichtig und komplex, dazu politisch und religiös aufgeladen, was es von vornherein schwierig macht, sich einigermaßen objektiv mit ihnen auseinanderzusetzen.

Weltbilder haben mit den Mythen eines Kulturkreises sowie mit Sprache, Symbolen und Gefühlen zu tun. Sie transportieren Gebote und Verbote und zivilisieren und kultivieren den Menschen. Mit Sigmund Freuds Über-Ich

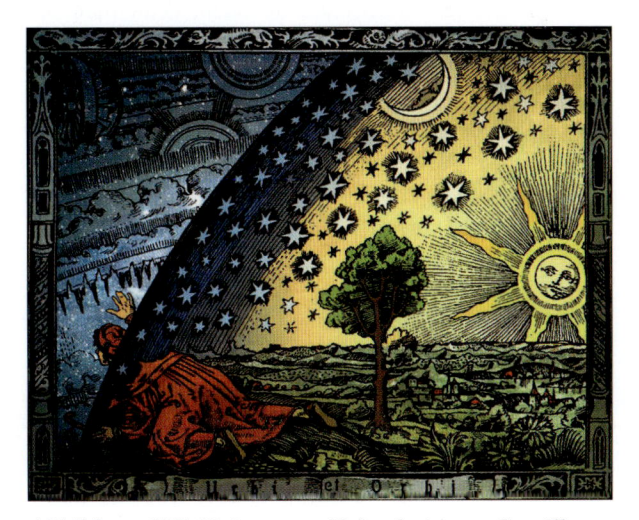

Abbildung 157: *Universum. Holzschnitt von Camille Flammarion, Paris 1888. Koloration von Hugo Heikenwaelder.*

sind sie teilweise identisch, haben aber beileibe nicht nur mit Moral zu tun, im Gegenteil: Sie können auch amoralisch sein, wenn es um die seelische Entfaltung wie um das Überleben des Einzelnen geht, was beispielsweise Friedrich Nietzsche thematisierte. Weltbilder sind also in einem unklaren Bereich zwischen Individuum und Gesellschaft, zwischen Ratio und Irrationalem, Wissenschaft und Religion angesiedelt. Weltbilder sind teilweise mit dem Begriff Kultur identisch. Dann versteht man darunter Vorstellungen, die die meisten Menschen miteinander teilen, die in derselben Kultur leben. Weltbilder im seelischen Sinn, wie ich sie hier meine, gehen aber über den Begriff Kultur hinaus, denn sie enthalten viel individuelles und vor allem emotionales, kulturell teilweise abgelehntes und verdrängtes, unausgesprochenes und vorbewusstes Material.

Von seinen Inhalten abgesehen, unterstützt das eigene Weltbild das eigene Selbstbewusstsein. Man glaubt die Welt objektiv wahrzunehmen und hält sein eigenes Weltbild für vollständig richtig, was einem viel Selbstvertrauen vermittelt. Man erkennt diese psychisch stabilisierende Funktion, wenn Weltbilder durch irgendwelche Ereignisse plötzlich demontiert werden. Menschen erscheinen dann sprichwörtlich wie jemand, dem man den Boden unter den Füßen wegzieht (Das Durchbrechen des gewohnten Weltbildes veranschaulicht Abbildung 157, wo ein Wanderer das Jenseits hinter den Sternen erblickt, das nach damaliger Vorstellung wie ein gigantischer gewölbter Himmelsteppich über der Erde ausgespannt war). Doch letztlich weiß jeder – auch wenn er es nicht ohne weiteres einräumen wird –, dass Weltbilder nicht die vollständige Wirklichkeit abbilden, denn man bekommt bestenfalls nur einen mehr oder minder großen Zipfel der Wahrheit zu fassen. Wer glaubt, im Besitz der gesamten Wahrheit zu sein, und daraus entsprechende Machtansprüche ableitet, ist entweder drei Jahre alt, ein Fall für die Psychiatrie oder ein Despot. Das eigene Weltbild stellt grundsätzlich immer eine unvollkommene Sache dar, abgesehen vom sehr seltenen Fall eines Heiligen oder Erleuchteten.

Jeder weiß heute, dass es kein objektives Weltbild gibt, weil dieses von einer höheren Instanz stammen müsste. Und es existiert keine Bedienungsanleitung, die den Sinn des Universums enthüllt. Die Welt erscheint äußerst rätselhaft und nach wie vor voller Fragen, allem technischen Fortschritt zum Trotz. Wenn man nachts in den endlosen Sternenhimmel schaut, liegt es nahe, sich hilflos, verlassen und ängstlich zu fühlen. Das hat zu einer großen metaphysischen Not geführt, denn der schweigsame Kosmos einer dunklen jenseitigen Welt beunruhigt und ängstigt Menschen seit Urzeiten. Medizinmänner, Heilige und Propheten entwickeln daraufhin einen kos-

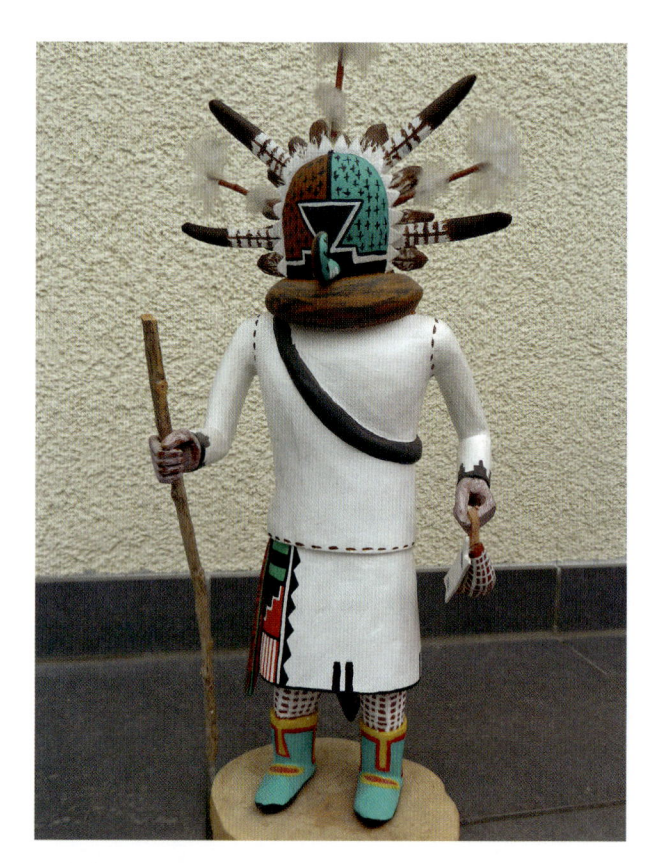

Abbildung 158: *Kachina-Puppe der Hopi-Indianer, die Gegensätze vereint (siehe die Kopfpartie) und dadurch Leben spendet.*

mischen Mythos, der für seelische Beruhigung sorgt und alles sinnvoll macht. Schöpfungsmythen aus allen Teilen der Welt zeugen von diesem urmenschlichen Bedürfnis nach sinnstiftender Welterklärung: von der Erzählung von der Regenbogenschlange, die die australischen Aborigines vor möglicherweise 50000 Jahren entwickelten, bis zum fünftausend Jahre alten mesopotamischen Gilgamesch-Epos. Es entwickelt sich über die Jahrtausende ein vielgestaltiges Pantheon von Naturgeistern, Ahnen und Göttern: Kachina-Puppen der Hopi symbolisieren die verstorbenen Ahnen und Naturgeister, die Fruchtbarkeit spenden und positiv auf das Diesseits zurückwirken sollen (siehe Abbildung 158). Medizinräder und Steinkreise werden zu Stellvertretern der großen Naturseele, die sich mit der individuellen Seele verbindet und sich mit ihr aussöhnt.

Dieses „magische" Zeitalter wird von den Hochreligionen abgelöst, die alles abseits ihrer Glaubensvorstellungen zum Götzendienst erklären: Das Goldene Kalb landet auf dem Scheiterhaufen. Es entsteht ein neues Weltbild, das einen einzigen Gott postuliert. Wenn es um letzte Fragen geht, halten gläubige Menschen ihre heiligen Bücher für die gesuchte Bedienungsanleitung des Universums. Die großen Erzählungen der Weltreligionen innerhalb der letzten zweitausend Jahre sind als überregionale Variationen von „Gesprächen mit Gott" entstanden. Der Hinduismus dürfte am ältesten sein und hat teilweise noch polytheistische und auch magische Elemente. Insbesondere in den streng monotheistischen, als abrahamitisch bezeichneten Hochreligionen Judentum, Christentum und Islam geht es in erster Linie um die Rettung des Individuums. Während sich der Naturmensch noch durch ein Weltbild trösten lässt, das den Einzelnen als Teil des magischen Ganzen einschließt (s. Abbildung 156 und 158), geht es im neuzeitlichen Bewusstsein vor allem um einen selbst.

Menschen der Moderne werden sich mehr und mehr bewusst, dass sie eigenständige, sterbliche Individuen sind. Je mehr sich das Individuum herausbildet, umso mehr braucht es einen ebenbürtigen Gegenpart im Himmel, weshalb Gott ein individuelles Antlitz erhält. Als personales Wesen spricht er durch Propheten oder auch direkt zum einzelnen Menschen. Gläubige folgern aus den Überlieferungen der heiligen Schriften, dass man in einer bestimmten Weise beten und an Gott glauben müsse, damit alles gut wird. Mit Gottes Wort kann vielleicht nicht immer alles vollständig erklärt und gutgeheißen werden, doch letztlich sei alles gottgewollt und damit sinnvoll. *„Das Leben ist nicht fair, aber Gott ist gut"*, fasst der amerikanische Pastor Robert Schuller kurz und bündig die Essenz der christlichen Botschaft zusammen.

Glauben und Wissen

Die Wissenschaft ist heute die Inquisition.
Hans Peter Duerr, deutscher Quantenphysiker (*1929)

Heutzutage kann man die Naturwissenschaft als den Nachfolger religiöser Traditionen ansehen, wenn es um die Welterklärung geht. Jahrhundertelang kämpfte die erstarkende Naturwissenschaft mit alten religiösen Mächten: Galileo Galilei etwa musste 1632 seine „gotteslästerlichen" Thesen widerrufen und anerkennen, dass die Erde den Mittelpunkt des Universums darstellt. Der vor allem in Amerika verbreitete Kreationismus stellt die letzte Bastion eines Denkens dar, das die Bibel buchstabengetreu auslegt, denn heute erfährt ein Schüler in den Lehrbüchern im Unterschied dazu, dass allein Naturforscher wie Galileo Galilei und Charles Darwin in Fragen der Schöpfung etwas zu sagen haben. Die Aussagen der Bibel werden damit zum bloßen Aberglauben degradiert. Albert Einstein fasste das so zusammen: *„Das Wort Gott ist für mich nichts als Ausdruck und Produkt menschlicher Schwächen, die Bibel eine Sammlung ehrwürdiger, aber doch reichlich primitiver Legenden."* Die Bibel verwandelt sich von einem Wahrheitsbuch zu einem überholten Mythenbuch, in dessen Texten Religionswissenschaftler, Sprachforscher und Archäologen nach wissenschaftlichen Wahrheiten suchen.

Die Kluft zwischen Glaube und Wissenschaft ist mittlerweile so groß geworden, dass sie heute meist als Gegensätze gelten: Religion wird automatisch mit Aberglauben und Unwissenheit gleichgesetzt, unabhängig davon, ob jemand ein naiver Kreationist ist oder nicht. Der Athe-

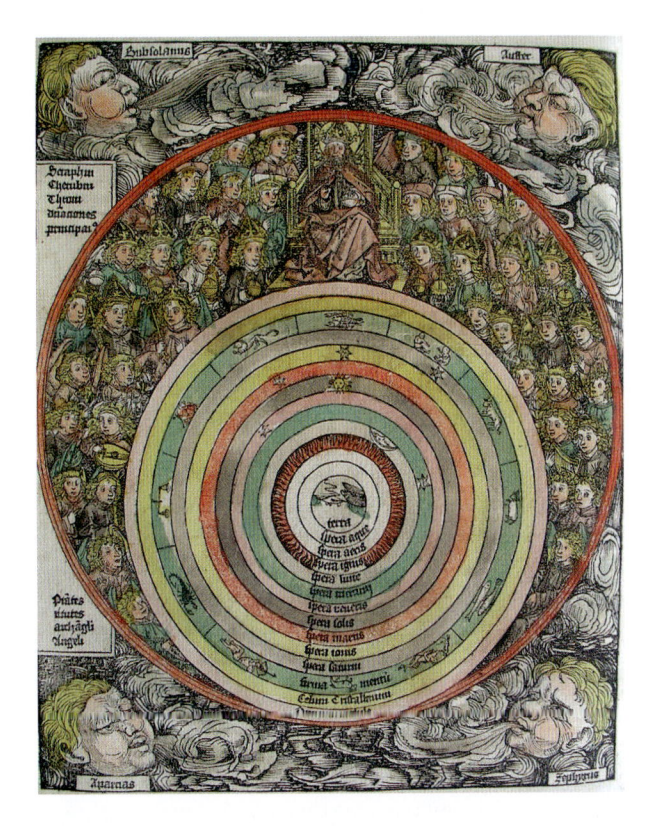

Abbildung 159: *Geozentrisches Weltbild (aus der Schedelschen Weltchronik, 1493).*

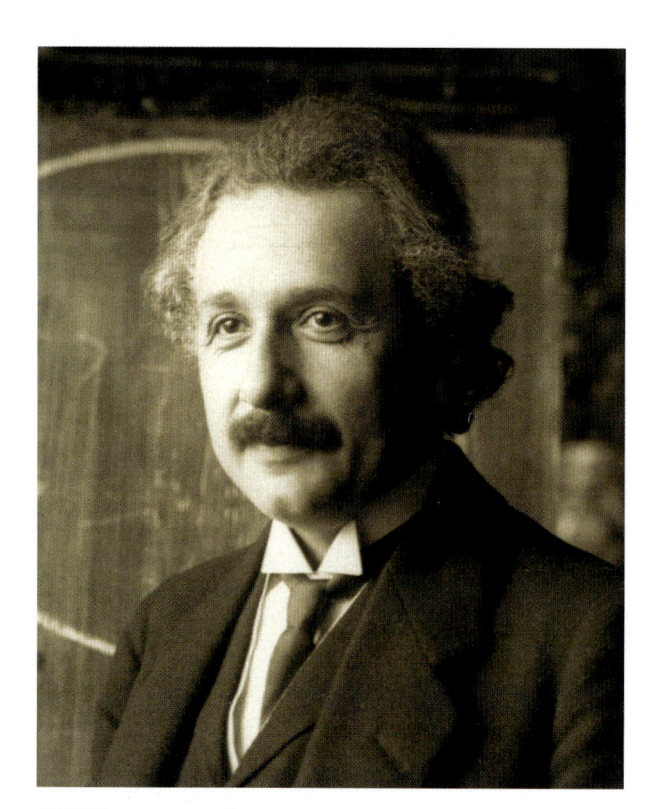

Abbildung 160: *Albert Einstein*

ismus scheint zur vorherrschenden Weltanschauung unter Naturwissenschaftlern geworden zu sein: Während 90 Prozent der amerikanischen Bevölkerung laut Umfragen an eine höhere Macht glauben, sind es unter den Mitgliedern der Amerikanischen Akademie der Wissenschaften nur 7 Prozent.[62] Interessant ist allerdings in dem Zusammenhang, dass unter den Angehörigen der obersten Elite, also bei Nobelpreisträgern und akademischen Führungspersönlichkeiten der obersten Liga, erstaunlich viele an eine höhere geistige Macht glauben. *„Ich glaube an Spinozas Gott, der sich in der gesetzlichen Harmonie des Seienden offenbart, nicht an einen Gott, der sich mit Schicksalen und Handlungen der Menschen abgibt."* So Albert Einstein. Offenbar sind unter denen, die aufgrund ihrer überragenden Bildung und Intelligenz über den Tellerrand des naturwissenschaftlichen Wissens hinaussehen können, viele als gläubig zu bezeichnen, wenn sie auch – wie Einstein – den personalen Gott der Heiligen Schrift meist ablehnen.

Es stellt sich die Frage, wie weit die Naturwissenschaft die Welt heutzutage überhaupt auf sinnvolle und umfassende Weise erklären kann. Obwohl Forscher über immer mehr Faktenwissen verfügen und die Bibliotheken weltweit anschwellen, sind die Fragen dadurch nicht weniger geworden. Im Bereich der Naturwissenschaften werden die Fragen bemerkenswerterweise sogar immer zahlreicher, je mehr beantwortet worden sind. Etliche Naturwissenschaftler sind zwar davon überzeugt, dass sie bereits genug richtige Antworten gesammelt haben, um ein komplettes Weltbild zu entwerfen, der Quantenphysiker und Nobelpreisträger Robert B. Laughlin jedoch schränkt das Wissen seiner Zunft sehr stark ein, wenn er meint: *„Unsere Beherrschung des Universums ist weitgehend ein Bluff – große Klappe und nichts dahinter. Die Behauptung, alle wichtigen Naturgesetze seien bekannt, ist schlicht und einfach ein Teil dieser Täuschung"* (Laughlin 2007). Es ist zu vermuten, dass Laughlin mit seiner Auffassung recht behalten wird, und das für sehr lange Zeiträume – auch wenn der Wissensstand sich natürlich weiterentwickeln wird.

Übertriebene Fortschrittsgläubigkeit verführt Menschen dazu, die Möglichkeiten der Naturwissenschaften viel höher einzuschätzen, als sie tatsächlich sind. Faszinierende Erkenntnisse und Entwicklungen wie die hochkomplexe Quantenphysik (Ewald 2011), gigantische Airbus-Flugzeuge oder rasend schnelle Computer sollten uns nicht darüber hinwegtäuschen, dass das Universum wesentlich komplizierter aufgebaut ist, als dass man es mit den begrenzten menschlichen Möglichkeiten auch nur in Ansätzen verstehen, geschweige denn vollständig erklären kann. Allein der menschliche Körper ist dermaßen kompliziert aufgebaut, dass kein Mediziner auch nur in Annäherung nachvollziehen kann, was in den Millionen von Körperzellen ständig im Einzelnen geschieht.

„Wir wissen nicht einmal ein millionstel Prozent der Dinge", sagte Thomas Alva Edison, der Erfinder der Glühbirne. Nur wenige Naturwissenschaftler sind bereit, die Begrenztheit ihres Wissens zuzugeben und vom hohen Ross herunterzusteigen. Statt einer demütigen Haltung hat man es heute mit einem Dogmatismus zu tun, der nicht mehr – wie im Mittelalter – von religiösen Beschränkungen, sondern von der Überheblichkeit und Eitelkeit vieler Wissenschaftler geprägt ist, die sich weigern, die Enge ihres Weltbildes zu erkennen. Gerade über Themen wie die Existenz einer Seele äußern sich Naturwissenschaftler oft abfällig, ohne dafür echte Kompetenz zu haben. Im Folgenden habe ich Material zusammengetragen, das für die Existenz einer Seele spricht. Das sind selbstverständlich keine Beweis im naturwissenschaftlichen Sinn, in der Summe aber zumindest eine Sammlung von nachvollziehbaren und einigermaßen beweiskräftigen Indizien, die eine geistartige Welt als möglich erscheinen lassen.

---

62 Larson/Witham 1998.

Seele und Gehirn

*Eine Wahrheit kann erst wirken, wenn der Empfänger für sie reif ist.
Nicht an der Wahrheit liegt es daher, wenn die Menschen
noch so voller Unweisheit sind.*
Christian Morgenstern, deutscher Dichter (1871–1914)

Viele Naturwissenschaftler lehnen es ab, in der Seele etwas vom materiellen Hirn Unabhängiges zu sehen. Bewusstsein ist ihrer Ansicht nach ohne funktionsfähiges Hirngewebe nicht möglich. Der Philosoph Rüdiger Safranski bringt dieses Weltbild kurz und bündig auf den Punkt: „*Die Gedanken verhalten sich zum Gehirn wie die Galle zur Leber und der Urin zur Niere*" (Safranski 2006). Eine solche Haltung betrachtet alle Vorstellungen, die mit einem immateriellen geistigen Leben zu tun haben, als vollkommen absurd. Die zentrale Frage lautet, ob es beweiskräftige Hinweise dafür gibt, dass Bewusstsein unabhängig von Materie existiert. Wenn ja, würde das dafür sprechen, dass ein materialistisches Weltbild nicht die gesamte Wirklichkeit wiedergibt und es außerdem so etwas wie eine immaterielle Seele geben kann. Durch eine solche individuelle, real existierende Seele erhalten Menschen erst ihre Würde. Erst durch sie verfügen sie über persönliche Freiheit, und ihr Leben bekommt eine Sinnhaftigkeit, weil sich durch die Seele eine höhere Geistigkeit ausdrückt, ob man diese nun „Gott" oder „Weltgeist" nennt.

Wären wir nur durch Zufallsprozesse zusammengewürfelter Sternenstaub, der sich durch Mutationen und rein materielle Prozesse aus prähistorischen Molekülen entwickelt hat, wäre das menschliche Bewusstsein strenggenommen nichts anderes als ein virtuelles Phänomen, das sich die Hirnzellen bloß einbilden. Der für seine materialistischen Ansichten bekannte Hirnforscher Wolf Singer äußert sich folgendermaßen zur Frage des Geistes: „*Wenn wir darüber hinaus noch etwas Immaterielles, Geistiges annehmen, das den neuronalen Prozessen vorgängig ist und auf das Materielle einwirkt, dann haben wir ein Problem mit den Energieerhaltungssätzen. Das würde die ganze Physik auf den Kopf stellen.*"[63] Singer sieht also ein grundsätzliches theoretisches Problem der Physik darin, wenn das materielle Hirn von etwas Immateriellem beeinflusst würde.

Hirnforscher wie John Eccles haben diese Zusammenhänge anders interpretiert, weil sie von völlig anderen Voraussetzungen ausgegangen sind. Eccles war davon überzeugt, dass das Gehirn eine Art Radio ist, der ein geistartiges Programm aus dem seelischen Raum empfängt, anstatt es durch rein materielle Prozesse selbst herzustellen. Um diese These wissenschaftlich zu untermauern, entwickelte Eccles zusammen mit dem Quantenphysiker Friedrich Beck 1992 ein Modell für „*quantische Synapsen-Schaltungen*".[64] Zur Erklärung: In der Hirnrinde, wo das Bewusstsein lokalisiert werden kann, wirken Milliarden von Synapsen. Man versteht darunter Nervenverbindungen, die durch einen winzigen Spalt auf elektrochemischem Weg miteinander kommunizieren. Der impulsleitende Vorgang wird Exozytose genannt und soll – nach Eccles und Beck – mit kleinsten Wahrscheinlichkeiten ablaufen, die mechanisch nicht vollständig erklärt werden können. Dadurch ergibt sich die Möglichkeit, dass feinste Quantenprozesse die Auflagung der Nervenenden steuern, ohne die physikalischen Erhaltungssätze zu verletzen. Die milliardenfache Bündelung der Neuronen in den großen Nervensträngen im Großhirn, den neokortikalen Säulen, würde es ermöglichen, die geringen geistigen Impulse ausreichend zu verstärken, so dass schließlich laut

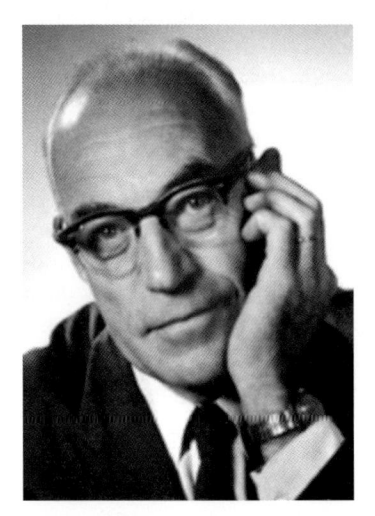

Abbildung 161: *Der australische Neurophysiologe John Eccles.*

---

63 Interview mit Markus C. Schulte von Drach, in: Süddeutsche Zeitung, 25.4.2006.
64 Beck/Eccles 1992.

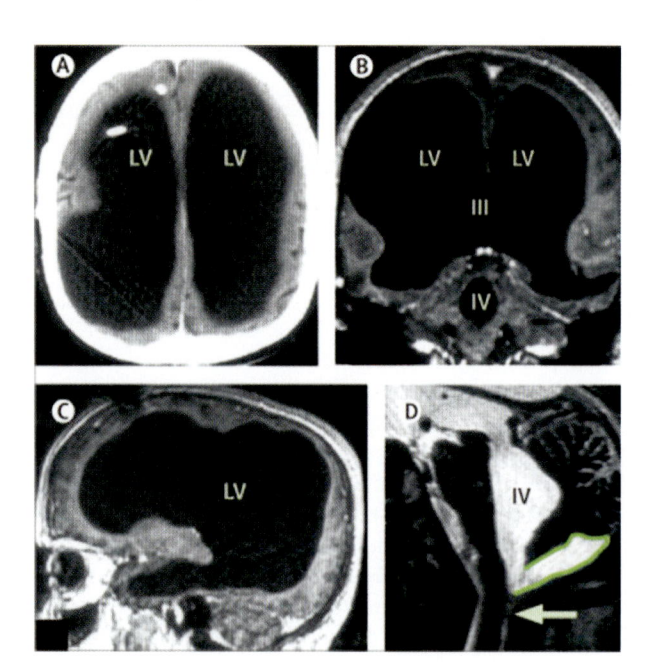

Abbildung 162: Computertomogramm eines Schädels mit weitgehend fehlendem Hirngewebe (ca. 10 % der üblichen Menge).

Eccles Bewusstsein entsteht. In dem Zusammenhang verweise ich auch auf die Theorie des amerikanischen Quantenphysikers Amit Goswami. Er behauptet ebenfalls, dass die Annahme eines geistigen Universums aus der Sicht der Quantenphysik höchst sinnvoll sei, weil dadurch viele physikalische Ungereimtheiten mit einem Schlag zu beseitigen seien. Nach Goswamis Ansicht gibt es genügend physikalische und logische Hinweise, die eine höhere und alles verbindende geistige Existenz des Universums wahrscheinlich sein lassen.[65]

Das grobstoffliche Gehirn wird in naturwissenschaftlicher Sichtweise als Hauptort für das Entstehen von Bewusstsein angesehen. Demnach soll Bewusstsein nichts als eine Form von „Ausschwitzung" neuronaler Prozesse sein. Als Hauptargument dient ein Experiment, das 1979 vom Physiologen Benjamin Libet durchgeführt wurde. Demnach sind bereits 350 Millisekunden vor einer bewusst wahrgenommenen Handlung Signale im Hirn nachweisbar. Anstatt bewusst zu handeln, sei man in Wirklichkeit Marionette seines Hirns, welches schon längst etwas beschlossen habe, bevor der Mensch seine Entscheidung bewusst wahrnimmt. Dagegen kann man mehrere Einwände geltend machen: Kontrollversuche haben gezeigt, dass es sehr wohl Personen gibt, bei denen erst nach einer bewusst getroffenen Entscheidung entsprechende Veränderungen der Hirnströme nachweisbar waren. Würden Libets Experimente etwas Naturgesetzliches abbilden, erwartet man, dass sich das von ihm beobachtete Phänomen bei ausnahmslos allen Menschen nachweisen ließe, was jedoch nicht der Fall ist. Libets Experiment entspricht zudem zahlreichen parapsychologischen Experimenten, die Dick J. Bierman und andere Forscher durchgeführt haben. Sie zeigen, dass Versuchspersonen im Voraus ahnen, etwa durch Veränderung des Hautwiderstandes, welche Aufgabe ihnen kurz danach vom Versuchsleiter gestellt wird, ohne dass sie das vorher bewusst wahrgenommen haben.[66] Libet hätte demzufolge ein telepathisches Vorauswissen beobachtet, das sich regelhaft bei vielen Menschen nachweisen lässt.

Betrachtet man das Hirn grobmorphologisch als alleinigen Ausgangsort des Bewusstseins, müssten sich Menschen mit extremen Hirnverletzungen nicht mehr normal verhalten können. Bei mehreren Menschen, die nur einen Bruchteil des normalen Hirngewebes besitzen, wurde jedoch festgestellt, dass sie völlig normal leben. So wurde bei einem französischen Beamten, der ein normales Leben führte, allerdings einen stark reduzierten Intelligenzquotienten von 75 hatte (normal gilt 100), bei einer zufälligen Untersuchung im Computertomografen nur ein Zehntel des üblichen Hirngewebes nachgewiesen (siehe Abbildung 162). Selbst wenn man berücksichtigt, dass das Gehirn eine große Plastizität besitzt und sich allen möglichen Gegebenheiten anpassen kann, ist dieser Fall medizinisch unerklärlich.[67] Ebenso spektakulär war der 1980 von John Lorber berichtete Fall eines jungen Mannes mit Hydrocephalus („Wasserkopf"), dem ebenfalls ein Großteil seines Hirns fehlte. Der Mann hatte jedoch einen überdurchschnittlich hohen Intelligenzquotienten von 126 und studierte Mathematik.[68] Bei einer schweren Form kindlicher Epilepsie wird die Hälfte des Hirns operativ entfernt (Hemisphärektomie). Trotzdem leben die meisten dieser Kinder nahezu normal und haben alle Fähigkeiten, die üblicherweise einer der Hirnhälften zugeschrieben werden. So soll ausschließlich in einer Hirnhälfte das Sehzentrum lokalisiert sein, aber die Kinder sehen nach der Entfernung des entsprechenden Hirnareals trotzdem normal. Alle diese Beispiele legen die Annahme nahe, dass Eccles' Theorie vom Hirn als Empfänger des immateriellen Geistes richtig sein kann, denn anders kann man sie medizinisch nicht sinnvoll erklären.

---

65 Goswami 2007.

66 Bierman et al. 2005.
67 Feuillet et al. 2007.
68 In der Literatur werden mehrere Fälle erwähnt, die ein vergleichbares Muster aufweisen. Vgl. Lewin 1980.

Materialismus und Geist

Der Glaube, es gebe nur eine Wirklichkeit, ist die gefährlichste Selbsttäuschung.
Paul Watzlawick, amerikanischer Psychiater und Schriftsteller (1921–2007)

Heutzutage stehen sich zwei Auffassungen unversöhnlich gegenüber. Das Weltbild der Naturwissenschaften bildet den einen Pol, dem zufolge die Welt nur aus Materie besteht. Ihm hängen die meisten Chemiker, Physiker und Biologen, aber auch viele Ärzte und Psychologen an. Die monolithische und klar gegliederte Lehre des Materialismus – das vorherrschende Weltbild des aufgeklärten, modernen Westens – dominiert seit zweihundert Jahren die Universitäten. Viele Naturwissenschaftler bezeichnen sich im privaten Gespräch zwar nicht als strenge Materialisten, sondern spekulieren über unbekannte Dimensionen der Realität, in denen Dinge wie Gott und Geist womöglich doch existieren, aber Genaueres weiß man eben leider nicht.

Offiziell sind Vorstellungen von Gott, Jenseits und Geist in akademischen Zirkeln streng tabuisiert. Unkonventionelle Meinungsäußerungen gefährden die Karriere eines Wissenschaftlers, wenn er sie zu unverblümt äußert, und ketzerische Gedanken werden daher meist am Ende eines Gelehrtenlebens geäußert. Die Ablehnung unkonventioneller Ansichten weist teilweise regelrecht dogmatische Züge auf. An der Schärfe der Dispute kann man ablesen, dass es hierbei nicht bloß um Wissenschaft und Meinungen geht, sondern um wirtschaftliche, ideologische und persönliche Macht. Die Kernbotschaft lautet: „Wir als Wissenschaftler sind die Guten, die Ehrlichen und klar Sehenden, während Leute abseits der Wissenschaft abergläubisch, unwissend, unkritisch und einfältig sind." Hinter der ehrenwerten Fassade des internationalen Wissenschaftsbetriebes – den letztlich auch politische und sozioökonomische Machtverhältnisse sowie Lobbyisten und die Industrie beeinflussen – verbergen sich oftmals materieller Eigennutz, Rechthaberei und aufgeblasene Egoismen, was natürlich niemand zugeben wird.

Den Materialismus kennzeichnet ein reduktionistisches Denken, das die Dinge auf immer kleinere Einheiten zurückführt: Alle mentalen Prozesse sollen auf neurochemischen Prozessen im Hirn beruhen, die wiederum mit Atomen und elektromagnetischen Kräften erklärbar sind, die wiederum aus Quarks wie Mesonen und Bosonen bestehen und so fort. Demgegenüber steht ein vielgestaltiges, noch kaum erforschtes Sammelsurium unterschiedlicher Theorien, bei denen die Welt nicht nur materiell verstanden wird, sondern mehr sein soll als die Summe ihrer Teile. Solche holistischen und integralen Weltbilder, die größere Zusammenhänge anerkennen, vertreten zum Beispiel Ervin László oder Ken Wilber. Die Quantenphysiker Amit Goswami und Hans Peter Duerr erkennen keine Dualität zwischen Materie und Psyche, sondern behaupten, letztlich sei alles eins. Bei derartigen Vorstellungen spricht man von „Panpsychismus" oder „Monismus". Im Idealismus, der auf Platon zurückgeht und dessen Grundgedanke sich auch im Buddhismus findet, wird die sichtbare Welt als bloße Illusion betrachtet, real sein sollen ausschließlich das Bewusstsein oder die Ideen des Bewusstseins. Der auf Descartes zurückgehende Dualismus von Materie und Psyche sieht demgegenüber beide als getrennte Sphären. All diese Weltbilder haben eine Gemeinsamkeit in der Überzeugung, dass neben der Materie noch etwas Geistiges existiert.

Viele Menschen meinen, die Naturwissenschaft hätte eine geistige Welt mit modernen Messinstrumenten längst aufspüren müssen – sofern diese existiert. Doch das ist ein naiver Irrglaube, der die Möglichkeiten der modernen Technik weit überschätzt, denn CERN-Beschleuniger taugen dazu ebenso wenig wie sämtliche anderen bekannten naturwissenschaftlichen Gerätschaften. Wie ich bereits zu Anfang meines Buches ausgeführt habe, kann man bis heute weder den Geist noch die Le-

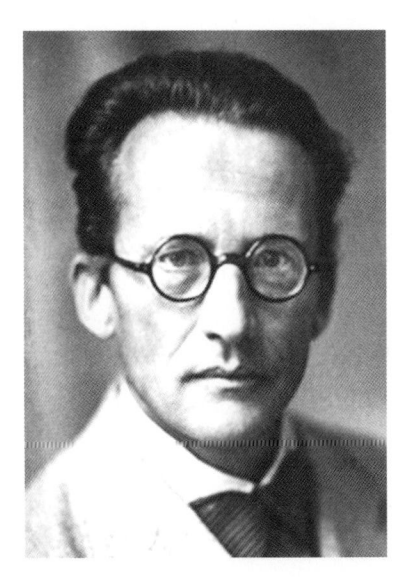

Abbildung 163: Erwin Schrödinger.

bensenergie objektiv nachweisen. Die moderne Naturwissenschaft weiß folglich nichts von der geistigen Welt, weshalb sie auch nicht behaupten kann, dass es diese nicht gibt. Erstaunlicherweise war das Ausklammern des Geistigen wissenschaftstheoretisch keine Notwendigkeit, sondern ein reiner Willens- und Willkürakt. Erwin Schrödinger (siehe Abbildung 163) – neben Albert Einstein einer der herausragenden Physiker des 20. Jahrhunderts – äußert sich folgendermaßen zum naturwissenschaftlichen Reduktionismus: *„Die materielle Welt ... konnte bloß konstituiert werden um den Preis, dass das Selbst, der Geist daraus entfernt wurde"* (Schrödinger 1996). Das Geistige wurde also aus der Naturwissenschaft willkürlich ausgeklammert, weil es eine lästige Frage war, die sich nicht lösen ließ und derzeit auch nicht lösen lässt, zumindest nicht auf konventionellem Weg.

Hinweise für eine geistige Welt

Als mir im Lauf meines Arztlebens immer stärker bewusst wurde, dass es so etwas wie die menschliche Seele tatsächlich gibt, habe ich mich gefragt, welche ernst zu nehmenden Hinweise sich dafür finden lassen. In Umfragen stellt sich heraus, dass die Mehrheit der Menschen an eine Seele glaubt. Viele spüren deutlich, dass sie ein individuelles Bewusstsein besitzen und damit beispielsweise mit anderen Menschen über größere Distanzen hinweg kommunizieren können. Das betrifft keineswegs nur mediale und hochschwingende Menschen: In einer 1991 vom isländischen Forscher Erlendur Haraldsson durchgeführten Umfrage[69] haben 58 Prozent der Amerikaner über telepathische Erfahrungen berichtet. Gedankenübertragung kann man aber nur aufgrund der geistartigen Beschaffenheit des Universums verstehen. Nach meinem Dafürhalten gibt es drei mehr oder minder stichhaltige und beweiskräftige Argumente für eine geistige Realität, wobei den beiden ersten in wissenschaftlicher Hinsicht die größte Bedeutung zukommt:

1. Nahtoderlebnisse.

2. Parapsychologische Forschung (Todesnachrichten, Telepathie, Einwirken des Geistes auf materielle Gegenstände).

3. Mystische, tranceartige, psychoenergetische Erfahrungen und persönliche Begegnungen mit der Seele.

Zu 1.: Nahtoderfahrungen haben sich sicherlich zu allen Zeiten ereignet, wenn sie heutzutage auch durch die Errungenschaften der modernen Notfallmedizin und Chirurgie häufiger beobachtet werden. Menschen berichten nach einem solchen Erlebnis von intensivsten Glücksgefühlen und sagen, sie wären zu Gott heimgekehrt. Etliche Forscher vermuten, dass Nahtoderfahrungen in der Frühzeit der Menschheit für das Entstehen der Religion wichtig waren. Für viele Menschen steht nach diesem Erlebnis unverrückbar fest, dass es ein Leben nach dem Tod gibt und man davor keine Angst zu haben braucht, selbst wenn die Nahtoderfahrung nach einem Selbstmordversuch erfolgt. Nahtoderfahrungen wirken sich oft stark lebensverändernd aus. Es entsteht danach ein Gefühl der Akzeptanz für alles, was existiert, und ein großes Verbundenheitsgefühl mit allem.

Einen typischen Eindruck von einem Nahtoderlebnis vermittelt der Bericht des Schweizer Architekten Stefan von Jankovich (siehe Abbildung 164), der bei einem Unfall aus seinem Wagen herausgeschleudert wurde und schwer verletzt liegen blieb: *„Es war sehr merkwürdig, dass ich mich schwebend fühlte. Ja ... ich schwebte wirklich. Ich befand mich über der Unfallstelle und sah dort meinen schwer verletzten, leblosen Körper liegen, genau in derselben Lage, wie ich das später von den Ärzten und aus den Polizeiberichten erfuhr. Ich sah die ganze Szene gleichzeitig von mehreren Seiten – deutlich, transparent. Ich sah auch unseren Wagen und die Leute, die rings um die Unfallstelle standen, sogar die Kolonne, die sich hinter den herumstehenden Menschen aufgestaut hatte.... ich konnte wahrnehmen, was die Menschen sagten; und sogar, was sie dachten – wahrscheinlich durch eine Art von Gedankenübertragung, durch Wahrnehmung*

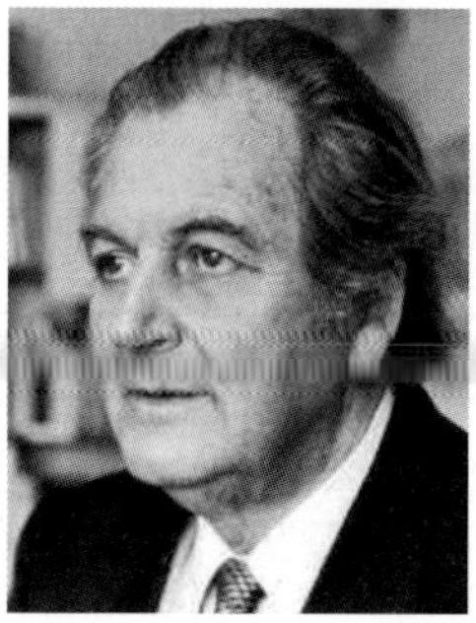

---
69 Haraldsson/Houtkooper 1991.

Abbildung 164:
Stefan von Jankovich.

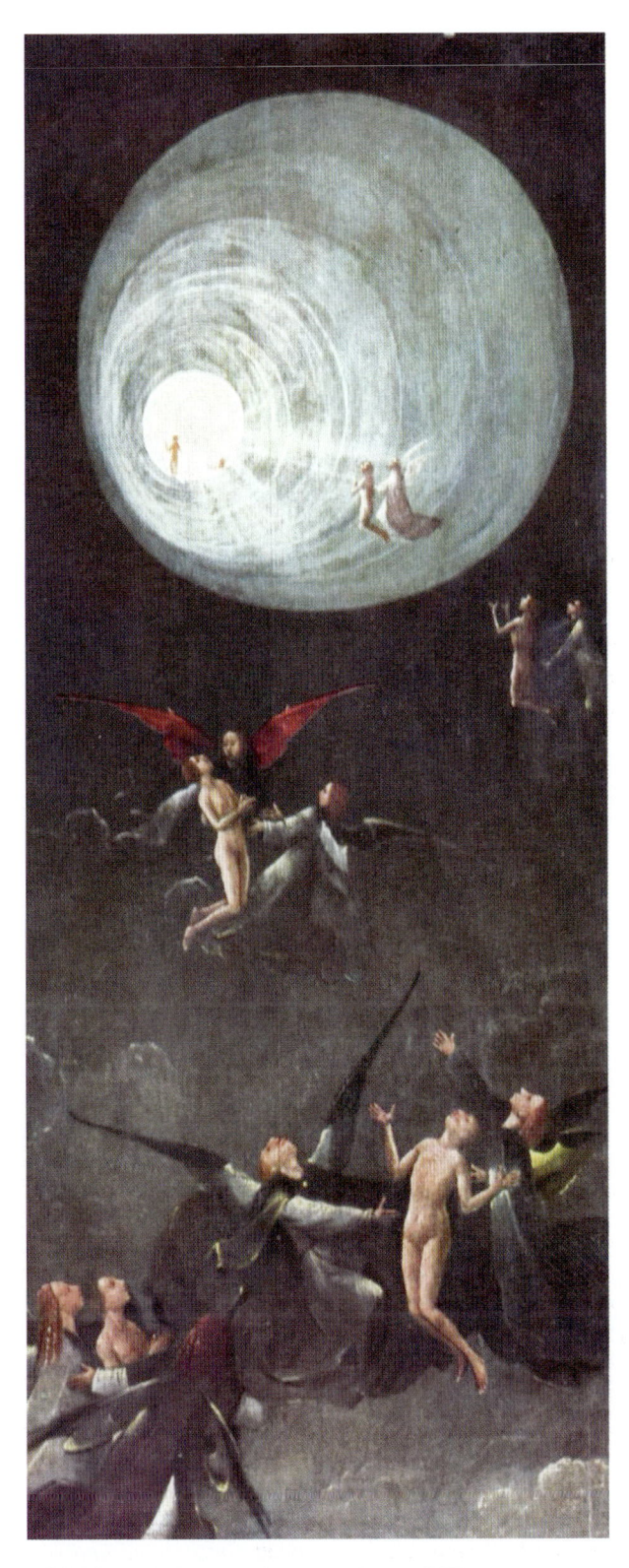

Abbildung 165: Der Flug zum Himmel (Hieronymus Bosch, um 1490). Vermutlich zeigt das Gemälde eine Nahtoderfahrung.

außerhalb dieses materiellen Welt-Prinzips. Der Mann kniete an meiner rechten Seite und gab mir eine Spritze in den linken Arm" (Jankovich 1985).

Nahtoderfahrungen ähneln sich erstaunlicherweise oft. Es wird von einem Schwebezustand über dem Körper erzählt, dazu von einer Beschleunigung in einem Tunnel mit Licht (s. Abbildung 165), der Begegnung mit liebevollen Lichtwesen sowie mit verstorbenen Angehörigen. Das Bemerkenswerte dabei ist, dass Sterbende nur den Angehörigen begegnen, die zu dem Zeitpunkt bereits tot waren, selbst wenn ihnen deren Tod zum betreffenden Zeitpunkt nicht bekannt war (vgl. Moody 1977, Kübler-Ross 1991). Während der Nahtoderfahrung sind die gewohnten Grenzen von Raum und Zeit aufgehoben. Viele Menschen bekommen ein Gefühl der Zeitlosigkeit und ein tiefes Empfinden, dass alles im Kosmos zusammengehört und von Liebe durchdrungen ist. Solche Berichte stimmen weltweit und zu allen Zeiten unabhängig von Alter, Konfession oder Kulturzugehörigkeit überein. Atheisten erleben das Gleiche wie gläubige Menschen, Kinder ebenso wie alte Menschen. Man kann von daher vermuten, dass dabei allgemeingültige Gesetze beteiligt sind und es sich um eine gemeinsame geistige Wirklichkeit handelt.

Skeptiker meinen, dass Nahtoderfahrungen nur von Lebenden berichtet werden, während man über den Tod naturgemäß nichts aussagen kann, weil noch keiner aus dem Reich der Toten zurückgekehrt sei. Das Hirn in Sauerstoffnot würde die Nahtoderfahrung erfinden, und alles sei nur Einbildung, die ein Hirn im Todeskampf hervorbringe. Gegen eine solche Sichtweise gibt es stichhaltige Einwände, etwa 1991 den gut dokumentierten BBC-Bericht der Amerikanerin Pam Reynolds, der für großes Aufsehen sorgte.[70] Frau Reynolds befand sich während einer Hirnoperation in einem todesähnlichen Zustand, weil ihr Herz zuvor künstlich auf 15 Grad abgekühlt worden war. Kurz nach Beginn des Herzstillstandes erlebte sie sich als Geistwesen, das zunächst an der Decke schwebte. Anschließend setzte sie sich auf die Schulter eines der Operateure. Dabei sah sie, dass der Arzt *„mit einer Säge, die wie eine elektrische Zahnbürste aussah"*, ihre Schädeldecke geöffnet hatte. Bei einem späteren Vergleich ihrer Schilderungen mit der Realität stellte sich heraus, dass die Knochensäge tatsächlich wie eine elektrische Zahnbürste aussah. Frau Reynolds konnte die Dialoge der Ärzte und Schwestern während der Operation später wörtlich wiedergeben und detailliert beschreiben, was während ihres Herzstillstandes passiert war. Im weiteren Verlauf der Operation sah sie einen Tunnel mit Licht und begegnete ihrer verstorbenen Großmutter.

---

[70] *The Day I Died* (Regie: Kate Broome), 2002.

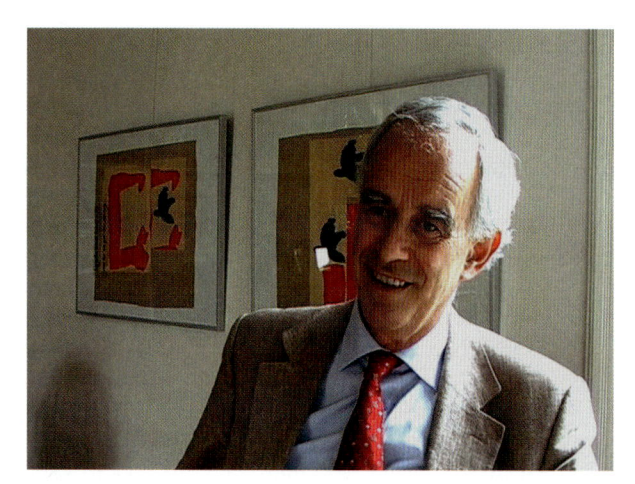

Abbildung 166: *Der holländische Kardiologe Pim van Lommel.*

Einige Jahre später haben der britische Kardiologe Sam Parnia und – unabhängig davon – sein holländischer Kollege Pim van Lommel (s. Abbildung 166) anhand größerer Patientenzahlen nachgewiesen, dass sich ungefähr jeder fünfte bis zehnte Patient nach einem Herzstillstand an Nahtoderfahrungen erinnert. Oft sprechen Menschen nicht darüber, weil es ihnen peinlich ist oder sie nicht danach gefragt werden. Wenn das Hirn nachweisbar mehr als zwanzig Sekunden unter Sauerstoffnot gelitten hat, sollte es gemäß der materialistischen Auffassung Bewusstsein nicht mehr geben, weil die Hirnzellen dann nicht mehr richtig arbeiten können. Van Lommel äußerte sich dazu in einem Interview: *„In unserer Studie*[71] *wurde gezeigt, dass 18 Prozent der Patienten, die die physiologischen Reaktionen eines Herzstillstandes zeigten, das heißt kein Bewusstsein mehr hatten, ein klares Bewusstsein von sich selbst hatten. Sie hatten Gedanken und Gefühle und konnten sich an ihre frühe Kindheit erinnern. Sie hatten auch Wahrnehmungen außerhalb ihres Körpers und konnten ihrer Reanimation zuschauen"* (Lommel 2009). Die Schlussfolgerung van Lommels lautet, dass Bewusstsein unabhängig von der Hirnfunktion existieren kann.

Zu 2.: Parapsychologische Phänomene ereignen sich oft bei Nahtoderfahrungen. Pim van Lommel berichtet über bemerkenswerte Fähigkeiten seiner Patienten, während sie sich im Nahtodzustand befunden haben: *„Wie konnte es geschehen, dass Blindgeborene detaillierte Beschreibungen von Ärzten, Räumen, Operationsinstrumenten abgeben konnten, die sie während eines Herzstillstandes ‚gesehen' haben wollen? Wie konnte ein Mann, dem eine Schwester im Zustand der Bewusstlo-*

sigkeit das Gebiss aus dem Mund genommen hatte, sich eine Woche später genau an den Ort erinnern, wohin es die Schwester gebracht hatte, obwohl er die ganze Zeit im Koma gelegen hatte?" [72]

Viele Menschen berichten davon, dass ihnen nahe Angehörige kurz nach deren Tod als Lichtwesen („Lichtgeister") begegnen, ein Phänomen, das aus psychoenergetischer Sichtweise durchaus verständlich erscheint (siehe Seite 319). Die Amerikanerin Louisa E. Rhine schildert folgende Begebenheit (zitiert nach Aniela Jaffé): *„Meine Mutter starb am 17. Februar, etwas nach Mitternacht. Sie befand sich in Kalifornien, und ich war in Wichita, Kansas. An diesem 17. Februar saß ich um 9:40 Uhr in meinem Schlafzimmer vor dem Spiegel und frisierte mich. Plötzlich wurde der Raum ganz hell, wie durch ein höchst seltsames Licht erleuchtet. Ich kann es nicht beschreiben. Ich spürte einen Windhauch an meinen Schultern und vernahm ein schwaches Geräusch wie von Vogelschwingen. Dann schaute ich in den Spiegel und sah meine Mutter hinter meinem Stuhle stehen, so schön wie ein Engel. Sie stand einfach da und lächelte mir zu, während ungefähr 30 Sekunden. Ich rief ‚Mutter' und stürzte auf sie zu, aber da war sie verschwunden und das Licht erloschen"* (Jaffé 1996). Jaffé schreibt, dass die Frau kurz darauf durch einen Telefonanruf den Tod der Mutter erfuhr.

Skeptiker mögen dieses Erlebnis als Zufall abtun, aber ein Studium der Literatur zu dem Thema zeigt, dass es Hunderte gleichlautender Berichte aus aller Welt gibt. In meiner eigenen Familie etwa wurde Folgendes erzählt: Meine Großmutter hatte während des Zweiten Weltkriegs einen Traum, bei dem sich ihr achtzehnjähriger Sohn Helmut – mein Onkel – von ihr verabschiedete, weil er gestorben sei und für immer gehen müsse. Emotional aufgewühlt notierte sie sich den genauen Zeitpunkt des Traums. Einige Wochen später überbrachte ein Kamerad die Nachricht, dass Helmut gefallen sei. Der Zeitpunkt des Kopfschusses, durch den mein Onkel in Stalingrad starb, stimmte – abzüglich der unterschiedlichen Zeitzone – exakt mit der Notiz seiner Mutter überein (s. Abbildung 167).

Selbst Kinder, die eine noch wenig ausgeprägte Persönlichkeit haben, verabschieden sich von ihren Eltern. Aniela Jaffé zitiert folgendes Beispiel: *„Ein Mann war zur Zeit des Erlebnisses in Paris und von seinen Kindern getrennt. Er hing mit besonderer Liebe an seinem 5-jährigen kleinen Sohn. Er berichtet: Am 24. Januar 1881, um 7:30 Uhr morgens wachte ich plötzlich auf und vermeinte seine Stimme ganz aus der Nähe zu hören. Ich*

---

71 Lommel 2001.

72 Sünner 2008.

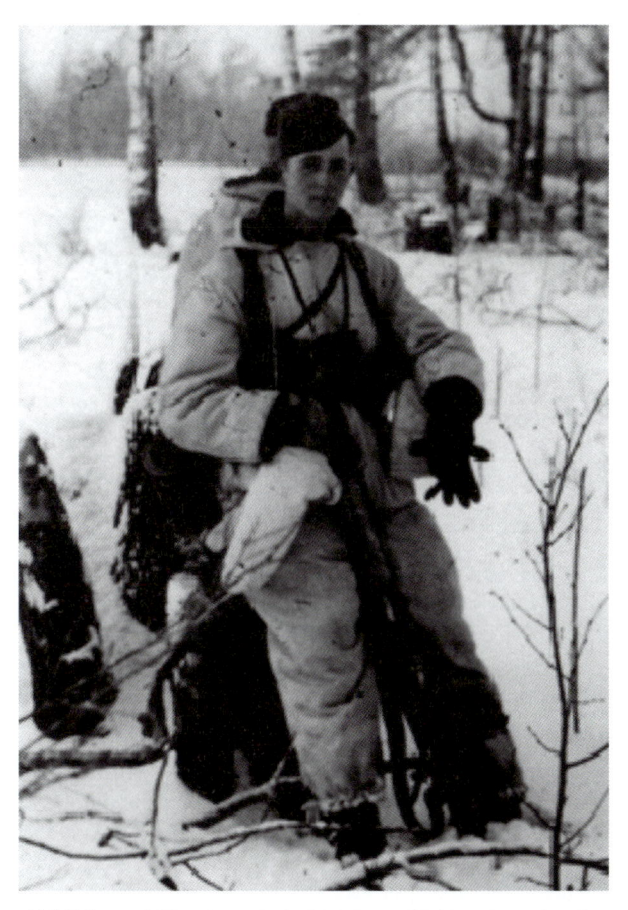

Abbildung 167: Mein Onkel Helmut 1944 in Russland kurz vor seinem Tod.

sah eine helle, undurchsichtige, weiße Masse dicht vor meinen Augen, und im Zentrum dieses Lichtes sah ich das Gesicht meines Lieblings, mit leuchtenden Augen und lächelndem Munde. Die vom Klang seiner Stimme begleitete Erscheinung dauerte zu kurz und war zu plötzlich für einen Traum, jedoch zu deutlich und bestimmt für eine bloße Einbildung. So deutlich vernahm ich seine Stimme, dass ich mich im Zimmer umsah, ob er nicht wirklich hier sei. Gleichzeitig war das Kind in London gestorben" (Jaffé 1996).

Zu dem kleinen Kreis von Forschern, die sich mit parapsychologischen Phänomenen beschäftigen, gehört der englische Biologe Rupert Sheldrake. Er hat zahlreiche Versuche durchgeführt, etwa zu der Empfindung, von hinten angestarrt zu werden. Diese hat sich in einer statistisch hochsignifikanten Weise als richtig bewahrheitet. Da Menschen außer ihrem wahrnehmenden Bewusstsein über kein anderes Sinnesorgan verfügen, das das Phänomen des Angestarrtwerdens sinnvoll erklären könnte, zeigen solche Versuche, dass ein vom Körper unabhängiger Geist beziehungsweise die Seele mit großer Wahrscheinlichkeit existieren. Sheldrake hat daneben Experimente zur Telepathie gemacht, die in einem hohen Prozentsatz für das Vorhandensein von Gedankenübertragung sprechen.

Der amerikanische Parapsychologe Dean Radin berichtet in seinen zahlreichen Publikationen[73] davon, dass in Dutzenden von unabhängigen Versuchen an Hunderten von Personen Telepathie mit einer statistisch extrem hohen Zufallswahrscheinlichkeit nachgewiesen werden konnte. Er verweist auf Metaanalysen von Charles Honorton und Ray Hyman, die bei 28 ausgewerteten Studien auf eine Ratewahrscheinlichkeit von 37 Prozent bei sogenannten Ganzfeld-Telepathie-Experimenten kamen, gegenüber 25 Prozent Wahrscheinlichkeit, die zufällig zu erwarten gewesen wären. Man müsste laut Radin das Experiment eine Trillion (10^{18}) Mal wiederholen, um eine gleiche Wahrscheinlichkeit nur durch Zufall zu erzielen.[74] Beim Ganzfeld-Experiment handelt es sich um eine künstliche Ausschaltung aller Sinnesreize durch Kopfhörer und Augenbinde, damit das Gehirn des „Empfängers" nicht durch irgendwelche Stimuli abgelenkt wird. Eine andere, beliebig weit entfernte Person „sendet" gedanklich eines von vier Bildern, indem sie sich auf den Bildinhalt konzentriert, während der Empfänger dieses Bild erraten soll. Das Experiment war also extrem beweiskräftig für das Phänomen der Telepathie, so dass laut Radin kein ernst zu nehmender Wissenschaftler ihre Existenz bezweifeln darf.

Ein weiterer Versuchsaufbau der Parapsychologie beschäftigt sich mit der Frage, ob das menschliche Bewusstsein Materie beeinflussen kann (Psychokinese), etwa indem ein bestimmtes Resultat von Würfeln herbeigewünscht wird. Eine große Metastudie aller 2,6 Millionen Würfelversuche, die weltweit zwischen 1935 und 1987 durchgeführt wurden, hat eine so hohe Trefferquote erzielt, dass diese Versuche eine Milliarde Mal wiederholt werden müssten, um ein gleiches Ergebnis durch bloßen Zufall zustande zu bringen. Mehrere Versuche zum Nachweis von Psychokinese sind mit Zufallsgeneratoren ähnlich verlaufen. Psychokinese war auch mit frisch geschlüpften Küken nachweisbar, die einen Roboter als Elternteil wählten und ihn zu sich herlocken konnten, obwohl seine Bewegung von einem Zufallsgenerator gesteuert wurde (Versuch von René Peoc'h, 1995). Seriöse Wissenschaftler sind mittlerweile von der Tatsache überzeugt, dass Geist Materie beeinflussen

---

73 Dean Radin, „Science and the taboo of psi", YouTube-Video, Google TechTalks, 2008.
74 Honorton et al. 1990; Bem/Honorton 1994.

kann.[75] Wesentlich wichtiger ist aber meiner Meinung nach die viel weiter reichende Schlussfolgerung, dass Geist als solches als existent angesehen werden muss, denn anders kann man sich derartige Experimente nicht erklären.

Mittlerweile gibt es auch erste theoretische Ansätze, um die Seele naturwissenschaftlich zu verstehen. Rupert Sheldrake (s. Abbildung 168) erklärt mit seiner Theorie der morphischen Resonanz, wie man sich die Speicherung seelischer Inhalte unabhängig vom materiellen Hirn vorstellen kann. Er unterscheidet dabei ein grobes morphisches und ein feineres geistiges Speichern, also zwei Typen von Erinnerung: *„Wenn das bewusste Selbst über Materie, Energie, morphogenetische und motorische Felder hinausgehende Eigenschaften besitzt, müssen bewusste Erinnerungen – z. B. an bestimmte vergangene Ereignisse – nicht unbedingt materiell im Gehirn gespeichert oder von morphischer Resonanz abhängig sein. Eine Erinnerung könnte sich auch direkt von vergangenen Bewusstseinszuständen herleiten, unabhängig von Zeit und Raum, einfach durch die Ähnlichkeit mit einem momentanen Bewusstseinszustand. Dieser Prozess würde wohl äußerlich an die morphische Resonanz erinnern, andererseits aber nicht von physikalischen, sondern nur von Bewusstseinszuständen abhängen. Es würde also zwei Typen von Langzeitgedächtnis geben: durch morphische Resonanz bewirktes motorisches oder Gewohnheitsgedächtnis und bewusstes Gedächtnis, das dem bewussten Selbst durch direkten Zugang zu seinen eigenen vergangenen Zuständen gewährt wird"* (Sheldrake 1985).

Sheldrakes Vorstellungen erklären einerseits das Modell vom materiellen Hirn als einem Empfänger, das ein aus der Seele stammendes Signal verstärkt und verarbeitet, was den bereits vorgestellten Ideen von John Eccles entspricht. Andrerseits erläutert Sheldrake, wie man sich eine Wiedergeburt vorstellen kann: indem nämlich ähnliche geistige Felder einer Person durch Resonanz zusammenwirken, vergleichbar einer Software mit ähnlichem Programmiercode. Sein Modell bestätigt meines Erachtens auch die Vermutung, dass bei einem geistig Behinderten die Seele als gesund angesehen werden sollte und nur der materielle Empfänger, also das Gehirn, Defekte hat. Die gesunde Seele des Behinderten ist irgendwo „da draußen" in einer geistigen Sphäre

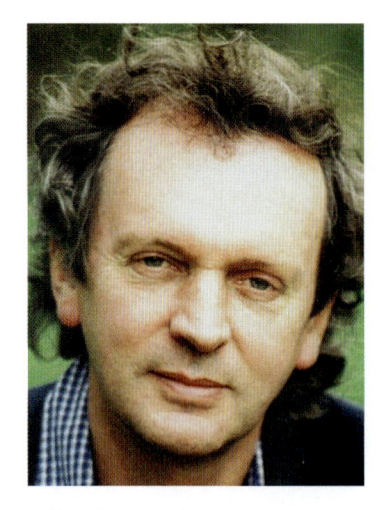

Abbildung 168: Rupert Sheldrake

und findet im betreffenden Leben kein passendes Medium, um sich durch ein gesundes Hirn auszudrücken.

Zu 3.: Mystische Erfahrungen der geistigen Ebene bilden bekanntlich das Grundgerüst aller Religionen. Neuere Hinweise für die Existenz einer Seele stammen aber interessanterweise weder von der Seelenheilkunde, also der konventionellen Psychotherapie, noch von der Religion, die sich traditionell mit der Seele beschäftigt, sondern überwiegend von medizinisch-psychologischen Außenseiterverfahren. Durch psychische Grenzerfahrungen wie tiefe Meditation, holotropes Atmen, Körperpsychotherapie oder eine tiefgreifende Veränderung ihres feinstofflichen Energiefeldes, mit der Konflikte aufgelöst werden, kommen Menschen wieder in Kontakt mit der Seele. Homöopathische Mittel entfalten eine „geistartige" Wirkung, wie schon ihr Erfinder Samuel Hahnemann vor über zweihundert Jahren feststellte. Das spricht ebenso für die Existenz einer Seele wie das Phänomen, dass Traumata in der feinstofflichen Aura entdeckt und aufgelöst werden können, wie die Arbeit von Gerda Boyesen zeigte. In der Psychosomatischen Energetik erlebt man ebenfalls oft tiefgreifende seelische Veränderungen, durch die Menschen wieder in Kontakt mit tiefen Bewusstseinsebenen kommen. Solche Vorgänge erscheinen undenkbar, wenn man nicht ein eigenständiges seelisches Leben voraussetzt, das psychoenergetisch beeinflusst werden kann.

---

75 Eine Übersicht der Studien findet sich in Radin 1997.

Der Begriff Seele

Seele ist ein Wort, das heute altertümlich klingt. Es hängt mit „See" zusammen, weil die alten Germanen glaubten, die Seelen der Ungeborenen und Verstorbenen würden in Seen leben. Der Begriff Psyche wird heute oft gleichbedeutend verwendet, aber als Fachausdruck angesehen: „Seelenheilkunde" hört sich für heutige Ohren verstaubt und pathetisch an, während „Psychotherapie" zeitgemäß und sachlich korrekt klingt. Unter einer „Seelenlandschaft" versteht man einen idealen Ort, an dem man zu sich selbst kommen kann, während „seelenlose" Vorstädte mit Anonymität und emotionaler Kälte gleichgesetzt werden. Die Seele erscheint von daher eher wie ein erstrebenswerter Gemütszustand, aber das entspricht nicht ihrem eigentlichen Sinn.

Leider fehlt uns heute ein angemessener und stimmig klingender neuer Begriff für das große Wort „Seele". Der Begriff „Spiritualität" wird am häufigsten verwandt, aber er sagt nicht genau genug, was den „Spirit" eigentlich ausmacht. Der Ausdruck „Geist" hat eine gewisse Verwandtschaft mit dem Begriff „Seele", wird aber heute meist synonym für Psyche verwendet. Seit dem mittelalterlichen Denker Augustinus wird Geist zudem mit Vernunft gleichgesetzt und damit von der Seele deutlich unterschieden, die weitaus mehr umfasst und auch „Unvernünftiges" wie Emotionen und Stimmungen mit einschließt. Ich bin bei alldem der Auffassung, dass man den alten Begriff Seele weiterhin verwenden sollte, einfach weil – zumindest im Deutschen – kein besseres Wort vorhanden ist.

Unser Verständnis der Seele wird – wie bereits dargestellt – von einem materialistisch-psychotherapeutischen und psychoanalytischen Weltbild immer noch stark eingeengt. Wenn man die parapsychologischen Erkenntnisse, die ich weiter oben zusammengefasst habe, auf die herkömmlichen Vorstellungen von Psyche anwendet, wird das Bild der Seele weiträumiger und bekommt eine völlig andere Dimension. Noch viel größer und zugleich detaillierter wird es, wenn man körperpsychotherapeutische und feinstofflich-energetische Erfahrungen berücksichtigt. Die menschliche Seele erscheint damit als lokales geistiges Feld, das sich weit über den materiellen Körper ausdehnt und über die feinstoffliche Aura etwas wahrnehmen kann.

Unsere Seele ist mehr als bloß ein Gehirn, denn genau genommen kann der gesamte Körper mit jeder einzelnen Zelle als beseelt gelten. Mystiker haben das seit jeher gewusst – ebenso Liebende und Kinder. Nahtoderfahrungen zeigen darüber hinaus, dass die Seele den materiellen Körper verlassen kann und deshalb nicht mit ihm identisch ist. Sich im Nahtod befindende Menschen berichten beispielsweise, unter der Decke zu schweben und von oben auf ihren Körper herunterzublicken. Vergleichbares habe ich von mehreren Patienten gehört. Entweder geschah deren außerkörperliche Erfahrung spontan oder bei Meditationsübungen. Was dort schwebt, scheint mit der Seele identisch zu sein. Telepathische Fähigkeiten demonstrieren außerdem, dass Seelen offenbar untereinander kommunizieren können. Vergleichbar Computern, die vernetzt sind, scheinen Seelen als Teil eines geistartigen Universums miteinander verbunden zu sein. Zusätzlich ist die Seele zeitlich nicht linear, sondern kann etwas vorausahnen, wie die parapsychologische Forschung gezeigt hat.

Wiedergeburt

*Alles, was Wissenschaft mich lehrte und noch lehrt,
stärkt meinen Glauben an ein Fortdauern unserer geistigen Existenz
über den Tod hinaus.*

Wernher von Braun, deutscher Physiker und Raketeningenieur(1912–1977)

Eine Schicksalsfrage, die Menschen seit Anbeginn der Zeiten beschäftigt hat, ist die nach der Unsterblichkeit der Seele. Je nach dem zugrundeliegenden Weltbild soll die Seele nach dem Tod entweder völlig verschwinden, mit der großen Weltseele verschmelzen – vergleichbar einem Eimer Wasser, der ins Meer zurückfließt –, oder aber sie lebt als eigenständiges geistiges Etwas weiter und wird wiedergeboren. Die letztere Vorstellung wäre angesichts der enormen Mühen, die zeitlebens mit der Bildung und Aufrechterhaltung einer individuellen Persönlichkeit verbunden sind, aber auch des subjektiven Werts, den praktisch alle Menschen ihrer individuellen Seele einräumen, natürlich am erstrebenswertesten und wohl auch am humansten. Ein sinnvolles Universum, das den Menschen wertschätzt, kann eigentlich gar nicht anders aufgebaut sein, als dass die individuelle Menschenseele relativ unversehrt weiterleben darf.

Lange Zeit war für mich schwer nachvollziehbar, dass es eine unsterbliche Seele geben soll. Am sonderbarsten fand ich, dass die Seele mehrfach wiedergeboren wird. Wenn schon die Vorstellung eines ewigen Lebens etwas Befremdliches hat, wirkt die Idee der Wiedergeburt noch viel merkwürdiger. Für Hinduisten und Buddhisten, die mit solchen Vorstellungen von Kindesbeinen an aufgewachsen sind, ist das dagegen nichts Ungewöhnliches. Modernen Menschen erscheint die Vorstellung einer endlichen Persönlichkeit als normal, die mit dem biologischen Leben eine untrennbare Einheit bildet. Gemäß dem herrschenden Weltbild wird die Persönlichkeit von Kindheitserlebnissen und von Genen geprägt und darüber hinaus von der Gesellschaft, vom Klima, der Nahrung und anderen materiell fassbaren Faktoren beeinflusst, aber nicht von früheren Leben. Wenn man stirbt, stirbt auch die Persönlichkeit ein für alle Mal, und mit ihr alle geistigen Qualitäten, die man zeitlebens erworben hat. Wenn Wunderkinder wie Mozart bereits mit vier Jahren Klavier spielen können (s. Abbildung 169), führt man das heute nicht auf ein früheres Leben zurück, obwohl es eigentlich naheliegend wäre. In dem Zusammenhang möchte ich hinzufügen, dass frühere Inkarnationen meines Erachtens der Schlüssel zur Erklärung des Wunderkind-Phänomens sind.

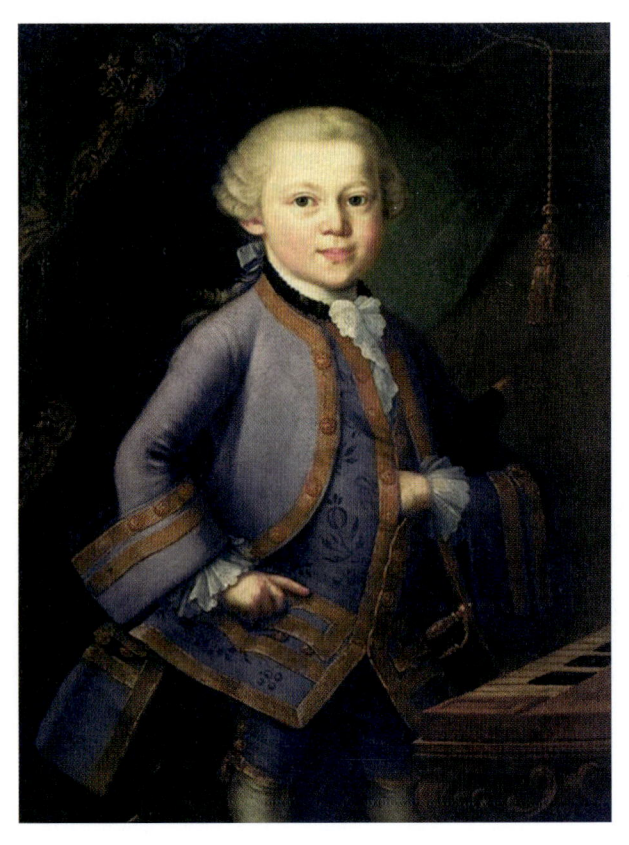

Abbildung 169: *Das Wunderkind Wolfgang Amadeus Mozart im Alter von sieben Jahren.*

Kritische Zeitgenossen sehen in der Angst vor dem Tod die eigentliche Triebfeder für die Idee der Wiedergeburt. Doch vielen modernen Menschen ist diese Vorstellung nicht gerade geheuer. Der Philosoph Karl Popper etwa äußert sich in einem Gespräch mit John Eccles folgendermaßen: „*Es geht um die Frage des Weiterlebens nach dem Tode. Zunächst einmal erwarte ich kein ewiges Leben. Im Gegenteil, die Vorstellung, dass es ewig so weitergeht, erscheint mir äußerst erschreckend. Jeder, der genügend Einbildungskraft hat, sich die Idee der Unendlichkeit zu vergegenwärtigen, wird mir wohl zustimmen – nun gut, vielleicht nicht jeder, aber wenigstens einige*"

(Popper/Eccles 1982). Psychologische Motive können meines Erachtens den Glauben an eine Wiedergeburt nicht erklären, und vielen Menschen erscheint ein Weiterleben nach dem Tod als geradezu unheimlich.

Die Seele sich als gigantisches und weitgehend unerforschtes Universum vorzustellen, das mit dem jetzigen Leben nicht endet und außerdem wahrscheinlich viele unerfreuliche und dunkle Inhalte früherer Leben enthält, die als „böse Dämonen" immer noch weiterwirken, wie viele Erfahrungen während der Reinkarnationstherapie zeigen, erscheint modernen Menschen zunächst äußerst fremdartig und geradezu bedrohlich. Deshalb gehört eine Mischung aus Mut und nüchterner Unerschrockenheit dazu, sich einem erweiterten Verständnis der eigenen Existenz auszusetzen, das nicht immer schmeichelhaft ausfällt. Damit wird der Blick in eine gigantische räumliche und historische Dimension der Seele eröffnet, die zunächst einmal überhaupt nichts Beruhigendes hat. Sich ein Leben nach dem Tod vorzustellen hat daher überhaupt nichts Besänftigendes, um mit der eigenen Todesfurcht besser umzugehen, sondern es gehört im Gegenteil sehr viel Mut dazu, sich einer solch teilweise unbequemen Wahrheit zu stellen.

Ich bin überzeugt davon, dass es sich bei dem Thema einer unsterblichen Seele um keine ideologische Auseinandersetzung handelt, sondern um eine andere Sichtweise. Man erblickt den Mond am Nachthimmel erst dann als Kugel, wenn man durchschaut hat, dass der Erdtrabant keine flache Scheibe und keine flache Sichel darstellt. Auf vergleichbare Weise erkennt man ab dem Moment in bestimmten eigenen Wesenseigenschaften, Vorlieben und Abneigungen etwas aus früheren Leben (etwas „Karmisches"), sobald man darauf aufmerksam gemacht worden ist. Sich an frühere Leben zu erinnern geht nach meiner Erfahrung mit einer langsamen Änderung der Sehgewohnheit einher. Man kann es mit dem allmählichen Entstehen eines holografischen Bildes vergleichen, das man erst nach einigem Training zu sehen beginnt.

Die Beschäftigung mit dem Thema Wiedergeburt beginnt normalerweise erst dann, wenn man als Erwachsener mittleren Alters auf ein gelebtes Leben zurückblicken kann. Jugendliche und junge Erwachsene interessieren sich eher selten für ihre früheren Leben, weil sie noch viel zu sehr damit beschäftigt sind, ihr momentanes Leben zu leben. Kleine Kinder erinnern sich manchmal spontan an frühere Leben, aber ab sechs Jahren scheint es zu einem natürlichen Gedächtnisverlust zu kommen. Ich glaube, dass es auch eine Frage der Lebenserfahrung ist, die Wiedergeburt als Möglichkeit in Erwägung zu ziehen. Manches wurde mir erst klar, als ich meine Kinder aufwachsen sah, die mir als Spiegel für meine eigene Seele gedient haben. Daneben braucht man eine gefestigte Persönlichkeit, um sich mit seinen seelischen Untiefen auseinanderzusetzen, was üblicherweise erst im mittleren Lebensalter der Fall sein dürfte.

Eine persönliche Annäherung an die Unsterblichkeit

Behutsam schließt man die Augen der Toten;
ebenso behutsam muss man den Lebenden die Augen öffnen.
Jean Cocteau, französischer Maler, Schriftsteller und Regisseur (1889–1963)

Im mittleren Erwachsenenalter begann sich meine Einstellung zum Thema Wiedergeburt langsam zu ändern. Erste Erfahrungen mit tiefen seelischen Ebenen, die mit früheren Leben in Verbindung stehen, machte ich mit dem holotropen Atmen (griechisch: „auf Ganzheit ausgerichtet"). Ich nahm Ende der Achtzigerjahre an mehreren körperpsychotherapeutischen Sitzungen teil, bei denen dieses Atmen im Mittelpunkt stand. Als spezielle Technik zum Erreichen sogenannter außergewöhnlicher Bewusstseinszustände wurde es vom tschechischen Psychiater Stanislav Grof (s. Abbildung 170) entwickelt und unterrichtet. Ursprünglich hatte Grof in den Sechzigerjahren psychotherapeutische Sitzungen mit LSD durchgeführt. Auf der Suche nach einer Alternative zu der mittlerweile verbotenen Droge entdeckte er in den Achtzigerjahren das holotrope Atmen. Mittels einer willkürlich vertieften Ein- und Ausatmung (Hechelatmung oder Hyperventilation) mit Abatmung von Kohlendioxid verengen sich die Hirngefäße. Das Hirn gerät daraufhin in eine künstliche leichte Sauerstoffnot, wodurch nahtodartige und sehr tief gehende Bewusstseinserfahrungen durchlebt werden. Eine Sitzung, die in einer der Entspannung förderlichen Umgebung stattfinden sollte, dauert normalerweise eine halbe bis eine Stunde – manchmal auch länger – und wird durch rhythmische Musik begleitet.

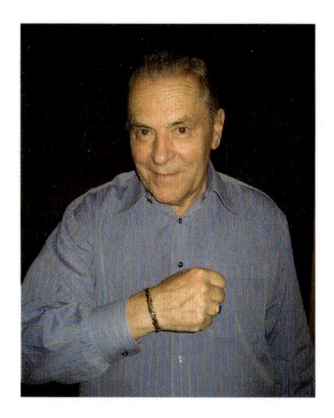

Abbildung 170: *Stanislav Grof*

Mehrfach war ich Teilnehmer einer Gruppe von Ärzten und Psychoanalytikern, die sich am Feierabend unter Anleitung einer Reinkarnationstherapeutin zum holotropen Atmen traf. Bis dahin hatte ich dem Glauben angehangen, erfahrene Psychoanalytiker wüssten über den größten Teil ihres Unbewussten Bescheid. Umso überraschter war ich zu erfahren, dass zwei ärztliche Tiefenpsychologen, die als Lehranalytiker einen ausgezeichneten Ruf genossen, erstmals eine tiefgreifende Wiedergeburtserfahrung durchlebten. Beide waren nach der einstündigen Sitzung völlig überrascht, auch weil die Erlebnisse ein völlig neues Licht auf bestimmte Themen ihres jetzigen Lebens warfen. Das war für sie eine geradezu überwältigende Erfahrung, wie ich ihren Äußerungen entnehmen konnte. Sie bestätigten beide, dass sie derart tiefe Ebenen ihres Unbewussten noch nie erreicht hatten.

Der jungianische Psychotherapeut Roger Woolger, einer der weltweit führenden Reinkarnationstherapeuten, hatte am Anfang seiner Laufbahn als Psychoanalytiker ein vergleichbares Schlüsselerlebnis. Er warnt jedoch: „*Jede psychologische Arbeit, die die tieferen Schichten des Unbewussten berührt, befördert im allgemeinen machtvolle Gefühle, irritierende Erinnerungen und befremdliche Bilder zutage. Solche nicht selten überwältigenden psychischen Inhalte werden von Uneingeweihten, ja selbst von Fachleuten häufig für Symptome des klassischen Wahnsinns gehalten. Wer sich mit der Erforschung präexistentieller Zustände befasst, sollte wissen, dass er möglicherweise die Büchse der Pandora öffnet. Denn dabei können Kräfte freigesetzt werden, die wir nur bedingt kontrollieren können. Aus diesem Grund bin ich fest davon überzeugt, dass angeleitete Regressionen in ‚präexistentielle' Zustände nur von psychotherapeutisch voll ausgebildeten Fachleuten induziert werden sollten. Schließlich sind solche Rückführungen kein Gesellschaftsspiel, auch wenn die entsprechenden Prozeduren auf den ersten Blick sehr einfach erscheinen mögen*" (Woolger 2006).

Durch das Erlebnis der beiden Lehranalytiker wurde mir erstmals bewusst, dass es tiefe Ebenen des Seelischen gibt, an die selbst Fachleute kaum herankommen. Wenn schon erfahrenen Psychoanalytikern diese Ebenen in der Regel völlig unbekannt sind, darf man vermuten, dass Durchschnittsmenschen noch viel weniger darüber wissen. Es handelt sich um wilde Territorien des Seelischen, die weitgehend als weiße Landkarte anzusehen sind. Erst mithilfe von Trancetechniken wie holotropem Atmen oder tiefer Körperpsychotherapie können diese Regionen erforscht werden.

Roger Woolger schildert sein erstes Rückführungserlebnis folgendermaßen: „*Mit der Frage früherer Existenzen wurde ich erstmals wieder konfrontiert, als einer meiner Kollegen mich fragte, ob ich bereit sei, gemeinsam mit ihm eine Technik zu erproben, die es angeblich gestatten sollte, sich in eine frühere Existenz zurückzuversetzen. Man stelle sich vor, wie überrascht ich war, als ich zunächst verschwommene, dann aber immer lebhaftere Bilder sah und mich schließlich nicht nur in Südfrankreich, sondern mitten im Albigenserkrieg wiederfand! Da lag ich also, der praktizierende Jung'sche Analytiker, und hatte Visionen, die meiner ganzen Ausbildung zufolge völlig unmöglich waren. Ich erlebte, wie ich fast grunzend die Geschichte eines ausgesprochen ungehobelten Bauern-Söldners aus jener Zeit von mir gab. Dieser rauhbeinige und nicht sonderlich zimperliche Charakter, der ich jetzt scheinbar war, stammte ursprünglich aus der Gegend südlich von Neapel und landete schließlich in der vom König von Frankreich zur Unterwerfung der Häresie im Süden seines Landes ausgehobenen päpstlichen Armee. In der Identität dieses alles andere als anziehenden Zeitgenossen nahm ich an einigen der gemeinsten Massaker teil, in deren Verlauf die Bewohner ganzer französischer Städte im Namen der Kirche zerstückelt und auf dem Scheiterhaufen verbrannt wurden*" (Woolger 2006).

Zur gleichen Zeit, als ich in der Ärztegruppe an den Wiedergeburtssitzungen teilnahm, war ich als Tourist in den Indianergebieten Nordamerikas gewesen, und die endlose Prärie ebenso wie die dort lebenden Ureinwohner kamen mir sonderbar vertraut vor. Als ich einige Wochen später wieder in meiner Arztpraxis war, behandelte ich eine Dame, die für ihre hellsichtigen Fähigkeiten bekannt war. Ohne dass ich von meiner USA-Reise erzählt hatte oder verräterische Souvenirs herumstanden, sagte sie spontan: „*Wissen Sie, dass Sie einmal ein indianischer Medizinmann gewesen sind?*" Als sie mein überraschtes Gesicht sah, fügte sie hinzu: „*Und das waren Sie nicht nur einmal, sondern in mehreren Ihrer früheren Leben.*" Diese Aussage hatte meine Einstellung damals nicht sofort geändert, mich aber doch nachdenklich gemacht. In dem Zusammenhang sollte ich erwähnen, dass gute Medien häufig etwas über Wiedergeburt berichten, selbst wenn sie diese Vorstellung im Wachbewusstsein ablehnen. Das berühmte Trancemedium Edgar Cayce beispielsweise machte in seinen hypnotischen Zuständen Aussagen, die ihm selbst nicht bewusst waren. Nur so scheint es erklärlich, dass Cayce *„eines Tages fassungslos erfuhr, er habe in Trance erklärt, die Menschen würden unzählige Male wiedergeboren. Viele seiner christlich gesinnten Freunde distanzierten sich daraufhin von ihm, und Ärzte untersuchten ihn daraufhin noch gründlicher als zuvor. Die Vorstellung der Reinkarnation war für das abendländische Denken in jenen Jahren noch etwas geradezu Absurdes."* [76]

Mit der Zeit habe ich zunehmend Erlebnisse gehabt, die eine Wiedergeburt in meinen Augen wahrscheinlicher werden ließen. So hatte ich mehrere tiefe Tranceerfahrungen in der Gegenwart von Gerda Boyesen. Manche Kritiker argwöhnen, der Umstand, dass Patienten bei Jungianern archetypische Träume, bei Freudianern sexuell aufgeladene Träume und in der Gegenwart von Reinkarnationstherapeuten Wiedergeburtsfantasien hätten, spreche für bloße Suggestion. Ich bin dagegen überzeugt davon, dass die indische Vorstellung zutrifft, wonach es einen sogenannten Meister- oder Guru-Effekt gibt. Die hohe geistige Schwingung des Meisters wirkt als Anstoß, dass Schüler in seiner Gegenwart ebenfalls höher schwingen. Wer höher schwingt, nimmt tiefere geistige Ebenen leichter wahr, in denen Rückführungserlebnisse gespeichert sind. Möglicherweise spielen dabei auch telepathische Phänomene und geistige Erfahrungen im Sinne der morphischen Resonanz Sheldrakes eine Rolle. All das führt dazu, dass man als Patient in der Gegenwart eines erfahrenen Therapeuten, der bereits Reinkarnationserfahrungen hatte, ebenfalls Tiefgreifendes erlebt.

Später las ich die Schriften von Daskalos (s. Abbildung 171). Er überraschte mich dadurch, dass er als gläubiger Christ eine Wiedergeburt für möglich hält. Daskalos zufolge sei die Existenz von Karma den meisten Hochreligionen bekannt, würde jedoch zum geheimen Wissen weniger Eingeweihter gehören. Seine Aussagen beruhen – wie er sagt – auf mystischer Innenschau, durch die er die meisten seiner früheren Leben erforscht hat. Seiner Ansicht nach sei es jedermann möglich, solche Erfahrungen zu erleben und sie nachzuprüfen. Daskalos warnt aber – wie Roger Woolger – davor, derartige Erlebnisse willentlich herbeizuführen. Damit seien nach seiner Ansicht große Gefahren verbunden, etwa die, schlechte Gewohnheiten aus früheren Leben wiederzubeleben oder durch zu große Traumata aus der Bahn geworfen zu werden. Man werde automatisch ein Bewusstsein für seine früheren Leben entwickeln, sobald man sich seines unsterblichen Selbst bewusst geworden sei, das heißt, sobald man seelisch reif genug geworden sei. Das wiederum stelle sicher, dass man die nötige Stärke besitzt, um alles auszuhalten und vernünftig damit umzugehen.

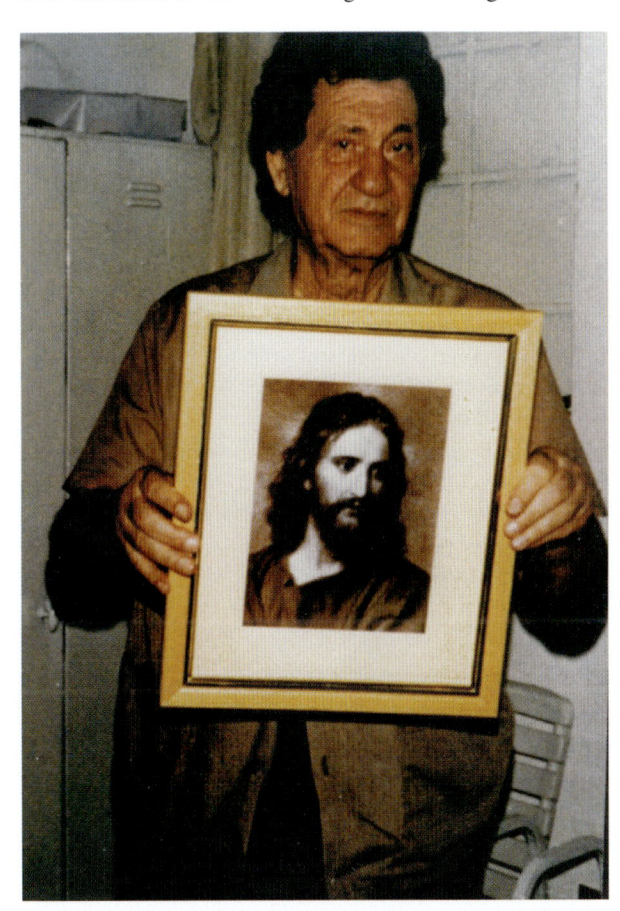

Abbildung 171: Daskalos, der sich an eine Inkarnation zu Lebzeiten von Jesus und in dessen unmittelbarer Umgebung erinnert (er war damals ein kleines Kind), mit einem Porträt, das dem historischen Jesus stark ähneln soll.

---

76   Bro 1992.

Eine kurze Geschichte der Reinkarnationslehre

Es ist nicht erstaunlicher, zweimal geboren zu werden als einmal.
Voltaire, französischer Philosoph und Schriftsteller (1694–1778)

Im christlichen Abendland war die Vorstellung einer Wiedergeburt lange Zeit als heidnisch verpönt. Solche ketzerischen Ansichten zu haben war lebensgefährlich, weil man dafür auf dem Scheiterhaufen landen konnte. Sufi-Mystiker wie der Dichter Rumi, mittelalterliche Kabbalisten wie Rabbi Isaak Luria und christliche „Ketzer" wie die Katharer tauschten solche Ideen nur im innersten Zirkel untereinander aus, weil sie außerhalb ihrer Kreise als gotteslästerlich und als unvereinbar mit der herrschenden religiösen Doktrin galten. Das betraf alle drei abrahamitischen Religionen, besonders aber das Christentum. Mitte des ersten Jahrtausends n. Chr. war die Lehre der Wiederverkörperung offiziell aus der Lehre der christlichen Kirche verbannt worden, vermutlich um die fanatischen Origenisten in die Schranken zu weisen. Das geschah mit folgenden Worten: *„Wer sagt oder daran festhält, die Menschenseelen hätten ein Vorleben gehabt, das heißt, sie seien zuvor Geister und heilige Gewalten gewesen, sie seien aber der göttlichen Anschauung satt geworden, hätten sich dem Bösen zugewandt, seien deswegen in der Liebe Gottes erkaltet ... und seien zur Strafe dafür in die Körper gebannt worden, der sei ausgeschlossen."*[77] Ein Kirchen-Ausschluss war damals aufs Äußerste gefürchtet, so dass das Thema Wiedergeburt in der christlichen Kirche fortan tabu war.

Im Fernen Osten dagegen war die Idee der Wiedergeburt seit jeher Teil der offiziellen Religion und damit allgemein zugängliches Wissen. Buddhismus und Hinduismus bauen sogar ganz ausdrücklich auf dieser Idee auf. Die Vorstellung von der Reinkarnation dient dort als Ansporn, das Beste aus sich herauszuholen und sich geistig ständig zu vervollkommnen, bis man schließlich erleuchtet vom Rad der Wiedergeburten Abschied nehmen darf („Rad des Lebens", s. Abbildung 172). Der Begriff Wiedergeburt wird oft fälschlicherweise mit dem Begriff Karma verwechselt, dessen fatalistischer Beigeschmack viele Europäer abgeschreckt hat. Während „Wiedergeburt" den Vorgang wiederholter Erdenleben beschreibt, bedeutet „Karma" das dahinter wirksame moralische Gesetz des Ausgleichs.

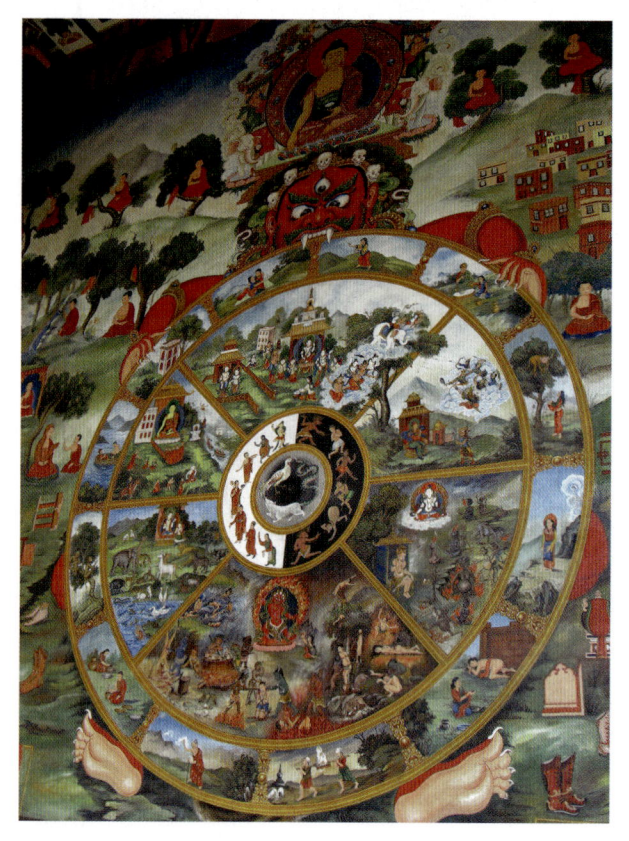

Abbildung 172: *Rad des Lebens in einem buddhistischen Tempel.*

Mit der Bezeichnung „Karma" wurden die durch das strenge indische Kastenwesen bedingten Standesunterschiede nachträglich gerechtfertigt und armen Menschen überdies noch ein schlechtes Gewissen eingeimpft, weil sie für ihren Zustand letztlich selbst verantwortlich seien. Dabei hatte der Begriff Karma, der um 600 v. Chr. in Indien entwickelt wurde, zunächst etwas Umstürzlerisches (vgl. dazu Zander 1999). Die traditionellen Brahmanen hatten nämlich gelehrt, dass der sterbliche Mensch dem ewig lebenden Gott untergeordnet sei. Durch die Idee der Wiedergeburt wurde aber der Mensch auf einmal genauso unsterblich wie die Götter, denn er unterlag fortan wie sie einem ewigen Kreislauf von Geburt und Tod. Der Kaste der Brahmanen war damit ihr religiöses Monopol entzogen worden, denn alle Menschen waren nun prinzi-

---

77 Die Versammlung der konstantinopolitanischen Kirchenprovinz, 543 n. Chr.: „Lehrsätze gegen die Origenisten" (Edikt von Kaiser Konstantin, zit. nach Zander 1999).

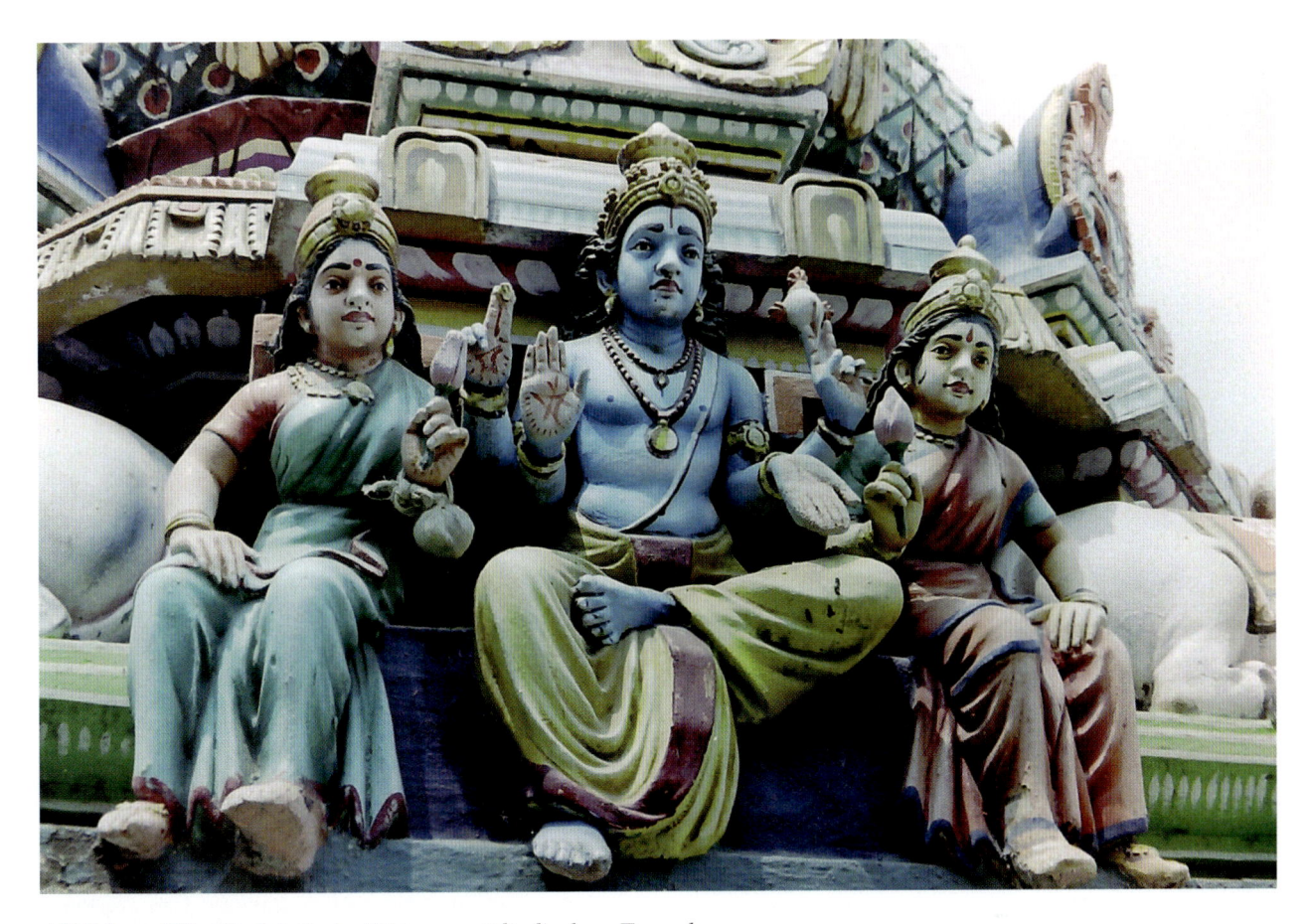

Abbildung 173: Hinduistische Götter an südindischem Tempel.

piell gleich. Die Erlösung hing nicht mehr von Opfergaben, sondern von der Erleuchtung des Individuums ab. Wanderasketen wie Gautama Buddha lehrten aufgrund solcher Vorstellungen, wie man sich durch eigene Anstrengungen vom Rad der Wiedergeburten befreit, und es entstand der Buddhismus.

Als zu Beginn der europäischen Aufklärung Hinduismus und Buddhismus allgemein bekannt wurden, gehörte die Idee der Wiedergeburt bald zum wichtigen Gesprächsthema gelehrter Kreise. Ein Vorreiter war dabei Gotthold Ephraim Lessing, der in seinem religionsphilosophischen Werk *Die Erziehung des Menschengeschlechts* (1780) von der Vorstellung ausgeht, in früheren Leben erworbene Verdienste oder moralische Vergehen (also Karma) dienten vor allem der Erziehung. Gott habe das Wiederkommen als Instrument einer stetigen Vervollkommnung der Menschheit ersonnen, damit man ständig an sich arbeiten und seine Fehler ausbessern könne. Das Leben sei infolgedessen ein barmherziger Erziehungsplan Gottes und jedes Leben wie der Besuch einer Schulklasse, bei der man immer anspruchsvollere Erziehungsinhalte zu absolvieren habe. Wiedergeburt sei daher ein wohlmeinendes Vorhaben Gottes, das dem fehlbaren Menschen Nutzen stifte. Seitdem hat die Idee der Wiedergeburt auch im Westen immer wieder prominente Anhänger gefunden, so etwa:

Friedrich der Große: „*Ich bin überzeugt, dass nichts, was einmal in der Natur existiert, wieder vernichtet wird … Zwar werde ich wohl im zukünftigen Leben nicht König sein, aber desto besser, ich werde doch ein tätiges Leben führen und noch dazu ein mit weniger Undank verknüpftes.*"

Georg Christoph Lichtenberg: „*Ich kann den Gedanken nicht loswerden, dass ich gestorben war, eh ich geboren wurde.*"

Johann Wolfgang von Goethe: „*Ich bin gewiß schon tausendmal hier gewesen und hoffe wohl noch tausendmal wiederzukommen.*"

Honoré de Balzac: „*Alle Menschen haben vergangene Leben hinter sich.*"

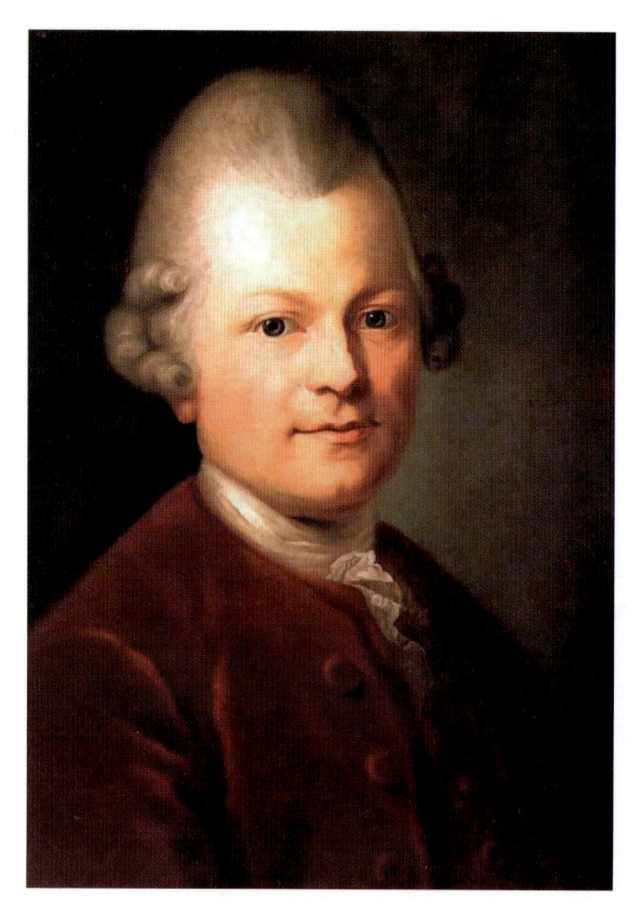

Abbildung 174: Gotthold Ephraim Lessing.

Thomas Henry Huxley: *„Die Lehre der Seelenwanderung gestattet es dem Menschen, eine einleuchtende Erklärung für die Phänomene und Gesetzmäßigkeiten des Kosmos zu finden."*

Henry Ford: *„In jedem von uns sind, wenn auch noch so schwach, Erinnerungen an frühere Leben."*

Im Gespräch mit Karl Popper äußerte sich John Eccles folgendermaßen zum Weiterleben der Seele: *„Ich glaube, dass meiner Existenz ein fundamentales Mysterium anhaftet, das jede biologische Erklärung der Entwicklung meines Körpers einschließlich meines Gehirns mit seinem genetischen Erbe und seinem evolutionären Ursprung überschreitet. Und gerade weil ich keine wissenschaftliche Erklärung meines persönlichen Ursprungs geben kann – ich wachte sozusagen im Leben auf, und fand mich selbst als ein körperhaftes Selbst mit diesem Körper und Gehirn existierend –, so kann ich nicht glauben, dass dieses wunderbare Geschenk einer bewussten Existenz keine weitere Zukunft besitzt, keine Möglichkeit einer anderen Existenz unter anderen vorstellbaren Bedingungen"* (Popper/Eccles 1982). Eccles drückt damit etwas aus, das immer mehr bewusst lebende und intelligente Leute genauso empfinden, ohne dass man sie deswegen als rückwärtsgewandt oder abergläubisch bezeichnen darf.

Beim Gedanken an die Wiedergeburt handelt es sich nach meinen Erfahrungen nicht so sehr um konkretes Wissen – außer bei medialen Menschen –, denn karmische Erinnerungen sind sehr tief in der Seele vergraben. Vielmehr hat man es in der Regel mit intuitivem Fühlen zu tun. Bei vielen Menschen führen vage Erinnerungen dazu, über mögliche frühere Existenzen nachzusinnen. Ich glaube auch, dass höher schwingende Menschen leichter in Kontakt mit den tiefen Schichten ihres Unbewussten kommen. Weil es aber immer mehr höher schwingende Menschen gibt, nimmt auch die Zahl der Wiedergeburtsanhänger zu. Außerdem leben wir in friedlichen Zeiten, wo keiner mehr für unkonventionelle Vorstellungen verbrannt wird. Immer mehr Menschen können sich daher erlauben, furchtlos in ihr Unbewusstes hineinzutauchen. Zudem nähern sich die Weltbilder von Ost und West im Zuge eines kosmopolitischen „Global-Weltbildes" immer mehr an, so dass die Idee der Reinkarnation für viele Menschen vertrauter wird.

Aus all diesen Gründen hat sich in den letzten Jahrzehnten die Vorstellung einer individuellen Wiedergeburt weltweit immer stärker durchgesetzt, und zwar unabhängig von der jeweiligen Glaubensrichtung. Der jüdische Geistliche Rabbi Gershom fasst die Auffassung vieler moderner Menschen gut zusammen, wenn er schreibt: *„Solange wir nicht wieder an das Leben nach dem Tod glauben können, werden wir Mühe haben, unsere Spiritualität zurückzugewinnen und inneren Frieden zu finden."* Sich mit der Frage der eigenen Wiedergeburt zu beschäftigen stellt eine existenzielle Aufgabe dar, vor die sich der moderne Mensch gestellt sieht, um sich mit seinem individuellen Schicksal auszusöhnen und seelischen Frieden zu finden. Je besser man sich selbst erforscht und je höher man energetisch schwingt, desto sicherer gerät man irgendwann an transpersonales Material in den Tiefen der eigenen Seele.

Kinder erinnern sich an frühere Leben

Nur die Widerwärtigkeiten des Lebens können uns von der Eitelkeit des Lebens überzeugen und so die uns angeborene Liebe zum Tod oder zur Wiedergeburt zu einem neuen Leben verstärken.
Leo N. Tolstoi, russischer Schriftsteller (1828–1910)

Aus der Gedächtnisforschung ist bekannt, dass man sich an Erlebnisse vor dem zweiten bis dritten Lebensjahr normalerweise nicht erinnern kann. Noch weniger kann man sich natürlich an Erlebnisse im Mutterleib oder davor erinnern. Trotzdem werden alle diese Ereignisse vom empfindenden Geist registriert und vermutlich in einem universell zugänglichen Bewusstseinsfeld gespeichert (vgl. dazu die Behandlung von Rupert Sheldrakes Modell der Speicherung morphischer Inhalte). Zahlreiche Menschen haben deshalb in tiefer Trance ihre Geburt wiedererlebt oder sich an früheste Erlebnisse aus der Kindheit erinnert, die hirnphysiologisch eigentlich nicht gespeichert werden können. In der transpersonalen und perinatalen Psychologie beschäftigt man sich intensiv mit derartigen Erinnerungen.

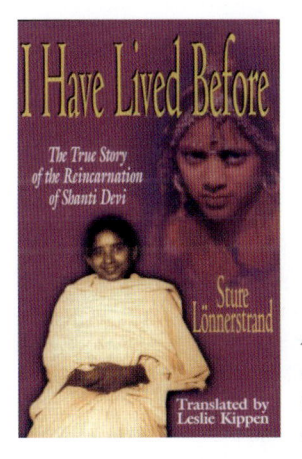

Abbildung 175: *Titel der Erzählung von Shanti Devi, in der sie über ihr früheres Leben berichtet.*

Kleine Kinder zwischen drei und sechs Jahren erinnern sich manchmal an frühere Leben. In Indien – einem Land, in dem die Vorstellungen von Karma und Wiedergeburt als normal gelten – wurde nach dem Zweiten Weltkrieg der spektakuläre Fall des Mädchens Shanti Devi zur Sensation (s. Abbildung 175). Im Jahr 1930 beginnt die damals Vierjährige von ihren Erinnerungen an ein vergangenes Leben zu sprechen.

In Mathura, einer kleinen Stadt vor den Toren Delhis, will sie als Ehefrau eines Tuchhändlers gelebt haben. Mit ihm hatte sie einen Sohn. Bei der Geburt ihres zweiten Kindes starb sie an den Folgen eines Kaiserschnitts. Immer stärker sehnt sich Shanti Devi nach ihrer früheren Familie, bis ein Lehrer aus der Stadt sich der Angelegenheit annimmt. Von dem mittlerweile neun Jahre alten Mädchen erfährt er den Namen ihres früheren Ehemannes: Kedarnath Chaube. Der Lehrer findet tatsächlich einen Tuchhändler Kedarnath Chaube in Mathura und überredet den Mann, Shanti Devi zu besuchen. Die Begegnung mit dem Tuchhändler verläuft dramatisch. Tatsächlich war seine damalige Frau im Jahr vor der Geburt von Shanti Devi an den Folgen eines Kaiserschnitts gestorben. Fassungslos erfährt Kedarnath Chaube aus dem Mund des fremden Mädchens intimste Details aus seinem Leben. Die Aussagen scheinen keinen Zweifel zuzulassen: Shanti Devi ist die Wiedergeburt seiner verstorbenen Frau.

Das Treffen bleibt nicht ohne Folgen. Die Geschichte der Shanti Devi macht Schlagzeilen, am Ende interessiert sich sogar der Gründer des modernen Indiens Mahatma Gandhi für den Fall. Er empfängt Shanti Devi in seinem Ashram und ruft eine 15-köpfige Expertenkommission ins Leben, die nach weiteren Beweisen suchen soll. Die Veröffentlichung des Abschlussberichts durch das Komitee bestätigt eindrucksvoll die Geschichte der Shanti Devi. Ein schwedischer Journalist, Sture Lönnerstrand, macht den Fall in den 50er-Jahren auch in der westlichen Welt bekannt.

Ebenso spektakulär verlief die Geschichte vom Auffinden der Reinkarnation des heutigen Dalai Lama. Im tibe-

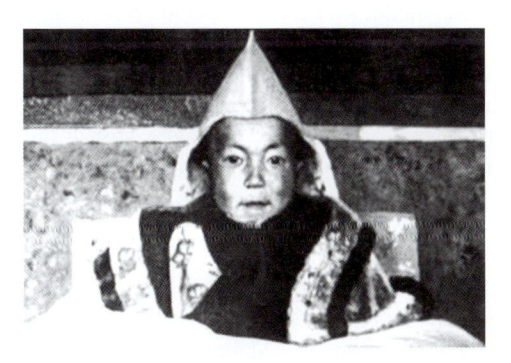

Abbildung 176: *Der jetzige Dalai Lama als Kind.*

tischen Buddhismus, wie er vor der Invasion des kommunistischen China bestanden hat, handelt es sich um ein theokratisches System verschiedener konkurrierender Mönchsorden. Jeder der Orden wird seit dem Mittelalter von einem obersten Lama geleitet. Gemäß der Überlieferung soll der Dalai Lama, der der Gelbmützen-Sekte angehört, seit dreizehn Inkarnationen ununterbrochen die gleiche Persönlichkeit sein. Die neue Inkarnation wird nach dem Tod des jeweiligen Dalai Lama mittels bestimmter Orakel und anderer okkulter Zeichen gesucht. Das Kind wird anschließend bestimmten Prüfungen unterzogen und zuletzt inthronisiert (s. Abbildung 176). Es wird als Dalai Lama erzogen und fungiert im Erwachsenenalter als weltlicher Herrscher, nachdem während seiner Ausbildung Stellvertreter diese Funktion wahrgenommen haben.

Nach kurzer, schwerer Krankheit stirbt Thupten Gyatso, der 13. Dalai Lama, im Jahr 1933. Das Bewusstsein des weltlichen und religiösen Oberhauptes der Gelbmützen-Sekte, die zu jener Zeit über Tibet herrschte, soll noch im selben Jahr auf einen neugeborenen Menschen übergehen. Einen ersten Hinweis auf den neuen Dalai Lama gibt der Leichnam des alten. Während der Einbalsamierung entdecken Mönche, dass der Kopf des Toten sich gedreht hat und seine Blickrichtung von Süden nach Nordosten wechselte. Zwei Jahre später hat der vorübergehende Regent von Tibet an den Ufern des heiligen Sees Lhamoi Lhatso eine Vision: In den Wellen des Wassers sieht er das Bild eines dreistöckigen Klosters, dessen Dächer golden und türkis in der Sonne schimmern. Von diesem Kloster führt ein schmaler Weg auf einen Hügel zu einem einfachen Haus; deutlich ist das grob geschnitzte Holzdach zu erkennen. Lebt hier der neue Dalai Lama?

Eine Suchexpedition erfahrener Mönche wird ausgesandt – nach Nordosten, in die Provinz Amdo. Hier liegt ein Kloster, das der Vision exakt entspricht – Kumbum. Tatsächlich liegt unweit des Klosters auf der Spitze eines Hügels ein einsames Haus. Als die Mönche die grob geschnitzten Dachschindeln aus Wacholderholz erkennen, wissen sie, dass sie am Ziel ihrer Suche angelangt sind. Es scheint, als hätte der knapp drei Jahre alte Lhamo Thondup die Delegation aus Lhasa erwartet. Wie einen alten Bekannten begrüßt er den Anführer der Expedition und ruft aus: „Sera! Sera Lama!" Der alte Mönch mit dem geschorenen Haupt und den braunen Gewändern verstummt – er hat sein Leben lang im Kloster Sera gelebt. Aus einem ledernen Sack zieht er zwei abgegriffene Gebetstrommeln – eine davon gehörte dem verstorbenen Dalai Lama. „Das ist meine! Das ist meine!", ruft der kleine Lhamo aus und zeigt auf die Gebetstrommel des Dalai Lama. Zwölfmal noch wiederholt der Mönch den Test; zwölfmal erkennt der dreijährige Junge die Gegenstände aus dem Besitz des alten Dalai Lama – dann gibt es für die Mönche keinen Zweifel mehr: Das Bewusstsein des 13. Dalai Lama ist auf Lhamo Thondup übergegangen. Am 22. Februar 1940 wird der Vierjährige, als die Inkarnation des 14. Dalai Lama, zum geistigen und weltlichen Führer Tibets in Lhasa inthronisiert.[78]

Der kanadische Psychiater Ian Stevenson, der sich zeitlebens mit parapsychologischen Themen auseinandergesetzt hat, kam in den Sechzigerjahren mit dem Physiker Chester Carlson in Kontakt, dem Erfinder der Xerox-Maschine. Carlson fühlte sich durch einen Aufsatz von Stevenson mit dem Titel *„Die Beweiskraft eines Überlebens aufgrund angeblicher Erinnerungen an frühere Leben"* angesprochen. Carlson war ebenfalls sehr an paranormalen Phänomenen interessiert und wollte deren Untersuchung fördern, so dass er es durch eine großzügige Spende an Stevenson diesem ermöglichte, ein Institut an der Universität Virginia einzurichten. Dieses existiert immer noch und setzt die Forschungen von Stevenson fort, der 2007 starb.

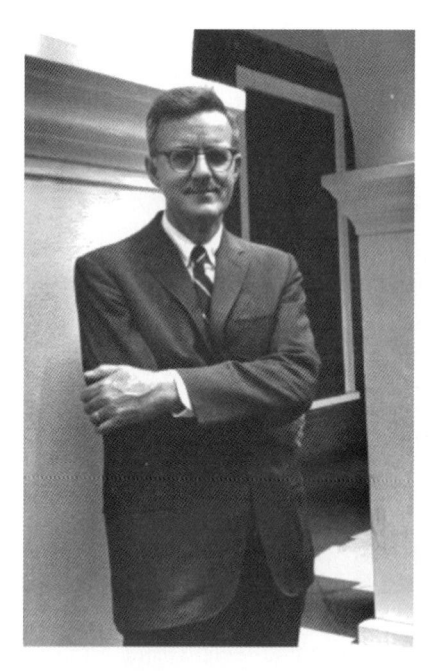

Abbildung 177: Der Psychiater Ian Stevenson.

Stevenson hat im Laufe mehrerer Jahrzehnte über 3000 Fälle an Reinkarnationserinnerungen zusammengetragen. Er konzentrierte seine Forschungen auf Kinder, reiste dazu jahrzehntelang umher und fand insbesondere in Südostasien (Burma) und Indien, aber auch bei den nordamerikanischen Tlingit zahlreiche Beispiele. Die

---

78 Zitiert nach Dimension PSI, Folge 5, ARD, 15.12.2003.

Bevölkerung dort glaubt mehrheitlich an Reinkarnation, und Kinder werden durch Erwachsene nicht entmutigt, wenn sie sich in dieser Weise äußern. Ein weiteres Argument für Stevenson war, dass Kinder und Erwachsene durch die Zivilisationsferne dieser Gebiete wenig von der Außenwelt (Fernsehen, Zeitung) oder vom Nachbardorf erfahren, so dass ihre Rückerinnerungen nicht so leicht entstellt werden. Stevenson sagte, anfänglich kritisch eingestellt gewesen zu sein, musste aber nach Sichtung der Daten eingestehen, dass er an keine andere Ursache mehr glauben könne als an Reinkarnation. Alles andere würde für ihn deutlich weniger überzeugend klingen, aber natürlich sei das im wissenschaftlichen Sinn kein endgültiger Beweis (den es vermutlich ohnehin kaum geben wird). Stevenson spricht deshalb nur von Hinweisen (Hypothesen): *„Ich will bestimmt niemanden allein auf der Grundlage meiner Forschungen von der Reinkarnation überzeugen. Das Äußerste, worauf ich Anspruch erhebe, ist, dass es nicht länger fair ist zu sagen, es gebe keine wissenschaftlichen Belege. Aber noch viel mehr Forschung ist erforderlich."*[79]

Stevenson nahm für jeden Fall ein ausführliches Protokoll auf und befragte mittels Übersetzern Angehörige und Zeugen. Er besuchte mit dem Kind die Stätte seines behaupteten früheren Lebens und konfrontierte es mit den Menschen, die darin eine Rolle gespielt haben sollen. Es wurde notiert, ob das Kind bestimmte Personen, die es aus früheren Leben wiedererkennt und die ihm vorher unbekannt waren, mit dem richtigen Namen nennen kann. Das Gleiche galt für dem Kind unbekannte Gegenstände und Ortsnamen, aber auch für Familiengeheimnisse wie versteckten Schmuck oder Kosenamen, die nur Auserwählten bekannt waren. Besonderes Augenmerk hat Stevenson auf eigentümliche Verhaltensweisen gelegt, etwa wenn sich ein indisches Kind an ein früheres Leben in einer höheren Kaste erinnerte und sich weigerte, eine in seinen Augen nun unreine Nahrung zu essen, oder wenn Kinder, die in einer höheren Kaste wiedergeboren wurden, sich an ein Leben als Straßenkehrer erinnerten und durch besondere Unreinlichkeit auffielen.

Stevenson schreibt: *„Falls wir die Möglichkeit akzeptieren, dass eine Persönlichkeit den physischen Tod überleben und reinkarnieren kann, mag man sich fragen, welche Merkmale von einem ins andere Leben übertragen werden. Ich habe es als hilfreich empfunden, den Ausdruck diathanatisch zu verwenden (was bedeutet ‚durch den Tod tragen'), um diejenigen Aspekte einer verstorbenen Person zusammenzufassen, die ihren Ausdruck in einer neuen Inkarnation finden. Welche Elemente könnten mit herübergebracht werden? Den beschriebenen Fällen lässt sich entnehmen, dass dazu folgende Merkmale gehören:*
1. *einige erinnerte Informationen über Ereignisse im Verlauf des früheren Lebens;*
2. *eine Vielzahl von Vorlieben und Abneigungen oder anderen Verhaltenszügen*
3. *und in manchen Fällen Überbleibsel körperlicher Verletzungen oder anderer Markierungen auf dem früheren Körper"* (Stevenson 1992).

Stevenson hat viele Schilderungen von Kindern gesammelt, die mit Ängsten und starken Emotionen in Bezug auf frühere Todesfälle zu tun haben. Bemerkenswert ist dabei seine Beobachtung, dass sich unter den beschriebenen Fällen besonders häufig gewaltsame Todesarten finden: *„Meistens erinnern sich die Kinder an den Tod der früheren Persönlichkeit, wenn er gewaltsam war. Der Anteil gewaltsamer Todesarten bei den meisten Fällen liegt bei etwa 51 %, variiert jedoch je nach Region und reicht von 29 % bei den Haida im Nordwesten Nordamerikas bis zu 74 % in der Türkei. Diese Zahl geht weit über den Anteil gewaltsamer Todesfälle in der Gesamtbevölkerung der Länder, in denen diese Fälle auftreten, hinaus. Wie ich bereits erwähnte, erinnern sich die Kinder vor allem an die gewaltsamen Todesarten, die frühere Leben auslöschten. Oft erinnern sie sich auch an andere mit dem Tod verwickelte Personen, gewöhnlich die Mörder. Sie bringen diesen Menschen starke Feindseligkeit und Rachsucht entgegen, vor allem, wenn es zu einer Begegnung kommen sollte. Diese Feindseligkeit mag verallgemeinert werden und sich auf eine ganze Gruppe übertragen. Ein Kind in Indien, das sich an ein früheres Leben erinnerte, in dem es von einem Moslem ermordet worden war, mag beispielsweise alle Moslems hassen"* (Stevenson 1999).

In ähnlicher Weise schreibt der buddhistische Mönch Nagapriya, *„dass ein schweres Trauma den Prozess des gewöhnlichen Vergessens unterbricht, der es anderen Menschen ermöglicht, unbehelligt von belastenden Erinnerungen, die Identitätsprobleme hervorrufen könnten, ein neues Leben zu beginnen"* (Nagapriya 2004). Offenbar fehlt in Fällen eines gewaltsamen Todes die nötige Phase seelischen Friedens, die üblicherweise zum weitgehenden Vergessen der früheren Leben beiträgt. Wie bei einer Computerfestplatte, die nicht vollständig neu formatiert wurde, bleiben dann zu viele Erinnerungen wach, die sich in einem späteren Leben störend auswirken können. Dass sich die Kinder an ihre früheren Leben erinnern, wäre dann so eine Störung, die normalerweise selten vorkommt.

Einige Kinder scheinen in ihrem Spiel wiederzugeben, wie die frühere Persönlichkeit starb: Ein Kind, das sich

---
[79] Zitiert nach Dimension PSI, Folge 5, ARD, 15.12.2003.

an einen Selbstmord durch Erhängen erinnerte, hatte die Angewohnheit, mit einem um den Nacken geschlungenen Seil umherzuwandern. Zwei andere, die sich an frühere Leben erinnerten, die durch Ertrinken geendet hatten, pflegten Ertrinken zu spielen. Stevenson folgert daraus, dass „Phobien fast immer mit der Todesart der früheren Persönlichkeit in Verbindung stehen" (Stevenson 1999). Das kindliche Spiel könnte dabei ein Versuch sein, das Todestrauma zu bewältigen.

Stevenson beobachtete auch, dass sich Persönlichkeitseigenschaften übertragen: Unter allen burmesischen Kindern, die behaupteten, in früheren Leben ein Japaner gewesen zu sein – während des Zweiten Weltkriegs waren in Burma viele japanische Soldaten gestorben –, fand Stevenson häufig ein japanisches Verhalten, das für Burmesen untypisch ist. Er beobachtete bei ihnen nämlich Tugenden wie strenge Disziplin, Ordnungsliebe, großen Fleiß und Ernsthaftigkeit, beispielsweise bei U Tinn Sein: „*Sein Fleiß war auffallend. Er arbeitete unermüdlich und verachtete faule Menschen. Die Burmesen sind keine faulen Leute. Sie leben nach dem Motto ‚klein ist schön', und es drängt sie sehr selten, mehr zu leisten als nötig. Wenn das Kind Tinn Sein aus der Schule kam, saßen seine Eltern gewöhnlich gemütlich beisammen und unterhielten sich. Dann pflegte der Junge zu sagen: ‚Ihr arbeitet nicht? In Tokio mussten wir zur Arbeit gehen, wenn die Sirenen heulten, und so lange arbeiten, bis sie wieder heulten'*" (Stevenson 1999).

Stevenson beobachtete bei den Kindern, die sich an frühere Leben erinnern, Verhaltensweisen, Persönlichkeitsmerkmale und auch Begabungen, die denen in früheren Leben ähnlich waren. U Warthawa, der Vorsteher eines Klosters, war in seinem früheren Leben durch einen Schlag auf den Hinterkopf getötet worden. Bemerkenswert daran ist, dass er achtzehn Jahre später als Junge wieder inkarnierte – normalerweise ist die Zeit zwischen zwei Leben laut Stevenson kürzer und liegt bei drei bis fünf Jahren. Er schreibt, dass die Eltern des Kindes, als ihr Kind von seinem früheren Leben berichtete und sie von der Todesart des Klostervorstehers hörten, den Hinterkopf ihres Kindes absuchten und dort eine narbig aussehende, haarlose Stelle entdeckten. „*Als kleines Kind saß Maung Myo Min Thein gerne mit überkreuzten Beinen, wie es bei den buddhistischen Mönchen üblich ist (diese Stellung nehmen aber nicht nur sie ein). Besonders auffallend war jedoch, dass er einen höheren und besseren Platz zum Sitzen wählte und sich nicht mit der übrigen Familie auf die leeren Reissäcke auf dem Fußboden niederließ. Dieses Verhalten wies auf seine Identifikation mit der Rolle eines Mönchs hin. Von Laien, die buddhistische Mönche (in Ländern des Theravada-Buddhismus) besuchen, wird stets erwartet, dass sie auf dem Boden oder einem Stuhl oder Hocker sitzen, der niederer als der Sitz des Mönchs ist. Der ehrwürdige U Warthawa hatte sich stark für Musik- und Theateraufführungen interessiert, deren Skript und Produktion er selbst in die Hand nahm. Maung Myo Min Thein spielte mit Theaterpuppen und baute eine Puppenbühne auf. Er veranstaltete Spiele mit Puppen und anderen Spielzeugen*" (Stevenson 1999).

Der Tlingit-Junge Corliss war angeblich die Reinkarnation seines Großonkels Victor Vincent: „*Corliss junior zeigte einige Verhaltensweisen, die denen von Victor Vincent glichen ... Victor Vincent besaß bemerkenswerte handwerkliche Fähigkeiten. Dem jungen Corliss fiel es nicht schwer, mit Maschinen umzugehen, eine Geschicklichkeit, die er nicht von seinem Vater übernommen hatte, da diesem eine solche Begabung fehlte*" (Stevenson 1999). Meines Erachtens zeigt diese Beobachtung, dass erworbene Fähigkeiten eines früheren Lebens unabhängig von Genen weitergegeben werden können. Es handelt sich um ein Phänomen, das vermutlich auch demjenigen der Wunderkinder zugrunde liegt und das als „emergente Eigenschaft" bezeichnet wird (siehe dazu das spätere Kapitel, wo ich mögliche Beziehungen zwischen Wiedergeburt und Genen diskutiere).

Ein weiterer Hinweis auf eine Wiedergeburt sind spezielle Glaubensinhalte, die aus einem früheren Leben stammen und beibehalten werden. Stevenson berichtet von einem Kind, das in einem früheren Leben Hindu war und als Muslim wiedergeboren wird. Das Kind lehnt es ab, sich gemäß den Regeln des Islam zu verhalten. Da dieser die Idee der Wiedergeburt ablehnt, bezeichnet Stevenson den Fall als besonders aussagekräftig. Die Familie hatte von der Situation des Kindes keinerlei Vorteile, sondern eher Unannehmlichkeiten, was laut Stevenson in besonderem Maß für ihren Wahrheitsgehalt spricht. Persönliche Feindschaften scheinen sich ebenso zu übertragen wie freundschaftliche und Liebesgefühle. Stevenson erwähnt eine Person, die in einem früheren Leben ein Kind adoptiert hatte. Das Kind brachte diesem Menschen beim Wiedersehen im darauffolgenden Leben spontan starke Zuneigung entgegen. Zu den besonders beweiskräftigen Hinweisen auf eine Wiedergeburt gehören nach Stevenson körperliche Eigentümlichkeiten, die mit Verletzungen aus früheren Leben übereinstimmen. Stevenson hat bei etlichen Personen, die in einem früheren Leben erschossen worden waren, zwei Muttermale gefunden. In der Hälfte der Fälle entsprach deren Lage nicht nur genau den Beschreibungen von Augenzeugen oder Polizeiprotokollen über die Schussbahn, sondern das zur Austrittswunde gehörende Muttermal war – entsprechend den Gesetzen der Ballistik – größer als dasjenige der Eintrittswunde.

Erwachsene erinnern sich an frühere Leben

*Warum könnte jeder einzelne Mensch auch nicht mehr als einmal
in dieser Welt vorhanden gewesen sein? Warum soll ich nicht so oft wiederkommen,
als ich neue Kenntnisse, neue Fähigkeiten zu erlangen geschickt bin?*
Gotthold Ephraim Lessing, deutscher Dichter (1729–1781)

Die Rückerinnerung an frühere Leben, die bei kleinen Kindern manchmal möglich ist, verliert sich meist im Laufe des späteren Lebens. Da sich die Seele eines Heranwachsenden ständig mit neuen Informationen auseinandersetzen muss, unter denen die „Original-Erinnerung" regelrecht verschüttet wird, sind die ursprünglichen Inhalte oft kaum mehr auszumachen. Eine vergessene Erinnerung aus dem jetzigen Leben (Kryptomnesie) wird manchmal fälschlicherweise für eine Erinnerung aus einem früheren Leben gehalten. Man versteht von daher, dass es sehr schwierig ist, bei Erwachsenen an verlässliche Erinnerungen früherer Leben zu gelangen, denn bei ihnen mischen sich Fantasie und Realität zu einer nahezu unauflöslichen Gesamtaussage. Erwachsene fantasieren sich womöglich auch zusammen, was und wer sie gerne in einem früheren Leben gewesen sein wollen. Als der indische Karma-Gedanke während der europäischen Aufklärung in gebildeten Kreisen bekannt wurde, wimmelte es gleich von wiedergekommenen Pharaonen und römischen Cäsaren. Man kann deshalb nachvollziehen, warum Ian Stevenson seine Reinkarnationsforschung ausschließlich auf kleine Kinder beschränkte.

Neben dem indischen Mädchen Shanti Devi, das erstmals ein großes Interesse des Westens am Wiedergeburtsthema hervorgerufen hat, war es der Fall der erwachsenen Frau Virginia Tighe, der 1952 in den USA geradezu eine Wiedergeburtshysterie ausgelöst hat (s. Abbildung 178). Der Geschäftsmann Morey Bernstein beschäftigte sich hobbymäßig mit Hypnose. Als er Frau Tighe in mehreren Sitzungen hypnotisierte und fragte, was für Erinnerungen sie als kleines Kind gehabt habe, was während ihrer Geburt geschehen sei und schließlich – mutigerweise –, wer sie in einem früheren Leben gewesen sei, behauptete sie, im Irland des vorigen Jahrhunderts als Bridey Murphy gelebt zu haben. In Hypnose sprach Frau Tighe fließend Irisch, was sie im Wachzustand nicht beherrschte, und konnte viele detaillierte Erinnerungen angeben, die später einer Nachprüfung standhielten. Kritiker haben vermutet, Virginia Tighe habe die Erinnerungen ebenso wie die Sprachkenntnisse von einer irischstämmigen Nachbarin, die sie als Kind gekannt haben soll, und diese Tatsache entweder vergessen oder verschwiegen, es habe sich also letztlich um Kryptomnesie gehandelt. Die Behauptungen der Kritiker waren meines Erachtens falsch, denn einmal war die Fülle an Details aus dem Irland des vorigen Jahrhunderts viel zu groß und von Frau Tighe viel zu detailliert beschrieben. Hinzu kam, dass ihr Irisch sogar sprachliche Eigenheiten des vorigen Jahrhunderts aufwies.[80]

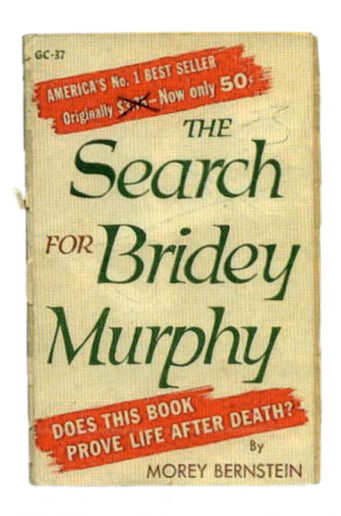

Abbildung 178: Originalumschlag des Bestsellers über Bridey Murphy.

In den Siebzigerjahren kam es zu einer weltweiten Neuentdeckung des Wiedergeburtsgedankens. Rückführungen mittels Hypnose wurden in sensationslüstern aufgemachten Fernsehshows zur besten Sendezeit einem Millionenpublikum präsentiert, wo beispielsweise der deutsche Psychologe Thorwald Dethlefsen spektakulär anmutende Fälle vorstellte. Sogenannte Rückführungs-

---

80 Dem schwedischen Reinkarnationstherapeuten Jan Erik Sigdell danke ich für den wertvollen Hinweis, dass Morey Bernstein in seinem Buch „The Search for Bridey Murphy" auf angebliche Fälschungen im Fall Virginia Tighe eingegangen ist und sie widerlegt. Sigdell teilte mir außerdem mit, dass er eine Tonbandaufnahme eines Vortrages von Virginia Tighe besitze, wo sie sich mit den gegen sie gerichteten Vorwürfen auseinandersetze und sie glaubhaft entkräften könne.

therapien wurden populär und teilweise als regelrechte Massenveranstaltungen zelebriert. Ich erinnere mich an ein großes Rückführungsseminar, bei dem rund hundert Teilnehmer in einer Turnhalle versammelt waren. Nach einer meditativen Einstimmung durch die Leiterin wurde sehr laute rhythmische Trance-Musik gespielt, und die Teilnehmer tanzten ekstatisch. Danach lagen alle mit geschlossenen Augen auf Decken und sollten, durch hypnotische Suggestionen geführt, in ihre Innenwelten abtauchen. Besonders beeindruckte mich, dass die Mehrzahl der Teilnehmer nahezu eine Stunde lang entsetzlich stöhnte, wehklagte und sich wie unter großen Schmerzen wand. Dabei wurde mir erstmals bewusst, wie viele Traumata die meisten Menschen mit sich herumtragen, aber auch, wie diese mit relativ einfachen Mitteln aktiviert werden können.

Viele Menschen haben spontan auftauchende Erinnerungen an ein früheres Leben. Häufig sehen sie kurze filmartig ablaufende Szenen in einem Zustand zwischen Schlaf und Wachsein – oder während wiederkehrender Albträume –, die ihnen vorkommen, als wären sie dabei gewesen. Besonders an einen gewaltsamen Tod scheint man sich leichter und klarer zu erinnern, was schon die Forschungen von Ian Stevenson mit Kindern gezeigt haben. Für diese These sprechen auch Berichte von verschiedenen Amerikanern, die sich an ein Vorleben als Juden während des Dritten Reiches erinnert haben, wo sie umgebracht worden waren. Rabbi Yonassan Gershom erwähnte einmal vor größerem Publikum (bei einer Radiosendung), dass ihm ein Mitglied seiner Gemeinde solch ein Erlebnis berichtet hatte, worauf er Hunderte von gleichlautenden Berichten aus ganz Amerika erhielt. Sie stammten von Menschen, denen es genauso ergangen war und die teilweise noch nie jemandem davon erzählt hatten, weil ihnen die Sache einfach zu fantastisch und verrückt vorkam.

Gershom beschreibt in seinem Buch folgende Szene, die eine Frau während einer Meditation erlebte: *„Wir werden in einen großen Raum geführt. Er scheint gefliest zu sein. Ich sitze in einer Ecke des Raumes und beobachte mehr und mehr nackte Menschen, die hineinkommen. Ich sehe Löcher in den Wänden und höre ein zischendes Geräusch. Ich sehe, wie mein Bruder blau wird, und ich versuche meinen Atem anzuhalten, aber ich sterbe mit allen anderen (ich wundere mich: hängt mein Asthma, das ich in diesem Leben habe, damit zusammen?). Ich werde dann in einer geistigen Welt von meiner Mutter begrüßt"* (Gershom 1997). Gershom ist mit einigen der Männer und Frauen nach Europa gereist. Viele empfanden großen inneren Aufruhr, als sie dasjenige Konzentrationslager besuchten, in dem sie glaubten, in einem Vorleben umgebracht worden zu sein. Bei diesem Besuch konnten sie spontan Häuser oder Zimmer identifizieren, die sie zuvor in Albträumen und Visionen gesehen hatten. Sie ahnten beispielsweise im Voraus, wie es hinter der Ecke eines bestimmten Gebäudes aussehen würde, ohne vorher dort gewesen zu sein.

Viele Menschen, die sich an frühere Leben erinnern, berichten von solchen Déjà-vu-Erlebnissen. Meiner Erfahrung nach können diese nicht nur bei Orten oder Landschaften auftreten, sondern man verspürt sie vor allem bei Menschen, die einem aus früheren Leben vertraut sind. Man ist sich bei der ersten Begegnung bereits vollkommen sicher, sie schon einmal getroffen zu haben, und glaubt sogar, sie bereits zu kennen, auch wenn man das sicher ausschließen kann. Die Bestätigung findet sich meines Erachtens häufig dadurch, wenn man mit dem Fremden innerhalb kurzer Zeit einen ungewöhnlichen Grad an Vertrautheit entwickeln kann, der wohl auf Vorerfahrungen in früheren Leben aufbaut.

Manchmal kommen einem bestimmte Gebäude, Ornamente und Schmuckstücke einer historischen Epoche seltsam vertraut vor. Auch dabei könnte es sich um Déjà-vu-Gefühle handeln – die höchstwahrscheinlich vor allem Antiquitätenhändlern zugutekommen, weil Menschen ihre einstmals geliebten Objekte kaufen wollen. Das Gleiche gilt wohl analog für viele menschlichen Vorlieben und Neigungen. Der amerikanische Milliardär Paul Getty etwa ließ sich in Los Angeles eine Villa im pompejischen Stil nachbauen. Man kann sich unschwer vorstellen, wie er in einer früheren Inkarnation – in eine Toga gewandet – als römischer Adliger durch seine Latifundien geschritten ist. Umgekehrt sollte man daraus kein allgemeingültiges Gesetz ableiten und jeden Besitzer eines Campingzeltes zum reinkarnierten Nomaden erklären. Gleichwohl kann man aus solchen Déjà-vu-Gefühlen, die mit einer unerklärbaren Vertrautheit oder spontaner Abneigung einhergehen, mit einiger Wahrscheinlichkeit auf frühere Leben zurückschließen.

Pro und Kontra und der tiefere Sinn von Wiedergeburten

Beim Thema Wiedergeburt stehen sich Gegner und Befürworter nahezu unversöhnlich gegenüber. Gegner sind meist Naturwissenschaftler, Atheisten oder sehr religiöse Katholiken oder Protestanten, während Befürworter sich aus nahezu allen Lagern rekrutieren. Deren Zahl nimmt nach meinen Beobachtungen stetig zu. Häufig handelt es sich um psychoenergetisch höher schwingende Menschen, ein Phänomen, das sich anhand von Merkmalen wie Feinfühligkeit und Einfühlsamkeit zeigt und im PSE-Test mit erhöhten Kausalwerten von 80 % und mehr einhergeht. Viele Menschen finden auch, dass man zum Thema Wiedergeburt keine Meinung zu haben brauche, weil sowieso niemand Sicheres wisse. Diese Unentschlossenen haben zwar mit ihrem Argument recht, dass niemand endgültige Beweise für ein Weiterleben nach dem Tod anführen kann, aber in meinen Augen ist es dennoch wichtig, sich hier zu einer eindeutigen Position zu bekennen.

Viele spirituelle Führer wie Daskalos nehmen an, dass sich das, was man vom Jenseits erwartet, dort auch realisieren wird. Außerdem scheinen sich bestimmte Gedanken und Wünsche, die man mit einem zukünftigen Leben verbunden hat, zu bewahrheiten. Der von Stevenson erwähnte Eskimo Victor Vincent beispielsweise habe sich kurz vor seinem Tod ausdrücklich gewünscht, in der Familie seiner Nichte wiedergeboren zu werden, und diese wurde tatsächlich später zu seiner Mutter. Stevenson kann mehrere vergleichbare Fälle anführen. Hier scheint sich anzudeuten, dass man die nächste Wiedergeburt teilweise beeinflussen kann. Auch das Beispiel des Dalai Lama weist in diese Richtung.

Wenn man an gar nichts glaubt, was das Jenseits anbelangt, wird man möglicherweise leichter zum Spielball karmischer Kräfte. Man sollte das Thema daher nicht zwangsläufig als religiöses ansehen, weil es letztlich alle Menschen angeht. Wenn es nämlich ein Weiterleben nach dem Tod – etwa in Form einer Wiedergeburt – tatsächlich gibt, bekommt die individuelle Seele eine ganz andere Bedeutung, als wenn sie nur einmal lebt. Im Kern erscheint das menschliche Leben sogar erst dann vollständig sinnvoll zu sein, wenn die Seele ewig leben darf. Insofern ist die Frage des Weiterlebens nach dem Tod eine der wichtigsten Fragen, wenn nicht die wichtigste, die sich ein Mensch überhaupt stellen kann.

Ich selbst bin ein entschiedener Befürworter der Wiedergeburtslehre, halte es aber für wichtig, sich dem Thema vorsichtig zu nähern. Verhält man sich zu kritisch, übersieht man wichtige Indizien, die für eine Wiedergeburt sprechen, und wiegelt vorschnell ab, weil man glaubt, die Wahrheit sowieso schon zu kennen. Ist man wiederum zu blauäugig und glaubt alles unbesehen, fällt man auf bloße Fantasien herein. Man sollte alle Details vorsichtig werten und dabei eine grundsätzlich wohlwollende Haltung einnehmen, so wie es der Wissenschaftler Ian Stevenson auf vorbildliche Weise praktiziert hat. Stichhaltige Beweise sind naturgemäß das eigentliche Problem der Reinkarnationsforschung. Man sollte statt von Beweisen aber eher von Indizien sprechen, die sich zu einem sinnvollen Gesamtbild zusammenfügen lassen.

Zur Überprüfung der Indizien kann der Vergleich erinnerter mit realen Geschehnissen und Fakten dienen. Erinnerungen aus früheren Leben, die in hypnotischen und subhypnotischen Zuständen gewonnen werden, halten dabei oft einer Nachprüfung nicht stand. Vergleicht man etwa die erinnerten Familiennamen mit Einträgen in Kirchenbüchern und anderen historischen Unterlagen, erweisen sich die angeblichen früheren Leben oftmals als nicht objektivierbar. Nicht selten stellt man bei genauerer Recherche fest, dass die vermeintlichen Rückerinnerungen vergessenen Filmen, Büchern oder Zeitungsnachrichten entstammen. Ich bin aber trotzdem überzeugt davon, dass viele Rückführungstherapien richtiges Material aus früheren Leben an die Bewusstseinsoberfläche bringen – man denke an den bereits vorgestellten Fall der Virginia Tighe, aber auch an die Bücher von Fachleuten wie Roger Woolger oder Helen Wambach, die eine Fülle beeindruckender Fallschilderungen enthalten. Die Beispiele dort wirken authentisch, auch wenn sie in den seltensten Fällen objektiv nachgeprüft werden konnten. Letztlich ist es auch immer eine Frage der Glaubwürdigkeit.

Die wissenschaftliche Reinkarnationsforschung gleicht einer gigantischen Detektivarbeit. Ein Ansatz könnte sein, hochtalentierte Medien unabhängig voneinander am selben Fall arbeiten zu lassen. Man könnte ihre Ergebnisse miteinander vergleichen und zudem in alten Chroniken recherchieren, um langsam Licht ins Dunkel zu bringen. Man sollte auch den Hinweisen von kleinen Kindern, die sich an frühere Leben erinnern, weiterhin nachgehen und diese überprüfen – was an Stevensons Institut an der Universität von Virginia weiterhin getan wird. Außer an dieser Einrichtung gibt es bis heute leider so gut wie keine offizielle Forschung zum Thema, weil dieses als esoterische Fantasie abgestempelt wird. Und weil nicht geforscht wird, gibt es auch keine Resultate.

Hinzu kommt, dass die offizielle Psychologie an den Universitäten das tiefenpsychologische Interesse nahezu völlig verloren hat. Sie schielt eher auf die Resultate der Hirnforschung und gibt sich materialistisch, anstatt sich mit dem Unbewussten zu beschäftigen. Ich bin jedoch sicher, dass wissenschaftliche Forschung auf dem Gebiet der Wiedergeburtslehre möglich und auch dringend erforderlich ist.

Gefahren durch die Rückführung und falsche Fantasien

Wenn man mit Erinnerungen an frühere Leben zu tun hat, befindet man sich in einem Irrgarten von Kindheitserinnerungen und Fantasien, die sich mit Erinnerungen an frühere Leben vermischen, und diese Schichten sind häufig nur schwer voneinander zu trennen. Ich war bei zahlreichen Rückführungen dabei und bin überrascht gewesen, wie Erinnerungen an frühere Leben von allen Beteiligten unbesehen für vollkommen wahr gehalten werden. Viele Menschen sind sich nicht darüber im Klaren, im welchem Ausmaß Verfälschungen möglich sind. Ian Stevenson vermutet, dass eine hypnotische Regression vermutlich viel seltener zu glaubhaften Ergebnissen führt, als gemeinhin angenommen wird.

Stevenson schreibt: „*Viele Menschen, die ihren Träumen wenig Bedeutung beimessen, halten gleichwohl alles, was während der Hypnose an Material auftaucht, für eine Tatsache. Dabei entspricht der hypnotische Zustand in vielem dem Traumzustand. Das Unbewusste ist dabei von gewöhnlichen Einschränkungen befreit und zeigt oft eine dramatische neue Persönlichkeit. Obwohl solche hervorgerufenen Persönlichkeiten sehr plausibel erscheinen mögen, haben Experimente von Baker und Nicholas Spanos gezeigt, wie leicht Suggestionen des Hypnotiseurs solche Charakteristika einer derartigen Persönlichkeit verändern können. Alle so hervorgerufenen Persönlichkeiten sind ausschließlich imaginär, und selbst wenn sie akkurat erscheinendes historisches Material berichten, stammt das gewöhnlich von Büchern, Radio, TV oder anderen Quellen. Weitere hypnotische Sitzungen, wie sie von Zolik, Kampmann und anderen durchgeführt wurden, konnten das bestätigen, wo nach den Quellen der Angaben geforscht wurde.*

Selbst eine dramatische Besserung nach solchen Sitzungen beweist nicht, dass wirklich ein früheres Leben erinnert worden ist. Personen mit psychosomatischen Beschwerden und Psychoneurosen erholen sich nach einer breiten Palette angewandter Verfahren. Wenn kleine Kinder Ängste vor Wasser haben und sich an frühere Leben mit Ertrinken erinnern, verschwinden ihre Ängste meist trotzdem nicht. Wer hypnotische Rückführungen durchführen lässt, sollte sich deshalb fragen, was er überhaupt damit bezweckt. Solche Rückführungen sind nicht ohne Gefahren. Denn gelegentlich sind solche früheren Persönlichkeiten nach der Sitzung nicht verschwunden, obwohl sie dazu aufgefordert wurden. Die oben gemachten Anmerkungen gelten mit einigen Einschränkungen auch für Amateur-Experimente, die mit Ouija-Boards (Hexenbrett, d. h. Holzbrett mit dem Alphabet), Planchette (Tisch zum automatischen Schreiben) und automatischem Schreiben selbst gemacht werden." [81]

Manche Menschen vertrauen auf Medien, um mehr über ihre früheren Leben zu erfahren. Meine Vermutung geht allerdings dahin, dass nur wenige begabte Medien überhaupt in der Lage sind, vertrauenswürdige Berichte zu liefern. Stevenson erwähnt, dass er mehrere Fälle vom Hörensagen kennt, wo Aussagen unabhängiger Medien übereingestimmt haben, was für deren Richtigkeit sprechen könnte. Andererseits bekam Stevenson im Lauf seines Lebens von acht Personen acht unterschiedliche Versionen zu seinen Vorleben geliefert. Die angeblichen Vorleben haben sich teilweise sogar überschnitten, was eindeutig gegen ihren Wahrheitsgehalt spricht.

Neben der Frage des Wahrheitsgehalts von Rückerinnerungen taucht auch die Frage auf, wie sinnvoll eine Rückführungstherapie sein kann und welche Gefahren damit verbunden sind. Eine Reinkarnationstherapie ist nicht ohne Risiken, worauf schon Roger Woolger hingewiesen hat. Zwischen echtem Wahnsinn und den Inhalten einer Reinkarnationstherapie besteht oft kein großer Unterschied, weil die emotional stark aufwühlenden Erlebnisse einer solchen Therapie Menschen aus der Bahn werfen, seelische Konflikte sehr stark aktivieren und sich daher in vieler Hinsicht negativ auswirken können. Ich habe den Eindruck gewonnen, dass willentlich ans Tageslicht gezogene traumatische Erlebnisse den Einzelnen oft überfordern. Bei Menschen, die viele Reinkarnationstherapien mitgemacht haben, bekommt man manchmal

---

[81] Ian Stevenson, Hypnotic Regression to Previous Lives. A Short Statement; http://www.medicine.virginia.edu/clinical/departments/psychiatry/sections/cspp/dops/regression-page (Übersetzung vom Autor).

auch den Eindruck einer bleibenden psychoenergetischen „Verunreinigung". Man spürt das viele negative und niedrig schwingende seelische Material, mit dem sie sich auseinandergesetzt haben und das ihnen offenbar nicht gutgetan hat, weil es haften blieb.

Reinkarnationstherapien bergen auch das Risiko, dass alte seelische Konflikte aktiviert und ungewollt verstärkt werden können, wonach sie lange aktiv bleiben und Probleme bereiten können. Wie mir mediale Menschen gesagt haben, kann man durch Reinkarnationstherapien außerdem Geistwesen der niederen emotionalen Welten anziehen. Wenn man damit nicht umgehen kann, sie nicht los wird und schlimmstenfalls seelisch „entgleist", spricht man von Besessenheit. Die Gefahr für solche Extremzustände ist zwar für Durchschnittsmenschen relativ klein, aber man hört immer wieder von solchen Fällen, die dann in der Psychiatrie landen. Man sollte daher eine stabile und ausgereifte Persönlichkeit besitzen, wenn man solche Therapien durchführt. Dass Rückführungstherapien manchmal erstaunliche Erfolge aufzuweisen haben, sollte man aber bei dieser Gelegenheit unbedingt hinzufügen. Wie alles, was stark wirkt, sind sie aber eben auch mit Risiken verbunden.

Seelische Konflikte aus früheren Leben

Leben ist eine Reise, die heimwärts führt.
Hermann Melville, amerikanischer Schriftsteller (1819–1891)

Für viele Menschen ist die Idee der Wiedergeburt fremdartig und gewöhnungsbedürftig, für andere ganz und gar unwahrscheinlich. Wenn ich als Arzt zudem das Wagnis eingehe, die großen Konflikte meiner Patienten auf frühere Leben zurückzuführen, bin ich mir sehr wohl der Widerstände bewusst, die eine solche provokante These bei vielen Lesern hervorrufen wird. Da ich aber überhaupt keine Neigung zur Provokation verspüre, geht es mir nicht darum, Menschen vor den Kopf zu stoßen, sondern ich habe gute Gründe für eine solche Annahme.

Es begann ganz banal damit, dass sich die meisten meiner Patienten nicht an eine Ursache großer Konflikte erinnern konnten, obwohl sie die Richtigkeit der Konfliktinhalte bestätigten. Daher stellte sich die Frage, woher ihre Konflikte stammen. Die Suche nach der Herkunft seelischer Konflikte wirkt zunächst unwichtig, doch wenn sich meine Vermutung, dass die meisten großen Konflikte aus früheren Leben stammen, als richtig erweist, würden sich daraus drei außerordentlich bedeutende Schlussfolgerungen ergeben:

1. Die menschliche Seele überdauert ein einzelnes Leben. Sie inkarniert sich wiederholt in verschiedenen aufeinanderfolgenden Menschenleben.

2. Ein extrem verstörendes seelisches Urtrauma, von mir als Zentralkonflikt bezeichnet, führt zur Ausbildung eines individuellen Charaktertyps. Der Charakter weist von einem Leben zum anderen relativ konstante positive und negative Eigenschaften auf, die das jeweilige Leben entscheidend prägen und im Guten wie im Schlechten beeinflussen (in Indien als Karma bezeichnet). Das Urtrauma wird wohl im feinstofflichen Energiesystem gespeichert und von einem Leben zum anderen transportiert.

3. Der Charaktertyp schützt vor erneuten seelischen Verletzungen und ermöglicht es, ein eigenständiges Selbstbewusstsein aufzubauen, hemmt andererseits durch negative unbewusste Manipulationen andere zur Entfaltung drängende Potenziale. Menschen fühlen sich unwohl und unfrei und wollen aus dem Schneckenhaus ihres Charakters ausbrechen und seelisch reifen. Analog zur Evolution der Organismen im Darwin'schen Sinn gibt es auch im Geistigen eine Evolution, wodurch sich die Seele weiterentwickelt.

Wenn diese Hypothesen stimmen, wird auf einmal verständlich, warum Menschen mit einem feststehenden Charakter und großen Konflikten geboren werden, die bei der Geburt aus dem Nichts zu kommen scheinen. Man begreift, warum sich die meisten Menschen nicht an die Entstehung ihrer unbewussten Konflikte erinnern können, weil diese aus der sehr fernen Epoche eines früheren Lebens stammen. Man durchschaut außerdem, warum Konflikte als psychoenergetisch gespeicherte Fehlinformationen so hartnäckig allen Therapieversuchen trotzen, seien das Psychotherapien oder Rückführungen, und nur durch ähnliche Schwingungen der jeweiligen Konfliktinhalte aufgelöst werden können. Und man erkennt, warum Menschen aus den charakterlichen Begrenzungen ihres momentanen Ichs ausbrechen möchten und durch die Sehnsucht angetrieben werden, seelisch zu reifen und ganz werden zu wollen.

Wenn man an eine reinkarnierende Seele glaubt, verläuft die gesamte Menschheitsentwicklung auf einmal parallel zur individuellen Biografie, weil es die eigene Seele bereits gab, als die ersten Hochkulturen entstanden. Wer man im alten Ägypten oder Mesopotamien war und was man erlebte, spielt daher heute immer noch eine Rolle. Dieses Modell setzt im Unterschied zu klassischen psychologischen Theorien nicht bei der gestörten Kindheit eines einzelnen Menschen an, sondern gleichsam bei der Kindheit der gesamten Menschheit. Weil die inkarnierenden Seelen damals beteiligt waren, verwandelt sich die Geschichte der Zivilisationen letzten Endes in eine individuelle Angelegenheit.

Die Menschen der Frühzeit mit ihrem magischen Weltbild (siehe Seite 100) haben sich wahrscheinlich noch nicht groß voneinander unterschieden. Ethnologen berichten übereinstimmend, dass sich Mitglieder primitiver Indianerstämme etwa in abgelegenen Gegenden des Amazonas charakterlich kaum voneinander unterscheiden. Mit dem großen Urtrauma – von mir Zentralkonflikt genannt –, das vermutlich die Menschen der frühen Hochkulturen ereilt hat, ändert sich das radikal und die paradiesische Gleichheit der Menschen geht zu Ende (s. Abbildung 179). Historisch befindet man sich wohl im alten Ägypten, im südamerikanischen Inkareich, im China der alten Kaiserzeit und im Mesopotamien Nebukadnezars. Durch dieses Urtrauma – seien das Kriege, Umweltkatastrophen, große Enttäuschungen oder endlose Ausbeutung – wird die kindliche Seele des frühen Menschen anhaltend verletzt und ins Erwachsensein der harten zwischenmenschlichen Realitäten und Grausamkeiten einer gnadenlosen Welt geschleudert. Danach sind die Menschen durch ihre verschiedenen Persönlichkeiten deutlich voneinander unterscheidbar. (Ein ähnliches Desaster erleben die heutigen Amazonas-Indianer durch das Einbrechen der modernen Zivilisation, was zur sozialen Entwurzelung der Stämme und zum Verlust der paradiesischen Unschuld führt.)

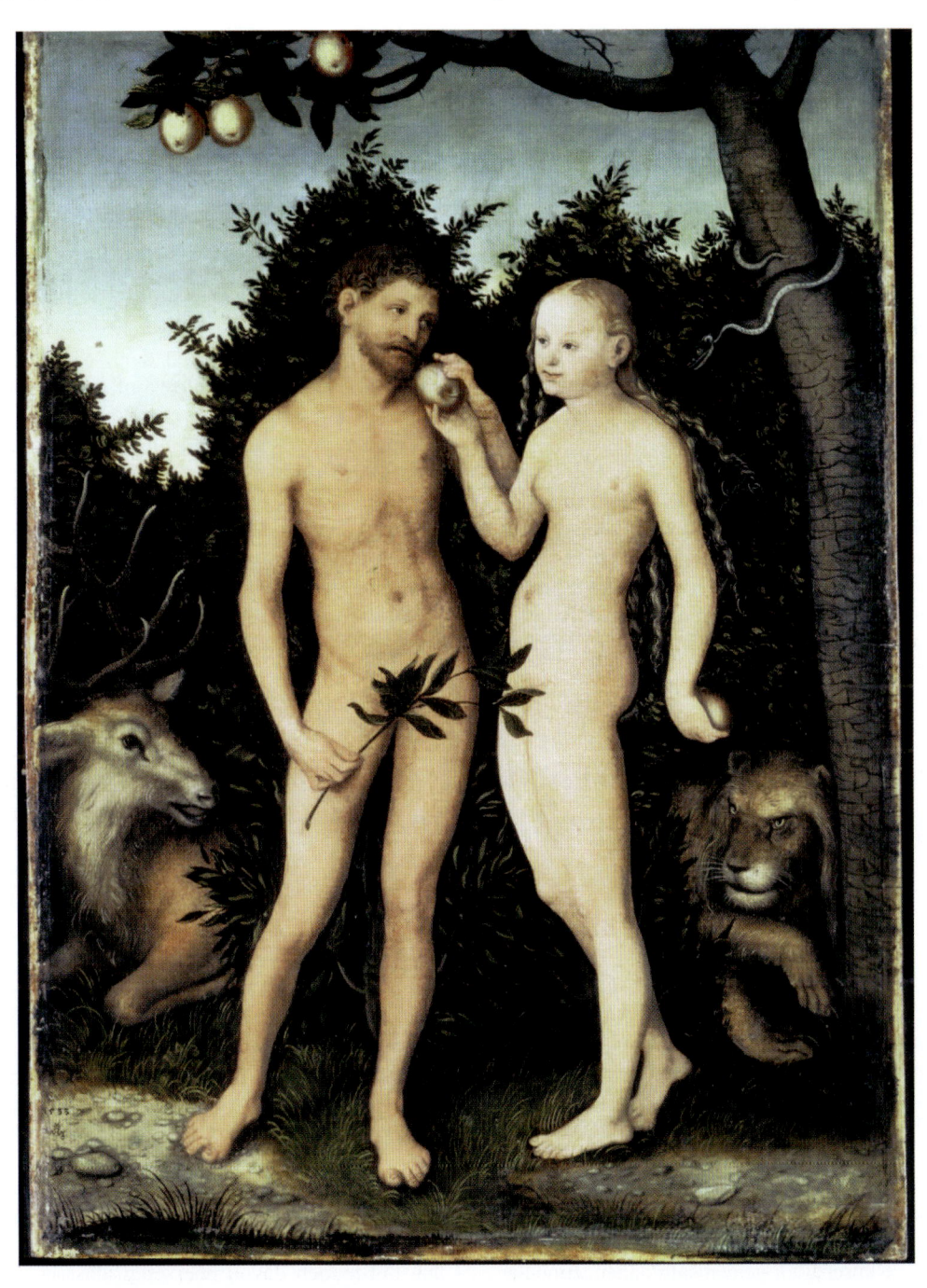

Abbildung 179: Adam und Eva als Archetyp der Urmenschen vor dem Urtrauma.

Uralte Konflikte aufspüren

Zwar mag es sich manchmal als vorteilhaft erweisen, sich an bestimmte Dinge nicht mehr erinnern zu können, und man kann im „gnädigen Mantel des Vergessens" eine Gnade der Götter sehen, aber in der praktischen Psychologie und Medizin betrachtet man Erinnerungslücken nüchterner und möchte genau nachforschen, wodurch etwas entstanden ist. Bei kleinen bis mittelgroßen Konflikten kann sich ein Patient oft an eine auslösende Episode in seinem jetzigen Leben erinnern, die den Konfliktinhalt verständlich werden lässt. Doch bei besonders großen Konflikten mit Kausalwerten von 80 % und darüber fehlt dem Patienten oft jede Erinnerung an eine Entstehungsursache. Die Konfliktgröße hat nach den Erfahrungen der Psychosomatischen Energetik aber etwas mit dem Alter eines Konflikts zu tun, das heißt, sehr große Konflikte sind höchstwahrscheinlich sehr alt. In dem Zusammenhang hat die Hirnforschung nachweisen können, dass eine in Worte fassbare Erinnerung aus dem Zeitraum fehlt, in dem das kindliche Sprachverständnis noch nicht entwickelt ist.

Bei vielen ganz kleinen Kindern, die noch nicht sprechen konnten, fand ich große Konflikte und wollte von den Eltern mehr darüber erfahren. Die Befragungen verliefen jedoch ergebnislos. Die Frage stellte sich, woher solche Konflikte bei offenbar nicht traumatisierten Kleinkindern stammen. Das Rätsel löste sich, als sich Patienten in Reinkarnationstherapie-Sitzungen (Rückführungen) oder spontan – etwa durch Albträume und Visionen – an Inhalte solcher großer Konflikte erinnern konnten. Was sie berichteten, stimmte mit den getesteten Konfliktinhalten überein und stammte offenbar aus früheren Leben. An solche karmischen Inhalte erinnert man sich normalerweise nicht mehr, weil sie zu weit zurückliegen. Man bezeichnet ihre Inhalte als transpersonal, weil sie über das aktuelle individuelle Ich hinausgehen.

Unter meinen Patienten waren erfahrene Psychotherapeuten, Meditationslehrer und mediale Menschen, die geschult sind, wenn es um Selbsterfahrung geht. Doch auch von ihnen wussten nur sehr wenige, wie ihre großen seelischen Verletzungen, die mit der Psychosomatischen Energetik ans Tageslicht gekommen waren, in früheren Leben entstanden sind. Normalerweise kommen die Inhalte des Zentralkonflikts bei gängigen Therapieverfahren – etwa Psychotherapie oder den üblichen Methoden der Selbsterfahrung – selten zum Vorschein, weil sie zu schmerzhaft und zu stark verdrängt worden sind. Anders bei Reinkarnationstherapien und mit tiefen Trancetechniken arbeitenden Verfahren: Hier findet man öfter Übereinstimmungen mit den Ergebnissen der Psychosomatischen Energetik. Man muss auf jeden Fall tief in sein Unterbewusstes hinabtauchen, um große karmische Konflikte aufzuspüren.

Was das Wesen von Menschen dauerhaft festlegt: Karma, Gene und Umwelt

In der Wahl seiner Eltern kann man nicht vorsichtig genug sein.
Paul Watzlawick, amerikanischer Psychiater und Schriftsteller (1921–2007)

Jeder Mensch besitzt nach den Erfahrungen der modernen Persönlichkeitslehre bereits als Kind eine relativ gleichförmige Charakterstruktur, die zum Erstaunen der Wissenschaftler zeitlebens relativ gleich bleibt. Heute führt die wissenschaftliche Psychologie diese Beharrlichkeit der Charaktereigenschaften überwiegend auf genetische Faktoren zurück. Man erweist sie auch durch Studien an getrennt aufgewachsenen eineiige Zwillinge, die genetisch als identisch angesehen werden, weil sie erstaunlich viele persönliche Eigenschaften gemeinsam haben. Eineiige Zwillinge haben statistisch ungefähr zu 70 Prozent den gleichen Intelligenzquotienten (Umweltfaktoren sind also nur zu 30 Prozent beteiligt). Man vermutet, dass andere – mit dem Intelligenzquotienten vergleichbare – persönliche Eigenschaften wie Emotionalität, Extrovertiertheit und dergleichen ebenfalls mindestens zur Hälfte genetisch festgelegt sind. Neben Genen und Umwelt kennt die Psychologie derzeit keine anderen Einflüsse, die den Charakter eines Menschen in dem geschilderten Maß festlegen.

Ich bin jedoch davon überzeugt, dass es bei der dauerhaften Festlegung der Persönlichkeit wichtige psychoenergetische Einflüsse gibt, die sich von einem Leben zum anderen karmisch auswirken. Der Zentralkonflikt täuscht zwar, oberflächlich betrachtet, eine genetische Ursache vor, weil man üblicherweise annimmt, dass der Charakter etwas Genetisches ist, aber der Zentralkonflikt hat meiner Ansicht nach eine völlig eigenständige Rolle, die mit Genen nur bedingt etwas zu tun hat. Der Zufall sorgte dafür, dass ich mehrere eineiige Zwillinge mit der Psychosomatischen Energetik testen konnte. Sie alle hatten unterschiedliche Zentralkonflikte, aber den gleichen Charaktertyp. Diese Unstimmigkeit beruht darauf, dass es achtundzwanzig Zentralkonflikte bei vier Charaktertypen gibt, so dass Zwillinge mit dem gleichen Charaktertyp trotzdem unterschiedliche Zentralkonflikte haben können. Selbst eineiige Zwillinge haben also verschiedene Seelen, auch wenn sie einen genetisch identischen Körper miteinander teilen.

Dass eineiige Zwillinge den gleichen Charaktertyp haben, spricht nach meiner Auffassung nicht gegen die Theorie der Wiedergeburt, sondern kann die Rolle der Gene bei der Reinkarnation verständlicher werden lassen: Vermutlich ist es für die Seele attraktiv, in einem genetisch passenden Körper wiedergeboren zu werden, weil Charakter, Körperbau und Stoffwechsel zusammenpassen. In der Psychiatrie spricht man in Bezug darauf von Kretschmer-Typen, da der Psychiater Ernst Kretschmer beobachten konnte, dass schizoide Patienten häufig einen schmalen Körperbau haben und Depressive eher zu Übergewicht neigen. Dafür spricht auch die Beobachtung, dass Eltern häufig den gleichen Charaktertyp wie die Kinder aufweisen – was man allerdings auch dadurch erklären könnte, dass sie die gleichen Gene teilen.

Für die These der Wiedergeburt sprechen darüber hinaus die sogenannten emergenten Eigenschaften (lateinisch „emergo" = „auftauchen"). Es handelt sich um genetisch neue Eigenschaften bei einem Kind, die aus unerklärlichen Gründen zum Vorschein kommen, obwohl sie weder bei Vater noch Mutter genetisch nachweisbar sind. Dazu zählen:[82]

- EEG-Alpha-Vorzugsfrequenz („Bewusstseins-Stimmung")
- Habituation (= durch Gewöhnung sich abschwächend) psychophysiologischer Variablen (z. B. Lernfähigkeit)
- Berufliche und geistige Interessen und Talente
- Kreativität (Genialität im Guten wie im Bösen)
- Stärke des Einflusses auf andere („social impact")
- Extraversion (optimistisch, sozial aufgeschlossen, Gefühl persönlicher Kontrolle, wenig stressanfällig)
- „Gutes" Aussehen

Ich vermute, dass emergente Eigenschaften karmisch verursacht sind. Deshalb konnte auch der von Stevenson erwähnte Tlingit-Junge (siehe Seite 272) Talente besitzen, die seinem Vater fehlen. In gleicher Weise kann man das Phänomen der Wunderkinder erklären. Bei den emergenten Eigenschaften handelt es sich daher um jene Eigenschaften, die unentbehrlich sind, um eine Persönlichkeit klar zu definieren. Man hat es gewissermaßen mit dem individuell festgelegten „karmischen Gepäck" zu tun, das Menschen von einem Leben zum anderen mitnehmen. Emergente Eigenschaften sind dabei höchstwahrscheinlich nicht etwas, was der wiedergeborene Mensch willentlich erzwingt, sondern drängen in einem noch völlig rätselhaften Vorgang auf unbewusste Weise zur Realisierung, vergleichbar den epigenetischen Effekten umweltbedingter Einflüsse, die Gene ebenfalls verändern können. Leider stecken wir – wie sich wieder einmal zeigt – beim wirklichen Begreifen dessen, was beim Vorgang der Wiedergeburt konkret abläuft, noch ganz am Anfang.

---

82 Birbaumer/Schmidt 1999.

Seelische Tragödien aus früheren Leben und ihre heutige Bedeutung

Einige wenige meiner Patienten haben sich detailliert an die Entstehung großer Konflikte erinnert, die vermutlich dem Zentralkonflikt entsprechen. Beispielsweise schilderte mir ein Patient einen Albtraum und wollte wissen, ob dessen Inhalt etwas mit seinem Zentralkonflikt zu tun haben könnte, den wir kurz zuvor mithilfe der Psychosomatischen Energetik gefunden hatten. Das tiefe Unterbewusstsein des Mannes war damals wegen einer schizophrenen Psychose vermutlich sehr stark geöffnet, sodass verschüttete karmische Erinnerungen hochkommen konnten. Er litt seit Längerem an dieser Krankheit und suchte mich auf, um neben den chemischen Medikamenten und der Psychotherapie die Alternativmedizin zu erproben, was sich nach mehr als einem Jahr PSE-Therapie als erfolgreich erwiesen hat.

Er schilderte mir, dass er sich in dem Albtraum in einer antiken Schlachtszene wiederfand. Nach seiner Beschreibung der Uniform und der Umstände handelte es sich möglicherweise um eine mesopotamische oder altägyptische Schlacht. In der Schlüsselszene musste der Mann miterleben, dass, während er im Todeskampf lag, Geier zwischen Metallpanzerung und Lederriemen nach seinem Fleisch hackten und die Sonne erbarmungslos brannte. Um ihn herum lagen viele Sterbende, die ebenfalls entsetzlich leiden mussten. Bei lebendigem Leib verspeist zu werden und dem Ganzen hilflos ausgeliefert zu sein entsprach seinem Konfliktthema. Sein Sterben hatte mit dem Gefühl zu tun, vollkommen den Verstand zu verlieren, was auch seiner damaligen psychiatrischen Krankheit entsprach, aber auch zu seinem Charaktertyp passte.

Meine Schlussfolgerung war, dass er in diesem früheren Leben angesichts der Existenzbedrohung durch das Trauma einen Zentralkonflikt im siebten Energiezentrum entwickelte. Angesichts des Horrorerlebnisses droh-

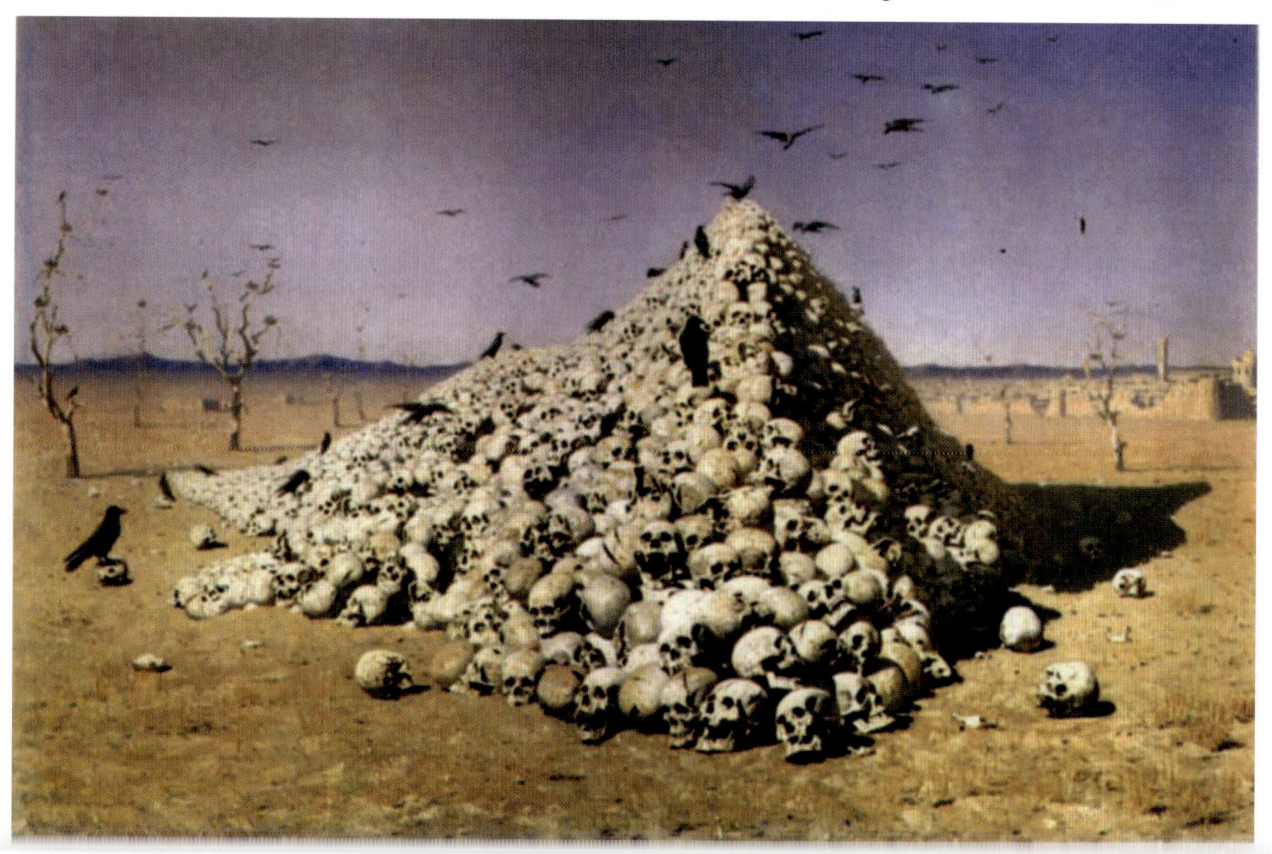

Abbildung 180: *Apotheose des Krieges. Gemälde von Wassilij Wereschtschagin (Moskau 1871). Für die zarten und sensiblen inneren Seelenschichten scheint diese Welt manchmal ein zu furchtbarer Ort. Die Seele bildet deshalb einen Schutzpanzer in Form von seelischen Verhärtungen, die das Erlebte verdrängen und davor schützen sollen (wozu nach Ansicht der PSE der Zentralkonflikt gehört).*

te er damals regelrecht verrückt zu werden, und nach seiner Wiedergeburt in einem neuen Körper entwickelte er einen melancholischen Charaktertyp. Für diesen Charakter ist eine tiefe Spaltung zwischen Körper und Seele charakteristisch, was als Schutzmechanismus angesichts eines solchen Traumas verständlich erscheint. Dass so jemandem das Urvertrauen abhandengekommen ist – typisch für den melancholischen Charakter –, kann man gut nachvollziehen. Der Patient konnte den guten Kräften des Lebens nicht mehr vertrauen, weil er zu grausam umgebracht worden war, und wurde im Kern seiner Seele misstrauisch und vorsichtig.

Roger Woolger nennt einige typische seelische Verletzungen, die bei Rückführungen ans Tageslicht kommen und bei bestimmten Störungen und Krankheiten besonders oft auftreten: *„Unsicherheit und Verlassenheitsangst sind oft verbunden mit Wiedererinnerungen an ein präexistentielles Verlassenwerden in der Kindheit, Trennung während einer Krise oder eines Krieges, Verlust der Eltern. Die Betreffenden erleben häufig auch, wie sie in die Sklaverei verkauft oder in Hungerzeiten zum Sterben ausgesetzt werden etc. Depressivität und Antriebsschwäche: diese Gefühle verbinden sich häufig mit präexistentiellen Erinnerungen an den Verlust eines geliebten Menschen oder Elternteils, unerledigte Trauer, Selbstmordgedanken, Verzweiflung infolge von Krieg, Massaker oder Deportation. Materielle Schwierigkeiten und Essstörungen: Menschen, die unter diesen Schwierigkeiten leiden, erleben in der Regression häufig eine Existenz, in der sie hungern müssen, in wirtschaftlicher Unordnung oder unentrinnbarer Armut leben. Äußere Kennzeichen: Anorexie, Bulimie, Fettleibigkeit. Unfälle, Gewalt, physische Brutalität sind meistens mit Erinnerungen an die Kampferfahrungen in früheren Soldatenleben verbunden, mit dem Wiedererleben unerledigter Machtkämpfe oder abgebrochener Abenteuer. Diese Symptome treten häufig bei jungen Erwachsenen auf, in einem Alter also, da – historisch gesehen – viele junge Männer im Krieg den Tod gefunden haben"* (Woolger 1992).

Die von Woolger aufgeführten seelischen Verletzungen entsprechen meiner Einschätzung nach in der Mehrzahl nicht dem Zentralkonflikt, sondern anderen Traumen aus späteren Leben, die bewusstseinsnäher sind. Die meisten in Reinkarnationstherapien erinnerten Konflikte dürften dem Zentralkonflikt ähneln, aber nicht mit ihm identisch sein, weil er als größtes Urtrauma im Hintergrund bleibt. Meines Erachtens braucht man deshalb die Psychosomatische Energetik als Hilfsmittel, um ihn ans Tageslicht zu holen und später aufzulösen, was mit Rückführungstherapien meist nicht gelingt. Der Zentralkonflikt und sein auslösendes Gefühlsthema sind deckungsgleich. In einer Rückführung beispielsweise konnte sich eine Frau, die bei der PSE-Testung den Zentralkonflikt „Mehr haben wollen" gezeigt hatte (Emotionalmittel Nr. 11), daran erinnern, in einem früheren Leben verhungert zu sein. Genau dieses Konfliktthema war wohl die emotionale Botschaft, die ihr verhungernder Organismus als Kernbotschaft gespeichert hatte: „Ich muss mehr haben (als nichts), um zu überleben." Im aktuellen Leben leiden solche Menschen oft unter Ess-Störungen und werden häufig übergewichtig, weil sie unbewusst glauben, sie würden immer noch verhungern.

Solche uralten seelischen Verletzungen aus früheren Leben haben wahrscheinlich eine so enorme Wirkung auf das jetzige Leben, dass sie als eine der wesentlichen Ursachen für viele Leiden, Krankheiten und vermutlich auch soziale Verhaltensstörungen anzusehen sind. Meine Erfahrungen mit der Psychosomatischen Energetik weisen in die gleiche Richtung. Wenn man die eigentliche Ursache seelischer Probleme finden will, sollte man also in früheren Leben danach suchen, wo gewissermaßen eine Endlosspur bestimmter seelischer Verletzungen in Gang gesetzt wurde. Ich erinnere in dem Zusammenhang an Rupert Sheldrakes morphische Felder (siehe Seite 260), wonach es im Kosmos Wiederholungsschleifen geben soll, die alles so bleiben lassen wollen, wie es einmal war.

Die inneren Dämonen

Alle Fehler, die man hat, sind verzeihlicher als die Mittel,
welche man anwendet, um sie zu verbergen.

La Rochefoucauld, französischer Schriftsteller (1613–1680)

Karlfried Graf Dürckheim schreibt, wie man meditieren soll. Seine Aussage gilt aber in meinen Augen nicht nur für die Meditation, sondern ganz allgemein für die Auseinandersetzung mit dem Unbewussten: *„Es geht um den Mut zum Leben, also darum, sich in der Welt auch gefährlichen Begegnungen zu stellen und in der Versenkung, statt sich im Fixieren eines Gegenstands gegen das Unbewusste zu schützen, das Hochkommen aller Dämonen zu begrüßen"* (Dürckheim 2001). Jeder Mensch wird wohl irgendwann mit den eigenen unbewussten Dämonen in Kontakt treten (s. Abbildung 181), spätestens dann, wenn die Konfrontation mit Schicksalsschlägen dazu zwingt, weil das äußere Schreckliche das innere Schreckliche aktiviert. Man kann aber auch von sich aus anfangen, sich durch Meditation, Träume und Beobachtungen in sein Unbewusstes zu versenken.

Das psychoenergetische Höherschwingen, das man bei immer mehr Menschen beobachten kann, scheint automatisch dazu zu führen, mit dem eigenen Unbewussten in Kontakt zu treten. Menschen werden in der modernen Hochzivilisation achtsamer und nehmen mehr bewusst wahr. Wenn man seine seelischen Abgründe noch nicht kennt, kann man durch die folgenden Ausführungen Anhaltspunkte dafür erhalten, aus welchen Inhalten sie bestehen. Die Testung des Zentralkonflikts kann einen auf die richtige Fährte führen, denn das dabei spontan einsetzende Aha-Erlebnis kann als Bestätigung dafür dienen, dass man ein wirklich bedeutsames Thema des Unbewussten aufgedeckt hat.

Viele der 28 Konfliktthemen versteht man überhaupt erst richtig, wenn man ihre karmischen Entstehungsursachen verstanden hat. Man begreift auf einmal, wie vertrackt und gut versteckt ein seelisches Negativprogramm sein kann, welches sich als unterschwelliger roter Faden durch das eigene Leben zieht und negative Ereignisse konstelliert. Man versteht Wünsche und Abneigungen besser, die häufig wenig oder nichts mit der Herkunftsfamilie, sondern vorwiegend mit früheren Leben zu tun haben. Man durchschaut, dann solche Programme nicht mehr „zeitgemäß" sind und keine Bedeutung mehr haben sollten. Diese Einsicht umzusetzen und an sich zu arbeiten, um die falschen Fixierungen loszuwerden und durch sinnvolle, gute Programme zu ersetzen, scheint mir die eigentliche Lernaufgabe zu sein, die es lohnend macht, sich mit früheren Leben auseinanderzusetzen.

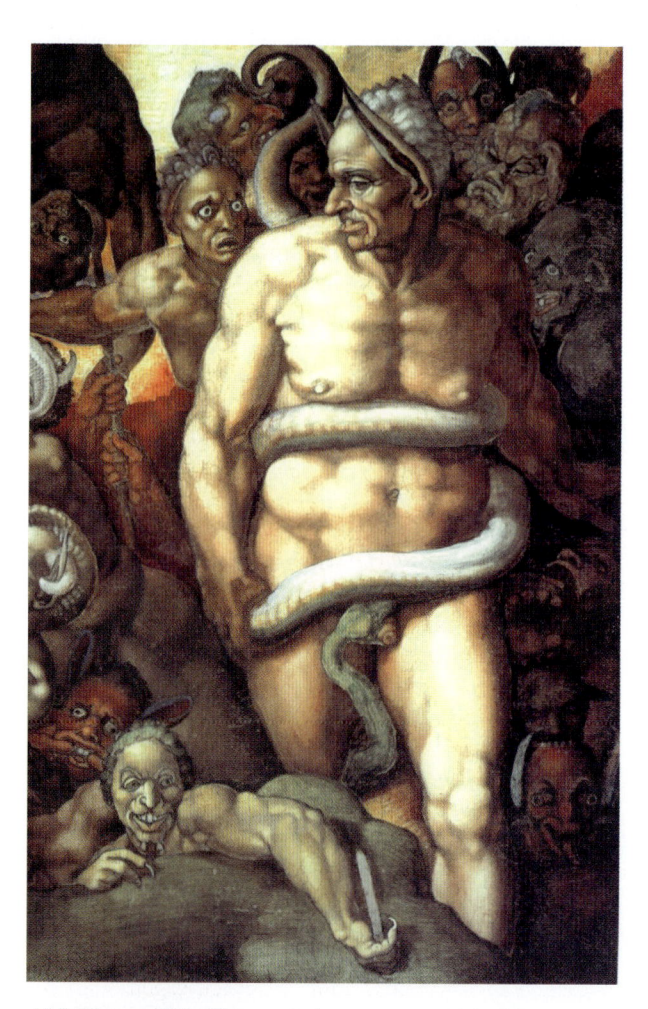

Abbildung 181: *Minos wird von einer Schlange gebissen. Gemälde in der Sixtinischen Kapelle von Michelangelo, um 1541. Das Bild zeigt die paranoiden Abgründe des Unbewussten, die vermutlich jeder Mensch in sich trägt und die gerne in der Mythologie mit Schlangen versinnbildlicht werden.*

Übersicht über karmische Ursachen der 28 Konfliktthemen

Wie bereits gesagt, bin ich der Überzeugung, dass der Zentralkonflikt bei den meisten modernen Menschen in einem Tausende von Jahren zurückliegenden seelischen Trauma wurzelt. Er verändert die Seele danach dauerhaft, vergleichbar einem großen Schreck, der einem durch Mark und Bein fährt. Man speichert die Kernaussage des Dramas, das zum Zentralkonflikt geführt hat, und dieses Urtrauma wirkt wie die Grundmauern beim Haus und legt das charakterliche Gebäude fest: Wie man denkt und fühlt, wird auf dauerhafte Weise bestimmt. Der Begriff „dauerhaft" verwirrt viele Menschen auf den ersten Blick, weil es ungewohnt scheint, von sich als Person in Jahrtausenden zu denken. Er bedeutet, dass man als Individuum von einer Inkarnation zur nächsten im Wesentlichen immer dieselbe Person bleibt. Daskalos beispielsweise behauptet, dass seine eigene Rückschau in frühere Leben gezeigt habe, dass die Menschen, die er bereits im alten Rom vor zweitausend Jahren kannte, heute immer noch die gleichen Wesenszüge aufweisen.

Ich behaupte, dass die Psychosomatische Energetik durch Aufspüren des Zentralkonflikts die wichtigste karmische Schlüsselszene zuverlässig wiedergibt. Manchmal werde ich gefragt, ob das gleiche Ergebnis auch mit Rückführungen erreicht werden kann. Ich glaube, dass das prinzipiell möglich ist, und vermute, dass zukünftige Forschung hier viel wertvolles Material zutage fördern kann. Ich möchte aber nochmals daran erinnern, dass Rückführungen mit zwei Kardinalproblemen zu kämpfen haben:

1. Sie sind potenziell relativ gefährlich, was die Psychosomatische Energetik eindeutig nicht ist.

2. Die erinnerten Inhalte erweisen sich bei der Überprüfung manchmal als unzuverlässig.

Ob die Ergebnisse der Psychosomatischen Energetik als zuverlässiger gelten dürfen als solche von Rückführungen, kann ich zwar nicht mit Sicherheit sagen, vermute es aber. Wer daher gefahrlos etwas über seine früheren Leben und wichtige schicksalshafte Traumen erfahren möchte, sollte sich besser energetisch testen lassen. Anschließend sollte er die Mühe auf sich nehmen und seine Testergebnisse auswerten (siehe ab Seite 174).

Die nachfolgende Übersicht (Abbildung 182), die sich an Roger Woolgers Schilderungen anlehnt und auf meinen Praxiserfahrungen beruht, soll es dem Leser ermöglichen, aus seinem Zentralkonflikt auf bestimmte karmische und psychologische Gesetzmäßigkeiten rückzuschließen. Zusätzlich habe ich die jeweiligen falschen Glaubenssätze hinzugefügt, die das Unbewusste als Konsequenz aus dem Urtrauma abgeleitet hat und die danach das Fühlen und Handeln auf negative Weise beeinflussen.

Leser, die mit der Idee einer Wiedergeburt nichts anzufangen wissen, können sich gleichwohl in den nachfolgenden Schilderungen wiederfinden, indem sie diese als archetypische Tragödie auffassen, vergleichbar einer imaginären Erzählung. Ich bin schon darauf zu sprechen gekommen (siehe die Fußnote 25), dass fesselnde Filme oder Romane gewalttätigen oder gefährlichen Inhalts, selbst wenn sie phantasierten Inhalts sind, ihre Kraft auf den Zuhörer vermutlich von der Resonanz beziehen, etwas Unbewusstes in ihm zum Klingen zu bringen. Nicht jeder sollte dabei gleich als ein Mörder angesehen werden, der Kriminalromane liest, doch er identifiziert sich mit bestimmten Personen im Stück, weil er unbewusst negative Konflikte mit sich herumträgt. Was dabei im Äußeren und Inneren gleich klingt, ist das Unbewusste mit seinen vielfältigen emotional aufgeladenen „Dämonen", die von Mord und Rache und anderen negativen unbewussten Emotionen aufgewühlt und belebt werden. Es handelt sich um jene dunklen Triebe, die jeder Mensch in sich beherbergt, meist ohne davon etwas zu wissen oder gar wissen zu wollen. Wenn man jedoch ehrlich mit sich umgeht, erkennt man, dass man von solchen negativen Gefühlen und Gedanken nicht frei ist. In vergleichbarer Weise kann der Leser die nachfolgenden Schilderungen statt als rekonstruierte karmische Geschehnisse genauso gut als fiktive Tragödien ansehen, die etwas über seine unbewussten Dämonen aussagen sollen.

Die 28 Konfliktthemen entsprechen selbstverständlich unendlich vielen individuellen Konfliktszenarien. Man könnte annehmen, dass es angesichts einer solchen Vielgestaltigkeit völlig unmöglich sein wird, alle denkbaren Inhalte wiederzugeben, was natürlich zunächst zutrifft. Doch man sollte bedenken, dass sich die Konfliktszenarien in ihren Grundzügen ähneln, weshalb es vollkommen ausreicht, die Kernbotschaft eines bestimmten Themas verstanden zu haben, um gut rekonstruieren zu können, auf welche Weise man in einem früheren Leben traumatisiert worden ist. Es geht deshalb hierbei um das Verständnis des roten Fadens, der sich als Grundmelodie durch das Konfliktszenario hindurchzieht.

28 Zentralkonflikte	Charaktertyp	Karmisches Urtrauma	Glaubenssatz
1. Selbstständigkeit 2. Konzentrationsmangel 3. Ausgeliefert 4. Extrem selbstbeherrscht	melancholisch (schizoid)	schwach, nicht gut genug ungeerdet, zerstreut hilflos, schwach, wehrlos Gefühle völlig unterdrücken, einer Folter ausgeliefert	Wenn ich stark bin, muss ich sterben (wenn ich mich offen zeige, muss ich dafür büßen)
5. Hektisch 6. Durchhalten 7. Vermeintliche Stärke	sanguinisch (hysterisch)	aufgeregt verängstigt unsicher	Ich kann nie ganz sicher sein, ob ich mit heiler Haut davonkomme (ob ich gut genug bin), sollte aber trotzdem so tun, als ob nichts wäre (als ob ich stark genug bin).
8. Isoliert 9. Explodieren 10. Mehr haben wollen 11. Hungrig	cholerisch (depressiv)	verstoßen worden sein, wegen Krankheit usw. gemieden wurde ungerecht behandelt oder misshandelt, musste aber seinen Zorn heruntergeschluckt verhungert sein, elende Armut erlebt in großer emotionaler Not gelebt, Deprivation	Ich bekomme niemals, was mir zusteht (was ich brauche).
12. Geistig überanstrengt 13. Zurückgezogen 14. Eingeschlossen 15. Verängstigt 16. Panik	depressiv schizoid zwanghaft depressiv hysterisch	sorgenvoll, ruhelos zutiefst gekränkt, zurückgewiesen Schock, völlig überfordert bedroht, furchtsam extremste Todesangst	Zuordnung der jeweiligen Charaktertypen
17. Gefühlsleere 18. Hastig	phlegmatisch (zwanghaft)	unerträglich, muss es sofort verdrängen, zutiefst verzweifelt große Angst und Unruhe, getrieben, ständiger Überlebenskampf	Ich muss mich extrem anstrengen, aber letztlich ist alles aussichtslos.
19. Zaghaft 20. Selbstgenügsamkeit 21. Körperlich überanstrengt 22. Unruhe 23. Angespannt 24. Unbehagen	sanguinisch (hysterisch)	wegen einer überstürzten oder erzwungenen, aber eigentlich ungewollten Entscheidung leiden müssen gedemütigt worden bis zur Selbstaufgabe sich körperlich geschunden haben, um zu überleben ängstlich, nervös, getrieben verkrampft unterdrückte Angst extreme Schmerzen, starke Missempfindung Folter	Ich kann nie ganz sicher sein, ob ich mit heiler Haut davonkomme (ob ich gut genug bin), sollte aber trotzdem so tun, als ob nichts wäre (als ob ich stark genug bin).
25. Misstrauen 26. Haben über Sein stellen 27. Realität nicht sehen wollen 28. Falsch Denken	melancholisch (schizoid)	wegen einem Vertrauensbruch leiden oder sterben müssen bettelarm gewesen, deshalb verachtet worden sein als Opfer einer bildhaft erlebten (symbolhaften) Weltsicht bitter enttäuscht worden sein als Opfer einer (abstrakten) Ideologie leiden oder sterben müssen, sich für Ideen aufgeopfert haben	Wenn ich stark bin, muss ich sterben (wenn ich mich offen zeige, muss ich dafür büßen)

Abbildung 182: 28 Zentralkonflikte, Charaktertyp, Glaubenssätze und zugehörige Traumata aus früheren Leben.

Der Sinn der nachfolgenden Beschreibungen karmischer Konfliktinhalte bei den vier Charaktertypen soll vertiefte Selbsterkenntnis sein. Emotionale Inhalte aus früheren Leben verbergen sich sehr tief im Unbewussten. Die Erfahrung zeigt, dass sie nur in extrem existenziellen Krisen und bei bestimmten psychiatrischen Krankheiten wie Psychosen an die Oberfläche kommen. Doch obwohl sie so stark verdrängt worden sind, wirken sie weiter. Das betrifft den Charakter und alle anderen Aspekte der eigenen Person, auch heimliche Obsessionen und Ängste und alles, was als sozial unerwünscht gilt. Jeder Mensch hat tief in sich den berühmten „inneren Schweinehund" vergraben, und wer glaubt, er habe keinen, hat bekanntlich einen besonders großen. Man sollte sich also mit den Schattenseiten der eigenen Person auseinandersetzen, um sich seelisch weiterzuentwickeln, ohne sich zu verurteilen. Gemäß dem Satz von La Rochefoucauld *„Alle Fehler, die man hat, sind verzeihlicher als die Mittel, welche man anwendet, um sie zu verbergen"* ist das Verstecken-wollen häufig das eigentliche Problem, weil es zu den charakterlichen Verbiegungen führt, die uns im Umgang mit uns selbst wie mit anderen Menschen schaden.

Die Zentralkonflikte des Melancholikers

Zwei Seelen wohnen, ach! in meiner Brust.
Johann Wolfgang von Goethe, deutscher Dichter (1749–1832)

Ein typisches Szenario beim Entstehen des melancholischen Zentralkonflikts habe ich bereits beschrieben: Ein junger Mann erinnert sich während eines Albtraums daran, dass er bei einer Schlacht grausam zu Tode kam (siehe Seite 282). Meines Erachtens wird dabei ein Grundempfinden des Melancholikers erkennbar, das der Sterbende damals als Lehre aus dem Drama gezogen hat: *„Wenn ich stark bin, werde ich bestraft"*, oder, etwas abgeschwächt: *„Wenn ich mich offen zeige, muss ich dafür büßen."* Man hat etwas getan, auf das eine furchtbare Strafe folgte, etwa dass man als Soldat kämpfte und dafür grausam sterben musste. Man zieht daraus den naheliegenden Schluss, dass die eigene Handlung und die darauf folgenden Reaktionen unmittelbar zusammenhängen: Wenn man der Welt offen und stark begegnet, hat das äußerst unangenehme Folgen. Aufgrund der Neigung des Unbewussten, Emotionen und Inhalte zu verdichten, entsteht aus der Gleichsetzung von Starksein und Sterben ein fataler Glaubenssatz, der fortan beide dauerhaft miteinander verknüpft. Daraus resultiert die viele Leben überdauernde Grundhaltung des Melancholikers. Er wird verständlicherweise vorgeben, schwach zu sein, um nicht wieder bestraft zu werden und zu überleben.

Melancholiker sind häufig besonders schüchterne und scheinbar aggressionsgehemmte Menschen, die freundlich und zurückhaltend wirken und auch gerne unterschätzt werden. Die angstvollen unbewussten Fantasien des Melancholikers kreisen um die Vorstellung, dass es außerordentlich risikoreich und sogar sehr gefährlich sein kann, sich zu stark zu exponieren und aufzutrumpfen. Die Leitmelodie lautet: *„Besser in Deckung gehen und sich verstecken, denn sonst kostet es wieder das Leben."* Dass es sich bei der Bescheidenheit und Zurückhaltung des Melancholikers nur um eine Fassade handelt, erkennt man daran, dass sie im Kern sehr wohl ein stabiles Selbstvertrauen besitzen. Goethes „zwei Seelen in der Brust" umreißen sehr klar das Wesen des Melancholikers, der den Scheuen und Schwachen spielt und den Kämpfer und Starken vor sich und anderen gut versteckt. Melancholiker verwandeln sich daher häufig, wenn es wirklich darauf ankommt, völlig überraschend in starke und sogar erbarmungslose Kämpfer.

Das Drama bei der Entstehung des Zentralkonflikts setzt sich aus verschiedenen Facetten zusammen, die sich später beim Melancholiker wiederfinden. Einmal ruft die Niederlage in der Schlacht nagende Schuldgefühle hervor, weil der Krieger die Seinen nicht hat schützen können und er seine Pflicht vor den Stammesbrüdern nicht erfüllte. Wenn ein Soldat im Kampf sterben muss, wird er aufs Schmerzhafteste mit seinem Unvermögen konfrontiert. Um den Fehler gewissermaßen wiedergutzumachen, sind Melancholiker in späteren Inkarnationen oft sehr kämpferische, sich für Ideale aufopfernde Menschen.

Natürlich war nicht jeder Melancholiker in einem früheren Leben ein sterbender Soldat, aber jeder Melancholiker hat einmal etwas Bedeutendes verloren und wurde dafür vom Schicksal grausam bestraft. Dadurch wird sein Selbstwertgefühl dauerhaft beschädigt, und er verliert letztlich das sogenannte Urvertrauen. Nach dem

Psychologen Erik H. Erikson wird dieses Urvertrauen („basic trust") in der frühen Kindheit gebildet, sofern sie gesund und harmonisch verläuft. Sein Verlust gilt psychodynamisch als wesentlich für den melancholischen Charakter. Im Unterschied zu Erikson, der sich nicht mit der Wiedergeburt beschäftigte, sehe ich die Wurzeln des gestörten Urvertrauens in seelischen Verletzungen aus früheren Leben: Wenn jemand zu Grausames erleiden muss, kann er das Vertrauen in die guten Kräfte des Lebendigen dauerhaft verlieren.

Die Praxiserfahrung zeigt, dass überdurchschnittlich intelligente Menschen häufig einen melancholischen Charaktertyp besitzen. Natürlich ist das Umgekehrte nicht immer zutreffend, weil sich kluge Leute unter allen Charaktertypen finden und auch nicht alle Melancholiker als intelligent bezeichnet werden dürfen. Die Überbetonung des Verstandesmäßigen beim Melancholiker fungiert jedoch häufig als Mittel einer gezielten Abwehrstrategie und passt insofern zur Struktur dieses Charakters: Wie ein hart gepanzertes Schalentier neigt der Melancholiker nämlich dazu, seine Intelligenz als Schutzwall zu benutzen. Wer ständig von unbewussten Ängsten geplagt wird, vor anderen Menschen auf der Hut sein zu müssen, um nicht wieder Schlimmes erleiden zu müssen, entwickelt seine Verstandeskräfte vermutlich stärker, als das normalerweise der Fall ist. Außerdem beobachte ich bei Melancholikern oft etwas Exzentrisches, das ebenfalls wie ein Panzer eingesetzt wird und fremde Menschen auf Distanz halten soll.

Der Melancholiker neigt dazu – nach der Art einer sich selbst erfüllenden Prophezeiung –, immer wieder zu versagen und sich in ausweglose Situationen hineinzumanövrieren, die existenziell bedrohlich wirken. Die Kunst, sich selbst ein Bein zu stellen und etwa in der Öffentlichkeit selbst zu demontieren, beherrschen Melancholiker häufig in Perfektion: Sie inszenieren gewissermaßen die Ausweglosigkeit des tragischen Versagens ständig neu, das ihren Zentralkonflikt hervorgerufen hat. Durch eine erhöhte Risikobereitschaft manövriert sich der Melancholiker oft in extrem schwierige Lebenssituationen. Das tun natürlich auch andere Charaktere, aber bei Melancholikern fällt es besonders auf.

Der Melancholiker zeigt Konflikte der Emotionalmittel 1 bis 4 sowie 25 bis 28 (s. Abbildung 104). Bei den Themen „Selbstständigkeit" und „Konzentrationsmangel" hat sich jemand beim Entstehen des Zentralkonflikts entweder zu unselbstständig und schwach verhalten oder war mit den Gedanken woanders. Das Gleiche gilt für das Konfliktthema „Ausgeliefert". Die daraus abgeleitete Gleichung für das Unbewusste lautet: „Wenn ich zu schwach beziehungsweise hilflos bin, sterbe ich",

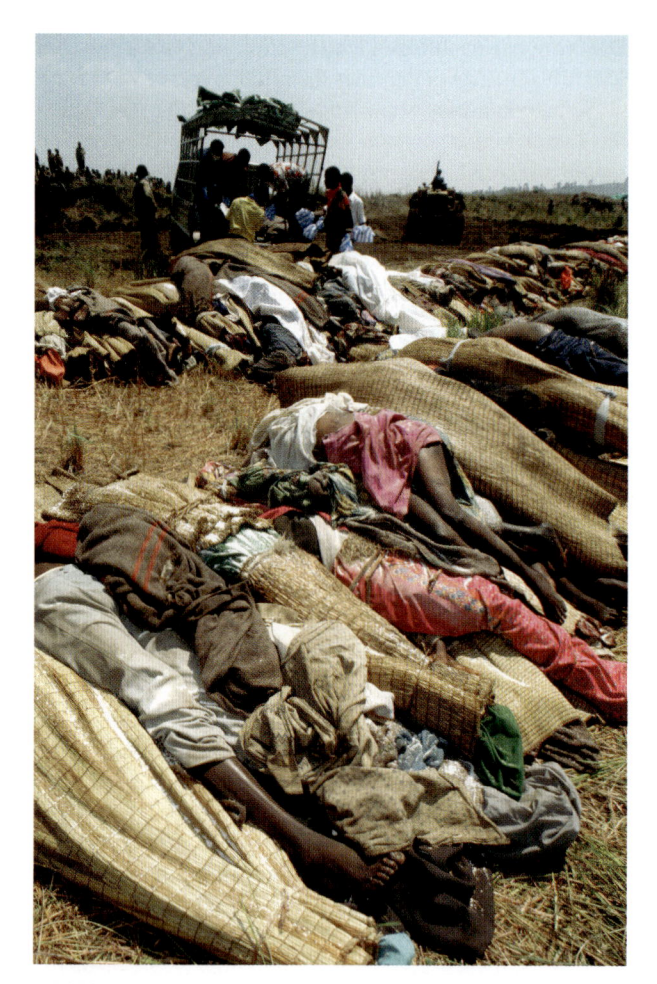

Abbildung 183: *In Strohmatten gewickelte Opfer des Völkermords in Ruanda.*

oder: „Wenn ich nicht aufpasse (konzentriert genug bin), sterbe ich." Die Kernaussage von „kraftvoll sein/nicht kraftvoll genug gewesen sein", die zu „sterben/leiden müssen" führt, läuft dabei auf die immer gleiche Logik hinaus, die allen Konflikten des Melancholikers gemeinsam ist.

Bei dem Konfliktthema „Extreme Selbstbeherrschung" war jemand genötigt, in einer unerträglichen Situation seine wirklichen Impulse zu unterdrücken, da er sonst sein Leben gefährdet hätte, aber schließlich musste er doch sterben. Der Glaubenssatz lautet: „Wenn ich mich nicht genug zusammennehme, sterbe ich." Eine Patientenbegegnung, die mich tagelang aufgewühlt hat, kann als passendes Modell dafür dienen, wie ein solcher Konflikt entsteht. Dieser Fall unterscheidet sich vom Zentralkonflikt aber dadurch, dass ein Zentralkonflikt für gewöhnlich kein gutes Ende findet und zum Tod oder zu schwererem Leiden führt, was hier nicht zutraf.

In meinem Sprechzimmer saß mir eine Tutsi-Frau von etwa dreißig Jahren gegenüber, mit der ich mich mittels eines Dolmetschers verständigen konnte. Sie kam mit ihren zwei Kindern in Behandlung, die beide seit Längerem an Verhaltensstörungen und großen Ängsten litten. Die Frau erzählte mir, dass sie vor der Flucht nach Europa mit ihren kleinen Kindern zwei Tage lang geräusch- und bewegungslos in einem engen Erdloch unter einem großen Baum hocken musste, während um sie herum Hutu-Rebellen sämtliche Dorfbewohner niedermetzelten (s. Abbildung 183 und Fußnote 36). Das kleinste Kind schrie dabei oft, und sie hatte furchtbare Angst, den Kleinen umzubringen, weil sie ihm wiederholt längere Zeit den Mund zuhalten musste, was für sie offenbar das Schlimmste an der Sache war. Ihre Kinder litten danach an einem posttraumatischen Stresssyndrom mit Ängsten, zahlreichen körperlichen Symptomen und diversen Verhaltensstörungen.

Wäre diese Situation für die Frau tödlich ausgegangen, hätte das wohl den Konflikt „Extrem selbstbeherrscht" hervorgerufen. Man darf außerdem vermuten, dass aus einigen Opfern – etwa von Folter – später Täter werden, die dann als Psychopathen und Borderline-Kranke auffällig werden und das Urtrauma in späteren Leben wieder inszenieren oder eben als reinkarnierte Soldaten später weiter massakrieren. Und selbst wenn solche Menschen später nicht zu Tätern werden, haben sie auf jeden Fall das Urtrauma nicht verarbeitet und neigen dazu, es zumindest als Opfer wieder zu inszenieren.

Beim Konfliktthema „Misstrauen" waren es Verrat und Betrug, die Menschen leiden ließen. Wer einen derartigen Zentralkonflikt bildet, war in einem früheren Leben zu gutgläubig oder zu freigebig, weshalb er ausgenutzt werden konnte und dafür bitter büßen musste. Die daraus abgeleitete Gleichung lautet: „Vertrauen kann das Leben kosten." Später legen solche Menschen häufig eine besondere Leutseligkeit und Naivität an den Tag: Wer überhaupt nicht misstrauisch ist, legt es vermutlich regelrecht darauf an, von anderen hereingelegt zu werden, um sein unterschwelliges Misstrauen bestätigt zu bekommen. Der Misstrauische will nach meinen Erfahrungen häufig nicht zugeben, dass er misstrauisch ist, weil er es vermutlich mit extremer existenzieller Bedrohung verbindet. Wie beim Pokerspiel soll niemand wissen, dass nur geblufft wird. Möglicherweise ist auch die soziale Ächtung von Misstrauen dafür verantwortlich: Schließlich möchte niemand gerne als misstrauisch gelten. Der Misstrauische misstraut übrigens erfahrungsgemäß seinem PSE-Testergebnis, wobei man vermuten darf, dass die Leugnung ebenfalls zu seiner generellen Abwehrstrategie gehört.

Beim Konflikt „Haben über Sein stellen" geht es um den extrem ausgeprägten Wunsch nach materiellen Gütern, der durch karmische Themen wie Hunger, Armut, Raub und Besitzverlust, provoziert wurde. Menschen mit diesem Zentralkonflikt können im aktuellen Leben Millionär oder Bettler sein (s. Abbildung 184), indem sie das alte Drama der Armut entweder wieder inszenieren oder durch Anhäufung von Reichtum zu vermeiden trachten. Im Unterschied zum Choleriker, der durch ähnliche Themen traumatisiert wurde (Konflikt „Mehr haben wollen") und sich als hilfloses Opfer wahrnimmt, steht beim Melancholiker das persönliche Versagen im Vordergrund.

Eine weitere Spielart des Konflikts „Haben über Sein stellen" hat nicht mit Materialismus als einer externalisierten Form von Egoismus, sondern mit Egoismus selbst zu tun. Jemand war in einer konflikthaften Situation nicht durchsetzungsfähig und egoistisch genug, um zu überleben beziehungsweise um großes Leiden zu vermeiden. Der daraus abgeleitete Glaubenssatz lautet: „Wenn ich nicht genug auf meine Interessen achte, muss ich wieder sterben." Die gängige Schlussfolgerung aus der

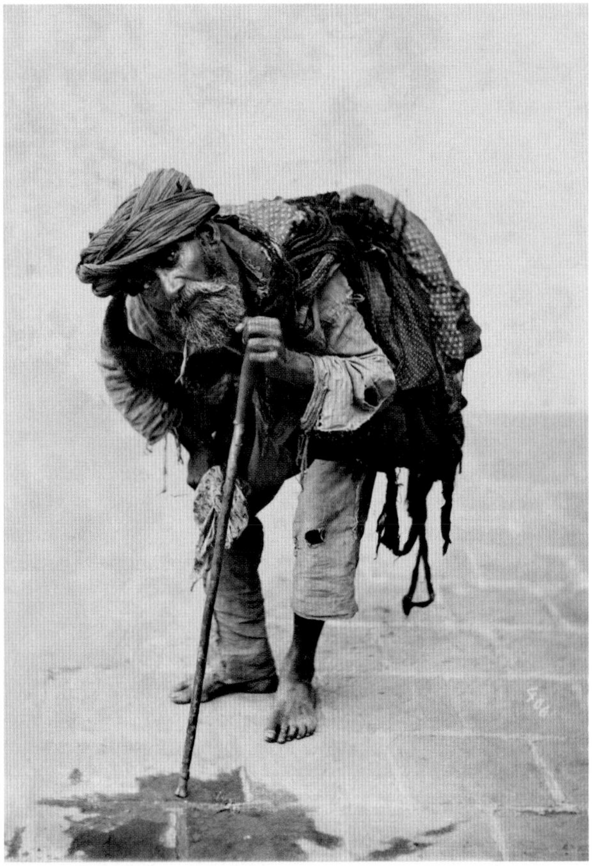

Abbildung 184: *Bettler in Teheran 1880., Fotografie Sevruguin.*

Urszene des Zentralkonflikts läuft aber darauf hinaus, sich zukünftig besonders egoistisch und rücksichtslos zu verhalten, um nicht wieder zu den Verlierern zu gehören. Weil Egoismus als soziale Eigenschaft einen schlechten Ruf hat, wird der aus dem Konflikt abgeleitete Egoismus oft geleugnet. Eine seelische Gegenreaktion kann darin bestehen, sich besonders altruistisch zu verhalten, um die überstarken egoistischen Ambitionen zu neutralisieren.

Beim Thema „Falsch denken" waren es abstrakte Ideologien und Weltbilder, deren Verheißungen nicht eingetroffen sind, obwohl man inbrünstig daran glaubte. Irgendwann kam es zu einer ernüchternden Katastrophe. Manche frühen Christen etwa mussten realisieren, dass ihnen kein Erlöser zu Hilfe eilte, während die Löwen sie zerrissen oder die Gladiatoren sie aufspießten. Beim Konfliktthema „Realität nicht sehen wollen" waren es bildhaft wahrgenommene Fantasien, mit denen versucht wurde, sich eine unerträgliche Not schönzureden und eine rosarote Brille aufzusetzen. Glühende Anhänger eines Führers geraten in den Hinterhalt – der auf eine offensichtliche Realitätsverkennung des Anführers zurückgeführt werden kann –, weil sie die Realität ebenfalls nicht wahrhaben wollten.

Mit dem persönlichen Scheitern ist bei diesen beiden Zentralkonflikten ein regelrechter Weltuntergang verbunden, der zum Verlust jeden Urvertrauens führt. Vor diesem Hintergrund begreift man die Radikalität, mit der solche Menschen glauben, anschließend leben zu müssen. Der Glaubenssatz beider Konflikte lautet: „Wenn ich jemandem vertraue (an ihn glaube, seine Realitätsbeschreibung zu meiner eigenen mache), muss ich sterben (extrem leiden)." Das führt dazu, entweder besonders gutgläubig oder besonders skeptisch und rationalistisch zu sein. Im ersteren Fall lautet die Schlussfolgerung, dass man inbrünstiger glauben muss, die Realität noch stärker ausblenden und noch mehr aus der Wirklichkeit flüchten sollte, damit einem so etwas nie wieder passiert. Solche Menschen neigen zu radikalen Weltanschauungen und ausgeprägter Prinzipientreue, als hätte eine Katastrophe noch nicht ausgereicht. Ich vermute, dass ein Großteil der Terroristen von solchen unbewussten Konflikten angestachelt wird. Das Gleiche gilt für Sektenanhänger und Vertreter extremer Weltanschauungen, die einem dogmatischen Glauben anhängen, der bei Lichte besehen ebenfalls wenig realitätsgerecht erscheint. Auch bei vielen Drogensüchtigen finde ich den Konflikt „Realität nicht sehen wollen": Sie inszenieren die Weltflucht ständig neu, die einmal zu ihrem Zentralkonflikt geführt hat. Manchmal beobachte ich auch eine unbewusste Gegenstrategie, wenn Menschen radikal allen weltanschaulichen Standpunkten und Versprechungen misstrauen, was in seiner unerbittlichen Strenge etwas ausgeprägt Dogmatisches hat.

Die Zentralkonflikte des Cholerikers

Der mitleidigste Mensch ist der beste Mensch.
Gotthold Ephraim Lessing, deutscher Dichter (1729–1781)

Die typische Urszene bei der Entstehung eines Zentralkonfliktes, die zum cholerischen Charaktertyp führt, habe ich bereits beschrieben: Eine Patientin mit dem Konflikt „Mehr haben wollen" hat sich erinnert, in einem früheren Leben verhungert zu sein (siehe Seite 283). Der Choleriker leitet aus dem Drama einen Glaubenssatz ab, der die emotionalen Inhalte von „sterben" und „hungern" zu einer einzigen Bedeutung verschmil*zt*: *„Ich bekomme niemals, was ich brauche."* In der Formulierung enthüllt sich die grundsätzliche Erwartungshaltung des Cholerikers: Vergleichbar einem hungrigen Vogeljungen, das auf fütternde Vogeleltern angewiesen ist, geht der Choleriker davon aus, jemand anderer müsse für ihn sorgen. Leider erweist sich das als trügerische Hoffnung, weil ein mächtiger Geber dem Choleriker etwas Wichtiges vorenthält und ihn aus irgendeinem Grund nicht versorgt.

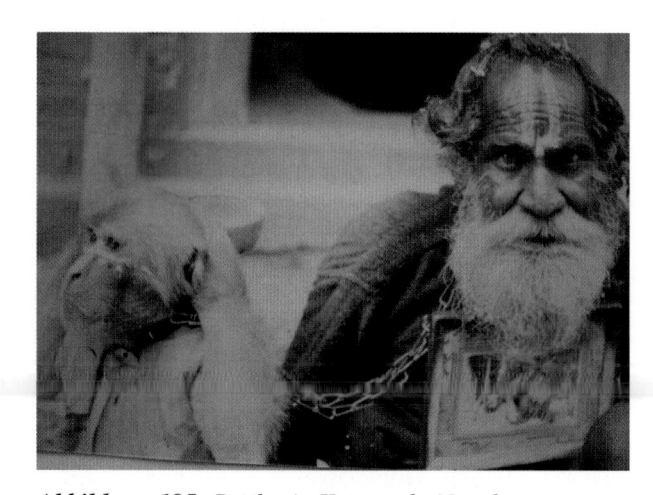

Abbildung 185: *Bettler in Katmandu, Nepal.*

Man fragt sich, wie es überhaupt zur Vorstellung eines Gebers kommt. Meines Erachtens sind Zustände existenziellen Mangels für Menschen, die in einer Hochkultur leben, in erster Linie mitmenschliche Konflikte. Wer arm ist und hungert, sieht andere, die zu essen haben, weshalb sich der Hungerzustand als Frage der gerechten Verteilung entpuppt. Jemand verteilt etwas, und der Choleriker ist der zu kurz Gekommene. Sobald sich nun ein Zentralkonflikt gebildet hat, kann der Choleriker eine Gegenstrategie dazu entwickeln. Er wird dabei von der Vorstellung animiert, er müsse das große Gegenüber in irgendeiner Form dazu ermuntern, sich freundlicher und freigebiger zu verhalten, damit er nicht wieder verhungern muss. Beschreibt man die Urszene des Cholerikers auf diese Weise, handelt es sich um ein soziales Drama, bei dem ein Mitmensch die Hauptrolle spielt, der Leid und Not verursacht, indem er etwas nicht tut, was er tun könnte. Eine völlig entgegengesetzte Haltung sieht man beim Melancholiker, bei dem das Gegenüber einen unwichtigen Part zugewiesen bekommt: Beim Melancholiker liegt das Kernproblem in ihm selbst, der andere spielt lediglich eine Nebenrolle.

Der Choleriker glaubt, sein Gegenüber gnädig stimmen und es dadurch zu einer Gabe ermuntern zu müssen. Um dieses Gegenüber in eine bessere Stimmung zu bringen, ist das eigene Wohl zweitrangig. Choleriker neigen dazu, sich aufzuopfern, um den Geber in Spenderlaune zu bringen. Damit hat man das Grundprinzip des cholerischen Sozialverhaltens präzise auf den Punkt gebracht: *„Wenn es dem anderen gut geht, geht es mir auch gut."* Man darf vermuten, dass cholerische Charaktere in früheren Inkarnationen in armseligen Verhältnissen gelebt haben. Weil Leiden zu Mitgefühl führt und große Not Menschen zusammenschweißt, begreift man, wodurch sich depressive Charaktere ihre überdurchschnittlichen sozialen Qualitäten antrainiert haben. Sie wissen, wie es sich anfühlt, arm zu sein, und haben dabei gelernt, einander beizustehen.

Die Pole von Aggression und Depression kann man als gegensätzliche Möglichkeiten bei Auseinandersetzungen verstehen: Entweder man greift an, oder man flieht, entweder man fordert aggressiv oder fügt sich resignativ in sein Schicksal. Im Empfinden des Cholerikers taucht die aggressive Lösung, die ihn zu einem selbstständigen und gleichwertigen Part in einer Auseinandersetzung machen würde, erst gar nicht auf. Vermutlich ist der Gegenpart zu mächtig gewesen und wird danach weiterhin so imaginiert, so dass dem Choleriker nur die Rolle des depressiven Verlierers bleibt. Die unterdrückten Aggressionen toben sich aber anschließend im Choleriker selbst aus, weil seelische Grundimpulse unterschwellig weiterwirken. Gemäß dem bitteren Satz der amerikanischen Schriftstellerin Rita Mae Brown *„Der Lohn für Anpassung ist, dass alle dich mögen außer dir selbst"* kämpft im Choleriker ein gnadenloser Kampf zwischen Selbstmitleid und Anpassung. Choleriker haben also sehr wohl Aggressionen, aber diese sind extrem verdrängt.

Choleriker sind emotional gepolte Menschen, was angesichts der sozialen Grundtönung des cholerischen Dramas sinnvoll erscheinen. Nur wer sich empathisch in den versorgenden Anderen einfühlen kann und bei ihm keine Aggressionen auslöst, verhält sich in den Augen des Cholerikers richtig. Das übertrieben Anpassungsbereite, das man bei vielen Cholerikern beobachten kann, dient dazu, vom Gegenüber gemocht und versorgt zu werden. Doch hinter der Fassade verbirgt sich ein Hexenkessel von unterdrückten Aggressionen und nicht gelebten Wünschen und Bedürfnissen, der auf seine Befreiung wartet. Choleriker registrieren minutiös alle vermeintlichen oder echten Zurückweisungen und werden bei der kleinsten Unstimmigkeit ärgerlich, weil sie ihre eigene Qual der pausenlosen Anpassung auf andere projizieren: Diese sollen sich gefälligst genauso liebevoll und empathisch um sie bemühen, wie sie das auch tun müssen.

Nun möchte ich die vier Konfliktthemen des Cholerikers (Emotionalmittel 8 bis 11, siehe Abbildung 104) aus bestimmten karmischen Verletzungen ableiten. Das Thema „Isoliert" hat vermutlich mit dem Verstoßen aus der sozialen Gruppe zu tun, was in früheren Kulturen einem Todesurteil gleichkam. Wer verstoßen wurde und danach starb, wird bei einer Reinkarnation alles tun, damit sich das Drama nicht wiederholt. Manche zeigen eine besonders große Anpassungsbereitschaft, andere dagegen kapseln sich vorauseilend ab, denn wer sich selbst isoliert, braucht eine Isolierung durch andere nicht mehr zu fürchten. Eine Isolation kann beispielsweise darin bestehen, auszuwandern und die Ursprungsfamilie zurückzulassen, die damit zum Stellvertreter des Stammes wird, aus dem man beim Entstehen des Zentralkonfliktes ausgestoßen worden war.

Beim Konflikt „Explodieren" war es das Hinunterschlucken eines aufkommenden Zorns, nachdem man ungerecht behandelt wurde. Weil die Situation mit dem Tod endete, wird das eigene Sterben mit dem verschluckten Zorn in Verbindung gebracht. Auf vergleichbare Weise glauben beispielsweise kleine Kinder, die Scheidung der Eltern durch Unfolgsamkeit verursacht zu haben. Mit dem Konfliktthema kann man den ohnmächtigen Zorn und die sogenannte heilige Wut unterdrückter Menschen gleichsetzen. Die Wut war das vorherrschende Gefühl zum Zeitpunkt des Sterbens und wird durch den Zentralkonflikt verewigt. Es handelte sich um lebensgefährliche Gefühlsbrüche, die man nicht zeigen durfte und die fortan vom Unbewussten mit dem Sterben in Verbindung gebracht werden. Die innere Überzeugung lautet: „*Wenn ich extrem zornig werde, muss ich sterben.*" Der Betreffende glaubt, dass er seine Aggressionen zukünftig verdrängen muss, weil er sonst bitter büßen muss. Menschen mit dem Zentralkonflikt „Explodieren" sind im aktuellen Leben meist besonders freundliche und umgängliche Zeitgenossen.

Beim Konfliktthema „Mehr haben wollen" handelt es sich um Opfer von Hungersnöten und von extremer materieller Armut. Sie starben mit dem innigen Wunsch zu überleben, und ihr damals entstandener Glaubenssatz lautet: „*Ich muss mehr haben als das wenige, was ich habe, um zu überleben.*" Die paradoxe Schlussfolgerung im aktuellen Dasein kann lauten, besonders karg zu leben: Ein Magersüchtiger oder Asket kann den Zentralkonflikt „Mehr haben wollen" besitzen, auch wenn sein Verhalten eine ganz andere Sprache spricht. Das Gleiche gilt für Menschen, die unter großen materiellen Entbehrungen leben müssen. Wer seine eigenen Ansprüche herunterschraubt, hegt vermutlich die Fantasie, damit einem erneuten Verhungern vorzubeugen. Die andere Konsequenz besteht darin, sich das gewünschte Mehr in Form von Essen und Trinken im Übermaß zuzuführen. Bei Menschen mit dem Konflikt „Mehr haben wollen" konnte ich aber auch andere Formen von Gier beobachten, beispielsweise das maßlose Horten von geistigem und emotionalem Besitz.

Beim Konflikt „Hungrig nach guten Gefühlen" spielen Zustände in früheren Leben eine Rolle, die als emotionale Deprivation (Vernachlässigung) bezeichnet werden. Gute Gefühle sind zumindest für Kleinkinder eine Form von Nahrung, somit etwas Lebensnotwendiges. Der Psychoanalytiker René Spitz wies Mitte der Fünfzigerjahre nach, dass kleine Kinder ohne genügend emotionale Fürsorge krank werden und sogar sterben können (Hospitalismus, Kaspar-Hauser-Syndrom u. a., s. Abbildung 186). Ich vermute jedoch, dass die allermeisten Menschen erst als Erwachsene den Zentralkonflikt „Hungrig nach guten Gefühlen" gebildet haben. Als Erwachsener stirbt man üblicherweise nicht an emotionaler Vernachlässigung, sondern leidet darunter.

Als sich bei solchen Menschen der Zentralkonflikt gebildet hat, kam zur emotionalen Frustration das Sterben als unabhängiges Ereignis dazu, wobei der Glaubenssatz, der zwei nicht zusammenhängende Ursachen verbindet, lautet: „*Wenn ich emotional frustriert bin, muss ich sterben.*" Bei den Konsequenzen, die ein solcher Glaubenssatz im aktuellen Leben auslöst, kann man – wie bei allen anderen Konflikten – zwei gegensätzliche Tendenzen ausmachen: das Vermeiden oder das (unbewusste und ungewollte) Fördern des Konfliktinhalts. Ich bin immer wieder überrascht, wie viele Patienten mit einem Zentralkonflikt „Hungrig nach guten Gefühlen" gar nicht den Eindruck erwecken, den man mit einem solchen Thema verbindet. Sie bestätigen mir trotzdem, dass der Konfliktinhalt genau dem entsprechen würde, wie sie sich tatsächlich fühlen. Angesichts einer solchen Diskrepanz zwischen Selbstwahrnehmung und äußerem Eindruck kann man auf eine enorme Kompensationsleistung schließen, die darin besteht, die eigenen negativen Gefühle so auszublenden, dass sie nicht nach außen dringen. Angesichts des Satzes „*Wenn ich emotional frustriert bin, muss ich sterben*" klingt das jedoch vollkommen nachvollziehbar. Bei der Tarnung der negativen Gefühle handelt es sich um eine Überlebensstrategie, deren Logik lautet: Wenn keiner merkt, dass ich frustriert bin, muss ich auch nicht sterben.

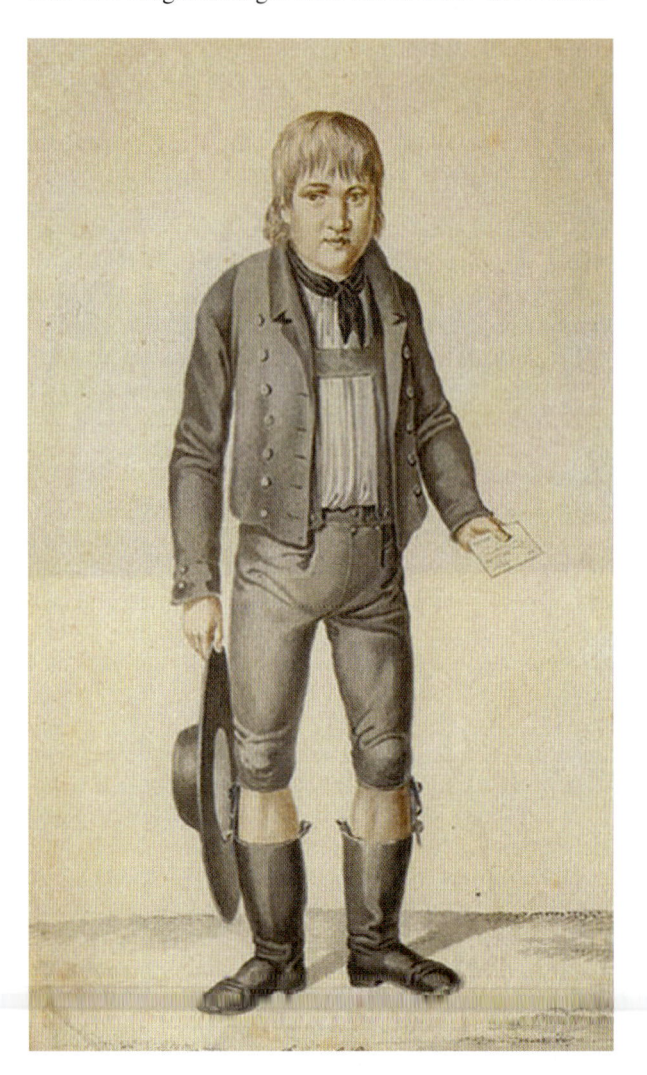

Abbildung 186: *Der junge Kaspar Hauser, Zeichnung von Georg Laminit.*

Bei Patienten mit dem Zentralkonflikt „Hungrig nach guten Gefühlen" beobachte ich relativ häufig Schicksalsschläge und Depressionen, die man in dieser Konzentration und Stärke sonst nicht findet. Daraus könnte man den Schluss ziehen, dass man mithilfe der Psychosomatischen Energetik bloß emotionale Folgen von Leiden testet, anstatt im Leidensgefühl selbst die Ursache zu sehen. Das mag in einigen Fällen zutreffen, doch wenn man eine karmische Herkunft des Zentralkonflikts grundsätzlich für möglich hält, handelt es sich beim Gefühl der Frustration um eine Ursache, zumindest dann, sobald ein Zentralkonflikt entstanden ist, der etwas bewirkt. Allerdings taucht dann die schwierige Frage auf, wie frustrierende Gemütszustände zu einem frustrierenden Leben führen. Warum erleidet jemand, der mit solchen Gefühlen lebt, häufig Schicksalsschläge? Warum sind solche Menschen öfter von schweren Formen von Depressionen befallen?

Meiner Beobachtung nach verwirklichen sich unbewusste negative Gefühle, indem sie sich auf unerklärliche Weise materialisieren. Man könnte annehmen, dass sich die reinkarnierende Seele zu einem passenden Körper hingezogen fühlt, der durch genetische Vorbelastungen zu Neurotransmittermangel neigt, womit sich das negative Programm der emotionalen Frustration von neuem inszenieren kann. Ich bin aber auch der Überzeugung, dass Menschen mit negativen unbewussten Inhalten Schicksalsschläge durch morphische Resonanz förmlich anziehen. In Kapitel S. 310 werde ich auf diesen Aspekt zurückkommen.

Die Zentralkonflikte des Sanguinikers

Wenn einer keine Angst hat, hat er keine Phantasie.
Erich Kästner, deutscher Schriftsteller (1899–1974)

Das Urtrauma des Sanguinikers handelt von extremen Ängsten, von Flucht und von Bedrohung. Der Sanguiniker war in einem früheren Leben vermutlich weder verhungert noch ermordet worden, wie das beim Choleriker und Melancholiker der Fall war, sondern er befand sich lange Zeit in einer schwierigen sozialen Lage, in der er nur mit einiger Mühe überleben konnte. Man kann vermuten, dass es sich um ständige Bedrohungen und Todesängste gehandelt haben muss, die im Gefolge von Kriegen, Verfolgungen und Stammesfehden auftraten. Möglicherweise musste auch ein Sklavenaufseher oder tyrannischer Herrscher milde gestimmt werden. Geschwächte Sklaven hatten schlechte Überlebenschancen, und Untertanen, die etwas falsch gemacht hatten, konnten in große Gefahr geraten. In späteren Inkarnationen wurden daraus typische Wesenseigenschaften des Sanguinikers: möglichst nicht schwach sein und keine Fehler zugeben. Beide Strategien sind Überlebensprogramme, und man versteht, warum sie vom Sanguiniker so hartnäckig verteidigt werden und ihre Aufdeckung so angstbesetzt ist. Selbst wenn der Sanguiniker lügt und andere moralisch fragwürdige Dinge tut, fühlt er sich dazu im Recht, weil er unbewusst glaubt, dass er um sein Überleben kämpft und dass dafür alle Mittel gerechtfertigt sind.

Stellt man sich das Drama zum Zeitpunkt der Entstehung des sanguinischen Zentralkonflikts vor, denkt man zum Beispiel an Angehörige verfolgter Minderheiten, die inmitten ihrer Gemeinschaft vermutlich zeitweise friedlich und gut haben leben können. Sie schwebten aber ständig in Gefahr, bedroht und im schlimmsten Fall getötet zu werden. Der Sanguiniker war auf Gedeih und Verderb einer mächtigen Person oder einer Mehrheit ausgeliefert, die mit allen zur Verfügung stehenden Mitteln freundlich gestimmt werden mussten. Dazu gehörten auch erotische Botschaften, die den charmanten Wesenszug des Hysterikers erklären, der sein Gegenüber immer noch wie einen potenziellen Sexualpartner umwirbt, wie er sich das in einem früheren Leben antrainiert hat. Zu seinem Charme gesellen sich auch alle Facetten emotionaler Intelligenz, die einem Radar vergleichbar die Umgebung auf Gefahren hin abtastet. Zum emotionalen Auftritt des Sanguinikers gehören auch theatralische Inszenierungen – einem sich bei Gefahr aufplusternden Tier ähnlich, um das man als Angreifer lieber einen Bogen macht.

Wie stark die Gefährdung des Sanguinikers in Wirklichkeit war und ob es sich vielleicht um bloße Fantasien handelte, war im früheren Leben nicht klar. Ich vermute, dass solche Zweifel entscheidend dazu beitrugen, in der Persönlichkeitsstruktur eine anhaltende Verwirrung und Wirklichkeitsverzerrung hervorzurufen. Weil nie eindeutig klar war, was der andere im Schilde führte und was tatsächlich passieren würde, nahm die Welt des Sanguinikers teilweise irreale Züge an. Sein und Schein

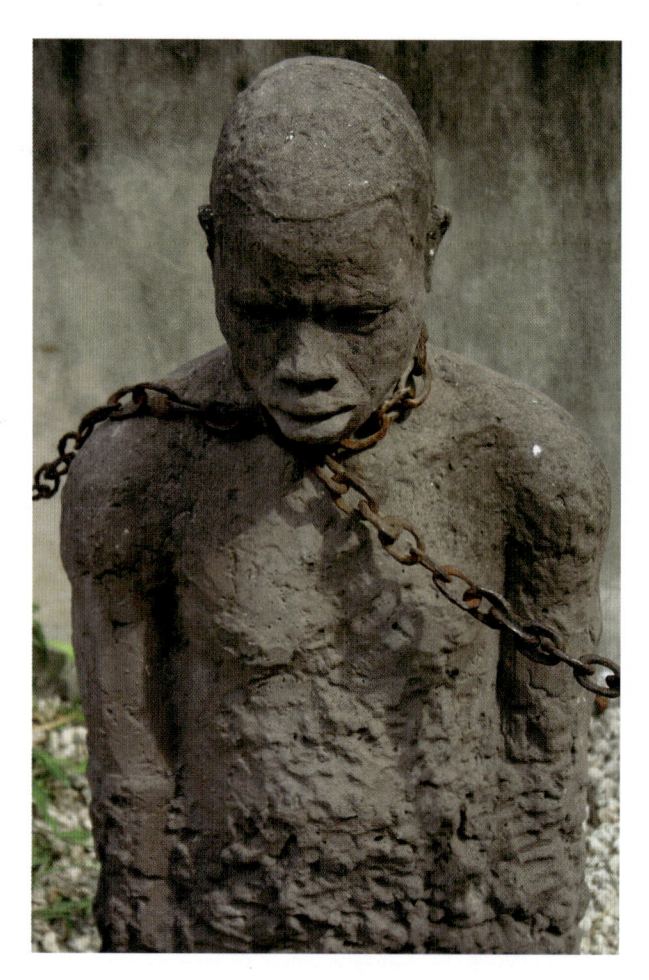

Abbildung 187: Monument an einem ehemaligen Sklavenmarkt auf Sansibar, Tansania.

konnten nicht mehr klar getrennt werden, und er verlernte, die Realität ungeschminkt wahrzunehmen und von Fantasien zu trennen. Später wurden daraus bleibende Charaktereigenschaften. Möglicherweise spielten auch Wunschvorstellungen mit hinein, sich die Wirklichkeit schön zu fantasieren, weil die Lage des Sanguinikers zeitweise aussichtslos und verzweifelt war.

In seiner Selbstbezogenheit ähnelt der Sanguiniker dem Melancholiker. Dem Melancholiker ist es relativ gleichgültig, was andere von ihm halten, weil er ein solides Selbstwertgefühl besitzt. Der Sanguiniker hingegen versucht mit allen Möglichkeiten, sich vor anderen ins beste Licht zu rücken. Er spielt den Gewinnertypen, doch hinter der Fassade sieht es ganz anders aus. Wegen der Unsicherheit darüber, ob seine Strategie aufgeht und seine Anstrengungen belohnt werden, zweifelt er ständig an sich. Das Selbstwertgefühl des Sanguinikers ist labil und braucht dauernd Bestätigung von außen. Ob er gut ist, entscheidet nicht er, sondern ein unberechenbares Gegenüber. Ist er in dessen Augen nicht gut genug, wird er womöglich bestraft und sogar umgebracht. Deshalb tut er gut daran, seine eigene Unsicherheit nicht sichtbar werden zu lassen.

Vergleicht man die Motive des Sanguinikers mit denen des Cholerikers – die beide ein hohes Maß an emotionaler Intelligenz besitzen –, kann die Haltung des Letzteren als arglos und passiv gelten. Der Choleriker erwartet auf kindliche Weise eine Versorgung vom anderen und fühlt sich wohlwollend in diesen ein, um ihn freundlich zu stimmen. Letztlich nimmt er das Gegenüber als gut wahr. Ganz anders die Verhaltensweise des Sanguinikers, die man als aktiv und erwachsen beschreiben kann. Dessen Gegenüber ist latent für ihn gefährlich und sogar feindselig gesinnt. Der Sanguiniker kalkuliert deshalb genau, wie er am besten vorgehen kann, um den größtmöglichen Vorteil aus seiner Lage zu ziehen. Er versetzt sich ebenso einfühlend in die Lage seines Gegenübers wie der Choleriker, doch dabei überwiegt der Eigennutz, weil die Empathie des Sanguinikers als Teil seines Überlebensprogramms angesehen werden muss.

Ein heikles Thema beim Sanguiniker ist der emotional explosive Gegensatz von Macht und Ohnmacht. Er war schon beim Entstehen des Zentralkonflikts ein Problem und begleitet den Sanguiniker auch in späteren Inkarnationen. Wenn er ein machtloser Sklave war, bildet sich in seinem Unbewussten die vorherrschende Vorstellung, den Status von Machtlosigkeit mit Leiden gleichzusetzen beziehungsweise Macht mit einem wünschenswerten Leben zu verbinden. Sanguiniker versuchen vor diesem Hintergrund oft, innerhalb einer Gemeinschaft immer der Erste und Mächtigste zu sein. Sie profilieren sich zwar auch aus Eitelkeit, vor allem aber deshalb, weil ihre Machtgelüste Ausdruck unbewusster existenzieller Ängste sind. Die Macht an sich zu binden ist aber noch keine Lösung, wenn man nicht richtig damit umgehen kann. Wer in seinen früheren Leben nicht gelernt hat, Macht verantwortungsvoll und strategisch einzusetzen, befördert sich durch Machtgewinn oftmals in eine schwierige Situation. Übernimmt er eine Leitungsfunktion, versagt der Sanguiniker häufig und erweist sich beispielsweise als zu opportunistisch und nicht überlegen genug, um der Position wirklich gewachsen zu sein.

Nach meinen Beobachtungen erlebt man bei Sanguinikern gelegentlich tyrannischen Machtmissbrauch, indem sie versuchen, durch Einschüchterung Herr der Lage zu bleiben. In Wahrheit fühlen sie sich aber weiterhin so ohnmächtig, wie sie es einmal als Leibeigener gewesen sind. Eine andere Kompensation fehlender Kompetenz wäre Machtausübung durch bloße Repräsentanz, die ihre

Legitimation aus sich selbst bezieht, was eine hohle und auf Dauer wenig tragfähige Attitüde bleibt. Die dritte Lösung wäre hektischer Aktionismus, um die Untergebenen durch nervöse Betriebsamkeit von Schwächen des Chefs abzulenken. Vermutlich könnte man die Liste endlos fortsetzen, weil Sanguiniker sich außerordentlich erfinderisch erweisen, wenn es um ihren eigenen Vorteil geht.

Das emotionale Leben des Sanguinikers ähnelte bei der Entstehung seines Zentralkonfliktes einer Achterbahn. Die emotionalen Aufs und Abs wurden danach zu einer bleibenden Persönlichkeitseigenschaft, so dass das sanguinische Empfinden zwischen himmelhoch jauchzend und zu Tode betrübt, Glück und Verzweiflung sowie Tragik und Trivialität oszilliert. Vor dem Hintergrund der wechselnden Bedrohungslage – von blankem Horror bis zur völligen Normalität – entwickelte sich eine latente Ängstlichkeit, die keine Aggressionen beim feindlichen Gegenüber wecken darf, so dass sich der Sanguiniker normalerweise möglichst unauffällig verhält. Der so entstehende Glaubenssatz lautet: *„Ich kann nie ganz sicher sein, ob ich mit heiler Haut davonkomme, sollte aber trotzdem so tun, als ob nichts wäre."* Oder, leicht abgewandelt: *„Ich kann nie ganz sicher sein, ob ich gut genug bin (stark genug, liebenswert genug usw.), sollte aber trotzdem so tun, als ob das der Fall ist."* Man erlebt aber auch einige Sanguiniker, denen es vollkommen gleichgültig ist, wenn sie andere Menschen provozieren – getreu dem Motto *„Ist der Ruf erst ruiniert, lebt sich's gänzlich ungeniert"*. Anstatt die Urszene des Zentralkonflikts mit ihren sozialen Ängsten zu vermeiden, wird sie geradezu heraufbeschworen: Der Sanguiniker benimmt sich in solchen Fällen dermaßen egoistisch und unfreundlich, als wollte er eine feindselige Gegenreaktion geradezu erzwingen. Man kann darin einen Versuch sehen, zu groß gewordene seelische Spannungen mittels eines radikalen Verhaltens kurz zu schließen und damit letztlich aufzulösen. Weil die Probleme damit aber nicht beseitigt, sondern extrem verstärkt werden, handelt es sich letztlich um eine selbstzerstörerische Haltung.

Die Tendenz des Sanguinikers, um jeden Preis eine geschönte Fassade aufrechtzuerhalten, zeigt sich sowohl in den Konfliktthemen „Durchhalten" (selbstbeherrscht sein wollen trotz des Gefühls der Hilflosigkeit) wie „Vermeintliche Stärke" (trotzig) und „Selbstgenügsamkeit" (um sich selbst kreisend). Auch das Thema „Zaghaft" (diplomatisch) fällt in diese Kategorie. Der Sanguiniker kapselt sich nicht nur unnötig stark von anderen Menschen ab, sondern das Aufrechterhalten einer künstlichen Fassade macht etwas Entscheidendes mit ihm selbst: Es strengt ihn an und führt zu einer emotionalen Erschöpfung, aber auch zu einer ganz grundsätzlichen Verleugnung der eigenen Wünsche und Bedürfnisse, denn wer vor anderen ständig lügen muss, belügt sich letztlich selbst.

Die Quelle der Konfliktthemen „Hektisch", „Körperlich überanstrengt", „Unruhe" und „Angespannt" stellt große Angst dar, vielleicht sogar Todesangst. Gefühle starker Verunsicherung und Verzweiflung müssen vom Sanguiniker überspielt werden, um überleben zu können, was ihn hektisch und angespannt macht. Angst zerrüttet nachhaltiger als andere Gefühlszustände die Fundamente einer Persönlichkeit, weshalb Foltermethoden am wirkungsvollsten mit Angst und Panik operieren. Man begreift, warum Sanguiniker oft an extremen Erschöpfungszuständen und schweren Depressionen leiden: Sie stehen unter einem enormen inneren Stress.

Der Konflikt „Unbehagen" entspricht der stärksten denkbaren körperlichen Anspannung, hinter der heftige emotionale Spannungen und Ängste wirksam werden. Man kann sich vorstellen, dass Menschen mit einem solchen Zentralkonflikt in einem früheren Leben an schmerzhaften Krankheiten gelitten haben, die möglicherweise auch entstellend gewirkt haben, etwa Lepra oder Pocken. Solche Menschen leiden häufig an chronischen Schmerzzuständen, womit der Konfliktinhalt auf psychosomatische und energetische Weise wieder inszeniert wird. Einige Patienten mit diesem Thema haben mir mehrfach von Rückführungen berichtet, in denen sie sich erinnert haben, in früheren Leben gefoltert worden zu sein. Eine Patientin schilderte, dass sie in einem früheren Leben als Hexe verbrannt worden sei, und in ihrem jetzigen Leben litt sie an einem schweren Weichteilrheuma, das mit brennenden Schmerzen einherging. Dass sie sich an ihre frühere Inkarnation erinnern konnte, besserte übrigens ihre Krankheit nicht, vermutlich weil ihr Zentralkonflikt und mehrere andere große Konflikte noch nicht aufgelöst worden waren.

Die Zentralkonflikte des Phlegmatikers

*Äußere Ordnung ist oft nur der verzweifelte Versuch,
mit einer großen inneren Unordnung fertig zu werden.*

Albert Camus, französischer Schriftsteller (1913–1960)

Der Phlegmatiker befindet sich beim Entstehen seines Zentralkonflikts in einer vergleichbaren Situation wie der Sanguiniker. Auch er überlebt eine längere gefährliche und leidvolle Zeitspanne, bevor sich sein Zentralkonflikt bildet. Man darf vermuten, dass die Tatsache des Überlebens etwas Entscheidendes in den Seelen des Sanguinikers und Phlegmatikers verändert, wie andererseits das Umgebrachtwerden und Sterbenmüssen ein tragisches Grundempfinden hervorruft, das in den Seelen von Cholerikern und Melancholikern weiterwirkt. Choleriker und Melancholiker bilden – wie bereits dargelegt – ein wesensmäßig ähnliches Paar, das Gleiche gilt für Sanguiniker und Phlegmatiker. Die Ursache dafür liegt meiner Ansicht nach in den ähnlichen Urtraumen.

Sanguiniker und Phlegmatiker teilen aber noch eine weitere Gemeinsamkeit: Beide leiden unter übergroßer unbewusster Angst. Das ist insofern bemerkenswert, als Melancholiker und Choleriker vermutlich viel größere Ängste ausstehen mussten, als ihr Zentralkonflikt entstand. Der Tod bedeutete für Melancholiker und Choleriker jedoch seelischen Frieden, während Sanguiniker und Phlegmatiker überlebten und den Ängsten dadurch viel länger ausgesetzt waren. Die Ängste des Phlegmatikers und Sanguinikers haben vor diesem Hintergrund etwas Theatralisches, Dramatisches und Explosives, weil sie sich bei der Entstehung des Zentralkonfliktes wohl episch in die Länge zogen und zu einem quälenden Dauerzustand wurden, der sich aufstaute und nach emotionaler Entladung drängte. Phlegmatiker und Sanguiniker entwickeln Todesängste, während die vergleichbaren Emotionen beim Melancholiker und Choleriker eine dumpfe Schwere und Unschärfe an sich haben, die etwas Depressives, Irreales und Unbestimmtes ausdrückt. Das kommt vielleicht daher, dass seelische Schutzfunktionen beim Sterben von Melancholiker und Choleriker dafür gesorgt haben, dass sich extreme Ängste in andere Gefühlszustände umgewandelt haben. Vermutlich handelt es sich um biologisch verankerte Überlebensprogramme, die dafür sorgen, dass Menschen in extremen Notlagen über sich hinauswachsen und völlig ruhig bleiben. Durch solche „entschärfenden" Programme verlieren die Todesängste zunächst ihre existenzielle Bedrohlichkeit, wirken aber später auf andere Weise weiter, etwa in Form eines gestörten Urvertrauens.

Die emotionalen Charaktere (Choleriker, Sanguiniker) können gegenüber den mental gepolten (Melancholiker, Phlegmatiker) als weniger tragische Figuren bezeichnet werden, weil bei ihnen Gefühle die Strenge einer seelischen Haltung abmildern. Wie der Melancholiker bildet auch der Phlegmatiker eine Schutzschicht um sich herum, die durch ein Übergewicht des Verstandes entsteht. Unter Phlegmatikern beobachtet man außerdem – wie bei Melancholikern – einen Überschuss an intelligenten Menschen, was sich vermutlich durch ein jahrtausendealtes Training über viele Inkarnationen entwickelt hat.

Der Phlegmatiker hat im Unterschied zu anderen Charaktertypen nur zwei Zentralkonflikte, die entweder mit größter Unruhe oder tiefster Depression zu tun haben. Im Unterschied zum Melancholiker überlebt der Phlegmatiker zwar den Kampf, aber er zahlt einen hohen Preis dafür. Entweder verharrt er in hektischer Anstrengung, die nicht enden will und ihn völlig erschöpft, weil er den Kampf nicht gewinnen kann beziehungsweise immer auf der Hut sein muss. Oder er verfällt in völlige Resignation, weil ein Schock ihn gänzlich verstört hat. Der aus dem Urtrauma abgeleitete Glaubenssatz lautet: „*Ich muss mich extrem anstrengen, aber letztlich ist alles aussichtslos.*" Entweder steht der erste Teil des Glaubenssatzes im Vordergrund oder der zweite, das heißt: Entweder man strengt sich endlos an, oder man resigniert völlig. Beide Traumen ähneln den sanguinischen Zentralkonflikten, werden aber nicht durch emotionale Prozesse beantwortet, sondern – wie beim Melancholiker – mental abreagiert.

Der phlegmatische Zentralkonflikt besitzt eine starke körperliche Komponente, die mit dem Hals zu tun hat. Schock und Schreck zeigen sich am gesträubten Nackenfell eines Tieres, und wenn sich der Hals zuschnürt, kann man nicht mehr schreien. Man verspürt einen Kloß im Hals, wenn man etwas nicht verdauen kann. Der Hals trennt den Kopf als Repräsentanten des bewusst wahrnehmenden Ichs vom Körper, der für unkontrollierbare Gefühle steht. Damit dient der Hals mit einem Auf und zu-Mechanismus als eine Art von Ventil, mit dem seelische Energien gesteuert und notfalls gedrosselt werden können. Wer die Luft anhält und sich so gewissermaßen den Hals zuschnürt, empfindet weniger und kann Gefühle stärker unterdrücken. Der Hals wirkt als eine Art von Schleuse, um den Emotional-Haushalt zu regulieren. Ein Ventil wird in der Technik von einem Regelwerk gesteuert, das eine Kontrollfunktion ausübt. Ähnlich wird der Hals beim Phlegmatiker zum emotionalen Ventil. Das Regelwerk für dieses Ventil bildet, oberflächlich betrachtet, der Verstand, aber wenn man genauer hinschaut, wird das Ganze eigentlich vom phlegmatischen Charakter gesteuert, denn das Regelwerk bildet mit dem Phlegmatiker eine Einheit und drückt sein Wesen aus.

Weil der Charakter Bewusstes und Unbewusstes umfasst, wird die Sache an diesem Punkt vertrackt. Phlegmatiker sind diejenigen Charaktere mit dem höchsten Grad an Selbstkontrolle, aber die Kontrolle über die Kontrolle können sie nicht ausüben, weil es sich um unbewusste Prozesse handelt. Die Rigidität und Kontrolliertheit des Phlegmatikers erscheint zunächst als etwas Gewolltes, doch weil sich der Hauptteil der Steuerung in seinem Unbewussten befindet, hat der Phlegmatiker eigentlich keine Kontrolle über seine Kontrolliertheit. Vergleichbar jemandem, der willentlich einschlafen möchte – was durch die unvereinbaren Gegensätze Schlaf und Wille verhindert wird –, steckt auch der Phlegmatiker in einer Falle: Er möchte gerne lockerer und spontaner sein, doch das wird durch sein Unbewusstes vereitelt.

Beim Thema „Gefühlsleere" hat ein schockartiges Trauma zu einer völligen Erstarrung geführt. In der Bibel werden Lot und seine Familie von zwei Engeln aus der Stadt Sodom herausgeführt mit der göttlichen Weisung, sich nicht umzudrehen. Lots Frau aber kann ihre Neugier nicht unterdrücken und will sich die Vernichtung von Sodom und Gomorrha ansehen. Dazu heißt es im 1. Buch Moses 19, 26 (s. Abbildung 188): *„Und sein Weib sah hinter sich und ward zur Salzsäule."* Beim Zentralkonflikt der „Gefühlsleere" handelt es sich um eine Starre, bei der Gefühle radikal unterdrückt werden. In der Medizin nennt man solche Zustände „Alexithymie", was relativ selten vorkommt, oder aber „Depression", was häufig beobachtet werden kann. Viele Patienten mit einer schweren Depression haben nach meiner Erfahrung einen Zentralkonflikt mit dem Thema „Gefühlsleere".

Beim Konfliktthema „Hastig" kann man vermuten, dass solche Menschen in permanenter Unruhe gelebt haben, die durch soziale Unsicherheiten und Verfolgung ausgelöst wurde. Das hat einen dauerhaft angespannten Zustand zur Folge, der mit der Unterdrückung von Gefühlen einhergeht – im Unterschied zu sanguinischen Konfliktthemen, wo das nicht der Fall war. Oft kommt man bei Menschen mit einem derartigen Zentralkonflikt nie auf die Idee, sie könnten bei der Ruhe, die sie ausstrahlen, ein dermaßen unruhiges Seelenthema haben. Meist haben sie jedoch Mittel und Wege gefunden, um ihre innere Unruhe und Getriebenheit zu überspielen.

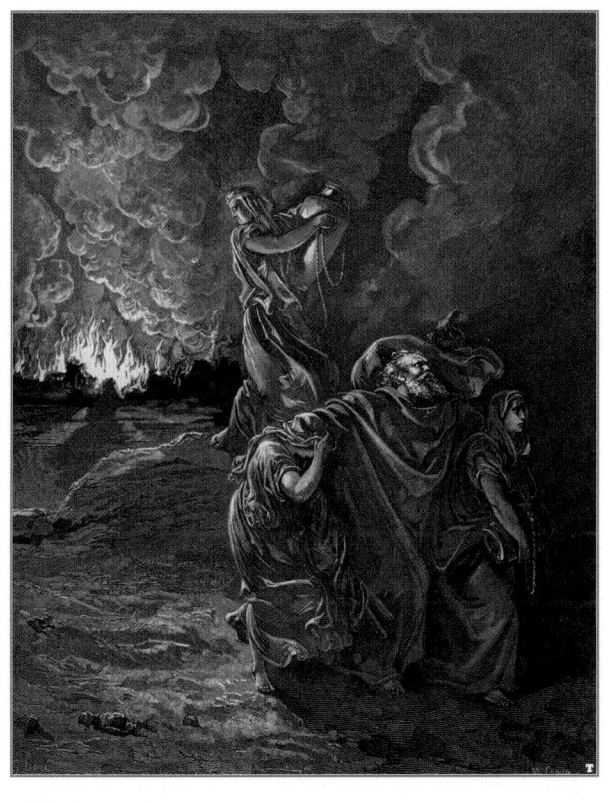

Abbildung 188: *Flucht von Lot von Gustave Doré, 1845*

Eine Zusammenschau

Wer dem Ruf der Liebe folgt, dem offenbart sich die Ordnung der Welt.

Laotse, chinesischer Weisheitslehrer (um 600 v. Chr.)

Der Zentralkonflikt entstand wahrscheinlich zu der Zeit, als Menschen in den sich entwickelnden Hochkulturen eine individuelle Persönlichkeit herauszubilden begannen. Das hängt auch mit dem Prozess des Wechsels vom magischen Weltbild zum Monotheismus zusammen. Ich hatte bereits an früherer Stelle dargelegt, wie sich das moderne Individuum entwickelt, das seine Würde aus sich selbst bezieht.[83] Als Individuen sind Menschen verletzlicher, und gleichzeitig erhöhen das enge soziale Zusammenleben sowie kriegerische Auseinandersetzungen in den frühen Hochkulturen das Risiko, seelisch traumatisiert zu werden. Das Entstehen des Zentralkonflikts bringt Vor- und Nachteile mit sich. Zu den Vorteilen gehört, dass Menschen einen feststehenden Charakter ausbilden, wodurch sie klarer ausdrücken können, was sie wollen, und besser spüren, wie sie empfinden. Auf der anderen Seite engt der Zentralkonflikt den Handlungsspielraum und den Gefühlshaushalt ein, indem er Menschen neurotisch und unfreundlich, innerlich unsicher und egoistisch macht. Er raubt dem Einzelnen viel seiner Lebensenergie und reduziert dadurch das Wohlbefinden. Auf Dauer wird der Zentralkonflikt zu einem psychoenergetischen Gefängnis, aus dem die wachsende Seele ausbrechen muss.

Ein derzeit noch sehr spekulatives Thema ist die Frage, wie sich seelische Konflikte karmisch neu inszenieren und welchen Körper beziehungsweise Familie man wählt, um das mitgebrachte seelische Thema, einem Theaterstück vergleichbar, „zur Aufführung" zu bringen. Stellt man sich eine individuelle Seele vor, die sich auf eine neue Inkarnation vorbereitet, spielen ihre karmischen Konflikte höchstwahrscheinlich eine große Rolle, wenn es um die Wahl einer Familie geht, die zum eigenen Charaktertyp passt. Wenn reinkarnierende Seelen ihren Körper intuitiv wählen, kann man das mit der Auswahl eines Mietwagens vergleichen: Die Seele sucht sich denjenigen Körper, der für die eigenen Zwecke nützlich ist. Dass die Art des Körpers weitreichende Konsequenzen nach sich zieht, liegt auf der Hand, etwa Hautfarbe und Geschlecht.

Nach meinen Erfahrungen gleichen sich die Charaktere innerhalb einer Familie, und die Charaktere wiederum haben gleiche Zentralkonflikte, die – wie dargestellt – bereits bei der reinkarnierenden Seele vorhanden sind, bevor sie geboren wird. Die Seele des Kindes wählt offenbar eine Familie, die zu ihrem Konflikt passt. Bei Eltern und Kindern findet man nicht nur die gleichen Konflikte, sondern oft auch gleiche Charaktertypen. Dass die Ähnlichkeit nicht direkt mit den Genen zu tun hat, kann man bei eineiigen Zwillingen erkennen, die zwar häufig den gleichen Charaktertyp besitzen, aber nicht gleiche Zentralkonflikte haben.

Die Entscheidung der reinkarnierenden Seele für eine bestimmte Familie erinnert an die Suche nach geeigneten Mitreisenden in der Eisenbahn. Dabei spielt wohl der Charaktertyp die Hauptrolle. Meines Erachtens wird man als reinkarnierende Seele instinktiv zu dem Vater oder der Mutter hingezogen, die den gleichen Charaktertyp haben wie man selbst, weil man sich bei einem von ihnen heimisch fühlt, eventuell auch bei beiden. Menschen mit dem gleichen Charaktertyp verstehen sich viel besser, was die suchende Seele intuitiv spürt. Wenn sie daher die zukünftigen Eltern wählt, folgt das keiner geheimnisvollen genetischen Selektion, weil die Seele vermutlich dazu gar nicht imstande wäre, komplizierte Gensequenzen zu entschlüsseln, sondern schlicht und einfach dem „Bauchgefühl". Bei Nahtoderfahrungen wurde übereinstimmend berichtet, dass die Betreffenden genau wussten, was in anderen Menschen vorgeht und sogar, was sie denken. Etwas Vergleichbares passiert vermutlich der reinkarnierenden Seele. Ihr innerer Radar funktioniert daher vermutlich recht präzise, was dafür sorgt, dass Gene und Charaktertyp perfekt zueinander passen.

Ich bin davon überzeugt, dass die Seele der meisten Menschen auch eine geschlechtliche Tönung hat, die sie aus früheren Leben mitbringt: Ein verstorbener Mann wird daher in einem zukünftigen Leben mit großer Wahrscheinlichkeit wieder männlich sein, eine Frau wieder weiblich. Das deckt sich mit Ian Stevensons Forschungsergebnissen, nach denen ein Geschlechterwechsel relativ selten vorkommt. Man darf vermuten, dass Homosexualität ebenfalls meistens karmisch weitergegeben wird, das heißt, man war früher homosexuell und wird es wieder sein.

Die wesentlichen Mechanismen der Reinkarnation sind noch unerforscht. Ich gehe aber davon aus, dass die Seele ihre vorgeburtliche Wahl aus unbewussten Motiven

---

83 Jakob Burckhardt 1999.

trifft, bei denen vor allem Gewohnheiten eine große Rolle spielen (das deckt sich mit Stevensons Forschungsergebnissen). Man lebte früher in einem Slum oder einer wohlhabenden Gegend und wird es wieder tun, weil es einem normal vorkommt. Außerdem weiß die Seele aller Wahrscheinlichkeit nach nicht, was im nächsten Leben auf sie zukommt, denn niemand würde wohl eine für ihn ungünstige Inkarnation wählen. Könnte man Inkarnationen wie bei einem Wühltisch zur freien Auswahl durchstöbern, bliebe höchstwahrscheinlich ein Teil aller zukünftigen Leben als Ausschussware liegen, während attraktive Inkarnationen heiß umkämpft wären. Es erscheint äußerst unwahrscheinlich, dass bei etwas so Wichtigem wie dem zukünftigen Leben eine brutale Rangelei den Ausschlag geben soll. Man darf annehmen, dass sich die Seele bei ihrer Entscheidung auf frühere Erfahrungen stützt. Genaueres weiß man aber nicht und kann diesbezüglich nur spekulieren.

Man kann davon ausgehen, dass bei einer Inkarnation einiges schiefgehen kann und nicht immer allen Bedürfnissen Rechnung getragen wird. Manche Menschen haben das Gefühl, in ihrem Leben völlig am falschen Platz zu sein – vergleichbar einem Mietwagen, den man spontan ausgesucht hat, was sich später als Fehlentscheidung herausstellt, die man aber nicht mehr rückgängig machen kann. Möglicherweise treibt einen auch die Sehnsucht nach einem wesentlich glücklicheren Vorleben, weil man das jetzige Dasein als falsch empfindet. Allerdings muss man sich fragen, ob der Begriff „richtig" oder „falsch" im Zusammenhang mit Inkarnationen überhaupt als angemessen gelten darf. Unterstellt man, dass das Hauptziel der Inkarnationen das Lernen ist, kann sich eine mühselige und leidvolle Inkarnation sogar als besonders wertvoll erweisen – gemäß dem Spruch von Laotse: *„Keine Vollendung ist möglich, wäre nicht die Unzulänglichkeit ihr Anbeginn."*

Wenn man davon ausgeht, dass die meisten großen Konflikte aus früheren Leben stammen, finden sie im aktuellen Leben in der Regel ein biografisches Pendant, das zu ihnen passt. Der Konfliktinhalt materialisiert und inszeniert sich gewissermaßen erneut, so dass man ihn im privaten wie im beruflichen Schicksal wiederfindet. Ein Mensch mit einem Zentralkonflikt, der um Frustrationen und Unterdrückung kreist, wird häufig ein frustriertes und unfreies Leben führen. Und selbst wenn es äußerlich nicht so aussieht, empfindet er es so, und das ist entscheidend. Durch das frustrierte und traurige Leben verstärkt er wiederum den Konflikt, so dass sich ein Teufelskreis bildet und äußere Realität und innere negative Überzeugungen perfekt zusammenpassen und immer wieder von außen bestätigt werden.

Konflikte aus früheren Leben beeinflussen das aktuelle Leben. Man weiß normalerweise nichts von ihnen, weil man sich an seine früheren Leben in der Regel nicht mehr erinnern kann. Man leidet also, ohne etwas über die wahren Ursachen zu wissen. Wie Souffleure sagen einem die karmischen Konflikte vor, man solle sich selbstschädigend verhalten. Die Konflikte machen innerlich unzufrieden und unglücklich, weil sie niedrig schwingende Emotionen gespeichert haben. Man muss solche karmischen Konflikte energetisch auflösen und ihre negativen unbewussten Programme überwinden, um aus der Falle der Wiederinszenierung dauerhaft herauszukommen.

Geistige Welt und individuelle Seele

*„Was hülfe es dem Menschen, wenn er die ganze Welt gewönne,
und nähme an seiner Seele Schaden?"*

Markus 8,36

Wenn wir eine Seele haben, die über mehrere Inkarnationen hinweg weiterlebt und sich immer wieder reinkarniert, muss sie zwischen ihren Inkarnationen irgendwo verbleiben. Weil die Seele immateriell ist, muss es sich dabei um einen immateriellen Bereich handeln, in dem sie weiterlebt. Vieles deutet darauf hin, dass wir in einem riesigen geistigen Ozean leben, der an ein gigantisches Computernetzwerk erinnert. Von der Existenz einer geistigen Welt gehen nicht nur die Religionen oder Mystiker und Weisheitslehrer aus, sondern auch Philosophen wie Plato und Wissenschaftler wie Leibniz.

Sieht man in einem geistigen Universum nicht bloß eine religiöse Fiktion, sondern die ernst zu nehmende Beschreibung einer Wirklichkeit, ergibt sich ein völlig neues Weltbild, das die naturwissenschaftlichen und psychologischen Vorstellungen wesentlich erweitert, ohne sie infrage zu stellen. Oft wird von materialistisch eingestellten Skeptikern der Eindruck erweckt, als würde die Idee einer geistigen Welt den Naturgesetzen widersprechen, aber das ist nicht der Fall. Ich habe darüber mit vielen aufgeschlossenen Naturwissenschaftlern gesprochen, und alle waren der Ansicht, dass Darwins und Newtons Gesetze weiter gültig bleiben, wenn es eine geistige Welt geben sollte. Und ich erinnere daran, dass der Physiker Erwin Schrödinger meinte, der Ausschluss der geistigen Welt aus dem naturwissenschaftlichen Universum sei ein willentlicher Akt gewesen, dem keine wirkliche Notwendigkeit zugrunde gelegen habe. Den Wissenschaftlern war die unbeweisbare geistige Welt schlicht und einfach ein Dorn im Auge.

Im geistigen Ozean sind wir vermutlich nicht nur mit allen Mitmenschen, sondern auch mit Tieren und Pflanzen verbunden. Rupert Sheldrake etwa hat den siebten Sinn der Tiere untersucht und erstaunlicherweise zeigen können, dass Tiere ebenso wie wir Menschen telepathisch innerhalb einer geistigen Welt miteinander kommunizieren. Innerhalb dieser Welt scheint aber der Mensch eine einzigartige Stellung innezuhaben. Der eigentliche Sinn des menschlichen Lebens besteht laut Daskalos darin, eine individuelle Persönlichkeit zu werden und dadurch ein Bewusstsein seiner selbst zu bekommen. Daskalos verwendet in dem Zusammenhang das biblische Gleichnis vom verlorenen Sohn (s. Abbildung 189). Der Mensch wird im übertragenen Sinn als ein verlorener Sohn gesehen, der nach vielen Wanderungen zu seiner eigentlichen geistigen Heimat zurückfindet.

Irgendwann vor langer Zeit scheint die Seele des Menschen die himmlischen Sphären verlassen zu haben, was in der Bibel als Vertreibung aus dem Paradies geschildert wird. Doch ein Paradies gab es vermutlich nicht, und es geht offenbar um etwas anderes als um zwei ahnungslose Menschen namens Adam und Eva, die von einer Schlange dazu verführt werden, einen Apfel zu essen. Die Seele war damals zu Zeiten Adams und Evas einfach noch ein fester Bestandteil des geistigen Ozeans, und im Paradies zu leben bedeutet nichts anderes, als sich in einer solchen Ganzheit zu befinden. Der Religionswissenschaftler Joseph Campbell deutet die biblische Geschichte der

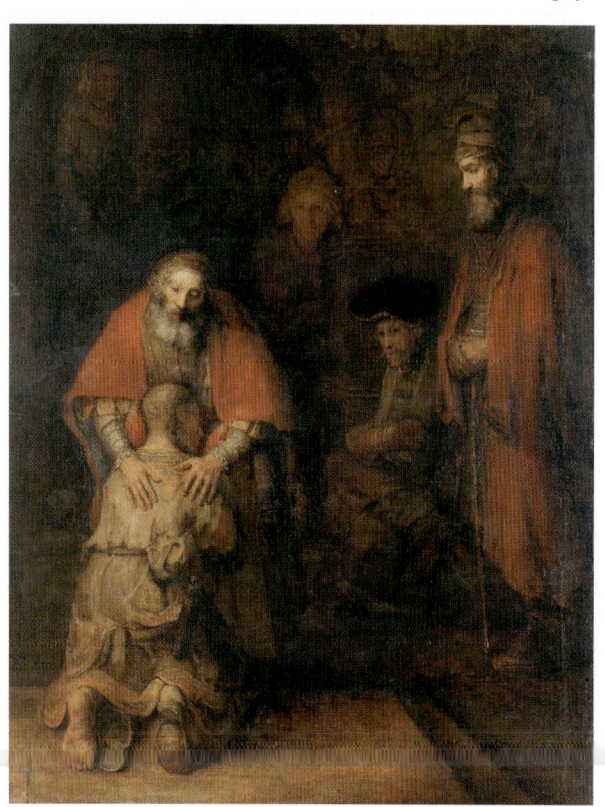

Abbildung 189: *Die Rückkehr des verlorenen Sohnes. Gemälde von Rembrandt, um 1662.*

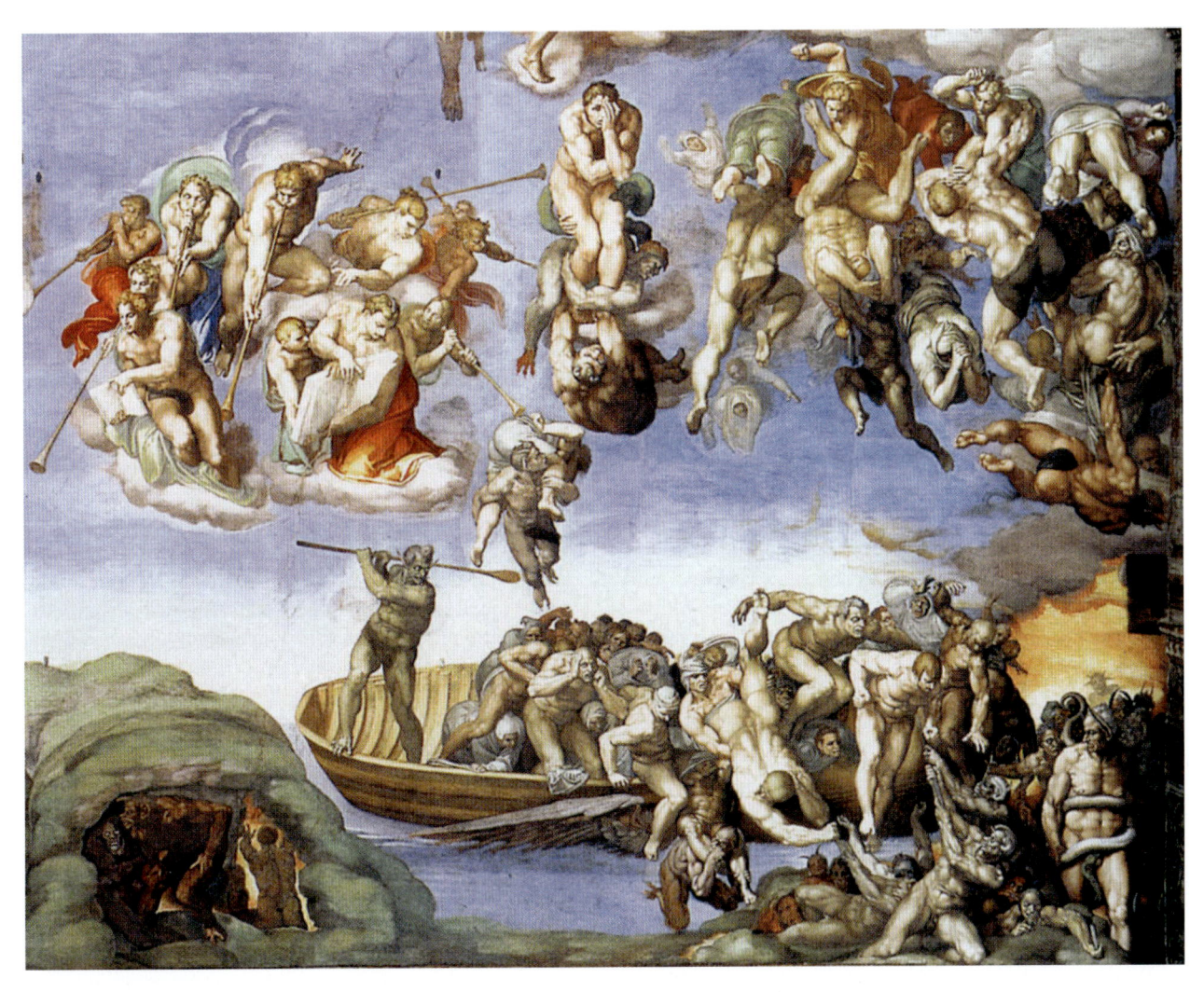

Abbildung 190: 5 *Das Jüngste Gericht, Deckengemälde in der Sixtinischen Kapelle (Michelangelo, 1536–1541)*

Genesis so, dass sich darin psychoanalytisch die Furcht vor der großen Einsamkeit ausdrücke, die einen selbstbewussten Menschen angesichts eines gigantischen Kosmos befalle.[84]

Nach Ken Wilber steht der Mensch in seiner Entwicklung zwischen Tier und Gott, was darwinistisch gesehen sicher richtig ist. Doch eine solche Sichtweise tut den Tieren unrecht, weil diese niemals böse sein können, sondern in der Unschuld der Instinkte leben. Richtiger sollte es deshalb heißen, dass sich der Mensch auf einem Entwicklungsweg zwischen Teufel und Gott befindet. Wer etwa die Weltgeschichte der Folter studiert, gewinnt schnell den Eindruck, es bei den Tätern mit Teufeln statt mit Menschen zu tun zu haben. Vom Teufel unterschei-

det den Menschen laut der christlichen Lehre, dass er von den bösen Dämonen, die ihn befallen haben und die wir heutzutage „Konflikte" nennen, erlöst werden kann. Der Mensch ist also kein Teufel, selbst wenn er zeitweise etwas Teuflisches an sich hat. Nach dem heiligen Thomas soll es die Aufgabe des Menschen sein, die *„Ruinen in der Engelwelt"* innerhalb des Himmels wiederherzustellen, weil er selbst etwas Engelhaftes besitzt, was den Neid der teuflischen Dämonen hervorruft, denen die Rückkehr in den Himmel verwehrt ist.[85] Dämonen machen es dem Menschen daher absichtlich schwer, sich seelisch weiterzuentwickeln.

Es stellt sich die zentrale Frage, ob Begriffe wie Teufel oder Gott tatsächlich geistige Entitäten bezeichnen oder

---

84 Campbell 2002.

85 Petersdorff 1956.

ob sich das alles nur in der eigenen Seele abspielt. Sigmund Freud schreibt: *„Vom bösen Dämon wissen wir, dass er als Widerpart Gottes gedacht ist und doch seiner Natur sehr nahe steht. Es braucht nicht viel analytischen Scharfsinn, um zu erraten, dass Gott und Teufel ursprünglich identisch waren, eine einzige Gestalt, die später in zwei mit entgegengesetzten Eigenschaften zerlegt wurde. Es ist der uns wohl bekannte Vorgang der Zerlegung einer Vorstellung mit ambivalentem Inhalt in zwei scharf kontrastierende Gegensätze."*[86] Freud nimmt hier die Position des überlegenen Wissenschaftlers ein, der mit dem hellen Licht seines Intellekts in die dunklen Katakomben des religiösen Aberglaubens hineinleuchtet und die dort auftauchenden Gestalten als Märchenfiguren entlarvt. Gott wird ebenso zur bloßen gedanklichen Projektion umgedeutet wie der Teufel. Meines Erachtens ist das eine hochmütige Haltung, die eine persönliche Meinung ausdrückt, aber keine ernst zu nehmende Analyse liefert. Denn was sich im Geistigen abspielt und wie man es interpretiert, ist grundsätzlich subjektiv, und nur Mystiker und Erleuchtete können etwas darüber mitteilen. Und auch Freuds scheinbar unanfechtbare Objektivität beruht auf einer völlig subjektiven Argumentation.

Ein Weltbild, das von einem geistartigen Ozean und von feststehenden Entitäten ausgeht – ob man diese Teufel, Gott, Engel oder anders nennt –, erscheint modernen Menschen zunächst völlig fremdartig und mutet wie ein Rückfall in magisches und monotheistisch-drohendes Denken an. Es bedarf sicher eines langsamen Umgewöhnungsprozesses, um sich an die Idee einer geistigen Welt zu gewöhnen. Man sollte überlegen, neue, unverbrauchte und neutrale Begriffe zu benutzen, um geistige Welten und die dort gültigen Ordnungsstrukturen zu beschreiben. Verwendet man beispielsweise statt „Gott" den Begriff „universale Liebe", dürfte das dem Empfinden vieler moderner Menschen entsprechen, die mit dem traditionellen Gottesbegriff ihre Mühe haben. Darüber hinaus entspricht es der seelischen Qualität, die Menschen bei Nahtoderfahrungen erlebt haben, und erhält

von daher auch eine authentische Glaubwürdigkeit. Der „Engel" soll laut Daskalos seine Entsprechung in bestimmten Naturgesetzen haben, so dass es sich vermutlich um geistige Kräfte handelt, deren Sinnhaftigkeit ein moderner Mensch durchaus begreifen und akzeptieren kann.

Das Individuum verhält sich zum umgebenden Geistozean offenbar wie die geometrischen Figuren der Fraktale, die in ihrer kleinsten Einheit wieder ein Abbild der größeren Struktur bilden. Ken Wilber spricht in dem Zusammenhang von Holonen, der amerikanische Quantenphysiker David Bohm drückt es so aus: *„Das Individuum ist universal und das Universum ist individuell."* Wir bilden offenbar ein weitgehend autarkes und selbstreguliertes geistiges System inmitten des riesigen Geistozeans, der vermutlich eine geheimnisvolle Individualität besitzt, die wir noch nicht durchschauen. Ist sie eine bloße Spiegelung unseres individuellen Geistes, wie David Bohm andeutet, oder der kosmische Mensch, von dem Hildegard von Bingen spricht? Das Rätsel besteht darin, dass wir als Teil eines Mysteriums angesehen werden können, bei dem sich die Seele selbst bespiegelt. Im alten Indien wurde daraus die Vorstellung von „Tat Tvam Asi" (Sanskrit = „Ich bin Du"), was bedeutet, dass Mensch und Gott auf rätselhafte Weise ineinander übergehen und teilweise zu verschmelzen scheinen.

Manche begehen allerdings den Fehler, das eigene Ich mit dem göttlichen Selbst zu verwechseln. C. G. Jung warnt in einem Gespräch: *„Im Verlauf des Individuationsprozesses entdeckt das Ich, dass es nur ein Anhängsel des Selbst und nur locker damit verbunden ist. Wenn nun jemand den Fehler macht zu glauben, er sei Gott und Ich zugleich, dann ist er verrückt, das heißt, er ist von seiner gesunden Basis abgerückt. Er spinnt einfach"* (Jaffé 1971). Wenn man den göttlichen Anteil in sich entdeckt, handelt es sich in Wahrheit nicht um das eng begrenzte persönliche Ich, sondern um eine unpersönliche geistige Qualität, die alle Lebewesen miteinander teilen.

---

86 Freud 1923.

Spirituelle Reifung

*Leben heißt, langsam geboren zu werden. Es wäre auch zu bequem,
wenn man sich fertige Seelen besorgen könnte.*

Antoine de Saint-Exupéry, französischer Schriftsteller (1900–1944)

Wenn Menschen wiedergeboren werden, gibt es zahlreiche Hinweise dafür, dass sie seelisch reifen und sich weiterentwickeln. Die Praxiserfahrung mit der Psychosomatischen Energetik hat gezeigt, dass eine höher entwickelte Seele höhere Kausalwerte hat. Im Prinzip handelt es sich dabei um den gleichen Prozess, den man bei der Charakterreifung beobachten kann (siehe Seite 238), nur dass sich die Seelenreifung im Unterschied dazu vermutlich über mehrere Leben vollzieht.

Die Seele wird meines Erachtens nicht dadurch reifer, indem sie moralischen Ermahnungen folgt. Man will kein besserer Mensch werden, weil das keinen direkten Nutzen bringt – abgesehen von einer verschwindend kleinen Minderheit besonders ernsthafter Menschen –, sondern man folgt ganz schlicht und banal völlig egoistischen Motiven – beispielsweise will man sich besser verwirklichen, mehr aus sich machen, reicher und mächtiger werden, sich besser fühlen, gebildeter sein, von anderen anerkannt werden und so fort – und wird dabei quasi nebenbei ein besserer Mensch. Irgendwann erwacht bei höherschwingenden Menschen außerdem die Sehnsucht nach der verlorenen seelischen Ganzheit und sie verspüren das Bedürfnis, durch Aktivierung der seelischen Eigenschaften des idealen Partners mehr von ihren schlummernden Potentialen zu verwirklichen (siehe das bereits angeführte Beispiel von Albert Schweitzer). Auch höherschwingende Menschen tun das nicht, weil ein moralisches Prinzip sie dazu auffordert, sondern weil sie intuitiv spüren, dass sie sich dadurch besser und authentischer fühlen. Reifung kann daher als ein quasi natürlicher und evolutionärer seelischer Vorgang aufgefasst werden, den jede Seele als tiefes Bedürfnis in sich trägt.

Die Reifung der Seele führt dazu, dass diese durch die Erfahrungen vieler gelebter und durchlittener Existenzen emotional reifer und runder wird. Nach Daskalos legen Menschen im Lauf verschiedener Inkarnationen schlechte Leidenschaften ab und werden zu besseren Menschen. Man erhält schmerzhafte Nackenschläge und Lektionen und wird dadurch gewissermaßen gewaltsam „veredelt". Vielleicht wird man zeitweise auch verbittert, manchmal auch brutal, hartherzig, sogar teilweise unmenschlich, aber weil man damit auf Dauer nicht weiterkommt, schwenkt man irgendwann wieder zu einer positiven Haltung um. Dabei handelt es sich um einen äußerst langsamen Prozess, der zeitweise auch rückwärts verlaufen kann.

Als Gütekriterien einer gelungenen Seelenreifung kann man Eigenschaften wie innere Freiheit, Großzügigkeit, Zufriedenheit und Glück, charakterliche Ausgeglichenheit, Eigenständigkeit, Sachlichkeit, Unbestechlichkeit, Standhaftigkeit, Einfühlsamkeit und Freundlichkeit bezeichnen. Seelische Unreife dagegen geht mit Selbstsucht bis hin zur Tyrannei, Grobheit bis hin zur offenen Grausamkeit, Unfreundlichkeit bis hin zu offenem Hass, Oberflächlichkeit, Dummheit und Ignoranz, Unsachlichkeit, leichter Verletzbarkeit und Irritierbarkeit einher.[87]

Dass sich Menschen seelisch weiterentwickeln, ist eine uralte Erkenntnis, die bereits bei den antiken Philosophen Platon und Plotin diskutiert wird. Während der Blütezeit des Christentums waren derartige Vorstellungen zu individualistisch und galten als gotteslästerlich. Erst während der Renaissance und dann wieder Anfang des neunzehnten Jahrhunderts tauchte die Idee einer seelischen Höherentwicklung auf. Der deutsche Idealismus hat sich intensiv damit beschäftigt und den Gedanken stark romantisiert. Das hat ihm einen für viele Menschen süßlichen, häufig auch arroganten Unterton gegeben, indem dann jeder edler sein will und sich in seiner Veredelung narzisstisch selbst bespiegelt. Friedrich Nietzsches Vorstellung vom Übermenschen, die er 1878 erstmals formulierte, hatte dagegen nichts Romantisches mehr. Er beschreibt das Ideal eines harten und kühlen Menschen, der sich durch strenge Selbstdisziplin und Machtwille zur Krone einer gottlosen Welt macht und dadurch über die gesamte Schöpfung herrscht.

Die Nationalsozialisten haben Nietzsches Idee begeistert aufgenommen und sich selbst für Übermenschen gehalten. Wirft man allerdings einen Blick auf die Nazigrößen, kann man eher die Karikatur eines Übermenschen sehen. Adolf Hitler beispielsweise war lange Zeit ein arbeitsloser, unbegabter Kunstmaler, der genauso gut

---

87 Weitere Ausführungen finden sich in Dürckheim1954, dem ich die aufgeführten Persönlichkeitsmerkmale verdanke, mit denen er seelisch unreife von reifen Menschen unterscheidet.

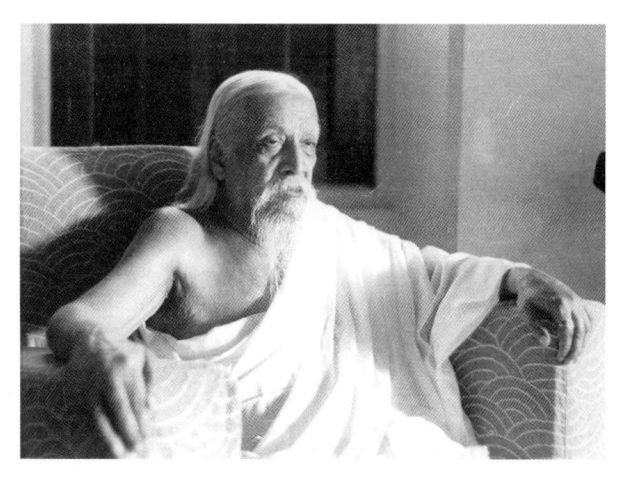

Abbildung 191: *Sri Aurobindo.*

als Randständiger der Gesellschaft hätte enden können. Und auch die anderen führenden Gestalten der NSDAP wie Goebbels waren meist verkrachte Existenzen oder unsympathische Sonderlinge. Indem sie „Untermenschen" vernichteten, wollten sie vermutlich ihre Projektionen beseitigen, denn sie waren es höchstwahrscheinlich selbst, die sich in der Tiefe ihrer Seele als „Untermenschen" fühlten. Nicht zufällig findet sich die Vorstellung vom Übermenschen in allen Diktaturen, von Stalins Sowjetunion bis zum heutigen Nordkorea, deren Führer höchstwahrscheinlich ihr eigenes unbewusstes Unterlegenheitsgefühl ausradieren und umdeuten möchten.

In den modernen westlichen Gesellschaften tauchen „Übermenschen" nur noch im Kino auf. Die übermenschlich starken Helden namens Superman, Spiderman, Tarzan oder James Bond artikulieren die urmenschlichen Sehnsüchte nach dem starken Retter, der mit seiner Kraft alles gut werden lässt und vielen Menschen als Projektionsfigur dient für all das, was verborgen in ihnen steckt. Insofern kann man selbst in diesen Figuren noch die Sehnsucht nach dem Besseren, Schöneren, Kräftigeren und Glücklicheren erkennen, die der eigentliche Impulsgeber seelischen Wachstums ist.

Die Ideen des indischen Mystikers Sri Aurobindo (s. Abbildung 191), die er zwischen 1910 und 1950 in der Abgeschiedenheit eines südindischen Fischerdorfs entwickelte, grenzen sich deutlich von Nietzsche ab, denn Sri Aurobindo glaubt, dass der zukünftige höher schwingende Mensch weniger egoistisch und machtlüstern sein wird, sondern sozialer und altruistischer. Aurobindos „Übermensch" soll demütig und sanft sein, die anderen leben lassen und eine göttliche Überlegenheit anerkennen. Die Radiästheten Antoine Bovis und Oscar Brunler entwickelten zwischen den beiden Weltkriegen eine Pendelskala, nach der die Menschen im Laufe der historischen Entwicklung immer höher schwingen sollen (siehe Kapitel „Hoch schwingende Nahrung und Wasser"). Man könne das an den – über verschiedene Kulturepochen hinweg – kontinuierlich höher schwingenden Kunstwerken ablesen. Nach Brunler haben die Werke des Universalgenies Leonardo da Vinci sowie des Komponisten Johann Sebastian Bach die höchsten aller je von ihnen gemessenen Energiewerte.

Nach dem Zweiten Weltkrieg war es Ken Wilber, der die Menschheit in einer „Halbzeit der Evolution" sieht. Auch Daskalos, der angeblich viele frühere Leben überblicken kann, behauptet, dass sich der Mensch über viele Inkarnationen hinweg weiterentwickelt. Jeder derzeit lebende Mensch sei nach seinen Beobachtungen in seiner aktuellen Inkarnation am weitesten entwickelt. Auch der amerikanische Psychiater Richard E. Hawkins glaubt an eine seelische Höherentwicklung. Er hat mit kinesiologischen Methoden eine Skala der Bewusstseinsebenen erfunden, die auf einer Evolution des individuellen Bewusstseins beruht (s. Abbildung 192).

Vergleicht man alle derartigen Zuordnungen, die verschiedene Stadien einer spirituellen Reifung unterscheiden, ist es beeindruckend zu sehen, dass sie in ihren wesentlichen Aussagen übereinstimmen (s. Abbildung 192). Kritisch sollte man allerdings hinzufügen, dass alle hierarchischen Werturteile in puncto Spiritualität einen unangenehmen Beigeschmack haben. Wenn man in der Selbstlosigkeit ein wesentliches „Gütesiegel" erleuchteter Menschen sieht, ist jedes Guru- und Meistergehabe im Grunde ein Widerspruch in sich, denn wer es nötig hat, von sich zu behaupten, er sei erleuchtet, dürfte es wohl eher nicht sein. Daskalos erwähnt, dass er viele reinkarnierte Meister kenne, die in der Öffentlichkeit völlig unbekannt sind und vollkommen im Stillen wirken.

Ein weiteres Indiz für seelische Höherentwicklung ist eine Beobachtung, die viele Körper- Psychotherapeuten machen: Menschen verlieren im Verlauf einer erfolgreichen Therapie allmählich ihre seelischen und muskulären Panzerungen, was an das Schälen einer Zwiebel erinnert. Sie werden zunehmend freier und offener und zeigen mehr und mehr derjenigen Eigenschaften, die mit spiritueller Reifung einhergehen. Ein solcher Prozess macht deutlich, dass das Potenzial zur Selbstverwirklichung und individuellen Befreiung in jedem Menschen angelegt ist und sich entfalten kann, wenn die Rahmenbedingungen dafür geschaffen werden.

Gerda Boyesen hat aus ihren jahrzehntelangen Praxisbeobachtungen eine interessante Hierarchie entwickelt, die verschieden entwickelte Menschen voneinander unterscheidet:

1. „Neurotische Steine" sind Menschen, die extrem hart gepanzert sind und keine Lebensenergie spüren. Ich habe die Beobachtung gemacht, dass solche Menschen von psychoenergetischen Blockaden entweder gar nichts mitbekommen – beispielsweise bei einer starken Erdstrahlbelastung einen ungestörten Schlaf haben – oder solche Blockaden nicht wahrhaben wollen, obwohl sie etwas davon spüren.

2. „Neurotische Krieger" sind solche, die laut Boyesen schon mehr Lebensenergie spüren und etwas Kämpferisches an sich haben. All das sei ein Ausdruck ihrer erwachten Lebensenergie. Es handelt sich aber um Menschen, die es vorziehen, ihre Probleme in die Außenwelt zu projizieren, anstatt bei sich selbst anzufangen. Sie sind innerlich aufgewühlt, reizbar, verärgert usw. und suchen gerne bei jemand anderem nach einer Lösung für ihre inneren Disharmonien.

3. Die hochsensiblen „neurotischen Prinzen und Prinzessinnen auf der Erbse" werden durch alles Mögliche schnell aus der Bahn geworfen. Sie reagieren sehr stark, aber auf übertriebene und seelisch gestörte Weise auf äußere Belastungen. Es handelt sich immer

Ebenen des Bewusstseins nach Aurobindo	Ebenen nach der Psychosomatischen Energetik	Bovis- und Hawkins-Grade	Zugeordnete Farbe als Symbol
Overmind (Übergeist): Hier beginnt die Schau einer höheren Welt, aber sie ist noch in verschiedene Aspekte geteilt. Die supramentale Ebene sieht die Einheit Gottes.	Kausalebene über 100% (höchste Ebene des Kausalkörpers)	Über 700	weiß (Gold)
Das intuitive Mental: Dabei kommt die Klarheit und Erkenntnis direkt aus der Stille.	Kausalebene über 100% (höhere Ebene des Kausalkörpers)	400 – 700	weiß (Gold)
Das erleuchtete Mental: Hier entsteht Ruhe und Stille mit wachsender geistiger Klarheit. Ebene der künstlerischen Kreativität eines Dichters oder Musikers, der Erkenntnisse eines Wissenschaftlers oder aber einfach religiöser Erkenntnis und Hingabe.	Kausalebene 90 – 99% (mittlere Ebene des Kausalkörpers)	340 – 400	violett
Das höhere Mental, die Ebene der Philosophen und Denker.	Kausalebene 80 – 90% (niedere Ebene des Kausalkörpers)	270 – 330	violett
Die gewöhnliche Mentalebene, sie entspricht dem normalen Denken.	Mentalebene 0 – 100% (Ego) Kausalebene bis 79%	200 – 270	blau

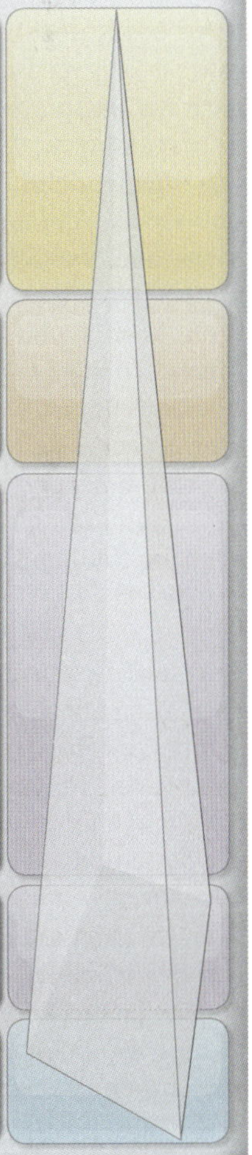

Abbildung 192: Bewusstseins- und feinstoffliche Schwingungsebenen in einer Zusammenschau. Sri Aurobindos Konzept des Supramentalen habe ich den Ebenen der PSE sowie den radionischen Skalen von Antoine Bovis und Richard Hawkins gegenübergestellt. Zusätzlich habe ich die in der Mystik üblichen Farben zugeordnet.

noch um neurotische Menschen, die an ihren ungelösten emotionalen Problemen leiden. Nach meinen Erfahrungen haben solche Menschen oft relativ hohe Kausalwerte, das heißt, sie sind psychoenergetisch relativ offen, haben jedoch noch viele große Konflikte, die sie emotional labil machen. Häufig fühlen sie sich selbst schuldig und klagen sich zu stark an, weil sie bereits realisieren, dass ihre Probleme weitgehend aus ihrem Inneren kommen.

4. Beim „spirituellen Krieger" und beim „Erleuchteten" handelt es sich um kämpferische Menschen, die sich für andere einsetzen, sowie um Menschen, die seelisch in sich ruhen. Sie kämpfen nicht mehr in egoistischer oder neurotischer Weise, sondern altruistisch und vernunftgeleitet. Ich vermute, dass Boyesen damit Menschen mit hohen Kausalwerten und weitgehend aufgelösten Konflikten beschreibt.

Boyesens Kategorie der psychoenergetischen Panzerung erweist sich im Praxisalltag als nützlich, um Menschen nach der entsprechenden Einteilung angemessen behandeln zu können. Meist erledigen das die Patienten aber von alleine, denn die verschiedenen Typen haben unterschiedliche Behandlungswünsche, das heißt, „Steine-Menschen" werden sich kaum für die Energiemedizin interessieren und eher konventionell behandeln lassen, also grob, kräftig und für sie deutlich spürbar. Feinfühlige Menschen dagegen suchen von sich aus eine energetische Therapie. Es ist wichtig, Therapien jeweils anzupassen: Wer provokative Methoden wie Primärtherapie oder aggressive bioenergetische Übungen, die zum Aufbrechen des „Steine-Menschen"-Panzers entwickelt wurden, bei hochempfindlichen Menschen einsetzt, kann diese traumatisieren.

Boyesens Erfahrungen decken sich mit denjenigen der Psychosomatischen Energetik, wonach Menschen mit zunehmender Konfliktauflösung immer offener und sensibler werden. Im Laufe des Prozesses steigen gleichzeitig die Energiewerte an, wobei ansteigende Kausalwerte oft der beste und zuverlässigste Indikator für eine dauerhafte seelische Öffnung sind. Wenn ich Kinder mit hohen Kausalwerten teste, bringen sie diese höchstwahrscheinlich aus früheren Leben mit. Häufig zeigen solche Kinder seelische Qualitäten und besondere Fähigkeiten, die ihre Eltern nicht haben (siehe dazu das Kapitel „Was das Wesen von Menschen dauerhaft festlegt: Karma, Gene und Umwelt"). Das betrifft nicht nur das Phänomen der Wunderkinder, sondern unzählige andere beeindruckende Fähigkeiten, die sich so erstmals in einer Familie manifestieren können. Anscheinend erwirbt man in früheren Leben bestimmte Fähigkeiten, die man ins nächste Leben mitnimmt. Vielleicht gelingt es aus unterschiedlichsten Gründen nicht immer, alle erworbenen Fähigkeiten im aktuellen Leben auszudrücken – etwa durch mangelnde Förderung, andere Formen von sozialer Benachteiligung oder genetische Schäden –, aber die erworbenen Eigenschaften früherer Leben sind gleichwohl weiterhin latent vorhanden und können vermutlich jederzeit aktiviert werden (zumindest teilweise). Man kann daraus den Schluss ziehen, dass es sich lohnt, im aktuellen Leben viel zu lernen und viele Fähigkeiten zu erwerben, weil man daraus wohl viel länger einen Nutzen zieht, das heißt, vermutlich auch in zukünftigen Leben davon profitiert.

Wenn Seelen wiedergeboren werden und sich jedes Mal weiterentwickelt haben, müsste man die Reifung am Fortschritt der Menschheit ablesen können, der sich über viele Jahrtausende erstreckt. Die zivilisatorischen und kulturellen Errungenschaften stellen meiner Ansicht nach nichts anderes als Veräußerlichungen innerer Entwicklungsprozesse derjenigen Menschen dar, die jeweils daran beteiligt waren. Achtung der Menschenwürde, Demokratie, Gleichstellung von Mann und Frau, eine auf friedliche Koexistenz ausgerichtete politische Haltung, rationales Denken und so fort sind dann ebenso Ausdruck einer seelischen Verfeinerung wie alle anderen zivilisatorischen Errungenschaften, von der Hygiene bis zur Sozialversicherung.

Zudem ist die Menschheit in den letzten Jahrtausenden immer friedlicher geworden. Der Psychologe Steven Pinker schreibt in dem Zusammenhang: *„Im Paris des 16. Jahrhunderts gehörte das Katzenverbrennen zu den großen Volksbelustigungen. Dabei wurde eine Katze, die an einem Gerüst hing, langsam in die Flammen hinuntergelassen. Der Historiker Norman Davies schildert, wie die Zuschauer, unter ihnen Könige und Königinnen, sich johlend amüsierten, wenn die Katze unter Schmerzensgeheul erst versengt, dann geröstet wurde und schließlich verkohlte. Heute wäre ein derart sadistisches Spektakel in den meisten Teilen der Welt undenkbar. Diese gewandelte Einstellung ist nur ein Beispiel für den wohl wichtigsten und am stärksten unterschätzten Trend der Menschheitsgeschichte: Die Gewalt nimmt ab. Heute leben wir wahrscheinlich in der friedlichsten Epoche, die die Welt je gekannt hat"* (Pinker 2007). Sogar im Iran sollen Steinigungen, die von den Mullahs als öffentliches Spektakel inszeniert werden, zunehmend schlechter besucht sein, weil modernen Menschen derartige Grausamkeiten zunehmend widerlich vorkommen. Sie schwingen höher und fühlen sich deshalb von solch primitiven Schaustellungen abgestoßen.

Wiedergeburt und Geisterwelt

*Ich glaube daran, dass wir nach dem körperlichen Tod
in eine andere Welt gerufen und dort mit sehr viel Liebe empfangen werden.*
Gerda Boyesen, norwegische Körperpsychotherapeutin (1922–2005).

Wenn man an eine Wiedergeburt glaubt oder sie zumindest für möglich hält, tauchen viele neue Fragen auf, wie beispielsweise: Gibt es so etwas wie ein vorherbestimmtes Schicksal, und geht es dabei gerecht zu? Was passiert nach dem Tod mit der Seele, und wie findet sie wieder in einen Körper zurück? Natürlich kann man solche komplexen Fragen nicht umfassend beantworten, sondern nur einige Aspekte behandeln.

Die Schweizer Psychiaterin Elisabeth Kübler-Ross war die Erste, die sich ernsthaft mit Sterbenden beschäftigt hat. In einem Fernsehinterview 2002 kurz vor ihrem Tod äußerte sie sich folgendermaßen: *„Heute bin ich sicher, dass es ein Leben nach dem Tod gibt. Und dass der Tod, unser körperlicher Tod, einfach der Tod des Kokons ist. Bewusstsein und Seele leben auf einer anderen Ebene weiter. Ohne jeden Zweifel."* Kübler-Ross ist es zu verdanken, dass wir heute in der Regel achtsam mit Sterbenden umgehen, anstatt sie – wenn sie nur noch röchelnd atmen können – in die Besenkammer der Krankenstation zu schieben, wie ich das noch als junger Arzt in den Siebzigerjahren erlebt habe. Dabei möchte ich hinzufügen, dass ich die friedliche Besenkammer prinzipiell als passenden Ort sehe, um inmitten eines hektischen Spitals zu sterben – sofern es dort gut riecht und nicht zu eng ist. Ich glaube allerdings – wie immer mehr Menschen –, dass eine spirituell ausgerichtete Sterbevorbereitung sehr wichtig ist, damit die Seele überhaupt weiß, was auf sie wartet, und auch, damit sie sich in Würde verabschieden kann. Ob man danach in einer stillen Besenkammer verstirbt, dürfte nebensächlich sein. Auch dass ein Angehöriger anwesend sein muss, wage ich zu bezweifeln, da letztlich die Seelen Verstorbener den Sterbenden in Empfang nehmen sollen, wie Nahtoderfahrungen bezeugen. Die Einsamkeit in einem Raum kann mithelfen, damit Sterbende in Ruhe gehen können, weil dann keine Energie eines Lebenden den Ablöseprozess behindern kann.

Wenn der Tod naht, trennt sich die Seele vermutlich langsam vom Körper, was laut dem russischen Physiker Konstantin Korotkow bis zu einer Woche dauern kann. Wenn der materielle Körper stirbt, scheinen Restfunktionen der feinstofflichen Energieebenen noch eine Weile weiterzuleben. Korotkow hat bei Sterbenden mit der Methode der Gasentladungs-Visualisierung (GDV) gezeigt, dass Veränderungen noch 72 Stunden nach dem Tod und darüber hinaus messbar waren.[88] Mediale Menschen, die die Aura sehen können, haben Ähnliches berichtet. Korotkow vermutet, dass zu frühes Verbrennen einer Leiche oder Organentnahmen sich nachteilig auf die Seele auswirken. Man könnte aber auch annehmen, dass eine Organspende als liebevolle Geste einem Mitlebewesen gegenüber als verdienstvoll angesehen wird. Zudem ist die Seele bei einer von ihr ausdrücklich gewünschten Organentnahme vielleicht „vorgewarnt", so dass sie wohl nicht mehr so stark traumatisiert wird. In jedem Fall handelt es sich um ein heikles Thema, über das das letzte Wort noch nicht gesprochen ist.

Schriften wie das *Tibetanische Totenbuch* weisen darauf hin, dass vor allem die kurze Phase vor dem Sterben für ein späteres Leben sehr wichtig sei. Das scheint sowohl das Leben im Jenseits zu betreffen als auch eine zukünftige Inkarnation. Ian Stevenson führt mehrere Beispiele dafür an, dass Pigmentierungen oder körperliche Missbildungen auf Verletzungen zurückgeführt werden können, die kurz vor dem Tod erfolgt sind. Wer kurz vor seinem Tod Qualen durchmacht oder einen Schock erleidet, könnte zu einem ruhelosen Geist werden, der sich der Tatsache seines Todes nicht bewusst wird und verwirrt herumirrt.[89]

Durch die Ehefrau des kalifornischen Psychiaters Carl Wickland meldet sich in den Zwanzigerjahren bei einer Hypnosesitzung einmal überraschend der ruhelose Geist eines Verstorbenen. Wickland erfuhr zu seinem Erstau-

---

88 Korotkow 1998.
89 Verschiedene Angehörige der Besatzung einer Maschine der Eastern Airline, die 1972 bei deren Absturz in Miami ums Leben gekommen waren, erschienen wiederholt in einem anderen Flugzeug derselben Airline. So begegnete der Vizepräsident der Eastern Airline einmal im Erste-Klasse-Abteil einem Kapitän in Uniform. Der Vizepräsident wollte diesen begrüßen, bemerkte aber, dass er Bob Loft vor sich hatte, den verstorbenen Kapitän der Unglücksmaschine, und als ihm das klar wurde, löste sich das Phantom auf. Das ganze Flugzeug wurde durchsucht, aber man fand keinen Kapitän. Ein anderes Mal kam ein Flugingenieur zur Vorkontrolle in die Maschine und erkannte kurz danach den verstorbenen Flugingenieur Don Repo. Er wurde von ihm mit folgenden Worten angesprochen: „Sie brauchen sich nicht mehr um die Flugvorkontrolle zu kümmern. Ich habe es bereits gemacht." Unmittelbar darauf löste sich die dreidimensionale Erscheinung auf (Fuller J. 1976).

nen, dass es sich um einen Geist handelte, der normalerweise einen psychiatrischen Patienten von ihm befallen hatte und offenbar in Wicklands Frau ein kurzes Gastspiel gab. Wicklands jahrzehntelange Forschung zeigte dann, dass das Phänomen der Besessenheit bei etlichen seiner psychisch gestörten Patienten vorkam. Eine „Psychotherapie" solcher verstorbener Geister, die von Wickland über ihre Lage aufgeklärt wurden, wirkte bessernd auf seine Patienten, erstaunlicherweise selbst dann, wenn diese von einer solchen Behandlung nichts mitgeteilt bekamen.

Geisterbeschwörungen hat es seit Anbeginn der Menschheit gegeben, sie wurden aber vom Christentum als heidnisch und gotteslästerlich verurteilt. Das Wissen um Geister blieb aber über Jahrtausende lebendig und ist bis heute in allen Kulturen vorhanden. Der katholische Exorzismus kann als offizielle kirchliche Antwort auf den Geisterglauben gesehen werden. Er arbeitet jedoch nicht mit der freundlichen Unterweisung des ahnungslosen Geistes wie Wickland, sondern mit einer ritualisierten Austreibung, bei der der Geist erst gar nicht angehört wird, weil er von vornherein als böse, hinterhältig und verstockt gilt.

In gebildeten Kreisen war der Geisterglaube lange kein ernst zu nehmendes Thema, bis Berichte von Emanuel Swedenborg die Lage schlagartig veränderten. Swedenborg beschrieb, wie er in Visionen die jenseitige Welt besuchte, und beeindruckte seine Zeitgenossen auch damit, dass er während eines Aufenthalts in Göteborg den verheerenden Stadtbrand Stockholms detailliert schildern konnte. Swedenborgs Darstellungen haben Immanuel Kant dazu veranlasst, sich 1766 mit der Schrift *Träume eines Geistersehers* von spiritistischen Themen abzugrenzen, indem er das Werk des Schweden polemisch als „acht Quartbände voller Unsinn" abstempelte und harsch behauptete, sie würden „*krankhaften Hirnnerven entspringen, deren Besitzer man am besten einer Heilanstalt anvertrauen sollte*". Freundlich zu Swedenborg äußert sich dagegen Honoré de Balzac: „*Swedenborg nimmt auf, was Magie, Brahmanismus, Buddhismus und christliche Mystik, diesen vier großen Religionen gemein, was an ihnen echt und göttlich ist und gibt ihren Lehren sozusagen mathematische Begründungen.*" Ähnlich anerkennend schreibt Heinrich Heine: „*Swedenborg ist eine grundehrliche Haut, und glaubwürdig sind seine Berichte über die andere Welt.*"

Wer sich nach Kants bösem Verriss und der rasanten Entwicklung der Naturwissenschaft weiter mit Geistern beschäftigen wollte, tat das entweder abseits des offiziellen Wissenschaftsbetriebes oder unter einem Pseudonym wie Hippolyte Léon Denizard Rivail (1804–1869), ein angesehener, hochgelehrter französischer Pädagoge und Schüler Pestalozzis, der unter dem Namen Allan Kardec zum Vater des modernen Spiritismus wurde. Seine Werke führten zu einem regelrechten Boom von Klopfgeist-Séancen und Durchsagen von Medien, wobei vieles später bedauerlicherweise als Betrug entlarvt wurde. Der Spiritismus Kardecs hat sich vor allem in Brasilien durchgesetzt, was man daran sieht, dass dort Aussagen von Medien vor Gericht als Beweismittel anerkannt werden. Der brasilianische Heiler João de Deus operiert durch die Geister verstorbener Ärzte, die sich ihm zur Verfügung stellen und ihre Ausbildung offenbar aus früheren Leben mitbringen. Er erzielt manchmal regelrechte Wunderheilungen, die selbst Fachleute in Staunen versetzen, wobei er sich selbst als demütiges Instrument bezeichnet, weil er laut eigenen Worten keinerlei Ausbildung besitzt und sich völlig den Durchsagen anvertraut.

Nach Daskalos, dessen Aussagen sich mit allen mir bekannten Literaturstellen decken, lebt man als verstorbene Seele in einer geistigen Welt. Dort konstruiert man sich seine Nachtodeswirklichkeit selbst, indem dort das wahr wird, an was man glaubt. Im *Tibetanischen Totenbuch* heißt es gleichlautend: „*Alles kommt aus deinem Innern.*" Der Engländer Frederick C. Sculthorp berichtet von zahlreichen Begegnungen mit Geistern. Ursprünglich gegenüber dem Okkulten skeptisch eingestellt, wollte er als junger Witwer – und Vater zweier Töchter – mit seiner verstorbenen Frau in Kontakt treten. Sculthorp wird von einem Besucher als ein „*bodenständiger*

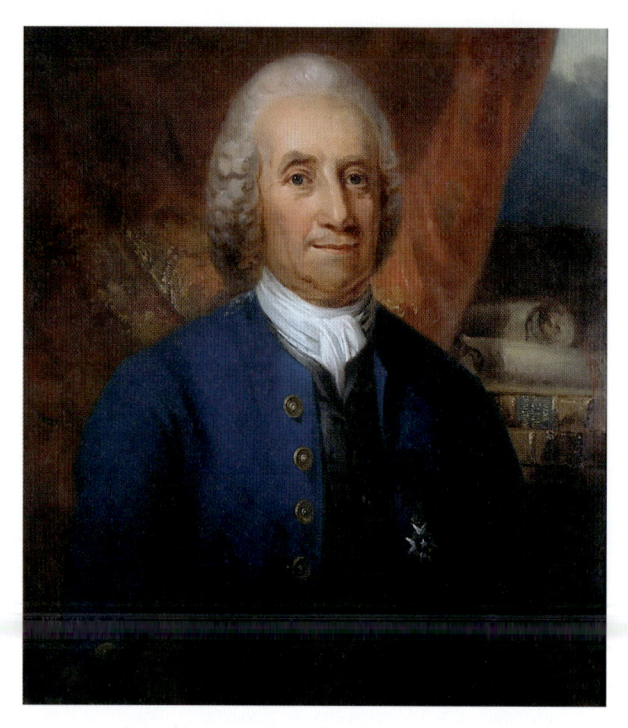

Abbildung 193: *Emanuel Swedenborg (1688–1772).*

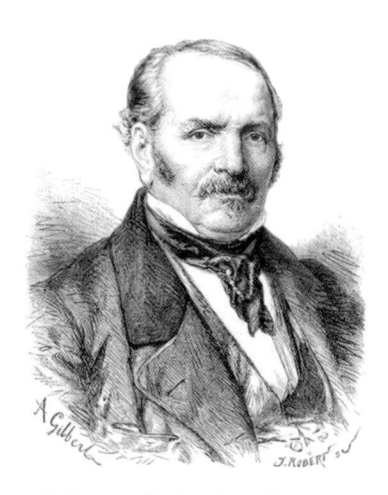

***Abbildung 194:** Allan Kardec.*

Mensch, jeder Phantasterei abhold und den Tatsachen ergeben" beschrieben. Er begab sich zur Kommunikation mit dem Jenseits in einen traumähnlichen Halbschlaf, bei dem er sich dann irgendwann zwischen Geistern befand und dabei auch seiner Frau begegnete.

Sculthorp beschreibt, dass die Geister der Verstorbenen häufig jahrzehntelang dem Irrglauben anhingen, sie wären gar nicht gestorben und lebten weiter wie bisher. Ähnlich äußert sich Swedenborg: *„Der Mensch, wenn er aus der natürlichen Welt in die Geistige übergeht, was also geschieht, wenn er stirbt, nimmt all das Seinige – oder das, was zu seinem Menschen gehört hat, mit sich, mit Ausnahme seines irdischen Leibes."* Sculthorp schreibt, dass in der Geisterwelt jeder spüre und wisse, was der andere empfindet oder denkt. Alle Geistwesen hätten die Fähigkeit des Gedankenlesens und der spontanen geistigen Kommunikation ohne Worte. Sculthorp entdeckt in der geistigen Welt eine Hierarchie, die durch die Schwingungshöhe der geistigen Inhalte eines Wesens definiert wird. Es gibt daher wahrscheinlich kein anonymes Aufgehen der Seele in einem namenlosen Nirwana, sondern es besteht weiterhin die Bewusstseinskontinuität der individuellen Seele: Wir sterben daher nicht als Individuum, sondern leben als unterscheidbare Geister mit den erworbenen individuellen Eigenschaften weiter.

Sculthorp zieht folgendes Fazit aus seinen vielen Astralreisen: *„Während des Lebens eines jeden Menschen werden seine Gedankenimpulse dem Geistkörper eingeprägt und von ihm festgehalten, so wie ein Magnetband die Impulse magnetisch festhält. Ich glaube, dass jeder Gedanke seine besondere Schwingung hat, die guten Gedanken eine hohe, die schlechteren eine tiefe Schwingungszahl, die einen Mittelwert bilden. Nach dem Tode im Jenseits angelangt, wird jeder automatisch zu jener Sphäre hingetrieben, die seinen Gedanken und Handlungen entspricht, je nach dem Inhalt seines persönlichen Tonbandes. Diese automatische Anziehung zur passenden geistigen Umgebung ist wiederum eines der vollkommenen geistigen Gesetze. Das ist auch die Antwort an jene, die halb im Spaß einwenden, dass es eine ungeheure himmlische Buchhaltung erfordern würde, um eines jeden Wünsche, Absichten, Gedanken und Handlungen aufzuschreiben, die dann bei einem zukünftigen Gericht vorgebracht würden. Aber es ist eben jeder, wissentlich oder unwissentlich, sein eigener Buchhalter. Die guten und bösen Taten, die sich in höheren und tieferen Schwingungen spiegeln und um einen mittleren Wert schwanken, bestimmen gleichzeitig die unteren und oberen Grenzen der geistigen Sphäre, zu welcher der Neuankömmling hingezogen wird. Sein Gebiet ist dadurch beschränkt und er kann ebenso wenig in eine höhere Sphäre hineinblicken wie der gewöhnliche Mensch auf Erden in die Geisterwelt schauen kann. Darum kann ein Geist berichten: ‚Wir essen wie auf der Erde', während ein anderer sagt: ‚Wir benötigen keinerlei Nahrung'"* (Sculthorp 1962).

Nach jahrelangem Aufenthalt in der Geisterwelt sucht sich die Seele wieder eine neue Inkarnation. Wir kennen weder die Motive, die sie antreiben, noch die Wahlmöglichkeiten, die sie dabei hat. Immerhin gibt es Anhaltspunkte für die Zeitdauer zwischen zwei Inkarnationen, die laut Ian Stevensons Forschungen an Kindern bei durchschnittlich drei bis fünf Jahren liegen soll. Man muss jedoch hinzufügen, dass sich eine Mehrheit der von Stevenson befragten Kinder an einen gewaltsamen Tod rückerinnert. Dass das die Zeitdauer des jenseitigen Aufenthaltes sowie die Wahl einer zukünftigen Inkarnation beeinflusst, darf vermutet werden, und möglicherweise entspricht ihr Verhalten nicht der Norm. Wir wissen leider noch sehr wenig über die Wahl einer neuen Inkarnation unter normalen Bedingungen.

Man darf annehmen, dass die Seele bei einem längeren Aufenthalt in der Geisterwelt nach und nach ihre früheren Leben vergisst. Irgendwann erwacht bei ihr wieder das Verlangen nach einem neuen Leben. Die Seele entscheidet wohl aufgrund von Gewohnheiten und ihrer psychoenergetischen Inhalte, seien das emotionale Konflikte, bestimmte Vorlieben und Abneigungen inklusive zahlreicher Erinnerungen. Wahrscheinlich wird sie manchmal auch aufgrund einer besonderen Beziehung zu einem Familienangehörigen angeregt, dort zu inkarnieren. Es wäre sinnvoll, dieses Gebiet weiter zu erforschen, da man davon ausgehen kann, dass es zahlreiche seelische Phänomene besser verständlich macht als die gängigen Erklärungsmodelle. Beispielsweise könnte es Menschen helfen, sich mit einem schwierigen Schicksal leichter auszusöhnen, wenn sie die Hintergründe verstehen.

Karma und Zufall

Was die Leute gemeiniglich als Schicksal nennen,
sind meistens nur ihre eigenen dummen Streiche.
Arthur Schopenhauer, deutscher Philosoph (1788–1860)

Wenn von seelischen Konflikten die Rede ist, die sich in späteren Wiedergeburten zeigen, denkt man zwangsläufig an den Begriff „Karma" (Sanskrit „karman" = „Taten"). Karma und Wiedergeburt werden zwar im gleichen Atemzug genannt, sind aber unterschiedliche Begriffe. Man kann wiedergeboren werden, ohne dass Karma zum Tragen kommt. Karma als die gespeicherte Erinnerung an frühere gute und schlechte Taten soll sich später durch geistige Gesetze im Sinne eines Ausgleichs auswirken: Wer Gutes getan hat, wird belohnt, und wer gesündigt hat, wird bestraft.

Die Kernidee der göttlichen Gerechtigkeit, nach der böse Menschen, selbst wenn sie in diesem Leben ungeschoren davonkommen, ihrer gerechten Strafe nicht entgehen, findet sich in allen Weltreligionen. Göttliche Kräfte verlängern angeblich den oft zu kurzen Arm der irdischen Rechtsprechung. Deshalb darf sich das aufgebrachte Opfer beruhigen, weil ohnehin alles wieder gut wird. Die Angelegenheit funktioniert auch andersherum und wirkt abschreckend: Wenn den Täter langfristig eine Strafe ereilt, selbst wenn er entwischen kann, verhält er sich vorsichtiger, weil er weiß, dass er für seine Taten sowieso büßen muss. Gautama Buddha antwortete auf die Frage, warum jemand an Lepra erkrankt sei, dieser habe in einem früheren Leben einen Heiligen beleidigt und ihm sogar ins Gesicht gespuckt. Für diese schändliche Tat habe er viele Hunderttausend Jahre in der Hölle gelitten und sei danach aufgrund von restlichem Karma als Aussätziger geboren worden. Selbst wenn Buddha mit seiner Interpretation zu dick aufgetragen hat, beschreibt er eine wichtige Wirkung von Karma: den moralischen Ausgleich.

Nach dem Rückführungstherapeuten Jan Erik Sigdell wird man bei einer Reinkarnation zu Menschen hingezogen, die man gehasst oder schlecht behandelt hat. Er berichtet beispielsweise von einer israelischen Reinkarnationstherapeutin, die unter ihren jüdischen Klienten mehrere frühere Nazis gefunden hat. Sigdell vermutet, dass die großen Übeltäter des Dritten Reichs jedoch woanders ihr Karma erleben, weil deren Hass auf Juden noch zu groß sein dürfte. Das könnten Neonazis oder islamische Fundamentalisten sein. Wenn der Hass aber nicht ganz so groß ist, kann es laut Sigdell im nächsten Leben zu einem Ausgleich kommen. Auch Daskalos meint, ein moralischer Ausgleich könne zum Beispiel dadurch erzielt werden, dass ein Chirurg in einem früheren Leben viele Menschen mit dem Schwert getötet hat, während er heute viele Menschen mit dem Skalpell heilt – sofern sein Hass nicht so groß war. Die karmische Melodie dahinter wäre hier, dass etwas Metallisches sowohl töten wie lebensrettend wirken kann, was sich als karmische Wiederholungsschleife erneut konstelliert, nur eben unter anderen moralischen Vorzeichen. Wenn man anderen das Leben genommen hat, muss man ihnen das Leben diesmal wieder geben, damit es zu einem Ausgleich kommt.

Dem moralischen Ausgleich steht meines Erachtens eine zweite Wirkung von Karma entgegen, die der Wiederholung. Eine Wiederholung führt zunächst erst einmal zu keinem moralischen Ausgleich, was ungerecht wirkt. Ich erwähnte bereits, dass meine eigenen Praxiserfahrungen ebenso wie viele Rückführungserlebnisse gezeigt haben, dass sich das Karma von unglücklichen Menschen im nächsten Leben wiederholt. Ihre unbewussten Glaubenssätze und seelischen Konflikte wirken sich zum x-ten Mal negativ aus, das heißt, sie wirkten schon in früheren Leben negativ und schädigen auf ungebremste Weise weiter. Sieht man den Sinn des Lebens darin, sich weiterzuentwickeln und aus Fehlern zu lernen, erhält man durch das Prinzip der Wiederholung gleichwohl eine gute Gelegenheit, es beim nächsten Mal besser zu machen. In dem Zusammenhang sehe ich die Aufgabe von Verfahren wie Psychoanalyse, Verhaltenstherapie, Coaching oder Psychosomatischer Energetik, an sich selbst zu arbeiten und negative Programme aufzulösen.

In meiner Theorie von Karma gibt es noch eine dritte Komponente, die auf reinem Zufall beruht. Streng genommen handelt es sich dann nicht um Karma, sondern um so etwas wie „Anti-Karma". Der Prozentsatz des Zufalls dürfte von Fall zu Fall variieren, aber ich nehme an, dass jede Wiedergeburt zu einem großen Teil durch Zufall zustande kommt. Ich habe dafür keine konkreten Beweise, aber vieles spricht für diese Annahme. Zwar weiß man aus parapsychologischen Versuchen, dass Menschen zukünftige Ereignisse wie das Ziehen einer bestimmten Spielkarte geringfügig beeinflussen können (siehe Radin 1997), aber das Meiste unterliegt dem Zufall. Hinzu kommt, dass es unendlich viele Wünsche und Beweggründe gibt, die karmisch gar nicht alle berücksichtigt werden können. Deshalb kann man sich vorstellen, dass Seelen ihre zukünftige Inkarnation bloß ein wenig beeinflussen. Gleichwohl sollte man sich klarmachen, dass das meiste dem Zufall unterliegt.

Beim Thema des Zufalls handelt es sich um eine Grundfrage des menschlichen Schicksals, unabhängig davon, ob man an Wiedergeburt glaubt oder nicht. Der Zufall scheint ein ganz unverzichtbarer und wesentlicher Teil des Lebens zu sein, denn ohne ihn wären wir bloß programmierte Automaten, die ein von vornherein festgelegtes Schicksal abspulen. Wenn manche Menschen behaupten: „*Es ist sowieso alles vorbestimmt*", sollten sie sich im gleichen Atemzug darüber im Klaren sein, dass diese Bemerkung gemäß ihrer Theorie auch vorprogrammiert ist, also keine echte Meinungsäußerung darstellt, sondern nur das Wiedergeben einer ohnehin festgelegten Aussage. Ob dann sowieso alles als Betrug angesehen werden kann oder nicht, kann gemäß der Theorie der hundertprozentigen Vorherbestimmung niemand wissen, weil dessen Gedanken auch schon wieder festgelegt sind. Man landet damit in einer logischen Sackgasse und befindet sich unvermittelt in einer paranoiden Welt, bei der man zum willenlosen Roboter geworden ist. Es gehört im übrigen zu den Kernsymptomen der Schizophrenie, dass den Kranken alles als von außen gelenkt vorkommt. Man sieht daran, dass man das Prinzip des Zufalls unbedingt benötigt, damit wir uns in einer seelisch normalen Welt frei entscheiden können.

Viel Verwirrung entsteht dadurch, dass das Prinzip des Zufalls manchmal durch andere Phänomene aufgeweicht und teilweise ausgehebelt wird. Viele Menschen übersehen aber nach meiner Einschätzung, dass es sich dabei um schwache Effekte handelt, die das Prinzip des Zufalls nicht grundsätzlich aufheben, sondern nur verwässern. Hier befindet man sich nun mitten im Kampf des naturwissenschaftlichen Materialismus gegen volkstümlichen Aberglauben. Der Aberglaube redet von schwarzen Katzen, die am Freitag dem Dreizehnten Unheil ankündigen, von Astrologie und Numerologie, die die Zukunft in den Sternen oder in Zahlen erkennen, von Hellsehen mittels Tarot-Karten, vom Handlesen bis zum Orakel. Alle diese Methoden haben gemeinsam, dass sie mit der Aufweichung des Zufallsprinzips zu tun haben, was nach Ansicht der Rationalisten zwar prinzipiell nicht möglich sein soll, aber ärgerlicherweise immer wieder passiert. Die Wissenschaft hat es sich einfach gemacht, indem sie das Problem mit einem Handstreich zu einem Problem des Betrachters erklärt und Menschen in Schafe und Ziegen einteilt. Schafe seien einfältig und glaubten solchen Unsinn, während Ziegen schlau seien und sich nicht reinlegen lassen würden. Es handelt sich dabei aber um eine simple Schwarz-Weiß-Strategie, die das eigentliche Problem tapfer ignoriert. Viele ernst zu nehmende Naturwissenschaftler wie etwa Albert Einstein waren übrigens parapsychologischen Fragestellungen gegenüber offen, so dass man auch als überzeugter Rationalist nicht zu pauschal und vorschnell kategorisieren sollte.

Um die Diskussion auf ein höheres Level zu heben, möchte ich einen kurzen Ausflug zu C. G. Jung und dem Physiker Wolfgang Pauli unternehmen, die am Ende des Zweiten Weltkrieges intensiv über den Grenzbereich von Psyche und Materie nachgedacht haben. Beide waren rationale und gebildete Leute, denen man keine abergläubische Einfältigkeit unterstellen kann. Weil es seitdem keine Fortsetzung der eigentlich sehr wichtigen Diskussion auf vergleichbarem Niveau gegeben hat, lohnt es sich, diese Überlegungen vorzustellen. C.G. Jung beobachtete wiederholt, dass zwei inhaltlich nicht miteinander verknüpfte Dinge zu einer Bedeutung zusammenkommen, die dem Betrachter dann logisch erscheint und auf geradezu koboldhafte Weise einen Sinn vermittelt. Er spricht von „Synchronizität".

Während eine Patientin einen Traum erzählt, in der ihr ein goldener ägyptischer Käfer (Skarabäus) erscheint, fliegt das seltene europäische Gegenstück dieses Käfers, ein Scarabaeide beziehungsweise Blatthornkäfer, in C. G. Jungs Sprechzimmer. Käferflug und Trauminhalt sind prinzipiell zwei verschiedene Teile der Realität, synchronisieren sich aber auf merkwürdige Weise in C. G. Jungs Gegenwart, als es gerade inhaltlich passt. Wolfgang Pauli wurde 1955 wegen einer schweren Krankheit in ein Hospital eingeliefert. Beim Lesen der Zimmernummer 137 wurde ihm schlagartig klar, dass das Zimmer sein Sterbezimmer sein wird. Die Zahl 137 als Feinstrukturkonstante ist nämlich eine wichtige Zahl der Physik. Die Zimmernummer und das Sterben sind zwei unterschiedliche Teile der Realität, die sich aber auf wunderbare Weise zusammenfügen, als es gerade passt.

C. G. Jung erzählte folgende Anekdote: „*Ein M. Deschamps erhielt als Knabe einmal in Orleans ein Stückchen Plumpudding von einem M. de Fontgibu. 10 Jahre später entdeckte er in einem Pariser Restaurant wieder einen Plumpudding und verlangte ein Stück davon. Es erwies sich aber, dass der Pudding bereits bestellt war, und zwar von M. de Fontgibu. Viele Jahre später wurde M. Deschamps zu einem Plumpudding als einer besonderen Rarität eingeladen. Beim Essen machte er die Bemerkung, jetzt fehle nur noch M. de Fontgibu. In diesem Moment öffnete sich die Türe, und ein uralter, desorientierter Greis trat herein: M. de Fontgibu, der sich in der Adresse geirrt hatte und fälschlicherweise in diese Gesellschaft geraten war*" (Jung/Pauli 1952).

Bekannt ist auch das „Kennedy-Lincoln-Mysterium", das ebenfalls das Prinzip der Synchronizität deutlich werden lässt. Hier tobt sich der sogenannte dumme Zufall in Namensspielen und Zahlen aus: *„Abraham Lincoln wurde 1846 in den Kongress gewählt, John F. Kennedy 1946. Abraham Lincoln wurde 1860 zum Präsidenten gewählt, Kennedy 1960. Beide Präsidenten setzten sich für die Bürgerrechte ein. Die Ehefrauen beider Präsidenten verloren ihre Kinder, während sie im Weißen Haus lebten. Lincolns Sekretär hieß Kennedy – Kennedys Sekretärin hieß Evelyn Lincoln. Beide Präsidenten wurden an einem Freitag erschossen. Beiden wurde von hinten in den Kopf geschossen, beiden in der Gegenwart ihrer Frauen. Beide wurden von Südstaatlern erschossen. John Wilkes Booth, Lincolns Mörder, wurde 1839 geboren. Lee Harvey Oswald, Kennedys Mörder, wurde 1939 geboren. Lincoln wurde im Ford-Theater erschossen. Kennedy saß in einem Wagen der Marke Ford Lincoln. Beide Attentäter wurden vor ihrem Prozess ermordet. Die Nachfolger von beiden waren Südstaatler mit Namen Johnson. Andrew Johnson, Lincolns Nachfolger, wurde 1808 geboren. Lyndon B. Johnson, Kennedys Nachfolger, wurde 1908 geboren. Der Chauffeur von Kennedy, der den Wagen fuhr, in dem er erschossen wurde, hieß Lincoln"* (Froböse 2008). Dass nach John F. Kennedys Tod bald darauf sein Bruder Robert ermordet wurde, erscheint in dem Zusammenhang nur wie die Fortsetzung einer rätselhaften Verkettung von synchronistischen Umständen.

Der Parapsychologe Hans Bender meinte zu vergleichbaren Phänomenen: *„Der Eindruck drängt sich geradezu auf, dass intelligente Kräfte den Beobachter foppen"* (Bender 1980). Wenn man davon ausgeht, dass es eine geistige Welt gibt, die die gewöhnliche Welt durchdringt, kann man sich gut vorstellen, dass Kräfte aus dieser Ebene intelligent und foppend sind. Wir kennen die Prinzipien noch nicht, nach denen das zustande kommt, aber man darf vermuten, dass geistige Empfänglichkeit und psychoenergetische Offenheit – die Pauli und C. G. Jung sicher besaßen – die Wahrscheinlichkeit erhöhen, dass solche Kräfte wirken können. Wer dagegen eine ablehnende Haltung einnimmt und eine gepanzerte Psychoenergie hat, etwa zu den „Steine-Menschen" Boyesens gehört, dürfte selten mit solchen parapsychologischen Phänomenen konfrontiert werden. Solche „Ziegen" werden höchstwahrscheinlich auch skeptisch bleiben, weil sie erleben, was sie erwarten, und das Gewünschte auf unbewusste Weise herbeiführen.

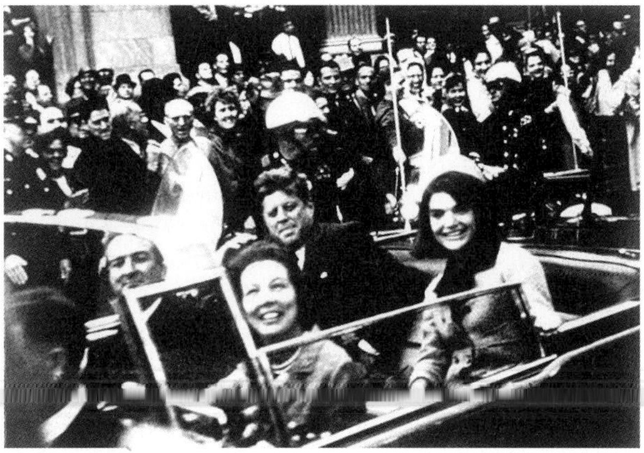

Wenn man sich das Prinzip synchroner Phänomene vor Augen führt, kann man sich natürlich auch vorstellen, dass sich Krankheiten und andere Schicksalsschläge auf diese Weise ausdrücken. Wie sehr sie das tun, kann man nur vermuten. Hier beginnt die Diskussion innerhalb der „Schafe", wieviel der eigenen Zukunft vorherbestimmt sein soll. Wenn sie vorherbestimmt ist, fragt man sich gleich, ob man daran etwas ändern kann. Dafür spricht die folgende Erzählung des Philosophen Anton Neuhäusler: *„Vor ungefähr zehn Jahren hatte ich in New York einen Traum. Ich hörte einen Schrei und wandte mich um und sah meinen Sohn, der damals zwei Jahre alt war, durch das Fenster fallen. Ich hörte sogar die Sirenen des Ambulanzwagens, der vor dem Hause vorfuhr. Als ich erwachte, sah ich zuerst nach dem Baby und dann nach den Fenstern. Alles war in Ordnung. Ein paar Tage später legte ich seine Matratze ins Fenster zur Lüftung. Das Fenster war dicht bis zu ihm niedergezogen. Ich beschäftigte mich im Nebenraum. Plötzlich erinnerte ich mich an den Traum und rannte in sein Zimmer zurück. Er hatte es fertiggebracht, das Fenster aufzustoßen und saß auf dem Fensterbrett. Ich ergriff ihn in dem Moment, in dem er schon fiel. Die Matratze lag schon drunten auf der Straße"* (Bender 1980).

C. G. Jung und Pauli sind sich beide darüber im Klaren, dass Synchronizität das naturwissenschaftliche Weltbild infrage stellt, weshalb C. G. Jung vorschlägt, den Begriff als Kategorie neben Raum, Zeit und Kausalität einzuführen. Da es sich dabei um geistige Vorgänge handelt, wäre es meines Erachtens sinnvoller, als vierte Kategorie den Begriff „geistige Welt" einzuführen, weil diese die Synchronizitäten überhaupt erst entstehen lässt. Dann erhebt sich die Frage, wie Geist und Materie zusammenwirken und was das konkret für uns bedeutet. Wenn wir eine Seele haben und die Welt aus Geist besteht, ist beides logischerweise aus dem gleichen Material und daher identisch, das heißt, letztlich sind wir nicht nur materiell, etwa durch den Sauerstoff, den wir atmen, oder die Nahrung, die wir essen, sondern auch geistig mit der Welt verbunden und damit ein untrennbarer Teil von ihr. Die dramatischen Konsequenzen, die ein solcher Wechsel

Abbildung 195: John F. Kennedy 1963 in Dallas kurz vor seiner Ermordung.

des Weltbildes nach sich ziehen würde, ist wahrscheinlich der Grund dafür, dass sich viele Rationalisten so vehement gegen alles Parapsychologische sträuben. Offenbar ist es ihnen extrem unbehaglich, auf einmal zu einem geistartigen Kosmos dazuzugehören. Ich vermute, dass sie das als Angriff auf ihre persönliche Autonomie interpretieren und es daher so kategorisch ablehnen.

Die Phänomene der Synchronizitäten und der (teilweisen und geringfügigen) Vorherbestimmung setzen weder das Prinzip der Kausalität noch das des Zufalls außer Kraft. Viele Menschen glauben, dass entweder das eine oder das andere gilt, aber die Wirklichkeit ist meines Erachtens vielschichtiger, als sie Ziegen respektive Naturwissenschaftlern vorkommt, weil sie auch aus hochdifferenziertem und eigenwilligem Geist besteht, der beispielsweise „den Beobachter foppt". Gleichzeitig ist die Wirklichkeit nüchterner und verlangt mehr Realismus, als das romantische Schafe glauben möchten, weil sie überwiegend den dumpfen und harten Gesetzen des Zufalls gehorcht.

Wenn man sich vor diesem Hintergrund das Prinzip der Synchronizität vor Augen führt, versteht man, dass wir in einer geistartigen Welt mit unserem Geist auf die materielle Welt einwirken können. Wir sind selbst Teil des kosmischen Spiels und damit Schöpfer. Zwar sind wir zum Großteil den willkürlichen Launen des Schicksals unterworfen, sind also dem Zufall ausgeliefert, teilweise aber auch wieder nicht. Wir können unser Schicksal gestalten, selbst wenn es wie von außen kommend aussieht – was höchstwahrscheinlich unbewusst geschieht. Doch alle Bedingtheiten des Schicksals – innerer wie äußerer Art – dürfen nicht als Ausreden für moralisches Fehlverhalten oder für verpasste Chancen herhalten. Sie heben unsere Willensfreiheit nicht auf, weil letztlich wir selbst frei entscheiden müssen und auch dürfen, was jeweils geschehen soll.

Schicksal und Krankheit

„Oft trifft man sein Schicksal auf Wegen,
die man eingeschlagen hatte, um ihm zu entgehen."
Jean de La Fontaine, französischer Dichter (1621-95).

Als Arzt werde ich täglich mit der Frage konfrontiert, welcher Sinn in einem harten Schicksal gesehen werden kann, etwa wenn der Lebensgefährte frühzeitig an Krebs stirbt oder man ein Kind verliert. Viele Patienten fragen mich auch, warum sie schwer krank geworden seien. Beispielsweise glauben einige Menschen mit Krebserkrankung, diese sei die Quittung für ein lebenslang unterdrücktes seelisches Leiden, das sich nun in der Krankheit zu Wort melde. So sagt mir eine Patientin mit Brustkrebs: *„Ich habe jahrelang in einer unglücklichen Ehe leben müssen, und nun habe ich Krebs."* Als Arzt habe ich meine Not mit solchen Aussagen. Selbst wenn es mir als Gesprächspartner Punkte einbringen würde, zuzustimmen, glaube ich nicht, dass diese Aussage medizinisch richtig ist – auch wenn ich sie menschlich verstehen kann. Der aufgestaute emotionale Frust bricht einfach aus der Patientin heraus, und sie ist auf der Suche nach einem tieferen Sinn ihrer Krankheit, damit sie ihre Lage besser akzeptieren kann. Meines Erachtens schiebt sie aber dem Ehegatten auf unfaire Weise eine Mitschuld zu, die er mit großer Wahrscheinlichkeit nicht hat, jedenfalls nicht in diesem Ausmaß. Und die Patientin selbst bekommt ebenfalls eine Mitschuld an ihrem Krebs, weil sie nicht positiv genug gestimmt war. Nach ihrer Sichtweise hätte sie sich ja scheiden lassen, eine glücklichere Ehe führen können und dann wahrscheinlich keinen Krebs bekommen. Dieses überholte „Krankheit als Sünde"-Denken erweist sich im medizinischen Alltag als schädlich, weil es depressiv stimmende Schuldgefühle hervorruft. Außerdem scheint es wissenschaftlich falsch zu sein.

Die moderne Psychoonkologie – als Lehre von den komplizierten Beziehungen zwischen Krebs und Psyche – sieht die Entstehung dieser Krankheit derzeit nur mit Einschränkungen als „Sprache der Seele". Als Beleg kann eine große dänische Studie dienen, die die Folgen von Kindstod untersucht hat. Ein Kindstod wird zu den größten seelischen Belastungen gezählt, die überhaupt denkbar sind. Laut der Studie erhöhte sich unter den über 20000 Eltern, die ein Kind verloren hatten, die Krebsrate nach jahrzehntelanger Nachbeobachtung im Vergleich zu Eltern, die das nicht erlebt hatten, nur äußerst geringfügig, und zwar ausschließlich bei Müttern.[90]
Die Autoren vermuten, dass diese leichte Erhöhung mit

---

90 Li et al. 2003.

einem risikoreicheren Lebensstil zu tun hatte, wenn Mütter etwa ihren Kummer in Alkohol zu ertränken suchten oder mehr gegessen und geraucht haben. Die Erhöhung ist aber gleichwohl minimal und kann nicht als beweisend angesehen werden.

Manche Menschen sehen in großen seelischen Konflikten – wie man sie etwa mit der Psychosomatischen Energetik testet – eine wichtige Ursache für schwere Krankheiten. Ich bin nicht sicher, ob das zutrifft, denn solche Konflikte hat jeder Mensch. Man könnte mit dem gleichen Recht meinen, dass eine körperlich entstandene Krankheit schlafende seelische Konflikte aktiviert. Konflikte wären dann eine Folge und wirken aller Wahrscheinlichkeit nach als Ko-Faktor, der die Krankheit begünstigt. Vermutlich wirken aktive Konflikte fördernd auf eine ausgebrochene Krebserkrankung, weil sie einerseits oft mit dem Sitz der lokalisierten Krebskrankheit segmental übereinstimmen, so dass man annehmen kann, dass sie etwas Schädliches bewirken, aber auch, weil ihre Auflösung den Allgemeinzustand oft deutlich bessert, sie also allgemein belastend wirken. Möglicherweise haben also aktive Konflikte etwas mit dem Entstehen einer Krebskrankheit zu tun, aber in welchem Ausmaß, das ist noch völlig unerforscht. Es könnte ein zwar nachweisbarer, aber schwacher Effekt sein, der höchstwahrscheinlich nicht so bedeutend ist, wie manche glauben, die Krebs als rein psychosomatische Krankheit sehen.

Krebs entsteht gemäß der Schulmedizin durch eine Mischung aus genetischer Belastung, risikoreichem Lebensstil und Umwelteinflüssen. Bei der genetischen Belastung denkt man gleich an Karma, weil es sich bei beidem um etwas Festgelegtes handelt. Ob Krebs tatsächlich mit Verfehlungen und Traumata früherer Leben zu tun hat, kann ich nicht sagen, da ich kein Rückführungstherapeut bin und meine Praxiserfahrungen nicht dafür sprechen. Es gibt sporadische Berichte darüber, dass Krebs etwas Karmisches sein kann, aber man sollte daraus keine Regel ableiten. Schließlich wählt die Seele ihren zukünftigen Körper bei einer Reinkarnation eher zufällig, und ich glaube daher nicht, dass sie vorausahnt, dass es sich um einen Körper mit erhöhtem Krebsrisiko handelt (zumal Krebs meist erst in höherem Lebensalter auftritt).

Bei einem risikoreichen Lebensstil spielen seelische Konflikte eine große Rolle, worauf ich schon an früheren Stellen eingegangen bin. Niedrig schwingende Aktivitäten – Rauchen, Essen von ungesunder Nahrung, Drogenkonsum – werden durch die eigene niedrige Schwingung gefördert, die wiederum Ausdruck großer seelischer Konflikte ist. Umwelteinflüsse als äußere niedrig schwingende negative Energien wiederum hängen zum Großteil nicht von einem selbst ab – beispielsweise Dioxin in Lebensmitteln oder Feinstaub. Wenn eine Gesellschaft die Umwelt belastet, handelt es sich letztlich um das Produkt einer Ansammlung niedrig schwingender Menschen, das heißt, es ist etwas Menschengemachtes und kein unabänderliches Schicksal, nur ist der Einzelne nicht auf direkte Weise involviert. Bei Erdstrahlen sehe ich das anders, denn hierbei spürt der Einzelne, dass er belastet ist, und kann etwas ändern, indem er an einem neutralen Platz schläft. Im übrigen beobachte ich häufig, dass Krebskranke instinktiv von schlechten geopathogenen Plätzen angezogen werden. Vermutlich handelt es sich um etwas Vergleichbares wie beim pathologischen „Kick", wo Menschen energetisch schwächende Musik bevorzugen (siehe Seite 92).

Ich behaupte, dass der Krebs überwiegend, aber nicht vollständig ein zufälliges Schicksal ist. Das entspricht den Erkenntnissen der modernen Epidemiologie, wonach Krebs zum Großteil eine selbstgemachte Krankheit ist. Darunter versteht man alle von Menschen gemachten Belastungen. Bei anderen Krankheiten wie Neurodermitis, Asthma, Colitis ulcerosa und vielen psychosomatischen Beschwerden halte ich dagegen eine karmische Mitursache für wahrscheinlicher. Ich erinnere an die asthmakranke Frau, die sich an ein früheres Leben erinnert, in dem sie als Jüdin vergast worden war (siehe Seite 274). Wenn es sich dabei um karmische Krankheitsursachen handelt, stellt sich die Frage, wie man diese aufspüren und behandeln kann. Der Begründer der Homöopathie, Samuel Hahnemann, entwickelte sogenannte Miasma-Nosoden, weil er erkannte, dass Tuberkulose und ähnliche chronisch verlaufende Infektionskrankheiten die Nachkommen belasten. Da Hahnemann noch nichts über Wiedergeburt wusste und daher genetische mit karmischen Ursachen verwechselte, darf man annehmen, dass man mit Miasma-Nosoden in Wahrheit karmische Krankheitsursachen behandelt. Eine andere Möglichkeit besteht darin, die beteiligten großen Konflikte mit der Psychosomatischen Energetik aufzuspüren und aufzulösen. Auch Rückführungen können helfen, solche karmischen Traumata zu heilen.

Sich der geistig-energetischen Welt öffnen

*Ein jeder trägt eine produktive Einzigkeit in sich, als den Kern seines Wesens;
und wenn er sich dieser Einzigkeit bewusst wird, erscheint um ihn ein fremdartiger Glanz,
der des Ungewöhnlichen.*

Friedrich Nietzsche, deutscher Philosoph (1844–1900)

Zu den größten Aufgaben für jeden Menschen gehört es, sich selbst zu entdecken. Das klingt banal, doch bei Lichte besehen, sind die meisten Menschen sich selbst fremd. Das betrifft nicht nur den eigenen Körper, in den man nicht hineinsehen kann und über den man nur indirekt etwas erfährt, indem man sich röntgen lässt, Endoskope in Körperöffnungen hineingeschoben werden oder Laborbefunde etwas über die Körperchemie verraten. Die Unkenntnis erstreckt sich auch auf die Seele. Das betrifft aber nicht nur unseren Schatten, also unbewusste Konflikte, sondern ein viel weiteres Spektrum, das die Traumebene, die transpersonalen Ebenen karmischer Erinnerungen, aber auch seelische Zustände nach dem Tod umfasst.

Hellsichtige Menschen sagen, dass wir im Schlaf den grobstofflichen Körper verlassen und mit unserer Seele in Traumregionen umherwandern, die auch als Astralwelten bezeichnet werden. Man versteht darunter niedrig schwingende emotionale Ebenen, die die abenteuerlichen Vorgänge enthalten, denen man üblicherweise im Traum begegnet. Hält man die Existenz einer eigenständigen Seele für möglich, die nach dem Tod den Körper verlässt, handelt es sich beim Traum um eine zeitlich limitierte Minimalform eines seelischen Ablöseprozesses, der Traum wird also zu einem „Mini-Tod". Wenn Menschen psychoenergetisch höher schwingen und sich seelisch weiterentwickeln, kommen sie mehr und mehr mit den verschiedenen Schichten ihres Bewusstseins in Kontakt und erinnern sich dann typischerweise leichter an ihre Träume.

Spirituelle Führer empfehlen, den Geist so weit zu trainieren, dass man schließlich bewusst träumen kann und in der Lage ist, sogenannte Astralreisen zu unternehmen, also im Traum etwas auf bewusste Weise tun oder lassen kann. Daskalos hat die Erfahrung gemacht, dass Menschen mit geschultem Selbstgewahrsein nicht mehr träumen, weil sie ihr Bewusstsein während des Träumens nicht verlieren. Die willkürlichen „Winde des Geistes" (buddhistische Beschreibung des Bewusstseins) führen angeblich dazu, dass ungeübte Menschen während des Träumens zu willenlosen Objekten astraler Kräfte werden und wie ein umhergewehtes Blatt im Wind keine Kontrolle darüber ausüben können, was mit ihnen geschieht. Wer dagegen trainiert ist, dem passiert das nicht mehr und er behält die Kontrolle über sein Traumbewusstsein.

Wenn man ein feineres Gespür für die geistigen Sphären entwickelt, bilden sich Fähigkeiten wie Telepathie, ohne dass man sich als verstorbene Seele im Jenseits befindet. Daskalos wurde von seinem Biografen Kyriakos C. Markides einmal gefragt, warum er ihn nie beim Bücherlesen sehe. Für jemanden mit einer akademischen Ausbildung und einem dermaßen breiten Wissen erschien es Markides ungewöhnlich. Außerdem hatte er Daskalos einige Monate vorher eines seiner Bücher geschickt und ihn um seine Meinung gebeten. Das Buch lag offenbar ungelesen auf einem Stapel, als er ihn einige Zeit später besuchte, was Markides verständlicherweise irritierte. Daskalos antwortete, er brauche grundsätzlich keine Bücher zu lesen, denn nur durch Berühren wisse er bereits, was darin steht. Das Gleiche wird übrigens von Edgar Cayce berichtet, der von seinem Biografen Harmon Bro die gleiche Frage gestellt bekam: *„Ich fragte Cayce, warum er mit Ausnahme der Texte für seine Sonntagsschulklasse kaum je las, und er entgegnete, er brauche ein Buch nur aufschlagen, um sofort den gesamten Inhalt zu kennen. Das verderbe ihm verständlicherweise die Freude am Lesen"* (Bro 1992).

Daskalos beschreibt in einem Interview, das er kurz vor seinem Tod gab, wie erleuchtete Menschen miteinander während der Meditation kommunizieren[91]: *„Vor einigen Jahren traf ich den Panchin Lama, der auf seinem Weg nach London in Athen war. ... Ich ging und fand ihn in einem großen Raum mit einem gelben Teppich. Er trug eine orangefarbene Robe und saß auf einem Kissen. ... Wir saßen und schauten uns für fünf Minuten an. Kein einziges Wort in irgendeiner Sprache dieser Welt wurde gesprochen. Er machte sich daran, mir meinen Rosenkranz zurückzugeben, und ich deutete ihm, er solle ihn behalten, denn die Perlen waren kostbar. Ich stand auf und zog meine Schuhe an. Der Mann des Hauses sagte zu mir: ‚Warum gehen Sie, ohne auch nur seine Stimme gehört zu haben?' Ich sagte ihm, dass wir mehr gesagt haben, als Menschen in fünf Jahren täglichen Kontakts sagen können. ‚Ich gab ihm so viel Liebe und erhielt so*

---

[91] www.theosis.com/deutsch/artikel/die-lehre-%7C-nachruf.html

viel Liebe von ihm, dass ich glücklich bin.' Nun, was bedeutet das? Können Menschen einander durch die menschliche Sprache verstehen? Nein – es ist die ärmlichste Art der Kommunikation. In ein paar hundert Jahren werden Menschen in der Lage sein, auf bessere Weise zu kommunizieren."

Das Ziel spiritueller Disziplinen wie der Meditation besteht also darin, schon während des diesseitigen Lebens in die jenseitige Welt hinüberwechseln zu können und das Kunststück zu vollbringen, dabei wach und bewusst zu bleiben. Wenn man sein Bewusstsein schult, gelingt es nach Daskalos auch, die Seele telepathisch gewissermaßen als Schnurlostelefon zu benutzen und auf rein geistigem Weg mit anderen Menschen wesentlich intensiver zu kommunizieren, weil die Begrenzungen der Sprache wegfallen.

Um höher schwingende Qualitäten zu entwickeln, gibt es viele Möglichkeiten, unter anderem – wie mehrfach dargelegt – das Auflösen alter seelischer Konflikte. Das bloße Auflösen reicht aber nicht aus, weil man zusätzlich charakterliche und neurotische Fehler erkennen und nach und nach ablegen sollte. Auch durch die richtige Verwendung und Modulation der feinstofflichen bzw. Lebensenergie kann man psychoenergetisch reifen. In Kapitel S. 163 hatte ich das Konstruktionsprinzip des Reba®-Testgerätes beschrieben, das durch Resonanz mit den vier Hirnfrequenzbereichen Alpha, Beta, Delta und Theta die vier Energieebenen (vital, emotional, mental und kausal) anregt (s. Abbildung 196). Das menschliche Gehirn moduliert höchstwahrscheinlich auf vergleichbare Weise die vier Energieebenen. Wenn diese Vermutung zutrifft, kann man mit seinem Gehirn die eigene feinstoffliche Energie verändern, eine These, die Yoga und Buddhismus schon seit Jahrtausenden lehren.

Ein weiteres spirituelles Ziel ist moralischer Natur. Normalerweise postuliert man im westlichen Denken einen schroffen Gegensatz zwischen Eigeninteressen und Gutsein: Wer zu anderen gut ist, muss angeblich etwas opfern und leiden, und den Lohn für seine Entbehrungen erhält er dann später im Himmel. Die energiemedizinische Sichtweise ist eine völlig andere, die mit buddhistischen Lehren übereinstimmt. *„Ganz und gar von Liebe und Güte erfüllt zu sein ist wohl der positivste Geisteszustand, den man haben kann, und er bewirkt eine optimale Lebenseinstellung. Das heißt, du fühlst dich dauerhaft*

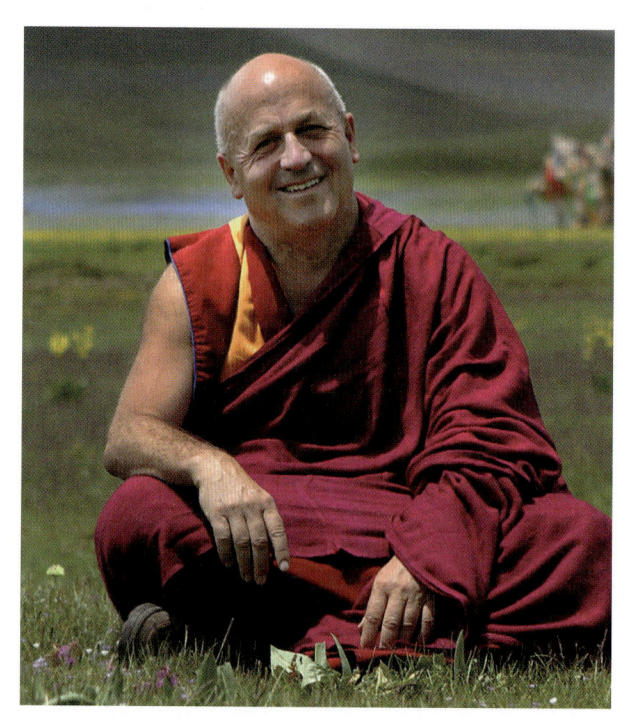

Abbildung 197: Matthieu Ricard.

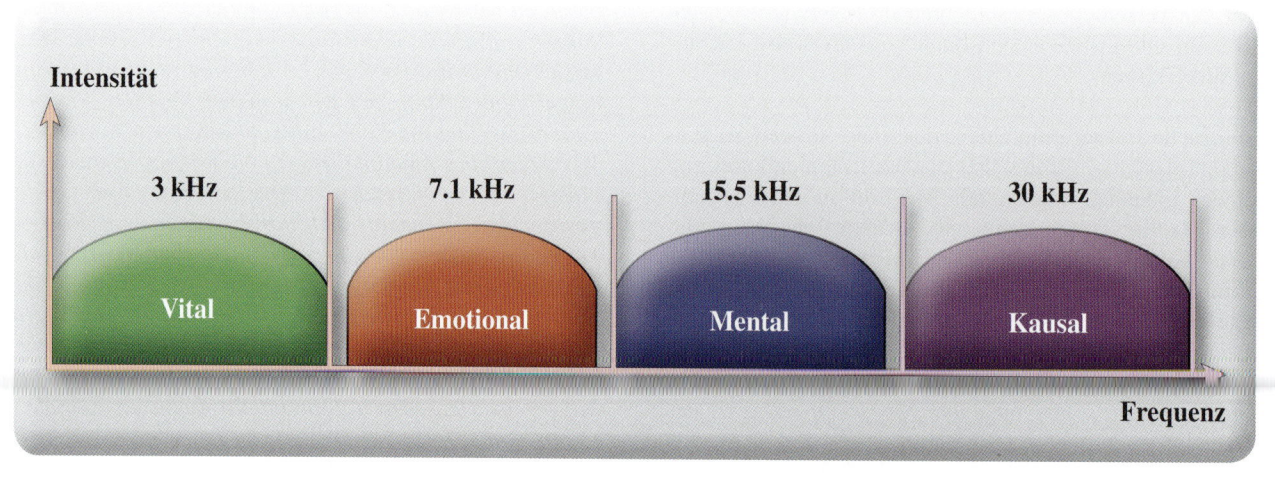

Abbildung 196: Energetische Schwingungsebenen und zugehörige EEG-Frequenzen des Reba®-Testgerätes.

wohl, du verhältst dich anderen gegenüber altruistisch, und sie nehmen dich als guten Menschen wahr. All das kann man lernen, so wie andere Fähigkeiten auch" (Ricard 2009). So äußert sich Matthieu Ricard, der ursprünglich erfolgreicher Molekularbiologe war und dann buddhistischer Mönch wurde.

Demnach kann man in der Liebe eine Haltung sehen, die Eigennutz und soziales Gutsein verschmelzen lässt. Mitgefühl wird zu einer neuen Qualität, die allen nutzt und daher zu einer Win-win-Situation führt. Solche Überlegungen lassen ein neues Weltbild erahnen, das auf völlig anderen Prämissen aufbaut und andere Qualitäten fördert als die, nach denen Menschen heute normalerweise denken und handeln. Ihre misstrauischen und ängstlichen Seelen wurden durch den Zentralkonflikt in einer Epoche geprägt, in der die Ressourcen knapp waren und nur der Stärkste gut leben konnte. Sie existierten damals in einer „Win-lose-Situation", wo Gutsein ein Luxus war, der das Überleben kosten konnte. In einer materiell reichen Welt und einer multikulturellen globalen Zivilisation entsteht dagegen eine völlig andere Situation, in der alle profitieren, wenn sie freundlich zueinander sind und die vorhandenen Güter miteinander teilen. Am Ende dieses Buchs möchte ich solch ein neues Weltbild in Umrissen vorstellen.

Ein neues Bewusstsein

Der amerikanische Psychologe Clare W. Graves hat die Kulturentwicklung auf folgende Weise eingeteilt: Magische Kulturepochen seien prärational, die westliche Kultur seit der Aufklärung rational und die Moderne postrational (etwa in Form ökologischer oder spiritueller Bewegungen). Man kann die Begriffe aber auch im Alltag anwenden und Kinder als prärational, Erwachsene als rational und alte Menschen als postrational bezeichnen.

Meine alltagsbezogene Vorstellung von postrationalem Denken möchte ich so zusammenfassen:

- Man sollte mehr aufbieten, als gebildet und schlau (das heißt rational) zu sein, um das Leben zu meistern und seelisch zu wachsen.

- Der Verstand reicht nicht aus, sondern es braucht Eigenschaften wie Intuition, Gewahrsein, Inspiration und Feinfühligkeit, um in seinem Leben in jeder Hinsicht weiterzukommen.

Wenn man postrational denkt und fühlt, akzeptiert man zwar das Rationale, das heißt die Naturwissenschaft, das logische Denken und die moderne Technik, aber man geht darüber hinaus, indem man sich

- durch Einflüsse aus höheren geistigen Sphären inspirieren,
- durch energetische Testungen bei seinen Entscheidungen leiten,
- durch intuitiven Kontakt mit der geistigen Welt weiterhelfen lässt.

Die postrationale Haltung hat nichts Rückschrittliches oder Regressives, das heißt, sie ist ihrem Wesen nach nicht irrational, sondern entwickelt sich auf der Grundlage der modernen Errungenschaften. Sie zielt auf eine Vermehrung von Qualitäten ab, statt künstliche Abgrenzungen vorzunehmen: Jemand benutzt sein Handy, also ein rationales Gerät, um sich für einen Meditationskurs zu verabreden, der ihn auf postrationale Weise über die Begrenzungen seines Alltagsverstandes hinausführen soll. Der Alternativmediziner testet das Energiesystem aus, arbeitet also postrational, nachdem schulmedizinisch alles abgeklärt worden ist, also auf rationaler Ebene alles Nötige getan wurde.

Im Kapitel „Bewusstseinsentwicklung, Kulturepochen und psychoenergetische Evolution" beschreibe ich, wie das magische vom rationalen Denken abgelöst wird, weil es sich irgendwann als Sackgasse erweist, die die Menschen in Angst machendem Aberglauben verharren lässt. Das auftauchende rationale Denken, sprich die Aufklärung, kommt als wohltuende Befreiung, weil nun jeder als Individuum ein Existenzrecht zugesprochen bekommt und jeder das Recht zum freien Denken und die gleiche Menschenwürde besitzt. Die technischen Errungenschaften der Moderne sind der äußere Ausdruck einer rationalen Haltung, die das menschliche Leben entscheidend verbessert hat. Doch wenn man der Ratio eine absolute Bedeutung einräumt, stößt man bald an Grenzen. Mit der Zeit erweist sie sich ebenfalls als Sackgasse, und das nicht nur wegen Atombomben und Umweltverschmutzung. Experten wissen im Grunde nicht mehr weiter, und selbst die Klügsten kapitulieren angesichts der Steilwände intellektueller und informativer Komplexitäten. Quantenphysiker geraten an den Enden der materiellen Welt in eine Sackgasse, und in vielen Bereichen erweist sich die reduktionistische Betrachtungsweise der Naturwissenschaften als eine intellektuelle Sisyphusarbeit, bei der man immer mühseliger vorankommt, weil die Welt viel schwerer zu verstehen ist, als Forscher glauben.

Beispielsweise ergeben die unzähligen Fakten des genetischen Codes keinen Sinn mehr, wenn man sich nur stumpfsinnig auf die chemischen Einzelbestandteile fokussiert, anstatt das größere Ganze im Auge zu behalten. Geisteswissenschaftler führen endlose Exegesen durch, stehen im Grunde aber geistig still, weil sie den größeren Rahmen aus den Augen verloren haben, aber auch, weil sie keine Intuition mehr zulassen. Reiner Intellektualismus erscheint häufig nur noch als bloße Mischung von Borniertheit und Dummheit, die Ratlosigkeit und Leere hinter Worthülsen zu verbergen sucht. Der Kluge und Gebildete wirkt bald einfältig und eingebildet, wenn er nicht zu neuen geistigen Ufern aufbricht und sich von außer ihm liegenden Quellen inspirieren lässt. Die Wissenschaft benötigt, kurz gesagt, Inspiration und den Mut, aus ihren rationalen Verkrustungen herauszufinden, um neue komplexe Ansätze zu entwickeln, also in größeren Dimensionen weiträumig zu denken.

Eine postrationale Haltung kann durch das Phänomen der Eingebung zu Einsichten verhelfen, die sich dann wiederum rational erklären lassen und einen enormen Fortschritt mit sich bringen, den man ohne den Einsatz der Intuition nicht so ohne Weiteres zustande gebracht hätte. Beispielsweise beobachtete der Chemiker Friedrich August Kekulé von Stradonitz 1890 im Halbschlaf das lodernde Kaminfeuer, als ihm plötzlich das Bild tanzender Atome vor dem inneren Auge erschien. Der Tanz ähnelte einer Schlange, die sich in den Schwanz beißt (s. Abbildung 198). Kekulé erkannte schlagartig, dass ihm damit das lang gesuchte Geheimnis des Rings der Kohlenstoffatome enthüllt worden war, und er konnte daraufhin die gesamte organische Chemie entwickeln. Ein methodisch völlig disziplinloses Vorgehen führte also zu einem beeindruckenden Erfolg, weil Kekulé seiner Intuition vertraute.

Höchstwahrscheinlich war er ein medialer Mensch, und Holzscheite sind ja etwas Organisches, was Kekulés suchendem Unbewussten vermutlich entgegenkam – so wie Radiästheten leichter eine Wasserquelle finden, wenn sie eine Wasserprobe als Hilfsmittel verwenden. Kekulé wusste, dass die Schlange eine unbekannte chemische Formel repräsentierte, weil er schon länger vergeblich danach gesucht hatte. Das rationale Vorwissen Kekulés erweist sich demzufolge als unerlässlich, um zu intelligenten Fortschritten zu kommen, seine Deutung am Kamin aber war postrational. Hätte jemand anderer in einem Kaminfeuer tanzende Schlangen erblickt, hätte er das anders interpretiert und vielleicht an eine Drogenvergiftung oder an eine harmlose Fantasie gedacht. Ein freudianischer Psychoanalytiker hätte darin ein Penissymbol entdeckt, ein Jungianer einen Archetyp.

In dem Zusammenhang möchte ich auf den Energietest (Medikamententest) hinweisen. Er führt in der Alternativmedizin als teilweise subjektives Verfahren dann zu besonders guten Ergebnissen, wenn der Tester fachliches Vorwissen mitbringt. Genauso wie Herr Kekulé im voraus aufgrund seines Fachwissens weiß, wonach er sucht, weiß ich als Arzt aufgrund meines Vorwissens, was ich beim Energietest finden möchte. Im Unterschied zum träumenden Herrn Kekulé erweist sich der Energietest aber als wesentlich zuverlässiger als ein Traumbild, dennoch ist der Vergleich zutreffend, weil der Energietest kein rationales, sondern ein intuitives Verfahren darstellt. Lässt sich das Problem dagegen auf rationalem Weg besser beantworten, wähle ich natürlich den einfachen und sicheren Weg, das heißt, ich gehe prinzipiell rational vor, bevor ich den postrationalen Extraweg wähle.

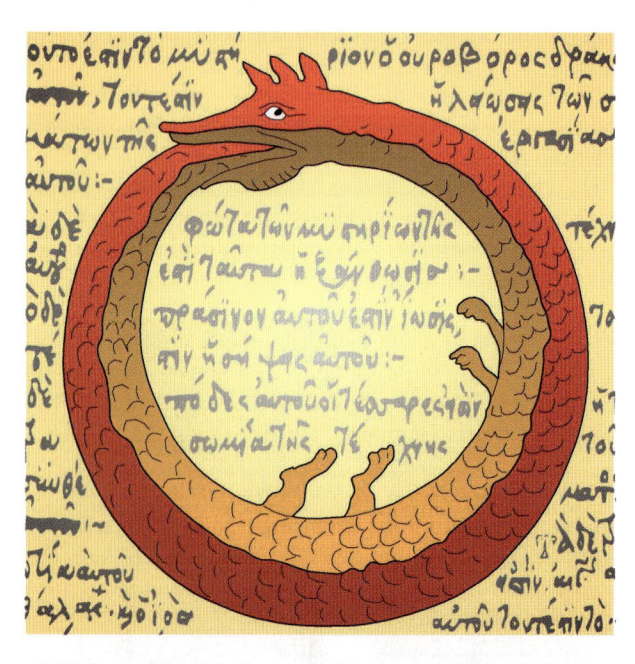

Abbildung 198: *Uroboros-Schlange in einem alchemistischen Manuskript.*

Inspiration, Sein statt Schein und geistige Welt

Der zypriotische christliche Mystiker Daskalos ist der Auffassung, dass viele Bücher und Ideen Produkt einer höheren geistigen Wirklichkeit sind, die der Urheber unterschwellig „anzapft". Der Künstler erhalte aus anderen geistigen Sphären seine Eingebungen. So berichtete beispielsweise Wolfgang Amadeus Mozart, dass er die von ihm komponierte Musik bereits fertig höre und die Noten nur noch abzuschreiben brauche. C. G. Jung beschreibt den Vorgang der Inspiration so: *„Was ich schrieb, hat mich von innen überfallen. Den Geist, der mich bewegte, ließ ich zu Wort kommen"* (Jaffé 1971). Ich glaube, dass zukünftig immer mehr Menschen lernen werden, auf ihre Intuition zu vertrauen und höhere geistige Quellen „anzuzapfen", wodurch die Außenlenkung im Sinne eines Inspiriertseins zunimmt. Das hat nichts mit Magie, Wunscherfüllung und auch nichts mit passivem Channeling zu tun, sondern es scheint so zu sein, dass man zum Werkzeug höherer Mächte wird, ohne sein Selbst und seinen Intellekt aufzugeben. Man hat Talente, Bildung und Ideen, was als Voraussetzung nötig ist, damit man überhaupt inspiriert werden kann, aber durch die Inspiration kommt eine neue Qualität hinzu, die nicht von einem selbst stammt und als Gnade wirkt.

Immer mehr Menschen spüren, dass sie aus mehr bestehen als Psyche und Körper, wie die traditionelle Medizin und die herkömmliche Psychologie behaupten, sondern dass feinstoffliche Energien eine große Rolle spielen. Die feinstoffliche Harmonie ist meiner Ansicht nach eine grundlegende Qualität, die immer mehr Menschen wahrnehmen werden, weil immer mehr Menschen höher schwingen und dadurch feinfühliger werden. Die Sensibilität für feinstoffliche Energien geht – wie ich glaube – mit einer allgemeinen Kultivierung der Sinne und einem verfeinerten Bewusstsein einher. Man kann darin aber auch eine generelle Lebenshaltung sehen, die mehr auf Sein statt auf Schein achtet. Der Psychiater und Philosoph David R. Hawkins vermutet, dass spirituelle Menschen zukünftig auf Qualität und Substanz statt auf Fassade und Macht Wert legen werden. Er sieht darin einen Wechsel zu Lebensenergie und persönlicher Authentizität, weg von bloßer Machtausübung, die ohne wirkliche Substanz ist.

Immer mehr Menschen werden in einer geistigen Welt leben. Man kann sie sich als gigantische Festplatte vorstellen, als eine Art geistiger Bibliothek, die alle je gedachten Gedanken enthält. Daskalos behauptet – und er ist nicht der Einzige –, dass man durch den Kontakt mit dieser sogenannten Akasha-Chronik auf das gesamte Wissen der Menschheit zugreifen kann, und er glaubt, dass das zukünftig immer mehr Menschen möglich sein wird. In diesem Zusammenhang erzählte Daskalos, dass er als Kind manchmal seine Schulaufgaben nicht gemacht habe und ein peinlicher Moment entstanden sei, wenn der Lehrer ihn dann an die Tafel rief. Durch den Kontakt mit der geistigen Welt habe er aber aus dem Jenseits beispielsweise die Lösung einer komplizierten mathematischen Aufgabe vorgesagt bekommen und sei so im letzten Moment gerettet worden.

Sogenannte „idiot savants", also Genies mit einer ungewöhnlichen Spezialbegabung, die meist geistig behindert sind, haben wohl ebenfalls die Fähigkeit, die Akasha-Chronik „anzuzapfen":

- Kim Peek kannte angeblich mehr als 12000 Bücher auswendig und wusste für jede US-amerikanische Stadt Postleitzahl, Vorwahl und den dorthin führenden Highway (sein Fall liegt dem Hollywood-Film *Rain Man* zugrunde).

- Orlando Serrell wurde als Jugendlicher von einem Baseball am Kopf getroffen und erinnert sich seither an jedes einzelne Detail seines Lebens inklusive jedes gegessenen Cheeseburgers und jedes Regengusses.

- Temple Grandin studierte experimentelle Psychologie und ist die führende US-amerikanische Spezialistin für den Entwurf von Anlagen für die kommerzielle Tierhaltung. Sie will wie der heilige Augustin mit Kühen reden können und weiß intuitiv, was sie mögen und was nicht.

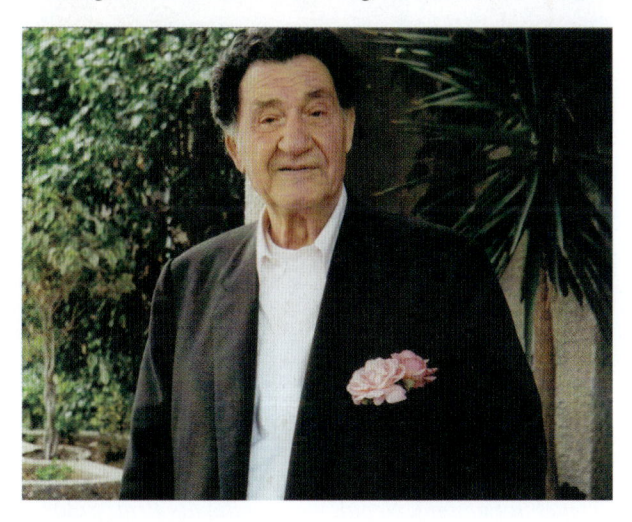

Abbildung 199: *Daskalos.*

- Stephen Wiltshire kann ein Bild nach einmaligem Betrachten korrekt nachzeichnen. Im Rahmen zweier Experimente entwarf er nach dem Flug über London und Rom detaillierte Panoramaansichten beider Städte, die Hunderte von Häusern, Straßenfluchten, Autos und Fenster detailgetreu wiedergaben.

Das Phänomen der „Weisheit der vielen", also die ungewöhnliche Präzision, mit der beispielsweise der Mittelwert einer Umfrage unter Hunderten von Menschen genau dem Wert der Meerestiefe in Metern entspricht, wo sich ein gesunkenes Schiff befindet, beruht wohl ebenfalls auf einem Kontakt mit der geistigen Welt, in der die richtige Antwort ja bereits gewusst wird. Im Unterschied zur „Weisheit der vielen", die den Wert durch statistische Mittelung finden, wissen hochbegabte und trainierte mediale Menschen wie Daskalos offenbar von selbst, was zutrifft und was nicht. Es ist zu hoffen, dass künftig immer mehr Menschen, die für postrationales Denken offen sind, durch geistige Schulung und psychoenergetisches Höherschwingen lernen werden, den Kontakt zur geistigen Welt zu verfeinern und dabei die „Übertragungsqualität" zu verbessern. Denn die geistige Welt hält ein ungeheuer verheißungsvolles Potenzial bereit, das darauf wartet, entdeckt und genutzt zu werden.

Die Entdeckung der Seele als spirituelle Erfahrung

Wenn man sich seiner Seele nähert, entdeckt man sie irgendwann hinter den Vordergründigkeiten der Gewohnheiten und Neigungen, mit denen sich die Psychologie beschäftigt und die das gewöhnliche Ich begrenzen und formen. Die Seele ist beim kleinen Kind noch ganz offen sichtbar, doch bei den meisten Erwachsenen verschwindet sie nach und nach hinter einer Fassade einer angestrengten Normalität, erwachsen zu sein, eine bestimmte Rolle zu spielen und vor sich und anderen Menschen etwas darzustellen. Als Erwachsener hat man dann zwar noch eine Seele, aber sie ist üblicherweise gut vor sich und anderen versteckt. Sich selbst als Seele wiederzuentdecken stellt deshalb eine große Erfahrung dar, die das Leben radikal verändern kann.

Wird man erstmals mit dem weiten Gebiet der eigenen Seele konfrontiert, beschreiben die meisten das als eine spirituelle Erfahrung. Indem wir uns als ein sehr großes seelisches Feld erleben, das potenziell unendlich zu sein scheint, durchschauen wir, dass wir als menschliche Seele mehr umfassen als unser gewöhnliches Alltags-Ich. Wenn man sich dem Unbewussten und der feinstofflichen Energie nähert, handelt es sich eigentlich um die Entdeckungsreise zur eigenen Seele. Der indische Mönch Gautama Buddha war vermutlich einer der Ersten, die das erkannt haben (s. Abbildung 200). Man befindet sich damit in einem Bereich, der traditionell dem Religiösen zugeordnet wird. Es geht aber um etwas sehr Menschliches, was eher mit seelischer Reifung und allgemeinem Wachstum zu tun hat als „bloß" mit etwas formal Religiösem. Deshalb geht das Thema jeden Menschen jenseits aller Religionen an. Es handelt sich um eine Form der Selbsterkenntnis, durch die man Teile seiner Seele entdeckt, die mehr umfassen als das enge Ich, das man normalerweise mit sich selbst identifiziert.

Seine Seele wiederzuentdecken hat im weitesten Sinn natürlich etwas mit Spiritualität zu tun, ist aber nicht auf eine Religion beschränkt. Ich verwende den Begriff in Anlehnung an den deutschen Weisheitslehrer Karlfried Graf Dürckheim, der die Wiederbegegnung mit dem ei-

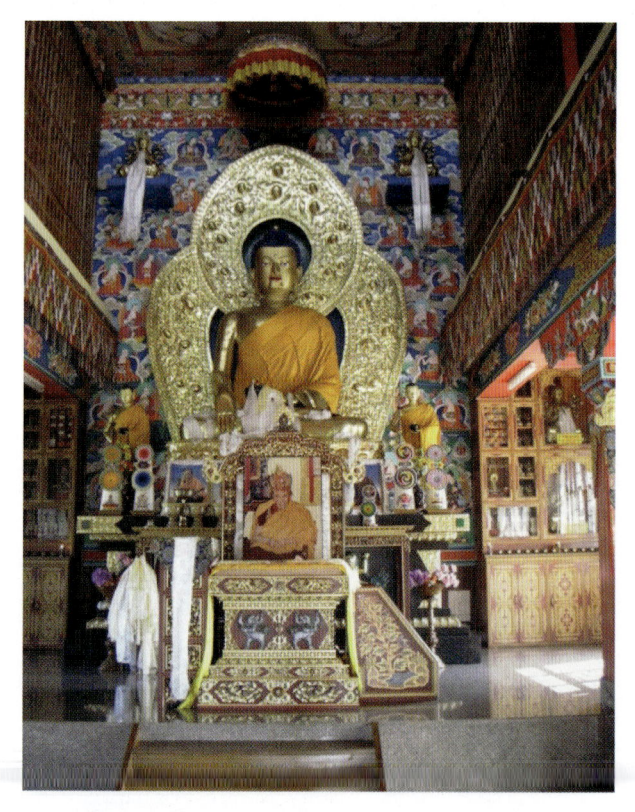

Abbildung 200: Vergoldete Buddha-Statue in einem Tempel in Lumbini, Nepal, wo Buddha als Prinz Siddharta Gautama geboren wurde.

genen Wesen die „*große Seinserfahrung*" nennt und sie zusammenfassend als „*spirituelle Erfahrung*" bezeichnet (Dürckheim 1954). Dürckheim beschreibt sie als etwas Unerklärliches und Erhabenes, das einen bei der Betrachtung schöner Naturbilder, bei der meditativen Versenkung oder auch ganz urplötzlich und unvorgesehen überkommen kann. Wenn man seine Seele wiederentdeckt, drückt sich darin ein urmenschliches Bedürfnisses aus, seine eigentliche geistige Heimat nach und nach vollständig wiederzufinden, wodurch man mit sich selbst wieder in Harmonie und Frieden kommt. Man wird dabei – nach Dürckheim – mit einem regelrechten Ozean an seelischer Weite konfrontiert, der üblicherweise mit dem Religiösen in Zusammenhang gebracht wird.

Wie Dürckheim sehe ich in solchen Erlebnissen, ob man sie Erleuchtung, Einswerdung oder Glücksmoment nennt, etwas Urmenschliches, das den Rahmen der traditionellen Religion sprengt und zu den Schlüsselerfahrungen des Erwachsenenlebens gehört, die mehr und mehr Menschen machen. Man sollte den Ausdruck „spirituell" dabei von seiner Verwendung in der traditionellen Religion unterscheiden, da es sich nicht um ein ausschließlich religiöses, sondern ein allgemein menschliches seelisches Gipfelerlebnis handelt, das mit Spiritualität zu tun hat.

„Spirituell" ist vom lateinischen Wort „spiritus" abgeleitet, was „Geist, Lebenshauch" bedeutet. Ich verwende den Begriff zur Beschreibung jeder Form von höherer Geistigkeit, die sich beispielsweise als Feinfühligkeit, Inspiration, Intuition, Kunstsinn, gutes Einfühlungsvermögen, Staunen-Können und starkes Berührtsein zeigt und sich in besonderer Kreativität, schöpferischer Intelligenz, sensibler Feingeistigkeit, Rücksichtnahme und ähnlichen Eigenschaften ausdrückt. Auch paranormale Fähigkeiten wie Telepathie, Vorauswissen und Aura-Sehen möchte ich zu den spirituellen Fähigkeiten zählen, ebenso wie alles, was in der weitesten Bedeutung mit einem sogenannten sechsten Sinn zu tun hat. Je höher Menschen entwickelt sind – wobei es Ausnahmen in Form von „Naturtalenten" gibt, die parapsychologische Fähigkeiten gewissermaßen als Inselbegabung besitzen –, umso mehr zeigen sie in der Regel Eigenschaften eines sechsten Sinnes.

Das Wort spirituell wird heutzutage unter anderem gebraucht, um die Suche nach einem individuellen höheren Lebenssinn zu umschreiben. Nicht verwenden sollte man den Ausdruck für magische Praktiken, worauf der amerikanische New-Age-Denker Ken Wilber hinweist, wenn er schreibt, dass man höhere seelische Ebenen, die postrational sind, nicht mit niederen prärationalen Sphären verwechseln darf (Wilber 1984). Als spirituell darf man daher selbst einen atheistischen Naturwissenschaftler bezeichnen, der einen Meditationskurs besucht, nicht aber jemand, der magischen Praktiken anhängt und das Rationale ablehnt. Letzterer ist ein noch im alten magischen Denken verhafteter Mensch, der prärational empfindet. Ein spiritueller Mensch dagegen erkennt die Bedeutung des Verstandes an und weiß gleichzeitig, dass die Wirklichkeit mehr umfasst als das, was mit dem Verstand begriffen werden kann.

Umgangssprachlich wird das Wort „spirituell" auch verwendet, wenn es im weitesten Sinn um Selbstverwirklichung und Selbstwahrnehmung geht, seien das Meditationssitzungen, Yoga-Übungen oder lebensphilosophische Gespräche über „Gott und die Welt", Harmonisierung des feinstofflichen Körpers durch Reiki, Rückführungen, körperpsychotherapeutische Praktiken, Energiemedizin und dergleichen mehr. Entscheidend dabei ist eine Haltung, die auf etwas geistig Höheres abzielt, etwas Transzendentes und Göttliches innerhalb oder außerhalb einer Person. Spiritualität bezeichnet eine innere Haltung, statt etwas Ideologisches wie eine bestimmte Religionsausübung zu meinen. Es kann deshalb nichtspirituelle Religionsvertreter ebenso geben wie spirituelle Menschen außerhalb der Kirche. Einen Naturwissenschaftler wie Albert Einstein, der an eine unpersönliche höhere geistige Ordnungskraft im Kosmos glaubt, darf man daher als spirituell bezeichnen. Dass jemand eine höhere geistige Wirklichkeit wahrnimmt oder zumindest ahnt, scheint mir entscheidend dafür zu sein, ob er mit Fug und Recht als spirituell bezeichnet werden darf.

Ich bin der Überzeugung, dass es zur seelisch-energetischen Höherentwicklung gehört, an etwas Geistiges außerhalb von einem selbst zu glauben. „Glauben" ist dabei strenggenommen der falsche Ausdruck, da der Vorgang keine passive Haltung darstellt. Die Bezeichnung „Wissen" aber wäre ebenso unpassend, da das Transzendente nicht objektiviert werden kann. Eher handelt es sich um so etwas wie einen inneren Prozess, der mit Spüren und Ahnen zu tun hat. Das Spirituelle stellt letztlich eine bestimmte seelische Haltung dar, bei der eine innere Entwicklung dazu geführt hat, Höheres außerhalb von einem selbst sehen zu können, weil man feiner wahrnehmen kann. Man könnte es verkürzt auch Staunen oder Sichwundern nennen, das allerdings mehr umfasst als eine kindliche Verzauberung, aber das Staunenkönnen gehört zweifellos zum spirituellen Wahrnehmen.

Der eigentliche Antrieb der Seelenreifung ist spiritueller Natur. Als spirituell bezeichne ich in dem Zusammenhang einen Wachstumsimpuls, nach dem die Seele einer verlorengegangenen Ganzheit zustrebt, die sie irgendwann einmal besessen hat (s. Abbildung 201). Man wird von einer dunklen Erinnerung angetrieben, wie sich diese Ganzheit angefühlt hat, möchte wieder so werden und zur alten Seelenheimat zurückfinden. Menschen scheinen dabei genauso wie Pflanzen, die zum Licht streben, einem inneren Wachstumsimpuls zu folgen. Dieser Vorgang umfasst mehr als eine individuelle Persönlichkeitsentwicklung und beinhaltet eine schwer in Worte zu fassende seelische Tiefendimension, die C. G. Jung als „Selbst" bezeichnete. Synonym kann man vom inneren Kind sprechen. Die Energiemedizin kann dabei mithelfen und einen Anstoß geben, zu einer solchen Ganzheit zurückzufinden, wobei der Einzelne die entscheidenden Entwicklungsschritte natürlich selbst machen muss.

Heilung und Heil

Das vorliegende Buch sehe ich als Teil einer neuen alternativmedizinisch-psychologischen Heilkunde, die die konventionelle Medizin und Psychologie nicht entwerten möchte, sondern sich als deren Ergänzung und Erweiterung begreift. Die tägliche Erfahrung zeigt, dass der Mensch als hochkomplexes Lebewesen aus mehr besteht als aus dem, was die Wissenschaft bisher erforscht und entwickelt hat. Man braucht deshalb auch eine Heilkunde, die auf einem komplexeren, mehr Ebenen der Wirklichkeit umfassenden Ansatz aufbaut, der Feinstoffliches und Seelisches mit einschließt. Beginnt man sich mit einer solchen Heilkunde praktisch zu beschäftigen, was ich als naturheilkundlicher Allgemeinarzt jahrzehntelang gemacht habe, erweitert sich die alternativmedizinische Methode mit der Zeit: Sie wird Teil einer größeren Bewegung, die den Menschen auf einem seelisch-spirituellen Entwicklungsweg sieht, der vermutlich mehrere Leben umfasst und zu einer Höherentwicklung führt. Insofern kommt man am Ende zur Einsicht, dass Heilung und Heil enger miteinander verwandt sind, als das uns modernen Menschen üblicherweise bewusst ist.

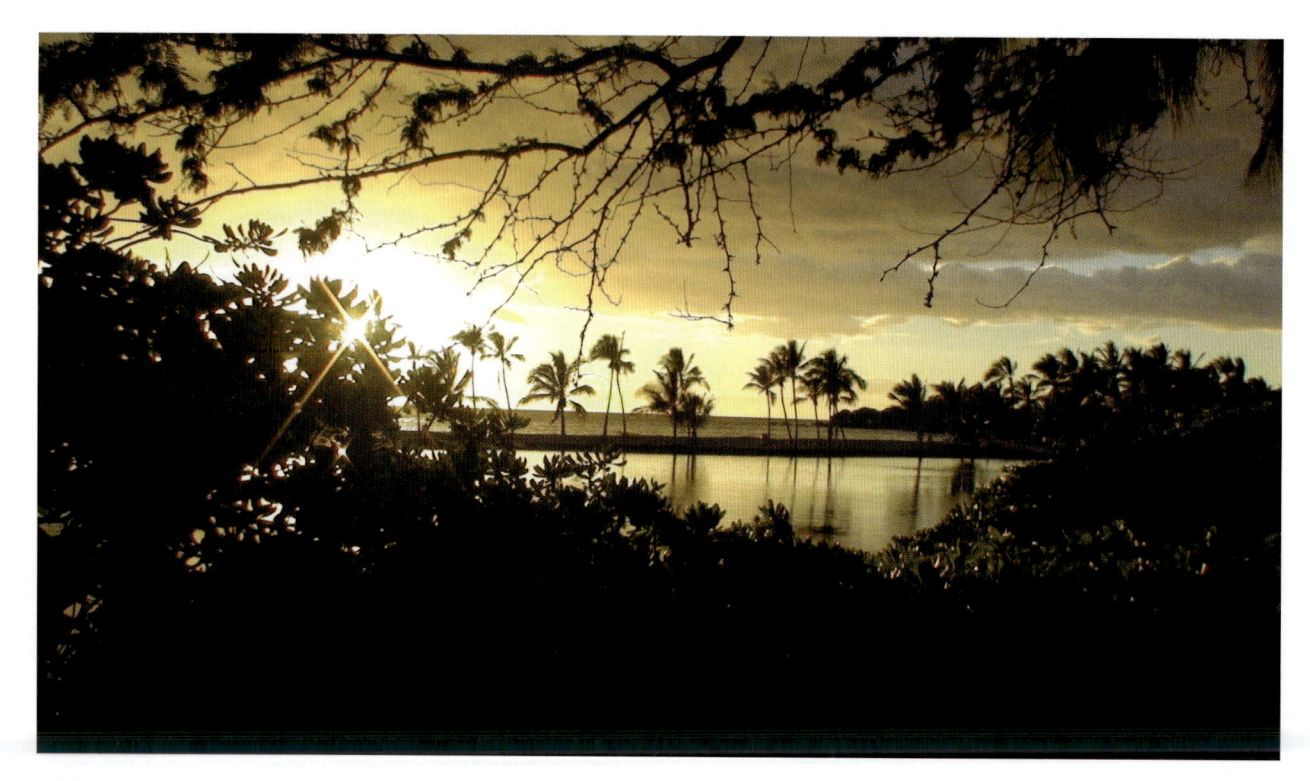

Abbildung 201: Sonnenuntergang auf Big Island, Hawaii. Alles als „gut, wahr, schön" Wahrgenommene wie das obige Foto erweckt in uns die Sehnsucht nach der eigenen Seele.

Danksagung

Bei der Entwicklung der Psychosomatischen Energetik haben Menschen, die Berufskollegen sind, eine herausragende Rolle gespielt. Der Arzt und Zahnarzt Helmut Schimmel machte mich Mitte der Achtzigerjahre mit den Bach-Blüten und den Chakren bekannt. Durch ihn bekam ich wertvolle Hinweise, die sich bei der Entstehung der Psychosomatischen Energetik als fundamental wichtig erwiesen haben. Dazu gehört Schimmels Erkenntnis, dass Nosoden-Informationen als vermeintliche Toxin-Schwingung durch entsprechende Chakra- Therapien aufgehoben und gelöscht werden können. Er machte das zuerst mit den sogenannten Meridiankomplexen®, aber die Chakren erwiesen sich dann nur als die Oberfläche eines dahinter liegenden viel größeren Problems. Schimmels Erkenntnis gab mir den entscheidenden Anstoß zur Entwicklung der Emotional- und Chakramittel.

Großen Dank schulde ich der Allgemeinärztin und ausgebildeten Gynäkologin Dr. med. Ulrike Banis (jetzt Ulrike Güdel), die mich während unserer damaligen Ehe dazu ermuntert hat, meine neuen energiemedizinischen Gedanken in die Tat umzusetzen. Zu danken habe ich auch den vielen Arztkollegen, unter anderem Reinhard Voll und Erwin Schramm, die mir wertvolle Kenntnisse und Inspirationen geliefert haben. Dank schulde ich auch den zahlreichen Berufskollegen, die die PSE seit vielen Jahren anwenden und mir ihre Erfahrungen mitgeteilt haben. Da ich niemanden zurücksetzen will, verzichte ich hier auf Namensnennungen, da es sonst einfach zu viele wären.

Danken möchte ich auch meinem verstorbenen Vater Bodo Banis, der, aus einfachen sozialen Verhältnissen kommend, verstanden hat, wie wichtig gute Bildung ist. Er hat mir großzügigerweise sowohl eine zweijährige Heilpraktiker- Ausbildung wie ein langjähriges Medizinstudium finanziert. Ohne diese Ausbildung hätte ich nicht das Vorwissen gehabt, um meine Methode entwickeln zu können. Danken möchte ich auch meiner Mutter, die sich zeitlebens für gesunde Ernährung, Naturheilkunde und Spiritualität interessiert hat und daher wohl schon früh den Keim dafür legte, dass mich derartige Themen angesprochen haben. Danken möchte ich meiner jetzigen Ehefrau Elisabeth Haidn-Banis, die das teilweise entbehrungsreiche Leben an der Seite eines Autors und Forschers lange hat ertragen müssen.

Danken möchte ich nicht zuletzt auch den zahllosen Patienten, die ich im Lauf meines Arztlebens behandelt habe und die in psychosomatischen Angelegenheiten meine besten Lehrmeister gewesen sind. Kein Psychoanalytiker oder Hochschulmediziner wird in seinem Berufsleben mit so vielen unterschiedlichen Schicksalen konfrontiert wie der Allgemeinmediziner. Kein professioneller Helfer hat daher einen umfassenderen und besseren Einblick in die menschliche Seele als er. Dabei geht es nicht bloß um Fachwissen und eine bloße Menge an „Menschenmaterial", sondern jeder Einzelne kann als ein Universum für sich angesehen werden. Man weiß bekanntlich, dass Taxifahrer und Friseure oft die besten Psychologen sind, und das Gleiche gilt für den Allgemeinmediziner.

Anhang
Glossar häufig benutzter Begriffe

Aura (griechisch „Luft, Hauch") – Die feinstoffliche Hülle des Menschen, die sich in vier unterschiedliche Schichten aufspalten lässt. Diese haben jeweils eine Ladung, die in der Psychosomatischen Energetik mit dem Reba®-Testgerät in Prozent gemessen wird.

Chakra (Sanskrit „Rad") – Haupt-Energiezentrum. Die sieben Chakren sind vom Becken bis zum Scheitel vertikal angeordnet und scheinen Energiekondensatoren darzustellen, das heißt Verbindungsstellen zwischen dem inneren Energiefeld des Menschen und der äußeren Energie. Durch die Chakras wird Energie gespeichert und verteilt. Hellsichtige beschreiben sie als helle, trichterförmige, rotierende Scheiben, die bei Krankheiten trübe werden, sich nur noch langsam drehen oder sogar gegen den Uhrzeigersinn rotieren. In der Psychosomatischen Energetik sind die Chakras Andockstellen bestimmter Konflikte, und Chakrastörungen sind aus deren Sicht meist durch anhaftende Konflikte bedingt.

Charaktertypen – Die Psychosomatische Energetik unterscheidet vier Charaktertypen – melancholisch, sanguinisch, cholerisch und phlegmatisch –, die weitgehend den Temperamenten der antiken Medizin sowie den Charaktertypen des Psychotherapeuten Fritz Riemann entsprechen.

Energie – Die feinstoffliche Energie (englisch „subtle energy") wird auch als Chi, Prana, Od, Äther, Tachyonenenergie usw. bezeichnet. Sie ist bis heute naturwissenschaftlich nicht nachweisbar.

Energieebenen – Die Psychosomatische Energetik unterscheidet vier Ebenen der feinstofflichen Energie, die bereits im alten Indien in Yogaschriften dargestellt worden sind: Vitalebene, Emotionalebene, Mentalebene und Kausalebene. Die Werte dieser Ebenen (in Prozent) können mit der Psychosomatischen Energetik gemessen werden.

Energiemedizin – Moderne Diagnose- und Therapierichtung, die sich auf Akupunktur und Homöopathie beruft, aber ohne Nadeln und Medikamente auskommt. Sie arbeitet vorwiegend mit Schwingungen, feinstofflicher Energie und Informationen (z. B. Körbler-Homöopathie, Mudras, Radionik). Nach Auffassung der Psychosomatischen Energetik sind die Effekte der genannten Methoden aber oft nur vorübergehend und können größere Konflikte meist nicht auflösen. Zur Notfalltherapie und bei bestimmten feinstofflichen Ordnungsstörungen können sie aber hilfreich sein. Der Begriff Energiemedizin wird von mir in diesem Buch – abweichend von der üblichen Verwendung – als Oberbegriff gebraucht, der Homöopathie, Akupunktur und ähnliche Verfahren mit einschließt, sofern es sich um Methoden wie die Psychosomatische Energetik handelt, mit denen das feinstoffliche Energiesystem diagnostiziert und therapiert werden soll.

Energietest – Die ältesten Tests zur Messung der feinstofflichen Energie sind die chinesische Pulsdiagnose sowie Wünschelrute und Pendel. Moderne Methoden sind der Pulstest nach Nogier (RAC), die Elektroakupunktur nach Voll (EAV), der Vegatest nach Schimmel und die Kinesiologie.

Energiewerte: siehe Energieebenen

Konflikt (lateinisch „Widerstreit, Zerwürfnis") – Aufeinandertreffen widerstrebender Interessen. In der Psychoanalyse ist der Konflikt ein traumatisches seelisches Erlebnis, das im Unbewussten abgelagert und nicht verarbeitet worden ist, wodurch es weiterhin Krankheitssymptome hervorruft. C. G. Jung benutzt synonym den Begriff Komplexe. Im Unterschied zu anderen Psychotherapieverfahren gelingt es der Psychosomatischen Energetik, mittels bestimmter homöopathischer Komplexmittel Konflikte inhaltlich genau zu bestimmen und darüber hinaus mit Testsubstanzen die Stärke des Konflikts zu messen.

Morphisches Feld – Geistartiges universelles Feld, das Informationen speichern kann. Diese Theorie geht auf den britischen Biologen Rupert Sheldrake zurück. Durch Resonanzvorgänge zwischen Sender und Empfänger sollen morphische Felder Phänomene wie Telepathie beim Menschen und das Lernen bei Tieren erklärbar machen. Sheldrake geht unter anderem von den Arbeiten William McDougalls von der Harvard University aus, der in den 20er-Jahren die Fähigkeit von Ratten untersucht hatte, aus Labyrinthen herauszufinden. Die Nachkommen von Ratten, die das Labyrinth kannten, fanden schneller hindurch: Zuerst brauchten die Tiere 165 Fehlversuche, bevor sie jedes Mal durch das Labyrinth fanden, nach einigen Generationen waren es nur noch 20 Fehlversuche.

Nahtoderfahrung (englisch „Near Death Experience", NDE) – Im Zustand des klinischen Todes bei ungefähr jedem zehnten Menschen auftretende Erlebnisse, die gemeinsame Merkmale haben (Gefühl der All-Einheit, Schweben über dem Körper, Tunnelerlebnis, Licht am Ende des Tunnels, Lebensrückschau, Begegnung mit Verstorbenen).

Neurotransmitter – Botenstoffe wie Adrenalin, Dopamin usw., die Nervensignale auslösen.

Psychoenergie – Seelischer Anteil der feinstofflichen Energie.

Schwingung – Die feinstoffliche Energie schwingt in unterschiedlichen Frequenzhöhen, die eine qualitative Unterscheidung zwischen niedrigschwingend (vital und/oder emotional) und höherschwingend (mental und/oder kausal) erlauben.

Widerstand – Zentraler Begriff der klassischen Psychoanalyse, dem zufolge der Patient seiner Heilung eine unbewusste Abwehr entgegensetzt. In der Psychosomatischen Energetik rührt der Widerstand vom Konflikt und seinem „Überlebenswillen" her.

Zentralkonflikt – Der größte aller vorhandenen Konflikte eines Menschen, der sowohl den Charakter als auch den individuellen Stoffwechsel festlegt. Gemäß der Theorie der Psychosomatischen Energetik ist der Zentralkonflikt karmischen Ursprungs.

Rezeptur und Symptome der 28 Emotionalmittel

CHAKRA 1[92]**:**

1. Emotionalmittel (Emvita© 1): Selbstständigkeit

Leitsymptome:
Selbstständigkeit, Pubertätskonflikte, nicht gut genug sein, Minderwertigkeitsgefühle, gestörtes Urvertrauen

Zusammensetzung:
1. Kalium carbonicum C800
2. Calcium carbonicum LM16
3. Lachesis LM18
4. Naja D21
5. Pulsatilla D21
6. Ovar/Testis D21

2. Emotionalmittel (Emvita© 2): Konzentrationsmangel

Leitsymptome:
Konzentrationsmangel, zerstreut, gedankenverloren, sehnsüchtig, ungeerdet, fehlendes Beisichsein

Zusammensetzung:
1. Calcium phosphoricum C800
2. Veratrum album LM16
3. Cuprum metallicum LM18
4. Vipera berus D21
5. Ovar/Testis D21

3. Emotionalmittel (Emvita© 3): Ausgeliefert

Leitsymptome:
Ausgeliefert, willensschwach, hilflos wie ein Baby, Bettnässen, Einkoten, Inkontinenz, schwaches Selbstwertgefühl

Zusammensetzung:
1. Apis C800
2. Hepar sulfuricum LM16
3. Conium LM18
4. Bovista D21
5. Ovar/Testis D21

4. Emotionalmittel (Emvita© 4): Extrem selbstbeherrscht

Leitsymptome:
Extrem selbstbeherrscht, Sadomasochismus, destruktive Aggressivität, Gefühle nicht zulassen durch Vernichten von Gefühlen, Perversionen, psychopathisch (Extremform), Gefühllosigkeit, Alexithymie, Ablehnen eigener Urimpulse und deren Verkehren ins Gegenteil

Zusammensetzung:
1. Platinum C800
2. Petroleum LM16
3. Stramonium LM18
4. Apis D21
5. Ovar/Testis D2

---

[92] Hinzugefügt wurden neue Umschreibungen der Konfliktinhalte, die bei den Originalformulierungen der Emotionalmittel 1997 noch nicht bekannt waren, sich in der Praxis jedoch bewährt haben. Vgl. Reimar Banis, „Über seelische Konflikte sprechen", in: Banis 2004 ff., Bd. 4.

CHAKRA 2:

5. Emotionalmittel (Emvita© 5): Hektisch

Leitsymptome:
Hektisch, hyperkinetische Symptome, aufgeregt, nervös, Verausgaben der eigenen Kräfte

Zusammensetzung:
1. Bufo C800
2. Pulsatilla LM16
3. Cuprum metallicum LM18
4. Zincum metallicum D21
5. Phosphorus D21
6. Glandula suprarenalis D21

6. Emotionalmittel (Emvita© 6): Durchhalten

Leitsymptome:
Durchhalten, selbstbeherrscht sein wollen trotz Gefühl der Hilflosigkeit, somatisierte Ängste, keine Schwäche zulassen, verspannt

Zusammensetzung:
1. Phosphorus C800
2. Secale cornutum LM16
3. Arsenicum album LM18
4. Lachesis D21
5. Glandula suprarenalis D21

7. Emotionalmittel (Emvita© 7): Vermeintliche Stärke

Leitsymptome:
Vermeintliche Stärke, Arroganz, trotzig, schnippisch, heimlich unterlegen, sich stärker geben, als man ist

Zusammensetzung:
1. Lachesis C800
2. Lycopodium LM16
3. Anacardium LM18
4. Phosphorus D21
5. Glandula suprarenalis D21

CHAKRA 3:

8. Emotionalmittel (Emvita© 8): Isoliert
Leitsymptome:
Isoliert, interesselos, stumpf, versteckt, etwas unglücklich, Faulheit, lethargisch, antriebslos, zu zurückgezogen

Zusammensetzung:
1. Ammonium carbonicum C800
2. Graphites LM16
3. Chininum arsenicosum LM18
4. Opium D21
5. Calcium carbonicum D21
6. Pancreas D21

9. Emotionalmittel (Emvita© 9): Explodieren
Leitsymptome:
Explodieren, extrem gestaut, Zerstörungswut, absichtlich böse sein wollen, Jähzorn, Tobsuchtsanfälle, gestaute und unterdrückte Wut, scheinbar bedürfnislos

Zusammensetzung:
1. Lycopodium C800
2. Tarantula LM16
3. Sulfur LM18
4. Hepar sulfuris D21
5. Pancreas D21

10. Emotionalmittel (Emvita© 10): Mehr haben wollen
Leitsymptome:
Gierig unersättlich, ständig unzufrieden, vereinnahmend, machtbesessen, diktatorisch, rücksichtslos, Triebhaftigkeit, aggressiv, mehr haben wollen, Frustration, unglücklich

Zusammensetzung:
1. Hepar sulfuricum C800
2. Lachesis LM16
3. Arum triphyllum LM18
4. Petroleum D21
5. Agnus castus D21
6. Pancreas D21

11. Emotionalmittel (Emvita© 11): Hungrig
Leitsymptome:
Hungrig nach guten Gefühlen, im Innersten unzufrieden, Süchte, Anorexie, Bulimie, Unzufriedenheit, getrieben

Zusammensetzung:
1. Ferrum metallicum
2. Ignatia LM18
3. Secale cornutum D21
4. Cuprum metallicum D21
5. Pancreas D21

CHAKRA 4:

12. Emotionalmittel (Emvita© 12): Geistig überanstrengt
Leitsymptome:
Geistig zu angestrengt, Mühe der ständigen Gedankensammlung, Denkschwäche, Legasthenie, gestörtes Vertrauen, Gefühle mental unterdrückt

Zusammensetzung:
1. Apis C800
2. Naja C800
3. Ignatia LM16
4. Barium carbonicum LM18
5. Graphites D21
6. Opium D21
7. Glandula Thymus D21

13. Emotionalmittel (Emvita© 13): Zurückgezogen
Leitsymptome:
Waidwund, tief verletzt und zurückgezogen, desinteressiert, um sich selbst kreisend, autistisch, selbstbezogen, ungute Regression, zurückgezogen, gekränkt

Zusammensetzung:
1. Bothrops C800
2. Calcium carbonicum LM16
3. Graphites LM18
4. Anacardium D21
5. Glandula Thymus D21

14. Emotionalmittel (Emvita© 14): Eingeschlossen
Leitsymptome:
Eng und angespannt, Furcht, verrückt zu werden, nicht aufatmen und durchatmen können, Zwänge, eingeschlossen, eingemauert

Zusammensetzung:
1. Stramonium C800
2. Moschus LM16
3. Sulfur LM18
4. Hyoscyamus D21
5. Plumbum D21
6. Calcium carbonicum D21
7. Glandula Thymus D21

15. Emotionalmittel (Emvita 15): Verängstigt
Leitsymptome:
unheimlich-schreckliche Gefühle, allein gelassen, Phobien, verängstigt

Zusammensetzung:
1. Apis C800
2. Zincum metallicum LM16
3. Lachesis LM18
4. Phosphorus D21
5. Glandula Thymus D21

16. Emotionalmittel (Emvita© 16): Panik
Leitsymptome:
Es bricht mir das Herz, wie von einer schrecklichen Welle überrollt, Panikattacken, Todesangst

Zusammensetzung:
1. Aconitum C800
2. Opium LM16
3. Ambra LM18
4. Sccale cornutum D21
5. Zincum metallicum D21
6. Glandula Thymus D21

CHAKRA 5:

17. Emotionalmittel(Emvita© 17): Gefühlsleere

Leitsymptome:
Gedanken- und gefühllos, Wurstigkeit, gleichgültig, Gefühlsleere, lieblos, geschockt, erstarrt, Depression, Leere, wenig Initiative

Zusammensetzung:
1. Chininum arsenicosum C800
2. Graphites LM18
3. Pulsatilla D21
4. Barium carbonicum D21
5. Glandula thyreoidea D21

18. Emotionalmittel (Emvita© 18): Hastig

Leitsymptome:
Hastig-impulsiv, überlegen, schneller denken als handeln, stottern, überdreht

Zusammensetzung:
1. Agaricus muscarius C800
2. Cuprum metallicum LM18
3. Jodum D21
4. Bufo D21
5. Glandula thyreoidea D21

CHAKRA 6:

19. Emotionalmittel (Emvita© 19): Zaghaft

Leitsymptome:
Dinge nicht klar sehen wollen, mutlos, diplomatisch, zaghaft, Entscheidungsschwäche, Unentschlossenheit

Zusammensetzung:
1. Magnesium carbonicum C800
2. Zincum metallicum LM18
3. Calcium carbonicum D21
4. Hypophysis D21

20. Emotionalmittel (Emvita© 20): Selbstgenügsamkeit

Leitsymptome:
Hochnäsig, eingebildet, nur um sich selbst kreisend, stolz, eitel, Narzissmus, Selbstgenügsamkeit, bescheiden, unterwürfig, launisch, fehlende Selbstkontrolle

Zusammensetzung:
1. Belladonna C800
2. Ignatia LM16
3. Apis LM18
4. Magnesium carbonicum D21
5. Phosphorus D21

6. Pulsatilla D21
7. Cantharis D21
8. Hypophysis D21

21. Emotionalmittel (Emvita© 21): Körperlich überanstrengt

Leitsymptome:
Unruhig-angespannt, Fingernägelkauen, körperlich überanstrengt, sympathikoton übersteuert, gereizt, nicht entspannen können, motorisch ruhelos, ausgelaugt, überfordert

Zusammensetzung:
1. Lachesis C800
2. Chamomilla LM18
3. Magnesium carbonicum D21
4. Arsenicum album D21
5. Hypophysis D21

22. Emotionalmittel (Emvita© 22): Unruhe

Leitsymptome:
Unruhe, mental übersteuert, Dauersorgen, ohne Entspannung, Nervosität geistig, verspannte Unruhe

Zusammensetzung:
1. Chamomilla C800
2. Jodum LM16
3. Anacardium LM18
4. Crotalus D21
5. Phosphorus D21
6. Ambra D21
7. Hypophysis D21

23. Emotionalmittel (Emvita© 23): Angespannt

Leitsymptome: Angespannt, verkrampft, hilflos, impulsiv, schneller denken als handeln, Tics, verkrampft

Zusammensetzung:
1. Cuprum metallicum C800
2. Rhus toxicodendron LM18
3. Agaricus muscarius D21
4. Hypophysis D21

24. Emotionalmittel (Emvita© 24): Unbehagen

Leitsymptome:
Dauerndes Unbehagen, anhaltende Schmerzen, Dysästhesien, Körpermissempfindungen, Depressionen, hoffnungslos, sich im eigenen Körper unwohl fühlen

Zusammensetzung:
1. Crotalus C800
2. Phosphorus LM16
3. Chamomilla LM18
4. Ignatia D21
5. Hypophysis D21

CHAKRA 7:

25. Emotionalmittel (Emvita© 25): Misstrauen

Leitsymptome:
Misstrauen, verschlossen, verbissen, nichts geben wollen, stets skeptisch oder zu vertrauensvoll sein

Zusammensetzung:
1. Conium C800
2. Magnesium carbonicum LM16
3. Apomorphinum hydrochloricum LM18
4. Plumbum D21
5. Lycopodium D21
6. Cerebellum D21

26. Emotionalmittel (Emvita© 26):
Haben über Sein stellen

Leitsymptome:
Alles für sich haben wollen, Ellenbogenmentalität, Habgier, Geiz, Hypochondrie, Verarmungsideen, Besitzdenken, Haben über Sein stellen, Egoismus, Frustration,stets für etwas kämpfen müssen, mühsame Existenz

Zusammensetzung:
1. Arsenicum album C800
2. Lycopodium LM16
3. Plumbum LM18
4. Millefolium D21
5. Cerebellum D21

27. Emotionalmittel (Emvita© 27):
Realität nicht sehen wollen

Leitsymptome:
Einbildungen visueller, akustischer, olfaktorischer Art, nicht klar sinnlich wahrnehmen können, Drogen, Halluzinationen, Realität nicht sehen wollen, überwertige Fantasien, Realitäten ausblenden

Zusammensetzung:
1. Helleborus C800
2. Mandragora LM16
3. Anacardium LM18
4. Anhalonium (Peyotl) D21
5. Cerebellum D21

28. Emotionalmittel (Emvita© 28): Falsch denken

Leitsymptome:
Überwertige übersteigerte Einbildungen mentaler Art, Psychosen, falsch denken, tief sitzende Selbstwertprobleme, mangelndes Vertrauen, dogmatisch

Zusammensetzung:
1. Mandragora C800
2. Helleborus LM18
3. Hyoscyamus D21
4. Cerebellum D21

Bücher über die Psychosomatische Energetik

Banis, Reimar: Durch Energieheilung zu neuem Leben. Via Nova, Petersberg, 4. Auflage 2002. (deutsche, englische, italienische und russische Auflagen)

Banis, Reimar: Lehrbuch der Psychosomatischen Energetik. VAK, Kirchzarten 2003. (deutsche und englische Auflage)

Banis, Reimar (Hrsg.): Lesebuch der Psychosomatischen Energetik, Bd. 1–4. CO'MED, Hochheim 2004–2007.

Banis, Ulrike: Erdstrahlen & Co. Haug, Heidelberg 2004. (deutsche und englische Auflage)

Banis, Ulrike: Handbuch der Psychosomatischen Energetik. 3. Aufl., CO'MED, Hochheim 2005. (deutsche und englische Auflage)

Banis, Ulrike: Wie wirkt Psychosomatische Energetik? VAK, Kirchzarten 2010.

Literatur

Adler, Ernesto: Allgemeinerkrankungen durch Störfelder. Fischer, Heidelberg 1973.

Aly, Götz: Warum die Deutschen? Warum die Juden? Gleichheit, Neid und Rassenhass. S.Fischer, Frankfurt 2011

Anderson, GarnetL., et al: „Effects of Estrogen Plus Progestin on Gynecologic Cancers and Associated Diagnostic Procedures. The Women's Health Initiative Randomized Trial", in: Journal of the American Medical Association 290 (13), 2003, S. 1739–1748.

Assmann, Jan: Monotheismus und die Sprache der Gewalt. Wiener Vorlesungen. Picus, Wien 2006.

Bach, Edward: Heile Dich selbst. Irisiana, München 2000.

Bachler, Käthe: Der gute Platz. Veritas, Linz/Passau 1986.

Bachler, Käthe: Gibt es eine geistige Abschirmung? NP Buchverlag, St. Pölten 2000.

Badcock, Christopher: Psychodarwinismus. Hanser, München 1999.

Baker, Robert A.: „The Effect of Suggestion on Past-Lives Regression", in: American Journal of Clinical Hypnosis 25 (1), Juli 1982, S. 71–76.

Banis, Reimar: „Die Chakren und ihre Bedeutung in der energetischen Medizin", in: Erfahrungsheilkunde 11, 1986.

Banis, Reimar: „Die psychoenergetische Tiefenstruktur und ihre Therapie – ein neues energetisches Modell". Vortrag und Kurzreferat, Medizinische Woche Baden-Baden 1997.

Beck, Friedrich, und Eccles, John C.: „Quantum aspects of brain activity and the role of consciousness", in: Proc. Nat. Acad. Sci. USA 89, 1992, S. 11357–11361.

Bek, Lilla, und Pullar, Philippa: Chakra-Energie. Barth, Bern/München 1988.

Bem, Daryl J., und Honorton, Charles: „Does psi exist?", in: Psychological Bulletin 115, 1994, S. 4–18.

Bender, Hans: Unser sechster Sinn. DVA, Stuttgart 1971.

Bender, Hans: Parapsychologie. Wissenschaftliche Buchgesellschaft, Darmstadt 1980.

Berendt, Joachim-Ernst: Das Dritte Ohr. Vom Hören der Welt. Rowohlt, Reinbek 1985.

Beresford, Shirley A. A., et al.: „Low-Fat Dietary Pattern and Risk of Colorectal Cancer. The Women's Health Initiative Randomized Controlled Dietary Modification Trial", in: Journal of the American Medical Association 295 (6), 2006, S. 643–654.

Bergsmann, Otto: Risikofaktor Standort. Rutengängerzone und Mensch. Wissenschaftliche Untersuchung zum Problem der Standorteinflüsse auf den Menschen. Facultas, Wien 1990.

Bierman, Dick J., et al.: „Intuitive decision making in complex situations: Somatic markers in an artificial grammar learning task", in: Cognitive, Affective & Behavioural Neuroscience 5 (3), 2005, S. 297–305.

Binggeli, Bruno: Primum Mobile. Ammann, Zürich 2006.

Birbaumer, Niels, und Schmidt, Robert F.: Biologische Psychologie. 4. Aufl., Springer, Berlin/New York 1999.

Blofeld, John: Rad des Lebens. Rascher, Zürich 1961.

Bohm, Werner: Die Wurzeln der Kraft.Chakras – die Kraft der Lotusblumen. Barth, München 1966.

Boissel, J.: „Critical Literature Review on the effectiveness of Homeopathy: Overview over data from homeopathic medicine trials", in: Commission of the European communities (Hrsg.): Homeopathic Medicine Research Group. Commission of the European communities, 1996, S. 196–210.

Boorstein, Seymour (Hrsg.): Transpersonale Psychotherapie. Scherz, München 1988.

Bösch, Jakob: Spirituelles Heilen und Schulmedizin. Lokwort, Bern 2002.

Boyesen, Gerda: Von der Lust am Heilen. Kösel, München 1995.

Boyesen, Gerda, Bergholz, Peter: Dein Bauch ist klüger als du. Miko, Hamburg 2003.

Boyesen, Gerda und Mona-Lisa: Biodynamik des Lebens. Die Gerda-Boyesen-Methode. Grundlage der biodynamischen Psychologie. Synthesis, Essen 1987.

Bro, Harmon H.: Edgar Cayce. Seher – Heiler – Mystiker an der Schwelle des Neuen Zeitalters. Ariston, Genf/München 1992.

Burckhardt, Jacob: Aesthetik der bildenden Kunst. Über das Studium der Geschichte, Werke, Band 10. Herausgegeben von Peter Ganz. Beck, München und Schwabe, Basel 1999.

Campbell, Joseph: Das bist du. Die spirituelle Bedeutung biblischer Geschichten, Wunder und Gleichnisse. Ansata, Bonn 2002.

Candi: Radiästhetische Studien. 7. Aufl., RGS,St. Gallen 1982.

Ciompi, Luc und Endert, Elke: Gefühle machen Geschichte. Vandenhoeck und Ruprecht, Göttingen 2011.

Dalai Lama: Logik der Liebe. Goldmann, München 1989.

Daskalos – Atteshlis, Stylianos: Die esoterische Praxis. Edel, Duisburg 1994.

Degen, Rolf: Lexikon der Psycho-Irrtümer. Piper, München 2002.

Dethlefsen, Thorwald, und Dahlke, Rüdiger: Krankheit als Weg. Bertelsmann, Gütersloh 1983.

Diamond, John: Der Körper lügt nicht. VAK, Freiburg i. B. 1983.

Diamond, John: Die heilende Kraft der Emotionen.VAK, Freiburg i. B. 1994.

Duerr, Hans Peter: Intimität. Der Mythos vom Zivilisationsprozess 2. Suhrkamp, Frankfurt a. M. 1994.

Dürckheim, Karlfried Graf: Durchbruch zum Wesen. Max Niehans, Zürich 1954.

Dürckheim, Karlfried Graf: Hara. Die Erdmitte des Menschen. Barth, Weilheim 1967.

Dürckheim, Karlfried Graf: Der Alltag als Übung. 10. Aufl., Huber, Bern 2001.

Dusek, Jeffery A., et al.: „Study of the Therapeutic Effects of Intercessory Prayer (STEP): Study design and research methods", in: American Heart Journal 143, April 2002, S. 577–584.

Egger, M., et al.: „Are the clinical effects of homoeopathy placebo effects? Comparative study of placebo-controlled trials of homoeopathy and allopathy", in: Lancet 366, 2005, S. 726–732.

Eggetsberger, Gerhart H.: Power für den ganzen Tag. Orac, Wien 1996.

Egli, Hans: Das Schlangensymbol, Geschichte Märchen Mythos. Walter Verlag, Olten 1985.

Eliade, Mircea: Ewige Bilder und Sinnbilder, Insel Frankfurt 1998

Emoto, Masaru: Messages from Water. Hado Kyoikusha, Tokio 1999.

Evans-Wentz, Walter Y. (Hrsg.): Das Tibetanische Totenbuch oder Die Nach-Tod-Erfahrungen auf der Bardo-Stufe. Walter, Olten/Freiburg i. B. 1971.

Ewald, Günter: Gibt es ein Jenseits? Auferstehungsglaube und Naturwissenschaft. Topos, Mainz 2003.

Ewald, Günter: Gehirn, Seele und Computer. Wissenschaftliche Buchgesellschaft, Darmstadt 2006.

Ewald, Günter: Auf den Spuren der Nahtoderfahrung. Gibt es eine unsterbliche Seele? Butzon & Bercker, Kevelaer 2011.

Eysenck, Hans: The Structure of Human Personality. Transaction Publishers, Piscataway 1998.

Faust, Volker: Dissoziales Verhalten im Kinder- und Jugendalter. Arbeitsgemeinschaft Psychosoziale Gesundheit, 2005.

Feuillet, Lionel, et al.: „Brain of a white-collar worker", in: The Lancet Bd. 370, Nr. 9538, 2007, S. 262.

Fisch, Guido: Akupunktur. DVA, Stuttgart 1973.

Fisher, Helen: Warum wir lieben. Die Chemie der Leidenschaft. Patmos, Düsseldorf 2005.

Frankl, Viktor: Der Mensch vor der Frage nach dem Sinn. Piper, München 1979.

Franz, Marie-Louise von: Spiegelungen der Seele. 2. Aufl., Kösel, München 1988.

Freud, Sigmund: Über Psychoanalyse. Fünf Vorlesungen. Deuticke, Leipzig/Wien 1910.

Freud, Sigmund: „Eine Teufelsneurose im siebzehnten Jahrhundert", in: Imago, Zeitschrift für Anwendung der Psychoanalyse auf die Geisteswissenschaften, Bd. 9, H. 1, 1923, S. 1–34.

Freud Sigmund: Der Mann Moses und die monotheistische Religion. Fischer, Frankfurt a. M. 1999.

Froböse, Rolf: Die geheime Physik des Zufalls. BoD, Norderstedt 2008.

Fromm, Erich: Anatomie der menschlichen Destruktivität. DVA, Stuttgart 1974.

Fuchs, Christian: Yoga in Deutschland. Kohlhammer, Stuttgart 1990.

Fuller, John Grant: The Ghost of Flight 401. Berkley, New York 1976.

Fuller, Richard Buckminster: Konkrete Utopie. Econ, Düsseldorf 1974.

Furedi, Frank: Therapy Culture. Routledge Chapman & Hall, London 2003.

Gelpke, Rudolf: Drogen und Seelenerweiterung. Kindler, München 1966.

Gerber, Richard: Vibrational Medicine for the 21st Century. Harper Collins, New York 2000.

Gerhardt, Günter, und Wenzel, Bettina: Brottrunk – Sauer und gesund. Haug, Stuttgart 2003.

Gershom, Yonassan: Kehren die Opfer des Holocaust wieder? Verlag am Goetheanum, Dornach 1997.

Gershon, Michael D.: The Second Brain. Harper Collins, New York 1998.

Geshe Rabten: Tod, Nahtodeszustand und Geburt. Vortragsreihe im November 1982 an der VHS Offenburg. Übersetzung: H. Gassner. Privates Manuskript.

Goetz, Aaron, et al.: „Sperm Competition in Humans", in: Annual Review of Sex Research 18, 2008, S. 1–22.

Gopi Krishna: Kundalini. Barth, Weilheim 1968.

Goswami, Amit: Das bewusste Universum. Lüchow, Bielefeld 2007.

Gøtzsche, Peter C., und Hróbjartsson, Asbjørn: „Is the Placebo Powerless? – An Analysis of Clinical Trials Comparing Placebo with No Treatment", in: The New England Journal of Medicine 344, 2001, S. 1594–1602.

Govinda, Lama Anagarika: Die psychologische Haltung der frühbuddhistischen Philosophie. Löwit, Wiesbaden o. J. [1961].

Grof, Stanislav: Das Abenteuer der Selbstentdeckung. Heilung durch veränderte Bewusstseinszustände. Kösel, München 1987.

Grof, Stanislav: Geburt, Tod und Transzendenz. Rowohlt, Reinbek 1991.

Haraldsson, Erlendur, und Houtkooper, Joop M.: „Psychic Experiences in the Multinational Human Values Study", in: Journal of the American Society for Psychical Research 85(2), 1991, S. 145–165.

Harner, Michael: Der Weg des Schamanen. Hugendubel, München 1994.

Hartmann, Ernst: Krankheit als Standortproblem. 5. Aufl., Haug, Heidelberg 1986.

Hefti, René: „Glaube und Depression – sind Christen gefährdeter?", in: de'ignis Magazin Nr. 33, Juli 2007, S. 12–16.

Hellinger, Bert: Ordnungen der Liebe. Auer, Heidelberg 1994.

Hillman, James, und Ventura, Michael: Hundert Jahre Psychotherapie – und der Welt geht's immer schlechter. Walter, Solothurn 1993.

Hoffmann, Sven O., und Hochapfel, Gerd: Neurosenlehre, psychotherapeutische und psychosomatische Medizin. 6. Aufl., Schattauer, Stuttgart 1999.

Honorton, Charles, et al.: „Psi communication in the Ganzfeld: Experiments with an automated testing system and a comparison with a meta-analysis of earlier studies", in: Journal of Parapsychology 54, 2, 1990, S. 99–139.

Hróbjartsson, Asbjørn, und Gøtzsche, Peter C.: „Is the placebo powerless? Update of a systematic review with 52 new randomized trials comparing placebo with no treatment", in: Journal of Internal Medicine 256, 2004, S. 91–100.

Hung, Hsin-Chia, et al.: „Fruit and Vegetable Intake and Risk of Major Chronic Disease", in: Journal of the National Cancer Institute 96 (21), 2004, S. 1577–1584.

Huntington, Samuel: Kampf der Kulturen, Spiegel Verlag Hamburg 2007.

Huxley, Aldous: Die ewige Philosophie. München, Piper 1987.

Illouz, Eva: Die Errettung der modernen Seele. Suhrkamp, Frankfurt a. M. 2009.

Jaffé, Aniela (Hrsg.): Erinnerungen, Träume, Gedanken von C. G. Jung. Aufgezeichnet und herausgegeben von Aniela Jaffé. Walter, Olten 1971.

Jaffé, Aniela: Geistererscheinungen und Vorzeichen. Eine psychologische Deutung. 2., überarb. Aufl., Walter, Zürich 1996.

Jäger, Willigis: Suche nach dem Sinn des Lebens. Via Nova, Petersberg 1997.

Jankovich, Stefan von: Ich war klinisch tot. Drei Eichen, München 1985.

Jellouschek, Hans, et al.: Was heilt uns? Zwischen Spiritualität und Therapie. 3. Aufl., Herder, Freiburg i. B. 2006.

Johari, Harish: Das große Chakra-Buch. Bauer, Freiburg i. B. 1987.

Jones, Constance: Die letzte Reise. Eine Kulturgeschichte des Todes. Piper, München 1999.

Joy, William Brugh: Weg der Erfüllung. Selbstheilung durch Transformation. Ansata, Interlaken 1985.

Jun, Gerda: Humanwissenschaften ohne Seele?
Edwin Mellen Press, New York 1994.

Jung, Carl Gustav: Über psychische Energetik und das Wesen der Träume. Rascher, Zürich 1948.

Jung, Carl Gustav: Die Psychologie des Kundalini-Yoga. Walter, Düsseldorf 1998.

Jung, Carl Gustav, et al.: Der Mensch und seine Symbole. 6. Aufl., Walter, Freiburg i. B. 1982.

Jung, Carl Gustav, und Pauli, Wolfgang: Naturerklärung und Psyche. Rascher, Zürich 1952.

Jung, Hans: Persönlichkeitstypologie. Oldenbourg, München und Wien 2000.

Kafkalides, Athanasios: The Knowledge of the Womb. Mattes, Heidelberg 1995.

Keleman, Stanley: Dein Körper formt dein Selbst. Kösel, München 1980.

Klein, Stefan: Alles Zufall. 2. Aufl., Rowohlt, Reinbek 2004.

Klinghardt, Dietrich: Lehrbuch der Psycho-Kinesiologie. Bauer, Freiburg i. B. 1996.

Klußmann, Rudolf: Psychosomatische Medizin. Springer, Heidelberg 1998.

König, Karl: Mit dem eigenen Charakter umgehen. Walter, Düsseldorf/Zürich 2001.

Korotkow, Konstantin: Light after Life. Backbone, New York 1998.

Kratky, K. W.: „Homöopathie und Wasserstruktur: Ein physikalisches Modell", in: Forschende Komplementärmedizin und Klassische Naturheilkunde 11, 2004, S. 24–32.

Krens, Inge und Hans (Hrsg): Grundlagen einer vorgeburtlichen Psychologie. Vandenhoeck und Ruprecht, Göttingen 2005.

Kübler-Ross, Elisabeth: Über den Tod und das Leben danach. Die Silberschnur, Güllesheim 1991.

Kurtz, Ron, und Prestera, Hector: Botschaften des Körpers. Kösel, München 1986.

Läpple, Volker, und Schmidt, Kurt W. (Hrsg.): „Dem Tode so nahe" – Wenn die Seele den Körper verlässt. Haag + Herchen, Frankfurt a. M. 2005.

Larson, Edward J., und Witham, Larry: „Correspondence: Leading scientists still reject God", in: Nature 394, 1998, S. 313.

Laughlin, Robert B.: Abschied von der Weltformel. Die Neuerfindung der Physik. Piper, München 2007.

Laux, Lothar: Persönlichkeitstypologie. Kohlhammer, Stuttgart 2003.

Leadbeater, Charles W.: Der sichtbare und der unsichtbare Mensch. Bauer, Freiburg i. B. 1986.

Leadbeater, Charles W.: Die Chakras. Bauer, Freiburg i. B. 1986.

Leuner, Hanscarl: Lehrbuch der Katathym-imaginativen Psychotherapie. Huber, Bern 1994.

Lewin, Roger: „Is Your Brain Really Necessary?", in: Science Bd. 210, Nr. 4475, 1980, S. 1232–1234.

Li, Jiong, Johansen, Christoffer, und Olsen, Jørn: „Cancer survival in parents who lost a child: a nationwide study in Denmark", in: British Journal of Cancer 88, 2003, S. 1698–1701.

Lommel, Pim van, et al.: „Near-death experience in survivors of cardiac arrest: a prospective study in the Netherlands", in: The Lancet Bd. 358, Nr. 9298, 2001, S. 2039–2045.

Lommel, Pim van: Endloses Bewusstsein. Neue medizinische Fakten zur Nahtoderfahrung.
Patmos, Düsseldorf 2009.

Lowen, Alexander: Der Verrat am Körper. Rowohlt, Reinbek 1983.

Mahler, Margaret S.: „On the Current Status of the Infantile Neurosis", in: Journal of the American Psychoanalytic Association 23, 1975, S. 327–333.

Malin, Lisa: Die schönen Kräfte. Eine Arbeit über Heilen in verschiedenen Dimensionen. Zweitausendeins, Frankfurt a. M. 1986.

Mann, A. T.: Das Wissen über Reinkarnation. Zweitausendeins, Frankfurt a. M. 1995.

Markides, Kyriakos C.: Der Magus von Strovolos. Knaur, München 1988.

Masterson, James, und Klein, Ralph (Hrsg.): Disorders of the Self. Brunner/Mazel, London 1995.

McDougall, Joyce: Theater des Körpers. Ein psychoanalytischer Ansatz für die psychosomatische Erkrankung. Verlag Internationale Psychoanalyse, Weinheim 1991.

Meinhold, Werner J.: Der Wiederverkörperungsweg eines Menschen durch die Jahrtausende. Reinkarnationserfahrung in Hypnose. Aurum, Freiburg i. B. 1989.

Meinhold, Werner J.: Krebs – eine mystifizierte Krankheit. Walter, Düsseldorf 1996.

Meinhold, Werner J.: Das große Handbuch der Hypnose. 2. Aufl., Ariston, München 2006.

Meinhold, Werner J., et al.: Das menschliche Bewußtsein. Walter, Zürich/Düsseldorf 1998.

Mermet, Abbé: Der Pendel als wissenschaftliches Instrument. Siegrist & Müller, Heimberg 1979.

Mertens, Wolfgang: Einführung in die psychoanalytische Therapie. 3 Bde., Kohlhammer, Stuttgart 1990.

Mlaker, Rudolf: Geistiges Pendeln. Richard Schikoswki, Berlin 1974.

Moody, Raymond: Leben nach dem Tod. Rowohlt, Reinbek 1977.

Morris, Desmond: Der nackte Affe. Droemer Knaur, München 1968.

Morris, Desmond: Liebe geht durch die Haut. Die Naturgeschichte des Intimverhaltens. Droemer Knaur, München 1982.

Motoyama, Hiroshi: Chakra, Nadi of Yoga and Meridians, Points of Acupuncture. Institute for Religious Psychology, Tokio 1972.

Motoyama, Hiroshi: Theories of the Chakras. Bridge to Higher Consciousness. Quest Books, Wheaton, IL, 1981.

Motoyama, Hiroshi: Measurements of Ki Energy Diagnoses & Treatments. Treatment Principles of Oriental Medicine from an Electrophysiological Viewpoint. Human Science Press, Tokio 1997.

Motoyama, Hiroshi: Comparison of Diagnostic Methods in Western & Eastern Medicine. A Correlation between Ki Energy and Environmental Conditions. Human Science Press, Tokio 1999.

Murphy, Michael: Der Quanten-Mensch. Ein Blick in die Entfaltung des menschlichen Potentials im 21. Jahrhundert. Integral, München 1998.

Naegeli-Osjord, Hans: Besessenheit und Exorzismus. Reichl, Remagen 1985.

Nagapriya: Karma und Reinkarnation. Lotos, München 2004.

Neumann Erich: Ursprungsgeschichte des Bewußtseins. Kindler, München 1970.

Niemz, Markolf H.: Lucy mit c. Mit Lichtgeschwindigkeit ins Jenseits. BoD, Norderstedt 2005.

Panikkar, Raimon: Gott, Mensch und Welt. Via Nova, Petersberg 1999.

Peek, Harman V. S., und Hertz, Michael J. (Hrsg.): Habituation. 2 Bde., Academic Press, New York 1973.

Perspektiva (hrsg.): Sinnlichkeit und Sexualität. Beiträge zu den Luzerner Psychotherapietagen 1996. Mandala, Rheinfelden 1996.

Petersdorff, Egon von: Daemonologie. Verlag für Kultur und Geschichte, München 1956.

Pierrakos, John: Core Energetik. Zentrum Deiner Lebenskraft. Synthesis, Essen 1987.

Pinker, Steven: „A History of Violence", in: The New Republic, 13. März 2007.

Popp, Fritz-Albert: Neue Horizonte in der Medizin. Haug, Heidelberg 1983.

Popper, Karl, und Eccles, John: Das Ich und sein Gehirn. Piper, München 1982.

Powers, Rhea: Reinkarnation oder die Illusion der persönlichen Identität. Falk, Schliersee 1989.

Preusser, Wilhelm: Regulationstherapie über palpable Kolloidveränderungen im Bindegewebe (Gelosenbehandlung). Haug, Heidelberg 1987.

Radin, Dean: The Conscious Universe. The Scientific Truth of Psychic Phenomena. Harper Collins, New York 1997.

Raknes, Ola: Wilhelm Reich und die Orgonomie. Fischer, Frankfurt a. M. 1973.

Wilhelm Reich über Sigmund Freud. Produktionsgemeinschaft Schrift, Ton und Bild, Schloss Dätzingen 1969.

Reich, Wilhelm: Charakteranalyse. Fischer, Frankfurt a. M. 1973.

Resch, Andreas: Psyche und Geist. Resch, Innsbruck 1986.

Ricard, Matthieu: Glück. Knaur, München 2009.

Riemann, Fritz: Grundformen der Angst. Ernst Reinhardt, München 1968.

Robert Koch-Institut: DEGS – Studie zur Gesundheit Erwachsener in Deutschland, Projektbeschreibung (= Beiträge zur Gesundheitsberichterstattung des Bundes). Berlin 2009.

Rogers, Carl R., und Rosenberg, Rachel L.: Die Person als Mittelpunkt der Wirklichkeit. Klett-Cotta, Stuttgart 2005.

Rosenberg, Alfons: Die Seelenreise. Walter, Olten 1952.

Sachs, Gunter: Die Akte Astrologie. Goldmann, München 1999.

Safranski, Rüdiger: Wieviel Globalisierung verträgt der Mensch? Fischer, Frankfurt 2006.

Sanders, Lea: Die Farben deiner Aura. Goldmann, München 1989.

Schedlowski, Manfred, und Tewes, Uwe (Hrsg.): Psychoneuroimmunologie. Spektrum, Heidelberg 1996.

Scheffer, Mechthild: Selbsthilfe durch Bach-Blütentherapie. Heyne, München 1984.

Schott, Gisela, et al.: „Finanzierung von Arzneimittelstudien durch pharmazeutische Unternehmen und die Folgen", in: Deutsches Ärzteblatt 107(16), 2010, S. 279–285.

Schrenck-Notzing, Albert Freiherr von: Materialisationsphänomene. Ein Beitrag zur Erforschung der mediumistischen Teleplastie. Ernst Reinhardt, München 1923.

Schroeder, Burkhard: Atem, Ekstase, Rebirthing. Synthesis, Essen [o. J.].

Schrödinger, Erwin: Geist und Materie. Diogenes, Zürich 1996.

Schuster, Bernd: Cola: Homöopathische Arzneimittelprüfung der Colanuss. Verlag für Homöopathie, Weilburg 1997.

Sculthorp, Frederick C.: Meine Wanderungen in der Geisterwelt. Hermann Bauer, Freiburg i. B. 1962.

Servan-Schreiber, David: Das Antikrebsbuch. Kunstmann, München 2008.

Shang, Charles: „Prospective Tests on Biological Models of Acupuncture", in: eCAM Bd. 6., Nr. 1, 2009, S. 31–39.

Shapiro, Francine, und Forrest, Margot S.: EMDR in Aktion. Die neue Kurzzeittherapie in der Praxis. Junfermann, Paderborn 1998.

Sheldrake, Rupert: Das schöpferische Universum. Die Theorie des morphogenetischen Feldes. Meyster, München 1985.

Sloterdijk, Peter: Zorn und Zeit. Suhrkamp, Frankfurt a. M. 2006.

Smith, T. B., et al.: „Religiousness and Depression", in: Psychological Bulletin Bd. 129, 4, 2003, S. 614–636.

Spierling, Volker: Kleine Geschichte der Philosophie. München, Piper 1992.

Stein, Murray: C. G. Jungs Landkarte der Seele. Walter, Düsseldorf/Zürich 2000.

Stevenson, Ian: Wiedergeburt. Kinder erinnern sich an frühere Erdenleben. Zweitausendeins, Frankfurt a. M. 1992.

Stevenson, Ian: „A Case of the Psychotherapist's Fallacy: Hypnotic Regression to Previous Lives", in: American Journal of Clinical Hypnosis 36, 1994, S.188–193.

Stevenson, Ian: Reinkarnationsbeweise. Aquamarin, Grafing 1999.

Stevenson, Ian: Hypnotic Regression to Previous Lives. A Short Statement. Auf. http://www.medicine.virginia.edu/clinical/departments/psychiatry/sections/cspp/dops/regression-page

Sui, Choa Kok: Grundlagen des Pranaheilens. 3. Aufl., Bauer, Freiburg i. B. 1996.

Sünner, Rüdiger: „Ewiges Bewusstsein", in: Info 3, 10/2008, S. 18–21.

Tansley, David V.: Aura, Chakren und die Strahlen des Lebens. Synthesis, Essen 1984.

Tansley, David V.: Energiekörper. Kösel, München 1985.

Tansley, David.V.: Radionik. Energetische Diagnose und Behandlung. Synthesis, Essen 1989.

Teilhard de Chardin, Pierre: Der Mensch im Kosmos. Beck, München 1959.

Thie, John F.: Gesund durch Berühren. Touch for Health. Irisiana, München 1995.

Tomatis, Alfred A.: Der Klang des Lebens. Rowohlt, Reinbek 1987.

Tompkins, Peter, und Bird, Christopher: Das geheime Leben der Pflanzen. Fischer, Frankfurt a. M. 1977.

Treffert, Darold. A.: Extraordinary People. Understanding „Idiot Savants". Harper Collins, New York 1989.

Tschuschke, Volker: Psychoonkologie. Psychologische Aspekte der Entstehung und Bewältigung von Krebs. Schattauer, Stuttgart 2002.

Walach, Harald: Spiritualität. Warum wir die Aufklärung weiterführen müssen. Drachen, Klein Jasedow 2011.

Wampold, Bruce E., et al.: „A Meta-Analysis of Outcome Studies Comparing Bona Fide Psychotherapies: Empirically, ‚All Must Have Prizes'", in: Psychological Bulletin Bd. 122, 3, 1997, S. 203–215.

Watson, Lyall: Die Grenzbereiche des Lebens. Fischer, Frankfurt a. M. 1980.

Waxenegger, Ingrid, et al.: „Der prä-therapeutisch angewendete ‚kinesiologische Muskeltest' und die individuelle Prognose der Wirksamkeit einer therapeutischen Maßnahme", in: The Scientific World Journal 7, 2007, S. 1703–1707 (engl.)

Weizsäcker, Carl Friedrich von, und Gopi Krishna: Yoga und die Evolution des Bewusstseins. Die wissenschaftliche Grundlage der spirituellen Erfahrung. Barth, Weilheim 1973.

Werner, Michael, und Stöckli, Thomas: Leben durch Lichtnahrung. AT, Baden/München 2005.

Westlake, Aubrey T.: Medizinische Neurorientierung. Vis medicatrix naturae. Von der Huna-Philosophie zu den Orgon-Experimenten. Origo, Zürich 1963.

Wilber, Ken: Wege zum Selbst. Kösel, München 1984.

Wilber, Ken: Halbzeit der Evolution. 7. Aufl., Fischer, Frankfurt a. M. 1996.

Wolff, Karin von: „Psychosomatische Energetik in der Psychotherapie-Praxis", in: Freie Psychotherapie 3, 2008, S. 4–9.

Woolger, Roger: Die vielen Leben der Seele. Wiedererinnerung in der therapeutischen Arbeit. Hugendubel, München 1992.

Woolger, Roger: Vergangene Leben heilen. Reinkarnationstherapie in der Praxis.

Goldmann, München 2006.

Zander, Helmut: Geschichte der Seelenwanderung in Europa. Alternative religiöse Traditionen von der Antike bis heute. Primus, Darmstadt 1999.

Zumstein-Preiswerk, Stefanie: C. G. Jungs Medium. Kindler, München 1975.

Zürrer, Ronald: Reinkarnation. Die umfassende Wissenschaft der Seelenwanderung. Govinda, Zürich 2005.

Weitere Bücher aus dem Verlag Via Nova:

Durch Energieheilung zu neuem Leben
Atlas der Psychosomatischen Energetik
Dr. med. Reimar Banis

4. Auflage

Hardcover, 408 Seiten, Großformat, vierfarbig, ISBN 978-3-936486-15-5

Jeder Mensch, der mehr über sich, seinen unbewussten Charakter erfahren möchte, kann von diesem Buch nur profitieren. Der Leser findet Informationen aus allen Kultur-Epochen und spirituellen Disziplinen über die Lebensenergie, die Chakras und deren herausragende Bedeutung für Gesundheit, Lebensfreude und Sinnfindung im Leben. Der Autor verbindet das naturwissenschaftliche Weltbild mit Erkenntnissen der modernen Energiemedizin und uralter spiritueller Erkenntnisse. Ein neues Weltbild wird sichtbar, in dem die seelische Evolution des Einzelmenschen den eigentlichen Schlüssel darstellt. Dr. Banis schildert ein neues, einfaches System der Energiemedizin, das er entdeckt hat, um Energieblockaden in kürzester Zeit zu erkennen und zu heilen – die Psychosomatische Energetik.

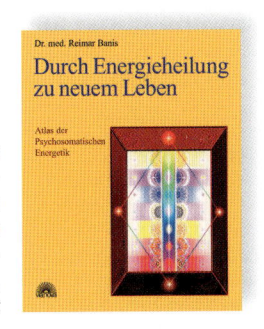

Medizin die JEDEN angeht
Schulmedizin und alternative Heilverfahren als Partner
Dr. med. Richard Harslem

Paperback, 208 Seiten, ISBN 978-3-86616-204-4

Auf der Grundlage neuester wissenschaftlicher Erkenntnisse der Physik, der Hirn- und Placeboforschung zeigt dieses Buch anhand einfacher Alltagsbeispiele den gemeinsamen Nenner aller Heilmethoden sowohl der Schulmedizin als auch alternativer Heilverfahren auf: Der Patient muss im Mittelpunkt stehen, eine optimale Kommunikation zwischen ihm und dem behandelnden Arzt/Heiler wird die beste Heilmethode finden. Dieses dargestellte „menschenwürdige" Medizinverständnis und die zahlreichen, praktisch umsetzbaren Informationen sind für alle, die mit dem Gesundheitswesen und der Gesundheitserziehung zu tun haben, von großer Bedeutung, interessant und lesenswert, aber auch für alle, die gesund werden wollen! So können die Heilungschancen der einzelnen Patienten erhöht werden. Die Erkenntnisse des Autors wollen einer besseren Volksgesundheit dienen und Kosten senken.

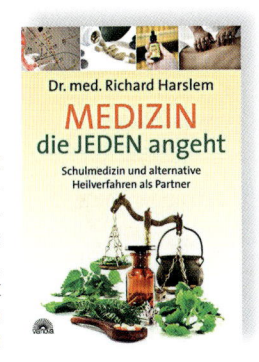

Wohlfühlhormon Serotonin – Botenstoff des Glücks
Der körpereigene Aufbau durch native Ernährung
Rolf Ehlers

Hardcover, 288 Seiten, ISBN 978-3-86616-208-2

Immer mehr chronische Krankheiten breiten sich aus und belasten unser Leben. Rolf Ehlers zeigt den Zusammenhang mit unserer heutigen Ernährungs- und Lebensweise auf, die das unverzichtbare Schlüssel- und Wohlfühlhormon Serotonin bei seiner Entstehung und Wirkungsweise behindert. Es ist aber der zentrale Botenstoff, der in uns Menschen eine mental-hormonelle Balance, Gesundheit und damit Lebensglück bewirkt. Rolf Ehlers stellt in diesem Buch das Aminas-Prinzip vor, das er entdeckt und entwickelt hat, und begründet umfassend und überzeugend, dass mit dem Verzehr nativer Kost auf leeren Magen Serotonin zuverlässig auf natürliche Weise im Gehirn aufgebaut und im gesamten Körper sowie auch seelisch wirksam wird. Fachleute haben seine Erkenntnisse zu Recht als bedeutendste Entdeckung auf dem Gebiet der gesunden Ernährung in den vergangenen Jahren bezeichnet.

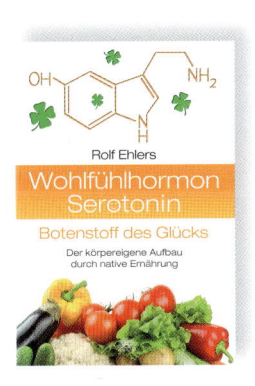

Quantengeist und Heilung
Auf seine Körpersymptome hören und darauf antworten
Arnold Mindell

2. Auflage

Paperback, 296 Seiten, ISBN 978-3-86616-036-1

Quantengeist und Heilung ist Arnold Mindells neues Modell der Medizin, das auf den atemberaubenden Erkenntnissen der Pioniere der Quantenphysik beruht, welche die Landschaft unseres Glaubenssystems beinahe täglich neu gestalten. Mindell, der dort weitermacht, wo C. G. Jung aufhörte, hat sich als führender Experte im Gebrauch von Konzepten aus der Quantenphysik zur Heilung von Geist und Psyche erwiesen. Das Buch geht weit über die Theorie hinaus und stellt einfache Techniken, Übungsanleitungen und präzise Erklärungen wesentlicher Konzepte zur Verfügung, die es jedem Einzelnen ermöglichen, die Wurzeln selbst von chronischen Symptomen und Krankheiten, emotionalen, krankmachenden Mustern freizulegen, zu verstehen und zu beseitigen. Arnold Mindell: „Quantenphysik, die auch Sie anwenden können. Allen Aktionen und Ereignissen im Universum liegt eine Kraft zugrunde. Jeder Mensch besitzt die Fähigkeit, diese anzuzapfen, mit ihr zu interagieren und sie zur Selbstheilung zu benutzen."

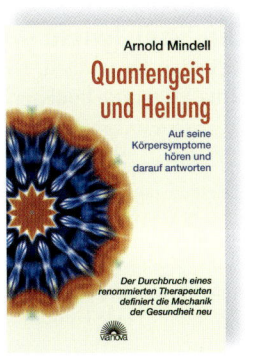

Gesund durch das Jahr mit der HL. HILDEGARD VON BINGEN
Almanach der Jahreszeiten
Peter Pukownik

Hardcover, 240 Seiten, 125 mehrfarbige Abb., ISBN 978-3-86616-217-4

Die Heilkunde der hl. Hildegard von Bingen ist vielfach erprobt, z.T. wissenschaftlich bewiesen, hat sich bewährt und viele Heilprozesse gefördert. Sie zeigt Zusammenhänge zwischen Mensch und Kosmos auf, die unterschiedlichen Wirkungen der energetischen Schwingungen von Kräutern, Früchten, Mineralien und Metallen auf den menschlichen Körper, auf Seele und Geist. Der Hildegard-Experte Peter Pukownik gibt in diesem Handbuch aus seinem umfangreichen Wissen und seiner Erfahrung wertvolle Informationen und Anregungen – auch anhand zahlreicher Hildegard-Zitate -, sich im Rhythmus der Jahreszeiten gesund zu ernähren, Körper und Geist zu reinigen und zu heilen. Der übersichtliche monats- und sachbezogene Aufbau, anschauliche Abbildungen und klare Rezepte erleichtern die tägliche Anwendung und fördern stetig Gesundheit und Wohlbefinden der interessierten (engagierten) Leser.

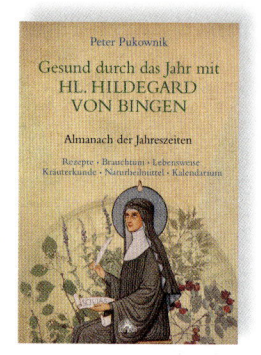

Ganzheitlich entgiften und entschlacken
Die 8-Kräuterkur für ein gesundes Leben
Bettina Lindner

Paperback, 144 Seiten, 30 mehrfarbige Fotos, ISBN 978-3-86616-219-8

Die Kraft der Heilkräuter wird von vielen Menschen noch unterschätzt. Erstaunlich, denn Tausende haben in den letzten Jahrzehnten hervorragende Erfahrungen mit einem speziellen 8-Kräutertee gemacht. Sogar Schwerkranke verbessern ihren Zustand meist deutlich mit dem Rezept der Ojibwa-Indianer Kanadas, auf deren Wissen diese Kräutermischung beruht. Der Tee ist in der Lage, Krankheiten vorzubeugen oder zu heilen, weil er intensiv entsäuert, entgiftet, entschlackt. Dadurch wird auch das Immunsystem gestärkt. Dieses Buch macht Hoffnung, indem es traditionelles Gesundheitswissen in die heutige Zeit bringt. Es erklärt nicht nur die Entdeckung des Tees vor mehr als 80 Jahren, sondern auch, warum diese spezielle Zusammensetzung der Kräuter so wirkungsvoll ist. Besonders berührend sind die Erfahrungsberichte der Anwender, die aufzeigen, dass die tägliche Vitalität und geistige Frische durch Entgiftung extrem verbessert werden kann.

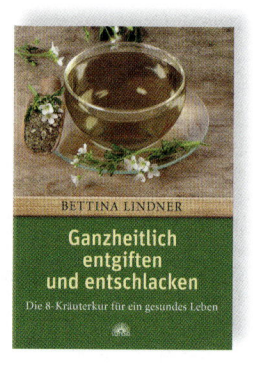

Hand und Fuß – Quellen der Heilung
Eine völlig neuartige Reflexzonen-Massage
Friedrich Butzbach

5. Auflage

Paperback, 192 Seiten, 70 Grafiken und Zeichnungen, ISBN 978-3-86616-138-2

In einer über dreißigjährigen Praxis erwuchsen dem Autor neue Erkenntnisse der Fußreflexzonenmassage, besonders an den großen Zehen. Er fand hier über 40 Reflexpunkte der Hirnreflexe, über die schnellere und intensivere Reaktionen ablaufen. Dazu kommen noch rund 20 neu gefundene Reflexpunkte, die zum Beispiel den Augeninnendruck, Herpes und Gürtelrose, hohen Blutdruck, Herzbeschwerden, Asthma oder Zahnschmerzen sehr schnell und effektiv positiv beeinflussen. Die Massage eines von ihm gefundenen Reflexpunkts kann selbst sehr alte Schockerlebnisse aus dem Unterbewusstsein in das Bewusstsein bringen und die dadurch entstandenen Belastungen und Blockaden abbauen. Genaue Beschreibungen und viele Skizzen und Schaubilder machen nicht nur die Lokalisierung der Reflexpunkte und die Art der jeweils erforderlichen Massage klar, sondern sind vom Autor auch ausdrücklich als Möglichkeit zur Selbsthilfe für sich und vor allem zur Anwendung bei Kindern gedacht.

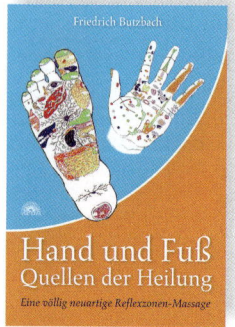

Jin Shin Jyutsu – Die Heilkraft liegt in Dir
Leben in Gesundheit, Freude und Fülle
Tina Stümpfig-Rüdisser

Paperback, 176 Seiten, 100 vierfarbige Fotos, 35 Grafiken, 18 Tabellen, ISBN 978-3-86616-151-1

Jin Shin Jyutsu (wörtlich übersetzt: die Kunst des Schöpfers durch den mitfühlenden Menschen) ist eine mehrere tausend Jahre alte Kunst zur Harmonisierung der Lebensenergie im Körper, eine Verbindung von spiritueller Lehre und praktischer Geist-Seele-Körper-Arbeit. In diesem Buch stellt die Autorin eine einfache, für jeden anwendbare Methode vor, mit Hilfe der eigenen Hände, des Atmens und des bewussten Denkens die Energien im Körper in eine harmonische Strömung und Schwingung zu versetzen, die es ermöglicht, Energieblockaden im Körper und verhärtete Muster und Glaubenssätze aufzulösen. Übungen mit anregenden, kraftvollen Affirmationen, ein 26-Wochen-Programm, viele Fotos, Abbildungen und genaue Hinweise fördern die Anwendung.

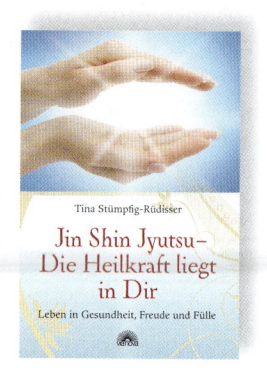

Heilung und Neugeburt
Aufbruch in eine neue Dimension des Lebens
Barbara Schenkbier / Karl W. ter Horst

Hardcover, 272 Seiten, 30 Fotos, 10 Grafiken, ISBN 978-3-936486-57-5

Immer mehr Menschen suchen Auswege aus Einsamkeit und Trauer, Isolation und Sinnkrise. Sie sehnen sich nach Wärme und Licht, einem Aufbruch ins Leben, dem erneute Enttäuschungen und Niederlagen erspart bleiben. Barbara Schenkbier und Karl W. ter Horst geben anregende Impulse für den Aufbruch in eine neue Dimension des Lebens, für die spirituelle Neugeburt des Menschen. Diese Impulse sind begleitet von wegweisenden Ratschlägen für die Heilung von Seele und Körper. Die Autoren schöpfen aus der spirituellen Erfahrung einer neuen Dimension der Heilung und der Geschichte ganzheitlicher Heilverfahren aus dem göttlichen Feld. Die spirituelle Heilung wird ausführlich dargestellt. Mit einer bisher unveröffentlichten evolutions-psychologischen Methode ermöglichen sie dem Leser überraschende Einblicke in die verschlungenen Verläufe seiner eigenen Entwicklung. Alles Mitmenschliche und Kraftspendende, das dabei ans Licht des Bewusstseins dringt, bewerten die Autoren als Quellen von Heilung und Glück.

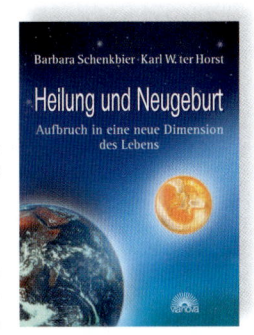

Heilgebärden
Verbindung mit dem heilenden Feld durch Bewegung und Meditation
– Vorwort von Chuck Spezzano
Barbara Schenkbier

Hardcover, 160 Seiten, 42 mehrfarbige Fotos, ISBN 978-3-86616-175-7

Die Heilgebärden sind im Rahmen der Ausbildung für spirituelle Heilung inspirativ von der Autorin Barbara Schenkbier empfangen und ausgestaltet worden. Sie sind für jeden leicht durchzuführen. Achtsame Gebärden und Haltungen öffnen den Übenden für den Strom der Heilenergie aus dem heilenden Feld. Dynamische Bewegungen und Energiemassage aktivieren die Lebensenergie, so dass der Körper und die Feinstoffebenen durchströmt und geheilt werden. In der wachen Vergegenwärtigung der strömenden Heilkraft und in den Meditationen werden auch Geist und Seele angesprochen und wichtige spirituelle Grundhaltungen wie Achtsamkeit, Hingabe und Demut entfaltet.

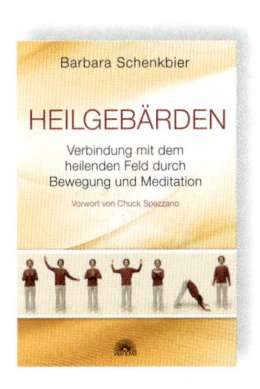

Heilung beginnt im Herzen
Die inneren Kräfte wecken, um Körper und Seele zu heilen
Chuck Spezzano

Hardcover, 240 Seiten, ISBN 978-3-86616-140-5

3. Auflage

Das neue Buch des bekannten Lebenslehrers Dr. Chuck Spezzano gibt dem Leser grundlegende Prinzipien und Methoden an die Hand, um sich von allen Formen von Krankheit und Schmerz zu befreien. Es ergründet nicht nur die Wurzeln dessen, was Krankheiten und Schmerzen erzeugt, sondern zeigt darüber hinaus praktische Wege, wie man die dem eigenen Herzen und Geist innewohnende Kraft nutzen kann, um Krankheiten zu heilen und Schmerz aufzulösen.

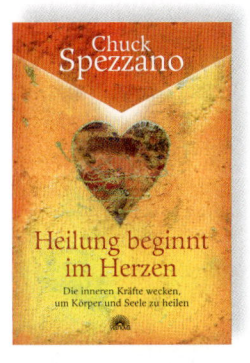

Medizin für die Seele
Lebens- und Seelenkräfte im Alltag mobilisieren
Prof. Franz Decker

Paperback, 224 Seiten, 32 Grafiken, ISBN 978-3-86616-115-3

Für viele Menschen ist es heute sehr schwierig, den Herausforderungen des Alltags in unserer komplexen, schnelllebigen Welt gerecht zu werden, das eigene Leben selbstverantwortlich zu gestalten und sinnvoll und erfüllt zu leben. Prof. Franz Decker zeigt in seinem Buch diese Probleme auf, aber auch Möglichkeiten, die „Überlebenskräfte", die unerschöpflichen Kraftquellen der Seele und des Geistes, zu wecken und zu entwickeln, um in seelischem Gleichgewicht, mit Freude, Gelassenheit, Mut und Zuversicht das Leben zu bestehen. Das Buch erwuchs aus eigener Erfahrung und basiert auf den neuesten Erkenntnissen, dass durch eine entsprechende Neuorientierung und Seelenprogrammierung ein erfülltes und ausgeglichenes Leben möglich ist. Beispiele veranschaulichen und überzeugen. Es bietet sehr einprägsam ein Programm zur Förderung der Lebens- und Seelenkräfte im Alltag sowie Übungen zur Entspannung, Besinnung, Meditation, mentalen Lebensänderung und emotionalen Stabilisierung.

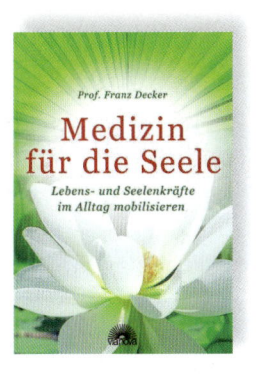

Naturheilkunde für jeden
Ein Wegweiser für eine bessere Gesundheit
Dr. med. Jürgen Freiherr von Rosen

Hardcover, 128 Seiten, ISBN 978-3-86616-166-5

3. Auflage

Ein praktischer und auch für den Laien gut verständlicher Leitfaden über die Vorteile und Anwendungsmöglichkeiten der Naturheilkunde mit vielen Tipps zur Gesundheitsvorsorge. Dem Thema Krebs ist ein eigenes Kapitel gewidmet. Im Register der häufigsten Krankheiten werden typische Symptome beschrieben und – soweit möglich – Empfehlungen für naturheilkundliche Therapien ausgesprochen. Das Buch zeigt auf, dass jeder ganz einfach Gesundheitsvorsorge betreiben kann - durch eine Lebensführung im Einklang mit der Natur. Ein aufschlussreicher Ratgeber für alle, die auf natürliche Weise gesund bleiben oder werden wollen!

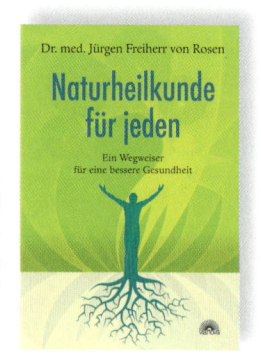

Licht – Quelle des Lebens und der Liebe
Heilung und innere Harmonie mit Licht und Farben
Diethard Stelzl

Hardcover, Großformat, 336 Seiten, 119 farbige Fotos, 179 farbige Grafiken, ISBN 978-3-86616-039-2

Das vorliegende Buch des Erfolgsautors Dr. Diethard Stelzl legt überzeugend und wissenschaftlich fundiert dar, wie jedes Leben seine dynamische Energie, aber auch kosmische Informationen und Ordnungsstrukturen durch das Licht und seine Farben erhält. Es zeigt auf, wie Menschen auf diese Farben und ihre Frequenzen sowie auf farbige Gegenstände (z.B. Pflanzen, Steine, Nahrungsmittel) und unterschiedliche Lichtverhältnisse reagieren. Dieses Buch macht bewusst, dass Lichtenergie sowohl einzelne Zellen, Organe und Lebewesen als auch kosmische Bewegungen und Abläufe beeinflusst. Wissen und Heilmethoden älterer Kulturen werden mit neueren wissenschaftlichen Erkenntnissen verknüpft, damit der Leser diese nutzen kann für seine Orientierung im Alltag, um Störungen zu vermeiden, entsprechende Probleme zu lösen und ganzheitlich eine Atmosphäre des Wohlbefindens, Wohlwollens und der Heilung in sich und in seiner Umwelt zu schaffen.

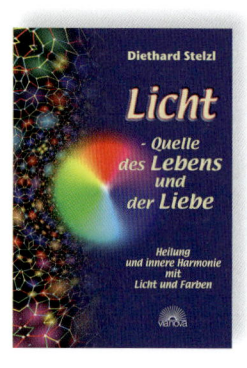

Revolution in der Krebstherapie
Zellen neu programmieren
Vorwort von Prof. Dr. Ervin Laszlo
Dr. Pier Mario Biava

Paperback, 176 Seiten, ISBN 978-3-86616-186-3

Dr. Biava vertritt in seinem bahnbrechenden Buch die Auffassung, dass bei Krebs nicht die Krankheit selbst das Problem ist, sondern unser Umgang mit ihr und mit dem erkrankten Körper. Er hat festgestellt, dass Krebszellen nicht unbedingt zerstört werden müssen, sondern neu programmiert werden können, um wieder normal zu funktionieren. In diesem Prozess wird Information, die Stammzellen während des embryonalen Wachstums im Mutterleib erhalten, auf die Krebszellen im voll entwickelten Organismus übertragen, die auf diese Weise darauf „programmiert" werden, zu normalem und gesundem Wachstum zurückzukehren. In diesem packenden Buch liefert Dr. Biava überzeugende Argumente dafür, dass Krebs ein Nebenprodukt des Sinnmangels in der heutigen Gesellschaft ist und dass die Heilung von Krebs gleichbedeutend damit ist, wieder Sinn im Leben zu finden – ein Prozess, der zu einem tieferen Verständnis und einer tieferen Verbindung mit dem Leben führen kann.

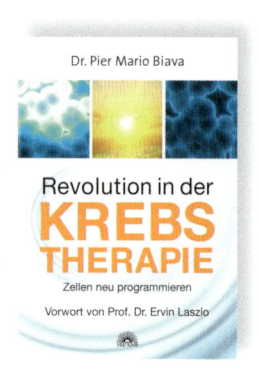

Burnout: Aus der Erschöpfung in die Kraft
Hanspeter Ruch

Taschenbuch, 160 Seiten, ISBN 978-3-86616-178-8

2. Auflage

Burnout ist primär ein energetisches Problem, das sich schleichend entwickelt. Ursachen sind Stress, chronische Überlastung, Mangel an Erholung und an Ausgeglichenheit. Um ein Burnout zu bewältigen, muss man sein Leben neu ausrichten. Anhand von Fallbeispielen und Übungen wird aufgezeigt, wie Betroffene mit der Krise umgehen können. Eine Checkliste der Burnout-Anzeichen dient als Orientierungshilfe. Der Antistress-Lebensplan hilft, bei Kräften zu bleiben, den Alltag besser zu bewältigen und auf seine Gesundheit zu achten.

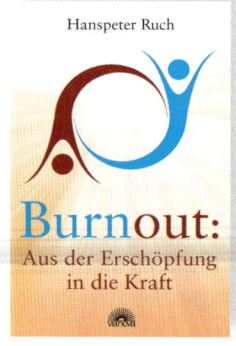